I0028833

Peter Gausmann, Michael Henninger, Joachim Koppenberg (Hrsg.)

Patientensicherheitsmanagement

Peter Gausmann, Michael Henninger,
Joachim Koppenberg (Hrsg.)

Patienten-sicherheits-management

DE GRUYTER

Herausgeber
Dr. Peter Gausmann
Ehrenprofessor der Donau-Universität Krems
GRB Gesellschaft für Risiko-Beratung mbH
Klingenbergstraße 4, 32758 Detmold
E-Mail: peter.gausmann@grb.de

Prof. Dr. Dr. Michael Henninger
Pädagogische Hochschule Weingarten
Medien- und Bildungsmanagement
Kirchplatz 2, 88250 Weingarten
E-Mail: henninger@ph-weingarten.de
www.md-phw.de

Dr. med. Joachim Koppenberg
Gesundheitszentrum Unterengadin
Abteilung für Anästhesiologie, Schmerztherapie und Rettungsmedizin
Via da l'Ospidal, 7550 Scuol, Schweiz
E-Mail: Joachim.Koppenberg@cseb.ch

Das Buch enthält 56 Abbildungen und 29 Tabellen.

ISBN 978-3-11-057995-6
e-ISBN (PDF) 978-3-11-034033-4
e-ISBN (EPUB) 978-3-11-038246-4

Library of Congress Cataloging-in-Publication Data
A CIP catalog record for this book has been applied for at the Library of Congress.

Bibliografische Information der Deutschen Nationalbibliothek
Die Deutsche Nationalbibliothek verzeichnet diese Publikation in der Deutschen Nationalbibliografie; detaillierte bibliografische Daten sind im Internet über http://dnb.dnb.de abrufbar.

Dieser Band ist text- und seitenidentisch mit der 2015 erschienenen gebundenen Ausgabe.
Umschlaggestaltung: Simulationskurs des Tübinger Patientensicherheits- und Simulationszentrums (Tüpass)
Satz: PTP-Berlin, Protago-TEX-Production GmbH, Berlin
Druck und Bindung: CPI books GmbH, Leck
♾ Gedruckt auf säurefreiem Papier
Printed in Germany

www.degruyter.com

Geleitwort von Bundesminister Hermann Gröhe

Liebe Leserinnen und Leser,

wer bei uns krank wird oder einen Unfall erleidet, kann sich auf unser Gesundheitswesen verlassen. Zuverlässig und leistungsstark sorgt es dafür, dass alle Menschen die für sie notwendige Behandlung erhalten.

Ein unabdingbares Qualitätsmerkmal ist dabei die Patientensicherheit. Sie steht daher besonders im Blickpunkt der Gesundheitspolitik. So hat die Bundesregierung in den vergangenen 15 Jahren verstärkt rechtliche Rahmenbedingungen für Qualitätssicherung und Patientensicherheit geschaffen oder weiterentwickelt. Ein wichtiger Baustein hierbei ist etwa das 2013 in Kraft getretenen Patientenrechtegesetz.

Für den Erhalt unseres guten Gesundheitswesen unverzichtbar sind Maßnahmen, die dazu beitragen, die Sicherheit so zu verstärken, dass Fehler möglichst gar nicht erst entstehen. Dabei stehen heute vor allem die Möglichkeiten der Fehlervermeidung und der Sicherheitskultur im Fokus – und nicht mehr allein die Frage der Schuld. Diese Entwicklung spiegelt sich auch in den Beiträgen des Ihnen vorliegenden Buches wider. Besonders die Ausführungen zum „Faktor Mensch im Patientensicherheits-Management“, aber auch die Themenfelder „Kommunikation“ und „Risikomanagement als lernendes System“ sowie nicht zuletzt die „Einbeziehung der Sicht von Patientinnen und Patienten“ sind nicht nur interessante Kapitel der vorliegenden Veröffentlichung, sondern auch unverzichtbare Bausteine, um die Patientensicherheit in unserem Gesundheitswesen weiter voranzubringen.

Das vorliegende Buch bietet somit nicht nur einen guten Überblick über die Herausforderungen, die dieses Thema für Sie als Ärztinnen und Ärzte und Angehörige anderer Gesundheitsberufe mit sich bringt. Dank praxisnaher Tipps und Checklisten ist es auch eine gute Hilfestellung für Ihren Arbeitsalltag. Ich wünsche Ihnen, liebe Leserinnen und Leser, eine interessante Lektüre und viele neue Erkenntnisse!

Hermann Gröhe
Bundesminister
Mitglied des Deutschen Bundestages

Bundesministerium
für Gesundheit

Geleitwort von Prof. Dr. Frank Ulrich Montgomery

„Primum nihil nocere“ ist das höchste Gebot für Ärztinnen und Ärzte und integraler Bestandteil unseres professionellen Handelns. Auf die sichere Behandlung des Patienten gründet das Vertrauen, das in Ärzte und in andere Gesundheitsberufe gesetzt wird.

Wie bei allen Dingen im Leben sind Ärztinnen und Ärzte nicht unfehlbar. Trotz aller Bemühungen kann es zu Umständen kommen, bei denen ein Fehler alle Lücken in den Sicherheitsbarrieren durchdringt und zu einem Schaden führt. Diese Situation ist für alle Beteiligten – Patienten, Angehörige und Behandelnde – eine außerordentliche Belastung. Ihr kann nur durch eine professionelle Kommunikation, angemessene Schadensbegrenzung, systematische Aufarbeitung von Fehlern und Ableitung von Präventionsmaßnahmen begegnet werden.

Neben den traditionellen Verfahren ärztlicher Qualitätssicherung, wie u. a. der kontinuierlichen Fortbildung, dem Entwickeln und Anwenden von Standards und Leitlinien, dem Peer-Review-Verfahren, sind daher die Verfahren der Patientensicherheit für die Prävention von Fehlern von großer Bedeutung. Die Betrachtung der Verantwortungsbereiche von einzelnen Personen und Professionen sowie die Untersuchung des Zusammenspiels von Mensch, Technik und Organisation können dazu beitragen, dass Fehlerquellen frühzeitig erkannt und systematisch unterbunden werden.

Diese neue Sichtweise auf Fehlerhäufigkeit, Fehlerentstehung und Fehlervermeidung, mit der sich auch die deutsche Ärzteschaft intensiv auseinandergesetzt hat, ist Gegenstand der Beiträge dieses Bandes. Aus wissenschaftlicher Sicht und aus der Perspektive der Praktiker wird das Thema Patientensicherheit beleuchtet. Der Leser erhält an Hand von interdisziplinären Theorie- und Denkansätzen sowie Anwendungsbeispielen, Checklisten und anderen Instrumenten Hilfestellungen beim Implementieren von Patientensicherheitsstrategien im Versorgungsalltag. Das vorliegende Werk leistet damit einen Beitrag zur Prävention und Enttabuisierung von Fehlern. Es unterstützt Ärzte und Angehörige anderer Gesundheitsberufe, die medizinische Versorgung kontinuierlich sicherer zu gestalten.

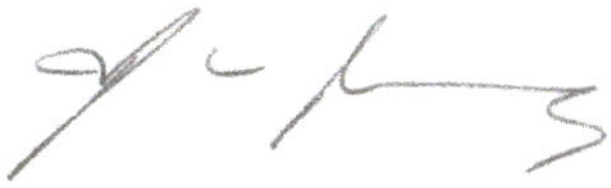

Prof. Dr. med. Frank Ulrich Montgomery
Präsident der Bundesärztekammer

Geleitwort von Hedwig François-Kettner

Namhafte Experten im Gesundheitswesen sehen in einer sicheren Patientenversorgung den interdisziplinären und multiprofessionellen Auftrag zu einer lückenlosen Zusammenarbeit über alle Grenzen der sektoralen Betreuung hinweg. Das bedeutet, dass jede Berufsgruppe den Blick auf den Patienten richtet und seine sichere Versorgung im Fokus behält (auch nach Verlassen seines unmittelbaren Handlungsfeldes). Gleichzeitig bedeutet es auch unbedingt, systemseitige Schwächen zu erkennen, sie nachhaltig zu verändern, sie zu überwinden und das mit allen Partnern gemeinsam. Die Erfahrungen, die wir machen, müssen durch Forschungen gestützt werden, um nach sachgerechten Analysen die richtigen Schritte zur Prävention und Versorgung vorzunehmen.

Dieter Hart beschrieb es sehr treffend in seinem Aufsatz in der Zeitschrift Medizinrecht 2012[1]. Ich zitiere:

> 1. Patientensicherheit ist ein System- und Organisationsproblem (Risiko- und Organisationsforschung) und nicht nur das eines individuellen Fehlverhaltens;
>
> 2. es ist wichtig zu wissen, was die Aktivitäten der Sicherheitsinstitutionen, insbesondere bei den Organisationen im Gesundheitswesen, Krankenhäusern, Pflegeheimen und Arztpraxen, bewirken, also Entwicklungen zu evaluieren, um Nutzen und Kosten von vermutlich sicherheitsfördernden Maßnahmen bewerten zu können (Versorgungsforschung) und
>
> 3. es bedarf konzentrierter und konzertierter Anstrengungen aller Beteiligter, auch der Patienten, um Patientensicherheitsziele zu präzisieren und zu erreichen.

Patientensicherheit wird in diesem Buch aus allen Blickwinkeln beleuchtet. Es wird deutlich, wie komplex das Thema ausfällt und das jede(r)Einzelne „zuständig" ist, daran mitzuwirken. Neben der Sicht auf das Individuum und den systemseitigen Rahmen in Deutschland, die beide strukturgebend sind, werden aus verschiedenen Aspekten heraus prozesshafte Abläufe und methodisches Vorgehen beleuchtet. Die Verantwortung des Managements in jeder Institution und die Interaktion des einzelnen Akteurs werden sichtbar, sind evident und bedingen sich. Technische Systeme mit vernetzter elektronischer Unterstützung könnten dabei m. E. zu deutlich größerer Patientensicherheit beitragen.

---

1 Hart D (2012). Patientensicherheit, Fehlermanagement, Arzthaftungsrecht – zugleich ein Beitrag zur rechtlichen Bedeutung von Empfehlungen. MedR 30(1), 1–15.

Daher ist der Titel des vorliegenden Werks „Patientensicherheitsmanagement“ sachgerecht gewählt. Er verdeutlicht, dass gezielte Managementmethoden notwendig sind – zur Förderung der Patientensicherheit.

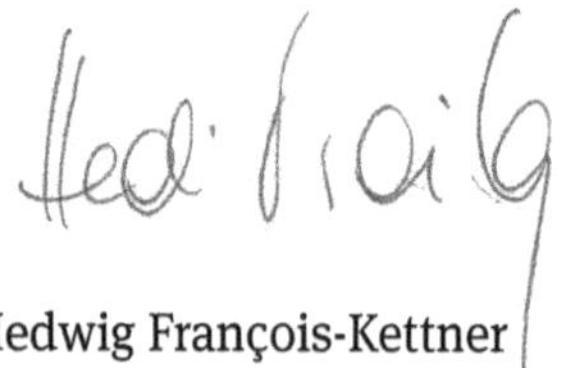

Hedwig François-Kettner
Vorsitzende des Aktionsbündnisses Patientensicherheit

Patientensicherheitsmanagement als evolutionärer Schritt in der Entwicklung des Themenfelds Patientensicherheit

Patientensicherheit hat sich als Themenfeld aus einer engen Bezugnahme auf tätigkeitsbezogene Fehler in einzelnen Disziplinen zu einem Bereich entwickelt, der sich in unzähligen wissenschaftlichen Studien, in Organisationen und Gesetzgebung manifestiert und niedergeschlagen hat. In den letzten Jahren wurde immer stärker eine systemische Perspektive eingefordert. Nicht mehr nur der einzelne Fehler, die unmittelbaren Akteure, die typische disziplinorientierte Abhandlung sollen in den Fokus der Patientensicherheit genommen werden.

Aus unserer Sicht spreizt sich heute das Thema auf von der traditionellen Fehlerperspektive bis hin zum systemtheoretischen Problematisieren der Patientensicherheit. Die in der Vergangenheit anzutreffende sektorspezifische Abhandlung des Themas erweitert sich bis hin zur transsektoralen Betrachtung medizinischer Behandlungsszenarien. Auch der Fehler selbst bzw. dessen defizitfokussierte Thematisierung wird in neuesten Publikationen mit einer Positivbetrachtung der Stärken medizinischer/pflegerischer Versorgung kontrastiert.

Diese deutliche Ausdifferenzierung des Themas sowie auch die Erweiterung der Reichweite des Begriffs selbst emanzipieren die Patientensicherheit von der bisherigen Subordination unter die Leitbegriffe des Qualitätsmanagements ökonomischer Art und des Risikomanagements, welches sich aus der Luftfahrt und anderen High Reliability Organizations in den medizinischen Sektor ausgeweitet hat. Patientensicherheit als Thema ist heute so ausdifferenziert und die abgeleiteten Interventionen und Vorgaben so wirkungsstark, dass im vorliegenden Buch der bisherige Begriff Patientensicherheit durch den erweiterten Begriff Patientensicherheitsmanagement ersetzt wird.

Patientensicherheitsmanagement erweitert den Blick auf das Themenfeld Patientensicherheit. Neben der traditionellen Fokussierung auf tätigkeitsbezogene Fehler in einzelnen Disziplinen bestimmter Sektoren wird in dem vorliegenden Buch Patientensicherheit multiperspektivisch und multimethodal betrachtet. In Anlehnung an einen ersten Definitionsversuch von Dieter Hart zielt Patientensicherheitsmanagement darauf ab, unerwünschte Ereignisse zu vermeiden oder zu vermindern, die Behandlungsqualität durch gute Kommunikation der Akteure und gute Organisation von Behandlungsprozessen zu verbessern. Patientensicherheitsmanagement berührt die gesamten Aktivitäten der Patientenversorgung. Insofern beinhaltet Patientensicherheitsmanagement wesentliche Aspekte des gesundheitswirtschaftlichen Risikomanagements als auch Aspekte dokumentationsorientierter Qualitätsmanagementsysteme, erweitert und spezifiziert diese aber um psychologische, systemische und medizinische bzw. pflegerische Sichtweisen.

Im Kern des Patientensicherheitsmanagements geht es in erster Linie darum sicherzustellen, dass Patienten durch das System Medizin und Pflege Heilung und Linderung erfahren und nicht zusätzliche Schädigungen erleiden. Gleichzeitig geht es aber auch darum, all die in die Behandlung Involvierten und meist hochmotivierten Mitarbeitenden des therapeutischen Teams bei ihrer Tätigkeit zu unterstützen und vor Fehlern und deren Konsequenzen – auch für sich selbst – zu bewahren. In der Summe profitiert damit natürlich letztlich auch das Unternehmen – durch sicher versorgte und damit zufriedenere Patienten sowie Mitarbeitende.

Die Entwicklung der Patientensicherheitsbewegung hat eine relativ kurze Historie. Beginnend mit den Empfehlungen der Weltgesundheitsorganisation zur Förderung der Patientensicherheit im Jahre 2004 – nicht zuletzt ausgelöst durch Untersuchungen zu Defiziten im amerikanischen Gesundheitssystem Ende der 1990er Jahre –, griffen die gesundheitspolitischen Gremien der Europäischen Union die Themen „Patientensicherheit“ und „Risikomanagement“ mit Gestaltungsempfehlungen auf. In der Folge gingen die Mitgliedstaaten in Europa nach und nach dazu über, die organisatorischen Rahmenbedingungen zur Förderung der Patientensicherheit zu schaffen. Im deutschsprachigen Raum steht die Gründung der „Stiftung Patientensicherheit“ in der Schweiz (2003) am Beginn dieser Entwicklung, gefolgt vom Aktionsbündnis Patientensicherheit (APS) in Deutschland (2005) und der Plattform Patientensicherheit in Österreich (2008). Viele der in diesen Organisationen abgestimmt und konsentiert entwickelten Handlungsempfehlungen finden sich bereits in der Praxis wieder. Die Nutzung einer perioperativen Checkliste, spezifische Kennzeichensysteme der Arzneimitteltherapie im Bereich der Intensiv- und Notfallmedizin, Identifizierungssysteme zur Vermeidung von Patientenverwechslungen und systemorientierte Verfahren, wie Fehlerberichtsysteme, Mortalitäts- und Morbiditätskonferenzen oder Peer Reviewing, gehören heute schon in vielen Einrichtungen zur Routine. Kritiker vermissen in vielen Einzelaktivitäten jedoch den Zusammenhang: Vielfach werde Patientensicherheitsmanagement in Einzelprojekten betrieben und es fehle ein systematischer Zusammenhang dieser Maßnahmen. Nicht zuletzt aus diesem Grund entwickelt dieses Buch einen ganzheitlichen Ansatz als Grundlage des Patientensicherheitsmanagements.

Der große Teil der dargestellten Modelle, Konzepte und Verfahren dient der präventiven Organisationsentwicklung in Einrichtungen der Gesundheitswirtschaft. Eine wesentliche und tragende Säule der Entwicklung der Patientensicherheit ist darüber hinaus der Wissenstransfer. In zahlreichen Curricula der Ausbildung der Gesundheitsberufe sind die Themen „Patientensicherheit“ und „klinisches Risikomanagement“ zwischenzeitlich eingeflossen. Dabei handelt es sich nicht nur um Fort- und Weiterbildungsmaßnahmen von Berufsakademien und Weiterbildungsstätten. Zwischenzeitlich ist es auch möglich, Patientensicherheit singulär zu studieren und mit einem Mastergrad abzuschließen. Neben einer strukturierten Organisationsentwicklung und der Integration des Patientensicherheitsmanagements in verschiedene Bildungsformate fällt dem Sicherheitsmarketing eine besondere Rolle zu. Vieles zur Förderung der Patientensicherheit findet im Hintergrund und für den Patienten nicht wahrnehmbar statt. Dieser erwartet nicht nur eine evidenzbasierte, leitlinienkonforme Medizin und Pflege, sondern ein Sicherheitskonzept, wie in anderen Hochrisikobranchen. Sicherheitsmarketing macht Prävention für den Patienten erlebbar.

Alles in Allem sind wir auf gutem Wege, gleichwohl aber keinesfalls am Ziel. Der vielfach zitierte Wandel der Altersstruktur in unseren Gesellschaften wird dazu führen, dass künftig mehr multimorbide Patienten zu versorgen sind, die aufgrund ihrer Vorerkrankung und ihres hohen Alters spezifischen Risiken ausgesetzt sein werden. Eine sichere Versorgung wird nur durch die Anwendung zuverlässiger und wirkungsvoller Präventionsmaßnahmen möglich sein, nicht zuletzt durch eine systematische Einbindung von Patienten und ihrer Angehörigen selbst. Es ist eine ganz besondere Herausforderung, die heute bekannten und nachweislich sicherheitsfördernden Maßnahmen mit einem Höchstmaß an Zuverlässigkeit umzusetzen. Voraussetzungen für diese Form der Zuverlässigkeit sind Sicherheitskultur, Vertrauen in die Organisation und Achtsamkeit der Mitarbeitenden.

Das gemeinsame Teilen des Wertes „Patientensicherheit", die kontinuierliche Kommunikation und Information innerhalb des therapeutischen Teams sowie ein strukturiertes Lernen und Trainieren werden die Zukunft gestalten.

In Anbetracht der Anwendung differenzierter Technologien (z. B. minimalinvasive Chirurgie, navigationsunterstützte Diagnostik), der interprofessionellen und interdisziplinären Komplexitität (z. B. Traumaversorgung, neonatologisches Management), der notwendigen Vernetzung von Teilsystemen (z. B. Anästhesie, Chirurgie, Onkologie, Pflege) und letztendlich dem hohen Maß an Verantwortung Einzelner im komplexen System von Diagnostik, Therapie und Pflege ist es mehr denn je wichtig, die Sicherheit über das bisher Erreichte hinaus weiterzuentwickeln. Patientensicherheitsmanagement wird durch die mediale Aufmerksamkeit für Behandlungsfehler und die Erwartung der Versicherungswirtschaft zunehmend zum Unternehmensziel von Einrichtungen des Gesundheitswesens. Aber in erster Linie sind es die Patienten, die Sicherheit erwarten und auch erwarten können. Sie stehen ohne Zweifel im Mittelpunkt des Patientensicherheitsmanagements.

Dieses Buch soll die ganze Palette und Breite des Themas Patientensicherheitsmanagement abdecken und orientiert sich daher am WHO Curriculum für Patientensicherheit. Es blickt ganz bewusst auch über sektorale Grenzen hinweg, denn Patientensicherheitsmanagement endet nicht mit der Entlassung aus einem Krankenhaus!

Ganz besonders sei allen Mitautoren auf das Herzlichste gedankt, dass sie sofort und begeistert die Idee der Herausgeber annahmen, die gesamten Autoren- und Herausgeberhonorare der Organisation „Ärzte ohne Grenzen" zu spenden. Somit erhoffen sich die Herausgeber einen doppelt positiven Effekt dieses Buchs.

Zuletzt geht unser Dank an Frau Jessica Scharf für die hervorragende Koordination der Herausgeber und Autoren sowie an Britta Nagl für die professionelle Zusammenarbeit mit dem Verlag Walter de Gruyter.

Peter Gausmann, Michael Henninger, Joachim Koppenberg

Inhalt

Autorenverzeichnis

Kapitel 1

Kapitel 1.1
Dr. Peter Gausmann (Hrsg.)
Ehrenprofessor der Donau-Universität Krems
GRB Gesellschaft für Risiko-Beratung mbH
Klingenbergstraße 4, 32758 Detmold
peter.gausmann@grb.de, www.grb.de

Kapitel 1.2
Dr. med. Günther Jonitz
Präsident der Ärztekammer Berlin
Friedrichstraße 16, 10969 Berlin
g.jonitz@aekb.de

Sonja Barth
Persönliche Referentin des Präsidenten
der Ärztekammer Berlin
Friedrichstraße 16, 10969 Berlin
s.barth@aekb.de

Kapitel 1.3
Dr. Peter Gausmann (Hrsg.)
Ehrenprofessor der Donau-Universität Krems
GRB Gesellschaft für Risiko-Beratung mbH
Klingenbergstraße 4, 32758 Detmold
peter.gausmann@grb.de, www.grb.de

Kapitel 1.4
Helmut Paula, EMBA
Verantwortlicher Kliniker Risikomanagement
QM
Inselspital, Universitätsspital Bern,
Ärztliche Direktion
Murtenstraße 21, 3010 Bern, Schweiz
Helmut.paula@insel.ch

Prof. Dr. David Schwappach, MPH
Patientensicherheit Schweiz
Stiftung für Patientensicherheit
Asylstraße 77, 8032 Zürich, Schweiz
schwappach@patientensicherheit.ch

Kapitel 1.5
Dr. med. Christian Thomeczek,*
Dipl.-Pflegewirtin (FH) Christina Gunkel,
Lena Mehrmann, M. Sc.
Ärztliches Zentrum für Qualität in der Medizin
(ÄZQ), Gemeinsames Institut von BÄK und KBV
Straße des 17. Juni 106–108, Tiergartentower,
10623 Berlin
*Thomeczek@azq.de

Kapitel 2

Kapitel 2.1
Dr. Gesine Hofinger
Netzwerk Krisenkompetenz
Hohenheimer Straße 104,
71686 Remseck am Neckar
gesine.hofinger@team-hf.de, www.team-hf.de

Kapitel 2.2
Prof. Dr. Niclas Schaper
Humanwissenschaftliches Institut der
Universität Paderborn
Warburger Straße 100, 33098 Paderborn
niclas.schaper@upb.de

Kapitel 2.3
Dr. Karin Burghofer
Burghofer – Beratung – Coaching – Training
Belgradstraße 45, 80796 München
office@burghofer.com , www.burghofer.com

Prof. Dr. Christian K. Lackner
Drees & Sommer AG Healthcare Division
Geisenhausener Straße 17, 81379 München
christian.lackner@dreso.com, www.dreso.com

Kapitel 2.4
Florian Friedersdorf
Surgical Process Institute Deutschland GmbH
Universitätsstraße 14, 04109 Leipzig
florian.friedersdorf@sp-institute.com

Kapitel 2.5
Pia Florentine Büxe, M. Sc. Psychologie
GRB Gesellschaft für Risikoberatung mbH
Klingenbergstraße 4, 32758 Detmold
p.buexe@gmx.net

Kapitel 3

Kapitel 3.1
Prof. Dr. Gudela Grote
ETH Zürich, Arbeits- und Organisationspsychologie WEV K 507
Weinbergstraße 56/58, 8092 Zürich
ggrote@ethz.ch, www.oat.ethz.ch

PD Dr. rer. nat. Michaela Kolbe
ETH Zürich, Forschungsgruppe Organisation – Arbeit – Technologie WEV K509
Weinbergstraße 56/58, 8092 Zürich
mkolbe@ethz.ch, www.oat.ethz.ch

Kapitel 3.2
Prof. Dr. med. Dieter Conen
Patientensicherheit Schweiz
Stiftung für Patientensicherheit
Bachstraße 19, 5033 Buchs, Schweiz
Dieter.conen@bluewin.ch

Kapitel 3.3
Dr. Peter Mistele
Accenture GmbH
Campus Kronberg 1, 61476 Kronberg i. T.
peter.mistele@gmx.de

Prof. Dr. Peter Pawlowsky
Technische Universität Chemnitz
Fakultät für Wirtschaftswissenschaften, Lehrstuhl BWL VI – Personal und Führung
09107 Chemnitz
p.pawlowsky@wirtschaft.tu-chemnitz.de, www.tu-chemnitz.de

Dr. Jörg Kaufmann
Kaufmann: Facharztpraxen
Fontaneallee 17, 15738 Zeuthen
info@rheumatologie-kaufmann.de

Kapitel 4

Kapitel 4.1
Paul Sindermann
Pädagogische Hochschule Weingarten
Leibnizstraße 3, 88250 Weingarten
sindermann@ph-weingarten.de, www.md-phw.de

Prof. Dr. Dr. Michael Henninger (Hrsg.)
Pädagogische Hochschule Weingarten
Leibnizstraße 3, 88250 Weingarten
henninger@ph-weingarten.de, www.md-phw.de

Christina Sick
Pädagogische Hochschule Weingarten
Leibnizstraße 3, 88250 Weingarten
sick@ph-weingarten.de, www.md-phw.de

Kapitel 4.3
Dr. med. Marcus Rall
InPASS – Institut für Patientensicherheit und Teamtraining GmbH
Friedrich-Naumann-Straße 13, 72762 Reutlingen
marcus.rall@inpass.de

Stephanie Oberfrank
InPASS – Institut für Patientensicherheit und Teamtraining GmbH
Friedrich-Naumann-Straße 13, 72762 Reutlingen
stephanie.oberfrank@inpass.de

Kapitel 4.4
Mareike Kehrer
Pädagogische Hochschule Weingarten
Kirchplatz 2, 88250 Weingarten
kehrer@ph-weingarten.de, www.md-phw.de

Sandra Klingenhäger
Pädagogische Hochschule Weingarten
Kirchplatz 2, 88250 Weingarten
klingenhaeger@ph-weingarten.de, www.md-phw.de

Prof. Dr. Dr. Michael Henninger (Hrsg.)
Pädagogische Hochschule Weingarten
Leibnizstraße 3, 88250 Weingarten
henninger@ph-weingarten.de, www.md-phw.de

Dr. Melanie Germ
Pädagogische Hochschule Weingarten
Kirchplatz 2, 88250 Weingarten
germ@ph-weingarten.de, www.md-phw.de

Kapitel 4.5

Dr. Melanie Germ
Pädagogische Hochschule Weingarten
Kirchplatz 2, 88250 Weingarten
germ@ph-weingarten.de, www.md-phw.de

Julia Schuppach
Pädagogische Hochschule Weingarten
Kirchplatz 2, 88250 Weingarten

Prof. Dr. Dr. Michael Henninger (Hrsg.)
Pädagogische Hochschule Weingarten
Leibnizstraße 3, 88250 Weingarten
henninger@ph-weingarten.de, www.md-phw.de

Mareike Kehrer
Pädagogische Hochschule Weingarten
Kirchplatz 2, 88250 Weingarten
kehrer@ph-weingarten.de, www.md-phw.de

Kapitel 4.6

Dipl.-Päd, Dipl.-Vw. Simone Schmid
Technische Universität Chemnitz, Fakultät für Wirtschaftswissenschaften
Thüringer Weg 7, 09107 Chemnitz
simone.schmid@wirtschaft.tu-chemnitz.de,
www.tu-chemnitz.de

Univ.-Prof. Dr. Peter Pawlowsky
Technische Universität Chemnitz
Fakultät für Wirtschaftswissenschaften,
Lehrstuhl BWL VI – Personal und Führung
09107 Chemnitz
p.pawlowsky@wirtschaft.tu-chemnitz.de,
www.tu-chemnitz.de

Kapitel 5

Kapitel 5.1

Dr. Günter Jonitz
Präsident der Ärztekammer Berlin
Friedrichstraße 16, 10969 Berlin
g.jonitz@aekb.de

Kapitel 5.2

Dr. rer. pol. Nils Löber
Charité – Universitätsmedizin Berlin
Klinisches Qualitäts- und Risikomanagement
Charitéplatz 1, 10117 Berlin
nils.loeber@charite.de,
qualitaetsmanagement.charite.de

Kapitel 5.3

Dipl.-Psych. Angela Herold
Werner-Eckert-Straße 9–11, 81829 München
angela.herold@grb.de

Kapitel 5.4

Priv.-Doz. Dr. med. Max Skorning
MDS – Medizinischer Dienst des
Spitzenverbandes Bund der Krankenkassen
Theodor-Althoff-Str. 47, 45133 Essen
m.skorning@mds-ev.de, www.mds-ev.de

Kapitel 5.5

Dr. med. Dipl.-Psych. Jörg Lauterberg
IQWiG – Institut für Qualität und
Wirtschaftlichkeit im Gesundheitswesen
Im Mediapark 8, 50670 Köln
joerg.lauterberg@iqwig.de

Kapitel 5.6

Dipl.-Kffr. Martina Thürk
Ecclesia Versicherungsdienst GmbH
Klingenbergstraße 4, 32758 Detmold
martina.thuerk@grb.de

Miriam Stüldt-Borsetzky
Rechtsanwältin
Ecclesia Versicherungsdienst GmbH
Klingenbergstraße 4, 32758 Detmold
miriam.stueldt-borsetzky@ecclesia.de

Ass. Jur. Nadja Betke
Ecclesia Versicherungsdienst GmbH
Klingenbergstraße 4, 32758 Detmold
nadja.betke@ecclesia.de

Kapitel 5.7

Helmut Paula, EMBA
Inselspital, Universitätsspital Bern
Freiburgstr. 10, 3010 Bern
helmut.paula@insel.ch

Kapitel 5.8

Dr. Eva Hampel
WiDi-Kontor
Wissenschaftliche Dienstleistungen & Forschungsservice
Seewartenstraße 10
20459 Hamburg
office@widi-kontor.de

Christian Palle, MSc
Strohblumengasse 97, 1220 Wien, Österreich
Christian.palle@gmx.at

Kapitel 5.9

Dipl. Kfm. Jörg Krey
Asklepios Institut für Notfallmedizin
Eiffestraße 664b, 20537 Hamburg
j.krey@asklepios.com

Kapitel 5.10

Prof. Dr.med. Markus Röthlin
Klinik für Chirurgie
Spitalcampus 1, 8596 Münsterlingen, Schweiz
Markus.roethlin@stgag.ch,
www.chirurgie-ksm.ch

Kapitel 5.11

Dr. med. Joachim Koppenberg (Hrsg.)
Gesundheitszentrum Unterengadin
Abteilung für Anästhesiologie, Schmerztherapie und Rettungsmedizin
Via da l'Ospidal, 7550 Scuol, Schweiz
Joachim.koppenberg@cseb.ch, www.cseb.ch

Prof. Dr. med. Michael Bucher
Klinik für Anästhesiologie und operative Intensivmedizin
Universitätsklinikum Halle (Saale)
Postfach, 06097 Halle (Saale)
Michael.bucher@uk-halle.de,
www.medizin.uni-halle.de

PD Dr. med. Sven Staender
Institut für Anästhesiologie und Intensivmedizin, Spital Männedorf
Asylstraße 10, 8708 Männedorf, Schweiz
s.staender@spitalmaennedorf.ch,
www.spitalmaennedorf.ch

Kapitel 5.12

Sabine Kraft
GRB Gesellschaft für Risiko-Beratung mbH
Klingenbergstraße 4, 32758 Detmold
sabine.kraft@grb.de, www.grb.de

Dr. Eva Hampel
WiDi-Kontor
Wissenschaftliche Dienstleistungen & Forschungsservice
Seewartenstraße 10
20459 Hamburg
office@widi-kontor.de

Kapitel 5.13

Dr.med. Christoph Hünermann
MVZ der Schüchtermann-Klinik
Facharzt für Innere Medizin und Pneumologie
Kollegienwall 3–4, 49074 Osnabrück
christoph-huenermann@osnanet.de,
www.mvz-osnabrueck.de

Kapitel 5.14

Dr. med. Thomas Beushausen, MBA
Kinder- und Jugendkrankenhaus auf der Bult
Janusz-Korczak-Allee 12, 30173 Hannover
beushausen@hka.de, www.auf-der-bult.de

Kapitel 5.15

Dipl.-Pflegewirt (FH) Severin Federhen, M. A.
GRB, Gesellschaft für Risiko-Beratung mbH
Klingenbergstraße 4, 32758 Detmold
severin.federhen@grb.de

Dipl.-Kfm. (FH) Michael Schrewe
GRB, Gesellschaft für Risiko-Beratung mbH
Klingenbergstraße 4, 32758 Detmold
michael.schrewe@grb.de

Kapitel 5.16

Dr. Sebastian Wirtz
Asklepios Klinik Barmbek, Anästhesiologie und operative Intensivmedizin
Rübenkamp 220, 22291 Hamburg
s.wirtz@asklepios.com

Kapitel 5.17
Prof. Dr. Andreas Büscher
Hochschule Osnabrück, Fakultät Wirtschaft- und Sozialwissenschaften, Deutsches Netzwerk für Qualitätsentwicklung in der Pflege (DNQP)
Universität Witten/Herdecke, Fakultät für Gesundheit, Department für Pflegewissenschaft
Caprivistraße 30a, 49076 Osnabrück
a.buescher@hs-osnabrueck.de, www.dnqp.de

Kapitel 5.18
Dr. Hans Haindl
Georgsplatz 1, 30974 Wennigsen
post@haindl.eu, www.haindl.eu

Kapitel 5.19
Dipl.-Ing. Torsten Gruchmann
Use-Lab GmbH
Am Campus 2, 48565 Steinfurt
Torsten.gruchmann@use-lab.com,
www.use-lab.com

Kapitel 5.20
Dipl.-Ing. Oswald Sonntag
Bio-Rad Laboratories GmbH, Quality Systems Division
Heidemannstraße 164, 80939 München
Oswald_Sonntag@Bio-Rad.com

Kapitel 5.21
Dr. med. Hartwig Marung
Institut für Rettungs- und Notfallmedizin
Universitätsklinikum Schleswig-Holstein
Campus Kiel
Arnold-Heller-Str. 3
24105 Kiel
hartwig.marung@uksh.de

Kapitel 5.22
Univ.-Prof. Dr. med. Andrea Berzlanovich
Fachbereich Forensische Gerontologie
Department für Gerichtsmedizin Wien,
Medizinische Universität Wien
Sensengasse 2, 1090 Wien, Österreich
andrea.berzlanovich@meduniwien.ac.at

Kapitel 6

Kapitel 6.1
Dipl.-Psych. Angela Herold
GRB – Gesellschaft für Risiko-Beratung mbH
Werner-Eckert-Straße 11, 81829 München
angela.herold@grb.de, www.grb.de

Kapitel 6.2
Prof. Dr. Dietmar Öfner-Velano
Universitätsklinik für Visceral-, Transplantations- und Thoraxchirurgie
Zentrum für Operative Medizin
Medizinische Universität Innsbruck
Anichstraße 35, 6020 Innsbruck, Österreich
dietmar.oefner@i-med.ac.at,
www.innsbruck-chirurgie.at

Kapitel 6.3
Mechtild E. Hartmann, MD, MSc
Center for Indurstrial Management
Celestijnenlann B-3001 Leuven
mechtild.hartmann@cib.kuleuven.be

Kapitel 6.4
Martin Meilwes M. Sc.
Gesellschaft für Risiko-Beratung mbH
Klingenbergstraße 4, 32758 Detmold
martin.meilwes@grb.de

Kapitel 6.5
Klaus Vonderhagen
Gesellschaft für Risiko-Beratung mbH
Klingenbergstraße 4, 32758 Detmold
klaus.vonderhagen@grb.de

Kapitel 6.6
Prof. Dr. phil. Winfried Zinn
Forschungsgruppe Metrik, Damm Deringer & Zinn GbR
An der Alten Schule 16, 36355 Bermuthshain
zinn@metrik.de, www.metrik.de

Kapitel 6.7
Dipl.-Kffr. Marsha Fleischer
GRB – Gesellschaft für Risiko-Beratung mbH
Klingenberstraße 4, 32758 Detmold
marsha.fleischer@grb.de, www.grb.de

Kapitel 6.8
Dr. med. Hartwig Marung
Institut für Rettungs- und Notfallmedizin
Universitätsklinikum Schleswig-Holstein
Campus Kiel
Arnold-Heller-Str. 3
24105 Kiel
hartwig.marung@uksh.de

Kapitel 6.9
Dr. Wolfgang Puchner
Allgemeines Krankenhaus Linz
Krankenhausstraße 9, 4021 Linz, Österreich
Wolfgang.puchner@akh.linz.at

Kapitel 6.10
Prof. Dr. med. Claus-Dieter Heidecke
Universitätsmedizin Greifswald
Körperschaft des öffentlichen Rechts
Büro des Ärztlichen Vorstands
Fleischmannstraße 8, 17475 Greifswald
heidecke@uni-greifswald.de

Alexandra Busemann
Universitätsmedizin Greifswald
Körperschaft des öffentlichen Rechts
Büro des Ärztlichen Vorstands
Fleischmannstraße 8, 17475 Greifswald
alexandra.busemann@uni-greifswald.de

Dr. med. Katharina Beyer
Universitätsmedizin Greifswald
Körperschaft des öffentlichen Rechts
Büro des Ärztlichen Vorstands
Fleischmannstraße 8, 17475 Greifswald

Kapitel 6.11
Prof. Dr. med. Andreas Becker
Institut Prof. Dr. Becker
Nonnenweg 120a, 51503 Rösrath
becker@i-pdb.de

Kapitel 6.12
PD Dr. med. Sven Staender
Institut für Anästhesie und Intensivmedizin,
Spital Männedorf AG
Asylstraße 10, 8708 Männedorf, Schweiz
s.staender@spitalmaennedorf.ch

Dr.med. Johannes Wacker
Institut für Anästhesiologie und Intensivmedizin
Klinik Hirslanden, Zürich
Witellikerstraße 40, 8032 Zürich, Schweiz
johannes.wacker@hirslanden.ch

PD Dr. rer. nat. Michaela Kolbe
ETH Zürich, Forschungsgruppe Organisation – Arbeit – Technologie
Weinbergstraße 56/58, 8092 Zürich, Schweiz
mkolbe@ethz.ch

Kapitel 7

Kapitel 7.1
M.Sc. Marcel Nunne
Ecclesia Versicherungsdienst GmbH
Klingenbergstraße 4, 32758 Detmold
Marcel.nunne@ecclesia.de

Kapitel 7.2, 7.3
Manfred Klocke
Ecclesia Versicherungsdienst GmbH
Klingenbergstraße 4, 32758 Detmold
manfred.klocke@ecclesia.de

Kapitel 7.4
Dipl.-Wirtschaftsing. Carsten Thüsing
Kliniken der Stadt Köln gGmbH
Neufelder Str. 34, 51067 Köln
thuesingc@kliniken-koeln.de,
www.kliniken-koeln.de

Kapitel 8

Kapitel 8.1
Axel Krause
GRB Gesellschaft für Risiko-Beratung mbH
Klingenbergstraße 4, 32758 Detmold
axel.krause@grb.de

Kapitel 8.2
Prof. Dr. med. Johann Wilhelm Weidringer
Bayerische Landesärztekammer
Mühlbaurstraße 16, 81677 München
j.w.weidringer@blaek.de

Dr. med. Ulrich Paschen
IQ Institut für Qualität-Systeme in Medizin und wissenschaft GmbH
Fruteweg 24 A, 22559 Hamburg
upaschen@iq-institut.de, www.iq-institut.de

Kapitel 8.3

Prof. Dr. med. Dipl.-Kfm. Reinhard Strametz
FA Anästhesiologie, Notfallmedizin, Ärztliches Qualitätsmanagement
Hochschule RheinMain
Wiesbaden Business School
Bleichstraße 44, 65183 Wiesbaden
reinhard.strametz@hs-rm.de, www.hs-rm.de

Kapitel 8.4

Axel Krause
GRB Gesellschaft für Risiko-Beratung mbH
Klingenbergstraße 4, 32758 Detmold
axel.krause@grb.de

Kapitel 8.5

Prof. Dr. phil. Winfried Zinn
Forschungsgruppe Metrik, Damm Deringer & Zinn GbR
An der Alten Schule 16, 36355 Bermuthshain
zinn@metrik.de

Dipl.-Kffr. Marsha Fleischer
GRB Gesellschaft für Risiko-Beratung mbH
Klingenbergstraße 4, 32758 Detmold
marsha.fleischer@grb.de

Kapitel 8.6

Dr. med. Oliver Kumpf
Klinik für Anästhesiologie m. S. operative Intensivmedizin
Campus Charite Mitte und Campus Virchow Klinikum – Charite Universitätsmedizin Berlin,
Chariteplatz 1, 10117 Berlin
oliver.kumpf@charite.de

Ines Chop
Bundesärztekammer, Dezernat 3
Qualitätsmanagement, Qualitätssicherung und Patientensicherheit
Herbert-Lewin-Platz 1, 10623 Berlin
ines.chop@baek.de

Kapitel 9

Kapitel 9.1

Dr. Olga Frank
Patientensicherheit Schweiz – Stiftung für Patientensicherheit
Asylstraße 77, 8032 Zürich, Schweiz
frank@patientensicherheit.ch,
www.patientensicherheit.ch

Prof. Dr. David Schwappach, MPH
Patientensicherheit Schweiz – Stiftung für Patientensicherheit
Asylstraße 77, 8032 Zürich, Schweiz
schwappach@patientensicherheit.ch,
www.patientensicherheit.ch

Kapitel 9.2

Dr. Gerald Bachinger
NÖ Patienten- und Pflegeanwaltschaft vertreten durch NÖ Patienten- und Pflegeanwalt Dr. Gerald Bachinger
Rennbahnstraße 29, Tor zum Landhaus, 3109 Sankt Pölten, Österreich
gerald.bachinger@noel.gv.at

Kapitel 9.3

Dipl.-Päd. Christoph Kranich
Verbraucherzentrale Hamburg e.V.,
Fachabteilung Gesundheit und Patientenschutz
Kirchenallee 22, 20099 Hamburg
kranich@vzhh.de, www.vzhh.de

Kapitel 9.4

Dr. Maria Kletečka-Pulker
Österreichische Plattform Patientensicherheit (ANetPAS – Austrian Network for Patient Safety)
c/o Institut für Ethik und Recht in der Medizin
Universität Wien
Spitalgasse 2–4, Hof 2.8, 1090 Wien, Österreich
maria.kletecka@univie.ac.at

Mag. Sabine Parrag
Österreichische Plattform Patientensicherheit (ANetPAS – Austrian Network for Patient Safety)
c/o Institut für Ethik und Recht in der Medizin
Universität Wien
Spitalgasse 2–4, Hof 2.8, 1090 Wien, Österreich
sabine.parrag@univie.ac.at

Kapitel 9.5
Dr. med. Werner Wyrwich, MBA
Ärztekammer Berlin
Friedrichstraße 16, 10969 Berlin

Kapitel 9.6
Prof. Dr. David Schwappach, MPH
Patientensicherheit Schweiz – Stiftung für Patientensicherheit
Asylstraße 77, 8032 Zürich, Schweiz
schwappach@patientensicherheit.ch,
www.patientensicherheit.ch

Kapitel 9.7
Sunya-Lee Antoine, M.Sc.
Institut für Forschung in der Operativen Medizin
Universität Witten/Herdecke
Ostmerheimer Straße 200, Haus 38, 51109 Köln
Sunya-Lee.Antoine@uni-wh.de

Peggy Prengel, MPH
Institut für Forschung in der Operativen Medizin
Universität Witten/Herdecke
Ostmerheimer Straße 200, Haus 38, 51109 Köln
Peggy.Prengel@uni-wh.de

Kapitel 9.8
Miriam Stüldt-Borsetzky
Rechtsanwältin Ecclesia Versicherungsdienst GmbH
Klingenbergstraße 4, 32758 Detmold
miriam.stueldt-borsetzky@ecclesia.de

Dr. Eva Hampel
WiDi-Kontor
Wissenschaftliche Dienstleistungen & Forschungsservice
Seewartenstraße 10
20459 Hamburg office@widi-kontor.de

Kapitel 10

Kapitel 10.1
Ass. Jur. Nicole Bruelheide
Ecclesia Versicherungsdienst GmbH
Klingenbergstraße 4, 32758 Detmold
nicole.bruelheide@ecclesia.de

Kapitel 10.2
Dipl. Pflegewirt (FH) Bernd Gruber
Niels-Stensen-Kliniken, Marienhospital Osnabrück
Bischofstraße 1, 49074 Osnabrück
Bernd.gruber@mho.de

Kapitel 11

Kapitel 11.1
Dr. med. Liat Fishman
Patientensicherheit Schweiz
Stiftung für Patientensicherheit
Asylstraße 77, 8032 Zürich, Schweiz
fishman@patientensicherheit.ch

Kapitel 11.2
Prof. Dr. med. Petra A. Thürmann
Philipp Klee-Institut für Klinische Pharmakologie
Helios Klinikum Wuppertal
Lehrstuhl für Klinische Pharmakologie
Universität Witten/Herdecke
Heusnerstraße 40, 42283 Wuppertal
Petra.thuermann@helios-kliniken.de,
www.uni-wh.de

Kapitel 12

Kapitel 12.1
Dr. med. Alexander Cadenbach
Ärzte für Innere Medizin – Kardiologie
Große Straße 46, 49074 Osnabrück
cadlex@kabelmail.de

Kapitel 12.3
Prof. Dr. Andreas Büscher
Hochschule Osnabrück
Fakultät Wirtschaftschafts- und Sozialwissenschaften
Deutsches Netzwerk für Qualitätsentwicklung in der Pflege
Universität Witten/Herdecke
Fakultät für Gesundheit
Department für Pflegewissenschaft
Caprivistraße 30a, 49076 Osnabrück
a.buescher@hs-osnabrueck.de, www.dnqp.de

Kapitel 12.4
Dr. med. Ralf Suhr
Zentrum für Qualität in der Pflege
Reinhardtstraße 45, 10117 Berlin
ralf.suhr@zqp.de, www.zqp.de

Kapitel 13

Kapitel 13.1
Dr. Antje Hammer
Universitätsklinikum Bonn, Institut für Patientensicherheit
Stiftsplatz 12 53111 Bonn
Antje.Hammer@ukb.uni-bonn.de,
www.ifpsbonn.de

Prof. Dr. Tanja Manser
Universitätsklinikum Bonn, Institut für Patientensicherheit
Stiftsplatz 12 53111 Bonn
Tanja.Manser@ukb.uni-bonn.de,
www.ifpsbonn.de

Kapitel 13.2
Dr. Heidemarie Haeske-Seeberg
Sana Kliniken AG, Bereichsleiterin Sana Qualitätsmedizin
Oskar-Messter-Straße 24, 85737 Ismaning
Heidemarie.Haeske-Seeberg@Sana.de

Kapitel 13.3
Dr. med. Joachim Koppenberg (Hrsg.)
Gesundheitszentrum Unterengadin
Abteilung für Anästhesiologie, Schmerztherapie und Rettungsmedizin
Via da l'Ospidal, 7550 Scuol, Schweiz
Joachim.koppenberg@cseb.ch www.cseb.ch

Kapitel 13.4
Mira Prehn
AGAPLESION gAG
Ginnheimer Landstraße 94, 60487 Frankfurt
mira.prehn@agaplesion.de,
www.agaplesion.de

Kapitel 13.5
Jessica Scharf, M.A.
Interdisziplinäre Medienwissenschaft
GRB – Gesellschaft für Risiko-Beratung mbH
Klingenberstraße 4, 32758 Detmold
jessica.scharf@grb.de, www.grb.de

Dr. Peter Gausmann (Hrsg.)
Ehrenprofessor der Donau-Universität Krems
GRB Gesellschaft für Risiko-Beratung mbH
Klingenbergstraße 4, 32758 Detmold
peter.gausmann@grb.de, www.grb.de

Verzeichnis der Abkürzungen

AAB	AGAPLESION Arbeitsbereich
Abs.	Absatz
ACSNI	Advisory Committee on the Safety of Nuclear Installations
ADKA	Bundesverband Deutscher Krankenhausapotheker e.V.
AE	adverse event
AHRQ	Agency for Healthcare Research and Quality
AMEE	Association for Medical Education in Europe
AMTS	Arzneimitteltherapiesicherheit
AOK	Allgemeine Ortskrankenkasse
App	Application Software
APS	Aktionsbündnis Patientensicherheit
ARMIN	Arzneimittelinitiative in Sachsen und Thüringen
ASA	American Society of Anaesthesiology
AWMF	Arbeitsgemeinschaft der Wissenschaftlichen Medizinischen Fachgesellschaften e.V.
ÄZQ	Ärztliches Zentrum für Qualität in der Medizin
BMFSFJ	Bundesministerium für Familie, Senioren, Frauen und Jugend
BMGS	Bundesministerium für Gesundheit und Soziales
BUKO-QS	Bundeskonferenz zur Qualitätssicherung im Gesundheits- und Pflegewesen e.V.
CDSS	Clinical Decision Support System
CIRS	Critical Incident Reporting System, Zwischenfallmeldesystem
CMO	Chief Medical Officer
COPD	Chronic obstructive pulmonary disease, chronische obstruktive Lungenerkrankung
CPOE	Computer-assisted Physician Order Entry
CRP	C-reaktives Protein
CRRT	Continuous Renal Replacement Therapy, kontinuierliche Nierenersatztherapie
D-A-CH	Deutschland, Österreich und Schweiz
DAkkS	Deutsche Akkreditierungsstelle GmbH
DCS	Daten-Clearingstelle
DGAI	Deutsche Gesellschaft für Anästhesiologie und Intensivmedizin
DGPPN	Deutsche Gesellschaft für Psychiatrie und Psychotherapie, Psychosomatik und Nervenheilkunde
DIN	Deutsches Institut für Normung (im Kontext Norm des DIN)
DIVI	Deutsche Interdisziplinäre Vereinigung für Intensivmedizin
DNEbM	Deutsches Netzwerk Evidenzbasierte Medizin
DNQP	Deutsches Netzwerk für Qualitätsentwicklung in der Pflege

DRG	Diagnostic Related Groups
EAES	European Association for Endoscopic Surgery
EG	Erfüllungsgrad der Präventionsmaßnahme
EN	Europäische Norm
ERA	Error and Risk *Analysis, systemische und systematische Fehleranalyse*
EUROQUAN	European Quality Assurance Network
Exacerbation	akute Verschlechterung der COPD
FDA	Food and Drug Administration
FEM	Freiheitseinschränkende Maßnahme
FMEA	Failure Mode and Effects Analysis
G-BA	Gemeinsamer Bundesausschuss
GF	Oberste Leitung
G-IQI	German Inpatient Quality Indicators
GÖG	Gesundheit Österreich GmbH
GRB	Gesellschaft für Risiko-Beratung mbH
GT	Grand tourisme
GTT	Global Trigger Tool
GVG	Gesellschaft für Versicherungswissenschaft und -entwicklung
HMO	Health Maintenance Organisation
HMPS	Harvard Medical Practice Study
HRO	High Reliability Organization
HRT	High Reliability Theory
IAEA	International Atomic Energy Agency
IEC	International Electrotechnical Commission
IFPS	Institut für Patientensicherheit
IHI	Institute for Healthcare Improvement
IMS	integriertes Managementsystem
IOM	Institute of Medicine
IPSG	Internationale Patientensicherheitsziele
IQM	Initiative Qualitätsmedizin
IQWiG	Institut für Qualität und Wirtschaftlichkeit im Gesundheitswesen
ISO	International Organization for Standardization/ Internationale Organisation für Normung
IT	Information Technology
JCAHO	Joint Commission on Accreditation in Healthcare
JCI	Joint Commission International
KIS	Krankenhausinformationssystem
kRm	klinisches Risikomanagement
KTQ	Kooperation für Transparenz und Qualität im Gesundheitswesen
M&M	Mortalität und Morbidität
M&MC	Mortalitäts- und Morbiditätskonferenzen
MAG	Modified Automated GTT

MDD	Medical Device Directive, Medizinprodukterichtlinie
MDK	Medizinischer Dienst der Krankenkassen
MDS	Medizinischer Dienst des Spitzenverbandes Bund der Krankenkassen Medication Error Reporting and Prevention
N	Anzahl der bewerteten Präventionsmaßnahmen
NCC MERP	National Coordinating Council for
NDNQI®	National Database of Nursing Quality Indicators
NLM	National Libery of Medicine
NOTECHS	Non-Technical-Skills
NSPG	National Patient Safety Goals
OTC	Over-the-Counter, Selbstmedikation
PaRiS	Patienten-Risiko- und Sicherheitsfragebogen
PCA	Patient-Controlled Analgesia, patientenkontrollierte Schmerztherapie
pCC	proCum Cert
PDCA	PLAN-DO-CHECK-ACT
PEF	partizipative Entscheidungsfindung
PfWG	Pflegeweiterentwicklungsgesetz
PM	Präventionsmaßnahmen
PNG	Pflegeneuausrichtungsgesetz
PPV	positive predictive value/Vorhersagbarkeitswert
PR	Public Relations
PSYCH-PV	Psychiatrie-Personalverordnung
PTV	Pflege-Transparenzvereinbarung
QM	Qualitätsmanagement
QMB	Qualitätsmanagementbeauftragter
QMS	Qualitätsmanagementsystem
RCA	Root Cause Analysis (Fehler-Ursachen-Analyse)
RFID	Radio Frequency Identification
RM	Risikomanagement
RMP	Risikomanagementprozess
RMS	Risikomanagementsystem
RP	Risikopotenzial = SG + SG × (WSK/WSK Max)
RSI	Rapid Sequenz Induction
SAGES	Society of American Gastrointestinal and Endoscopic Surgeons
SAT	SWISS Aviation Training
SBAR	Situation-Background-Assessment-Recommendation
SDM	Schared Desicion Making
SEK	Sondereinsatzkommando
SG	Schadenschweregrad des Risikos
SGB	Sozialgesetzbuch
STS	Soziotechnische Systemtheorie
SWOT	Strengths, Weaknesses, Opportunities, Threats

TJC	The Joint Commission
UAE	Unerwünschtes Arzneimittelereignis
UAW	Unerwünschte Arzneimittelwirkung
UE	Unerwünschtes Ereignis
UPD	Unabhängige Patientenberatung
WF	Wirkfaktor der Präventionsmaßnahme
WHO	World Health Organisation, Weltgesundheitsorganisation
WSK	Eintrittswahrscheinlichkeit des Risikos
ZQP	Zentrum für Qualität in der Pflege

Definitionen innerhalb der Kapitel sind gekennzeichnet durch einen grau hinterlegten Kasten.

Hinweise und Empfehlungen innerhalb der Kapitel sind gekennzeichnet durch einen hellgrün hinterlegten Kasten.

i Kasuistiken innerhalb der Kapitel sind gekennzeichnet durch das Symbol i und einen gerahmten Kasten mit einer, den Textabschnitt begrenzenden, grünen Ober- und Unterlinie.

1 Patientensicherheit

Peter Gausmann

1.1 Action Areas der Weltgesundheitsorganisation zur Patientensicherheit

Ein für die internationale Entwicklung der Patientensicherheit entscheidender Schritt erfolgte 2004 mit der Gründung der World Alliance for Patient Safety als Institut der Weltgesundheitsorganisation WHO mit Sitz in Genf. Erklärtes Ziel des Instituts ist es, durch Bündelung vielfältiger Initiativen die Sicherheit in Gesundheitseinrichtungen zu verbessern und Rahmenbedingungen zu schaffen, die Patienten vor unnötigen Risiken bewahren. Die WHO definierte dazu 13 Kernbereiche als für die Organisationsentwicklung relevante Handlungsfelder (Action Areas), die weltweit in Gesundheitseinrichtungen, Bildungsorganisationen und staatlichen Gesundheitssystemen handlungsleitend etabliert werden sollen (www.who.int/patientsafety/about/programmes/en/).

Action Area 1: Clean Care is Safer Care, Safe Surgery Saves Life

Action Area 1 greift zwei klinische Bereiche auf, die aufgrund ihrer hohen Anwendungsfrequenz bei gleichzeitig ausgeprägter Risikodisposition besonders relevant sind.

„Clean Care is Safer Care" (I.a) folgt – 160 Jahre nach Ignaz Semmelweis – der Erkenntnis, dass sich die meisten durch die Gesundheitsversorgung verursachten Infektionen durch eine sachgerechte Handhygiene vermeiden lassen. Durch nationale Initiativen wie die *Aktion Saubere Hände* in Deutschland wurden in der Folge Hygienestandards adaptiert. Zudem konnte das Bewusstsein für diese Thematik insbesondere durch eine breit gefächerte Bildungsoffensive und einem entsprechenden Monitoring deutlich erhöht werden (www.aktion-sauberehaende.de/ash/global/aktionstage/erfahrungsberichte/2015/). Kapitel 10 dieses Buchs bietet hierzu einen umfassenden Überblick.

Das zweite Leitthema der Action Area 1 widmet sich der perioperativen Sicherheit.

Die Initiative „Safe Surgery Saves Life" (I.b) war initialer Startschuss für die Entwicklung einer WHO-OP-Checkliste, die in Kapitel 6.10 des vorliegenden Buchs in ihrer Wirkung ausführlich dargestellt wird. Eine prinzipiell simple Checkliste zur Prüfung relevanter Schritte vor, während und nach einem operativen Eingriff wurde beginnend mit dem Jahr 2009 in vielen Operationssälen eingeführt und etabliert, nicht zuletzt nachdem Haynes et. al. (2009) die Wirksamkeit des Instruments zur Förderung der Patientensicherheit belegen konnte.

Action Area 2: Patients for Patient Safety

Das Projekt „Patients for Patient Safety“ initiierte einen Prozess der Integration und Partizipation des Patienten als Mitgestalter der Sicherheit in allen Leistungsbereichen des Gesundheitswesens. Action Area 2 stellt damit den Patienten als aktiven Partner bei der Entwicklung der Patientensicherheit in den Mittelpunkt. Für die Leistungserbringer heißt dies konkret, durch Transparenz und Information die spezifische Sichtweise der Patienten auf die Sicherheit hervorzuheben, um dadurch einen wesentlichen Beitrag zur Optimierung der Patientensicherheit zu leisten.

Die WHO-Initiative vernetzte hierzu Leistungserbringer, politische Akteure, Kostenträger und Dienstleistungsempfänger auf nationaler wie internationaler Ebene, was dazu führte, dass zahlreiche Staaten die Patientenvertretungen institutionalisierten und dies heute vielfach eine Selbstverständlichkeit in der Gesundheitsversorgung darstellt (www.patientenanwalt.com). Weiterführende Informationen zu diesem Thema bietet das Kapitel 9, in dem u. a. der Sprecher der Patientenanwälte Österreichs zu Wort kommt (siehe Kapitel 9.2).

Schließlich sind heute vielfältige Maßnahmen zur Förderung der Patientensicherheit in Medizin und Pflege erfolgreich etabliert. Patienten nehmen jedoch häufig in der Anonymität von Großkliniken sowie im Rahmen ihrer passiven Rolle Medizin und Pflege tendenziell als unsicher wahr und artikulieren Angst vor Behandlungsfehlern (Hempel 2010). Dies wird durch tendenziöse mediale Berichterstattung zu Behandlungsfehlern noch unterstützt. Die Einbeziehung des Patienten in den Patientensicherheitsprozess ermöglicht es, diesem Trend entgegenzuarbeiten. Mit Einflussmöglichkeiten in diesem Kontext beschäftigt sich das Kapitel 13.5 zum Thema Patientensicherheitsmarketing.

Action Area 3: Research for Patient Safety

Action Area 3 „Research for Patient Safety“ fordert die Staatengemeinschaft auf, Prävalenzstudien zu unerwünschten Ereignissen im Gesundheitswesen zu initiieren und finanziell zu fördern, um gezielt Handlungsbedarf zur Prävention zu ermitteln. Dieser Appell zeigte bisher enorme Wirkung. Die vergangenen 10 Jahre waren durch eine Vielzahl großer und spezifischer Studien zur Patientensicherheit, zum klinischen Risikomanagement und zur Sicherheitskultur gekennzeichnet. Eine gute Aufarbeitung von Studien zur Patientensicherheit findet sich auf der Homepage der Stiftung Patientensicherheit der Schweiz (www.patientensicherheit.ch/de/publikationen/Wissenschaftliche-Publikationen.html). In Deutschland nahm am 1. Januar 2009 das Institut für Patientensicherheit IFPS die Arbeit auf (http://www.ifpsbonn.de/). Es handelt sich dabei um die erste nationale universitäre Einrichtung in Deutschland, die sich explizit diesem Forschungsschwerpunkt widmet. Die Leiterin des Instituts äußert sich in Kapitel 13.1 zur Kultur der Patientensicherheit.

Action Area 4: International Patient Safety Classification

Die Entwicklung internationaler Patientensicherheitsklassifikationssysteme regt Action Area 4 an. Das Ziel ist, durch spezifische Indikatoren relevante Faktoren zur Förderung der Patientensicherheit zu erfassen, zu analysieren und in Organisations- und Lernprozesse zu integrieren. Ein erstes Set von Patient Safety Indicators wurde bereits von der Agency for Healthcare Research and Quality erarbeitet (www.ok.gov/health2/documents/HCI_2006Feb_PatientSafetyIndicators.pdf). Bisher ist es allerdings noch nicht gelungen, einen internationalen Katalog von Patientensicherheitsindikatoren zu entwickeln, der einen realistischen Länder- bzw. Gesundheitssystemvergleich ermöglicht.

Action Area 5: Reporting and Learning

Action Area 5 widmet sich den Fehlerberichts- und Lernsystemen. Andere Hochrisikobereiche – allen voran die Fliegerei – identifizierten früh die systematische Auswertung von Fehlern ohne Schadenfolgen als Erkenntnisquelle für eine präventive Organisationsentwicklung. Die Erfassung und Analyse kritischer Ereignisse hat sich zwischenzeitlich in den Gesundheitseinrichtungen etabliert, nicht zuletzt durch den Appell der WHO. Die Vorreiterrolle nehmen hier die stationären Akutkliniken ein, aber auch Rettungsdienste, Einrichtungen der Altenhilfe, Arztpraxen und Pflegedienste haben zwischenzeitlich ein *Critical Incident Reporting System CIRS* aufgebaut. Die von der World Alliance for Patient Safety veröffentlichten *Guidelines for Adverse Events Reporting- and Learning Systems* dienen hier als genereller Leitfaden für den Aufbau und die Etablierung von entsprechenden Berichtssystemen (www.who.int/patientsafety/events/05/Reporting_Guidelines.pdf). Das Kapitel 6.4 des vorliegenden Buchs beschäftigt sich ausführlich mit dieser Thematik.

Action Area 6: Solutions for Patient Safety

Action Area 6 benennt spezifische Handlungsfelder zur Minimierung bekannter Patientensicherheitsprobleme. Bereits im Jahr 2007 wurde eine Liste mit neuen Lösungskonzepten verfasst mit dem Ziel, bei Leistungserbringern das Bewusstsein für Risiken in der Patientenversorgung zu erhöhen und konkrete Werkzeuge zur Prävention zur Verfügung zu stellen.

Es handelt sich um sicherheitsfördernde Empfehlungen (http://www.who.int/patientsafety/implementation/solutions/patientsafety/PSP_H5-Solutions_Report-fnl-sumry_Apr-2012.pdf?ua=1):

- zum Umgang mit ähnlich aussehenden Medikamenten und ähnlich klingenden Medikamentennamen,
- zur Patientenidentifikation,
- zur Kommunikation bei der Patientenweiterleitung,
- zur Durchführung der richtigen Intervention an der richtigen Körperstelle,

- zur Applikation von konzentrierten Elektrolytlösungen,
- zur Garantie der Medikamentensorgfalt bei Versorgungsübergängen,
- zur Vermeidung von Katheter- und Schlauchfalschkonnektionen,
- zur Einmalanwendung von Injektionsgeräten,
- zur verbesserten Handhygiene.

Auf viele dieser Lösungskonzepte wird in diesem Buch Bezug genommen.

Action Area 7: High 5s

Die Action Area 7 initiierte das High-Five-Projekt. Hier sollten innerhalb von fünf Jahren in fünf Ländern weltweit die fünf anspruchsvollsten Patientensicherheitsprobleme minimiert werden (Organisation durch WHO Collaborating Centre on Patient Safety: Joint Commission und Joint Commission International JCI, Förderung u. a. durch den Commonwealth Fund). Im Zentrum steht dabei ein weltweiter Austausch von Bildungskonzepten inkl. entsprechender Umsetzungs- und Evaluationsmodelle. In Deutschland sind das Ärztliche Zentrum für Qualität (ÄZQ) und das Aktionsbündnis Patientensicherheit (APS) für die Durchführung verantwortlich. Ausführlich widmet sich das Kapitel 1.5 diesem Thema. Die im High-Five-Projekt standardisierten Handlungsfelder lauten:
- Managing Concentrated Injectable Medicine,
- Assuring Medication accuracy at Transition in Care,
- Communication during Patient Care Handovers,
- Performance of Correct Prozedure at Correct Body Site,
- Improved Handhygiene to prevent Healthcare-Associated Infections.

Action Area 8: Technology for Patient Safety

Action Area 8 stellt innovative Technologien in das Zentrum der Betrachtung. Die Intention hierbei ist, medizintechnische Geräte und zunehmend Informationstechnologie, die Patientensicherheit fördern können, flächendeckend und strategisch zum Einsatz zu bringen. So kommen heute insbesondere in den High-Risk-Bereichen der Geburtshilfe, der perioperativen Versorgung, der Diagnostik und der Notfallversorgung von Patienten zahlreiche technische Lösungen zur Anwendung, die die Sicherheit erheblich erhöhen.

Action Area 9: Knowledge Management

Mit der Bereitstellung und Nutzung internationaler wissenschaftlicher Erkenntnisse zur Förderung der Patientensicherheit beschäftigt sich Action Area 9.

Action Area 10: Eliminating central line-associated bloodstream infections

Mit der Action Area 10 sollen Präventionsprojekte etabliert werden, um Risiken blutkreislaufassozierter Infektionen zu verringern. Nach wie vor stellt dieses Thema weltweit ein Problem dar. In zahlreichen Publikationen werden katheterassoziierte Infektionen für einen verschlechterten Krankheitsverlauf verantwortlich gemacht. Diese Art von Infektionen stellt aufgrund der sehr hohen Interventionsfequenz in der medizinischen Versorgung eine besondere Herausforderung dar.

Action Area 11: Education for Safe Care

Die nationalstaatlichen Bildungsorganisationen sowie Ministerien und internationale Netzwerke sollen der Action Area 11 zufolge generiertes Wissen in ihre Bildungsformate einbringen. In deutschsprachigen Ländern hat diese Aufforderung u. a. dazu geführt, dass die Themen „Patientensicherheit und klinisches Risikomanagement" heute Gegenstand zahlreicher Veranstaltungen im Rahmen innerbetrieblicher Fort- und Weiterbildung sind, Berufsakademien entsprechende Angebote unterbreiten und an einigen Hochschulen und Universitäten „Patientensicherheit studiert werden kann" (http://www.donau-uni.ac.at/de/studium/patientensicherheitrisikomanagement/). Der *Patient Safety Curriculum Guide* der WHO (whqlibdoc.who.int/publications/2009/9789241598316_eng.pdf?ua=1) stellt dabei die Basis für weltweite Bildungskonzepte mit Lehrleitfäden, Handouts, Präsentationen, Informationshinweisen und Werbematerial dar. Ebenso diente das WHO-Curriculum zur Patientensicherheit als Leitfaden für die Gliederungsstruktur dieses Buchs.

Action Area 12: Safety Prize

Action Area 12 fordert die nationalstaatlichen Gesundheitssyteme auf, Auszeichnungen für Exzellenz im Bereich der Organisation von Patientensicherheit mit dem Ziel auszuloben, entsprechendes Bewusstsein zu schaffen und Motivation zu fördern. In Österreich wurde 2013 erstmalig der Austrian Patient Safety Award verliehen, Deutschland folgte 2014 mit dem Deutschen Patientensicherheitspreis. Die Initiativen werden künftig in beiden Ländern regelmäßig wiederholt. Mit dem Gewinnerbeitrag des ersten Sicherheitspreises in Österreich beschäftigt sich der Artikel zum Frühwarnsystem (siehe Kapitel 6.9).

Action Area 13: Medical Checklists

Action Area 13 baut auf den Erfolg der WHO-Checkliste für perioperative Prozesse auf und wurde später dem Katalog zugefügt. Studien zur der Anwendung der OP-Checkliste zeigten, dass Mortalität und Morbidität verringert werden konnten. In der Folge wurden zahlreiche weitere Checklisten entwickelt, die häufig in ihrer Wirksamkeit wissenschaftlich evaluiert wurden bzw. werden. Einen Überblick darüber verschafft Kapitel 6.10.

1.1.1 Literatur

Haynes AB et al. (2009). A Surgical Safety Checklist to Reduce Morbidity and Mortality in a Global Population. *N Engl J Med* 360, 491–499. DOI: 10.1056/NEJMsa0810119.

Hempel U (2010). Angst im Krankenhaus: Das unliebsame Gefühl. *Dtsch Arztebl* 107(37), A-1740/B-1538/C-1518.

Günther Jonitz und Sonja Barth

1.2 Patientensicherheit in Europa und nationale Initiativen

„Patientensicherheit ist ein zentrales Thema für uns alle!“ – dieses politische Bekenntnis der EU-Mitgliedstaaten wurde mit den Schlussfolgerungen des EU-Ministerrates im Dezember 2014 ausdrücklich bekräftigt. Der Ministerrat, d. h. der Rat für Beschäftigung, Sozialpolitik, Gesundheit und Verbraucherschutz der Europäischen Union (EPSCO), dem die Gesundheits- bzw. Verbraucherschutzminister der EU-Mitgliedstaaten angehören, empfiehlt, einen verbindlichen Rahmen für die zukünftige Kooperation auf EU-Ebene – „a framework for a sustainable EU collaboration on patient safety and quality of care“ – zu schaffen (Council Conclusions, EU 2014). Zudem werden die EU-Mitgliedsländer und die Kommission aufgefordert, ihre Maßnahmen zur Förderung der Sicherheitskultur, den Austausch von Erfahrungen und guten Handlungspraktiken („Best Practice“), die Orientierung an Leitlinien und Standards, die Stärkung von Ausbildung und Training bezüglich Fehlerprävention, die Einrichtung von Fehlerlernsystemen etc. weiter auszubauen. Die Minister plädieren mit ihren Empfehlungen für die Fortsetzung der konstruktiven Zusammenarbeit der EU-Mitgliedsländer, die in den vergangenen Jahren erfolgreich aufgebaut wurde.

Die EU-Kommission befasst sich seit rund 10 Jahren intensiv mit dem Thema Patientensicherheit (vgl. Barth, Godschalk und Jonitz 2014). Bereits mit der im Jahr 2005 unter der Ratspräsidentschaft Luxemburgs veröffentlichten Deklaration *Patient Safety – Making it Happen!* als auch mit der Empfehlung des Europarats *On Management of Patient Safety and Prevention of Adverse Events in Health Care* aus dem Jahr 2006 (http://ec.europa.eu/health/ph_overview/Documents/ev_20050405_rd01_en.pdf und https://wcd.coe.int/ViewDoc.jsp?id=1005439&Site=CM) wurden alle relevanten Aspekte zur Förderung der Patientensicherheit auf der politischen Ebene adressiert: Eine im Gesundheitssystem breit verankerte Herangehensweise, die die Rahmenbedingungen der Patientenversorgung, die Sicherheitskultur und das Lernen aus Fehlern im Blick hat, ist dabei genauso wichtig, wie die Entwicklung, Anwendung und Verbreitung von guten Handlungspraktiken (*Best Practice*).

1.2.1 Die EU-Arbeitsgruppe „Patient Safety and Quality of Care Expert Group" (PSQCEG)

Auf der operativen Ebene hat die EU-Kommission im Jahr 2005 eine Arbeitsgruppe einberufen, die sich aus nationalen Fachexperten und Vertretern der Gesundheitsministerien aller EU-Mitgliedsländer zusammensetzt. Ergänzt wird die Gruppe durch Mitglieder der auf EU-Ebene organisierten Verbände von Patienten, Ärzteschaft, Pflege, Krankenhäusern, sowie Vertretern internationaler Organisationen wie z. B. der WHO. Aufgabe der Arbeitsgruppe ist es, die EU-Kommission bei der Beförderung des Themas Patientensicherheit in den EU-Mitgliedsländern zu unterstützen. Das ist kein leichtes Unterfangen. Gegenwärtig besteht die EU aus einer Gemeinschaft von 28 Ländern, die nicht nur in kultureller Hinsicht eine große Vielfalt aufweisen, sondern sich auch in ihren politischen und wirtschaftlichen Strukturen voneinander unterscheiden. Dies trifft auch auf ihre Gesundheitssysteme zu. Die Spannweite reicht von zentral gesteuerten, nationalen Gesundheitsdiensten, wie beispielsweise in Großbritannien oder Portugal, bis zu öffentlichen Gesundheitsdiensten, die über Regionen bzw. Landkreise und Gemeinden organisiert sind, wie in Italien und Spanien bzw. Dänemark und Schweden (Schölkopf und Pressel 2014).

Dementsprechend ist auch im Vertrag von Lissabon festgelegt, dass die Verantwortung für die Patientenversorgung bei den jeweiligen Regierungen der Mitgliedstaaten liegt, also nationale Zuständigkeit vorherrscht. Auf der Länderebene wird entschieden, wie dort die medizinische Versorgung der Bevölkerung organisiert wird (http://www.europarl.europa.eu/brussels/website/media/Basis/Vertragsartikel/Pdf/Art_168_AEUV.pdf).

Gleichzeitig bekennen sich die EU-Mitgliedstaaten zu gemeinsamen Grundwerten. Die Verwirklichung eines universellen Zugangs zur medizinischen Versorgung, das Prinzip der Gleichbehandlung und der Solidarität, der Schutz vor schweren grenzüberschreitenden Gesundheitsgefahren wie Epidemien, die Prävention von Krankheiten sowie die Festlegung von hohen Qualitäts- und Sicherheitsstandards der medizinischen Versorgung stehen auf der supranationalen Agenda. Um diese kümmert sich die EU-Kommission mit der zuständigen Generaldirektion Gesundheit und Lebensmittelsicherheit (kurz „GD SANTE"). Sie kann

> ... in enger Verbindung mit den Mitgliedstaaten alle Initiativen ergreifen, die [der] Koordinierung förderlich sind, insbesondere Initiativen, die darauf abzielen, Leitlinien und Indikatoren festzulegen, den Austausch bewährter Verfahren durchzuführen und die erforderlichen Elemente für eine regelmäßige Überwachung und Bewertung auszuarbeiten (http://europa.eu/lisbon_treaty/full_text/index_de.htm).

Übergeordnete, konsentierte Ziele auf EU-Ebene sind im Gesundheitsbereich relevant, weil nicht nur die Produktion und der Handel von Medizinprodukten und Medikamenten international sind, sondern weil sich auch Patienten im europäischen Ausland medizinisch behandeln lassen und Ärzte, Pflegekräfte und andere Gesundheitsberufe außerhalb ihres Landes arbeiten, wenn sie dort z. B. attraktivere Arbeits- oder Lebensbedingungen finden (vgl. http://eur-lex.europa.eu/LexUriServ/LexUriServ.do?uri=OJ:L:2011:088:0045:0065:de:PDF, http://ec.europa.eu/internal_market/qualifications/policy_developments/legislation/index_de.htm).

Während gesundheitspolitische Fragen also national zu klären sind, besteht zu ausgewählten Themen auch auf supranationaler Ebene Abstimmungs- bzw. Regelungsbedarf, etwa bei der Überwachung der Arzneimittel- und Medizinproduktesicherheit.

Mit der EU-Arbeitsgruppe PSQCEG wird dem Spagat zwischen nationaler Zuständigkeit und internationaler Relevanz bezogen auf die Qualität und Sicherheit in der Patientenversorgung Rechnung getragen. Mit der Einberufung der PSQCEG hat die EU-Kommission eine Strategie gewählt, welche die Verantwortlichkeit der Länder respektiert und diese gleichzeitig in die Entwicklung von gemeinsamen Maßnahmen aktiv einbindet. Die PSQCEG hat in den zurückliegenden Jahren wegweisende Initiativen ergriffen, die sowohl das nationale Engagement als auch die EU-weite Kooperation für Patientensicherheit gestärkt haben.

1.2.2 Die „Empfehlung des Rates zur Sicherheit der Patienten unter Einschluss der Prävention und Eindämmung von therapieassoziierten Infektionen"

Bei der Erarbeitung der EU-Empfehlung zur Patientensicherheit, die im Jahr 2009 veröffentlicht wurde, war die PSQCEG maßgeblich beteiligt (http://ec.europa.eu/health/patient_safety/docs/council_2009_de.pdf). Die EU-Empfehlung benennt prioritäre Handlungsfelder, die in den europäischen Mitgliedstaaten umgesetzt werden sollen. Dementsprechend werden neben dem konkreten Risiko von behandlungsassoziierten Infektionen in dem vorangestellten allgemeinen Teil der Empfehlung die

- Entwicklung von Programmen und Strategien auf nationaler Ebene,
- Steigerung der Handlungskompetenz von Patienten,
- Etablierung von Berichtssystemen und die
- Integration von Patientensicherheitsthemen in die Aus-, Fort- und Weiterbildung der Gesundheitsberufe

herausgestellt und in weitere Maßnahmenbereiche untergliedert. Dazu gehört die Berücksichtigung von Patientensicherheit als gesundheitspolitisches Handlungsfeld, die Bestimmung von verantwortlichen Ansprechpartnern auf nationaler Ebene, die Information und Beteiligung von Patienten, die Förderung von Fehlerberichtssystemen, die Verbreitung von bewährten Verfahren und Standards etc.

Um die Fortschritte auf der Länderebene zu erfassen, hat die EU-Kommission die Gesundheitsministerien und Behörden wiederholt befragt und die Ergebnisse in den Jahren 2012 und 2014 veröffentlicht (http://ec.europa.eu/health/patient_safety/docs/council_2009_report_en.pdf, http://ec.europa.eu/health/patient_safety/docs/

ec_2ndreport_ps_implementation_en.pdf, vgl. auch http://ec.europa.eu/health/ph_overview/Documents/ev_20050405_rd01_en.pdf).

Insgesamt stellt die Kommission fest, dass in allen EU-Mitgliedsländern das Thema Patientensicherheit auf die gesundheitspolitische Agenda genommen wurde. Bereits die Ergebnisse aus dem Jahr 2012 zeigten auf, dass ein Drittel der Mitgliedsstaaten (neun von damals 27) in fast allen Handlungsbereichen aktiv sind, die die Empfehlung vorschlägt. Im Jahr 2014 berichten einige Länder, inzwischen auf allen vier Handlungsfeldern aktiv zu sein. In 26 Ländern hat das Thema Patientensicherheit gesundheitspolitische Relevanz und in 23 von ihnen wurden dafür zuständige Institutionen benannt. Fehlerberichtssysteme sind zwischenzeitlich in 27 der befragten Länder etabliert. In 19 bzw. 20 Ländern seien „Standards“ bzw. „Guidelines“ zur Beförderung von Patientensicherheit verbindlich vorgeschrieben.

Aus den Berichten im Jahr 2012 schlussfolgerte die EU-Kommission gesonderten Handlungsbedarf in den Bereichen Patienteneinbezug, „Education and Training“ und bei der Etablierung von Fehlerlernsystemen/CIRS (Critical Incident Reporting Systems). Daraufhin wurden zwei Unterarbeitsgruppen der PSQCEG beauftragt, den Stand der Umsetzung von CIRS und von Ausbildung- und Trainingsprogrammen zu erfassen. Die Ergebnisse sind in zwei gesonderten Berichten im Berichtspaket 2014, dem sogenannten „Patient Safety Package“ (http://ec.europa.eu/health/patient_safety/docs/guidelines_psqcwg_education_training_en.pdf, http://ec.europa.eu/health/patient_safety/docs/guidelines_psqcwg_reporting_learningsystems_en.pdf), zu entnehmen. Beide Berichte geben einen vertieften Einblick in die nationalen Aktivitäten und Verfahrensweisen in den Ländern. So zeigt sich, dass bereits die Zuständigkeit für die Qualifikation der Gesundheitsberufe in den Ländern ganz unterschiedlich geregelt ist. Auch die Handhabung von Fehlerberichtssystemen unterscheidet sich. In manchen Ländern sind CIRS verpflichtend, in anderen basieren sie auf Freiwilligkeit, nationale und von zentraler Stelle aus betriebene CIRS existieren genauso wie dezentral organisierte Berichtssysteme, die nicht miteinander vernetzt sind. Ebenso verhält es sich mit den Meldungen. Während in manchen Ländern schwerwiegende Ereignisse gemeldet werden sollen, legen andere Wert darauf, dass ausschließlich Beinahe-Schäden erfasst und analysiert werden.

Ziel der Unterarbeitsgruppen konnte und sollte es nicht sein, etwaige Vor- oder Nachteile der nationalen Herangehensweisen zu definieren. Die unterschiedlichen gesellschaftlichen, politischen und wirtschaftlichen Voraussetzungen in den Ländern spiegeln sich in unterschiedlichen Handlungs- und Umsetzungsstrategien wider. Gleichwohl ist es hilfreich voneinander zu lernen und zu überprüfen, welche Faktoren wirksam sind und auf welche Fallstricke besonders zu achten ist. Dementsprechend konnten die Unterarbeitsgruppen der PSQCEG aus den länderspezifischen Aktivitäten konkrete Erfolgsfaktoren und Handlungsempfehlungen ableiten, die bei der Förderung von Maßnahmen zur Steigerung der Patientensicherheit auf länderübergreifender Ebene hilfreich sein können.

1.2.3 Das Projekt „European Union Network for Patient Safety – EUNetPaS“ (2008–2010)

Für Projekte, die sich auf länderübergreifender Ebene mit dem Thema Patientensicherheit befassen, können u. a. über die EU-Gesundheitsprogramme Fördermittel beantragt werden. Auf Initiative der PSQCEG wurde im Rahmen des zweiten EU-Gesundheitsprogramms (2008–2013) das Projekt EUNetPaS auf den Weg gebracht.

Im Zentrum des Projekts standen der Aufbau eines länderübergreifenden Netzwerks sowie die Etablierung von nationalen Plattformen, die sich Berufsgruppen-übergreifend mit dem Thema Patientensicherheit befassen. Für diese in den Ländern verankerten Plattformen galt das Aktionsbündnis Patientensicherheit e. V. (APS), das sich bereits im Jahr 2005 in Deutschland gegründet hatte, als Vorbild. Das APS war das erste Akteurs-übergreifende nationale Netzwerk dieser Art europaweit.

Inhaltlich konzentrierte sich das Projekt auf die Erarbeitung eines Leitfadens für den Aufbau von Aus-, Fort- und Weiterbildungsangeboten, die Identifikation von Indikatoren, die als relevant für die Verbesserung der Sicherheitskultur gelten, den Aufbau einer Datenbank zu Fehlerberichtssystemen in Europa und auf Fragen der Arzneimitteltherapiesicherheit (vgl. http://hope.be/03activities/2_2-qualityofcare-patientsafety.html).

1.2.4 Die Joint Action „European Union Network for Patient Safety and Quality of Care – PaSQ“ (2012–2015)

Direkt anknüpfend an die im Netzwerk EUNetPaS aufgebaute EU-weite Infrastruktur startete im Jahr 2012 das Projekt PaSQ. Im Zentrum von PaSQ steht der Transfer von Erfahrung, Wissen und praktischen Lösungen. Zum einen wird in einer Datenbank erfasst, welche „Best Practice“-Lösungen sich in den Ländern etabliert haben. Zum anderen werden anhand von ausgewählten, bewährten Instrumenten und Verfahren, wie etwa der OP-Checkliste, konkrete Transfer-Mechanismen entwickelt, die die Umsetzung und Anpassung an unterschiedliche nationale Kontexte erleichtern (Fishman et al. 2014).

1.2.5 10 Jahre Patientensicherheit auf EU-Ebene – was hat es gebracht?

Die Zusammenarbeit im Rahmen der PSQCEG hat bewirkt, dass die Auseinandersetzung mit dem Thema Patientensicherheit in allen EU-Mitgliedstaaten fest verankert ist und konstruktiv an Maßnahmen zur Fehlerprävention gearbeitet wird. Gezeigt hat sich über die zurückliegenden 10 Jahre, wie wichtig und aufwendig der Austausch und die Entwicklung von gemeinsam geteilten Verständnissen von Fragestellungen und Lösungsvorschlägen sind.

Das gemeinsame Ziel EU-weit für mehr Patientensicherheit zu sorgen, kann nicht top-down verordnet, noch allein unter Zuhilfenahme wissenschaftlicher Argumente befördert werden. Vielmehr kommt es gerade bei der politischen Strategie auf EU-Ebene darauf an, dass sich alle Beteiligten mit ihrem Know-how einbringen können, die Praxisrelevanz im Vordergrund steht – auch bei der Umsetzung wissenschaftlicher Erkenntnisse – und vor allem die jeweils landesspezifischen Gegebenheiten Berücksichtigung finden. Diese Strategie des Miteinander- und Voneinander-Lernens ist Grundvoraussetzung für weitere Schritte im Bereich Patientensicherheit auf EU-Ebene. Diese Einschätzung hat der EU-Ministerrat jüngst mit seinen Schlussfolgerungen bestätigt.

1.2.6 Literatur

Barth S, Godschalk B, Jonitz G (2014). Gesundheitspolitik auf EU-Ebene. Handlungsstrategien der Europäischen Kommission am Beispiel Patientensicherheit. In *Bundesgesundheitbl* 2015, 58, 10–15.

Council of the European Union (2014). Council Conclusions on patient safety and quality of care, including the prevention and control of healthcare associated infections and antimicrobial resistance.

Fishman L, Mehrmann L, Lietz M, Lessing C, Thomezcek T (2014). Zwischenstand der Joint Action „European Union Network for Patient Safety and Quality of Care" (PaSQ). *Z.Evid.Fortbild.Qual.Gesundh.* 108, 52–52.

Schölkopf M, Pressel H (2014). Das Gesundheitswesen im internationalen Vergleich. Gesundheitssystemvergleich und europäische Gesundheitspolitik. Medizinisch Wissenschaftliche Verlagsgesellschaft, Berlin.

Hinweis: Projekt-Homepage: http://www.pasq.eu/

Peter Gausmann

1.3 Patientensicherheit als nationales Gesundheitsziel (DACH)

Mit ihren Empfehlungen forderte die Europäische Union 2009 die Mitgliedsländer auf, sich zeitnah und prioritär dem Thema Patientensicherheit in der gesundheitspolitischen Gestaltung zu widmen. Ziel war es u. a., die Handlungskompetenz der Bürger resp. der Patienten zu stärken. Die EU-Empfehlungen regen den Auf- bzw. Ausbau sanktionsfreier Systeme zur Fehlerberichterstattung (siehe Kapitel 6.4) sowie die staatliche Förderung der Aus-, Fort- und Weiterbildung von Mitarbeitenden im Gesundheitswesen. Es sollten nationale Strategien und Programme zur nachhaltigen Förderung der Sicherheit von Patienten in allen Versorgungsstufen des Gesundheitswesens etabliert werden.

Vor dem Hintergrund dieser Vorgaben und im Rahmen der weltweiten, von der WHO initiierten Kampagnen, wurden Patientensicherheitsziele und Strategien bisher u. a. in den Niederlanden (www.vmszorg.nl), Dänemark (http://patientsikkerhed.dk/

en/), Finnland (www.stm.fi/c/documentlibrary/getfile?folderId=39503&name=DLFE-8037.pdf, www.thl.fi/enUS/web/potilasturvallisuus-en), Schweden (Rutberg et al. 2014) und Großbritannien (www.patientsafetyfirst.nhs.uk/Content.aspx?path=/About-the-campaign/) formuliert[1]. Eine gewisse Referenzfunktion hatten und haben dabei sicher die National Patient Safety Goals (NSPG) der Joint Commission (TJC) in den USA, die 2002 erstmalig entsprechende Ziele formulierte (www.jointcommission.org/facts_about_the_national_patient_safety_goals/).

Zumindest formal sind offizielle nationale Patientensicherheitsziele für Entscheider im Gesundheitswesen verbindlich und handlungsleitend. Ob die Initiativen erfolgreich umgesetzt werden, wird in den jeweiligen Volkswirtschaften noch zu evaluieren sein.

In Deutschland wurde die Diskussion über Patientensicherheit als potenzielles nationales Gesundheitsziel erstmalig 2012 von der Gesellschaft für Versicherungswissenschaft und Gestaltung e. V. (GVG) eröffnet. Diese Organisation versteht sich als Konsensplattform für die soziale Sicherheit in Deutschland und gilt seit ihrer Gründung im Jahr 1947 als *Think Tank* für die Entwicklung der Sozialsysteme in Theorie und Praxis. Seit Beginn der 2000er-Jahre engagieren sich in der Initiative *gesundheitsziele.de* 120 Organisationen des deutschen Gesundheitswesens unter dem Dach der GVG für die Etablierung und Weiterentwicklung nationaler Gesundheitsziele. Diese Gruppe entwickelte nach und nach sieben nationale Gesundheitsziele, die zwischenzeitlich evaluiert und aktualisiert wurden[2] (www.gesundheitsziele.de). 2014 rief der Steuerungskreis der GVG „Patientensicherheit" als künftiges nationales Gesundheitsziel aus und trat in die Bearbeitungsphase ein.

Um der Idee einer sektorübergreifenden, interdisziplinären und interprofessionellen Ausgestaltung des neuen Gesundheitsziels gerecht zu werden, definierte eine Expertengruppe sechs Handlungsfelder, die aus Perspektive der Patienten, der Akteure im Gesundheitswesen sowie unter gesundheitsökonomischen Aspekten von besonderer präventiver Bedeutung sind:
- Sicherheit in der Diagnostik,
- Schutz vor Infektionen,
- Sicherheit vor, bei und nach Operationen,
- Sicherheit bei der Arzneimitteltherapie,

1 Eine Übersicht über weitere Initiativen außereuropäischer Staaten zur Förderung der Patientensicherheit findet sich im Artikel Hölscher et al. (2014).

2 (1) Diabetes mellitus Typ II: Erkrankungsrisiko senken, Erkrankte früh erkennen und behandeln (2003). (2) Brustkrebs: Mortalität verhindern, Lebensqualität erhöhen (2003), (3) Tabakkonsum reduzieren (2003), (4) Gesund aufwachsen: Lebenskompetenz, Bewegung, Ernährung (2003/2010), (5) Gesundheitliche Kompetenz erhöhen, Patientensouveränität stärken (2003/2011), (6) Depressive Erkrankungen: verhindern, früh erkennen und nachhaltig behandeln (2006), (7) Gesund älter werden (2012).

- Sicherheit in der Pflege und
- Sicherheit beim Einsatz von Medizinprodukten (Hölscher et al. 2014).

Der Prozess der Operationalisierung des neuen nationalen Gesundheitsziels begann im Herbst 2014 unter Regie einer interprofessionellen Arbeitsgruppe der GVG.

In der Schweiz verabschiedete der Bundesrat 2009 die Qualitätsstrategie des Bundes im schweizerischen Gesundheitswesen und zwei Jahre später folgte ein Bericht zur Konkretisierung dieser Strategie. Damit wurden die Grundlagen für die Aktivitäten des Bundes im Bereich Qualität und Patientensicherheit gelegt (http://www.swiss-q.admin.ch/). Die Umsetzung der Qualitätsstrategie ist eine der gesundheitspolitischen Prioritäten des Bundesrats im Rahmen der Strategie Gesundheit 2020. Die Qualitätsstrategie (nicht Patientensicherheitsstrategie) beinhaltet einen breiten konzeptionellen Ansatz mit neun verschiedenen Aktionsfeldern:

- Führung und Verantwortung,
- Umsetzungskapazitäten,
- Information,
- Anreize,
- Design des Versorgungssystems,
- Versorgungs- und Begleitforschung,
- Bildung,
- Einbezug Patientinnen und Bevölkerung,
- direkte Interventionen.

Im Rahmen der Konkretisierung der Strategie legte der Bundesrat den Schwerpunkt auf die Initiierung und Unterstützung eines nationalen, auf prioritäre Themen fokussierten Verbesserungsprozesses vor.

Die Gesundheit Österreich GmbH (GÖG) entwickelte, aufbauend auf nationalen Rahmengesundheitszielen (http://www.gesundheitsziele-oesterreich.at/) im Auftrag des Bundesgesundheitsministeriums seit Jahresbeginn 2012 eine nationale Patientensicherheitsstrategie und orientiert sich u. a. an international gebräuchlichen Definitionen sowie nationalen und internationalen Empfehlungen:

- Nationale österreichische Qualitätsstrategie (Werte und strategisches Ziel);
- Österreichische Rahmengesundheitsziele (Ziel 3: „Die Gesundheitskompetenz der Bevölkerung stärken“, Ziel 10: „Qualitativ hochstehende und effiziente Gesundheitsversorgung für alle nachhaltig sicherstellen“);
- Empfehlungen des Rates der Europäischen Union zur Patientensicherheit aus dem Jahr 2009;
- Kindergesundheitsstrategie
- Nationale Regierungsprogramme;
- WHO-Projekte (High 5 Project);
- internationale Beispiele für nationale Patientensicherheitsstrategie (z. B. Finnland, Kanada).

Die Grundstruktur der Strategie folgt dem Capacity-Building-Modell, das sich auch für umfassende Veränderungs- und Entwicklungsprozesse im Gesundheitswesen eignet. Auf dieser Basis wurde die Patientensicherheitsstrategie in fünf Interventionsfelder (IF) strukturiert, für die jeweils Ziele und Umsetzungsmaßnahmen für die Jahre 2013 bis 2016 definiert werden (www.goeg.at/index.php?pid=arbeitsbereichedetail&ab=327&smark=patientensicherheit&noreplace=yes):
- IF 1: Politikentwicklung und Maßnahmen für Entscheidungsträger,
- IF 2: Organisationsentwicklung,
- IF3: Personalentwicklung,
- IF4: Patientinnen und Patienten und breite Öffentlichkeit,
- IF5: Monitoring.

Die österreichische berufsgruppen- und sektorenübergreifende Patientensicherheitsstrategie gibt den nationalen Rahmen für bestehende und geplante Aktivitäten auf dem Gebiet Patientensicherheit vor. Sie dient als Orientierung und Unterstützung für Aktivitäten von Bund, Ländern und Sozialversicherungen, der gesetzlichen Interessenvertretungen/Berufsverbände, Gesundheitsdiensteanbieter, Expertenorganisationen und Patientenanwaltschaften/Patientenvertretungen, um die Patientensicherheit zu erhöhen (http://www.bmg.gv.at/cms/home/attachments/1/4/5/CH1331/CMS1366277814203/20130502_patientensicherheitsstrategie.pdf).

Die aufgezeigten Beispiele der Projekte zur Implementierung der Förderung von Patientensicherheit in nationale Gesundheitssysteme zeigen eine Heterogenität der Strategien und Vielfältigkeit der Handlungsfelder. Die Wirkung im Hinblick auf eine transsektorale Vernetzung, auf die Durchdringung der Systeme und letztendlich wesentlich auf die Akzeptanz der Akteure im Gesundheitswesen wird sich erst in einigen Jahren zeigen. Wichtig ist zum jetzigen Zeitpunkt, Evaluationmodelle zu entwickeln und in die Projektarbeit zu integrieren, die Aufwand und Nutzen in einigen Jahren auswertbar machen können.

Patientensicherheit als nationales Gesundheitsziel zu etablieren ist volkswirtschaftlich wichtig und die Umsetzung lohnenswert.

1.3.1 Literatur

Hölscher U, Gausmann P, Haindl H et al. (2014). Übersichtsartikel Patientensicherheit als nationales Gesundheitsziel: Status und notwendige Handlungsfelder für die Gesundheitsversorgung in Deutschland. In *Zeitschrift für Evidenz, Fortbildung und Qualität im Gesundheitswesen* (ZEFQ) 108, 6–14.

Rutberg H, Eckhardt M, Biermann O (2014). Patientensicherheitsarbeit in Schweden. In *Bundesgesundheitsbl.* 58(1), 16.

Helmut Paula und David Schwappach

1.4 Klinisches Risikomanagement

Die selbst auferlegte Verpflichtung, Patienten vor zusätzlichen Schädigungen zu bewahren, war schon seit jeher ein wichtiges Grundelement des medizinischen und pflegerischen Eigenverständnisses. Allerdings wurde dies über lange Zeit hinweg als vorwiegend fachliche Aufgabe einzelner Disziplinen und/oder Berufsgruppen angesehen. Mit der zunehmenden Vernetzung der Patientenbehandlung zeigte sich aber deutlich, dass die meisten Probleme nicht mehr isoliert betrachtet und gelöst werden können.

1.4.1 Von der Euphorie zum Realismus

Die wohl wichtigste Grundlage für klinisches Risikomanagement (kRM) ist die Fach- und Berufsgruppen überschreitende Perspektive mit Berücksichtigung von Systemfaktoren und menschlichen Handlungsfehlern. Diese neue Sichtweise konnte sich über lange Zeit hinweg nicht durchsetzen, rückte dann jedoch Anfang der 2000er Jahre weltweit vergleichsweise schnell in den Fokus der Fachwelt. Das neu geweckte Interesse spiegelte sich in einer Vielzahl an Veröffentlichungen und Kongressbeiträgen wider. In dieser Phase wurden vor allem kulturelle Veränderungen, die Vorbildfunktion der Berufsluftfahrt sowie die Einführung von anonymen und freiwilligen Fehlermeldesystemen propagiert. Inzwischen ist die Euphorie der Anfangsjahre einer nüchternen Betrachtung gewichen. Rückblickend betrachtet, erscheinen auch viele der damals präsentierten Lösungsansätze und Ziele zu einfach oder zu optimistisch. Insbesondere die Vorstellung, eine langjährig gewachsene Kultur innerhalb von wenigen Jahren ändern zu können, erwies sich als wenig realistisch. Auch die Orientierung an der Berufsluftfahrt wird mittlerweile stark relativiert. Die dort etablierten Sicherheitsstrategien sind zwar grundsätzlich als nachahmenswert anzusehen, entbinden jedoch nicht von der Notwendigkeit eigener Konzepte, bei denen die Besonderheiten der Gesundheitsversorgung entsprechende Berücksichtigung finden. Die häufig vorgebrachte Empfehlung zur Einrichtung von anonymen Fehlermeldesystemen hat durchaus positive Effekte gezeigt. Man kann heute von einem Verbreitungsgrad von 50–90 % in den Krankenhäusern ausgehen (Briner 2011; Lauterberg 2012). Diese Entwicklung ist zweifelsohne als wichtiger Fortschritt zu bewerten, allerdings hat diese starke Fokussierung auch dazu geführt, dass CIRS (Critical Incident Reporting) z. T. als wichtigste Maßnahme des klinischen Risikomanagements angesehen wird. In vielen Einrichtungen ist CIRS deshalb faktisch auch die einzige Informationsquelle des klinischen Risikomanagements. Weitgehend unerwähnt blieben hingegen die vielfältigen anderen Möglichkeiten, Patientengefährdungen zu erfassen. Ebenso wurde auch der Tatsache, dass die alleinige Erfassung von Risiken noch nicht mit ihrer Bewältigung gleichzusetzen ist, vergleichsweise wenig Beachtung geschenkt. Trotz aller berechtigter Kritik an der damaligen Euphorie darf die Bedeutung dieser Anfangsphase nicht unterschätzt werden. Noch heute profitiert man von der Pionierarbeit, die damals geleistet wurde. Insbesondere die weltweite und intensive Thematisierung des Problems trug maßgeblich zur Bildung des inzwischen vorhandenen Problembewusstseins bei.

1.4.2 Definition(en) des klinischen Risikomanagements

Unter dem Begriff klinisches Risikomanagement werden üblicherweise sämtliche Elemente zusammengefasst, die der Erkennung, Reduzierung oder Beherrschung von Patientenrisiken bei der Versorgung im Spital dienen (Middendorf 2006). Durch diese Definition wird unterstrichen, dass dabei der Schutz der Patienten im Vordergrund steht. Dies betont nicht nur die typische Grundhaltung aller Gesundheitsberufe, sondern entspricht auch der ethisch-moralischen Verpflichtung jeden Unternehmens, die Sicherheit des anvertrauten Klientel und Dritter zu gewährleisten. Dennoch kommt es wegen der verwendeten Begrifflichkeit auch zu Interpretationen, die von den kRM-Grundgedanken z. T. abweichen oder ihnen sogar widersprechen. Wie jedes andere Unternehmen, muss auch ein Krankenhaus Vorsorgemaßnahmen der verschiedensten Art treffen. Ziel dieses betrieblichen Risikomanagements ist in erster Linie der Schutz des Unternehmens zur Gewährleistung der wirtschaftlichen Überlebensfähigkeit. Beim klinischen Risikomanagement steht hingegen der Schutz der Patienten vor Gefahren, die vom Krankenhaus ausgehen, im Vordergrund. Hier droht die Vermischung der Bewertungs- und Entscheidungskriterien beider Risikomanagementvarianten (Abb. 1.1).

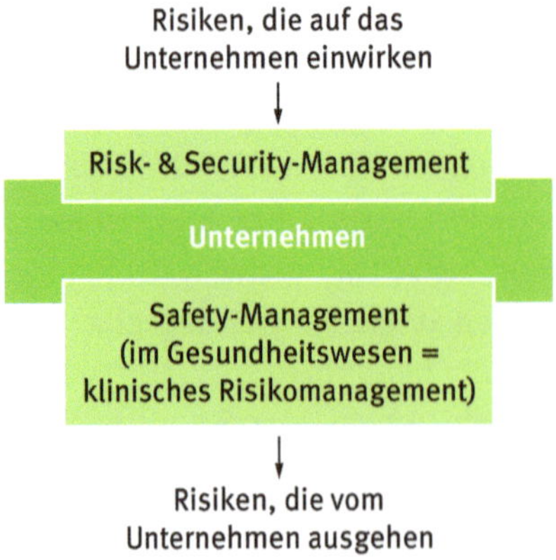
Risiken, die auf das Unternehmen einwirken
Risk- & Security-Management
Unternehmen
Safety-Management (im Gesundheitswesen = klinisches Risikomanagement)
Risiken, die vom Unternehmen ausgehen

Abb. 1.1: Bei den verschiedenen Varianten des Risikomanagements ist zwischen Risiken, die auf das Unternehmen einwirken und Risiken, die vom Unternehmen ausgehen, zu unterscheiden.

Es ist deshalb erforderlich, sich bewusst mit den grundsätzlichen Unterschieden zwischen Patienten- und Unternehmensschutz auseinander zu setzen. Vor allem ist es aber wichtig, Patientensicherheit nicht überwiegend unter wirtschaftlichen Aspekten zu betrachten bzw. ausschließlich von günstigen Kosten-Nutzen-Relationen abhängig zu machen.

1.4.3 Einbindung in die Krankenhausorganisation

Das klinische Risikomanagement wurde in vielen Krankenhäusern zunächst hauptsächlich von besonders engagierten einzelnen Personen oder Teilbereichen geprägt. Mit zunehmenden Aufgaben und Verantwortlichkeiten wurde es erforderlich, nicht nur die notwendigen personellen Ressourcen sicherzustellen, sondern auch die organisationelle Einbindung in die Krankenhausstruktur zu definieren. Eine sehr häufig gewählte Variante war dabei die Integration in bereits bestehende Qualitätsmanagementstrukturen. Wegen den vielfältigen Überschneidungen und z. T. vergleichbaren Methoden hat sich diese Entscheidung vielerorts durchaus bewährt. Dies bedeutete allerdings auch, dass dadurch die Positionierung des klinischen Risikomanagements bereits weitgehend vorgegeben war. Folglich fanden auch kaum Diskussionen über die Frage, in welcher Organisationsform und in welcher Hierarchiestellung die größtmögliche Wirkung entfaltet werden kann, statt. Ein Blick auf andere Branchen zeigt, dass es hierfür keine pauschal gültigen Antworten gibt. In den meisten High Reliability Organizations (HROs) wird das Sicherheitsmanagement in Abhängigkeit von der Größe des Unternehmens, der bestehenden Strukturen sowie des dort üblichen Kommunikations- und Führungsstils festgelegt. Hierbei kann sowohl die eher eigenständige Position als Stabsstelle, als auch eine Verankerung in der Linienorganisation sinnvoll sein. Auch die Entscheidung, ob die Nähe zum Kerngeschäft oder zur Unternehmensleitung vorteilhafter ist, muss jeweils individuell gefällt werden. Unabhängig davon, auf welcher Hierarchieebene letztlich das Sicherheitsmanagement positioniert ist, wird in gut organisierten Unternehmen besonderes Augenmerk auf barrierefreie Kommunikationswege in beide Richtungen gelegt. Bei den angestellten Vergleichen fallen noch weitere, z. T. sehr deutliche Unterschiede auf. So sind in den Krankenhäusern meist nicht nur deutlich geringere personelle Ressourcen für das Sicherheitsmanagement, sondern auch das Fehlen von Weisungsbefugnissen festzustellen. Zum Teil mag dieser Umstand der stärkeren Reglementierung und den höheren gesetzlichen Auflagen in anderen Branchen geschuldet sein. Dennoch muss dies auch als Zeichen für eine noch zu geringe Würdigung des klinischen Risikomanagements in der Krankenhauswelt angesehen werden.

1.4.4 Wirksamkeit des klinischen Risikomanagements

Es gilt heute als Standard, klinische Maßnahmen auf Basis der so genannten „WZW-Kriterien" (Wirksamkeit, Zweckmäßigkeit und Wirtschaftlichkeit) zu bewerten. Hierbei stellt sich jedoch die Frage, inwiefern auch bei den Methoden zur Verbesserung der

Patientensicherheit eine solche Beurteilung möglich ist. Allein bei der Erhebung der Ausgangslage zeigt sich schon das Problem der eingeschränkten Messbarkeit. Patientenschädigungen, die eher durch die Behandlung, als durch das Grundleiden hervorgerufen wurden, so genannte „Adverse Events“ (AEs), können z. T. nur schwer von behandlungsimmanenten Komplikationen abgegrenzt werden. Zudem fehlen auch heute noch schlicht die geeigneten Instrumente, um AEs im Routinebetrieb sicher erfassen zu können. Auch bei gezielt durchgeführten Studien ergeben sich teilweise enorme Unterschiede bzgl. der erhobenen Inzidenz solcher Patientenschädigungen (Classen 2011). Dadurch wird nicht nur die Erfassung der Ausgangssituation, sondern auch die Bewertung der erzielten Erfolge erschwert. In den letzten Jahren konnten jedoch für einige Patientensicherheits-Maßnahmen in hochwertigen Studien deutliche Wirksamkeitsnachweise auch für komplexe soziale Interventionen erbracht werden. Beispielhaft seien hier Maßnahmen zur Prävention von nosokomialen Infektionen (Pronovost et al. 2006) oder die Einführung strukturierter Kommunikation bei der Übergabe von Patienten (Starmer et al. 2014) genannt. Bei vielen Maßnahmen ist es jedoch auch heute oft noch nicht in ausreichendem Maße möglich, sichere Belege für deren positive Effekte auf die Patientensicherheit zu liefern. Letztlich ist dies jedoch weniger als Beleg für deren Unwirksamkeit, sondern eher als Zeichen für noch zu geringe Forschungsaktivitäten zu sehen (Vincent 2010). Defizite existieren insbesondere in der Implementierungsforschung und der Frage, ob und wie sich in Studien bewährte Aktivitäten auf den lokalen Kontext adaptieren und umsetzen lassen. Diese Tatsache ist nicht nur als Schwierigkeit auf wissenschaftlicher Ebene zu sehen, sondern wirkt sich auch auf die Praxis des klinischen Risikomanagements aus. Entscheidungsträger machen die Bereitstellung von personellen, materiellen oder finanziellen Ressourcen zumeist vom Vorliegen entsprechender Wirksamkeitsnachweise abhängig. Diese können jedoch häufig für den eigenen Bereich nicht in ausreichender Qualität oder Quantität erbracht werden. Deshalb ist man meist dazu gezwungen, auf Erkenntnisse anderer Einrichtungen oder Länder zurückzugreifen. Die Übertragbarkeit solcher Ergebnisse ist allerdings kritisch zu hinterfragen. Notgedrungen werden nicht selten lokal erhobene Resultate zu generell gültigen Feststellungen umformuliert und dienen danach wiederum als Grundlage für die Umsetzung an andere, womöglich gänzlich anders geartete, örtliche Gegebenheiten.

1.4.5 Lokale Initiativen und/oder flächendeckende Programme

Viele wichtigen Denkanstöße, Initiativen und konkrete Maßnahmen sind auf Basis lokaler Aktivitäten überhaupt erst in den Fokus der allgemeinen Aufmerksamkeit gelangt. Zu nennen wären hier u. a. die Einführung von Patientenidentifikationssystemen, Anpassungen von Abläufen, Konzeption von diversen Checklisten oder die Ausarbeitung von Erfassungs- und Monitoringsystemen. Die Kreativität und Tatkraft, die in vielen einzelnen Institutionen an den Tag gelegt werden, sind deswegen als wichtiger Motor des klinischen Risikomanagements anzusehen. Allerdings bleibt die Wirksamkeit dabei häufig regional beschränkt. Um aber möglichst viele Patienten von Verbesserungen profitieren zu lassen, ist eine möglichst flächendeckende Umsetzung anzustreben. Vor allem aus Patientensicht sind unterschiedlich ausgeprägte Sicherheitsstandards bei den einzelnen Einrichtungen kaum nachvollziehbar – und letzten Endes auch nicht tolerierbar. Dies gilt insbesondere bei Instrumenten und Maßnahmen, für deren positive Effekte bereits klare Nachweise vorliegen bzw. deren Sinnhaftigkeit deutlich auf der Hand liegt. Hier ist es weder sinnvoll, noch erforderlich, zu viel Energie und Aufwand für eigene Wirksamkeitsanalysen auf lokaler Ebene zu investieren. Wesentlich wichtiger ist es, die Anpassung an die jeweiligen örtlichen Gegebenheiten gut zu planen, um die tatsächliche Umsetzung in die Praxis vor Ort zu gewährleisten. In zentral organisierten Gesundheitssystemen, wie z. B. dem britischen National Health Service, ist es noch vergleichsweise einfach, umfassende Sicherheitsprogramme zu lancieren (Benning et al. 2011). Bei eher föderalistisch geprägten Organisationsstrukturen sind vor allem die Verantwortungsträger in den einzelnen Einrichtungen gefordert, wichtige Entwicklungen zu erkennen und sich für ihre Realisierung einzusetzen. Hier spielen vor allem die Fachgesellschaften eine wichtige Rolle. Neben den verschiedenen Verbänden der Berufsgruppen und Disziplinen sind es hauptsächlich die Patientensicherheits- und Qualitätsmanagementorganisationen, die sich hier engagieren.

Das institutionalisierte klinische Risikomanagement hat sich in vergleichsweise kurzer Zeit in der Krankenhauswelt etablieren können. Nach dem Abklingen der anfänglichen Euphorie haben sich dadurch mittlerweile viele konkrete Verbesserungen ergeben. Der eingeschlagene Weg sollte zwar konsequent weiter verfolgt werden, gleichzeitig ist es aber auch wichtig, existierende Denk- und Handlungsweisen an neu gewonnene Erkenntnisse anzupassen.

1.4.6 Literatur

Benning A, Ghaleb M, Suokas A, Dixon-Woods M, Dawson J, Barber N et al. (2011). Large scale organisational intervention to improve patient safety in four UK hospitals: mixed method evaluation. BMJ 342, d195.

Briner M (2011). Zweites nationales Monitoring zum klinischen Risikomanagement im Spital. Schweizerische Ärztezeitung 92(12), 463–466.

Classen D, Resar R, Griffin F, Federico F, Frankel T, Kimmel N et al. (2011). ‚Global Trigger Tool' Shows That Adverse Events. In Hospitals May Be Ten Times Greater Than Previously Measured Health Affairs 30(4), 581–589.

Lauterberg JK, Blum K, Briner M, Lessing C (2012). Befragung zum Einführungsstand von klinischem Risiko-Management (kRM) in deutschen Krankenhäusern, Institut für Patientensicherheit der Universität Bonn (IfPS).

Middendorf C (2006). Aufgaben, Inhalte und Ansatzpunkte des Risikomanagements. In von Eiff W (Hrsg.): Risikomanagement. Kosten-/Nutzenbasierte Entscheidungen im Krankenhaus. Wegscheid, WIKOM.

Pronovost P, Needham D, Berenholtz S, Sinopoli D, Chu H, Cosgrove S et al. (2006). An intervention to decrease catheter-related bloodstream infections in the ICU. New England Journal of Medicine 355, 2725.
Starmer A, Spector N, Srivastava R, West D, Rosenbluth G, Allen A et al. (2014). Changes in medical errors after implementation of a handoff program. New England Journal of Medicine 371, 1803.
Vincent C (2010). Patient Safety 2nd Edition, Blackwell Publishing Ltd., Chichester, 96–115.

Christina Gunkel, Lena Mehrmann und Christian Thomeczek

1.5 Das High 5s-Projekt

Das Projekt „Action on Patient Safety: High 5s" wurde im Jahr 2007 von der Weltgesundheitsorganisation (WHO) initiiert. Der Name „High 5s" leitet sich von dem ursprünglichen Vorhaben der Initiative ab, fünf Patientensicherheitsprobleme in fünf Ländern über fünf Jahre zu reduzieren. Hierzu sollten standardisierte Handlungsempfehlungen (Standard Operating Protocols = SOP) und begleitende Evaluationskonzepte entwickelt und erprobt werden. Im Verlauf des Projekts wurden zwei der fünf standardisierten Handlungsempfehlungen fokussiert. Diese SOP sind „Vermeidung von Eingriffsverwechslungen" und „Sicherstellung der richtigen Medikation bei Übergängen im Behandlungsprozess (Medication Reconciliation)".

1.5.1 High 5s international

Acht Länder arbeiten seit acht Jahren in einer multinationalen Lerngemeinschaft zusammen: Australien, Frankreich, Kanada, Niederlande, Singapur, Trinidad und Tobago, die USA und Deutschland. Die Joint Commission International in den USA koordiniert als WHO Collaborating Centre for Patient Safety die weltweite Zusammenarbeit bis zum Ende der internationalen Laufzeit Mitte 2015. Die englischsprachigen Projektergebnisse stehen auf der Internetseite der WHO zur Verfügung (www.who.int/patientsafety/implementation/solutions/high5s/en/).

1.5.2 High 5s in Deutschland

In Deutschland werden die Machbarkeit der Implementierung und die begleitende Evaluation von den beiden o. g. SOP mit Förderung des Bundesministeriums für Gesundheit (BMG) erprobt. Das Ärztliche Zentrum für Qualität in der Medizin (ÄZQ) hat die Projektleitung auf nationaler Ebene inne und koordiniert die Implementierung der SOP. Für die Evaluation und das Datenist das Institut für Patientensicherheit der Universität Bonn (IfPS) zuständig, welches durch das Aktionsbündnis Patientensicherheit (APS) mit der Umsetzung dieser Projektaktivitäten betraut wurde. Die Erkenntnisse aus Deutschland wurden regelmäßig in das internationale Projektkonsortium eingebracht.

Für die Implementierung der Handlungsempfehlungen in Deutschland waren einige Anpassungen erforderlich. Die Umsetzbarkeit der SOP wurde mit klinischen Experten aus deutschen Krankenhäusern beraten. Da die SOP und deren Implementierungshilfen aus dem angloamerikanischen Raum stammen, wurden diese übersetzt, angepasst und ergänzende Implementierungs- und Evaluationsmaterialien mit teilnehmenden Krankenhäusern erarbeitet. Im Rahmen von Workshops wurden zudem Kenntnisse im Sinne eines „Train-the-Trainer"-Konzepts vermittelt.

Die Evaluation bildet die Umsetzbarkeit der standardisierten Prozesse ab und zeigt Auswirkungen der SOP auf. Für jede SOP wurden die auf internationaler Ebene festgelegten Prozess- und Ergebnisindikatoren begleitend zur Implementierung erhoben. Außerdem wurden die Krankenhausvertreter wiederholt zu ihren Implementierungserfahrungen befragt. Die Datenerhebung in den teilnehmenden Krankenhäusern ist abgeschlossen und die Auswertung der Ergebnisse erfolgte bis Mitte 2015. Für beide SOP wurden neben dem international vorgegebenen Evaluationskonzept ergänzende nationale Komponenten erarbeitet. Ein wichtiger Bestandteil der nationalen Evaluation sind regelmäßige Feedbackberichte an die Krankenhäuser. Die dort enthaltenen Kennzahlen gehen über die international definierten Parameter hinaus und bieten den Krankenhäusern die Möglichkeit, ihre Implementierungsergebnisse nachzuverfolgen und zu vergleichen.

1.5.3 Vermeidung von Eingriffsverwechslungen

Seit 2010 engagieren sich 16 deutsche Krankenhäuser im High 5s-Projekt bei der Vermeidung von Eingriffsverwechslungen (Renner et al. 2012, 2014; Fishman et al. 2012). Die SOP besteht aus drei sich ergänzenden Prozessschritten (Abb. 1.2).

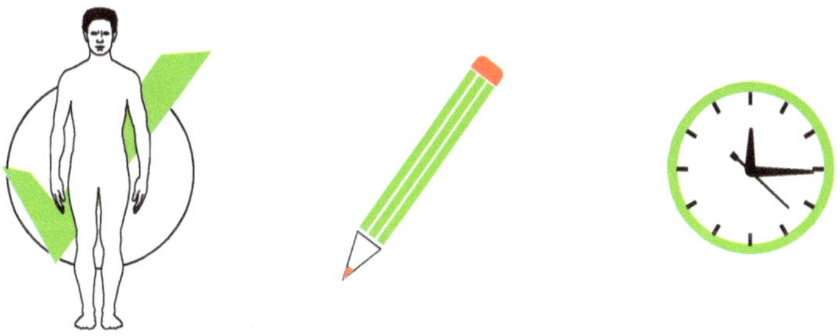

Abb. 1.2: Standardisierte Prozessschritte zur Vermeidung von Eingriffsverwechslungen, Grafiken aus dem High-5s-Projekt (mit Förderung und Beteiligung von AHRQ, WHO, Lead Technical Agencies und The Joint Commission).

Zentrales Element dieser SOP ist die High 5s-OP-Checkliste. OP-Checklisten beinhalten eine festgelegte Abfrage von sicherheitsrelevanten Prüfpunkten. Sie beugen dem Auslassen, Vergessen oder Überspringen von Prozessschritten vor und tragen zu einer verbesserten Teamkommunikation bei (St. Pierre et al. 2014).

Die High-5s-OP-Checkliste dient einerseits als Implementierungshilfe für die Umsetzung der Prozessschritte und andererseits zur Datenerhebung für Evaluationszwecke. Zusätzlich zu der Anpassung der internationalen SOP an den nationalen Kontext war ein sogenanntes „Local Tailoring“ erforderlich. Das bedeutet, dass die High 5s OP-Checkliste unter Wahrung von bestimmten Mindestkriterien in die bestehenden, individuellen prä- und perioperativen Prozesse der Krankenhäuser eingebettet und entsprechend angepasst werden musste.

Die Implementierung von OP-Checklisten stellt Krankenhäuser vor organisatorische und kulturelle Herausforderungen (Gunkel et al. 2012; Renner et al. 2015). Allein das Abhaken der OP-Checkliste erhöht noch nicht die Patientensicherheit, wie die Kasuistik 1 zeigt. Denn nur durch klar definierte Algorithmen und Verantwortlichkeiten an den einzelnen Prüfpunkten sowie eine gewissenhafte Durchführung der Prozessschritte können Eingriffsverwechslungen vermieden werden (Renner et al. 2015; Urbach et al. 2014; Leape 2014).

i

Kasuistik 1: Vermeidung von Eingriffsverwechslung

Nach Abarbeitung der Sicherheitscheckliste (Patient hatte zuvor rechte bestätigt und die rechte Seite war markiert), wird beim Team-Time-Out ebenfalls von allen Beteiligten die rechte Seite bestätigt. Zu diesem Zeitpunkt war jedoch bereits die linke Seite abgewaschen und abgedeckt, so dass nach dem Team-Time-Out „unbemerkt“ die linke Seite operiert wurde (www.CIRSmedical.de, Fall-Nr.: 31791).

Für die Evaluation wurden die ausgefüllten und anonymisierten Checklisten fortlaufend von den Krankenhäusern an das IfPS übermittelt. Insgesamt wurden mehr als 130.000 Checklisten ausgewertet (Berning et al. 2014). Zudem wurden fördernde und hindernde Faktoren für die Implementierung eruiert. Die größten Herausforderungen waren der Widerstand von Mitarbeitern gegenüber Veränderungen, die unzureichende Zustimmung/Einbindung der durchführenden Personen sowie unzureichende Ressourcen. Mit verbesserter Kommunikation, vermehrter Einbindung von Mitarbeitern und Führungspersonen sowie Nachschulungen wurde diesen Schwierigkeiten begegnet (Renner et al. 2012; Gunkel et al. 2012). Die gewonnenen Implementierungserfahrungen werden derzeit in einem Handbuch zur Einführung von OP-Checklisten zusammengefasst, welches Mitte 2015 publiziert wird. Außerdem werden verschiedene Implementierungsmaterialien in einer Toolbox zusammengestellt und veröffentlicht.

1.5.4 Sicherstellung der richtigen Medikation bei Übergängen im Behandlungsprozess

Ziel von Medication Reconciliation (MedRec) ist, die Vermeidung von Medikationsdiskrepanzen und potenziellen unerwünschten Arzneimittelereignissen aufgrund von unvollständiger oder fehlgeschlagener Informationsweitergabe an Schnittstellen im Versorgungsprozess (Mehrman et al. 2014). Die High-5sSOP fokussiert dabei die Krankenhausaufnahme der vulnerablen Gruppe von Patienten über 65 Jahre, die über die Notaufnahme aufgenommen werden. Der formale Prozess beinhaltet drei Schritte (Abb. 1.3).

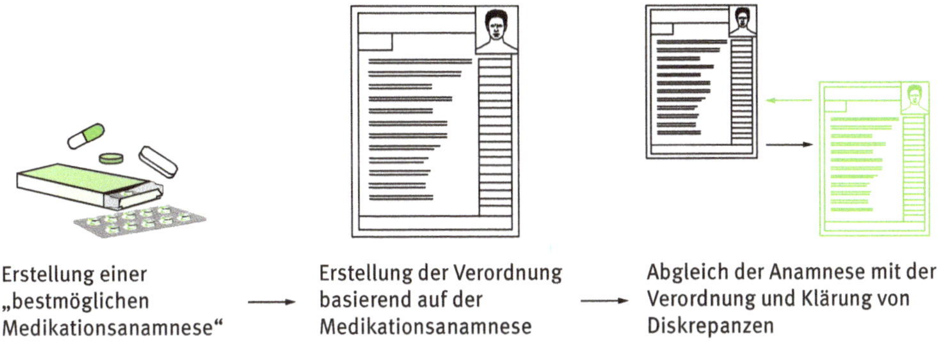
Erstellung einer „bestmöglichen Medikationsanamnese“
Erstellung der Verordnung basierend auf der Medikationsanamnese
Abgleich der Anamnese mit der Verordnung und Klärung von Diskrepanzen

Abb. 1.3: Standardisierte Prozessschritte SOP Medication Reconciliation, Grafiken aus dem High-5s-Projekt (mit Förderung und Beteiligung von AHRQ, WHO, Lead Technical Agencies und The Joint Commission).

Die „Bestmögliche Medikationsanamnese“ (Prozessschritt 1) hat zum Ziel, eine vollständige Liste der aktuellen Medikation des Patienten zu generieren und zu erfahren, wie der Patient die Medikamente tatsächlich einnimmt. Dabei sollten die Angaben zu den Medikamenten möglichst aus mehreren Informationsquellen zusammengetragen und überprüft werden. Neben dem Gespräch mit Patienten und Angehörigen zu den Medikamenten als zentrales Element, können auch mitgebrachte Medikamentenverpackungen, Medikationslisten von Haus- und Fachärzten oder Telefongespräche mit anderen Behandlern genutzt werden. Die Aufnahmeverordnung soll unter Verwendung der erstellten Medikationsliste erfolgen (Prozessschritt 2) und mögliche Diskrepanzen sollen geklärt werden (Prozessschritt 3). Alle Änderungen der Medikation sind für die an der Versorgung beteiligten Personen nachvollziehbar zu dokumentieren (Fishman et al. 2012). Möglicherweise hätte eine „Bestmögliche Medikationsanamnese“ und die Angabe des Einnahmegrundes zu der Medikamentenverordnung eine Fehlmedikation, wie in der Kasuistik 2 dargestellt, verhindern können (www.kh-cirs.de/faelle/pdf/bestmoegliche-arzneimittelanamnese-leitfaden.pdf).

Kasuistik 2: Fehlmedikation nach Krankenhausaufnahme.
Ein hochbetagter Patient wurde erstmalig aus einem Pflegeheim zur Behandlung einer neu aufgetretenen Erkrankung eingewiesen. Es wurde eine 3-seitige Kopie seiner Medikamentenverordnung vom Pflegeheim mitgegeben. Der Patient selbst konnte keine Angaben zu seiner Vormedikation machen. Erst bei Entlassung wurde festgestellt, dass eine Seite der Medikamentenverordnung nicht zu dem aufgenommenen Patienten gehörte. Sowohl vom Personal des Pflegeheims, als auch durch den aufnehmenden Arzt, wurde nicht jede Seite der mitgelieferten Unterlagen auf die Zugehörigkeit zu dem aufgenommenen Patienten genau überprüft. Hätte man ärztlicherseits die Indikation für die Vormedikation kritischer überprüft, wäre vermutlich aufgefallen, dass keine eindeutige Indikation für einige Medikamente bestand.

In Zusammenarbeit mit klinischen Experten aus 13 teilnehmenden Krankenhäusern wurden Implementierungshilfen, wie z. B. der „Befragungsleitfaden für die bestmögliche Arzneimittelanamnese“, verschiedene Dokumentationsvorlagen (www.kh-cirs.de/faelle/pdf/bestmoegliche-arzneimittelanamnese-leitfaden.pdf) und eine Präsentation zur Mitarbeiterschulung erarbeitet. Diese werden ebenfalls in einer Toolbox zusammengestellt und veröffentlicht.

Die Durchführung der einzelnen Prozessschritte, insbesondere das Zusammentragen der Informationen im Rahmen der Anamnese, erfordert zusätzliche personelle und zeitliche Ressourcen sowie fachliche Kompetenzen. In den meisten Projektkrankenhäusern erfolgte die SOP-Implementierung neben dem Tagesgeschäft mit vorhandenen Ressourcen. Die Medikationsanamnese und der Abgleich von Medikationsliste und Verordnung wurden dabei von der Krankenhausapotheke durchgeführt. In einigen Häusern wurden Mitarbeiter, wie Pharmaziedoktoranden, für das Projekt ein- oder für die Projekttätigkeiten freigestellt (www.ifpsbonn.de/projekte-1/projekte/auswertung-medrec-implementierungsbefragung-2015.pdf).

Für die Erhebung von verschiedenen Kennzahlen wurde den Krankenhäusern eine MedRec-Datenbank zur Verfügung gestellt. Es wurden Daten vor und nach der Einführung der SOP erhoben und ausgewertet. Die Ergebnisse zeigen eine deutliche Reduzierung der Medikations- und Dokumentationsfehler durch die Einführung von MedRec. Am häufigsten traten Fehler bei dem Absetzen und Hinzufügen von Medikamenten auf (Huckels-Baumgart 2015).

1.5.5 Fazit

Die Implementierung der standardisierten Handlungsempfehlungen stellt die am High-5s-Projekt beteiligten Krankenhäuser vor organisatorische und kulturelle Herausforderungen, die es zu bewältigen gilt. Außerdem ist Flexibilität gefragt.

Die projektdurchführenden Personen haben sich intensiv mit den Prozessen beschäftigt, Vorgehensweisen und Verantwortlichkeiten neu geordnet, Informationswege festgelegt und die Dokumentation angepasst. Diese Veränderungen stoßen nicht immer auf Zustimmung und Akzeptanz aller Beteiligten. Die Teilnahme am High 5s-Projekt wird von den Krankenhäusern als Möglichkeit verstanden, Neues zu erproben oder bereits bestehende Erfahrungen auszubauen. Durch den Austausch mit anderen Krankenhäusern im Rahmen von Informationsverteilern und Workshops werden Schwierigkeiten angesprochen und mögliche Lösungen gemeinsam diskutiert. Anhand der Evaluationsergebnisse kann die Umsetzbarkeit der SOP aufgezeigt werden. Die Ergebnisse wurden als Feedbackberichte an die Krankenhausmitarbeiter zurückgespiegelt.

Auch der Blick über den Tellerrand brachte neue Erkenntnisse. Die in den verschiedenen Ländern erlangten Erfahrungen sowie die entwickelten Implementierungsmaterialien wurden zusammengetragen und stehen auf der Internetseite der Weltgesundheitsorganisation zur Verfügung (http://www.who.int/patientsafety/implementation/solutions/high5s/en/). Krankenhäuser in Deutschland, die eine Implementierung dieser Handlungsempfehlungen planen, können neben den internationalen Hilfsmitteln von den hierzulande bereits gewonnenen Erkenntnissen zur Vorgehensweise bei der Implementierung, zu Herausforderungen, Lösungen und den erarbeiteten Implementierungshilfen profitieren. Die Toolboxen werden ab Sommer 2015 über die Webseite des ÄZQ zur Verfügung stehen.

1.5.6 Literatur

Berning D, Renner D, Vorderbrügge C, Thomeczek C (2014). Discrepancies During Time-Out. An Analysis of over 130000 Surgical Checklists (Poster). ISQua's 31st International Conference, 5.–8. Oktober 2014, Rio de Janeiro.

Gunkel C (2012). Barrieren und fördernde Faktoren der Implementierung einer standardisierten Handlungsempfehlung zur Vermeidung von Eingriffsverwechslungen im Rahmen des WHO-Projekts „Action on Patient Safety: High 5s" in Deutschland. Berlin: ÄZQ.

Fishman L, Hermes R, Renner D, Gunkel C (2012). Aktiv in Patientensicherheit. Erfahrungen zur Implementierung einer international standardisierten Handlungsempfehlung zur Vermeidung von Eingriffsverwechslungen. Orthopädie und Unfallchirurgie Mitteilungen und Nachrichten, 548–552.

Fishman L, Renner D, Thomeczek C (2012). Medication Reconciliation: Sicherstellung der richtigen Medikation bei Übergängen im Behandlungsprozess. Krankenhauspharmazie Schwerpunktheft *Arzneimitteltherapiesicherheit* 33(12), 514–518.

Huckels-Baumgart S, Gunkel C, Mehrmann L, Vorderbrügge C, Thomeczek C, Berning D (2015). Medication Reconciliation im High 5s-Projekt: Zwischenergebnisse der deutschen Krankenhäuser (Poster). 10 Jahre APS: Patientensicherheit – Die Zukunft im Blick. Jahrestagung 16.–17. April Berlin.

Leape LL (2014). The Checklist Conundrum. *N Engl J Med* 70(11), 1063–1064.

Mehrmann L, Ollenschläger G (2014). Problemfelder und Best-Practice-Ansätze in der Arzneimittelversorgung an intersektoralen Schnittstellen – Eine Literaturanalyse. Z.Evid. Fortbild. Qual. Gesundh. wesen (ZEFQ) 108: 66–77.

Renner D, Fishman L, Berning D, Thomeczek C (2014). Zwischenstand des High 5s-Projekts. *Z.Evid. Fortbild. Qual. Gesundh.wesen* (ZEFQ) 108(1), 56–58.

Renner D, Fishman L, Lessing C (2012). Das Verwechslungsrisiko bei Eingriffen verringern. *Dtsch Arztebl.* 109(20), A 1016–1018.
Renner D, Gunkel C, Thomeczek C (2015). Implementierung von OP-Checklisten. Erfahrungen und Empfehlungen aus dem High 5s-Projekt. KU *Gesundheitsmanagement* 1, 59–61.
St. Pierre M, Hofinger G, Buerschaper C (2011). Notfallmanagement. Human Factors und Patientensicherheit in der Akutmedizin. 2. Auflage. Springer-Verlag Berlin, Heidelberg.
Urbach RD, Govindarajan A, Saskin R, Wilton AS, Baxter NN (2014). Introduction of Surgical Safety Checklists in Ontario, Canada. *N Engl J Med* 370(11), 1029–1038.

2 Der Faktor Mensch

Gesine Hofinger

2.1 Einführung in das Thema Human Factors

2.1.1 Einleitung

Der Begriff *Human Factors* wird in der Medizin in der Diskussion um Patientensicherheit in den letzten Jahren zunehmend verwendet. Dabei bleibt aber häufig unklar, was genau mit Human Factors gemeint ist. Teils wird der Begriff verwendet, um die systemische Verursachung von Fehlern zu kennzeichnen, teils als Synonym für Fehler, teils als Oberbegriff für psychologische Maßnahmen wie Teamtrainings. Insgesamt scheint damit in der Medizin eine einseitige Betonung von Fehlern bzw. Fehlervermeidung und Verhalten Einzelner vorzuherrschen. So begrüßenswert die Verbreitung der genannten Konzepte für die Bemühungen um Patientensicherheit ist: Die Verkürzung von Human Factors auf Verhaltensaspekte lässt das Potenzial für Systemveränderungen für mehr Patientensicherheit ungenutzt (Catchpole 2013; Russ et al. 2013). Deshalb soll hier zunächst die Bedeutung von *Human Factors* als Wissenschaft und Anwendung erläutert werden

2.1.2 Was bedeutet *Human Factors*?

Human Factors, „menschliche Faktoren" befasst sich forschend und intervenierend mit Menschen in (Arbeits-)Systemen:

> „*Human Factors* als interdisziplinäre Wissenschaft beschäftigt sich mit dem Verhältnis von Menschen und Technik unter einer systemischen Perspektive und greift dabei auf verschiedene Basisdisziplinen zu", mit dem „Ziel des Erkenntnisgewinns über Menschen als Ressource und begrenzenden Faktor im System Mensch und Technik. Zum anderen ist *Human Factors* eine angewandte Wissenschaft, die Anwendungswissen für Problemlösungen in der Praxis bereitstellt" (Badke-Schaub et al. 2012a, 7).
>
> Hawkins (1987, eigene Übersetzung) definiert entsprechend *Human Factors* als „angewandte Technologie, die sich damit beschäftigt, das Verhältnis zwischen Menschen und ihren Aktivitäten durch die systematische Anwendung der Humanwissenschaften innerhalb des Kontextes der Systemgestaltung („systems engineering") zu optimieren".

Die Optimierung des Verhältnisses von Menschen und Arbeitstätigkeiten hatte dabei seit den Anfängen der *Human-Factors*-Forschung immer zwei Zielrichtungen: **Effizienz und Sicherheit** von Arbeitssystemen und **das Wohlergehen und die Gesundheit** der darin tätigen Menschen.

Auch wenn umgangssprachlich „menschliche Faktoren" häufig als Abgrenzung zu „technischen Faktoren" verwendet werden, ist gerade die Verknüpfung menschlicher mit technischen und organisationalen Faktoren Kernstück der *Human Factors*.

In den beteiligten Wissenschaften wird der Begriff *Human Factors* hinsichtlich der Definition von Zielen, Arbeitsfeldern, Theorien oder Methoden jenseits dieser übergreifenden Bestimmung unterschiedlich verwendet. Ursache der Uneinheitlichkeit ist, dass *Human Factors* mehrere Wissenschaften und Traditionen umfasst, vor allem aus den Ingenieurwissenschaften, der Arbeitswissenschaft und der Psychologie. Zudem ist im amerikanischen Sprachgebrauch *Human Factors* oder *Human Factors Engineering* gleichbedeutend mit Ergonomics. In Europa wird unter „Ergonomie" häufig eher als menschengerechte Gestaltung der Arbeitsplätze und -mittel betrachtet, während *Human Factors Engineering* eher die Systemgestaltung unter Einbeziehung menschlicher Charakteristika meint. Im Deutschen setzt sich zunehmend auch der Begriff *Human-Factors-Psychologie* für die Betonung menschlichen Verhaltens in soziotechnischen Systemen durch (Badke-Schaub et al. 2012b).

2.1.3 Ebenen von *Human Factors*

Human Factors umfasst also nach den o. g. Definitionen vielfältige menschliche Charakteristika und Systemmerkmale. Insbesondere geht es hier um folgende Ebenen und ihre Interaktionen (z. B. Badke-Schaub et al. 2012b; St. Pierre und Hofinger 2014):
- **physische** Merkmale von Menschen (z. B. tolerierbare Temperatur),
- **kognitive, motivationale und emotionale Merkmale** von Menschen (z. B. Informationsverarbeitung, Aufmerksamkeitssteuerung, Gedächtnis, Emotionsregulation),
- **soziale Prozesse**, Faktoren von Gruppen bzw. Teams (z. B. Informationsmanagement, Kommunikation, Führung, Teamkoordination),
- **Organisation** (z. B. Management, Arbeitsprozesse, Regeln, Personalplanung, Ressourcen)
- **Arbeitsplatz** und **-aufgaben**,
- **Technik** (z. B. Maschinen, Geräte, Gebäude)
- **Umgebungsfaktoren** und **Rahmenbedingungen** des Arbeitssystems.

Manche dieser Faktoren sind durch Lernprozesse veränderbar und können damit Gegenstand von Lehrinterventionen und Trainings sein. Andere menschliche Eigenschaften, wie beispielsweise grundlegende Wahrnehmungsprozesse oder manche Mechanismen der Aufmerksamkeitssteuerung, sind durch gezielte Lehrinterventionen nicht zu beeinflussen. Die durch Trainingsintervention veränderbaren menschlichen Faktoren werden insbesondere in der medizinischen Literatur auch als **„Non-Technical Skills"** in Abgrenzung zu manuellen Fertigkeiten und fachlicher Sachkompetenz bezeichnet (z. B. Flin et al. 2008).

Human Factors betont die Wichtigkeit der **Systemgestaltung**, die immer auch die technischen Teilsysteme mit einschließt. Systemgestaltung bedeutet, menschliche Eigenschaften und Fähigkeiten beispielsweise bei der Gestaltung der Interaktion mit Technik sowie der Materialien, Arbeitsplätze und Räume zu beachten. Dann können Ausrüstung, Arbeitsaufgaben, Arbeitsprozessen und Organisationsstrukturen so gestaltet werden, dass sie an Eigenschaften, Leistungsvermögen und Schwächen von Menschen angepasst werden können und sie bei ihrer Arbeit unterstützen.

Zur Vermeidung von Fehlern und zur Erhöhung der Patientensicherheit ist es wichtig, menschliche Eigenschaften und Fähigkeiten bei der Gestaltung der Interaktion mit Technik sowie der Materialien, Arbeitsplätze und Räume zu beachten.

2.1.4 Verständnis von *Human Factors* in der Medizin

Bereits die ersten Studien zu Zwischenfällen und Fehlern in der Medizin benutzten das Konzept *Human Factors*, da diese in anderen Bereichen (in Abgrenzung von technischem Versagen) immer wieder als relevanteste Unfallursache benannt worden waren, z. B. in der Luftfahrt in mehr als 70 % der Fälle, in der Raumfahrt 66 % (Giesa und Timpe 2000). Studien in der Medizin fanden dann ebenfalls, dass 70–80 % der untersuchten Zwischenfälle auf die Beteiligung von *Human Factors* zurückzuführen waren (z. B. Cooper et al. 1978; Williamson et al. 1993). Daher hat sich inzwischen in vielen Bereichen die Einsicht durchgesetzt, dass *Human Factors* wichtig für Patientensicherheit ist.

Sieht man sich jedoch an, welche Bedeutung in der Medizin diesem Begriff gegeben wird, so stellt man fest, dass ein im Vergleich zu anderen Hochrisikobranchen eingeschränktes Verständnis von *Human Factors* verbreitet ist. Diese Einschränkungen sind nicht nur von akademischem Interesse, sondern haben bedenkenswerte Konsequenzen für die Patientensicherheit:

Trotz aller rhetorischen Betonung einer systemischen Sichtweise scheint der **Fokus** nach wie vor auf **Personen und Verhalten zu** liegen: Patientensicherheit soll durch richtiges Verhalten und durch Definition von Prozessen erreicht werden. Auch wenn nicht mehr „naming, blaming, shaming" im Vordergrund steht, werden systemische Faktoren zu wenig beachtet: Die Antwort auf Fehler besteht meist in „mehr Schulungen", „mehr *Human Factors*-Training" und „mehr Anstrengung". Wird Human Factors jedoch ausschließlich auf Fehlhandlungen reduziert, die mithilfe der genannten Methoden verhindert werden sollen, ist der Begriff nur ein „semantisches Surrogat für blaming" (Catchpole 2013). Das bedeutet natürlich nicht, dass Training oder Verhaltensänderungen unnötig sind (Russ 2013). Verhaltenstraining ist aber bezogen auf Sicherheit eine eher schwache Intervention (St. Pierre und Hofinger 2014). Demgegenüber zu wenig umgesetzt **auf das Gesamtsystem bezogene Interventionen**, wie beispielsweise die Änderung baulicher Rahmenbedingungen, Designveränderung von Arbeitsmitteln oder die Ergonomie und räumliche Anordnung von Medizingeräteprodukten (Catchpole 2013; Hofinger 2013). *Human Factors* ist üblicherweise sehr auf die Endnutzer eines Systems oder Geräts zentriert. Dies ist im Gesundheitswesen schwerer umzusetzen, das es vielfältige Nutzer von Technologien gibt und die eigentlichen Endnutzer – ÄrztInnen, Pflegekräfte und PatientInnen – keine Gesprächspartner der *Human Factors*-Spezialisten sind. Das mag auch damit zusammenhängen, dass etablierte Prinzipien der Einführung neuer Technologien wie Einbindung des Managements, Mitarbeiterbeteiligung, systematische Schulungen, Projektmanagement in Krankenhäusern selten konsequent umgesetzt werden (Carayon et al. 2012, 1586).

In der Medizin wurden bislang Aspekte der Systemgestaltung, insbesondere der Gestaltung von Arbeitsmitteln und -plätzen noch wenig beachtet. Dabei ist ein zentrales Merkmal von *Human Factors*-Wissenschaften und Anwendungen, das Systemdesign, Arbeitsmittel und Prozesse so zu gestalten, dass sie sicheres Handeln ermöglichen.

Abschließend zur Konzeptklärung seien „facts and fictions" (Russ 2013) zu Human Factors in der Medizin genannt, die die Notwendigkeit einer umfassenden menschengerechten Systemgestaltung und des Einsatzes von *Human Factors*-Expertise in der Medizin pointiert zusammenfassen (Tab. 2.1).

Tab. 2.1: Fakten und Fiktionen bezüglich *Human Factors* (nach Russ, 2013, eigene Übersetzung).

Fiktionen	**Fakten**
Fiktion: *Human Factors* geht es um die Eliminierung menschlicher Fehler.	*Human Factors* geht es um die Gestaltung von Systemen die gegenüber unerwarteten Ereignissen resilient (widerstandsfähig) sind.
Fiktion: *Human Factors* geht Probleme an, indem Menschen beigebracht wird, ihr Verhalten zu verändern.	*Human Factors* geht Probleme an, indem das Systemdesign so umgestaltet wird, dass Menschen besser unterstützt werden.
Human Factors fokussiert nur auf Individuen.	*Human Factors* Arbeiten umfasst die Ebenen vom Individuum bis zur Organisation.
Human Factors besteht aus einem beschränkten Set von Prinzipien, die in einem kurzen Training gelernt werden können.	*Human Factors* ist eine Wissenschaftsdisziplin die mehrjährige Ausbildung verlangt. Die meisten Human Factors-Spezialisten haben einen einschlägigen Studienabschluss.
Human Factors WissenschaftlerInnen und -IngenieurInen haben alle die gleiche Expertise.	*Human Factors*-ExpertInnen sind verbunden durch ein gemeinsames Ziele, nämlich (System-)Gestaltung für die Nutzung durch Menschen zu verbessern, aber sie kommen aus verschiedenen Fachgebieten und setzen unterschiedliche Methoden ein.

2.1.5 Literatur

Badke-Schaub P, Hofinger G, Lauche K (2012a). Human Factors. In Badke-Schaub et al. (Hrsg.), *Human Factors, Psychologie sicheren Handelns in Risikobranchen*. Heidelberg: Springer, 4–20.

Badke-Schaub P, Hofinger G, Lauche K (2012b). *Human Factors: Psychologie sicheren Handelns in Risikobranchen (2., überarb. Aufl.)* Heidelberg: Springer.

Carayon P, Alyousef B, Xie A (2012). Human Factors and Ergonomics in Health Care. In G Salvendy (Ed.): *Handbook of human factors and ergonomics* (4th ed.): New York: John Wiley & Sons.

Catchpole K (2013). Spreading human factors expertise in healthcare: Untangling the knots in people and systems. *BMJ Qual Safety* 22(10), 793–797.

Cooper JB, Newbower RS, Long CD, McPeek B (1978). Preventable anesthesia mishaps: a study of human factors. *Anesthesiology* 49(6), 399–406.

Flin R, O'Connor P, Crichton M (2008). *Safety at the sharp end. A Guide to Non-Technical Skills.* Aldershot: Ashgate.

Giesa H-G, Timpe K-P (2000). Technisches Versagen und menschliche Zuverlässigkeit: Bewertung der Verlässlichkeit in Mensch-Maschine-Systemen. In K-P Timpe et al. (Hg.): *Mensch-Maschine-Systeme*. Düsseldorf: Symposion Verlag.

Hawkins FH (1987). *Human Factors in Flight*. Aldershot: Ashgate.

Hofinger G (2013). Human Factors im Krankenhaus – Konzepte und Konsequenzen. *Interdisciplinary Contributions to Hospital Management: Medicine, Patient Safety and Economics*. 25.11.2013/ #016. http://www.clinotel-journal.de/article-id-016.html.

Russ AL, Fairbanks RJ, Karsh BT, Militello LG, Saleem JJ, Wears RL (2013). The science of human factors: Separating facts from fiction. *BMJ Qual Safety* 22(10), 802–808.

St.Pierre M, Hofinger G (2014). *Human Factors und Patientensicherheit in der Akutmedizin* (3., vollst. überarb. Aufl.). Heidelberg: Springer.

Williamson J, Webb R, Sellen A, Runciman W (1993). Human failure: an analysis of 2000 incident reports. *Anaesth Intensive Care* 21, 678–683.

Niclas Schaper

2.2 Das soziotechnische System Gesundheitsversorgung

2.2.1 Einleitung

Einrichtungen der Gesundheitsversorgung – hier speziell Krankenhäuser – sind gekennzeichnet als Organisationen, die sich in eine Vielzahl von Fach- und Funktionsbereichen sowie Spezialisierungseinrichtungen gliedern, die hochkomplexe medizinische, therapeutische und pflegerische Leistungen durch hochspezialisiertes Fachpersonal erbringen. Ziel der Gesundheitsversorgung in Krankenhäusern oder anderer vergleichbarer Einrichtungen ist die Behandlung und Pflege von Patienten zur Heilung bzw. Linderung von Krankheiten und um die Lebensqualität der Patienten zu verbessern. Eine Verbesserung der medizinischen und pflegerischen Patientenversorgung und -sicherheit ist jedoch nicht allein durch die Vermehrung medizinischen Wissens und durch die Perfektionierung der medizinischen Artefakte und operativen Prozeduren zu erreichen.

Aus diesem Grund ist die Analyse und Gestaltung von Zielen, Strukturen und Prozessen in Einrichtungen der Gesundheitsversorgung auch Gegenstand von Wissenschaften (z. B. Soziologie oder Psychologie), die sich mit Problem- und Fragestellungen der Organisation auseinandersetzen. Dabei stellen sich Fragen, wie Defizite im organisationalen Verlauf der Behandlung von Patienten entstehen und auftreten, z. B. in Form von langen Wartezeiten an Grenzstellen zwischen einzelnen Subsystemen des Krankenhauses oder in Form von Spannungen zwischen und innerhalb der Berufsgruppen (Thiele und Manser 2001). Es scheint somit nicht trivial zu sein und in vielen Kontexten der Gesundheitsversorgung nicht zu gelingen, den Behandlungsprozess so zu gestalten, dass die einzelnen Leistungen der Subsysteme in Inhalt und Ausprägung auf ein gemeinsames Ziel und einen Gesamtprozess hin effektiv abgestimmt werden. Solche Fragen gilt es somit auch aus einer interdisziplinären Perspektive zu klären.

Einrichtungen der Gesundheitsversorgung können vor dem Hintergrund solcher Problem- und Fragestellungen als soziotechnische Systeme betrachtet werden, in denen das Zusammenwirken von Menschen und Technik im Mittelpunkt steht und in denen das systemische Verständnis von Organisationen bezüglich der Human Factors untersucht wird (Buerschaper 2012). Dabei wird nicht nur die Beeinflussung von Menschen durch ihre materielle, technische und informationelle Umgebung analysiert, sondern insbesondere auch die Interaktionen zwischen den Menschen und die vielfältigen Wechselwirkungen zwischen Sozial-System und Technik-System. Im Folgenden werden Ansätze und Ergebnisse der soziotechnischen Systemforschung mit dem Fokus der Betrachtung auf soziotechnischen Systemen im Gesundheitswesen vorgestellt.

2.2.2 Grundlagen und Konzepte der Soziotechnischen Systemtheorie

Zunächst werden drei grundlegende Ausrichtungen der Soziotechnischen Systemtheorie (STS) vorgestellt, wobei eine klassisch arbeits- und sozialwissenschaftliche, eine systemtheoretisch makroergonomische und eine sicherheitsanalytische Richtung unterschieden werden.

Der klassische arbeits- und sozialwissenschaftliche Ansatz der STS

Begriff und Konzept des soziotechnischen Systems gehen auf eine Studie des Tavistock Instituts im englischen Kohlebergbau zurück. Mithilfe dieser Studie sollten Ursachen für häufige Unfälle, hohe Fehlzeiten und Fluktuationsraten sowie unzureichende Arbeitsmotivation analysiert werden, die nach einer Umstellung auf eine mechanisierte Form des Kohleabbaus aufgetreten waren (vgl. Ulich 2011). Die Analysen zeigten, dass bei der Einführung der mechanisierten Abbaumethode auch die vorhandene soziale Struktur der Bergarbeiter durch eine hohe Arbeitsteilung und die verstärkte Kontrolle der Arbeitsausführung durch Vorgesetzte zerstört und hierdurch die genannten Folgen verursacht wurden. Befragungen zeigten, dass das vorherige

System der Zusammenarbeit auf einem gut funktionierenden System der Selbstregulation innerhalb kleiner Gruppen motivierter und qualifizierter Bergleute beruhte. In einer weiteren Studie (Trist et al. 1963) wurde ein Vergleich der hoch arbeitsteiligen Organisationsform mit einer Variante vorgenommen, in der möglichst viele Elemente der traditionellen Gruppenarbeitsform umgesetzt wurden (die Bergarbeiter bildeten selbst kleinere Arbeitsgruppen, verteilten Aufgaben und Schichten selbständig untereinander auf, tauschten ihre Arbeitsplätze regelmäßig etc.). Die Effekte des Arbeitssystems mit hoher Selbstregulation im Hinblick auf Produktivität, Unfallraten, Fehlzeiten usw. waren deutlich günstiger als die des Systems mit hoher Arbeitsteilung. Vor dem Hintergrund dieser Studien formulierten Emery und Trist (1965) den soziotechnischen Systemansatz, der im deutschsprachigen Raum insbesondere von Ulich und Mitarbeitern (z. B. Strohm und Ulich 1997; Schüpbach und Zülch 2004) aufgegriffen wurde.

Der klassische Ansatz zur soziotechnischen Systemgestaltung hat auf der Grundlage der beschriebenen Studien Konzepte entwickelt, wie Technologieeinsatz und (Arbeits-)Organisation gemeinsam zur Arbeitsgestaltung optimiert werden können (Ulich 2011). Der Ansatz geht dabei von sogenannten „primären Arbeitssystemen" aus, die abgrenzbare Subsysteme innerhalb der Arbeitsorganisation eines Unternehmens darstellen. Diese Subsysteme sind charakterisiert durch eine Arbeitsgruppe und deren organisatorisch-technisches Arbeitsumfeld, deren gemeinsame Aufgabe bzw. Zweckbeziehungen die Beschäftigten und ihre Aktivitäten direkt miteinander verbinden (z. B. die Bereitstellung von Serviceleistungen für ein bestimmtes technisches Produkt). Die Verknüpfung des sozialen mit dem technischen System erfolgt über die Arbeitsaufgaben der Beschäftigten. Hierdurch werden einerseits die Funktionen festgelegt, die die Beschäftigten im Arbeits- bzw. Geschäftsprozess wahrnehmen. Andererseits werden anhand der Arbeitsaufgaben bzw. -rollen auch die Kooperationsbeziehungen zwischen den Beschäftigten bestimmt. Der Grundgedanke dieses Ansatzes besteht darin, dass die in enger Beziehung zueinander stehenden Teilkomponenten eines soziotechnischen Systems – die Technik, die Organisation und der Mensch – nur gemeinsam optimiert werden können und sollten. Der Einsatz von Technik, die Gestaltung der Organisationsstrukturen und die Weiterqualifikation der Mitarbeiter sind also nicht unabhängig voneinander zu betrachten. Die Gestaltung des soziotechnischen Systems setzt vordringlich an der „Primäraufgabe" des Systems an; womit die Aufgabe bezeichnet wird, zu deren Erfüllung das entsprechende System geschaffen wurde. Dabei sind folgende Prinzipien praktisch bedeutsam (Ulich 2011):

- Bildung relativ unabhängiger Organisationseinheiten, denen ganzheitliche Aufgaben übertragen werden,
- Herstellung eines inhaltlichen Zusammenhangs der Aufgaben in der Organisationseinheit, so dass das Bewusstsein einer gemeinsamen Aufgabe entsteht und gegenseitige Unterstützung nahe legt,
- Einheit von Produkt und Organisation; der technisch-organisatorische Ablauf sollte so gestaltet sein, dass das Arbeitsergebnis in seiner qualitativen und quantitativen Form auf die Organisationseinheit rückführbar ist.

Neben dem beschriebenen soziotechnischen Gestaltungsansatz wurde außerdem ein Rahmenkonzept zur soziotechnischen Systemanalyse entwickelt, das auch als MTO-Analyse bekannt ist (Strohm und Ulich 1997). Es ist als Mehrebenen-Analyse konzipiert, welches von der Analyse des Arbeitssystems und der Einflüsse aus seiner Umgebung über die Analyse des technischen und des sozialen Teilsystems bis zur Analyse einzelner Arbeitsplätze reicht. Dabei werden sowohl bedingungsbezogene, objektive Daten zu Merkmalen des Arbeitssystems und -platzes als auch personenbezogene, subjektive Daten zu Einschätzungen des Arbeitserlebens erhoben. Von besonderer Bedeutung sind die Analyse von Schwankungen und Störungen im Arbeitssystem sowie des Umgangs damit. Die Analyse dient als Grundlage für Gestaltungsmaßnahmen gemäß dem soziotechnischen Systemansatz. Eine Anwendung der soziotechnischen Systemanalyse im Krankenhaus wird in Kapitel 3.1 beschrieben.

Der systemtheoretisch, makroergonomische Ansatz der STS

Neben dieser „klassischen" arbeits- und sozialwissenschaftlich ausgerichteten Variante des soziotechnischen Systemansatzes existieren auch stärker systemtheoretisch und ergonomisch orientierte Konzepte. Zentraler Ausgangspunkt für diese Richtung ist der Aufsatz von Cherns (1976) zu Prinzipien der soziotechnischen Systemgestaltung. Im Kern geht es diesem Ansatz darum, dass das Design neuer oder zu revidierender Mensch-Technik-Systeme nur dann zufriedenstellend gelingt, wenn die sozialen und technischen Elemente des Systems als wechselseitig abhängige bzw. interdependente Aspekte des Arbeitssystems betrachtet werden. Im Zentrum der Analyse und Gestaltung sollte allerdings der Mensch bzw. Nutzer des Systems und die Einbettung des Arbeitssystems in die organisationalen Strukturen und Rahmenbedingungen (z. B. in Form organisationaler Kulturaspekte) stehen. Ziel der soziotechnischen Systemgestaltung ist es, einerseits die Effektivität und Effizienz des Systems – auch im Umgang mit Systemstörungen und -schwankungen – zu steigern, aber auch die Arbeitszufriedenheit und -motivation sowie das gesundheitliche Wohlbefinden der involvierten Mitarbeiter als Ressourcen für eine langfristige Stabilität der Systemleistung zu fördern. Clegg (2000) beschreibt in einer aktualisierten Form die grundlegenden Prinzipien des soziotechnischen Systemdesigns, wobei er drei Gruppen von Prinzipien unterscheidet:

- meta-principles (z. B. „design is systemic", „values and mindsets are central to design" oder „design is socially shaped"),
- content principles (z. B. „core processes should be integrated", „design entails multiple task allocations between and amongst humans and machines" oder „the means of undertaking tasks should be flexibly specified") und
- process principles (z. B. „design practice is itself a sociotechnical system", „systems and their design should be owned by their managers and users" oder „system design involves political processes").

Die Designprinzipien sind auf der Grundlage von Erfahrungen aus verschiedensten Projekten des soziotechnischen Systemdesigns formuliert worden und stellen eher Heuristiken zur Gestaltung des Systemdesigns dar, die erst mithilfe von konkreten Tools und Instrumenten operationalisiert und in spezifischen Anwendungskontexten umgesetzt werden können.

In Zusammenhang mit dieser Ausrichtung der STS spricht man auch von makroergonomischen Gestaltungsansätzen (Kleiner 2006), da nicht nur funktionale Aspekte des Systemdesigns, sondern auch die strategisch-organisationale und soziale Natur bei der Veränderung von Mensch-Technik-Systemen bzw. der Neu-Einführung solcher Systeme in die Analyse und Gestaltung mit einbezogen wird. Kleiner (2006) beschreibt in seinem MEAD-Ansatz die Vorgehensschritte eines soziotechnisch orientierten makroergonomischen System- und Arbeitsgestaltungsansatzes. Das Vorgehen beinhaltet 10 Schritte, die von der Analyse der organisationalen Rahmenbedingungen und des Designs der Arbeitssubsysteme über die Analyse der Systemschwankungen und der Aufgaben und Rollen der Beschäftigten im System bis zur integrativen Aufgaben- und Funktionszuweisung im Sinne einer „joint optimization" des technischen und personalen Subsystems, der Gestaltung zugehöriger Unterstützungssysteme sowie der Implementierung und formativen Optimierung der Gestaltungslösungen reicht. Dieser Ansatz berücksichtigt sowohl mikro- als auch makroergonomische Aspekte bei der Gestaltung von Mensch-Technik-Systemen.

Die Beschreibung von Studien und Projekten, die die Anwendung von Human-Factors-Konzepten aus einer soziotechnischen und makroergonomischen Perspektive bei Problemstellungen im Gesundheitswesen erprobt haben, findet sich z. B. bei Carayon (2006) oder Maguire (2014).

Der sicherheitsanalytische Ansatz der STS

Eine dritte Variante soziotechnischer Systemtheorien wurde schließlich im Kontext von Ansätzen zur Analyse und Modellierung von Systemunfällen entwickelt (vgl. Qureshi 2007).

Soziotechnische Analyseansätze unterscheiden sich dabei von sequentiellen oder epidemiologischen Unfallmodellen durch die Berücksichtigung von komplexen Interaktionsbeziehungen zwischen den Systemelementen und -ebenen (ebd.). So wird beispielsweise zwischen „eng" und „lose gekoppelten" Systemen unterschieden, die verschiedene Potenziale, sich von Störungen des Systems „erholen" zu können, aufweisen. Als soziotechnischer Ansatz der Unfallmodellierung wird z. B. das Rahmenmodell zum Risikomanagement von Rasmussen (1997) eingeordnet. In diesem Ansatz werden einerseits verschiedene Hierarchieebenen soziotechnischer Systeme (von politischen gesetzgebenden Ebenen bis zur Ebene der ausführenden Operationen und Technologien) unterschieden, die durch Veränderungen auf einer Ebene (pressures) stressbedingte Reaktionen und Interaktionen auf anderen Ebenen auslösen können. In komplexen dynamischen Umwelt- und Systemumgebungen ist es nicht möglich,

Verfahrensweisen für den Umgang mit jedem möglichen Ereignis zu entwickeln. Daher ist das Verhalten von Operateuren kontextabhängig und wird durch die dynamischen Bedingungen der Arbeitsumgebung mit geformt. Es bedarf daher einer Analyse der „Grenzen" (boundaries), in denen ein sicheres Operieren im System möglich ist, und der dynamischen Kräfte, die ein soziotechnisches System dazu veranlassen, über diese Grenzen hinaus zu gehen und sich auf unsichere, risikoreiche Aktionen einzulassen (z. B. durch Zeitdruck oder hohe Arbeitslast). Unfälle in solchen Systemen entstehen daher vor allem an den Grenzen des sicheren Operierens oder nach Überschreiten dieser Grenzen. Die „Grenzen" des sicheren Operierens eines soziotechnischen Systems sollten daher identifiziert und für die Operateure des Systems sichtbar gemacht sowie Möglichkeiten zur Steuerung des Systems an den Grenzen verdeutlicht werden. Cook und Rasmussen (2015) verdeutlichen anhand einer Fallstudie, wie durch veränderte Formen des Managements und durch Einführung neuer Informationstechnologien im Krankenhaus die Wechselbeziehungen zunehmend durch eng gekoppelte Systembeziehungen gekennzeichnet ist. Unter Heranziehung des Boundary-Konzepts wird gezeigt, dass sich dadurch auch die Bedingungen und Risiken der Unfallentstehung im Krankenhaus signifikant verändert haben.

2.2.3 Analyse und Gestaltung soziotechnischer Systeme in der Gesundheitsversorgung

Die Berücksichtigung soziotechnischer Theoriekonzepte bzw. Perspektiven bei der Analyse und Gestaltung von Arbeits- bzw. Behandlungssystemen im Gesundheitswesen liegen bisher leider nur vereinzelt vor. Beispielhaft wird eine soziotechnische Systemanalyse zu organisatorischen Abläufen in der OP-Organisation und zwei Studien zu Fragen der Patientensicherheit in der Intensivpflege und der ambulanten Behandlung von Patienten vorgestellt.

Analyse organisatorischer Abläufe bei der Grenzstellenregulation im OP

Krankenhäuser bestehen aus vielfältigen hochspezialisierten Subsystemen, die es im Kontext des Gesamtbehandlungsprozesses zu integrieren gilt. Bei der Integration und Koordination der verschiedenen Fach- und Funktionsbereiche entstehen eine Reihe von Grenzstellen zwischen den Arbeitssystemen, deren Beschaffenheit von zentraler Bedeutung für die Qualität, Effektivität und Effizienz des Gesamtbehandlungsprozesses der Patienten ist. Manser et al. (2003) haben organisatorische Abläufe und die Grenzstellenregulation im OP-Kontext mithilfe einer soziotechnischen Systemanalyse untersucht. Der Schwerpunkt der Analyse lag auf der Rolle der Anästhesie bei der Durchführung von OPs sowie das Auftreten von Schwankungen und Störungen bei der Grenzstellenregulation lag. Zur soziotechnischen Systemanalyse wurde der MTO-Ansatz (Strohm und Ulich 1997) herangezogen, um eine umfassende und detaillierte

Beschreibung der Strukturen und Prozesse innerhalb der Anästhesiologie zu erhalten, die es erlaubt, Möglichkeiten und Voraussetzungen zum Auffangen von Systemschwankungen zu identifizieren und Gestaltungsempfehlungen abzuleiten.

Bei der soziotechnischen Systemanalyse wurden folgende Bereiche analysiert: (1) Strukturelle Aspekte des Arbeitssystems Anästhesie, (2) Systeminterne Koordinationsprozesse (z. B. OP-Planung der Anästhesisten), (3) Koordinationsprozesse mit anderen Arbeitssystemen (z. B. mit der Intensivstation), (4) Koordination mit der Chirurgie als Hauptakteur im OP, (5) Schwankungen und Störungen sowie deren Ursachen. Hierzu wurden Experteninterviews mit verschiedenen Vertretern der Anästhesie sowie der angrenzenden Subsysteme (insbes. mit Vertretern der Chirurgie) sowie Beobachtungen des Anästhesieteams in der Allgemeinen Chirurgie (zur Ablaufanalyse) und Dokumentenanalysen (z. B. Auswertung von OP-Plänen) durchgeführt sowie Selbstbeobachtungsprotokolle der Anästhesisten (zu Auftreten, Dauer und Gründen von Störungen bzw. Schwankungen im Behandlungsprozess) erhoben und ausgewertet.

Mithilfe der soziotechnischen Systemanalyse war es möglich eine detaillierte Ablaufanalyse vor allem in Bezug auf die Koordinationsanforderungen der Anästhesie mit anderen Subsystemen im OP und eine Bewertung des Arbeitssystems anhand arbeitspsychologischer Kriterien vorzunehmen (z. B. bzgl. Aufgabenzusammenhang innerhalb der Organisationseinheit und Grad der Prozessentkopplung). Darüber hinaus konnten Arten, Dauer und Ursachen von Schwankungen und Störungen im Arbeitssystem bei der Grenzstellenregulation in differenzierter Form identifiziert und beschrieben werden (z. B. in Bezug auf Wartezeiten zwischen den Behandlungsschritten bei einer OP oder die Informationsweitergabe zwischen den Arbeitssystemen). Insgesamt zeigen die Analysen, dass das Arbeitssystem zwar eine Reihe von Regulationsmechanismen für den Umgang mit Schwankungen und Störungen entwickelt hat, die jedoch eher als ad hoc-Lösungen einzuschätzen sind und nur einen Bruchteil von Störungen und Schwankungen kompensieren bzw. hinsichtlich ihrer Auswirkungen begrenzen können. Empfohlen wird daher u. a. die Einrichtung einer unabhängigen Koordinationsfunktion, die besser in der Lage ist, systemübergreifende Regulationsmechanismen zu entwickeln und die unterschiedlichen Subsysteme der OP-Organisation zu verzahnen sowie die Durchführung abteilungsübergreifender Arbeitsbesprechungen. Darüber hinaus wird von den Autorinnen empfohlen, den Erfahrungsaustausch und die Perspektivenübernahme (z. B. durch gegenseitige Hospitationen in den jeweiligen Fachbereichen) zu fördern, um das gegenseitige Verständnis in die Arbeits- und Koordinationsprozesse der anderen Fachbereiche zu verbessern. Mit einer ähnlichen Fragestellung beschäftigten sich Schultz et al. (2005), in dem sie die Transitionsstellen im Behandlungsprozess im OP zwischen den Subsystemen analysierten, die besondere Herausforderungen an die Kommunikation und Aufmerksamkeit der beteiligten Mitglieder der Subsysteme bei solchen Transitionen stellen. Zur Analyse zogen sie das Konzept der *Situation Awareness* heran, wobei sie zwischen einer Situations-, Team- und Organisations-Awareness unterschieden und damit nicht nur auf vorhandene kognitive Konzepte der Systemergonomie, sondern auch deren Verknüpfung mit psychosozialen Dimensionen Bezug nahmen.

Analyse von sicherheitsrelevanten Systemaspekten in der Intensivpflege und der ambulanten Patientenbehandlung

Komplexe soziotechnische Systeme im Gesundheitswesen sind hinsichtlich ihrer technischen und sozialen Teilsysteme so zu gestalten, dass Handlungen, Interaktionen und Systemzustände vermieden werden, die zu Schwierigkeiten oder Fehlern in der Behandlung des Patienten führen und damit dessen Gesundheit und Leben bedrohen. Hierzu liegen Studien vor, die sich aus soziotechnischer Perspektive mit Sicherheitsaspekten der entsprechenden Systeme der Gesundheitsversorgung befassen.

Beispielsweise haben Hazlehurst und McMullen (2007) die Praktiken von Pflegekräften in der Intensivmedizin mithilfe intensiver Beobachtungen und Befragungen untersucht, um deren „orienting frames" zu identifizieren und zu beschreiben. Die entsprechenden Orientierungsrahmen stellen in der Arbeitseinheit von Intensivpflegekräften geteilte Überzeugungsmuster und Handlungspraktiken dar, die entsprechende kritische Situationen bei der Behandlung der Patienten möglichst verhindern (im Sinne von Barrieren). Die Orientierungsrahmen wirken damit als konzeptuelle Strukturelemente und kognitive Ressourcen, die das Handeln in komplexen soziotechnischen Systemumgebungen und Systemsituationen auf zentrale Ziele des Behandlungssystems (z. B. Lebenserhalt des Patienten) wirkungsvoll ausrichten und die durch soziokulturelle Vermittlungsprozesse entstehen. Durch die Beobachtung und Befragung der Pflegekräfte in einer intensivmedizinischen Abteilung eines amerikanischen Krankenhauses konnten drei „orienting frames" identifiziert werden: (1) „being prepared for emergencies" (Handlungsweisen, um mit Krisensituationen effektiv umzugehen), (2) „being organized" (Handlungsweisen, um Arbeit so zu strukturieren, dass sie effizient und robust im Umgang mit Herausforderungen ist) und (3) „being responsible and accountable" (Handlungsweisen, die Pflegekräften dazu befähigen, in kritischen Situationen Ressourcen einzufordern und Entscheidungen selber zu fällen). Die Intensivpflegekräfte greifen auf diese Handlungsschemata zurück, um ihre eigenen Aktivitäten und Handlungen auszuführen, zu evaluieren, zu priorisieren und zu rechtfertigen. Sie wirken als Barrieren für die Sicherheit des Behandlungssystems, weil sie die Arbeitsaktivitäten an wichtigen Zielen und Regeln der Behandlung von Intensivpatienten ausrichten, so dass das Gesamtsystem effizient und robust auf entsprechende Herausforderungen vorbereitet ist. Es konnte darüber hinaus beobachtet werden, dass die Arbeitsmittel auf die „orienting frames" abgestimmt sind (z. B. die Behandlungspläne oder die Hilfsmittel zur Kennzeichnung von Pumpen oder Messgeräten).

Eine weitere Studie von Buckle et al. (2006) beschäftigt sich mit Sicherheitsfragen bei der ambulanten Behandlung von Patienten. Der Ansatz ist vor allem auf die umfassende Analyse von Fehlermöglichkeiten sowie ihren Ursachen im ambulanten

Behandlungsprozess gerichtet, um auf dieser Grundlage fundierte Designentscheidungen zur Optimierung der Effektivität und Sicherheit der Behandlungsprozesse entwickeln und ableiten zu können. Dabei wurden sowohl die medizinischen, technischen, kognitiven und psychosozialen Aspekte der Prozesse aus der Perspektive sowohl der Ärzte, Pflegekräfte, Patienten sowie der Geräte- und Medikamentenhersteller hinsichtlich ihrer Fehlerpotenziale betrachtet. Hierzu wurden sog. „mapping workshops“ mit Vertretern dieser Akteursgruppen durchgeführt, um z. B. die Fehlermöglichkeiten bei der (Selbst-)Medikation von ambulanten Patienten (z. B. mit chronischen Krankheiten oder bei älteren Personen) zu identifizieren und zu beschreiben. Dabei wurden sogenannte „hotspots“ (z. B. die Selbstmedikation zu Hause) und die dabei auftretenden Fehlermöglichkeiten (z. B. falsche Dosierung oder Aufbewahrung der Medikamente) identifiziert, und die zu den Fehlern mit beitragenden bzw. ursächlichen Faktoren herausgearbeitet. In weiteren Workshops wurden auf der Grundlage der Analysen *Designer Workshops* durchgeführt, um Lösungen für die identifizierten Fehlermöglichkeiten anhand von Fallstudien (z. B. in Bezug auf eine verbesserte Verpackung und Informationsbereitstellung zu den Medikamenten) zu entwickeln.

2.2.4 Resümee und Ausblick

Einrichtungen und Arbeitssysteme der Gesundheitsversorgung lassen sich in vielerlei Hinsicht als soziotechnische Systeme begreifen, die aus interdependenten technischen, organisatorischen und personalen Subsystemen bestehen und die in übergeordnete organisationale und soziale Systeme eingebettet sind. Bei der Analyse und Gestaltung kann dies durch die Berücksichtigung von soziotechnischen Systemtheorien angemessen umgesetzt werden. Erste Anwendungen soziotechnischer Analyse- und Gestaltungskonzepte finden sich bei der Betrachtung von organisatorischen Abläufen und der Grenzstellenregulation im OP-Kontext und bei der Analyse von Sicherheitsbarrieren und -kulturen in der Intensivmedizin sowie Fehlerpotenzialen in der ambulanten Behandlung von Patienten. Die Erforschung und praktische Anwendung von soziotechnischen Systemkonzepten im Gesundheitswesen und in Bezug auf Fragen der Patientensicherheit steht allerdings noch sehr am Anfang. Evaluationsstudien zur Anwendung solcher Ansätze bei der Gestaltung von Arbeitssystemen in anderen Kontexten zeigen jedoch, dass dadurch erhebliche Leistungsverbesserungen des Systems erzielt werden können (Kleiner 2006).

2.2.5 Literatur

Buckle P, Clarkson PJ, Coleman R, Ward J, Anderson J (2006). Patient safety, systems design and ergonomics. *Applied Ergonomics* 37, 491–500.

Buerschaper C (2008). Organisationen – Kommunikationssystem und Sicherheit. In P Badke-Schaub, G Hofinger, K Lauche (Hrsg.): *Human Factors. Psychologie sicheren Handelns in Riskobranchen*, Heidelberg: Springer 155–175.
Carayon P (2006). Human factors of complex sociotechnical systems. *Applied Ergonomics* 37, 525–535.
Cherns AB (1976). The principles of sociotechnical design. *Human Relations* 29, 783–792.
Clegg C (2000). Sociotechnical principles for system design. *Applied Ergonomics* 31, 463–477.
Cook R, Rasmussen J (2015). „Going solid": a model of system dynamics and consequences for patient safety. *Quality and Safety of Health Care* 14, 130–134.
Emery F, Trist E (1965). The causal texture of organizational environments. *Human Relations* 18, 21–32.
Hazlehurst B, McCullen C (2007). Orienting frames and private routines: The role of cultural process in critical care safety. *International Journal of Medical Informatics* 76, 129–135.
Kleiner BM (2006). Macroergonomics: Analysis and design of worksystems. *Applied Ergonomics* 37, 81–89.
Maguire M (2014). Socio-technical systems and interaction design e 21st century relevance. *Applied Ergonomics* 45, 162–170.
Manser T, Thiele K, Wehner T (2003). Soziotechnische Systemanalyse im Krankenhaus – Eine arbeitspsychologische Fallstudie in der Anästhesiologie. In E Ulich (Hrsg.): Arbeitspsychologie in Krankenhaus und Arztpraxis, Bern: Huber 361–380.
Qureshi ZH (2007). A Review of Accident Modelling Approaches for Complex Socio-Technical Systems. *Proceedings of the 12th Australian Conference on Safety-Related Programmable Systems*, Adelaide, Australia 47–59.
Rasmussen J (1997). Risk Management in a Dynamic Society: A Modelling Problem. *Safety Science* 27(2/3), 183–213.
Schüpbach H, Zülch M (2004). Analyse und Bewertung von Arbeitssystemen und Arbeitstätigkeiten. In H Schuler (Hrsg.): Lehrbuch Organisationspsychologie (3. überarb. Aufl.) Bern: Huber 197–220.
Schultz K, Carayon P, Hundt AS (2005). A macroergonomic framework of awareness in transitions of care: application to the preoperative surgery process. In P Carayon, M Robertson, B Kleiner, PLT Hoonakker (Eds.): Human Factors in Organizational Design and Management, Vol. 8 Santa Monica, CA: IEA Press.
Strohm O, Ulich E (1997). Unternehmen arbeitspsychologisch bewerten. Ein Mehr-Ebenen-Ansatz unter besonderer Berücksichtigung von Mensch, Technik, Organisation. Zürich: vdf.
Thiele K, Manser T (2001). Soziotechnische Systemanalyse im Krankenhaus. Eine arbeitspsychologische Fallstudie in der Anästhesiologie. Harburger Beiträge zur Psychologie und Soziologie der Arbeit, Nr. 27.
Trist EL, Higgin GW, Murray H, Pollock AB (1963). Organizational Choice: Capabilities of Groups at the Coal Face Under Changing Technologies: The Loss, Rediscovery &Transformation of a Work Tradition. London: Tavistock Publications.

Karin Burghofer und Christian K. Lackner

2.3 Psychische, kognitive und soziale Einflussfaktoren auf die Patientensicherheit

2.3.1 Einleitung

Durch die zunehmende Segmentierung, den umfangreichen Einsatz medizintechnischen Equipments und die Arbeitsverdichtung sowohl im ambulanten wie auch im stationären Bereich ist die Komplexität der Medizin immens gestiegen. Die erforderliche und immer bedeutsamer werdende Vernetzung der Akteure im Gesundheitswesen führt gleichzeitig zu einer Vielzahl an Schnittstellen, an denen Vertreter unterschiedlicher Fachrichtungen und Professionalisierungshintergründe vor ihrem jeweils spezifischen Erfahrungskontext interagieren. Dies birgt jedoch immer auch eine gewisse Gefahr, dass unzureichend oder fehlerhaft kommuniziert wird und Informationen verloren gehen. Ollenschläger und Thomeczek zeigen auf, dass mit der Zunahme der Einzelschritte bzw. Teammitglieder gleichzeitig auch das Fehlerrisiko steigt, selbst wenn die Grundfehlerwahrscheinlichkeit konstant niedrig bleibt (Ollenschläger und Thomeczek 2002).

Nach und nach entsteht in der Medizin ein Bewusstsein dafür, dass für ein optimales Behandlungsergebnis nicht nur die Beherrschung der technical skills, sondern in entscheidendem Maße eine ganze Reihe weiterer Faktoren eine wichtige Rolle spielt. Neben der Limitierung der menschlichen Leistungsfähigkeit haben insbesondere auch Teaminteraktions- und Kommunikationsprozesse wie auch strukturelle und organisatorische Faktoren einen ganz erheblichen Einfluss.

2.3.2 Psychische und kognitive Einflussfaktoren

Der Mensch besitzt nur eine sehr begrenzte Informationsverarbeitungskapazität. Was wir wahrnehmen, hängt nicht nur davon ab, was uns die Realität präsentiert, sondern ganz entscheidend auch davon, was wir erwarten, wünschen, kennen und was uns wichtig erscheint.

Selektive Wahrnehmung

„Der Mensch ist kein neutraler, sondern ein parteiischer Beobachter; er sieht die Welt nicht, wie sie ist, sondern wie er sie zu sehen wünscht. Dies hat die Forschung mehrfach bestätigt“ (Schönpflug und Schönpflug 1989). Die menschliche Wahrnehmung dient der schnellen Orientierung in einer komplexen Umwelt, ist dabei allerdings stark selektiv, unterliegt Adaptationsprozessen, ergänzt, strukturiert und interpretiert den Reizinput. Der Ausschnitt, den wir von der Realität wahrnehmen, hängt von unserer aktuellen Bedürfnislage ebenso ab wie von unseren Einstellungen, Zugehörigkeiten zu bestimmten Gruppen, Kenntnissen, Erfahrungen und Hypothesen. Wenn etwas als wichtig erachtet wird, wird darauf fokussiert, vermeintlich Unwichtiges wird hingegen ausgeblendet (Burghofer und Lackner 2012b). Was als wichtig bzw. unwichtig erachtet wird, hängt wiederum von den vorab generierten Hypothesen (z. B. Verdachtsdiagnosen) ab. Die Gefahr des confirmation bias bzw. Fixierungsfehlers konnte in einer Simulationsstudie eindrücklich demonstriert werden: Den Teilnehmern wurde ein Patient mit einem uneindeutigen Krankheitsbild präsentiert, wobei die plausible, aber falsche Diagnose mit einem unterschiedlichen Auskultationsbefund über beiden Lungenfeldern einhergegangen wäre. Von einigen Ärzten wurde das Geräusch entsprechend ihrer generierten Hypothese tatsächlich als unterschiedlich wahrgenommen, obgleich es de facto beidseitig identisch war (Tschan et al. 2009). Als wichtige Sicherheitsressource kann dabei der offene Austausch im Team fungieren. Da die einzelnen Teammitglieder möglicherweise sehr unterschiedliche Aspekte wahrnehmen, kann die eigene Sicht dadurch ergänzt und erweitert, aber auch relativiert bzw. revidiert werden. Wichtig dabei ist, dass man die eigene Wahrnehmung ebenso wie bestehende Hypothesen und Erwartungshaltungen kritisch hinterfragt, sich wieder einen Gesamtüberblick verschafft und offen für neue Erkenntnisse und Interpretationen bleibt.

Aufmerksamkeitsfokussierung

Bei der Weitergabe wichtiger Informationen ist zudem darauf zu achten, dass dies mit der erforderlichen Aufmerksamkeit belegt wird. Werden parallel dazu komplexe Handlungen ausgeführt, können die relevanten Informationen mit hoher Wahrscheinlichkeit nicht schnell und vollständig erfasst werden (Krifka 2004).

Entscheidungsfindung

Analog zur menschlichen Wahrnehmung kann auch die menschliche Entscheidungsfindung systematischen Verzerrungen unterliegen. Menschlichen Entscheidungen liegen häufig keine komplexen Lösungsalgorithmen zugrunde, sondern sie werden unbewusst aufgrund einfacher Heuristiken getroffen. So wird beispielsweise für die Kategorisierung nicht die tatsächliche Wahrscheinlichkeit, sondern die Ähnlichkeit herangezogen. Die Eintrittswahrscheinlichkeit vertrauter Ereignisse wird überschätzt, lange zurückliegende Ereignisse werden unterschätzt. Aus zeitlicher Koinzidenz werden Kausalketten gebildet und initial gegebene Werte oder Informationen werden zu einem Anker, dem nachfolgende Informationen untergeordnet werden (Schwarz 1987). Gerade in der Medizin, in der Entscheidungen häufig unter Zeitdruck, Anspannung und Stress zu treffen sind, gleichzeitig Fehler nicht toleriert werden können, ist es wichtig, dass die einzelnen Teammitglieder alle verfügbaren Fakten und Optionen zusammentragen und somit das Potenzial der Teamarbeit auch tatsächlich ausschöpfen (Burghofer und Lackner 2012b).

2.3.3 Stress

Stress entsteht, wenn die Anforderungen der Situation die eigenen Bewältigungsmöglichkeiten übersteigen. In stressreichen Situationen verstärken sich die Selektionstendenzen, es erfolgt der Rückgriff auf Vertrautes und vermeintlich Bewährtes. Zudem ist die Teamarbeit in stressreichen Phasen besonders störanfällig, da die Gefahr besteht, dass kaum mehr kommuniziert und Informationen ausgetauscht werden (Gottlieb Daimler, Karl Benz Foundation und Swiss Re Centre for Global Dialogue 2004).

Ursachen

Neben den akuten Stressoren wie Zeit- und Informationsmangel, Tätigkeitsunterbrechungen und unklare bzw. widersprüchliche Vorgaben sind in der Medizin häufig die folgenden chronischen Stressoren und Belastungsfaktoren anzutreffen (Burghofer und Lackner 2012a):

- Kommunikations- und Kooperationsbarrieren durch hierarchische Strukturen,
- Meinungsverschiedenheiten, Rivalitäten und Konkurrenz im Team,
- lange Dienstzeiten, chronischer Schlafmangel, fehlende Erholungsphasen,
- Unsicherheit aufgrund befristeter Arbeitsverträge,
- hoher Anteil an Bürokratie und fachfremder Tätigkeiten,
- Einschränkung des Handlungsspielraumes durch restriktive Vorgaben,
- Unvereinbarkeit von Familie und Beruf,
- hohe emotionale Beteiligung.

Folgen

Insgesamt wird die berufliche Belastung vom Großteil der Ärzte als hoch eingestuft (Hübler et al. 2010). Mediziner haben im Vergleich zur Allgemeinbevölkerung ein höheres Morbiditäts-, Mortalitäts-, Sucht- und Suizidrisiko (Faller und Lang 2010). Dabei geben insbesondere junge Ärzte und vor allem Ärztinnen eine hohe Beanspruchung durch den Beruf und eine signifikant erhöhte chronische Stressbelastung an (Nienhaus et al. 2008). In einer Studie an US-amerikanischen Residents in der Pädiatrie erfüllten 20 % die Kriterien einer Depression und 74 % für Burn-Out. Zudem zeigte sich in dieser Studie, dass die Rate an Medikationsfehlern bei depressiven Residents um das 6,2-Fache erhöht war (Fahrenkopf et al. 2008). Mittlerweile konnte mehrfach in Studien belegt werden, dass sich mangelnde Ärztegesundheit nicht nur in erhöhten Fehlzeiten und geringerer Produktivität niederschlägt, sondern auch einen Effekt auf die Qualität der Patientenversorgung und die Patientensicherheit hat. Wallace et al. sehen in der Ärztegesundheit einen validen Indikator für ein gesundes Unternehmen (Wallace et al. 2009). Umgekehrt kann Stress und Ermüdung zu höherer klinischer Entscheidungsunsicherheit führen und einen negativen Effekt auf die Fähigkeit, ärztliche Verrichtungen adäquat, verantwortungsvoll und fehlerfrei auszuführen, haben (Gothe 2010).

Prophylaxe

Damit bedeutet verantwortungsbewusstes Arztsein auch, die eigenen physischen und psychischen Grenzen zu akzeptieren und zu respektieren (Zylka-Menhorn 2007). Es wird deshalb die Forderung nach einem Umdenken laut, wonach dem Wohlbefinden der Ärzte eine höhere Priorität einzuräumen ist. In der jüngeren Ärztegeneration zeichnet sich zudem allmählich ein Wertewandel ab, wonach Karriere zwar erstrebenswert ist, aber nicht zu Lasten der Lebensqualität. Viele erachten zudem eine Reduzierung ihrer Arbeitszeit als wichtig (Walter et al. 2010). Damit das Krankenhaus seine Attraktivität als Arbeitsplatz bewahren kann, sollten sich die Arbeitsbedingungen zukünftig stärker an den Bedürfnissen der Beschäftigten orientieren (Bauer und Groneberg 2013).

2.3.4 Teaminteraktion und Kommunikation

Wie gezeigt werden konnte, bilden Kommunikationsprobleme die häufigste Grundursache schwerer medizinischer Fehler. Umgekehrt stellt die Qualität der Teamarbeit den entscheidenden Faktor für eine adäquate, zügige und sichere Patientenversorgung dar (Wachter 2010). In erfolgreichen Teams wird mehr kommuniziert, die Mitglieder teilen ihre Überlegungen zu Lösungswegen und -ansätzen offen mit und betreiben insbesondere in schwierigen und akuten Phasen einen permanenten Austausch (Tschan et al. 2009). Dadurch werden alle Teammitglieder miteinbezogen, Erwägungen und Hypothesen sind nachvollziehbar und können bei Bedarf korrigiert werden. Dies ist jedoch nur möglich, wenn das Autoritätsgefälle nicht so groß und die Hierarchien nicht so starr sind, dass der Informationsfluss dadurch behindert wird. In Gruppen ist man generell einem Konformitätsdruck – dem sog. groupthink – ausgesetzt, so dass es wichtig ist, ein Klima zu schaffen, das offen ist für abweichende Beobachtungen und Meinungen. Um die Kommunikation und Kooperation zu verbessern, sollten zudem regelmäßige Briefings und Debriefings durchgeführt werden. Ferner ist zu berücksichtigen, dass in der Medizin häufig Vertreter unterschiedlicher Professionen und Fachrichtungen miteinander interagieren. Ganz bewusst sollte deshalb auf die Verwendung von Insidertermini, uneindeutiger Begriffe und Abkürzungen (HWI = Hinterwandinfarkt versus Harnwegsinfekt) verzichtet werden. Unterschiedlichen Kommunikationsstilen, z. B. zwischen Pflegekräften und Ärzten, wird mittlerweile mit verschiedenen Schulungsprogrammen begegnet, in denen standardisierte Kommunikationstechniken und -werkzeuge vermittelt werden. Eine derartige Technik ist SBAR (situation: what is going on with the patient?, background: what is the clinical background or context, assessment: what do I think the problem is?, recommendation: what do I think needs to be done for the patient?). Durch deren Implementierung kann die Informationsweitergabe besser strukturiert und effektiver gestaltet werden (Dingley et al., 2008). Insbesondere in stressreichen Phasen sollte auf eine möglichst präzise und sachliche Informationsweitergabe sowie auf die explizite Formulierung von Handlungsanweisungen geachtet werden. Weitere Ansätze zur Optimierung der Kommunikation in der Akutmedizin, die analog auch auf andere Bereiche übertragbar sind, werden in Tabelle 2.2 dargestellt.

Tab. 2.2: Ansätze zur Optimierung der Kommunikation (Burghofer und Lackner 2010).

– two-way-communication, closing the loop
– Reduzierung der Komplexität durch Standardisierung, Checklisten, SOP, Regeln, einheitliche Verwendung von Begriffen
– klare Definition und Kommunikation von Zuständigkeiten und Verantwortlichkeiten
– eindeutige und präzise sprachliche Äußerungen
– explizite anstelle impliziter Kommunikation
– offener Umgang im Team
– gegenseitige Wertschätzung
– Kommunikationsregeln
– offene Kommunikation von Fehlern und unerwünschten Ereignissen, CIRS
– Soft Skill Training, Human Factor Training

2.3.5 Organisation

Der Mensch ist die wichtigste Ressource innerhalb der Medizin. Er kann Höchstleistungen erbringen, sich sehr schnell auch bei vergleichsweise hohem Komplexitätsgrad orientieren und flexibel auf sich verändernde Situationen reagieren. Umgekehrt unterliegt der Mensch jedoch auch Limitierungen, die nur zum Teil durch Trainingsmaßnahmen beeinflussbar (z. B. Verbesserung von Kommunikationsabläufen), zum Teil jedoch unveränderbar sind und somit akzeptiert werden müssen (z. B. Abnahme der Aufmerksamkeit bei Ermüdung).

Damit die in der Medizin tätigen Akteure optimale und sichere Leistungen erzielen können, muss sich die Gestaltung des Arbeitsumfeldes stärker am Menschen und seinen Grenzen orientieren. Für die nachhaltige Etablierung einer Sicherheitskultur ist es essentiell, dass latente Fehler und Schwachstellen nicht verleugnet und ignoriert, sondern vielmehr identifiziert und analysiert werden, damit ihnen mit entsprechenden Sicherheitsvorkehrungen und Maßnahmen zur Fehlervermeidung begegnet werden kann. Damit Systeme sicherer gestaltet werden können, ist ein ganzes Bündel an Maßnahmen und Strategien erforderlich. Hierzu zählen die Vereinfachung und Standardisierung, wiederholte Nachkontrollen, das Lernen aus Fehlern ebenso wie die Verbesserung von Teamwork und Kommunikation (Wachter 2010).

Ebenso sollte sich die Gestaltung medizintechnischen Equipments am Menschen orientieren und die Komplexität reduzieren. Neuartiges Equipment, mangelndes Anwendertraining und die Verwendung unterschiedlicher Geräteausführungen stellen ebenso wie ungeeignete Farbkodierungen, ähnlich klingende und damit leicht zu verwechselnde Namen und eine mangelnde Differenzierung in Größe und Form latente Risikofaktoren dar (Dror 2011; van Beuzekom et al. 2010). Gutes Design reduziert die Notwendigkeit ausgiebigen Trainings, wohingegen schlechtes Design auch durch Training nur partiell kompensiert werden kann (van Beuzekom et al. 2010).

Neben adäquaten Ressourcen und einem geeigneten Reporting-System wurde „Management support" als wesentlicher Einflussfaktor auf die Sicherheitskultur eines Krankenhauses identifiziert (Walston et al. 2010). Ob Risikomanagement im Sinne eines präventiven und systemorientierten Ansatzes wirklich mit Leben erfüllt wird, hängt somit ganz entscheidend von der Unternehmenskultur ab. Erschöpft sich das Sicherheitskonzept einer Organisation in der Verordnung singulärer Trainings- und Schulungsmaßnahmen, ohne dass die Rahmenbedingungen Sicherheit fördern, gestaltet sich der Transfer in den Alltag schwierig bis unmöglich (Russ et al. 2013).

Die Schaffung einer wertschätzenden Arbeitsatmosphäre, in der ein Gemeinschaftsgefühl entsteht und ein offener Informationsaustausch möglich ist, erscheint nicht nur im Hinblick auf die Patientensicherheit, sondern auch im Hinblick auf die Arbeitszufriedenheit der Mitarbeiter als erstrebenswert.

2.3.6 Literatur

Bauer J, Groneberg D (2013). Ärztlicher Disstress – eine Untersuchung baden-württembergischer Ärztinnen und Ärzte in Krankenhäusern. *DMW Deutsche Medizinische Wochenschrift* 138(47), 2401–2406.

Burghofer K, Lackner CK (2010). Kommunikation – Risikofaktor in der Akutmedizin. *Notfall & Rettungsmedizin* 13, 363–367.

Burghofer K, Lackner CK (2012a). Risiko- und Fehlermanagement. In P Anheuser, J Steffens (Eds.), *Risiken und Komplikationen in der Urologie* 1, Stuttgart: Thieme-Verlag, 10–25.

Burghofer K, Lackner CK (2012b). Risikomanagement und Human Factor in der Akutmedizin. *Notfall & Rettungsmedizin* 15(1), 9–15.

Dingley C, Daugherty K, Derieg M, Persing R (2008). Improving Patient Safety Through Provider Communication Strategy Enhancements. In Henriksen K, Battles JB, Keyes MA et al. (Eds.), *Advances in Patient Safety: New Directions and Alternative Approaches* (Vol. 3: *Performance and Tools*). Rockville (MD): Agency for Healthcare Research and Quality (US), http://www.ncbi.nlm.nih.gov/books/NBK43663/.

Dror I (2011). A novel approach to minimize error in the medical domain: Cognitive neuroscientific insights into training. *Medical Teacher* 33(1), 34–38.

Fahrenkopf A, Sectish T, Barger L, Sharek P, Lewin D, Chiang V, Landrigan C (2008). Rates of medication errors among depressed and burnt out residents: prospective cohort study. *British Medical Journal* 336, 488–491.

Faller H, Lang H (2010). *Medizinische Psychologie und Soziologie*. Heidelberg: Springer.

Gothe H (2010). Arbeits- und Berufszufriedenheit von Ärzten – eine Übersicht der internationalen Literatur. In F Schwartz, P Angerer (Eds.), *Arbeitsbedingungen und Befinden von Ärztinnen und Ärzten. Befunde und Interventionen. Report Versorgungsforschung*. Köln: Deutscher Ärzte Verlag, 7–17.

Gottlieb Daimler and Karl Benz Foundation & Swiss Re Centre for Global Dialogue (Eds.): (2004). *The Better the Team, the Safer the World*. Ladenburg und Rüschlikon.

Hübler A, Scheuch K, Müller G, Kunath H, Haufe E, Schulze J, Gütller B (2010). Gesundheitliche Risiken und Ressourcen sächsischer Ärzte – Vorstellung einer repräsentativen Studie. In F Schwartz, P Angerer (Eds.): Arbeitsbedingungen und Befinden von Ärztinnen und Ärzten. Befunde und Interventionen. Report Versorgungsforschung. Köln: Deutscher Ärzte Verlag, 51–64.

Krifka M (2004). The language trap communication under high task load *The better the team, the safer the world. Conference on Group Interaction in High Risk Environments. Statements of the Speaker*. Rüschlikon, 19–20.

Nienhaus K, Hagemann W, Kraus T (2008). Diagnostik zu arbeitsbedingtem Stress und Stressfolgen bei Ärzten. *Arbeitsmedizin Sozialmedizin Umweltmedizin* 43(5), 273–276.

Ollenschläger G, Thomeczek C (2002). Qualitätsmanagement im Gesundheitswesen: Fehlerprävention und Umgang mit Fehlern in der Medizin. *Medizinische Klinik* 97(9), 564–570.

Russ A, Fairbanks R, Karsh B-T, Militello L, Saleem J, Wears R (2013). The science of human factors: separating fact from fiction. *British Medical Journal Qual Saf* 22, 802–808.

Schönpflug W, Schönpflug U (1989). *Psychologie. Allgemeine Psychologie und ihre Verzweigungen in die Entwicklungs-, Persönlichkeits- und Sozialpsychologie* (Vol. 2). München: Psychologie Verlags Union.

Schwarz N (1987). Urteilsheuristiken und Entscheidungsverhalten. In D Frey, S Greif (Eds.): *Sozialpsychologie. Ein Handbuch in Schlüsselbegriffen*. München: Psychologie Verlags Union.

Tschan F, Semmer N, Gurtner A, Bizzari L, Spychiger M, Breuer M, Marsch S (2009). Explicit Reasoning, confirmation bias, and illusory transactive memory: A simulation study of group medical decisicion making. *Small Group Research* 40(3), 271–300.

van Beuzekom M, Boer F, Akerboom S, Hudson P (2010). Patient safety: latent risk factors. *British Journal of Anaesthesia* 105(1), 52–59.

Wachter R (2010). *Fokus Patientensicherheit. Fehler vermeiden, Risiken managen*. Berlin: ABW Wissenschaftsverlag.

Wallace J, Lemaire J, Ghali W (2009). Physician wellness: a missing quality indicator. *Lancet* 374, 1714–1721.

Walston S, Al-Omar B, Al-Mutari F (2010). Factors affecting the climate of hospital patient safety: a study of hospitals in Saudi Arabia. *International Journal of Health Care Quality Assurance* 23(1), 35–50.

Walter N, Baumann L, Kaiser R (2010). Empirische Untersuchungen der Landesärztekammer Hessen zur Arbeitszeit von Krankenhausärzten und zu besonderen Problemen der Vereinbarkeit von Familie und Beruf für Ärztinnen seit 2001. In F Schwartz, P Angerer (Eds.): Arbeitsbedingungen und Befinden von Ärztinnen und Ärzten. Befunde und Interventionen. Report Versorgungsforschung. Köln: Deutscher Ärzte Verlag, 29–33.

Zylka-Menhorn V (2007). Internistenkongress. Auch Ärzte sind Menschen und Patienten. *Deutsches Ärzteblatt*, 104(17), A1144–A1145.

Florian Friedersdorf

2.4 Systemgestaltung (Human Factors Engineering)

2.4.1 Human-factors engineering und Ergonomie

Auch wenn die Übertragbarkeit noch zu belegen ist, lässt sich eine mögliche Perspektive des vorliegenden Beitrages anhand nachstehender Fragestellungen aus der Konstruktion eingängig darstellen. „Wer ist schuld an geringer Benutzerfreundlichkeit" oder „Warum sind Konstrukteure/Designer schuld?" (Stoffer 2011). Dabei soll es hier vielmehr um das Verständnis für systemweite Erfolgs- bzw. Sicherheitsfaktoren gehen als um Schuldzuweisungen – derer es mit Sicherheit ohnehin nicht mangelt.

Während „Human-factors engineering [...] die Systemgestaltung unter Einbeziehung menschlicher Charakteristika" (Hofinger 2013) versteht, befasst sich die Ergonomie im arbeitswissenschaftlichen Kontext „mit dem Verständnis der Wechselwirkung zwischen menschlichen und anderen Elementen eines Systems" und ist gleichzeitig der „Berufszweig, der Theorie, Prinzipien, Daten und Methoden auf die Gestaltung von Arbeitssystemen anwendet mit dem Ziel, das Wohlbefinden des Menschen und die Leistung des Gesamtsystems zu optimieren" (DIN EN ISO 6385:2004-05 (D)).

Im Kapitel Systemgestaltung soll Human-factors engineering (HFE) aus prozessualer bzw. Verfahrenssicht behandelt werden und zunächst nicht das Wissensgebiet oder die Profession beschreiben (aus dem Englischen frei nach Holstein 2014). Konkret bedeutet dies die „transdisziplinäre Integration des vielfältig spezialisierten Wissens" (Rophol 2009).

2.4.2 Systemverständnis

Im Folgenden soll der Begriff System zunächst als Arbeitssystem verstanden werden. Als Arbeitssystem definiert die DIN EN ISO 6385:2004 ein „System, welches das Zusammenwirken eines einzelnen oder mehrerer [...] Benutzer mit den Arbeitsmitteln umfasst, um die Funktion des S. innerhalb des Arbeitsraumes und der Arbeitsumgebung unter den durch die Arbeitsaufgaben vorgegebenen Bedingungen zu erfüllen". Der Systembegriff wird später noch weiterentwickelt.

Im *funktionalen Systemkonzept* „stellt das System [...], einen „Schwarzen Kasten" dar und ist durch bestimmte Zusammenhänge zwischen seinen Eigenschaften gekennzeichnet, wie sie von außen zu beobachten sind." (Ropohl 2009). Die funktionale Sicht konzentriert sich auf das Verhalten von Systemen in ihrer jeweiligen Umgebung. Dazu genügt der Blick bzw. die Beurteilung eines Systems von außen, ohne sich den vielfältigen Zusammenhängen der Elemente die das System ausmachen, oder gar deren Bestimmung zu widmen.

Auch wenn in Einrichtungen des Gesundheitswesens gemeinhin der Eindruck entsteht, man könne „auf Knopfdruck eine bestimmte Leistung" (Ropohl 2009) erwarten, so sollte sich die Sicht nicht auf das Verhalten eines Systems in seiner *Umgebung* beschränken. Im Sinne des strukturalen Konzeptes ist beispielsweise ein OP-Bereich die Gesamtheit miteinander verknüpfter Elemente oder – kontextabhängig – Subsysteme. Erweitert man funktionale und strukturale Konzepte um ein hierarchisches Konzept so wird es möglich, Systeme als Teil (Element bzw. Subsystem) umfassenderer Systeme (Supersysteme) zu betrachten die ihrerseits wiederum (nur) Elemente bzw. Subsysteme eines weiteren Supersystems sein können und so weiter.

Um ein System funktional als Modell einer Gesamtheit verstehen zu können sind weiterhin dessen Attribute und die Korrelation (Schnittstellen) seiner Elemente untereinander einzubeziehen. Dabei kann es sich ebenso um etwas von außen zugeführtes (Input), als auch um den eigentlichen Ausstoß bzw. die produktive Leistung oder Informationen (Output) oder den Zustand eines Systems handeln (siehe Abb. 2.1).

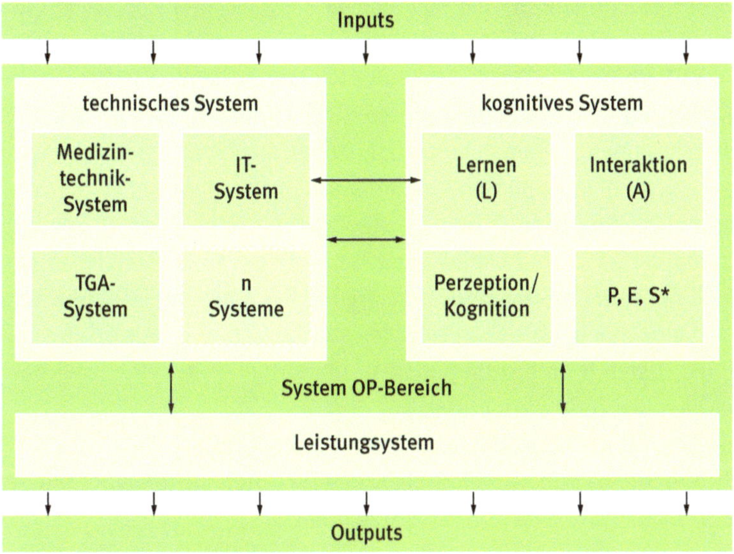

*Planen, Entscheiden, Schlussfolgern

Abb. 2.1: Der Faktor Mensch.

Abhängig davon, wie gut sie sich in ein System integrieren lässt befasst man sich struktural mit der Beschaffenheit der System-Elemente; man spricht auch von der integralen Qualität. Strukturales Systemdenken lässt sich von dem Grundsatz leiten, dass Teile nicht isoliert, nicht losgelöst von ihrem Kontext betrachtet werden dürfen, sondern in Ihrer Interdependenz mit anderen Teilen innerhalb des Systems zu sehen sind (Ropohl 2009). Bei der Erfassung von Systemen sind auch die Vielfalt möglicher Schnittstellen-Stränge sowie deren Variabilität einzubeziehen. Für Schnittstellen gilt die Besonderheit, dass diese sich sowohl in funktionaler, strukturaler als auch hierarchischer Hinsicht übergreifend darstellen können.

Durch die Abwärtsbewegung innerhalb der jeweiligen Hierarchie und immer tiefer greifender Analysen von Einzelheiten ist es möglich, ein detailliertes System-Verständnis zu erlangen. Während sich in der entgegengesetzten (Aufwärts)Bewegung ein tieferes Verständnis der Bedeutung eines Systems erschließen lässt.

Um bei dem Beispiel des OP-Bereiches zu bleiben, nähert man sich diesem System (Subsystem bzw. Systemelement) aus Sicht einer Klinik [eines Managements] (Supersystem) mittels Deduktion (Top-Down). Eine Wahrnehmung des Selbstzweckes „Ergebnisverantwortung" im Sinne von Managementzielen oder der Unternehmenskultur indessen wäre aus der Perspektive des OP-Bereiches induktiv (Bottom-Up). Der OP-Bereich als Supersystem nimmt konsequenter Weise die allgemeinere Rolle mit Blick auf seine unterschiedlich spezialisierten Subsysteme (Cognitives System, Technisches System, Leistungssystem) ein.

Im (Super)System Klinik ist der OP-Bereich von weiteren (Sub-Systemen) umgeben, die gleichermaßen zur Erreichung der Systemziele (Supersystem) beitragen. Zu diesen Subsystemen (Schwester-Elementen) steht der OP-Bereich als Modell der Gesamtheit funktional in Verbindung. Am Beispiel der Diagnostik stellen Befund bzw. Indikation (z. B. Fraktur mit Gelenkbeteiligung) mögliche Inputs für den OP-Bereich dar. Als Schnittstellen kommen, neben dem medizinischen Personal, unter anderem Hard- und Software bzw. medizinische Gerätetechnik in Form integrierter OP-System in Betracht. Nach erfolgtem Eingriff (z. B. Plattenosteosynthese) liefert der OP-Bereich der Diagnostik mittelbar einen Output (veränderter Befund). Der Output ist in diesem Falle gleichbedeutend mit dem Zustand des Patienten und in Form einer erfolgreichen und komplikationsarmen Knochenbruchheilung feststellbar. Ebenso möglich wären mechanische Komplikationen (durch orthopädische Implantate) oder eine Infektion (durch eine interne Osteosynthesevorrichtung).

- Ein System weist Struktur, Funktionen und eine Umgebung auf.
- Die geeignete Hierarchie ist kontextabhängig und wird durch die eingenommene Betrachtungsweise von System zu System neu definiert.

2.4.3 Systemsicherheit

Im Kontext der Patientensicherheit gibt es eine Vielzahl zutreffender Definitionen des Risikobegriffs. Mit Blick auf die Sicherheit in der Systemgestaltung soll Risiko im Folgenden als „Qualitative oder quantitative Charakterisierung eines Schadens hinsichtlich der Möglichkeit des Eintreffens und der Tragweite der Schadenswirkung" (Künzler 2002) verstanden werden. Als Ergebnis risikoreduzierender Maßnahmen wird die Existenz des verbleibenden Risikos (residuales oder Nettorisiko) akzeptiert, wenn es kleiner als das ursprüngliche Risiko (auch Bruttorisiko) ist (Brünger 2009; Künzler 2002). Aus dem Risiko resultiert die eigentliche Gefahr als „Zustand, Umstand oder Vorgang, aus dem ein Schaden für Mensch, Umwelt und/oder Sachgüter entstehen kann.

In Relation zum Human-factors engineering ist Sicherheit (aufbauend auf Risiko und Akzeptabilität) kein deterministisches Kriterium sondern ein Urteil, welches ein verbleibendes Risiko nach vorgegebenen Kriterien als akzeptabel einstuft. „Was für Entscheidungsträger als Risiko akzeptiert oder angesehen wird, stellt für die Betroffenen grundsätzlich eine Gefahr dar" (Künzler 2002).

2.4.4 Sicherheitsorientierte Systemgestaltung

Eine sicherheitsorientierte Systemgestaltung verfolgt das Ziel, Rahmenbedingungen (Struktur) zu schaffen, in denen die jeweiligen Systemelemente selbst als Systeme verstanden (Hierarchie) werden und so miteinander verbunden sind (Funktion), dass allgemeine wie spezielle residuale Risiken nach vorgegebenen Kriterien als akzeptabel eingestuft werden können.

Neben den empirisch vergleichsweise einfach zu ermittelnden, formalen Systemkomponenten wirkt die Gestaltung insbesondere auch im Umfeld von Systemen, bestehend aus Struktur und Kultur. Letztere ist geprägt durch menschliches Handeln (meist über viele Jahre) und daher vergleichsweise schwieriger beobachtbar bzw. abzugrenzen.

2.4.5 Literatur

Brünger C (2009). Erfolgreiches Risikomanagement mit COSO ERM. Berlin: Erich Schmidt Verlag GmbH & Co.

Ropohl G (2009). Allgemeine Technologie – eine Systemtheorie der Technik (3., überarbeitete Auflage), Karlsruhe: Universitätsverlag.

Künzler C (2002). Kompetenzförderliche Sicherheitskultur – ganzheitliche Gestaltung risikoreicher Arbeitssysteme. Zürich: vdf Hochschulverlag AG.

Stoffer T (2011). Human Factors in Engineering. http://www.psy.lmu.de/exp/teaching/courses/11ws-humanfactors.pdf. (Ludwigs Maximilian Universität München). Letzter Zugriff 09.10.2014.

Holstein W (2015) Human-factors engineering. http://www.britannica.com/EBchecked/topic/275693/human-factors-engineering. Letzter Zugriff 22.07.2015.

Pia Florentine Büxe

2.5 Persönlichkeit und riskantes Verhalten

Im Rahmen der Betrachtung von Zwischenfällen und Fehlern in der Patientenversorgung als Resultat eines ganzen Systems, wird auch der Mensch als ein beitragender Faktor angesehen, der beispielsweise durch mangelndes (Fach-)Wissen oder unzureichende Erfahrung, Müdigkeit und Stress an der Fehlerentstehung mitwirken kann (Vincent 2003). So stellte auch Reason fest, dass „... errors are the product of a chain of causes in which the individual psychological factors (momentary inattention, forgetting, haste, etc) are the last and often the least manageable link ..." (Reason 1995, S. 124).

Was könnte sich neben Unaufmerksamkeit oder Stress noch hinter diesen „individual psychological factors" verbergen? Gibt es Eigenschaften von Menschen, die mit erfolgreichem beruflichem Verhalten in Verbindung stehen? Existieren Eigenschaften, die mit der Beteiligung an Komplikationen zusammenhängen?

2.5.1 Persönlichkeitsmodell der Big Five

Ein Bereich dieser individuellen psychologischen Faktoren, die Reason (1995) erwähnt, könnte die Persönlichkeit eines Menschen darstellen. Nach Asendorpf und Neyer (2012) versteht man hierunter „die nichtpathologische Individualität eines Menschen in körperlicher Erscheinung, Verhalten und Erleben im Vergleich zu einer Referenzpopulation von Menschen gleichen Alters und gleicher Kultur" (S. 20).

Ein bekanntes und empirisch fundiertes Modell zur Struktur der Persönlichkeit ist das Fünf-Faktoren-Modell, welches auch unter dem Begriff der „Big Five" bekannt ist (vgl. Asendorpf und Neyer 2012, S. 103–111; Digmann 1990; McCrae und John 1992; Ostendorf und Angleitner 2004). Jedem dieser fünf Faktoren werden bestimmte Merkmale zugewiesen, die anschaulich anhand der Facetten des Persönlichkeitsinventars NEO-PI-R deutlich werden (Tab. 2.3).

Tab. 2.3: Dimensionen des Fünf-Faktoren-Modells der Persönlichkeit und seine Facetten (adaptiert nach Ostendorf und Angleitner 2004, S. 11).

Neurotizismus	Extraversion	Offenheit für Erfahrungen	Gewissenhaftigkeit	Verträglichkeit
Ängstlichkeit	Herzlichkeit	Offenheit für Phantasie	Kompetenz	Vertrauen
Reizbarkeit	Geselligkeit	Offenheit für Ästhetik	Ordnungsliebe	Freimütigkeit
Depression	Durchsetzungsfähigkeit	Offenheit für Gefühle	Pflichtbewusstsein	Altruismus
Soziale Befangenheit	Aktivität	Offenheit für Handlungen	Leistungsstreben	Entgegenkommen
Impulsivität	Erlebnishunger	Offenheit für Ideen	Selbstdisziplin	Bescheidenheit
Verletzlichkeit	Frohsinn	Offenheit des Werte- und Normensystems	Besonnenheit	Gutherzigkeit

Persönlichkeit in der Personalauswahl- und Entwicklung

Praktische Anwendung im beruflichen Alltag finden die Persönlichkeitseigenschaften in Form von Persönlichkeitstest in der Personalauswahl- und Entwicklung (Asendorpf und Neyer 2012, S. 20). Für den deutschsprachigen Raum liegen eine Reihe von Verfahren vor, die auf jeweils unterschiedlichen Persönlichkeitstheorien basieren und für spezifische Einsatzgebiete geeignet sind (für einen Überblick: Hossiep und Mühlhaus 2005, S. 38–81). Trotz des Beitrages von Persönlichkeitstest zur Vorhersage beruflicher Leistung und Berufserfolg (Ng et al. 2005; Schmidt und Hunter 1998) werden sie in deutschen Unternehmen zur beruflichen Eignungsdiagnostik wenig eingesetzt (Ryan et al. 1999).

2.5.2 Persönlichkeit im Arbeitsalltag

Diverse Forschungsarbeiten berichten Zusammenhänge zwischen den Big Five und arbeitsbezogenen Kriterien. Vor allem Gewissenhaftigkeit erwies sich als konsistenter valider Prädiktor für unterschiedliche berufliche Leistungskriterien (z. B. Gehalt oder Produktivität), Offenheit für Erfahrungen als Prädiktor für die Leistung in Trainings und Extraversion als Erfolgsfaktor für Beschäftigungen, die soziale Interaktionen erfordern (Barrick und Mount 1991). In einer weiteren Metaanalyse von Barrick, Mount und Judge (2001) stellte sich ebenfalls Gewissenhaftigkeit als validester Prädiktor der Big Five zur Vorhersage beruflicher Leistung heraus – über verschiedene Berufsgruppen (z. B. Verkäufer, Polizisten, Facharbeiter) und Leistungskriterien (z. B. Teamwork, Trainingsleistung, Vorgesetztenbeurteilung) hinweg ließ sich der Befund generalisieren.

Auch der Erfolg in Trainings zum Umgang mit Fehlern weist eine Verbindung zu Persönlichkeitsmerkmalen auf: Gully et al. (2002) fanden in ihrer Studie zu computerbasierten Entscheidungsaufgaben einen Zusammenhang von Offenheit für Erfahrungen mit dem Trainingserfolg. Personen, die höhere Werte auf dem Faktor Offenheit für Erfahrungen aufwiesen, profierten mehr von einem „fehlerermutigenden“ Training, in dessen Instruktionen betont wurde, dass Fehler zum Lernprozess gehörten und letztlich helfen könnten, die Aufgaben besser zu lösen.

Zudem zeigte sich, dass Gewissenhaftigkeit und Organizational Citizenship Behavior, also freiwilliges Arbeitsengagement, zusammenhängen (Borman et al. 2001; Organ und Ryan 1995). Personen, die eher gewissenhaft waren, zeigten Verhaltensweisen, die nicht direkt die originäre Arbeitsaufgabe betrafen, sondern den organisationalen Kontext unterstützten (z. B. Zusatzarbeiten erledigen; anderen helfen; Regeln einhalten, obwohl dies mit persönlichen Unannehmlichkeiten verbunden ist; Organ und Ryan, 1995).

2.5.3 Persönlichkeit und riskantes Verhalten

Neben den dargestellten Zusammenhängen der Big Five mit positiv assoziierten Kriterien wie Leistung, Trainingserfolg und Arbeitsengagement, wurden zudem Zusammenhänge mit eher negativ interpretierbaren Kriterien festgestellt.

In der Studie von Arthur und Graziano (1996) zeigte sich eine inverse Beziehung zwischen Gewissenhaftigkeit und Verkehrsunfällen von Autofahrern: Die Fahrer, die sich selbst als diszipliniert, verantwortungsvoll und zuverlässig beschrieben, also eine höhere Gewissenhaftigkeit aufwiesen, waren weniger häufig in Verkehrsunfälle involviert, als Personen, die sich selbst als weniger gewissenhaft einstuften.

Darüber hinaus fand Frone (1998), dass negativer Affekt, also das Ausmaß, in dem Personen negative Gefühle empfinden und emotional reagieren (ähnlich der Neurotizismus-Dimension), positiv damit zusammenhing, einen Schaden auf der Arbeit zu erleiden. Als Schäden galten beispielsweise Verstauchungen, Schnitt- und Platzwunden, Verbrennungen, Prellungen, Brüche und verrenkte Gelenke. In der Metaanalyse von Clarke und Robertson (2008) war darüber hinaus geringe Verträglichkeit, hierunter wurde aggressives, misstrauisches und egozentrisches Verhalten zusammengefasst, ein valider und generalisierbarer Prädiktor für die Involvierung in Arbeitsunfälle.

Zusammenfassend erwiesen sich schließlich geringe Ausprägungen in den Dimensionen Gewissenhaftigkeit und Verträglichkeit als valide generalisierbare Prädiktoren für die Beteiligung an Verkehrs- und Berufsunfälle, zudem hohe Extraversion als generalisierbarer Prädiktor für Verkehrsunfälle (Clarke und Robertson 2005).

2.5.4 Persönlichkeit im klinischen Alltag

Speziell bei Krankenhausmitarbeitern fanden Konovsky und Organ (1996) einen positiven Zusammenhang von Gewissenhaftigkeit und Arbeitsengagement – waren die Krankenhausmitarbeiter sehr gewissenhaft, so waren sie eher altruistisch, hielten Regeln ein und brachten sich verantwortungsvoll und konstruktiv in Angelegenheiten der Arbeitsgruppe bzw. Organisation ein.

In der Studie von Lehner und Kollegen (2013) ergab sich ein signifikanter negativer Effekt von Neurotizismus auf das Engagement von Krankenhausärzten. Wiesen Krankenhausärzte einen geringeren Wert auf der Neurotizismus-Dimension auf, waren also eher ausgeglichen, selbstsicher und ruhig, wiesen sie höhere Werte im Engagement auf. Das Engagement war in der Studie als vitales, widerstandsfähiges, konzentriertes und begeisterungsfähiges Arbeitsverhalten definiert.

2.5.5 Persönlichkeit und Patientensicherheit?

In den Erkenntnissen über Zusammenhänge von Persönlichkeitseigenschaften und der Beteiligung an Unfällen könnte sich eine Parallele zu fehlerbedingten Schadenereignissen in der Patientenversorgung ziehen lassen, denn letztlich handelt es sich in beiden Fällen um unerwünschte Ereignisse. Vor dem Hintergrund der vorgestellten Forschungsergebnisse lässt sich mutmaßen, dass sehr gewissenhafte und verträgliche, wenig neurotische Mitarbeiter in der Patientenversorgung eine geringeres „Risiko" für Zwischenfälle darstellen könnten.

Zudem lassen die erforschten Zusammenhänge allgemeiner beruflicher Leistungskriterien mit Persönlichkeitseigenschaften vermuten, dass auch bei Mitarbeitern, die in der Patientenversorgung tätig sind, Gewissenhaftigkeit ein „Erfolgsfaktor" sein könnte.

2.5.6 Literatur

Arthur W, Graziano WG (1996). The five-factor model, conscientiousness, and driving accident involvement. *Journal of Personality*, 64: 593–618. Doi:10.1111/j.1467-6494.1996.tb00523.x.

Asendorpf JB, Neyer FJ (2012). *Psychologie der Persönlichkeit.* Berlin, Heidelberg: Springer.

Barrick MR, Mount MK (1991). The Big Five personality dimensions and job performance: A meta-analysis. *Personnel Psychology*, 44: 1–26. Doi:10.1111/j.1744-6570.1991.tb00688.x.

Barrick MR, Mount MK, Judge TA (2001). Personality and performance at the beginning of the new millennium: What do we know and where do we go next? *Personality and Performance*, 9: 9–30. Doi:10.1111/1468-2389.00160.

Borman WC, Penner LA, Allen TD, Motowidlo SJ (2001). Personality predictors of citizenship performance. *International Journal of Selection and Assessment* 9, 52–69. Doi:10.1111/1468-2389.00163.

Clarke S, Robertson I (2005). A meta-analytic review of the big five personality factors and accident involvement in occupational and non-occupational settings. *Journal of Occupational and Organizational Psychology* 78, 355–376. Doi:10.1348/096317905X26183.

Clarke S, Robertson I (2008). An examination of the role of personality in work accidents using meta-analysis. *Applied Psychology* 57, 94–108. Doi:10.1111/j.1464-0597.2007.00267.x.

Digman JM (1990). Personality structure: Emergence of the five-factor model. *Annual Review of Psychology* 41, 417–440. Doi:10.1146/annurev.ps.41.020190.002221.

Frone MR (1998). Predictors of work injuries among employed adolescents. *Journal of Applied Psychology* 83, 565–576. Doi:10.1037/0021-9010.83.4.565.

Gully SM, Payne SC, Koles K, Kiechel L, Whiteman JAK (2002). The impact of error training and individual differences on training outcomes: An attribute-treatment interaction perspective. *Journal of Applied Psychology* 87, 143–155. Doi:10.1037/0021-9010.87.1.143.

Hossiep R, Mühlhaus O (2005). *Personalauswahl und -entwicklung mit Persönlichkeitstest.* Göttingen: Hogrefe.

Konovsky MA, Organ DW (1996). Dispositional and contextual determinants of organizational citizenship behavior. *Journal of Organizational Behavior* 17, 253–266. Doi:10.1002/(SICI)1099–1379(199605)17:3<253::AID-JOB747>3.0.CO;2-Q.

Lehner BS, Kowalski C, Wirtz M, Ansmann L, Driller E, Ommen O, Oksanen T, Pfaff H (2013). Work engagement von Krankenhausärzten: Welche Rolle spielen Sozialkapital und

Persönlichkeitseigenschaften? *Psychotherapie Psychosomatik Medizinische Psychologie* 63, 122–128. Doi:10.1055/s-0032-1333289.
McCrae RR, John OP (1992). An introduction to the five-factor model and its applications. *Journal of Personality* 60, 175–215. Doi:10.1111/j.1467-6494.1992.tb00970.x.
Ng TH, Eby LT, Sorensen KL, Feldman DC (2005). Predictors of objective and subjective career success: A meta-analysis. *Personnel Psychology* 58, 367–408. Doi:10.1111/j.1744-6570.2005.00515.x.
Organ DW, Ryan K (1995). A meta-analytic review of attitudinal and dispositional predictors of organizational citizenship behavior. *Personnel Psychology* 48, 775–802. Doi:10.1111/j.1744-6570.1995.tb01781.x.
Ostendorf F, Angleitner A (2004). *NEO-Persönlichkeitsinventar nach Costa und McCrae – Revidierte Fassung – Manual.* Göttingen: Hogrefe.
Reason J (1995). Safety in the operating theatre – Part 2: Human error and organisational failure. *Quality and Safety in Health Care* 14, 56–61. Doi:10.1016/S0953-7112(05)80010-9.
Ryan AM, McFarland L, Baron H, Page R (1999). An international look at selection practices: Nation and culture as explanations for valiity practice. *Personnel Psychology* 52, 359–392. Doi:10.1111/j.1744-6570.1999.tb00165.x.
Schmidt FL, Hunter JE (1998). The validity and utility of selection methods in personnel psychology: Practical and theoretical implications of 85 years of research findings. *Psychological Bulletin* 124, 262–274. Doi:10.1037/0033-2909.124.2.262.
Vincent C (2003). Understanding and responding to adverse events. *New England Journal of Medicine* 348, 1051–1056. Doi:10.1056/NEJMhpr020760.

3 Der Einfluss komplexer Systeme auf die Patientensicherheit

Gudela Grote und Michaela Kolbe

3.1 Systemtheorien, Organisationstheoretische Ansätze

3.1.1 Organisationstheoretische Ansätze und Systemtheorien

In diesem Kapitel wird zunächst eine kurze Übersicht über organisationswissenschaftlich fundierte Theorien in der Sicherheitsforschung gegeben. Anschließend werden systemische Ansätze am konkreten Beispiel des Trainings von Führung und Kommunikation in medizinischen Teams behandelt.

3.1.2 Eine kurze Geschichte organisationswissenschaftlich fundierter Theorien in der Sicherheitsforschung

Organisationswissenschaftliche Ansätze in der Sicherheitsforschung haben meist bei der Grundproblematik der Organisationsgestaltung angesetzt, wie angesichts von Anforderungen an Stabilität und Kontrolle gleichzeitig genügend Kapazitäten für Flexibilität und Anpassungsfähigkeit geschaffen werden können. Charles Perrow hat in seinem Buch „Normale Katastrophen" von 1984 ein sehr pessimistisches Bild der Fähigkeiten von Organisationen gezeichnet, diesen Spagat auszuführen. Ausgehend von zwei Dimensionen, die technische Anlagen kennzeichnen – Kopplung und Interaktionsform – hat er die organisatorischen Notwendigkeiten für deren Betrieb analysiert und aufgezeigt, dass bei bestimmten Konstellationen die organisatorischen Erfordernisse widersprüchlich und nicht erfüllbar sind. Systeme, die eng gekoppelt sind und komplexe Interaktionen erfordern, bedürfen demnach einer sowohl zentralen wie dezentralen Organisation, um Prozesse entsprechend der engen Kopplung weitest möglich zentral steuern und gleichzeitig auf unvorhersehbare und daher nicht zentral steuerbare Interaktionen im System flexibel und vor Ort reagieren zu können.

Eine andere Gruppe von Organisationswissenschaftlern um Karlene Roberts, Karl Weick und Todd LaPorte hat Untersuchungen in einer Reihe von Hochrisikosystemen, insbesondere in Kernkraftwerken, in der Flugsicherung und auf Flugzeugträgern, durchgeführt und ist zu einem weit optimistischeren Ergebnis gelangt. Sie haben argumentiert, dass sogenannte „high reliability organizations" durch die Fähigkeit gekennzeichnet sind, je nach Risikohaltigkeit der Betriebssituation unterschiedliche Funktionsmodi einnehmen zu können (vgl. Roberts 1993). Während Routineoperationen oftmals in Abläufen mit starker Hierarchie, Kontrolle und Formalisierung erfolgen, sind Zeiten mit hohem Arbeitsvolumen oder mit anderen die Anforderungen steigernden Bedingungen (z. B. schlechtes Wetter bei der Flugsicherung) durch aufgabenbezogene, dezentrale Arbeitsprozesse gekennzeichnet. In Notfallsituationen wurde ein dritter Funktionsmodus gefunden, der in der Befolgung vorgegebener und hoch eingeübter Prozeduren besteht. Grundlegende Kennzeichen der Arbeitsorganisation wie Arbeitsabläufe, Kommunikations- und Kooperationsmuster und Delegation von Verantwortung ändern sich also fließend je nach der Art der Anforderungen, die bewältigt werden müssen (LaPorte und Consolini 1991). Als ein wesentlicher Wirkmechanismus, der diese Wechsel ermöglicht, ist die Organisationskultur identifiziert worden (Weick 1987). Wenn Zentralisierung durch geteilte Werte und Normen erfolgt, wird gleichzeitig flexibles, lokales Handeln unterstützt, indem die Akteure – statt fixen Regeln zu folgen – im Einzelfall entscheiden müssen, wie unter Einhaltung dieser Grundprämissen zu handeln ist. Beispielsweise immer im Interesse der Patientensicherheit zu handeln, kann sehr verschiedene Handlungsweisen beinhalten, die nur bedingt in Regeln und Standards festgeschrieben werden können und daher durch starke geteilte Normen unterstützt werden müssen. Drastische Fälle sind sicherlich solche, in denen fundamentale ethische Entscheidungen getroffen werden müssen.

Die Grundlagen der Gestaltung von *high reliability organizations* sind in fünf Prinzipien zusammenfasst worden, die zusammen ein hohes Maß an kollektiver Achtsamkeit erzeugen (Weick und Sutcliffe 2001):

1. Aufmerksamkeit eher auf Fehler als auf Erfolge richten,
2. grob vereinfachende Interpretationen vermeiden,
3. betriebliche Abläufe genau beobachten,
4. Fähigkeit zu Resilienz angesichts von Störungen und Fehlern unterstützen,
5. Entscheidungen an die jeweils fähigsten Akteure delegieren.

Der Gestaltungsansatz der *high reliability organizations* ist inzwischen unter anderem auch in Krankenhäusern erfolgreich umgesetzt worden (Vogus und Sutcliffe 2007).

Eine kürzlich vorgeschlagene Erweiterung dieses Ansatzes beinhaltet, dass nicht nur angesichts unvermeidbarer Unsicherheiten in Arbeitsprozessen Flexibilität gefordert ist, sondern dass unter bestimmten Umständen auch eine ausdrückliche Erhöhung von Unsicherheit als sicherheitsförderlich angenommen wird (Grote 2015). Aus traditioneller Perspektive erscheint in Kontexten, in denen die Sicherheit für Mensch und Umwelt im Vordergrund steht, meist die unmittelbare Reduktion von Unsicherheit als wesentlich. Im erweiterten Ansatz der *high reliability organizations* geht es aber auch darum, Fähigkeiten der Organisation im Reagieren auf unvermeidbare Unsicherheiten, d. h. deren temporäre Anerkennung und die Initiierung von Gegenmaßnahmen, zu fördern. Diese notgedrungene Akzeptanz von Unsicherheit ist jedoch nicht mit einer Sicht auf Unsicherheit als etwas an sich Positivem zu verwechseln. Dass Unsicherheit auch nützlich sein kann, wird am ehesten in der Innovationsforschung und in Theorien selbstorganisierender Systeme diskutiert (z. B. Anderson 1999; Kaplan und Mikes 2012). Im Folgenden wird das Beispiel von *speaking up*, also dem sich proaktiv zu Wort melden, z. B. um auf Missstände aufmerksam zu machen, Entscheidungen in Frage zu stellen oder eigene Ideen einzubringen (Morrison 2011), genutzt, um einerseits die Bedeutsamkeit der punktuellen Erhöhung von Unsicherheit für die Patientensicherheit zu verdeutlichen, andererseits einen systemtheoretisch fundierten Ansatz für die Förderung von *speaking up* zu präsentieren.

3.1.3 Ein systemtheoretischer Ansatz zur Förderung von *speaking up*

Eine Lebertransplantation beginnt um 22:00 Uhr. Die Narkoseeinleitung hat eine Stunde früher begonnen. Um 2:00 Uhr kommt der Chefarzt der Chirurgie, führt eine Anastomose durch und verlässt den Operationssaal um 3:00 Uhr wieder. Der operierende Oberarzt, der zu diesem Zeitpunkt bereits sehr müde ist, hat seinen Chef nicht gefragt, ob er sich für das Zunähen auslösen lassen dürfe. Es kommt zu einer verzögerten Blutstillung. Um 7:00 Uhr kommt der Vorgesetzte des Anästhesisten und fragt ihn, ob er weitermachen könne. Dieser, ebenfalls sehr müde, traut sich nicht, nein zu sagen. Um 9:30 Uhr kommen der Patient und der Anästhesist auf der Intensivstation an. Dort fällt dem Intensivmediziner auf, dass zu viel Blut in den Drainagen ist und der Bauch des Patienten dick ist; er vermutet eine Nachblutung. Diese Nachblutung ist weder dem Chirurgen beim Zunähen noch dem Anästhesisten beim Transport auf die Intensivstation aufgefallen.

Obwohl *speaking up* nachweislich zur Patientensicherheit beitragen kann – im oben geschilderten Beispiel hätten nach kurzfristiger erhöhter Unsicherheit (OP-Personalwechsel) die Sicherheit des Patienten erhöht werden können (Nachblutung schneller behandeln) – entscheiden sich doch viele Mitarbeiter, im Zweifelsfall lieber nichts zu sagen oder nicht nachzufragen (Kolbe et al. 2012; Weiss et al. 2014). Dafür gibt es „gute" Gründe, die häufig im System der Organisation verankert scheinen. In der Medizin scheinen insbesondere verschiedene Risikoabwägungen das *speaking up* zu erschweren:

- Wie sicher bin ich mir bei meiner Einschätzung – ist es wirklich so schlimm?
- Wie reagieren meine Kollegen und Kolleginnen, wenn ich etwas sage? Wie reagiert mein Vorgesetzter? Wie reagiert der möglicherweise anwesende, wache Patient?
- Wer darf hier etwas sagen und wer nicht?
- Wer sagt hier tatsächlich etwas und wird er dafür von den Kollegen geschätzt oder belächelt?
- Wie werde ich von den anderen gesehen, wenn ich etwas sage?
- Wer ist hier offen für *speaking up*?
- Gibt es hier auf der Station eine ungeschriebene Regel zu schweigen oder wird *speaking up* hier gern gesehen?
- Wann ist der richtige Moment für *speaking up*?
- Wie reagiere ich eigentlich, wenn mich ein Kollege auf einen potentiellen Fehler hinweist?
- Wozu darf ich etwas sagen, und wer darf mir wozu etwas sagen?

Diese Fragenauswahl zeigt, welche Faktoren Mitarbeitenden im Krankenhaus beim Abwägen des Risikos eines *speaking ups* beschäftigen und welche systemischen Prozesse in ein *speaking up* involviert sein können. Entscheidend sind die vermuteten und tatsächlichen Reaktionen der Kollegen und Kolleginnen verschiedener Statusgruppen (Assistenzarzt, Oberarzt, Pflegefachperson) und Professionen (im Operationssaal, z. B. Anästhesie und Chirurgie) im komplexen Gefüge von Hierarchie, Territorialverhalten, Zeitdruck und Vorerfahrungen (Kobayashi et al. 2006; Raemer 2010; Schwappach und Gehring 2014). Dazu kommen sozialpsychologische Phänomene wie stereotype Wahrnehmung, Konformität und Gehorsam und die nur selten geschulten Kommunikationskompetenzen. Letztere stehen im Fokus von *speaking up*-Trainings, in denen die Teilnehmenden lernen können, wie sie ihre Bedenken und Ideen effektiv äußern könnten (O'Connor et al. 2013; Raemer et al. im Druck). Diese Trainings sind selten wirksam, vermutlich weil sie die oben genannten komplexen Wechselwirkungen im sozialen System des Krankenhauses außer Acht lassen. Ein rein individuumsbezogenes Training kommunikativer Kompetenzen vermittelt wenig über die Zirkularität von Verhalten und damit über entscheidende Veränderungsmöglichkeiten. Stattdessen liegt es für eine wirksame Förderung von *speaking up* nahe, systemisch vorzugehen. Dazu eignen sich Methoden, die in der systemischen Beratung von Menschen und Organisationen verwendet werden (von Schlippe und Schweitzer 2007). Ganz konkret kann *speaking up* in sogenannten Debriefings systemisch gefördert werden. Debriefings sind Nachbesprechungen besonderer Ereignisse im klinischen Alltag oder simulierter Szenarien im Trainingskontext (Rudolph et al. 2008). Das Ziel der Debriefings besteht im gemeinsamen Lernen. Für ein systemisches Vorgehen in Debriefings bieten sich zum Beispiel zirkuläre Fragen an (Kolbe et al. 2013): Eine dritte Person wird zur Interaktion zweier Personen befragt (von Schlippe und Schweitzer 2007), zum Beispiel „Tim, was meinst du, was Michael von Alexander brauchen könnte, damit ihm ein *speaking up* leicht fällt?". Dadurch entsteht nicht nur neue Information im System, sondern der Fokus wird von einer linearen Problembeschreibung und einseitigen Schuldzuweisung auf Prozesse und Muster zwischen den Beteiligten verschoben. Damit wird es den Teilnehmenden möglich, zu erkennen, wie sich ihr Verhalten gegenseitig bedingt und was sie voneinander (und von den Vorgesetzten etc.) für *speaking up* brauchen. Häufig wird in diesen Debriefings deutlich, dass *speaking up* und die entsprechende Organisationskultur systemisch vor allem durch zwei Dinge gefördert werden kann: Ein explizites Einladen und ein positives Verstärken von *speaking up* durch die Vorgesetzten. Die Art und Weise, wie *speaking up* initiiert und wie darauf unmittelbar und langfristig reagiert wird, ist entscheidend. Daher sind Trainings individueller *speaking up*-Kompetenzen nur begrenzt wirksam. Vielmehr bietet es sich an, in der Entwicklung von Maßnahmen und Trainings zur Förderung von *speaking up* – und vieler anderer Maßnahmen zur Erhöhung der Patientensicherheit – Lernen als einen systemischen Prozess zu verstehen.

3.1.4 Literatur

Anderson P (1999). Complexity theory and organization science. *Organization Science* 10, 216–232.
Grote G (2015). Promoting safety by increasing uncertainty – Implications for risk management. *Safety Science* 71, 71–79.
Kaplan RS, Mikes A (2012). Managing risks: A new framework. *Harvard Business Review* 6, 48–60.
Kobayashi H, Pian-Smith M, Sato M, Sawa R, Takeshita T, Raemer D (2006). A cross-cultural survey of residents' perceived barriers in questioning/challenging authority. *Quality and Safety in Health Care* 15, 277–283. Doi:10.1136/qshc.2005.017368.
Kolbe M, Burtscher MJ, Wacker J, Grande B, Nohynkova R, Manser T, Spahn D, Grote G (2012). Speaking-up is related to better team performance in simulated anesthesia inductions: An observational study. *Anesthesia & Analgesia* 115, 1099–1108. Doi:10.1213/ANE.0b013e318269cd32.
Kolbe M, Weiss M, Grote G, Knauth A, Dambach M, Spahn DR, Grande B (2013). TeamGAINS: a tool for structured debriefings for simulation-based team trainings. *BMJ Quality & Safety* 22, 541–553. Doi:10.1136/bmjqs-2012-000917.
LaPorte TR, Consolini PM (1991). Working in practice but not in theory: Theoretical challenges of "high-reliability organizations". *Journal of Public Administration Research and Theory* 1, 19–47.
Morrison EW (2011). Employee voice behavior: Integration and directions for future research. *The Academy of Management Annals* 5, 373–412.
O'Connor P, Byrne D, O'Dea A, McVeigh TP, Kerin, MJ (2013). „Excuse Me:“ teaching interns to speak up. *Joint Commission Journal on Quality and Patient Safety* 39, 426–431.
Perrow C (1984). *Normal accidents – living with high-risk technologies*. New York: Basic Books.
Raemer DB (2010). The clinician's response to challenging cases. In E Yano, I Kawachi, M Nakao (Eds.). *The healthy hospital. Maximizing the satisfaction of patients, health workers, and community* 27–32. Tokyo: Shinohara Shinsha.
Raemer DB, Kolbe M, Minehart RD, Rudolph JW, Pian-Smith M. (im Druck). Improving faculty's ability to speak-up to others in the operating room: A simulation-based randomized controlled trial of an educational intervention and an qualitative analysis of hurdles and enablers. *Academic Medicine*.
Roberts KH (Ed.) (1993). *New challenges to understanding organizations*. New York: Macmillan.
Rudolph J, Simon FB, Raemer DB, Eppich WJ (2008). Debriefing as formative assessment: Closing performance gaps in medical education. *Academic Emergency Medicine* 15, 1010–1016. Doi:10.1111/j.1553-2712.2008.00248.x.
Schwappach D, Gehring K (2014). Trade-offs between voice and silence: a qualitative exploration of oncology staff's decisions to speak up about safety concerns. *BMC Health Services Research* 14(1), 303.
von Schlippe A, Schweitzer J (2007). *Lehrbuch der systemischen Therapie und Beratung* (10 ed.). Göttingen: Vandenhoeck & Ruprecht.
Vogus TJ, Sutcliffe KM (2007). The impact of safety organizing, trusted leadership, and care pathways on reported medication errors in hospital nursing units. *Medical Care* 45, 997–1002.
Weick KE (1987). Organizational culture as a source of high reliability. *California Management Review* 29, 112–127.
Weick KE, Sutcliffe KM (2001). *Managing the unexpected: Assuring high performance in an age of complexity*. San Francisco, CA: Jossey-Bass.
Weiss M, Kolbe M, Grote G, Dambach M, Marty A, Spahn DR, Grande B (2014). Agency and communion predict speaking up in acute care teams. *Small Group Research* 45, 290–313.

Dieter Conen

3.2 Bedeutung der Patientensicherheit im Gesundheitssystem

3.2.1 Die Dimension des Problems

Die einfachste Definition von Patientensicherheit im Sinne einer normativen Festlegung ist die des Instituts of Medicine aus dem Jahr 1999 (Kohn 1999) und lautet „Abwesenheit von unerwünschten Ereignissen". In zahlreichen internationalen Studien wurde gezeigt, dass trotz der Verschiedenheit der jeweiligen Gesundheitssysteme, trotz der nicht immer einheitlichen Definition von sicherheitsrelevanten Ereignissen und auch trotz des retrospektiven Charakters der Analysen, dass gerade auch in hochentwickelten Gesundheitssystemen einer von tausend Patienten nicht wegen seiner Erkrankung sondern auf Grund von Fehlern stirbt, dass 8–30 % der Spitalpatienten ein unerwünschtes Ereignis erleiden, von welchen zwischen 30 und 50 % vermeidbar wären. (Aranaz-Anders 2008; Baker 2004; Lessing 2010; Soop 2009; UK Department of Health 2000; Vincent 2001a; WHO Europe 2012; Zegers 2009). Die Europäische Kommission schätzt, dass bezogen auf die Hospitalisationen in der Europäischen Union rund 10 Millionen unerwünschte Ereignisse, inklusive der nosokomialen Infekte, passieren, von denen rund 4,4 Millionen vermeidbar wären (European Commission 2008). Nosokomiale Infekte und weltweit zunehmende Antibiotikaresistenzen stellen derzeit und in der unmittelbaren Zukunft wohl das größte Sicherheitsproblem im Gesundheitswesen dar, denn die Häufigkeit nosokomialer Infekte nimmt nicht ab, und die Rate der auf alle verfügbaren Antibiotika resistenten Bakterien nimmt eher zu. Nicht zu reden von den finanziellen Folgen der nosokomialen Infekte einerseits und der nicht korrekt durchgeführten perioperativen Antibiotikaprophylaxe von nicht länger als einem Tag andererseits. Auf Grund der Daten aus der NIDEP-II-Studie geht man allein für Deutschland von vermeidbaren jährlichen Kosten von 20 Mill. € aus (Schrappe 2014). Dabei sind die Kosten für nosokomiale Infekte, deren Rate in der Schweiz bei ca. 2–14 % aller hospitalisierten Patienten liegt, was etwa 70.000 nosokomialen Infekten pro Jahr, bei 2.000 Patienten mit Todesfolge entspricht. Das führt zu Mehrkosten von CHF 240 Millionen/Jahr und ca. 300.000 zusätzlichen Spitaltagen (Sax 2006). Das zusätzliche Leid für Patienten und Angehörige lässt sich kaum in Zahlen fassen und stellt eine Dimension dar, die dem *primum non nocere* diametral entgegen läuft.

Darüber hinaus zeigen Studien aus den USA, dass viele Patienten nur in der Hälfte der Fälle die empfohlene Behandlung erhalten, während andere Patienten Untersuchungen und Behandlungen erfahren, die nicht nur unnötig sind, sondern auch jeweils eine ungerechtfertigte Risikoexposition bedeuten (McGlynn 2003). In einer neueren größeren australischen Studie zeigten Runcimann et al. (2012a,b), dass nur 57 % der Patienten die empfohlene Therapie erhielten verbunden mit einer Compliance von 13 % für Alkoholabhängigkeit und von 90 % für die koronare Herzkrankheit.

Studien der jüngeren Zeit aus diversen Ländern haben gezeigt, dass die Rate von Schäden, die Patienten in stationärer oder ambulanter Betreuung erfahren, nach wie vor hoch ist. Es gibt wenig Anzeichen dafür, dass sich die Patientensicherheit auf Systemebene verbessert (de Vries 2008; Vincent 2008b; Landrigan 2010). Einzig aus den USA wird erstmals mit neuesten Zahlen belegt, dass die im Spital erworbenen Schäden inklusive der Todesfolgen zwischen 2010 und 2013 bezogen auf die Ereignisse pro 1.000 Entlassungen kumulativ um 17 % abgenommen haben (AHRQ 2014).

Auch die Bevölkerung vieler europäischer Staaten ist sich zunehmend der Problematik um die Patientensicherheit bewusst, wie aus den Daten des Eurobarometers 2014 hervorgeht, demnach glauben über 53 % der befragten Bürger aus den 28 EU-Staaten, dass es wahrscheinlich ist, während eines Spitalaufenthalts einen Schaden zu erleiden. Gleichzeitig nehmen 50 % der Befragten an, dass es wahrscheinlich ist, auch bei der nicht spitalgebundenen medizinisch/pflegerischen Betreuung einen Schaden zu erleiden. In einer jüngst publizierten Studie aus elf Ländern mit spezifischeren Fragestellungen (Schwappach 2012) berichtete einer von zehn Bürgern in Europa, einen Medikationsfehler erlitten zu haben mit einer großen Variationsbreite zwischen den beteiligten Ländern: 5 % UK, 13 % US, 16 % Norwegen.

Die Stiftung Patientensicherheit Schweiz zeigte, dass 11 % der Schweizer Bürger über Medikationsfehler klagten, die sie in den letzten zwei Jahren erlitten haben, u. a. begünstigt durch schlechte Koordination der Betreuung. In einer im niedergelassenen Bereich durchgeführten Studie, die eine definierte Liste von unerwünschten Ereignissen benutzte, gaben 30 % der Ärzte und 16 % der Pflegepersonen an, dass wenigstens eines der vorgelegten Ereignisse entweder täglich oder wöchentlich passierte (Gehring 2012).

Pearse et al. (2012) wiesen in einer europaweit durchgeführten Studie mit gesamthaft 46539 chirurgischen (außer kardiovaskulären) Interventionen nach, dass die Mortalität zwischen den einzelnen Ländern deutlich differierte (u. a. von 1,2 % für Island, 2 % für die Schweiz und 2,5 % für Deutschland und 21,5 % für Lettland).

3.2.2 *Trying Harder will not work* (Crossing the Quality Chasm 2001)

Mit härterer Arbeit mit noch mehr Aktivitäten oder Aktivismus – ist die Evidenz eindeutig – lassen sich Sicherheit und Qualität nicht steigern. Sie sind Systemeigenschaften, die ohne eine konsequente Veränderung des Systems selbst nicht nachhaltig verbessert werden können. Die Balance zwischen dem möglichen Nutzen getroffener oder geplanter Maßnahmen und dem zu erwartenden Schaden muss nicht zuletzt auch für breite Bevölkerungskreise, die immer älter, multimorbider und damit auch vulnerabler werden und höhere Risiken haben, umso sorgfältiger bedacht werden. Denn die medikamentösen und apparativ invasiven Maßnahmen der modernen Medizin werden immer zahlreicher und der zusätzliche Nutzen gegenüber etablierten Methoden ist manchmal nur minimal. Das Suchen nach absoluter Sicherheit käme aber einem therapeutischen Nihilismus gleich. Die Anwendung neuer Methoden und deren potenzielle Gefahren müssen im Allgemeinen akzeptiert werden, denn ihr theoretischer Nutzen wird ja gewünscht, so dass ihre sorgfältige Anwendung verbunden mit nutzenorientierter Evaluation nicht ausgeschlossen werden sollte, bis neuere Methoden eine größere Sicherheit garantieren (Conen 2012).

Verglichen mit den ersten Schritten der „Patientensicherheitsbewegung" vor rund 14 Jahren haben wir heute sicherlich ein anderes Verständnis der Ursachen von schlechter Qualität und auch Patientensicherheit. Die vertiefte Auseinandersetzungen mit der Prozesskette, an deren Ende das Schadensereignis steht, die Hinwendung von der Schuldzuweisung an den Einzelnen zum Systemversagen hat wesentlich zu einer Enttabuisierung der Anerkennung eines Schadens durch die medizinische Handlung beigetragen. Schlechte Kommunikation, mangelndes Teamwork, Unterbrechungen, Ablenkungen und fehlendes teambasiertes Training sind inzwischen nicht nur identifiziert sondern auch anerkannt als wichtige Quellen für Verletzungen im System beispielsweise einer chirurgischen Versorgung (Nagpal 2010; Schrappe 2013a; Vincent 2004c).

Zahlreiche chirurgische Behandlungsteams betrachten die bloße Checkliste nicht mehr als *magic bullet*, sondern sie beziehen das ganze chirurgische System in ihre Überlegungen mit ein und haben ein differenzierteres Verständnis von Teamwork im Operationssaal einerseits und im übrigen Gesundheitssystem andererseits (Neily 2010; Russ 2012).

Von anderen Interventionen wie computerbasierte ärztliche Eintrittsverordnungen für Medikamente, Standardisierungen und Prozessvereinfachungen sowie systematisierten Übergaben bei Schichtwechseln, bei Verlegungen (Starmer 2014) ist gezeigt worden, dass sie das System zuverlässiger und robuster machen und dass sie in Einzelfällen in einem bestimmten Kontext Schaden abwenden oder reduzieren können (Vincent 2010d). Beispiele aber, die in großem Umfang das Gesundheitssystem besser machen, fehlen weitestgehend, abgesehen von der oben zitierten Analyse aus den Vereinigten Staaten, die erstmals von einer 17 %-igen Reduktion der im Krankenhaus erlittenen unerwünschten Ereignisse berichtet (AHRQ 2014). Weiterhin erwähnenswerte und wichtige Ausnahmen stellen die internationale Händehygiene-Kampagne zur Reduktion der Bakteriämien dar (Pittet 2005), die Reduktion der durch zentrale Venenkatheter hervorgerufenen Infektionen (Pronovost 2006), sowie die Einführung der chirurgischen Checkliste (Haynes 2009).

3.2.3 Zukünftige Aufgaben des Gesundheitssystems

Unbestritten ist die Patientensicherheit eine Systemfrage des Gesundheitswesens, das so organisiert sein muss, dass diejenigen, die Sicherheit produzieren, auch ihre Aufgabe – den Patienten eine sichere Medizin anzubieten – wahrnehmen können, d. h. es muss sich um ein patientenzentriertes System handeln, das die Elemente, die Sicherheit wesentlich beeinflussen, zu berücksichtigen hat. Dabei handelt es sich im Einzelnen um die Organisation und das Management der Organisation. Damit muss Leadership wahrgenommen werden für das Spital aber auch für das Gesamtsystem Gesundheitswesen. Eine solche Führung muss Systemveränderungen beschließen und umsetzen. Sie ist verantwortlich für ein Klima, in welchem die Zusammenarbeit der verschiedenen Berufsgruppen gefördert und trainiert wird, in dem Fehler registriert, analysiert werden und in dem aus Fehlern gelernt wird. Das setzt eine die Sicherheit fördernde Umgebung voraus, in welcher Teamfaktoren ernst genommen, in welcher Zusammenarbeit trainiert, und die Kommunikation als entscheidend wahrgenommen werden. So kann die jeweilige Aufgabenstellung, die durch individuelle Faktoren und durch Patientencharakteristika und durch die externen Faktoren determiniert ist, gelöst werden (Vincent 2006).

Hier spielt die Gesundheitspolitik eine wesentliche Rolle. Sie ist für die Gesundheit der Bevölkerung verantwortlich und muss diese Verantwortung auch auf dem Gebiet der Patientensicherheit wahrnehmen, in dem sie Prioritäten setzt z. B. das Ausmaß der Schädigung zu messen, um die Sicherheitsprobleme exakter als bisher abschätzen zu können. Dazu ist es unumgänglich, Patientensicherheitsindikatoren zu definieren, die neben dem Outcome insbesondere wegen der größeren Sensitivität auch den Prozess zu messen erlauben. Hier gilt es in Zukunft insbesondere auch dem diagnostischen Prozess höchste Aufmerksamkeit zu widmen.

Die Patientensicherheitsbewegung befindet sich aktuell in einer kritischen Phase, denn nach dem mit großem Enthusiasmus die Mediziner als „Verbündete" um die Jahrtausendwende (Wachter 2013) gewonnen werden konnten und nicht mehr jeder Fehler ein „malpractice" Zeichen war, sondern klar wurde, dass mit *it's not bad people, it's bad systems* die Systemfrage in den Fokus rückte, ist in den letzten Jahren eher wieder eine Ernüchterung festzustellen. Denn ein „Wust neuer Initiativen" kommt auf die Professionals zu. Namentlich zu erwähnen sind dabei das Lernen in einer neuen Art zu denken, das Implementieren von Checklisten und das Erlernen des korrekten Umgangs mit diesen. Das „Überleben" der Installationen neuer IT-Systeme, das Akzeptieren von Patienten als aufgeklärte, gleichberechtigte Partner und Kotherapeuten kommt dazu und nicht zuletzt wird ein Verhalten gefordert, das knapper werdende wirtschaftliche Margen gleichberechtigt neben medizinischen Aspekten bei klinischen Entscheidungen zu berücksichtigen hat. Diese neuen Aufgaben sind *on top* zu einem schon vollen Programm zu leisten. Obwohl viele durch ihre Arbeit zur Sicherheit und Qualität Genugtuung erfahren, trägt diese Mehrarbeit möglicherweise zur hohen Rate von *Burn-Out* unter den Medizinern vor allem in den USA bei. Ihr Anteil unter denen, die an einem Burn-Out leiden, ist gegenüber einem vergleichbaren Teil der Normalbevölkerung deutlich höher. Bei einer befragten Population von Ärzten ($n = 7.288$; $vs = 3.442$) haben diese die Symptome eines Burn-Outs signifikant häufiger (37,9 vs. 27,8 %) und sind auch häufiger unzufrieden mit der Work-Life Balance ($p < 0{,}001$ für beide Items) als die nicht ärztliche Bevölkerung (Shanafelt 2012). Dabei ist klar, dass Arbeiten unter Burn-Out-Symptomen die Fehlerrate noch erhöht. Ob darin auch eine Erklärungsmöglichkeit dafür liegt, dass die „medizinpolitischen" Interventionen, die zur Senkung der Fehler- bzw. Schadensrate ergriffen wurden, keine nachhaltigen Verbesserungen brachten, muss noch abgewartet werden. Beispiele solcher Interventionen sind: finanzielles Bestrafen für eine erhöhte Wiedereintrittsrate, *Pay for performance, no pay for errors*, Propagierung von IT-Lösungen und Reduktion der Arbeits- und Präsenzzeiten von Dienstärzten.

Auf lange Sicht werden die Maßnahmen zur Verbesserung der Patientensicherheit nur Erfolg haben, wenn eine konsequente wissenschaftliche Analyse und Begleitung erfolgt. Denn solange wir nicht verstehen, was Sicherheit ist, was sie letztlich bedingt, wird man sie nicht verbessern können. Vergleichbar der Entwicklung in der Onkologie, in welcher auch erst mit dem multidisziplinären Ansatz individuelle Tumortypen identifiziert und Heilungen erzielt werden konnten. Ebenso konnten in der Aviatik erst die eindrücklichen Erfolge erreicht werden, als die wissenschaftlichen Erkenntnisse über Teams, Teamverhalten, Entscheidungsfindung und Wissensübermittlung kombiniert mit den praktischen Techniken der Kommunikation, des Briefing und Debriefings und des systematischen Umgangs mit Checklisten routinemäßig und verpflichtend angewendet wurden.

Wir müssen wissenschaftlich untermauern, wann wir uns auf die menschliche Urteilsfähigkeit gerade auch im Zusammenhang mit Sicherheitsfragen verlassen können oder müssen und wann wir auf Algorithmen oder Computerhilfe umsteigen müssen. Das kann im medizinischen Fall häufig Zusammenhang mit dem Kontext entschieden werden, sollte aber gleichzeitig das Wissen aus Lernpsychologie und Entscheidungsfindung über die Zuverlässigkeit und Begrenzung der menschlichen Urteilskraft berücksichtigen (Shojana 2013; Undre 2013).

Wissenschaftliche Fragestellungen, die auch bearbeitet werden müssen, betreffen die Analyse des Sicherheitsverhaltens. Es gilt Gründe dafür zu finden, warum einzelne Interventionen erfolgreich sind und andere nicht. Das verlangt eine systematische Entwicklung und rigorose Testung. Weiterhin sollte den Fragen nachgegangen werden, wie mit den Herausforderungen umzugehen ist, die komplexe Organisationen stellen, deren Natur unvorhersagbar ist, da sie sich über die Zeit zwar entwickeln, aber nicht konstant und linear, sondern sich sprunghaft und immer wieder verändern. Statt sich der hektischen Weiterentwicklung im modernen high tech-geprägtem Gesundheitswesen um jeden Preis anzupassen, kann es sinnvoll sein, den Service bewusst zu verlangsamen, um seine Reliabilität zu maximieren und zu verstehen, was nötig ist, um eine sichere Versorgung zu implementieren. Die dazu notwendigen Ressourcen sind zwar nicht zu vernachlässigen, aber nur moderat im Vergleich zur Testung eines neuen Medikaments bis zur Marktreife. Im weiteren sollen permanente multidisziplinäre Zentren in den einzelnen Ländern eingerichtet werden, um sich gegenseitig zu inspirieren, nachhaltige Forschung zu betreiben, teambasiertes Training und Unterstützung in der alltäglichen Praxis bei der Implementierung von Maßnahmen zur Patientensicherheit einerseits und von Innovationen andererseits anzubieten (Vincent 2013d).

3.2.4 Literatur

Agency for Healthcare Research and Quality (AHRQ) (2013). Interim Update on 2013 Annual Hospital – Acquired Condition Rate and Estimates of Cost Savings and Death Averted From 2010 to 2013. http://www.hhs.gov/news/press/2014pres/12/20141202a.html, eingesehen 5.1.2015.

Aranaz-Anders JM, Aibar-Remon C, Vitaller-Murillo J, Ruiz-Lopez P, Limon-Ramirez R, Terol-Gracia E, (2008). The ENEAS work group, *J Epidemiol Community Health* 62, 1022–1029.

Baker GR, Norton PG, Flintoft V, Blais R, Brown A, Cox J et al. (2004). The Canadian adverse events study: The incidence of adverse events among hospital patients in Canada. CMAJ 170, 1678–1686.

Conen D (2012). In Patientenperspektive, Ein neuer Ansatz für die Weiterentwicklung des Gesundheitssystems. Holzer E, Offermanns G, Kauke E eds, Facultas Verlag. WUV, 1. Auflage, 199–208.

Crossing the Quality Chasm (2001). National Academy Press, Washington(DC).

de Vries EN, Ramrattan MA, Smorenburg SM, Gouma DJ, Boermeester MA (2008). The incidence and nature of in-hospital adverse events: A systematic review. *Quality and Safety in Health Care* 17(3), 216–223.

Eurobarometer 411 (2014). Patient Safety and Quality of Care. Doi:10.2772/33169.

European Commission (2008). Communication and Recommandation on Patient Safety, including the prevention of Healthcare – associated Infections – Summary of the Impact Assessment, European Commission, Brussels.

Gehring K, Schwappach DL, Battaglia M, Buff R, Huber F, Sauter P (2012). Frequency of and harm associated with primary care safety incidents. The American journal of managed care 18(9), e323–337. Epub 2012/09/27.

Haynes AB, Weiser TG, Berry WR, Lipsitz SR, Breizat AH, Dellinger EP (2009). A surgical safety checklist to reduce morbidity and mortality in a global population. N Engl J Med. 360(5), 491–499.

Kohn LT, Corrigan JM, Donaldson MS (eds) (1999). *To Err Is Human. Building a safer health system.* p 3. Washington, DC: Institut of Medicine, Committee on Quality of Health Care in America.

Landrigan CP, Parry GJ, Bones CB, Hackbarth AD, Goldmann DA, Sharek PJ (2010). Temporal Trends in Rates of Patient Harm Resulting from Medical Care. *N Engl J Med* 363, 2124–2134.

Lessing C, Schmitz A, Albers B, Schrappe M (2010). Impact of sample size on variation of adverse events and preventable adverse events: Systematic review on epidemiologic and contributing factors. *Qual Saf Health Care*, 19–24. Doi:10.1136/qshc.2008.031435.

McGlynn EA, Asch SM, Adams J, Keesey J, Hicks J, DeCristofaro A (2003). The quality of health care delivered to adults in the United States. *N Engl JMed.* 348, 2635–2645.

Nagpal K, Vats A, Ahmed K, Smith AB, Sevdalis N, Jonannsson H (2010). A systematic quantitative assessment of risks associated with poor communication in surgical care. *Arch Surg.* 145, 582–588. Epub 2010/06/23.

Neily J, Mills PD, Young-Xu Y, Carney BT, West P, Berger DH (2010). Association Between Implementation of a Medical Team Training Program and Surgical Mortality. *JAMA* 304, 1693–1700.

Pearse RM, Moreno RP, Bauer P, Pelosi P, Metnitz P, Spies C (2012). Mortality after surgery in Europe: a 7 day cohort study. *The Lancet* 380, 1059–1065.

Pittet D, Allegranzi B, Sax H, Bertinato L, Concia E, Cookson B (2005). Considerations for a WHO European strategy on health-care-associated infection, surveillance, and control. *The Lancet Infectious Diseases* 5, 242–250.

Pronovost P, Needham D, Berenholtz S, Sinopoli D, Chu H, Cosgrove S (2006). An Intervention to Decrease Catheter-Related Bloodstream Infections in the ICU. *N Engl J Med* 355, 2725–2732.

Runciman WB, Coiera EW, Day RO, Hannaford NA, Hibbert PD, Hunt TD (2012a). Towards the delivery of appropriate health care in Australia. *The Medical journal of Australia* 197, 78–81. Epub 2012/07/17.

Runciman WB, Hunt TD, Hannaford NA, Hibbert PD, Westbrook JI, Coiera EW (2012b). CareTrack: assessing the appropriateness of health care delivery in Australia. *The Medical journal of Australia* 197, 100–105. Epub 2012/07/17.

Russ S, Hull L, Rout S, Vincent C, Darzi A, Sevdalis N (2012). Observational teamwork assessment for surgery: feasibility of clinical and nonclinical assessor calibration with short-term training. *Ann Surg* 255, 804–809. Epub 2012/03/01.

Sax H (2006). Qualitätsmanagement: Hygiene in Spitälern. *Die Volkswirtschaft.* 12, 17–19.

Schrappe M (2013a). Patientensicherheit in Deutschland – Wo stehen wir im Jahre 2020? Präv Gesundheitsf 8, 49–55. DOI:10.1007/s11553-012-0377-7.

Schrappe M (2013b). Qualität 2030 – Eine umfassende Strategie für das Gesundheitswesen. Berlin: Medizinisch Wissenschaftliche Verlagsgesellschaft mbh & Co, 129–132.

Schwappach DL (2012). Risk factors for patient-reported medical errors in eleven countries. Health expectations: An international journal of public participation in health care and health policy. Epub 2012/02/03.

Shanafelt TD, Boone S, Litjen T, Dyrbye LN, Stile W, Satele D (2012). Burnout and Satisfaction With Work – Life Balance Among US Physicians Relative to the General US Population. *Arch Int Med* 172, 1377–1385.

Shojana KG,Thomas EJ (2013). Trends in adverse events over time: why are we not improving? *Qual Saf Health Care* 22, 273–277.

Soop M, Fryksmark U, Köster M, Haglund B (2009). The incidence of adverse events in Swedish hospitals: a retrospective medical record review study. *International Journal for Quality in Health Care* 21, 285–291.

Starmer AJ, Spector ND, Srivastava R, West DC, Rosenbluth G, Allen AD (2014). Changes in Medical Errors after Implemantation of a Handoff Programm. *N Engl J Med* 371, 1803–1812.

UK Department of Health (2000). *An Organisation with a Memory: Report of an Expert Group on Learning from Adverse Events in the NHS.* The Stationery Office London.

Undre S, Koutantji M, Sevdalis N, Gautama S, Selvapatt N, Williams S (2007). Multidisciplinary crisis simulations: the way forward for training surgical teams. *World J Surg.* 31(9), 1843–1853.

Vincent C, Neale G, Woloshinowych M (2001a). Adverse events in British hospitals: preliminary retrospective record review. BMJ 322, 517–519.

Vincent C, Aylin P, Franklin BD, Holmes A, Iskander S, Jacklin A (2008b). Is Health Care getting safer? BMJ 337, a2426.

Vincent C, Moorthy K, Sarker SK, Chang A, Darzi AW (2004c). Systems approaches to surgical quality and safety: From concept to measurement. *Annals of Surgery* 239, 475–482.

Vincent C (2010d). Patient safety. 2nd ed. Oxford: Wiley Blackwell.

Vincent C (2006e). Patient safety. New York: Elsevier Churchil Livingstone.

Vincent C (2013f). Science and Patient safety. Can Med Ass J 185, 110–111.

WHO (2012). The Evolving Threat of Antimicrobial Resistance – Options for Action. Geneva: World Health Organization.

Wachter R (2013). Is the Patient Safety Movement in Danger Flickering out ? Wachters World, besucht 4. Januar 2015.

Zegers M, de Bruijne MC, Wagner C, Hoonhout LHF, Waaijman R, Smits F (2009). Adverse events and potentially preventable deaths in Dutch hospitals: A result of a retrospective patient record review study. *Qual Saf Health Care* 18, 297–302.

Peter Mistele, Peter Pawlowsky und Jörg Kaufmann

3.3 Kollektive Achtsamkeit als Erfolgsfaktor von High Reliability Organization

3.3.1 Einleitung und Ziel des Beitrags

In dynamischen und hochkomplexen Situationen zielgerichtet im Sinn der jeweiligen Zielstellung handeln zu können, stellt heute für viele Organisationen, gleich in welcher Branche, eine wichtige organisationale Kompetenz dar, die es aufzubauen und zu erhalten gilt (Pawlowsky und Mistele 2008a). So auch für den medizinischen Bereich – wie im Rettungswesen, in Kliniken oder Pflegeheimen – wo es primär um den Aufbau und Erhalt von Patientensicherheit geht. Hochleistungsforschungen[1] liefern wichtige Erkenntnisse, wie diesen Herausforderungen begegnet und die jeweilige organisationale Leistungsfähigkeit verbessert werden kann. Insbesondere die Untersuchungen zu High Reliability Organizations und das dazugehöre Konzept der gemeinsamen Achtsamkeit liefern interessante Anhaltspunkte. Im vorliegenden Beitrag wird das zentrale Konzept der „kollektiven Achtsamkeit" von High Reliability Organizations am Beispiel medizinischer Rettungsdienste, Feuerwehreinheiten oder Spezialeinsatzkommandos der Polizei diskutiert. Dabei wird der Frage nachgegangen, warum achtsames Handeln notwendig ist und wie sich das Konzept für den Aufbau und Erhalt von Patientensicherheit nutzen lässt?

3.3.2 High Reliability Organizations und die Bedeutung achtsamen Handelns

Mit der Suche nach den Erfolgsfaktoren zum Aufbau und Erhalt organisationaler Leistungsfähigkeit beschäftigen sich vor allem die sog. Hochleistungsforschung (Pawlowky und Mistele 2008). Diese können in eine ökonomisch orientierte und eine verlässlichkeitsorientierte Perspektive unterschieden werden. Erste analysiert überwiegend erfolgreiche Wirtschaftsunternehmen, die im Vergleich zur Konkurrenz Spitzenleistung bei klar messbaren ökonomischen Leistungszielen wie Umsatz, Gewinn, Marktwachstum etc. erbringen. Die verlässlichkeitsorientierte Perspektive der Hochleistungsforschung verlässt die Pfade der Betriebswirtschafts- und Managementlehre und widmet sich Arbeiten aus der Fehlerforschung (z. B. Reason 1994, 1997), der Crew-Resource-Management-Forschung (z. B. Helmreich und Foushee 1993; Flin 1995; Flin und Maran 2004), der High-Performance-Forschung (z. B. Pawlowsky, Mistele und Geithner 2005, 2008; Mistele 2007, Pawlowsky und Steigenberger 2012) oder die High-Reliability-Forschungen (z. B. Weick und Sutcliffe 2003). Allen Arbeiten ist gemein,

1 Eine detaillierte Darstellung und Klassifikation der Hochleistungsforschung findet sich bei (Mistele 2007).

dass sie sich intensiv mit teambezogener oder organisationaler Leistungsfähigkeit beschäftigen, wobei Leistung als zuverlässige Sicherheit interpretiert wird. Die Ursprünge der verlässlichkeitsorientierten Forschungen liegen in den Arbeitswissenschaften, der Fehler-, Sicherheits- und Unfallforschung und in der Psychologie.

Untersuchungsgegenstand der verlässlichkeitsorientierten Forschungen sind Organisationen, die in einer risikoreichen Umgebung agieren und deren Fehlverhalten zu dramatischen Konsequenzen für Mensch und Umwelt führen (Dietrich und Childress 2004). Kernkraftwerke, petrochemische Anlagen, Flugsicherungsunternehmen oder atomar getriebene Flugzeugträger sind klassische Beispiele hierfür. Diese technisch komplexen Organisationen, die „ständig unter schwierigen Bedingungen arbeiten und bei denen trotzdem weit weniger Unfälle und Störungen auftreten, als statistisch zu erwarten wäre“ (Weick und Sutcliffe 2003, S. 2) werden als High Reliability Organizations (HRO) – oder Hochverlässlichkeitsorganisationen – definiert. Die zentralen Merkmale der HRO sind damit die technische Komplexität sowie die überdurchschnittliche Fehlerfreiheit (Mistele 2007). Nach neueren Erkenntnissen (Pawlowsky, Mistele und Geithner 2005, 2008; Mistele 2007; Pawlowsky und Steigenberger 2009, 2012) lassen sich jedoch nicht nur die oben genannten technisch komplexen Organisationen zu den HRO zählen, sondern auch weniger technisch komplexe Organisationen, die in Hochrisikoumwelten agieren, wie z. B. medizinische Rettungsdienste, Feuerwehreinheiten oder Spezialeinheiten der Polizei[2]. Auch diese Organisationen sind permanent gefordert, ihre Leistung praktisch fehlerfrei zu erbringen – sei es bei der Rettung von verunfallten Personen, dem Löschen eines Feuers oder der Beendigung einer Geiselnahme. High Reliability Organizations haben daher eine Fähigkeit entwickelt, unvorhergesehene Situationen, Fehler oder Zwischenfälle zu antizipieren und/oder – sofern sie schon eingetreten sind – sehr flexibel darauf zu reagieren, so dass sich diese nicht zu Katastrophen entwickeln.

Organisationen, die in Hochrisikoumwelten agieren und bei denen trotzdem weit weniger Unfälle und Störungen auftreten, als statistisch zu erwarten wäre, werden als **High Reliability Organizations** (HRO) – oder **Hochverlässlichkeitsorganisationen** definiert.

Hochverlässlichkeitsorganisationen sind Untersuchungsgegenstand der High-Reliability-Forschungen, die aus einer organisationalen Perspektive heraus zu erklären versuchen, wie sich organisationale Zuverlässigkeit – im Sinn einer Fehlerfreiheit – aufbauen und erhalten lässt.

Die High-Reliability-Forschung entwickelte sich Mitte der 1980er Jahre aus der Fehler- und Unfallforschung und gewann vor allem durch den Reaktorunfall von

2 Sprachlich ließen sich diese Organisationen – aufgrund der fehlenden technischen Komplexität – von den HRO durch die Bezeichnung *Hochleistungsteams* abgrenzen. Hierauf wird jedoch im Folgenden verzichtet.

Tschernobyl 1986 sowie den Unfall der US-Raumfähre Challenger 1986 stark an Beachtung. Wesentliche Erkenntnisse lieferten die Arbeiten eines interdisziplinären Forscherteams um Karl Weick an der University of California at Berkley (Mannarelli, Roberts und Bea 1996), die in der Formulierung der verhaltenswissenschaftlich geprägten High Reliability Theory (HRT) resultierten (z. B. Roberts 1990; Weick und Sutcliffe 2003). Die High Reliability Theory geht davon aus, dass Fehler und Unfälle in technisch komplexen Organisationen unvermeidlich sind, sich aber durch technologische, personelle und strukturelle Maßnahmen teilweise verhindern oder in ihrer Wirkung minimieren lassen. Die HRT thematisiert die Bedeutung der wechselseitigen Beziehung von Verhalten und Struktur beim Aufbau und Erhalt von Verlässlichkeit im Sinne von Sicherheit. Eine grundlegende Erkenntnis ist, dass HROs über eine Kultur aus sicherheits- und verlässlichkeitsrelevanten Werten und Normen verfügen. Diese Kultur ermöglicht ein gemeinsames Verständnis von Sicherheit und Zuverlässigkeit, erlaubt Anomalien frühzeitig zu erkennen, fördert einen offenen Umgang mit Fehlern und ermöglicht es, sehr flexibel auf eingetretene Situationen zu reagieren. Kern dieser sicherheits- und verlässlichkeitsaffinen Kultur ist das Konzept der gemeinsamen oder kollektiven Achtsamkeit, *(collective mindfulness)* (Weick und Sutcliffe 2003). Dieses wird im folgenden Kapitel mit seinen Elementen näher vorgestellt und mit Erkenntnissen aus Untersuchungen in med. Rettungsdiensten, Spezialeinheiten der Polizei[3] oder Feuerwehreinheiten unterlegt[4]. Diesen Organisationen ist gemeinsam, dass sie im „Einsatz" – in einer besonderen Arbeitsform – agieren. Hierunter kann ein abgeschlossenes Handeln, bezogen auf ein bestimmtes (Einsatz-)Ziel oder eine (Einsatz-)Aufgabe verstanden werden (Mistele 2007). Einsätze kennzeichnen sich dadurch, dass sie unregelmäßiges in verschiedenen Umweltsituationen auftreten, einen bestimmten Anfangs- und Endzeitpunkt haben und mit der Maßgabe durchgeführt werden, ein festgelegtes, kurzfristiges Einsatzziel zu erreichen.

3.3.3 Das Konzept der kollektiven Achtsamkeit

Kollektive Achtsamkeit ist eine bestimmte Geisteshaltung und grundlegende mentale Disposition, die es Teams und Organisation erlaubt achtsam zu handeln und situationsangepasst, im Sinn der jeweiligen Zielstellung zu handeln. Achtsamkeit meint dabei aber nicht nur die alleinige Wahrnehmung von Situationen oder Situationsveränderungen, sondern impliziert darüber hinaus schwache Umweltsignale wahrzunehmen, zu interpretieren und entsprechend zu handeln. Gerade Organisationen, die

---

3 Hierzu zählen insbesondere Sondereinsatzkommandos (SEK) oder Mobile Einsatzkommandos (MEK).

4 Die Untersuchung und die Untersuchungsergebnisse sind ausführlich dargestellt bei (Mistele 2007; Pawlowsky und Mistele 2008; Pawlowsky und Steigenberger 2012; siehe auch Schmid und Pawlowsky 2015 in diesem Buch).

in Hochrisikoumwelten agieren verfügen über eine erhöhte Umweltsensibilität und deren Mitarbeiter sind bereit potenzielle Gefahren proaktiv zu erkennen und zu analysieren. Durch dieses Verhalten vergrößert sich der Wahrnehmungstrichter ihrer Aufmerksamkeit (Weick, Sutcliffe und Obstfeld 1999).

Kollektive Achtsamkeit konkretisiert sich durch die folgenden fünf Merkmale auf einer organisationalen Ebene und kann als eine organisationale Kompetenz charakterisiert werden:

1. Sensibilität für betriebliche Abläufe,
2. Konzentration auf Fehler,
3. Abneigung gegen vereinfachende Interpretation,
4. Streben nach Flexibilität,
5. Respekt vor fachlichem Wissen und Können.

3.3.4 Sensibilität für betriebliche Abläufe

Sensibilität für betriebliche Abläufe beinhaltet, dass Mitglieder von HROs sich ein möglichst umfassendes Bild über die betrieblichen Abläufe und die aktuelle Gesamtsituation verschaffen. HRO Mitglieder suchen kontinuierlich nach Wissen über die Situation, die ablaufenden Prozesse und Aktivitäten. Für sie ist es wichtig, sich immer ein neues Bild von der tatsächlichen operativen Realität zu machen und dabei auf Überraschungen und unterschiedliche Details zu achten (Weick, Sutcliffe und Obstfeld 1999). Dies hilft ihnen einerseits das eigene Handeln besser einzuordnen, andererseits lassen sich damit andere Personen besser in die Problemlösung einbeziehen. So können HROs Anomalien, unerwartete Ereignisse und Fehler frühzeitig wahrnehmen und haben genügend Zeit entsprechende Gegenmaßnahmen zu ergreifen.

Die Sensibilität für betriebliche Abläufe hängt sehr stark von den geteilten Informationen und dem gemeinsamen Interpretationsschemata über Fehler, Abläufe und Prozesse ab. Daher findet zum Beispiel für die Mitglieder eines SEK-Teams vor jedem Einsatz eine Einsatzbesprechung statt – und sei sie noch so kurz –, in der klar das Einsatzziel sowie die Rollenverteilungen besprochen werden. Hieraus leiten dann die einzelnen Teammitglieder ihre Teilzielstellungen, Aufgaben und gegenseitigen Erwartungen während des Einsatzes ab. Ähnlich ist die Praxis auch bei der Feuerwehr. Aufgrund der intransparenten Lage geht die Feuerwehreinsatzgruppe nach Eintreffen am Einsatzort in „Bereitstellung" und wartet bis der Einsatzleiter die Lage erkundet hat. Erst wenn die Erkundigung abgeschlossen ist, definiert und verteilt der Einsatzleiter im Rahmen einer kurzen Einsatzbesprechung die entsprechenden Ziele, Teilziele und Aufgaben für die verschiedenen Teammitglieder, bevor das operative Einsatzhandeln beginnt.

3.3.5 Konzentration auf Fehler

Eng verbunden mit der Sensibilität für betriebliche Abläufe ist die Konzentration auf Fehler. Erkenntnisse der Fehlerforschung (z. B. Reason 1994) zeigen, dass Fehler systemimmanent und latent vorhanden sind und normalerweise auftreten werden. Mitglieder von HROs sind sich dessen und der daraus resultierenden potenziellen Fehlergefahr bewusst. Sie akzeptieren zudem die eigene Fehlbarkeit und rechnen ständig damit, überrascht zu werden. In HROs werden Fehler nicht als etwas Negatives gesehen, das es zu verschweigen gilt. Vielmehr wird in jeder noch so kleinen Störung, jedem Zwischenfall und jedem Fehler ein Lernauslöser gesehen, mit dem die Zuverlässigkeit verbessert werden kann. HROs sind hoch motiviert, sich auf schwache Signale, Störungen, Zwischenfälle und Fehler zu konzentrieren, diese bewusst zu reflektieren, um aus ihnen zu lernen.

Mitglieder von HRO haben die Fähigkeit entwickelt Anomalien oder Abweichungen vom Standard frühzeitig zu erkennen. Dadurch bleibt ihnen ein größerer Handlungsspielraum situationsangepasst zu reagieren. So achten bspw. erfahrene Feuerwehrleute bei der Brandbekämpfung im Innenangriff auf die Temperatur und etwaigem Rauch unter der Türe, bevor sie einen brennenden Raum betreten. Denn eine hohe Temperatur und wabernder, sich zurückziehender Rauch unter der geschlossenen Türe deuten auf eine bevorstehende, lebensgefährliche Rauchgasdurchzündung (Flash Over) hin. Diese würde sofort erfolgen, wenn die Türe geöffnet und damit Sauerstoff zugeführt werden würde.

Aufgrund der hohen Bedeutung von Fehlern und deren Lernpotenzial, werden Fehler und Zwischenfälle in HROs routinemäßig und ganz bewusst thematisiert, reflektiert und analysiert. Dabei geht es ganz bewusst nicht um persönliche Schuldzuweisungen, sondern vielmehr darum das zugrundeliegende Interaktionsmuster und das systemische Zustandekommen eines Fehlers zu identifizieren. Wegen der hohen Bedeutung für die eigene Leistungsverbesserung haben medizinische Rettungsdienste, Feuerwehreinheiten oder Spezialeinheiten der Polizei diese Reflexion in Form sog. Einsatznachbereitungen häufig institutionalisiert (Mistele und Geithner 2008). Die Einsatznachbereitungen dienen in diesen Organisationen dazu, gemeinsam Stärken und Schwächen des Einsatzhandelns zu identifizieren, um so für künftiges Handeln zu lernen. Bei den SEK wird dieser gemeinsame Reflexionsprozess bspw. unterstützt, indem die – aus rechtlichen Gründen durchgeführten – Einsatzvideos im Rahmen der Einsatznachbereitung gemeinsam analysiert werden (Massenbach-Bardt 2008).

3.3.6 Abneigung gegen vereinfachende Interpretation

HROs wissen um die Komplexität und Dynamik, mit der sie konfrontiert sind. Um nicht Gefahr zu laufen, die Wahrnehmungsfähigkeit durch Komplexitätsreduktion zu verringern, und so die Fehlerauftrittswahrscheinlichkeit zu erhöhen, haben HROs tendenziell eine Abneigung gegen vereinfachende Interpretationen (Weick und Sutcliffe 2003). Sie versuchen stattdessen gezielt verschiedene Perspektiven einzunehmen und eine Divergenz von Theorien, Modellen und Annahmen zu schaffen. Dies beinhaltet die Diskussion konträrer Standpunkte, die kontinuierlichen Reflexion des eigenen Tuns, eine interdisziplinärer Teamzusammensetzung oder die Nutzung unterschiedlicher Erfahrungshintergründe. HROs sind überzeugt, dass komplexe Probleme auch einer komplexen Problemlösung bedürfen (ebd.).

Für Rettungsdienste, SEKs oder Feuerwehreinheiten ist die oben genannte institutionalisierte Einsatznachbereitung in der Regel zentral für die Reflexion des eigenen Handelns. Sie zielt durch die retrospektive Betrachtung vor allem darauf ab, gemeinsam Stärken und Schwächen des Einsatzhandelns zu identifizieren. Insbesondere werden auch alternative Interpretationsmuster von Einsatzsituation und Handeln durchgespielt, was zu einem größeren Repertoire an komplexen Interpretationen bei den Teammitgliedern führt und die Wahrnehmung für künftige Einsätze schärft. Die Beteiligten lernen durch die gemeinsame Diskussion das eignen Handeln und die eigene Interpretation besser einzuschätzen und entwickeln ein Verständnis, wie Einsätze ablaufen sollen, welche Gefahren bestehen oder welche Situationsveränderungen eintreten können. Das gemeinsame Reflektieren schärft das wechselseitige Bewusstsein über die individuellen Kenntnisse, Fähigkeiten und Erfahrungen der Kollegen, welches sich in künftigen Einsätzen positiv auf die Flexibilität auswirkt.

3.3.7 Streben nach Flexibilität

Mitarbeiter in HROs sind mit Situationen konfrontiert, die für sie neu, ungewohnt oder unerwartet sind und in denen sie schnell Entscheidungen treffen sowie improvisiert handeln müssen. Sie streben nach Flexibilität, wobei es hier darum geht Fehler und Situationsveränderungen schnell zu erkennen und entsprechend Gegenmaßnahmen zur Minimierung der (Fehler-)Folgen einzuleiten. Dies erfordert eine rasche Kommunikation über Situationsveränderungen, ein Repertoire an vielfältigem Wissen und Erfahrungen, die gemäß der aktuellen Handlungssituation neu kombiniert werden, sowie die Fähigkeit, zeitnah aus Feedback zu lernen. HROs sind in der Lage, das vorhandene und bereits erprobte Handlungsspektrum im Kontext unvorhergesehener Situationen neu zu kombinieren, um so zügig eine Problemlösung für die neue oder unbekannte Situation herbeizuführen.

Flexibilität zeigt sich bspw. beim SEK auch in der Fähigkeit, die eigenen Einsatzorganisation entsprechend der situativen Gegebenheiten und Einsätzen anzupassen (Mistele 2007). Je nach Einsatzart, -größe und -umfang variiert die Einsatzorganisation. Auch die Einsatzführung, die zentral für die Koordination des Einsatzes ist, wechselt und wird meist von Personen übernommen, die nicht direkt am Geschehen beteiligt sind. Zudem wechseln die Rollen und Aufgaben, welche die Teammitglieder wahrnehmen, von Einsatz zu Einsatz. Mitglieder sind aufgrund eines ausgeprägten Rollenkonzepts und -verhalten in der Lage verschiedene Aufgaben und Bereiche wahrzunehmen. Durch die wechselnden Rollenbesetzungen bilden die Teammitglieder redundante Fähigkeiten und kennen damit die Anforderungen und Aufgaben der anderen Rollen sehr genau. Dies wirkt sich sehr positiv auf die (Selbst-)Koordination der Einzelleistungen aus und ermöglicht es den Teammitgliedern bei Bedarf nahtlos während des Einsatzes die Rolle eines anderen zu übernehmen. Damit fördert das Rollenkonzept und Rollenverhalten eine strukturelle, funktionale und zeitliche Flexibilität von Hochverlässlichkeitsorganisationen.

3.3.8 Respekt vor fachlichem Wissen und Können

Das letzte Merkmal der gemeinsamen Achtsamkeit ist der Respekt vor fachlichem Wissen und Können[5]. Um in unvorhergesehenen Situationen rasch handeln zu können, müssen zügig Entscheidungen getroffen werden. Einsatzleiter in HROs gründen ihre Entscheidungen auf Informationen, Teilentscheidungen und Handlungen von Kollegen, die aufgrund der Nähe zum operativen Einsatzgeschehen in der Lage sind die Situation besser einzuschätzen. Mitarbeiter vor Ort stellen damit das „verlängerte Auge des Einsatzleiters“ dar. HROs haben gelernt, dass Erfahrung, fachliches Wissen und Können eines Mitarbeiters beim Entscheiden in unbekannten Situationen wichtiger sind als dessen hierarchische Position (Weick und Sutcliffe 2003). Daher delegieren sie die Entscheidungsgewalt in diesen Situationen bewusst an Personen, die über das benötigte Fachwissen und Können verfügen und meist nahe am Handlungsgeschehen agieren – unabhängig von der formalen Hierarchie. HRO’s umgehen somit ganz bewusst formale Struktur- oder Hierarchiegefüge. Diejenige Person, die über das benötigte Wissen und Können zum Handeln in der unerwarteten Situation verfügt, übernimmt temporär die Führungsrolle. Diese Verschiebung der Führungsrolle wird als „koordinierte Führung“ (Weick und Sutcliffe 2003, S. 91) bezeichnet und fördert die Flexibilität des Handelns.

Zusammenfassend lässt sich festhalten: Durch die beschriebenen fünf Merkmale der kollektiven Achtsamkeit gelingt es High Reliability Organizations sowohl Unerwartetes zu antizipieren als auch angemessen auf unerwartet eintretende Situationen zu reagieren.

Sensibilität für betriebliche Abläufe, Konzentration auf Fehler und Abneigung gegen vereinfachende Interpretation helfen HROs Umweltveränderungen, Anomalien und Fehler rechtzeitig durch Antizipation zu entdecken, bevor sie zu schwer kontrollierbaren Zwischenfällen eskalieren. Da trotz aller Vorsichtsmaßnahmen unerwartete Situationen eintreten können, ist eine flexible Reaktion auf Unerwartetes wichtig, um die Fehlerfolgen zu minimieren. Hierbei wirken sich das Streben nach Flexibilität und

5 Mitunter auch als Veränderlichkeit der Entscheidungsstruktur oder als flexible Entscheidungsfindung bezeichnet.

der Respekt vor fachlichem Wissen und Können förderlich aus. Die folgende Abb. 3.1 stellt diese noch einmal überblickartig dar.

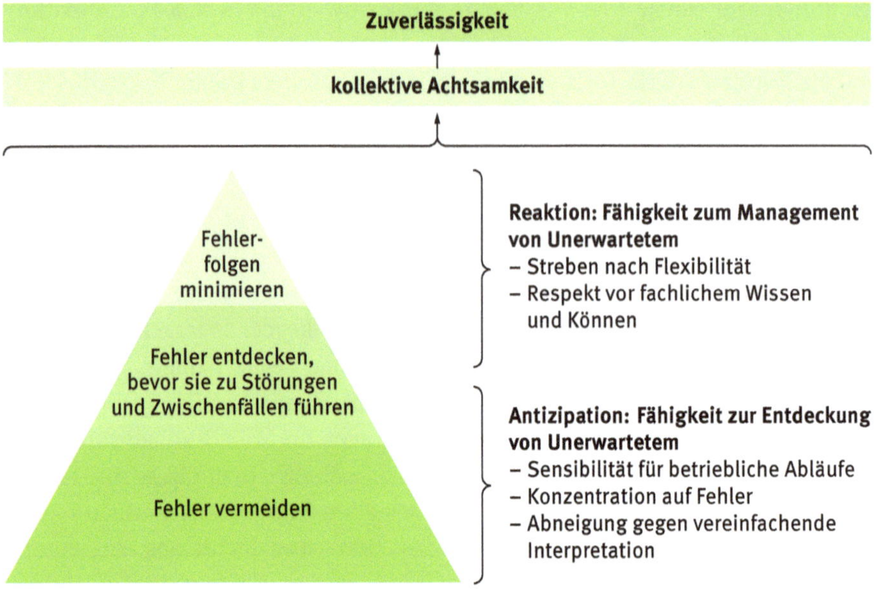

Abb. 3.1: Dimension kollektiver Achtsamkeit (Quelle: Mistele 2007).

HROs agieren in Hochrisikoumwelten und sind daher bestrebt achtsam zu handeln, und möglichst keine Fehler zu machen. Als organisationale Kompetenz ermöglicht es die kollektive Achtsamkeit mit ihren fünf sich wechselseitig beeinflussenden Merkmalen, dass High Reliability Organizations ein gutes Fehlermanagement betreiben können und dass sie bei der Aufgabenerfüllung nicht in eine routinierte Gedankenlosigkeit verfallen, sondern zuverlässig im Sinn der Zielstellung zu handeln und kontinuierlich Sicherheit zu gewährleisten.

3.3.9 Bedeutung des achtsamen Handelns für Patientensicherheit

Was können nun Notfallrettungssysteme und Organisationen, die intensiv mit Patienten zu tun haben, wie z. B. Kliniken oder Pflegeeinrichtungen, aus der kollektiven Achtsamkeit von HRO lernen? Die Implikationen der kollektiven Achtsamkeit auf die Patientensicherheit sind in der Tabelle 3.1 dargestellt und werden im Folgenden näher beleuchtet.

Tab. 3.1: Dimensionen kollektiver Achtsamkeit und die Implikation für Patientensicherheit (Quelle: eigene Darstellung).

Merkmal aus HRO	Implikation für Patientensicherheit
Sensibilität für betriebliche Abläufe	
Teammitglieder haben ein umfassendes Bild über die aktuellen Prozesse und die Gesamtsituation	– Klare Kommunikation der Ziele, Situation, Rollen und Aufgaben (z. B. Diagnose, Behandlungsziel, Beteiligte, Therapie, Fortschritt der Therapie bei den einzelnen Patienten) – Explizite Besprechung der Patientensituation im interdisziplinären Team (Ärzte, Therapeuten, Pfleger) – Klare Kommunikation der Patientensituation (Anomalien, Zwischenfälle etc.) z. B. bei Schichtwechsel und Übergaben
Konzentration auf Fehler	
HROs akzeptieren ihre Fehlbarkeit und versuchen Fehler frühzeitig zu erkennen; HRO diskutieren Fehler	– Etablierung eines Fehlermanagementsystems /CIRS (Critical Incident Reporting System) zur Dokumentation und Auswertung von Fehlern – Identifizierung möglicher Fehlerquellen – Etablierung einer „Fehlerkultur" auf der Station (Vertrauensvoller Umgang mit Fehlern) – Einbeziehung tatsächlich aufgetretener Fehler in die Aus- und Weiterbildung – Schnelle Reflexionsrunden nach bestimmten Vorkommnissen (z. B. Reanimation/Medikamentenverwechslung)
Abneigung gegen vereinfachende Interpretation	
Vereinfachende Interpretation zur Komplexitätsreduktion werden zugunsten eine möglichst breiten Vorstellungsspektrums abgelehnt	– Interdisziplinäre Zusammensetzung der Patiententeams → Nutzung unterschiedlicher Erfahrungshintergründe – Kontinuierliche Reflexion des Patiententeams ermöglichen
Streben nach Flexibilität	
Fähigkeit flexibel zu handeln sowie Probleme schnell zu erkennen und zu beheben	– Wahrnehmungs- und Entscheidungsfähigkeit der Mitarbeiter stärken, Patienten in Entscheidungen einbeziehen – Keine „Standardlösungen" sondern alternative Behandlungsmethoden etc. durchspielen – Praktizieren von ‚Lessons learned' nach bestimmten Patientenfällen – Entwicklung eines allg. akzeptierten Rollenkonzepts mit klar definierte Rollen und Verantwortlichkeiten
Respekt vor fachlichem Wissen und Können	
Verschiebung der Entscheidungsgewalt dorthin, wo das Wissen, Können und die Erfahrung für das zu lösende Problem liegt – unabhängig von der formalen Hierarchie	– Lockerung der klassischen, hierarchischen Befehlsgewalt – Etablierung einer koordinierten Führung für gewisse Patientenfälle/-situationen – Entwicklung eines allg. akzeptierten Rollenkonzepts mit klar definierte Rollen und Verantwortlichkeiten

HRO-Prinzipien in der Notfallrettung

Betrachten wir zunächst das Prinzip der kollektiven Achtsamkeit am Beispiel der präklinischen Notfallmedizin, um die Übertragbarkeit zu verdeutlichen. Im deutschsprachigen Raum ist die Personen- und Notfallrettung fast ausschließlich Aufgabe der großen Hilfsorganisationen, wie dem Rotes Kreuz, den Johannitern, den Maltesern oder den Berufsfeuerwehren. Die präklinisch tätigen Notfallteams arbeiten zumeist unabhängig von hierarchischen Klinikstrukturen als Besatzungen von Rettungswagen, denen im Rendezvous-System ein Notarzt beigeordnet ist. Die Alarmierung erfolgt über zunehmend zentralisierte überregionale Rettungsleitstellen, die nach Einsatzstichworten Rettungswagen und gegebenenfalls einen Notarzt getrennt alarmieren. Dadurch kooperieren in dieser Rettungskette nicht selten Helfer, die einander nicht kennen (Leitstellenmitarbeiter, Besatzungen von Rettungsmitteln aus verschiedenen Kreisen, insbesondere bei größeren Notfällen) und formen am Notfallort eine HRO, die nicht immer auf eine gemeinsame Übungs- und Einsatzerfahrung bauen kann. Dieser Umstand stellt ganz besondere Anforderungen an die Prinzipien der kollektiven Achtsamkeit in der oft zeitkritischen Versorgung lebensbedrohlich erkrankter Menschen.

Anhand des folgenden Einsatzbeispiels lässt sich die Bedeutung der Prinzipien der kollektiven Achtsamkeit in einem Rettungsteam verdeutlichen.

---

i Der Notarzt wird am späten Abend gegen 22:00 Uhr mit der Einsatzmeldung „nicht ansprechbare Person, schwere Luftnot" von der zuvor alarmierten Besatzung des Rettungswagens nachgefordert. Nach einer Anfahrtszeit von gut 20 Minuten erreicht der Notarzt mit einem weiteren Rettungsassistenten den Einsatzort und findet eine ca. 75jährige, kaum mehr ansprechbare Patientin vor, die sich in einem Stuhl zusammengesunken in der obersten Etage eines Einfamilienhauses befindet. Die Patientin ist bereits im Zustand der Schnappatmung und ist schwer sauerstoffbedürftig. Bei der erneuten Erhebung der Vitalparameter wird ein Blutdruck von 100/60mmHg, eine Herzfrequenz von 130/min und eine Sauerstoffsättigung unter 50 % ermittelt; die Pupillen sind eng und seitengleich lichtreagibel. Vom Enkel ist zu erfahren, dass die Patientin kurz zuvor einen Teller Nudeln mit Wurstgulasch zu sich nahm; anschließend über Übelkeit klagte und sich erbrach. Nach einem darauffolgenden Hustenanfall sei sie nicht mehr ansprechbar. Der bereits vor Ort befindlichen Besatzung des Rettungswagens gelang es nicht, die Atemwege frei zu machen. Nach Erfassung der lebensbedrohlichen Situation durch Verlegung der Atemwege mit erbrochenen und eingeatmeten unverdauten Nahrungsbestandteilen trifft der Notarzt die Entscheidung zur sofortigen Intubation und Herstellung der Reanimationsbereitschaft. Nach kurzer Schilderung der Situation und Einweisung in die einzuleitenden Maßnahmen trennt der Notarzt das Team. Zwei Rettungsassistenten übernehmen eigenständig die Sicherung und Überwachung der Herz-Kreislauffunktion durch Anlage eines EKG, einer Blutdruckmeßmanschette und der Elektroden für eine mögliche Defibrillation. Die auf einem Monitor nun kontinuierlich erfassten Vitalparameter werden dem gesamten Team durch geeignete Monitorstellung präsentiert und zusätzlich in kurzen Abständen verbal mitgeteilt. Zusätzlich wird ein venöser Zugang geschaffen und eine Infusionsträgerlösung bereitgehalten. Der Notarzt kümmert sich mit einem weiteren Rettungsassistenten um die Sicherung der Atemwege. Nach umfassendem Absaugen der Atemwege gelingt eine Beatmung der inzwischen medikamentös narkotisierten Patientin mit Maske und Beutel; es lässt sich eine 70–80 %ige Sauerstoffsättigung auf diese Weise erzielen. Die definitive Sicherung des Atemweges erfordert jedoch eine Intubation. Diese gestaltet sich als äußerst schwierig, da grobe, unzerkaute

Nahrungsbestandteile immer wieder den Durchgang des Tubus verlegen und in der Tiefe nicht absaugbar sind. Während der Manipulationen an den Atemwegen und in Folge des Sauerstoffmangels tritt nach ca. 40 Minuten ein Kreislaufstillstand ein. Die „kreislaufverantwortlichen Rettungsassistenten" übernehmen nach kurzer Absprache die Herzdruckmassage und deren Erfolgsprüfung sowie die fraktionierte Gabe von Adrenalin eigenverantwortlich und führen nach Feststellung des im Verlauf wieder eingetretenen Kammerflimmerns wiederholte Defibrillationen durch. Dabei erfolgt eine kurze, meist nur mit Blickkontakt und Gesten geführte Kommunikation mit dem Notarzt. Nach ca. zweieinhalbstündiger Intervention mit fünf Tubuswechseln und dem Überbrücken von zwei Kreislaufstillständen mittels Herzdruckmassage, lässt sich ein stabil gesicherter Atemweg nur mit einem speziellen Tubus mit zwei Öffnungen und eine stabile Kreislauffunktion erreichen. Dank des vorausschauenden Denkens eines der Rettungsassistenten realisierte das Team frühzeitig, dass im Falle einer erfolgreichen Stabilisierung von Atmung und Kreislauf die personellen Ressourcen nicht ausreichen für einen Transport der bewusstlosen, intubierten und beatmeten Patientin einschließlich der untrennbar mit der Patientin verbundenen Gerätschaften aus der obersten Etage durch das Treppenhaus bis zum Rettungswagen. Nach kurzer Abstimmung mit dem Notarzt entschied der Rettungsassistent die Alarmierung der örtlichen Feuerwehr. Nach kurzer Lageeinweisung konnte ein sicherer Transport der Patientin zum Rettungswagen durchgeführt werden. Die Patientin wurde nach Voranmeldung auf die Intensivstation des örtlichen Kreiskrankenhauses verbracht, wo sich der Zustand in den kommenden Tagen stabilisierte. Nach drei Tagen konnte die Patientin bei Wiedererlangen der Spontanatmung extubiert werden. Nach kontrolliertem Aufwachen zeigten sich keine neurologischen Spätschäden; die Patientin konnte in die Rehabilitation entlassen werden und nimmt heute ohne Beeinträchtigungen aus diesem Ereignis wieder am Leben teil.

Die Rekonstruktion des Ablaufs offenbart die Notwendigkeit achtsamen Handelns im Rettungsteam, um Fehler, die den Patienten zusätzlich zu seiner bedrohlichen Lage gefährden, zu vermeiden. Dabei spielt die **Sensibilität für die betrieblichen, hier rettungstechnischen Abläufe** eine entscheidende Rolle. Insbesondere in der Personenrettung ist mit einem hohen Maß unerwarteter Ereignisse zu rechnen, die zeitnah wahrgenommen werden müssen und an die das Handeln angepasst werden muss. So erfolgte in dargestelltem Einsatzbeispiel eine frühzeitige Trennung in eine Kreislauf- und eine Atemwegssicherungsgruppe, um auf das zwar unerwartete, aber mögliche Risiko Herzstillstand besser reagieren zu können. Auch die vorausschauende Wahrnehmung von Transportschwierigkeiten durch eines der Teammitglieder ermöglichte das frühzeitige Ergreifen von Gegenmaßnahmen; hier die weitere Hinzuziehung von Personal ohne kritischen Zeitverzug. Dies setzt ein vertrauensvolles Klima unter den Teammitgliedern voraus, in dem jeder, der abweichende Ereignisse oder Fehler wahrnimmt, diese unabhängig von hierarchischen Strukturen kommunizieren und Gegenmaßnahmen vorschlagen darf. Das Einsatzbeispiel zeigt darüber hinaus die Bedeutung, die **eine auf Fehleranalyse orientierte Einsatznachbesprechung** hat. Auch wenn der Ausgang in demonstriertem Einsatzbeispiel tatsächlich glücklich war, so wurde im Anschluss eine Teambesprechung zusammen mit dem Leitstellenmitarbeiter durchgeführt, die den Ablauf kritisch gewürdigt hat. So stellte die verzögerte Alarmierung des Notarztes eine tatsächliche und ernste Patientengefährdung dar. Die Erkennung des Bedrohlichen aus den Schilderungen eines Betroffenen oder Angehörigen gehört zu den schwierigsten Aufgaben in der Rettungskette. Aus diesem Grunde orientieren die aktuellen Leitlinien der Rettungsmedizin auf eine Stand-by-Funktion der Leitstelle mit dem Betroffenen oder Anrufer bis zum Eintreffen der Rettungskräfte, um Hilfe durch Laien koordinieren und auf Zustandsveränderungen schneller reagieren zu können. Bei Ausschöpfung dieser Resource hätte die Alarmierung des Notarztes früher erfolgen können. Darüber hinaus wurde in der Einsatznachbesprechung die Frage der häufigen Intubationen als Auffälligkeit diskutiert. Auch wenn hier kein Fehler herausgearbeitet werden konnte und schicksalshafte Umstände anzunehmen waren, so hat die Diskussion zumindest den Respekt vor schwierigen Situationen als Lernziel gestärkt. Der Fall demonstriert weiterhin **die Komplexität und Dynamik**, mit der das lebensbedrohliche Erkrankungsbild abgelaufen ist. Durch ein von außen einwirkendes Ereignis kam es zunächst zur Verlegung der Atmung und in der Folge zu einem Versagen des Herzens mit Reanimationspflicht. Das Team sah sich in kurzer Folge mit gleich mehreren Situationen konfrontiert, die jede für sich eine Lebensgefahr für die Patientin bedeuteten. Die Komplexität ergibt sich hier aus der kausalen Betrachtung der Zustände (Einatmen von Erbrochenem – Sauerstoffmangel – Herzversagen) und nur die komplexe kausale pathogenetische Interpretation führt zu der Schlussfolgerung, dass die Wiederherstellung einer ausreichenden Sauerstoffversorgung durch Sicherung des Atemweges schließlich auch die Herzaktion stabilisiert und dies die einzig erfolgversprechende Maßnahme war. In dieser Situation dem Lernsatz zu folgen: „Wenn Herzstillstand, dann Herzdruckmassage", ist zwar nicht falsch, würde aber einer vereinfachten Interpretation der Situation entsprechen und die Patientin in Verkennung der kausalen Komplexität gefährden. Die Falldarstellung zeigt außerdem die **Notwendigkeit flexiblen Handelns** auf. Zwar ist jedem Rettungsteam durch Ausbildung, Übung und Einsatzgeschehen geläufig, durch welche Maßnahmen der Atemweg zu sichern ist, wie eine Herzwiederbelebung zu erfolgen hat und wie ein kritisch kranker Patient zu transportieren ist. Allerdings wird das Rettungsteam nur selten auf den „idealen" Patienten stoßen, der mit dem stupiden Anwenden des Gelernten gerettet werden kann. So stellte sich im vorliegenden Fall die Sicherung des Atemweges durch die andauernde Verlegung mit unzerkauten groben Nahrungsresten als schwerwiegendes Problem dar. Wiederholte Absaugversuche und Intubationen waren erforderlich und schließlich Improvisation durch Einlage eines speziellen Tubus, um eine ausreichende Belüftung der Lungen sicherzustellen. Dies setzt auch während der laufenden Rettungsmaßnahmen die ständige gedankliche Auseinandersetzung mit einer Alternative voraus, die angewendet werden kann, wenn die gerade durchgeführte Maßnahme nicht zum Erfolg führt. Diese gedankliche Auseinandersetzung mit Alternativen und deren offene Kommunikation sollte Denkprinzip jedes Teammitgliedes sein. Voraussetzung für einen freien Gedankenaustausches in der Einsatzsituation ist der **Respekt vor dem fachlichen Wissen und Können sowie den Erfahrungen der Teammitglieder untereinander**. Das Einsatzbeispiel zeigt auf, wie in kurzer Zeit mehrere Probleme mit allerhöchster Priorität gelöst werden müssen. So musste das Rettungsteam gleichzeitig den Atemweg unter schwierigen Bedingungen sichern und ohne dies zu vernachlässigen die Herz-Kreislauffunktion durch Maßnahmen der Wiederbelebung stützen. Dies kann durch den Einsatzleiter/Notarzt nicht alleine erfolgen; er ist auf eine weitgehend eigenständige Tätigkeit von Rettungsassistenten bei der Bewältigung von kritischen Teilproblemen, hier der Herz-Kreislaufwiederbelebung, angewiesen und muss dem fachlichen Wissen und Können vertrauen. In dieser Situation übernimmt der Rettungsassistent ungeachtet seiner hierarchischen Stellung gegenüber dem Notarzt die Führung bei der Bewältigung des Teilproblems.

HRO-Prinzipien in der Praxis von Kliniken und Pflegeeinrichtungen

Kliniken und Pflegeeinrichtungen sind ebenfalls Organisationen, die in Hochrisikoumwelten agieren und bei denen die Patientensicherheit eine zentrale Rolle spielt (vgl. Kohn et al. 2000; Vincent et al. 2001). Denn diese Organisationen können es sich nicht erlauben Fehler bei der Behandlung von Patienten zu machen. Sie müssen eine hohe Zuverlässigkeit bei der Behandlung und im Umgang mit Patienten an den Tag legen, sei es im Rahmen von Operationen, Heilbehandlungen oder der Pflege von Patienten.

Insbesondere vor dem heute immer stärker werdenden Effizienz- und Kostendruck im Kranken- und Pflegebereich stellt die Patentensicherheit eine besondere Herausforderung dar. Krankenhäuser und Pflegeeinrichtungen sind gefordert Kompetenzen zu entwickeln sowohl den hohen Effizienzansprüchen Klinik-/Pflege-Verwaltung gerecht zu werden und gleichzeitig das Auftreten von Fehlern und Zwischenfällen in der eigenen Abteilung/Station zu verhindern. Die oben dargestellten Achtsamkeitspraktiken von Hochverlässlichkeitsorganisationen liefern gute Ansatzpunkte, wie Klinik- und Pflegeabteilungen eine kollektive Achtsamkeit erwerben und ausbauen können, um so die Patientensicherheit zu erhöhen.

In Kliniken und Pflegeeinrichtungen ist die Patiententherapie eine arbeitsteilige Aufgabe zwischen verschiedenen Abteilungen und Beteiligten. Wichtig ist die Erkenntnis, dass keine Abteilung oder beteiligte Personengruppe (z. B. Arzt, Therapeut, Pflegekraft) die Heilung eines Patienten alleine bewerkstelligen kann. Das geht nur gemeinsam, als Team. Daher ist es für alle Beteiligten bei der Patiententherapie wichtig, dass sie neben der jeweiligen Patientenhistorie auch die Gesamttherapie sowie die Anforderungen der vor-/nachgelagerten oder benachbarten Aufgaben in ihrem Zusammenspiel zum eigenen Handeln kennen. Nur so können sie ein Verständnis für die Gesamtsituation des Patienten entwickeln und ihr Handeln voll zu dessen Wohl einsetzen. Förderlich wirken sich hier regelmäßige Patientenbesprechungen mit allen Beteiligten – Ärzten, Therapeuten und Pflegepersonal – aus. Auch böten sich – sofern es die Qualifikation erlaubt – Job-Rotation von Mitarbeitern in vor- und nachgelagerte Arbeitsbereiche an (Station, Röntgen, Sono etc.), um die dortigen Arbeitsabläufe besser kennenzulernen und damit Rückbezüge auf die eigenen Aufgaben herstellen zu können.

Für die Betrachtung des Patienten aus verschiedenen Perspektiven sowie die breite Interpretation bestimmter Patientensituationen und Vorkommnisse sind ausgeprägte interdisziplinäre Interaktions- und Kommunikationskanäle zwischen den involvierten Abteilungen und Behandlungsbeteiligten, z. B. in Form von Communities of Practice notwendig., Bei der Behandlung von Patienten sollten alle Beteiligten frühzeitig in die Therapieplanung und -durchführung einbezogen werden, und es sollte eine regelmäßige und transparente Kommunikation – z. B. in Form von Patientenbesprechungen – stattfinden.

Eine zentrale Aufgabe liegt sicherlich in der Etablierung einer neuen Führungskultur innerhalb der Ärzteschaft. Ärzten wird bei der Patientenbehandlung die höchste medizinische Kompetenz und damit Weisungsbefugnis zugeschrieben, auch wenn sie nicht immer nahe am Patienten sind. Bei HROs gilt das Prinzip der koordinierten Führung, bei der fachliches Wissen und Können im Bezuge auf eine Problemlösung mehr zählen als die formalen Hierarchiestrukturen. Häufig sind Pflegekräfte oder Therapeuten näher am Patienten und können schwache Signale besser wahrnehmen und interpretieren, als die behandelnden Ärzte. Diese sollten die weiteren beteiligten Personen als ihre 'verlängerten Augen und Ohren' akzeptieren und sie pro-aktiv und zielführend in die Patientenbehandlung einbeziehen. Ferner gilt es das Bewusstsein zu schärfen, dass die Patientenbehandlung eine interdisziplinäre Aufgabe ist, zu der jeder Beteiligte, egal ob Arzt, Patient, Therapeut oder Pflegekraft, seinen wichtigen individuellen Beitrag leistet.

Der offene Umgang mit Fehlern ist ein zentrales Merkmal der HRO. In diesem Bereich liegt sicher eine große Herausforderung für Kliniken und Pflegeeinrichtungen. Denn es gilt ein Umdenken beim Umgang mit Fehlern zu fördern. Viele Kliniken haben bereits – mehr oder weniger erfolgreich – anonyme Fehlerreportingsysteme (Critical Incident Reporting Systems, CIRS) eingeführt. HRO sehen Fehler als Chance und Leistungsverbesserungsmöglichkeit. Sie reflektieren und analysieren sämtliche Zwischenfälle und Fehler. Im Vordergrund steht dabei der Wunsch, die eigene Leistungsfähigkeit zu verbessern und nicht persönliche Schuldzuweisungen vorzunehmen. Leider scheint in vielen Kliniken und Pflegeeinrichtungen hier noch ein erhebliches Defizit vorzuherrschen, welches es zu beheben gilt. Auf dem Weg zur High Reliability Organization ist der offene Umgang mit Fehlern ein zentraler Erfolgsfaktor; dessen müssen sich Kliniken und Pflegeeinrichtungen bewusst sein und diesen ganz gezielt fördern. Wichtig dabei ist es, Fehler nicht isoliert, sondern im Gesamtkontext – im systemischen Zusammenhang und im zeitlichen Entstehungsverlauf (vgl. Dekker 2012) – zu betrachten. Vielmehr sind die Faktoren, die zur Fehlerentstehung geführt haben, zu identifizieren. Auch muss der Prozess der Fehlersuche und Analyse kontinuierlich hinterfragt und geprüft werden, ob dieser noch unter den gegebenen Umständen zielführend ist. Nur so erhält sich die Klinik/Pflegeeinrichtung eine organisationale Lernfähigkeit, die ein zuverlässiges Handeln ermöglicht und damit die Verbesserung der Patientensicherheit fördert.

3.3.10 Fazit

Die Fähigkeit der kollektiven Achtsamkeit, die es Hochverlässlichkeitsorganisationen erlaubt auch in unvorhergesehenen zuverlässig zu handeln, bietet aus einer organisationalen Perspektive interessante Ansatzpunkte für die Erhöhung der Patientensicherheit in Notfalleinsätzen, Kliniken und Pflegeeinrichtungen. Allerdings lassen sich die Merkmale kollektiver Achtsamkeit sowie die Methoden zu deren Entwicklung nicht einfach eins zu eins von den HRO in die hochkomplexen Organisationsstrukturen, -praktiken und -prozesse im Klinik- und Pflegebereich übertragen. Vielmehr erfordern sie eine kritische Reflexion vor dem jeweils eigenen Hintergrund der präklinischen Notfallmedizin, der Klinik oder der Pflegeeinrichtung. Gelingt dies, können diese Systeme und Institutionen unerwartete Situationen durch ein pro-aktives und reaktives achtsames Handeln adäquat begegnen und damit die Patientensicherheit erhöhen.

3.3.11 Literatur

Dietrich R, Childres T (Hrsg.) (2004). Group Interaction in High Risk Environments. Ashgate.

Dekker S (2012). Just Culture – Balancing Safety and Accountability, 2nd. ed. Ashgate 2012.

Flin RH (1995). Crew Resource Management for Teams in the Offshore Oil Industry. *Journal of European Industrial Training*. 19 (9), 23–27.

Flin RH, Maran, N (2004). Identifying and training non-technical skills for teams in acute medicine. *Quality and Safety in Health Care*. 13, 80–84.

Helmreich, RL, Foushee CH (1993). *Why Crew Resource Management? Empirical and Theoretical Bases of Human Factors Training in Aviation*. In Wiener EL, Kanki BG, Helmreich RL (Hrsg.). Cockpit Resource Management. San Diego u. a: Academic Press 3–45.

Kohn LT, Corrigan JM, Donaldson MS (Eds.) (2000). To Err Is Human: Building a Safer Health System. National Academy Press.

Mannarelli T, Roberts K, Bea H (1996). How Oragnizations Mitigate Risk. *Journal of Contigencies and Crisis Management* 4(2), 83–92.

v. Massenbach-Bardt J (2008). Erfolgsfaktoren des Spezialeinsatzkommandos Baden-Württemberg. In. Pawlowsky P, Mistele P (Hrsg.). Hochleistungsmanagement. Leistungspotenziale in Organisationen gezielt fördern. Wiesbaden: Gabler 361–378.

Mistele P (2007). Faktoren des verlässlichen Handelns – Leistungspotenziale von Organisationen in Hochrisikoumwelten. Wiesbaden: DUV.

Mistele P, Geithner S (2008). Leistungsfaktoren von Organisationen in Hochrisikoumwelten: Die Bedeutung kontinuierlicher Reflexion für kooperatives Handeln. In Clases, Ch (Hrsg.). Kooperation konkret! Lengerich u. a.: Pabst 208–217.

Pawlowsky P, Mistele P (Hrsg.) (2008). Hochleistungsmanagement. Wiesbaden: Gabler.

Pawlowsky P, Mistele P (2008a). Über den Tellerrand schauen. In Pawlowsky P, Mistele P (Hrsg.): Hochleistungsmanagement. Wiesbaden: Gabler.

Pawlowsky P, Mistele P, Geithner S (2005). Hochleistung unter Lebensgefahr. *Harvard Business Manager*. 11, 50–58.

Pawlowsky P, Mistele P, Geithner S (2008). Auf dem Weg zur Hochleistung. In Pawlowsky P, Mistele P (Hrsg.). Hochleistungsmanagement. Leistungspotenziale in Organisationen gezielt fördern. Wiesbaden: Gabler 19–32.

Pawlowsky P, Mistele P, Steigenberger N (2008). Quellen der Hochleistung – Theoretische Gundlage und empirische Befunde. In Pawlowsky P, Mistele P (Hrsg.). Hochleistungsmanagement. Wiesbaden: Gabler.

Pawlowsky P, Steigenberger N, Kneisel E (2009). Die Rote Königin überlisten – Strategisches Management aus dem Blickwinkel der Hochleistungsforschung. In Götze, U, Lang R (Eds.): Strategisches Management zwischen Globalisierung und Regionalisierung. Wiesbaden: Gabler 41–66.

Pawlowsky P, Steigenberger N (Hrsg.) (2012). Die H!PE-Formel. Empirische Analysen von Hochleistungsteams. Frankfurt/Main: Verlag für Polizeiwissenschaft.

Reason J (1994). *Menschliches Versagen*. Heidelberg u. a.: Spektrum.

Roberts K (1990). Some Characteristics of one Type of High Performance Organization. *Organizational Science*. 1(2).

Vincent C, Neale G, Woloshynowych M (2001). Adverse events in British hospitals: preliminary retrospective record review. *BMJ* 322, 517–519.

Weick K, Sutcliffe K (2003). Das Unerwartete managen. Wie Unternehmen aus Extremsituationen lernen. Stuttgart: Klett-Cotta.

Weick KE, Sutcliffe KM, Obstfeld D (1999). Organizating for High Reliability – Processes of Collective Mindfulness. *Research in Organizational Behaviour* 21, 81–123.

4 Effektive Teambildung und Kommunikation

Paul Sindermann, Michael Henninger und Christina Sick

4.1 Gelingende Kommunikation in der Medizin

Kommunikation ist heute ein anerkannter Faktor für medizinische Qualität und Patientensicherheit (Nelson et al. 2010). Kommunikation kann einerseits die Teamfunktionalität verbessern (Davies 2005), im Gegenteil aber auch auslösender Faktor von Teamkonflikten sein und sich negativ auf die Patientensicherheit auswirken (Azoulay et al. 2009; Li, Stelfox und Ghali 2011): „Poor communication has profund implications for patient safety and mortality“ (Stevens und Rogers 2009, S. 91). Entsprechend wichtig sind Kenntnisse über gelingende Kommunikation, um zwischenmenschliche Kommunikationsprozesse im Kontext von Patientensicherheit positiv beeinflussen zu können.

Im vorliegenden Kapitel werden zunächst Defizite menschlicher Kommunikation erläutert. Anschließend werden theoriegeleitete Grundlagen gelingender Kommunikation vorgestellt, die für das Themenfeld Patientensicherheit von Interesse sind.

4.1.1 Was sind Defizite menschlicher Kommunikation?

Zwischenmenschliche Kommunikation kann kurz gesagt als wechselseitiger Vorgang bezeichnet werden, in dessen Verlauf Informationen von einer Person an eine oder mehrere andere Personen mittels Sprache und sprachbegleitendem Ausdrucksverhalten übermittelt werden (vgl. Forgas 1994). Die dabei anteilig kognitiven Prozesse lassen sich in Sprachproduktion und Sprachverstehen untergliedern (Herrmann 1992). Etwas alltagsnäher ausgedrückt heißt das: Miteinander Reden umfasst das Sprechen, Zuhören und Verstehen (Henninger und Mandl 2003). Wenn Personen miteinander kommunizieren werden Gedanken, Erfahrungen, Sachverhalte oder Empfindungen in Worte gefasst, verbal ausgedrückt und von nonverbalen (Körpersprache, Mimik) und paraverbalen Phänomenen (stimmlicher Ausdruck) begleitet. Kommunikation dient entsprechend dem wechselseitigen Austausch auch dazu, beim Gegenüber ein ganz bestimmtes Ziel zu erreichen. Gesprächsteilnehmer können sich jedoch nie ganz sicher sein, ob das *was* sie sagen, vom Gegenüber auch „richtig“ verstanden wird. Missverständnisse entstehen bspw. dann, wenn Informationen verschwiegen, verfälscht oder unvollständig übermittelt werden oder wenn sich Gesprächsteilnehmer verhören oder versprechen. Sie können aber auch deshalb entstehen, weil Sprache als Träger von Informationen mehrdeutig, sprich abhängig u. a. von den involvierten Personen, der Beziehungsgeschichte und -qualität der Gesprächspartner und der Charakteristik der Situation ist. Diese Mehrdeutigkeit zwingt den Adressaten einer Äußerung den Informationsgehalt gesprochener Sprache mit kontextbezogenem Wissen zu ergänzen, um den Sinn und die Bedeutung der Kommunikation erfassen zu können (Buerschaper 2012). Die dabei vollzogenen Interpretationen werden von individuellen Wahrnehmungen und Sinndeutungen beeinflusst und führen zu einer „subjektiven Konstruktion von Bedeutungen, die nicht immer der Bedeutungskonstruktion der anderen Person entsprechen muss“ (Henninger und Balk 2009, S. 139). Dass eine für das Verstehen angemessene Informationsqualität im Alltag selten erreicht wird, ist aber auch angesichts dessen, dass Kommunikation eine Inhalts- und Beziehungsebene aufweist, symmetrisch oder komplementär aufgebaut sein kann und jeder Gesprächsakteur subjektive Sichtweisen auf Ursachen und Wirkungen hat (Watzlawick, Beavin und Jackson 1969), wenig verwunderlich. Vor allem die „unreflektierte Aussendung von kommunikativen Botschaften oder die Fehlinterpretation dieser Nachrichten führt zu nachhaltigen Problemen“ (Bechmann 2014, S. 159) in der zwischenmenschlichen Kommunikation.

4.1.2 Was sind Kennzeichen gelingender Kommunikation in der Medizin?

Aus pragmatischer Sicht zeichnet sich gelingende Kommunikation in der Medizin durch das Streben nach einer möglichst vollständigen, korrekten und eindeutigen Informationsübertragung aus. Man kann mit Hilfe der Sprache Sachverhalte darstellen, Befindlichkeiten ausdrücken oder aber Einfluss auf das Gegenüber nehmen. Letzteres gelingt aber nur dann zur Zufriedenheit des Sprechers, wenn sich das Gegenüber auf den anderen einlässt und sein Verstandenes auch der beabsichtigten Wirkung des Sprechers entspricht (Bechmann 2014). Hierfür müssen die Äußerungen auf den beabsichtigten Zweck hin ausgerichtet sein, und die dafür notwendigen Informationen, die sinnvoll, wahrhaftig bzw. erfüllbar sein müssen, transportieren (Searle 1971). Als gelungen kann eine Kommunikation weiterhin dann bezeichnet werden, wenn die Gesprächsbeteiligten mit dem Verlauf, dem Inhalt und Ergebnis eines kommunikativen Austauschs zufrieden sind. Dies ist in alltäglichen Situationen vor allem dann der Fall, wenn sich die Gesprächsteilnehmer respektieren und vertrauen, die Ausdrucksweise bekannt ist, die Körpersprache mit der gesprochenen Sprache übereinstimmt, Zeit und Muße bestehen, einander zuzuhören und sich die Gesprächsteilnehmer des gegenseitigen Verstehens versichert haben (Henninger 2011). Im medizinischen Kontext beruht die Zufriedenheit sehr stark auf der Güte der Informationsvermittlung, also dem „richtig Verstehen“ dessen, was „gemeint“ ist. Der Erfolg des ‚Miteinander Redens‘ hängt daher in großen Teilen vom Prinzip des wechselseitigen Versicherns von Zuhören und Verstehen ab (Henninger und Mandl 2003). Gerade die menschlicher Kommunikation innewohnende Subjektivität macht das Bemühen um ein wechselseitiges Verständnis im Sinne von „[…] checking that individuals understand what has been asked of them as well as confirming that they have been understood“ (Nestel und Kidd 2006, S. 3) wichtig.

Angesichts der eingangs aufgezeigten Komplexität von Kommunikation stellt sich die Frage, wie sich Gesprächsteilnehmer *richtig* verstehen können. Der Sprachwissenschaftler Paul Grice (1975) hat sich mit dieser Thematik auseinandergesetzt und verschiedene Hinweise formuliert, die es Kommunikationspartnern einfacher machen, sich zu verstehen. Seiner Meinung nach hängt die Möglichkeit zum Verstehen in erster Linie davon ab, *wie* die Gesprächsteilnehmer ihren kommunikativen Beitrag gestalten. Um sich verstehen zu können, sollten Äußerungen so eindeutig wie möglich formuliert werden. Unklare, mehrdeutige Äußerungen führen dazu, dass der Adressat die Absichten des Gegenübers nicht eindeutig erkennen und es in der Folge zu Missverständnissen kommen kann. Das Verstehen des Gegenübers wird zudem einfacher, wenn der Gesprächspartner ausschließlich Inhalte kommuniziert, die für das vorliegende Gesprächsthema relevant sind. Dabei gilt die Devise, den Informationsgehalt an den Zweck des Gesprächs anzupassen. Auch sollten sich Gesprächsteilnehmer an inhaltlichen Fakten orientieren und Spekulatives vermeiden, das Raum für Fehldeutungen bietet. Obwohl diese Voraussetzungen von Gesprächsteilnehmern durchaus – wenn auch zum Teil unbewusst – berücksichtigt werden, kann das Verstehen des Gegenübers misslingen. Wechselseitiges Missverstehen liegt vielfach darin begründet, dass die Gesprächspartner oftmals gar nicht wissen, was für das Gegenüber wichtig, informativ und eindeutig ist. Solche Defizite treten im Kontext der Patientensicherheit vor allem dann auf, wenn Personen unterschiedlicher Professionen miteinander reden (Kapitel 4.5). Den Defiziten kann begegnet werden, indem Verstehenshilfen herangezogen werden, die „aus dem Verständnis der kommunikativen Gesamtsituation und [dem] allgemeinen Wissen" (Henninger und Mandl 2003, S. 26) bezogen werden können oder indem das fehlende Wissen beim Gegenüber schlichtweg erfragt wird. Im Alltag der medizinischen Praxis ist das Erfragen aufgrund zeitlicher Restriktionen allerdings selten möglich. „Auch erscheint es vielen Personen ungewöhnlich, eigene Interpretationen für sich infrage zu stellen" (Henninger und Mandl 2003, S. 10). Eine Forschergruppe um Prof. Dr. Michael Henninger von der Pädagogischen Hochschule Weingarten hat sich deshalb die Frage gestellt, welche Erwartungen einzelne Akteursgruppen an gelingende Kommunikation in der Intensivmedizin haben. Die Ergebnisse geben Hinweise auf eine Dissonanz zwischen vermuteter Erwartung beim Gesprächspartner und seiner tatsächlicher Erwartung. So könnte bspw. bei einem Gespräch zwischen Pflegekräften und Angehörigen von Intensivpatienten vermutet werden, dass Angehörige aufgrund ihrer belastenden Situation eine eher persönliche, emotionale und emphatische Gesprächsebene suchen. Jedoch möchten Angehörige weder ein privates Wort wechseln, noch eine persönliche Beziehung zu Pflegekräften aufbauen. Vielmehr erwarten Angehörige, dass ihnen sämtliche Informationen über ihre nahestehende Person mitgeteilt werden, auch wenn es unangenehme oder belastende Dinge sein sollten (Sindermann et al. 2014). Mit Blick auf das Verstehen ist es also essentiell, sich mit dem Gesprächspartner zu „verständigen" – sprich laufend abzugleichen und zu reflektieren, was für das Gegenüber tatsächlich wichtig, informativ und eindeutig ist – und die von ihm wie auch immer vermittelten Bedürfnisse an die Kommunikation zu berücksichtigen. „Zwischenmenschliche Kommunikation folgt zwar bestimmten Prinzipien, ist aber nicht standardisierbar“ (Bechmann 2014, S. 160) gilt hierbei in besonderer Hinsicht der sensiblen Kommunikation in der Intensivmedizin. Dennoch ist es vor allem in Stresssituationen sinnvoll, durch den Einsatz von Regeln – z. B. in Form von Checklisten, die festlegen, wie wer wann mit wem redet – einen gewissen Standard herbeizuführen, die den Prozess der Informationsübertragung eindeutig machen und somit helfen, Verstehensprobleme zu verringern (Hofinger 2012).

Ein weiteres sprachverstehendes Moment in der gelingenden Kommunikation ist das Zuhören. Gesprächsteilnehmer können durch Zuhören das Gegenüber ermutigen, weiterzusprechen oder einen Sprecherwechsel initiieren. Vor allem bietet das Zuhören den Gesprächspartnern aber die Möglichkeit, gesprochene Sprache zu erfassen und das Gemeinte des Gegenübers zu erkennen. Weiß der Zuhörer bereits vorab, was das Ziel und der Zweck eines Gesprächs ist oder lassen sich die Inhalte eines Gesprächs an das Vorwissen des Zuhörers anknüpfen, ist es für ihn einfacher, die für das Verstehen der Absichten des Gegenübers relevanten Informationen auszuwählen (Imhof 2010). Inwieweit dabei die Interpretationen des Gehörten dem Gemeinten des Gegenübers tatsächlich entsprechen, kann unter drei verschiedenen Gesichtspunkten reflektiert werden. Der Zuhörer kann sich fragen, ob der Gesprächspartner auf Gegenstände oder Sachverhalte Bezug nehmen möchte, ob er etwas über seine Befindlichkeit, seine Einstellung oder sein Wissen ausdrücken möchte oder ob seine Äußerungen zu einer Handlung auffordern (Bühler 1934 nach Henninger und Balk 2009). Die Ideallösung des Zuhörens sieht vor, dass das Reflektierte – ganz gleich unter welche Gesichtspunkten reflektiert wurde – solange wertfrei zurückgemeldet wird, bis der Sprecher sich verstanden fühlt. Der Zuhörer verbalisiert also das Gehörte, um zu überprüfen, ob er den Gegenüber im Kern richtig verstanden hat. Die wertfreie Rückmeldung ist dabei zentral: „Die Tendenz, auf eine [...] Aussage zu reagieren, indem man vom eigenen Standpunkt her eine Bewertung vornimmt, ist [...] die Hauptsperre für zwischenmenschliche Kommunikation“ (Rogers 2009, S. 323). In besonders kritischen Situationen kann das Verstehen zusätzlich überprüft werden, indem der Hörer das Gesagte wiederholt oder der Sprecher die erhaltene Rückmeldung bestätigt (vgl. Schillinger et al. 2003; Brindley und Reynolds 2011). Um das Gehörte aber letztlich korrekt rückmelden zu können, muss der Hörer den Sprecher „verstehen“, was angesichts des Beispiels und der anfangs aufgezeigten Komplexität von Kommunikation nicht immer einfach ist. Zuhören bedeutet also, den Prozess des Verstehens in Gang zu setzen und ihn möglichst fehlerfrei ablaufen zu lassen. Hier schließt sich der Kreis hin zu gelingender Kommunikation: Verstehen – „die Bereitschaft, die Sichtweisen, Anliegen und Probleme der anderen Seite anzuhören und zurückzumelden, wie man sie verstanden hat“ (Montada und Kals 2007, S. 327) – ist die wichtigste Bedingung für Verständnis. Und die Fähigkeit zu gegenseitigem Verständnis ist eine bedeutende Voraussetzung für gelingende Kommunikation – auch in der Medizin (Montada und Kals 2007; Nestel und Kidd 2006).

4.1.3 Literatur

Azoulay E, Timsit JF, Sprung CL, Soares M, Rusinova K, Lafabrie, A et al. (2009). Prevalence and factors of intensive care unit conflicts: the conflicus study. *American Journal of Respiratory and Critical Care Medicine* 180, 853–860.

Bechmann S (2014). Medizinische Kommunikation. Grundlagen der ärztlichen Gesprächsführung. Tübingen: Narr Francke Attempto Verlag.

Brindley PG, Reynolds SF (2011). Improving verbal communication in critical care medicine. *Journal of Critical Care* 26(2), 155–159.

Buerschaper C (2012). Handlungsregulation und Kommunikation. In G Hofinger (Hrsg.). Kommunikation in kritischen Situationen. Frankfurt: Verlag für Polizeiwissenschaft, 45–67

Bühler K (1934). Sprachtheorie: Die Darstellungsfunktion der Sprache. Jena: Fischer.

Davies JM (2005). Team communication in the operating room. *Acta Anaesthesiologica Scandinavica* 49, 898–901.

Forgas JP (1994). Soziale Interaktion und Kommunikation. Eine Einführung in die Sozialpsychologie. Weinheim: Beltz Verlag.

Grice P (1975). Logic and Conversation. In P Cole, JL Morgan (Hrsg.). Syntax and Semantics 3, Speech Acts. New York: Academic Press, 41–58.

Henninger M (2011). Safety Clip: Kommunikationsdefizite als Schadenursache. *Passion Chirurgie* 1(3), 33–36.

Henninger M, Balk M (2009). Grundlagen der Kommunikation. In M Henninger, H Mandl (Hrsg.), Handbuch Medien- und Bildungsmanagement. Weinheim, Basel: Beltz, 136–150.

Henninger M, Mandl H (2003). Zuhören – verstehen – miteinander reden: Ein multimediales Kommunikations- und Ausbildungskonzept. Bern: Hans Huber.

Herrmann T (1992). Sprechen und Sprachverstehen. In H Spada (Hrsg.), Allgemeine Psychologie. Bern: Huber.

Hofinger G (2012). Kommunikation. In P Badke-Schaub, G Hofinger, K Lauche (Hrsg.), Human Factors – Psychologie sicheren Handelns in Risikobranchen. Heidelberg: Springer.

Imhof M (2010). Zuhören lernen und lehren. Psychologische Grundlagen zur Beschreibung und Förderung von Zuhörkompetenzen in Schule und Unterricht. In V Bernius, M Imhof (Hrsg.), Zuhörkompetenz in Schule und Unterricht. Göttingen: Vandenhoeck, Ruprecht, 15–30.

Li P, Stelfox HT, Ghali WA (2011). A prospective observational study of physican handoff for intensive-care-unit – toward patient transfers. *American Journal of Medicine* 124, 860–867.

Montada L, Kals E (2007). Mediation. Ein Lehrbuch auf psychologischer Grundlage. Weinheim: Beltz.

Nelson JE, Puntillo KA, Pronovost PJ, Walker AS, McAdam JL, Ilaoa D, Penrod J (2010). In their own words: Patients and families define high-quality palliative care in the intensive care unit. *Critical Care Medicine* 38(3), 808–818.

Nestel D, Kidd J (2006). Nurses' perceptions and experiences of communication in the operating theatre: A focus group interview. *BMC Nursing* 5(1).

Rogers C (2009). Entwicklung der Persönlichkeit. Psychotherapie aus der Sicht eines Therapeuten. Stuttgart: Klett-Cotta (17. Aufl.).

Schillinger D, Piette J, Grumbach K, Wang F, Wilson C, Daher C et al. (2003). Closing the Loop. Physician Communication with Diabetic Patients Who Have Low Healty Literacy. *Archives of Internal Medicine* 163(1), 83–90.

Searle JR (1971). Sprechakte: Ein sprachphilosophischer Essay. Frankfurt am Main: Suhrkamp.

Sindermann P, Henninger M, Gruber H, Bein T, Eder F (2014). Erwartungen an eine gelingende Kommunikation zwischen Pflegekrä ften und Angehörigen aus Sicht der Angehörigen von Intensivpatienten. In Güntürkün O (Hrsg.), Supplement to Psychological Test and Assessment

Modeling (S. 60). 49. Kongress der Deutschen Gesellschaft für Psychologie, Bochum. Lengerich: Pabst.
Stevens JP, Rogers SO (2009). Communication and culture: Opportunities for safer surgery. *Quality and Safety in Health Care* 18(2), 91–92.
Watzlawick P, Beavin JH, Jackson DD (1969). Menschliche Kommunikation: Formen, Störungen, Paradoxien. Bern: Hans Huber.

Christina Sick, Michael Henninger und Paul Sindermann

4.2 Kommunikative Störungen und die Folgen für die Patientensicherheit

4.2.1 Diagnose: Kommunikationsstörungen als Risiko für die Patientensicherheit

Erst eine fundierte Diagnose, dann die Therapie – das trifft, wenn man so will, auf den Gesundheitsbereich selbst auch zu. Neben systemischen Defiziten (Hofinger in diesem Buch) konnte menschliches Versagen – insbesondere bei der zwischenmenschlichen Kommunikation – in Hochrisikobereichen wie dem Flugverkehr oder aber der medizinischen Versorgung als der größte Risikofaktor für Unfälle diagnostiziert werden: „*… of all human errors, suboptimal communication is the number 1 issue. Mounting evidence suggests the same for errors during short-term medical care*“ (Brindley und Reynolds 2011, 155). „Eine Analyse von über 2000 Meldungen in amerikanischen Fehler- und Beinahe-Fehler-Meldesystemen ergab, dass 57 % der gemeldeten Ereignisse auf Kommunikationsfehler zurückzuführen waren“ (Pronovost et al. 2006). So stellen auch Stevens und Rogers fest: *„Poor communication has profound implications for patient safety and mortality“* (2009, 91). Die evidenzbasierte Diagnose lautet also: Kommunikation ist von großer Bedeutung für die Patientenversorgung und Patientensicherheit – und sie ist ein Problem!

Die Diagnose, welche Kommunikationsprobleme in der Praxis der Patientenversorgung bestehen, welche möglichen Ursachen ihnen zugrunde liegen und welche Folgen sie für die Patientensicherheit haben, ist Thema dieses Teilkapitels. Daran anknüpfend befassen sich die folgenden Teile des vorliegenden Kapitels mit der Frage, wie gelingende Kommunikation in den jeweiligen Bereichen aussehen könnte, und den Möglichkeiten der „Therapie“, d. h. welche Maßnahmen zur Verbesserung der Kommunikation und damit der Patientensicherheit ergriffen werden können.

Nach Gawande et al. (2003) sind Kommunikationsfehler zwischen dem an der Patientenversorgung beteiligtem Personal (43 % der Vorfälle) gleich nach mangelnder Erfahrung und fachlicher Kompetenz bei chirurgischen Aufgaben (53 % der Vorfälle) die Hauptursache für Fehler im OP. Wie aber kommt es dazu, dass Kommunikation und Kommunikationsstörungen zum Problem für die Patientensicherheit werden? Sind es nicht vielmehr fachmedizinische oder pflegerische Defizite, die die Patientensicherheit gefährden? Unmittelbar geschädigt wird ein Patient durch defizitäre Kommunikation vermutlich eher selten, wohingegen das falsche Medikament zum falschen Zeitpunkt direkte, negative Konsequenzen zeitigen dürfte. Warum also die belegte Relevanz kommunikativer Defizite? Kommunikation – das miteinander Reden, der Austausch von Information, die Koordination von Arbeitsabläufen – ist notwendige Voraussetzung für gelingende medizinische Versorgung. Patientensicherheit wird zwar durch Optimierung von Behandlungstechniken, Medizintechnik und systemischen Verbesserungen gefördert, aber letztlich wird Patientensicherheit durch Menschen gewährleistet. Diese Personen müssen in der Patientenversorgung zusammenarbeiten, was Koordination und damit Kommunikation notwendig macht. Denn Interaktion, Zusammenarbeit, Koordination von Aufgaben und Handlungen sowie Informationsvermittlung und auch der Austausch zwischen Menschen allgemein wird immer durch Kommunikation organisiert und vermittelt. Kommunikation entfaltet aber auch jenseits von koordinativen Aufgaben und der direkten Interaktion im Team Wirksamkeit, weil jede einzelne in die Behandlung involvierte Person ihrerseits auch über das Berufliche hinaus in kommunikative Prozesse eingebunden ist. So kann z. B. ein Streit in der Familie – wenn auch mittelbar – ebenfalls Einfluss auf die Behandlungsqualität nehmen kann. Es gilt also festzuhalten, dass zwischen Kommunikation und Behandlungsfehlern kein direkter Ursache-Wirkungszusammenhang besteht, wohl aber ein indirekter, struktureller, der – bei Kommunikationsstörungen: negative – Wirkung auf die Behandlungsqualität entfaltet und darum im Kontext von Patientensicherheit zu thematisieren ist.

Kommunikationsstörungen zwischen Akteuren in der Patientenversorgung

Kommunikationsstörungen – also misslingende Kommunikation – entstehen bereits bei der sog. Sprachrezeption, wenn die Zuhörenden aus welchen Gründen auch immer den Sprechenden nicht richtig zuhören oder sie missverstehen, oder durch unmittelbare sprachproduktive Defizite, wenn die Sprechenden etwa gegen- oder übereinander reden oder nicht transparent, fair und wertschätzend kommunizieren (Sindermann et al. in diesem Buch). Bei misslingender Kommunikation kommt es zu sozialen Friktionen und Missverständnissen und letztlich u. U. zu Behandlungsfehlern, die die Patientensicherheit gefährden. Gelingende Kommunikation umfasst mithin die Aspekte des Zuhörens und richtigen Verstehens auf der einen Seite, und des miteinander Redens auf der anderen (Henninger und Mandl 2003). Dies sind denn auch die drei Problemfelder, in denen sich ge- und misslingende Kommunikation identifizieren lässt: Zuhören, Verstehen und miteinander Reden. Die Diagnose, welche Kommunikationsstörungen laut empirischer Befundlage mit welchem Outcome in der Praxis auftreten, soll im Folgenden zudem entlang verschiedener Interaktionsszenarien zwischen unterschiedlichen Akteursgruppen stattfinden: Kommunikation im Team, Kommunikation zwischen Ärzten und Pflegekräften, Kommunikation zwischen Ärzten und Patienten und schließlich auch Kommunikation mit Angehörigen.

Kommunikationsstörungen im Team

Etwa alle 30 Minuten passiert im OP ein Kommunikationsfehler (Halverson et al. 2011). Jeder dritte Kommunikationsfehler gefährdet laut Lingard et al. (2004) die Patientensicherheit, indem Routinen unterbrochen werden, sich die kognitive Belastung (cognitive load) erhöht und es zu Ineffizienz sowie Prozessverzögerungen im Ablauf der Operation kommt (Lingard et al. 2004; Halverson et al. 2011). Ferner kann nicht gelingende Kommunikation auslösender Faktor von Teamkonflikten sein, weil sich die Spannung im OP-Team erhöht, die sich wiederum negativ auf die Patientensicherheit auswirken (Lingard et al. 2004; Azoulay et al. 2009).

Die auftretenden Kommunikationsstörungen weisen dabei ähnliche Muster auf. Im Behandlungsablauf betroffen waren v. a. die Patientenübergabe (43 %) und die Verlegung von Patienten (39 %) (Greenberg et al. 2007). Laut Halverson et al. (2011) traten Kommunikationsfehler v. a. in Bezug auf Fragen der Ausstattung *(was wird gebraucht?)* (36 %) und Informationen zum aktuellen Stand der OP (24 %) auf. Rund zwei Drittel der Kommunikationsfehler entstanden, weil Informationen zeitlich unpassend und/oder inhaltlich falsch bzw. defizitär waren (Lingard et al. 2004).

Die Gründe und Ursachen sind vielfältig, meistens liegen mehrere auslösende Faktoren vor. Kommunikationsdefizite im OP resultieren mit großer Wahrscheinlichkeit aus einer ineffektiven Teamkommunikation, einem Mangel an Standardisierungen in der Teaminteraktion sowie individuellen Kompetenzlücken (Lingard et al. 2004). Greenberg et al. (2007) sowie Stevens und Rogers (2009) machten als Hauptursachen für Kommunikationsstörungen im OP fehlende Eindeutigkeit bzgl. Verantwortlichkeiten sowie Status- bzw. Machtasymmetrie aus. Die Kommunikationsstörungen traten in der überwiegenden Zahl (92 %) in der direkten verbalen Kommunikation und dabei v. a. in Zweiergesprächen (64 %) auf (Greenberg et al. 2007). Symptomatisch für kommunikative Störungen im OP waren Situationen, in denen es Assistenzärzten nicht gelang, die verantwortlichen Chirurgen über kritische Vorkommnisse zu informieren, oder Informationsdefizite, die bei der Übergabe von Patienten zwischen den behandelnden Ärzten auftraten (Greenberg et al. 2007).

Kritisch für die Patientensicherheit sind auch Teamkonflikte. In der Conflicus-Studie (Azoulay et al. 2009) gaben ca. drei von vier medizinischen und pflegerischen Mitarbeitern an, in der Woche der Studie Konflikte erlebt zu haben, mehr als die Hälfte schätzte den Konflikt als ernst oder gar schädigend für den Teamzusammenhalt ein, fast drei Viertel sahen eine mögliche negative Beeinflussung der Arbeitsqualität, 44 % sogar einen potenziell gefährdenden Effekt auf das Überleben von Patienten. Die Studie stellte als wesentlichen auslösenden Faktor von Teamkonflikten ungenügende Kommunikation fest.

Eine gute Kommunikation und gute Zusammenarbeit im Team sind also essentiell für die Patientensicherheit. Als zentrale Komponenten effektiver Teamarbeit haben sich Situationsbewusstsein, Problemidentifikation, Entscheidungsfindung, Verteilung der Arbeitslast, Zeitmanagement und Konfliktlösung herausgestellt (Davies 2005). Werden diese Fähigkeiten geübt und verbessert, lässt sich die Teamfunktionalität und so die Patientensicherheit verbessern (Catchpole et al. 2008). Neben der besseren Zusammenarbeit kann eine hohe Kommunkationsqualität im Team aber auch zu einer gesünderen Arbeitsumgebung beitragen. Beispielsweise fanden Quenot et al. (2012) heraus, dass eine bessere Kommunikationsstrategie in interprofessionellen Teams der Intensivstation, durch die Teamkonflikte ausgeräumt werden konnten, die Häufigkeit von Burn-Out-Syndromen (von 28 % auf 14 %) und Depressionssymptomen (von 17 % auf 6 %) innerhalb von zwei Jahren signifikant reduzieren konnte. Auch dieses indirekte, von gelungener Kommunikation beeinflusste Moment kann helfen, die Patientensicherheit zu erhöhen. Dabei sind die Möglichkeiten, Kommunikation zu verbessern, zugleich einfacher und komplexer als man denkt, weil sie auf Verhaltensweisen abstellen, die die Akteure im Grunde beherrschen aber nicht zeigen. Eine Schlüsselrolle kommt der individuellen Motivation und Einstellung zur Kommunikation zu, denn Ursache kommunikativer Probleme ist letztlich oft die mangelnde Bereitschaft, verstehens orientiert zu kommunizieren, also exakt verstehen zu wollen und ggf. Rückfragen zu stellen, sowie sich verständlich auszudrücken. Ist der Wille zur gegenseitigen Verständigung grundsätzlich gegeben, besteht der nächste Schritt darin, dysfunktionale Gesprächsroutinen und Handlungsmuster zu erkennen und zu verändern.

Störungen der Kommunikation zwischen ärztlichem und pflegerischem Personal

Kommunikative Störungen treten nicht nur an Hierarchie- sondern oftmals an Professionsgrenzen auf (Kapitel 4.4). Z. B. bei Kommunikationsstörungen im OP sind nicht alle Berufsgruppen gleichermaßen betroffen; am häufigsten involviert in kommunikative Störungen waren Chirurgen (Greenberg et al. 2007). Unter den Mitgliedern eines Teams kann aufgrund unterschiedlicher Professionszugehörigkeit unterschiedliches Vokabular gebräuchlich sein. Sich aufgrund dessen gegenseitig nicht zu verstehen kann in der Folge u. U. dazu führen, dass einzelne Teammitglieder auch darauf verzichten, anderen richtig zuzuhören – „... es lohnt sich ja ohnehin nicht".

Ärzte und Pflegekräfte haben verschiedene Sichtweisen darauf, wie gut sie miteinander kommunizieren: Im OP bewerteten 85 % der Ärzte die Kommunikationsfähigkeiten ihrer Kollegen als sehr gut; von den Pflegekräften tat dies nur knapp die Hälfte (Makary et al. 2006). „*We show that communication in the OR was perceived to be poor by the anesthesiologists, adequate by the OR nurses, and good by the surgeons – showing a true disconnect in teamwork ...*" (Awad et al. 2005, S. 773). In der Intensivmedizin zeichnet sich ein ähnliches Bild ab: während fast drei Viertel der Ärzte die Zusammenarbeit und Kommunikation mit den Pflegekräften in der Intensivmedizin als (sehr) gut bewerteten, bewertet nur ein Drittel der Pflegekräfte die Qualität der Zusammenarbeit und Kommunikation mit den Ärzten als (sehr) gut (Thomas, Sexton und Helmreich 2003). Das Pflegepersonal fühlt sich konstant unterbewertet, erfährt Barrieren bei der Teilnahme bei der Entscheidungsfindung, wird häufiger unterbrochen und an die Machtunterschiede in den Beziehungen erinnert – ein sehr unbefriedigender Zustand für Pflegekräfte (Alvarez und Cioera 2006) und mögliche Quelle von Teamkonflikten mit Folgen für die Behandlungsqualität.

Die sog. beziehungsabhängige Arbeitskoordination (Relational Coordination, RC) beleuchtet den Zusammenhang zwischen Kommunikation, Beziehung und Arbeitskoordination unter den verschiedenen beteiligten Berufsgruppen und ist darum eine Möglichkeit, die Güte der Interaktion zu erfassen. RC kann als ein Indikator für Qualität und Outcome in der Patientenversorgung dienen. Klingenhäger et al. (2014) stellten bei ihren Untersuchungen fest, dass von allen befragten Berufsgruppen Pflegekräfte insgesamt am meisten und Chef- und Oberärzte am seltensten in Kommunikation involviert sind. Bei allen Berufsgruppen ging eine höhere Kommunikationshäufigkeit meist mit höherer Zufriedenheit und einem höheren RC-Wert einher. Der Ausspruch „viel hilft viel!“ stimmt meistens, aber eben nicht immer. Diskrepanzen zwischen Kommunikationshäufigkeit und Zufriedenheit könnten darauf hinweisen, dass eine niedrige Kommunikationshäufigkeit hinreichend ist, wenn die Personen genau die Information erhalten, die sie brauchen. Andererseits können Diskrepanzen auch bedeuten, dass trotz hohem Kommunikationsaufkommen u. U. nicht die benötigten Informationen vermittelt und somit die Bedürfnisse des Einzelnen nicht erfüllt wurden.

Störungen der Arzt-Patienten-Kommunikation

Kommunikation ist als Strukturelement jedoch nicht nur in der Zusammenarbeit des an der Patientenversorgung beteiligten Personals von Bedeutung, sondern auch im direkten Kontakt mit Patienten. Mündige, aufgeklärte Patienten sind für ihre Gesundung mitverantwortlich, wofür sie jedoch gut informiert sein müssen. Somit ist auch die Kommunikation zwischen Arzt und Patient ein Faktor der Patientensicherheit. Mehr zu systematisierten Interaktionsformen von Arzt und Patient im Sinne der gemeinsamen Entscheidungsfindung finden Sie bei Antoine in diesem Buch. Intensivpatienten etwa befinden sich in einer Ausnahmesituation (Granja et al. 2005): sie erleben einen totalen Kontrollverlust, der eine Bedrohung ihrer physischen und psychischen Existenz darstellt. Sie haben Schmerzen, Schlafstörungen, Hunger und Durst und insbesondere Angst und Unruhe aus Sorge um ihre Familie, ihre Gesundheit und letztlich auch um ihr Leben. Auf der Intensivstation erkranken bis zu 43 % der Patienten an Depressionen, bis zu 35 % an einem posttraumatischen Stresssyndrom (PTSD) und fast die Hälfte leidet unter Angststörungen. Auch acht Jahre nach der Intensivtherapie weist immer noch ein Viertel der Patienten Zeichen eines PTSD auf (Davydow et al. 2008). Auch in diesem Fall kann Kommunikation ein wichtiger Faktor sein, weil sie die Angst der Patienten abfedern helfen und so die Genesungschancen verbessern kann. Für Intensivpatienten ist es entscheidend, ihre Bedürfnisse mitteilen zu können und zu erfahren, dass diese wahrgenommen und erfüllt werden. Regelmäßige Kommunikation mit dem Patienten kann das Langzeitergebnis erheblich verbessern: Durch fünf bis sechs psychologische Gespräche konnte das Auftreten eines PTSD signifikant gesenkt werden (Peris et al. 2011).

Kommunikation mit Angehörigen

Wenn Patienten selbst nicht mehr in der Lage sind, Entscheidungen über ihre Behandlung zu treffen, dann sind die Angehörigen gefragt. Damit diese im Sinne des Patienten entscheiden können, brauchen sie Wissen über dessen Krankheitsbild, über Prognose, Therapieziel und mögliche Therapieoptionen. Diese müssen den Angehörigen verständlich erläutert und vermittelt werden. Mehr als die Hälfte der Angehörigen hat jedoch ein mangelhaftes Verständnis der Diagnose, Behandlung und Prognose des Patienten (Azoulay et al. 2010). Da für viele Angehörige der Arzt die bevorzugte Quelle von Information und Beruhigung darstellt, ist eine zeitnahe, empathische und offene Kommunikation mit dem Arzt über Zustand, Prognose und Therapie des Patienten so das zentrale Kriterium für eine wahrgenommene hohe Qualität der intensivmedizinischen Behandlung (Nelson et al. 2001; Nelson et al. 2010). Auf der anderen Seite sind die Verständnisprobleme der Angehörigen dann besonders hoch, wenn das Arzt-Angehörigen-Gespräch weniger als 10 Minuten dauert (Azoulay et al. 2010).

Daneben ist die Kommunikation mit Angehörigen auch für deren Gesundheitszustand von Bedeutung: 60 % der Angehörigen von Intensivpatienten zeigen nach fünf Behandlungstagen Angsterkrankungen, 25 % zeigen Anzeichen von Depression (Garrouste-Org et al. 2010). Eine längere Gesprächsdauer mit Angehörigen (20 vs. 30 Minuten) führt zu einer signifikanten Reduktion von PTSD, Angstzuständen und Depressionen (Heyland et al. 2006).

Ob Kommunikation als gelungen und angemessen empfunden wird, hängt stark von den Erwartungen der Akteure an die Kommunikation und von der Passung der Erwartungen beider Seiten ab. Diese Kommunikationspräferenzen sind wiederum abhängig vom eigenen Rollenverständnis und Erfahrungen aus ähnlichen Situationen (Sindermann et al. 2014). Für die Interaktion zwischen Pflegekräften und Angehörigen lässt sich sagen, dass die Erwartungen der Angehörigen nicht einheitlich sind, sich das Zuhörverhalten der Pflegekräfte aber an vielen Stellen mit den Erwartungen der Angehörigen deckt, was für gelingende Kommunikation förderlich sein kann. Zum Teil jedoch klaffen sie deutlich auseinander: Pflegekräften ist beim Zuhören wichtig, eine Beziehung zu den Angehörigen aufzubauen, Angehörige hingegen möchten nicht über ihre Gefühle oder über Dinge sprechen, die nichts mit der Erkrankung des Angehörigen zu tun haben. Sie wünschen sich eine Kommunikation, die wahrheitsgetreu, effektiv und offen, emotional unterstützend und verständigungsorientiert ist, bei Unklarheiten vermittelt und sie in den Behandlungsprozess einbezieht (Sindermann et al. 2014). Es gibt also nicht die eine zentrale Erwartung von Angehörigen an gelingende Kommunikation mit Pflegekräften! Ein erwartungskonformer Gesprächsverlauf braucht adaptive Gesprächsführung: Interesse zeigen, Zuhören, bezugnehmende Äußerungen.

4.2.2 Schlussfolgerungen für die „Therapie“ von Kommunikationsstörungen

Die „Diagnose“ mittels der dargestellten Evidenzen zeigt, dass bereits manches bekannt ist, was ge- und misslingende Kommunikation ausmacht, was sie auslöst und in Bezug auf Patientensicherheit bewirkt. Viele Fragen sind aber noch offen, weshalb es nötig ist, die Untersuchung der genannten Faktoren und ihrer Wirkungen in bestimmten Settings auszuweiten und mit höherer Auflösung zu betreiben. Beispielsweise ließe sich die Forschung bzgl. der Frage vertiefen, weshalb medizinische und pflegerische Akteure bestimmte kommunikative Figuren, die die Kommunikation positiv beeinflussen würden, in der Praxis nicht anwenden, obwohl sie im Verhaltensrepertoir der Personen vorhanden sind. Was auf der Basis dieser „Diagnose“ abgeleitet werden kann und muss, ist, dass Kommunikation in der Patientenversorgung Outputrelevant ist, dass gelingende Kommunikation – im Team, zwischen den Professionsgruppen, mit Patienten und Angehörigen – essentielle Voraussetzung für eine hohe Versorgungsqualität und schließlich Patientensicherheit ist. Deshalb ist das Thema Kommunikation sowohl aus organisationaler, finanzieller und Personalentwicklungssicht relevant. Damit es nicht bei der „Diagnose“ bleibt, sondern auch eine „Therapie“ erfolgen kann, ist es nötig, Aufmerksamkeit herzustellen für gelingende Kommunikation in den genannten Bereichen und Szenarien sowie entsprechende Konzepte zu entwickeln, wie sie an anderer Stelle in diesem Buch adressiert werden. Kommunikation muss in der Erstausbildung und Fortbildung des medizinischen und pflegerischen Personals adressiert werden. Das Kapitel 4.3 lenkt den Blick darauf, wie sich individuelle Kompetenzlücken durch Trainings schließen lassen. Mehr zum Thema Teamentwicklung und -bildung von action teams in der Medizin erfahren Sie im Kapitel 4.4, und Kapitel 4.5 informiert über die Möglichkeiten simulationsbasierten Lernens im Team und Teamkommunikation.

4.2.3 Literatur

Alvarez G, Cioera E (2006). Interdisciplinary communication: An uncharted source of medical error? *J Crit Care* 21, 236–242.

Awad SS et al. (2005). Bridging the communication gap in the operating room with medical team training. *Am J Surg* 190(5), 770–774.

Azoulay E et al. (2000). Half the families of intensive care unit patients experience inadequate communication with physicians. *Crit Care Med* 28(8), 3044–3049.

Azoulay E, Timsit JF, Sprung CL et al. (2009). Prevalence and factors of intensive care unit conflicts: The conflicus study. *Am J Respir Crit Care Med* 180, 853–860.

Brindley PG, Reynolds SF (2011). Improving verbal communication in critical care medicine. *J Crit Care* 26(2), 155–159.

Catchpole K, Mishra A, Handa A, McCulloch P (2008). Teamwork and error in the operating room: Analysis of skills and roles. *Ann Surg*. 247(4), 699–706.

Davies JM (2005). Team communication in the operating room. *Acta Anaesthesiologica (Scandinavica, UK)* 49, 898–901.

Davydow DS, Desai SV, Needham DM, Bienvenu OJ (2008). Psychiatric morbidity in survivors of the acute respiratory distress syndrome: a systematic review. *Psychosom Med* 70, 512–519.
Garrouste-Org M, Willems V, Timsit JF, Diaw F, Brochon S, Vesin, A, Philippart F (2010). Opinions of families, staff and patients about family participation in care in intensive care units. *J Crit Care* 25, 634–640.
Gawande AA, Zinner MJ, Studdert DM, Brennan TA (2003). Analysis of errors reported by surgeons at three teaching hospitals. *Surgery* 133, 614–621.
Granja C, Lopes A, Moreira S et al. (2005). Patients' recollections of experiences in the intensive care unit may affect their quality of life. *Crit Care* 9, R96–R109.
Greenberg C et al. (2007). Patterns of Communication Breakdowns Resulting in Injury to Surgical Patients. *J Am Coll Surg* 204(4), 533–540.
Halverson AL et al. (2011). Communication failure in the operating room. *Surgery* 149(3), 305–310.
Henninger M, Mandl H (2003). Zuhören – verstehen – miteinander reden: ein multimediales Kommunikations- und Ausbildungskonzept. Bern; Göttingen [u. a.]: Huber.
Heyland DK, Dodek P, Rocker G et al. (2006). What matters most in end-of-life care: perceptions of seriously ill patients and their family members. *CMAJ* 174, 627–633.
Klingenhäger S, Henninger M, Gruber H, Bein T, Eder F (2014). Kommunikation in der Intensivmedizin. Eine empirische Untersuchung des Zusammenhangs zwischen Kommunikationshäufigkeit und beziehungsabhängiger Arbeitskoordination. In Güntürkün O (Hrsg.). Supplement to Psychological Test and Assessment Modeling. 49. Kongress der Deutschen Gesellschaft für Psychologie, Bochum. Lengerich: Pabst, 60.
Lingard L et al. (2004). Communication failures in the operating room: An observational classification of recurrent types and effects. *BMJ Quality, Safety* 13(5), 330–334.
Nelson JE, Meier DE, Oei EJ et al. (2001). Self reported symptom experience of critically ill cancer patients receiving intensive care. *Crit Care Med* 29(2), 277–282.
Nelson JE, Puntillo KA, Pronovost PJ et al. (2010). In their own words: patients and families define high-quality palliative care in the intensive care unit. *Crit Care Med* 38(3), 808–818.
Peris A, Bonizzoli M, Iozzelli D et al. (2011). Early intra-intensive care unit psychological intervention promotes recovery from post traumatic stress disorders, anxiety and depression symptoms in critically ill patients. *Crit Care* 15, R41.
Pronovost PJ, Thompson DA, Holzmueller CG et al. (2006). Toward learning from patient safety reporting systems. *J Crit Care* 21, 305–315.
Quenot JP, Rigaud JP, Prin S et al. (2012). Suffering among carers working in critical care can be reduced by an intensive communication strategy on end-of-life practices. *Intensive Care Med* 38, 55–61.
Sindermann P, Henninger M, Gruber H, Bein T, Eder F (2014). Erwartungen an eine gelingende Kommunikation zwischen Pflegekräften und Angehörigen aus Sicht der Angehörigen von Intensivpatienten. In Güntürkün O (Hrsg.), Supplement to Psychological Test and Assessment Modeling. 49. Kongress der Deutschen Gesellschaft für Psychologie, Bochum. Lengerich: Pabst 60.
Stevens J, Rogers S (2009). Communication and culture: opportunities for safer surgery. *Qual Saf Health Care* 18(2), 91–92.
Thomas EJ, Sexton JB, Helmreich RL (2003). Discrepant attitudes about teamwork among critical care nurses and physicians. *Crit Care Med.* 31(3), 956–959.

Marcus Rall und Stephanie Oberfrank

4.3 Simulationsbasiertes Lernen im Team (Teamkommunikation)

4.3.1 Teamtraining ist unverzichtbarer Bestandteil jeder modernen Patientensicherheitskultur

Trotz Standards, gut ausgebildeter medizinischer Mitarbeiter und hochwertigem Equipment kommt es bei der täglichen Behandlung von Patienten immer wieder zu kritischen Ereignissen, Zwischenfällen und Komplikationen (Kohn, Corrigan und Donaldson 2000; Vincent 2006; Schrappe et al. 2007; Landrigan et al. 2010). Werden Patienten in diesen Situationen geschädigt, ist das in bis zu 70 % der Fälle vermeidbar (Rall und Gaba 2009a; Brennan et al. 1991; Thomas et al. 2000; Sari et al. 2007). Denn nachweislich sind in der Mehrzahl nicht mangelndes medizinisches Wissen und Können dafür verantwortlich, sondern Probleme im Bereich der sogenannten Human Factors (HFs), also der menschlichen Faktoren (The Joint Commission: *Sentinel Event Data – Root Causes by Event Type* 2013). Beispiele hierfür sind Ablenkung und/oder Fixierung in komplexen Situationen, Vergesslichkeit, verlorengegangene Informationen, Missverständnisse im Team, falsch ausgeführte Anordnungen, unterschiedliches Situationsbewusstsein, vergessene Maßnahmen, Verwechslungen, abweichende Priorisierung, unklare Zuständigkeiten und fehlerhafte Entscheidungen.

> "Dream teams are made – not born..." Train together who work together!

In allen Hochrisiko-Hochsicherheitsorganisationen sind regelmäßige Teamtrainings unverzichtbarer und selbstverständlicher Bestandteil geworden – außer in der Medizin. Häufig erleben Ärzte und Pflegekräfte verschiedene kritische Ereignisse und Notfälle das erste Mal in ihrem Berufsleben am lebenden Patienten und machen schlechte Erfahrungen – oft auf Kosten des Patienten. Es wird davon ausgegangen, dass medizinische Teams das Management von kritischen Ereignissen automatisch mit Abschluss der jeweiligen Berufsausbildung beherrschen und somit neben fachlichem Wissen auch das Team-, Entscheidungs- und Aufgabenmanagement in einer komplexen, stressbehafteten Situation von selbst gelingt. Das kann natürlich nicht funktionieren. Denn in kritischen Situationen als Team gut funktionierend, fehlerresistent und sicher zusammenarbeiten, erfordert intensives Teamtraining unter Berücksichtigung von Aspekten der Human Factors und CRM (Crew Resource Management). Schwerpunkte der Teamtrainings sind neben den rein fachlichen medizinischen Aspekten auch immer sicherheitsfördernde Verhaltensmuster im Human-Factor-Bereich und allgemeine Strategien für höhere Handlungssicherheit. Nur so kann eine adäquate und damit sichere Patientenbehandlung auf höchstem Niveau erfolgen, siehe z. B. TeamSTEPPS-Programm (King et al. 2008).

Eine bewährte Methode zum Erlernen, Einführen und Trainieren von CRM ist modernes, Human Factor basiertes Simulations-Teamtraining. So konnte z. B. durch Einführung von CRM-basierten Teamtrainings die gesamte chirurgische Mortalität um 18 % im Jahr reduziert werden (Neily et al. 2010).

Das zeigt: Umfassende medizinische Kompetenz ist kein alleiniges Erfolgskriterium für eine sichere und gute Behandlung von Patienten. Ausschließlich ihre Kombination mit Kenntnissen über HF und CRM ermöglicht das Erreichen einer 100 %igen Teamleistung. Tabelle 4.1 veranschaulicht deutlich, wie eng beide Komponenten miteinander verknüpft sind (Rall und Oberfrank 2013).

Damit sind Kenntnisse im Bereich HF nicht optional, sondern bestimmen wesentlich das Patientenoutcome (Neily et al. 2010; Weaver, Dy und Rosen 2014)!

Tab. 4.1: Teamleistungsformel. Die Tabelle zeigt anhand der Teamleistungsformel den Zusammenhang zwischen medizinischem Know-How und Human Factors/CRM in Bezug auf erreichbaren Behandlungserfolg und Patientensicherheit. Der Wert 100 % entspricht dabei dem theoretischen Höchstmaß des Behandlungserfolges und der Patientensicherheit.

Medizinisches Wissen und medizinische Fähigkeiten	x	Teamwork und Human Factors (CRM)	=	Teamleistung Behandlungserfolg und Patientensicherheit
100 %		0 %		0 %
80 %		20 %		16 %
100 %		20 %		20 %
20 %		100 %		20 %
50 %		50 %		25 %
60 %		70 %		42 %
70 %		100 %		70 %
100 %		100 %		100 %

Der Fokus in der medizinischen Aus-, Fort- und Weiterbildung liegt jedoch überwiegend noch immer nahezu ausschließlich auf den medizinischen Fertigkeiten. Das muss sich ändern. Medizinische Teams müssen für HF-Stolperfallen sensibilisiert (gemäß dem Motto „Kenne deinen Feind“) und mit erfolgreichen Instrumenten zu deren Vermeidung (CRM) ausgestattet werden. Eine wertvolle Strategie ist zum Beispiel die Anwendung von den auf die Medizin adaptierten 15 Crew-Resource-Management-Leitsätzen nach Rall und Gaba (2009a) (Abb. 4.1), die in modernen, realitätsnahen und CRM-basierten Simulations-Teamtrainings erlernt und trainiert werden kann. Sie sind als einfach anzuwendende Gedankenstützen gedacht, um Human Factor Stolperfallen zu umgehen und die Zuverlässigkeit menschlicher Performance in komplexen Situationen zu optimieren.

4.3.2 Crisis Resource Management (CRM) – ein effektives Instrument gegen Human Factor-Stolperfallen, sowohl für den Einzelnen als auch das Team

Bei CRM handelt es sich um ein effektives Instrument, mit dem alle Teammitglieder durch Anwendung verschiedener Interventionsmaßnahmen die Entstehung kritischer Ereignisse unterbinden können. Im Falle eines möglicherweise bevorstehenden kritischen Ereignisses kann CRM allerdings auch dazu genutzt werden, (weiteren) Schaden wirkungsvoll abzuwenden. Daher ist CRM sowohl eine präventive, proaktive als auch eine reaktive Strategie für Teams.

Die vorgestellten CRM-Prinzipien dienen als Vorgehensweisen sowohl für das Individuum als auch für das gesamte Team und verfolgen das Ziel, die Systemsicherheit in komplexen Situationen zu erhöhen (Abb. 4.1). Durch die bewusst gewählte Redundanz der verschiedenen Prinzipien, welche sich wie ein Sicherheitsnetz mehrfach überlappen, können verschiedene Personen- und Berufsgruppen auf unterschiedlichen Ebenen die Entstehung von kritischen Ereignissen verhindern.

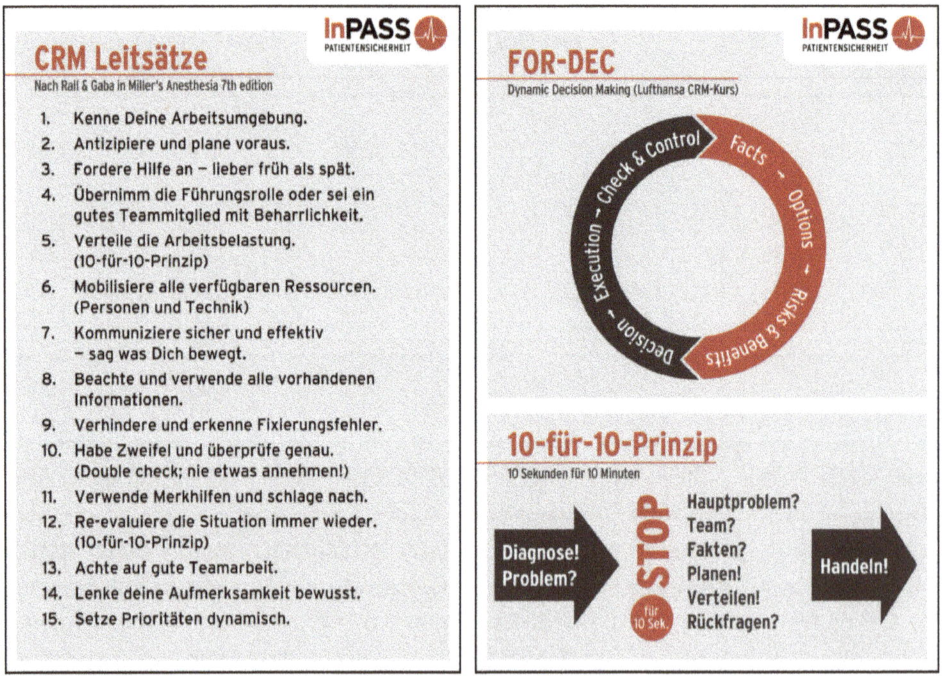

Abb. 4.1: Links: Praktische Taschenkarte mit den 15 CRM-Leitsätzen nach Rall und Gaba (2009); rechts: Zwei weitere Crew-Ressource-Management-Modelle, das sogenannte FOR-DEC-Modell aus der Luftfahrt und das 10-Sekunden-für-10-Minuten-Prinzip nach Rall, Glavin, Flin (2008).

4.3.3 Realitätsnahes, modernes Simulations-Teamtraining: bewährte Strategie zum Erlernen, Implementieren und Trainieren von CRM und HFs im Team

Die CRM-Prinzipien sind nicht zum Auswendiglernen gedacht – ihre Anwendung muss im Kontext der Patientenversorgung konkret geübt werden, um dann im Arbeitsalltag und in komplexen (Notfall-)Situationen integriert sowie erfolgreich reproduziert zu werden. In Simulations-Teamtrainings erleben die Simulationsteilnehmer anhand realitätsnaher Fallbeispiele die Human Factors und deren Auswirkungen in geschützter Trainingsumgebung „am eigenen Leib" und erkennen so ihren Lernbedarf (speziell im Bereich Human Factors). Simulationstrainings, die ohne Fokus auf Human Factors und CRM durchgeführt werden, entsprechen nicht mehr dem aktuellen Stand der Wissenschaft. Dazu ist es essentiell, dass Teamtrainings von speziell geschulten und in CRM- sowie HF-erfahrenen Instruktoren durchgeführt werden. Es besteht weitgehend Einigkeit in der Fachwelt, dass der Erfolg von Simulations-Teamtraining ganz wesentlich von der Qualifikation der Instruktoren abhängt.

Moderne Simulations-Teamtrainings basieren auf fundierten Konzepten der Erwachsenenbildung. Im Mittelpunkt jedes Simulationstrainings steht das (audio-/video-assistierte) sogenannte Debriefing, die Szenarien-Nachbesprechung (Rudolph et al. 2008). Hier erfolgen zusammen mit den Instruktoren die Analyse des Szenarios und dadurch der eigentliche Lernprozess. Es geht dabei nicht darum, wer vermeintlich was im Simulationsszenario falsch gemacht hat, sondern warum verschiedene Abschnitte der Patientenversorgung im Simulationsszenario weniger gut oder aber auch besonders gut verliefen. Auf diese Art und Weise kann das beobachtete Verhalten systematisch analysiert und von den Teilnehmern verstanden werden (Double Loop Learning, abgeleitet von der Advocacy Inquiry Technique nach Rudolph, Simon, Raemer und Eppich 2008). Im Team werden darauf aufbauend durchführbare Alternativen erarbeitet, um zukünftig negative Handlungsweisen zu vermeiden und im Gegenzug positives Verhalten zu stärken.

Human Factor basierte Simulations-Teamtrainings sind eine hervorragende Möglichkeit, sowohl das abteilungsinterne als auch das interdisziplinäre Verständnis zu fördern und damit die Qualität der Zusammenarbeit unter Routine- und Notfallbedingungen zu optimieren. Folgende Effekte können beobachtet werden: bessere Planung, bessere Absprachen, früheres Holen von Hilfe, Einbindung aller Teammitglieder und deren Wissen, Reduktion von Missverständnissen und Verwechslungen, präzisere Kommunikation, Verbesserung der Teaminteraktionen, Erhöhung der Effizienz und Effektivität der Teamarbeit und Vermeidung von Fehlern und Komplikationen – auch im Sinne von unnötigem Zeitverlust, Doppelbestimmungen, zusätzlicher Diagnostik, erhöhte Sach- und Medikationskosten, unwirtschaftliche Erhöhung der Patientenliegedauer, etc. Darüber hinaus zeichnen sich auch weitere positive Nebeneffekte, wie z. B. eine erhöhte Mitarbeitermotivation und -zufriedenheit, als auch die Reduktion des vermeidbaren Krankenstands und der Mitarbeiterfluktuation ab. Des Weiteren gibt es erste Studien, wie z. B. den Interimsreport der amerikanischen *Agency for*

Healthcare Research and Quality, die den Erfolg von der flächendeckenden Implementierung umfassender Patientensicherheitsstrategien in Bezug auf die Reduktion von unerwünschten Ereignissen und des damit verbundenen Einsparpotenzials messbar darstellen (Agency for Healthcare Research and Quality 2014).

Gleichzeitig ist das Training auch eine sehr positive Teamintervention, die den Mitarbeitern verschiedener Erfahrungsstufen zeigt, dass a) alle Fehler machen, b) Erfahrung keine Garantie für Fehlerfreiheit ist und c) auch relativ unerfahrene Mitarbeiter, sehr gute Teammitglieder sein können. Nach Teamtrainingsmaßnahmen rückt ein Team oft wieder näher zusammen, zeigt deutlich mehr Verständnis für die Bedürfnisse der anderen Teammitglieder und fokussiert sich noch einmal auf das gemeinsame Ziel im Arbeitsalltag: „die sichere Patientenbehandlung“. Simulation-Teamtrainings eigenen sich initial besonders für Teams in medizinischen Akutbereichen (z. B. Anästhesie, Intensivmedizin, Notfallmedizin, Pädiatrie, Geburtshilfe, etc.) und medizinischen Bereichen mit Schnittstellencharakter (z. B. Rettungsdienst, Notaufnahme, Schockraum, Kreißsaal, etc.). Die Studie des *National Council of State Boards of Nursing* (NCSBN) aus den USA zeigt erstmalig, dass simulationsbasiertes Lernen unter bestimmten Voraussetzungen bis zu 50 % der traditionellen Ausbildung in der Pflege erfolgreich ersetzen kann (NCSBN National Simulation Study 2014).

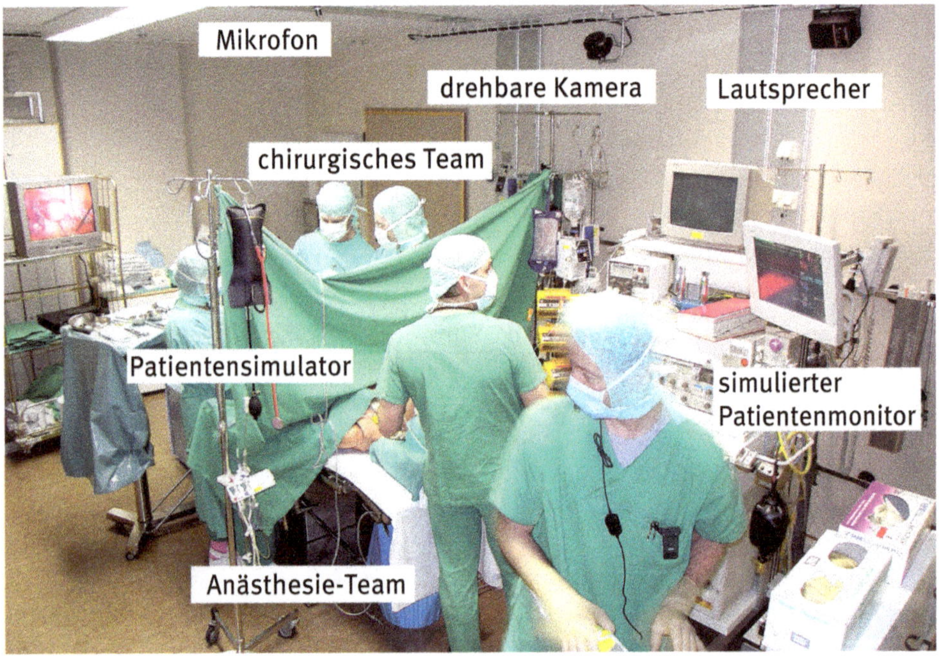

Abb. 4.2: Simulations-Teamtraining.

4.3.4 Teamtraining ist nicht gleich Teamtraining

Neben der Qualität der Instruktoren sind weitere Charakteristika moderner Teamtrainings zu berücksichtigen. Diese sind in Tabelle 4.2 dargestellt. Es sollten nicht primär die schlimmsten und seltensten Zwischenfälle trainiert werden, sondern die kritischen klinischen Situationen, welche insgesamt am meisten Schaden anrichten (sogenannte *common killers*) (Rall und Gaba 2009b).

Zu Beginn von Teamtrainings sollte initial „en bloc" trainiert werden (Rall und Gaba 2009b). Das heißt, dass die Mehrzahl der Teammitglieder innerhalb kürzester Zeit geschult werden. Mit dieser Methode ist der anfängliche Lerneffekt in der klinischen Praxis größer und hält länger an.

Außerdem sollte bei der Durchführung von Simulations-Teamtrainings darauf geachtet werden, dass die personelle Trainingszusammensetzung der realen Arbeitsplatzzusammensetzung entspricht und nicht – wie immer noch häufig verbreitet – Pflegekräfte mit Pflegekräften und Ärzte mit Ärzten trainieren. Finden die Trainings an den originalen Arbeitsplätzen *in-situ* (OP, Aufwachraum, Intensivstation, Schockraum, RTW, etc.) statt, erfüllen sie neben den bereits genannten Aspekten noch eine weitere wichtige Funktion: den System- und Sicherheitscheck der Strukturen und Prozesse vor Ort.

4.3.5 Fazit für die Praxis

Moderne Teamtrainings sind unverzichtbarer Bestandteil jeder Hochzuverlässigkeitsorganisation. Die Medizin sollte sich hierzu rechnen und dringend dafür sorgen, dass flächendeckend alle Mitarbeiter mit Patientenkontakt initial und regelmäßig (z. B. zweimal pro Jahr) in Human Factors und CRM geschult werden. Optimal eignen sich hierfür realitätsnahe Simulations-Teamtrainings, welche in einem Trainingszentrum, aber auch hervorragend *in-situ*, also vor Ort durchgeführt werden können. Vor-Ort-Trainings erlauben neben dem Training des Teams auch noch einen „Systemcheck" von Strukturen und Prozessen und können so sicherheitsfördernde Faktoren, im Sinne einer erhöhten Systemsicherheit, aufbauen.

Der wichtigste Erfolgsfaktor für moderne Teamtrainings ist die Qualifikation des Instruktorenteams. Diese sollten über profunde Kenntnisse von *Human Factors* und CRM verfügen, gut in der Anwendung moderner Prinzipien der Erwachsenenbildung ausgebildet sein (z. B. Nutzen von Selbstreflektion und *Facilitation*) sowie die Methoden des Debriefings bei Simulations-Teamtrainings beherrschen (z. B. Einhalten der Kriterien des DASH-Katalogs des Harvard Simulationszentrums).

Jeden Tag erleiden eine Vielzahl von Patienten mittlere und schwere Schäden bis zum Tod, weil das aktuelle medizinische Personal nicht in Teamwork, Human Factors und CRM geschult ist. Längst ist bekannt, dass alle Zwischenfälle in bis zu 70 %

Tab. 4.2: Charakteristika für moderne Simulations-Teamtrainings mit CRM (abgeleitet von Rall und Gaba aus Patient Simulation in Millers Anesthesia 8th Ed. 2014).

Inhalte	–	Prinzipien für Teamarbeit, Ressourcenmanagement, Lösen komplexer Probleme, Entscheidungsfindung
	–	Verbessern der medizinischen, praktischen, geistigen und sozialen Fähigkeiten, um realistische, komplexe medizinische Situationen zu erkennen und zu bewältigen
	–	Erhöhung der Fähigkeit zur Reflektion, Selbsteinschätzung und guter Teamarbeit, sowie den Aufbau einer Reihe von Werkzeugen bestehend aus Einstellungen, Verhaltensweisen (CRM) und Fertigkeiten (medizinisch und Human Factors, z. B. Kommunikation)
Ziel	–	Prävention, Abschwächung und Management von kritischen Ereignissen
Voraussetzungen im Simulator-Setting	–	Realistische Simulationsumgebung, die einen relevanten Arbeitsplatz darstellt (oder bei *in-situ*-Simulation einen realen Arbeitsplatz)
	–	Personal, das in der typischen Arbeitsumgebung des Teilnehmers auch vertreten ist, einschließlich Krankenschwestern, Chirurgen und Techniker, etc.
	–	Der Hauptteil des Kurses besteht aus realistischen Simulationen, die von detaillierten Debriefings gefolgt sind
	–	Der aktive Teilnehmer kann um Hilfe anderer Teilnehmer bitten und diese erhalten
	–	Teilnehmer können zwischen verschiedenen Rollen während verschiedener Szenarien wechseln, um verschiedene Perspektiven zu gewinnen
	–	Simulations-Szenarien können durch zusätzliche didaktische Einheiten ergänzt werden. Zum Beispiel Fallberichte lesen, kurze Theorieinputs, Analyse von Videoaufnahmen, Rollenspiele oder Gruppendiskussionen
	–	Die Ausbildung ist eher länger (> 4 Stunden, normalerweise ≥ 8 Stunden) und wird mit einer kleinen Teilnehmergruppe (6–12) durchgeführt
Inhaltliche Merkmale	–	Die Simulations-Szenarien erfordern, dass sich die Teilnehmer wie in der Realität verhalten und mit anderen Teammitgliedern (oder Angehörigen) interagieren müssen
	–	Der Schwerpunkt des Trainings liegt zu mindestens 50 % auf CRM-Verhalten (Human Factors), und ausschließlich oder überwiegend nicht auf medizinisch-technischen Aspekten
	–	Das Zuschauen bei Simulationen alleine ist nicht gleichwertig zur aktiven Teilnahme. Deshalb sollten alle abwechselnd aktiv werden können
Eigenschaften der Instruktoren (Ausbilder)	–	Die Kurse sind intensiv; daraus leitet sich ein hohes Maß an Interaktion zwischen Teilnehmern und Ausbildern ab. Dies erfordert ein niedriges Teilnehmer/Ausbilder-Verhältnis (z. B. 6:1)
	–	Instruktoren, welche die Debriefings durchführen, haben eine spezielle Ausbildung und Erfahrung im Durchführen von CRM-orientierten Teamtrainings
Debriefing-Merkmale	–	Debriefings (Nachbesprechungen) werden gemeinsam mit der ganzen Teilnehmergruppe durchgeführt. Soweit möglich werden Audio-Video-Aufnahmen des Simulationsszenarios verwendet
	–	Debriefings fördern eine konstruktive Kritik, in der die Teilnehmer die größtmögliche Gelegenheit haben, selbst zu sprechen, ihr Verhalten zu analysieren, sich mit den anderen Teilnehmern (peer group) zu besprechen und voneinander zu lernen (der Instruktor hilft zu Lernen = Facilitation)

der Fälle ihre Ursache in diesem Bereich haben. Es ist an der Zeit diesen bekannten Zustand zu beenden. Machen Sie mit – es werden noch immer Pioniere gebraucht!

4.3.6 Literatur

Brennan TA et al. (1991). *Incidence of Adverse Events and Negligence in Hospitalized Patients.* New England Journal of Medicine 324(6), 370–376.

Bulletin of the Royal College of Anaesthetists, Special Human Factor Issue 51, September 2008.

Efforts To Improve Patient Safety Result in 1.3 Million Fewer Patient Harms: Interim Update on 2013 Annual Hospital-Acquired Condition Rate and Estimates of Cost Savings and Deaths Averted From 2010 to 2013. Dezember 2014. Agency for Healthcare Research and Quality, Rockville, MD. http://www.ahrq.gov/professionals/quality-patient-safety/pfp/interimhacrate2013.html, abgerufen am 22.07.2015.

Hayden JK, Smiley RA, Alexander M, Kardong-Edgren S, J Jeffries PR. (2014). The NCSBN National Simulation Study: A Longitudinal, Randomized, Controlled Study Replacing Clinical Hours with Simulation in Prelicensure Nursing Education. Journal of Nursing Regulation, 5(2), C1–S64.

King HB et al. (2008). TeamSTEPPS™: Team Strategies and Tools to Enhance Performance and Patient Safety. In Henriksen K, Battles JB, Keyes MA et al., (eds.) Advances in Patient Safety: New Directions and Alternative Approaches (Vol. 3: Performance and Tools). Rockville (MD): Agency for Healthcare Research and Quality (US); 2008 Aug. Available from: http://www.ncbi.nlm.nih.gov/books/NBK43686/.

Kohn LT, Corrigan JM, Donaldson MS (2000). *To Err Is Human: Building a Safer Health System.*

Landrigan CP et al. (2010). *Temporal trends in rates of patient harm resulting from medical care. N Engl J Med* 363(22), 2124–2134.

Neily J et al. (2010). *Association between implementation of a medical team training program and surgical mortality.* JAMA 304(15), 1693–1700.

Rall M, Gaba DM (2009a). *Human performance and patient safety*, in *Miller's Anesthesia*, RD Miller (ed). Elsevier, Churchhill Livingstone: Philadelphia, PA, 93–150.

Rall M, Gaba DM (2009b). *Patient Simulation*, in *Miller's Anesthesia 7th Ed*, RD Miller (ed.). Elsevier, Churchhill Livingstone: Philadelphia, PA, 151–192.

Rall M, Oberfrank S (2013). *Human factors and crisis resource management: improving patient safety.* Unfallchirurg. 116(10), 892–899.

Rudolph JW et al. (2008). *Debriefing as formative assessment: closing performance gaps in medical education.* Acad Emerg Med. 15(11), 1010–1016.

Sari AB et al. (2007). *Extent, nature and consequences of adverse events: results of a retrospective casenote review in a large NHS hospital.* Qual Saf Health Care 16(6), 434–439.

Schrappe M et al. (2007). *Agenda Patientensicherheit 2007.* Aktionsbündnis Patientensicherheit: Witten.

Thomas EJ et al. (2000). *Incidence and types of adverse events and negligent care in Utah and Colorado.* Med Care 38(3), 261–271.

Vincent C (2006). *Patient safety.* Edinburgh.

Weaver SJ, Dy SM, Rosen MA (2014). *Team-training in healthcare: a narrative synthesis of the literature.* BMJ Qual Saf.

Mareike Kehrer, Sandra Klingenhäger, Michael Henninger und Melanie Germ

4.4 Training kommunikativer Fähigkeiten

Der oberste Grundsatz der Mediziner, der entsprechend der hippokratischen Tradition im Zentrum ihres Begriffs des moralisch geforderten, ärztlichen Handelns steht, lautet „Primum non nocere" (als erstes nicht schaden). Dennoch nehmen immer wieder Patienten im Rahmen der Behandlung Schaden, bis hin zum Tod. Zu 70–80 % ist die Ursache solcher Fehler dem Faktor Mensch zuzuordnen (Cooper und Gaba 2002). Dabei sind es jedoch nicht nur diagnostische Fehler oder Folgen einer falschen Medikation, die die Patientensicherheit gefährden. Vielmehr stellen fehlerhafte Kommunikationsprozesse beispielsweise im OP einen der größten Gefährdungsfaktoren dar (Greenberg et al. 2007). Im Hinblick auf die Patientensicherheit sollte deshalb einer der vordersten Ansprüche eine effektive, gelingende Kommunikation sein, sei es im OP oder auf der Station (O'Daniel und Rosenstein 2008; Wachter 2010).

Die Forschung befasst sich in unterschiedlichen medizinischen Kontexten und im Hinblick auf verschiedene Akteure mit dem Thema Kommunikation. Dies beinhaltet sowohl die notwendigen Fähigkeiten und Kompetenzen in der Arzt-Patienten-Kommunikation, als auch weitere, zentrale Bereiche, wie die interprofessionelle Kommunikation. Aber nicht nur die Identifikation der kommunikativen Fähigkeiten und Kompetenzen, über die medizinisches Personal für eine gelingende Kommunikation in verschiedenen Kontexten verfügen sollte, steht im Fokus der Forschung. Mindestens ebenso wichtig ist die Frage, wie kommunikative Fähigkeiten beim medizinischen Personal weiterentwickelt und verbessert werden können, um Fehler in Kommunikationsprozessen zu minimieren. Wie sollten Kommunikationstrainings für Mediziner gestaltet sein, um zu einer wirklichen Verbesserung der Kommunikation im Sinne einer bedarfsgerechten Weiterentwicklung kommunikativer Kompetenzen beim Einzelnen und im Behandlungsteam zu führen?

Das folgende Kapitel befasst sich mit dem Training kommunikativer Fähigkeiten, wobei der Schwerpunkt auf Kommunikationstrainings als Teil der beruflichen Fort- und Weiterbildung liegt. Zunächst wird ein Einblick in den aktuellen Stand der Forschung und die empirische Evidenz von Kommunikationstrainings gegeben, um daran anknüpfend konzeptionelle Überlegungen zur (didaktischen) Gestaltung von Kommunikationstrainings vorzustellen.

4.4.1 Evidenzlage zur Effektivität von Kommunikationstrainings

Die zunehmende Erfahrung von Medizinern im Laufe ihrer beruflichen Tätigkeit resultiert nicht automatisch in einer Weiterentwicklung ihrer kommunikativen Fähigkeiten (Cantwell und Ramirez 1997; Moore et al. 2013). Kommunikationstrainings spielen demnach nicht nur in der Ausbildung, sondern auch im Rahmen einer kontinuierlichen beruflichen Weiterbildung eine wichtige Rolle.

Die aktuelle Forschung macht deutlich, dass Kommunikationstrainings unter geeigneten Voraussetzungen zu einer Weiterentwicklung kommunikativer Fähigkeiten durch Veränderung des individuellen kommunikativen Handelns beim Lernenden führen können (Sheldon 2011; van Rijssen et al. 2013). Studienergebnisse der letzten Jahre zeigen dabei wichtige Ansatzpunkte für die Konzeption effektiver Kommunikationstrainings auf.

So kommen zahlreiche Studien (Berkhof et al. 2011; van Rijssen et al. 2011) zu dem Schluss, dass erfolgreiche Trainingsprogramme durch aktive und praxisorientierte Lernformen gekennzeichnet sind. Positive Effekte konnten insbesondere für den Einsatz von Rollenspielen und Feedback festgestellt werden. Feedback kann in diesem Zusammenhang bedeuten, dass die Teilnehmer im Rahmen eines Rollenspiels eine Rückmeldung zu ihrem kommunikativen Verhalten erhalten. So entsteht die Möglichkeit, eigenes Verhalten und gewünschtes Verhalten zu vergleichen und das eigene Verhalten zu überdenken, bevor es erneut ausgeführt wird. Der positive Effekt von Feedback ist dabei besonders stark ausgeprägt, wenn die Rückmeldung im Kontext von praktischen, sich wiederholenden Übungen, wie in Rollenspielen oder auch Simulationstrainings üblich, erfolgt (Berkhof et al. 2011).

Aber nicht nur das Feedback, sondern bereits das aktive Kommunikationshandeln der Lernenden während eines Rollenspiels scheint die Weiterentwicklung kommunikativer Kompetenzen deutlich zu fördern. So stellen Back et al. (2009) fest, dass die reine Beobachtung eines Experten, selbst wenn diese über einen längeren Zeitraum erfolgt, aktiven Lernformen unterlegen ist. Das Beobachten von Vorbildern in Kommunikationssituationen könne zwar, insbesondere für unerfahrene Mediziner, eine wertvolle Erfahrung sein, führe aber alleine nicht zu der gewünschten Weiterentwicklung. Berkhof et al. (2011) schlagen anhand der Studienlage eine Kombination aus theoretisch-inhaltlichen und praktischen Trainingsanteilen vor.

Hinsichtlich der Dauer von Kommunikationstrainings variieren die untersuchten Maßnahmen teils deutlich. Als effektiv stellten sich häufig Trainingsprogramme heraus, die mindestens einen ganzen Tag dauerten (Berkhof et al. 2011).

Die aktuelle Studienlage hinsichtlich der Effektivität von Kommunikationstrainings lässt nach wie vor Inkonsistenzen und Varianzen erkennen. Der Grund hierfür liegt vor allem in der häufig eng begrenzten Untersuchung einzelner isolierter Faktoren sowie dem damit einhergehenden fehlenden Kontextbezug. Die Aneignung bzw. Weiterentwicklung kommunikativer Fähigkeiten kann als fortlaufender Prozess betrachtet werden, der zwischen dem Lernenden und seiner Umgebung stattfindet. Dieser Prozess kann deshalb nicht kleinteilig und getrennt von dem Kontext untersucht werden, in dem er stattfindet (van den Eerthwegh et al. 2013).

Im intensivmedizinischen Bereich zielen Kommunikationstrainings letztlich durch die Weiterentwicklung kommunikativer Kompetenzen auf eine Verbesserung der Patientensicherheit ab. In einigen Studien bestätigt das medizinische Personal auch eine solche interventionsbedingte Verbesserung der Sicherheitskultur (z. B. Blegen et al. 2010; Lee, Allen und Daly 2012). Quantitative Daten zu gewinnen, die eine direkte Verbesserung der Patientensicherheit durch Kommunikationstrainings belegen würden, ist jedoch nach wie vor eine große Herausforderung für die Forschung (Lee, Allen und Daly 2012).

4.4.2 Didaktische und konzeptionelle Überlegungen

Kommunikationshandeln ist eine sehr komplexe Fähigkeit. Henninger und Mandl (2003) gehen im Rahmen ihres De-Automatisierungsansatzes davon aus, dass es sich bei sprachlich-kommunikativem Verhalten um ein hoch automatisiertes Verhalten handelt und die einzelnen Handlungsschritte den Teilnehmern eines Kommunikationstrainings nur wenig bewusst sind. Diese gut gelernten Verhaltensweisen zu verändern – d. h. sich diese bewusst zu machen, automatisierte Abläufe zu unterbrechen und zu verändern – bedarf einer langen und kontinuierlichen Trainingsintervention (Koppenberg et al. 2014). Als erfolgversprechend haben sich Trainingsansätze erwiesen, die es den Lernenden ermöglichen, zunächst das eigene Verhalten zu deautomatisieren, sich also des individuellen kommunikativen Handelns bewusst zu werden. Im nächsten Schritt wird das eigene Verhalten reflektiert, hierbei kann der Lernende durch Vergleiche mit gewünschten Verhaltensweisen und Analysen durch einen Experten unterstützt werden. Anschließend wird durch das Trainieren alternativer Handlungsmöglichkeiten das sprachlich-kommunikative Verhalten wieder reautomatisiert (Henninger und Mandl 2003). Um die Lernenden bei diesem Prozess zu unterstützen bieten sich verschiedene, bewährte Trainingsmethoden an.

Eine Trainingsmethode, die in der Notfallmedizin sowie in anderen medizinischen Bereichen im Kontext des Patientensicherheitsmanagements erfolgreich eingesetzt wird, ist die Simulation (Rall, Koppenberg und Henninger 2013). Neben der Aus- und Weiterbildung in medizinisch-fachlichen Inhalten werden Simulationen auch im Rahmen des Trainings von so genannten „Soft Skills" eingesetzt, wozu Kommunikationstrainings zu zählen sind. Simulationen bieten den Lernenden als Einzelperson oder Team Ausschnitte medizinischer Aufgabenstellungen mit unterschiedlichen Graden an Realitätsnähe. In der typischen Abfolge aus Briefing, videoaufgezeichneter Trainingsphase und Debriefing anhand der Videoaufzeichnungen werden Feedback und Selbstreflexion gezielt zur Lernunterstützung eingebunden (Koppenberg et al. 2014).

Ein weiteres Lernformat, das sich für Kommunikationstrainings gut eignet und zudem eine sinnvolle Ergänzung zu präsenzgestützten Trainingsmethoden, wie Simulationen, darstellt, sind computergestützte Lernangebote. Häufig unter dem Begriff E-Learning geführt, ermöglichen digitale Lernangebote eine kontinuierliche Reflexion auf individueller Ebene. Die Lernenden können mit digitalen, auf ihre individuellen Bedürfnisse anpassbaren Angeboten fachmedizinische und überfachliche Lerninhalte selbstgesteuert bearbeiten sowie präsenzbasierte Trainingsinterventionen vertiefen und reflektieren. Die kontinuierliche Reflexion über einen längeren Zeitraum fördert die langfristige Veränderung des kommunikativen Verhaltens und erleichtert den Transfer in den Arbeitsalltag. Aber nicht nur die individuelle Ebene der Kommunikation kann durch das E-Learning adressiert werden. Durch die Möglichkeit, komplexe Kommunikationsprozesse im Team aus einer neuen Perspektive als unbeteiligter Beobachter zu betrachten, können äußere Einflüsse, bspw. durch Hierarchiestrukturen, sowie Wechselwirkungen in der sozialen Interaktion (Kapitel 3.1) erkannt und reflektiert werden.

Weiterentwickelte E-Learning-Formate, wie die sogenannten Hyper-Videos (Zahn 2003), ermöglichen es zudem, die motivationalen Möglichkeiten des Filmformats mit den instruktionalen Potenzialen computergestützten Lernens zu verknüpfen. Die derzeit wohl aktuellste Form digitalen Lernens stellen sogenannte Kurzzeitinterventionen mit Hypvervideos dar. Hier macht man sich die Technologie, kleiner, in sich geschlossener Computeranwendungen zunutze, wie diese von mobilen Endgeräten (Tablets, Smartphones) bekannt sind. Solche Videoapplikationen sind mit einer Lernzeit von 5 bis 45 Minuten vom Lernenden selbstgesteuert nutzbar und zielen auf Pausen im Arbeitsablauf oder auch Lernen außerhalb der Arbeitszeit ab (Henninger, Kehrer und Kutter 2012). Insbesondere Lerninhalte wie Kommunikation, aber auch andere Themenstellungen aus dem Bereich Patientensicherheit, sind für solche film- und computerunterstützten Lernformate – wie beispielsweise die digitale Lernumgebung mbase/d/® (Henninger 2015) – geeignet.

4.4.3 Literatur

Back AL, Arnold RM, Baile WF, Tulsky JA, Barley GE, Pea RD, Fryer-Edwards KA (2009). Faculty development to change the paradigm of communication skills teaching in oncology. Journal of Clinical Oncology, 27(7), 1137–1141.

Berkhof M, van Rijssen HJ, Schellart AJM, Anema JR, van der Beek AJ (2011). Effective training strategies for teaching communication skills to physicians: An overview of systematic reviews. Patient Education and Counseling 84, 152–162.

Blegen MA, Sehgal NL, Alldredge BK, Gearhart S, Auerbach AA, Wachter RM (2010). Republished paper: Improving safety culture on adult medical units through multidisciplinary teamwork and communication interventions; the TOPS Project. *Postgraduate Medical Journal* 86(1022), 729–733.

Cantwell BM, Ramirez AJ (1997). Doctor-patient communication; a study of junior house officers. *Medical Education* 31(1), 17–21.

Cooper JB, Gaba D (2002). No myth: anesthesia is a model for addressing patient safety. Anesthesiology 97(2002), 1335–1337.

Greenberg CC, Regenbogen S, Studdert DM Lipsitz SR, Rogers SO, Zinner MJ, Gawande AA (2007). Patterns of Communication Breakdowns Resulting in Injury to Surgical Patients. *Journal of American College of Surgeons* 204(4), 533–540.

Henninger M, Kehrer M, Kutter A (2012). Interaktion und sprachliche Kompetenz im OP-Team – ein hybrides Interventionskonzept. Vortrag auf dem Workshop Future e-Learning Technologies in Medicine and Healthcare am DFKI Saarbrücken April 2012.

Henninger M, Mandl H (2003). Zuhören – verstehen – miteinander reden: Ein multimediales Ausbildungskonzept. Hans Huber Bern.

Koppenberg J, Henninger M, Gausmann P, Bucher M (2014). Simulationsbasierte Trainings zur Verbesserung der Patientensicherheit. Konzeptionelle und organisationale Möglichkeiten und Grenzen. *Notfall + Rettungsmedizin* 17(5), 373–378.

Lee P, Allen K, Daly M (2012). A 'Communication and Patient Safety' training programme for all healthcare staff: Can it make a difference? *BMJ Quality, Safety* 211, 84–88.

Moore PM, Mercado SR, Artigues MG, Lawrie TA (2013). Communication skills training for healthcare professionals working with people who have cancer. Cochrane Database of Systematic Reviews, 3. http://onlinelibrary.wiley.com/doi/10.1002/14651858.CD003751.pub3/full. Stand: 29.01.2015.

O'Daniel M, Rosenstein AH (2008). Professional Communication and Team Collaboration. In RG Hughes (Ed.), Patient Safety and Quality: An Evidence-Based Handbook for Nurses. Agency for Healthcare Research and Quality Rockville MD.

Rall M, Koppenberg J, Henninger M (2013). Simulationstraining zur Verbesserung der Teamarbeit und Erhöhung der Patientensicherheit. In H Moecke, H Marung, S Oppermann (Hrsg.), Praxishandbuch Qualitäts- und Risikomanagement im Rettungsdienst. Berlin: Medizinisch Wissenschaftliche Verlagsgesellschaft.

Sheldon LK (2011). An evidence-based communication skills training programme for oncology nurses improves patient-centred communication, enhancing empathy, reassurance and discussion of psychosocial needs. Evidence-Based Nursing 14(3), 87–88.

van den Eerthwegh V, van Dulmen S, van Dalen J, Scherpbier AJJA, van der Vleuten CPM (2013). Learning in context: Identifying gaps in research on the transfer of medical communication skills to the clinical workplace. Patient Education and Counseling 90, 184–192.

van Rijssen HJ, Schellart AJM, Anema JR, de Boer WEL, van der Beek AJ (2011). Systematic development of a communication skills training course for physicians performing work disability assessments. From evidence to practice. *BMC Medical Education* 11(1), 28.

van Rijssen HJ, Schellart AJM, Anema JR, van der Beek AJ (2013). Communication skills training for physicians performing work disability assessments increases knowledge and self-efficacy: results of a randomised controlled trial. Disability and Rehabilitation, Early Online Feb 6, 1–9.

Wachter RM (2010). Fokus Patientensicherheit. Fehler vermeiden, Risiken managen. Berlin: ABW Wissenschaftsverlag.

Zahn C (2003). Wissenskommunikation mit Hypervideos – Untersuchungen zum Design nicht-linearer Informationsstrukturen für audiovisuelle Medien. Waxmann Münster.

Melanie Germ, Julia Schuppach, Michael Henninger und Mareike Kehrer

4.5 Teamentwicklung und -bildung in der Medizin (action teams)

4.5.1 Wo liegen die Fehlerquellen?

> Oft macht erst die nicht optimale zwischenmenschliche Situation aus eine[m]r ‚harmlosen' kritischen Situation einen potentiell lebensbedrohlichen Vorfall (Waleczek und Hofinger 2005, S. 127).

Eine gelungene Zusammenarbeit und Kommunikation von Teams ist für die Patientensicherheit sozusagen lebenswichtig (Davies 2005).

Als erfolgsversprechende Maßnahme für die Verbesserung der Teamarbeit im Gesundheitswesen wird das ursprünglich aus der Luftfahrt stammende und in medizinischen Kontexten als *Crisis Resource Management* bezeichnete CRM angesehen (Koppenberg et al. 2011). Mit diesem Konzept wird das Ziel verfolgt, den Umgang mit kritischen Situationen sicher beherrschen zu können und menschliche Fehler auf individueller Ebene und Teamebene systematisch zu erkennen und zu vermeiden (Koppenberg et al. 2011).

Entsprechende Fehlerquellen überhaupt zu identifizieren, scheint angesichts der hochkomplexen Zusammenarbeit in der medizinischen Versorgung (Lingard et al. 2012) aber eine Herausforderung zu sein. Das wird besonders deutlich, betrachtet man sogenannte medizinische Action Teams. Diese setzen sich aus hochspezialisierten Berufsgruppen zusammen, die kurzfristig risikoreiche, unvorhersagbare und komplexe zeitkritische Situationen zu bewältigen haben (Janss et al. 2012; Sundstorm, DeMeuse und Futrell 1990). Die Kommunikationsstrukturen und -hierachien sind dabei weit weniger klar definiert als z. B. in der Luftfahrt (Lingard et al. 2002).

Die Klärung der Frage, welche spezifischen Herausforderungen und Fehlerquellen sich in diesen berufsgruppenübergreifenden medizinischen Teams für die Zusammenarbeit und Kommunikation ergeben, steht noch am Anfang. Schüpfer und Bauer (2006) beklagen nicht zu Unrecht, dass es noch „an der Kenntnis und dem Verständnis für die Komplexität und Anfälligkeit einer Zusammenarbeit unterschiedlicher Berufsgruppen" (S. 122) fehlt.

Unser Anliegen ist es daher, ein tieferes Verständnis für die komplexe und berufsgruppenübergreifende Zusammenarbeit von Action Teams zu schaffen. Dabei fokussieren wir vor allem auf die interprofessionelle Koordination und Kommunikation solcher Teams. Diese scheinen bei näherer Betrachtung gleichermaßen Notwendigkeit, wie auch Hürde der erfolgreichen Zusammenarbeit von Action Teams zu sein.

4.5.2 Zur Rolle interprofessioneller Koordination und Kommunikation in der Zusammenarbeit von Action Teams

Betrachtet man die Ansprüche an sogenannte Action Teams in der medizinischen Versorgung ist eine effektive interprofessionelle Koordination unabdingbar, um den Erfolg der Zusammenarbeit und damit eine sichere und effektive Versorgung der Patienten zu gewährleisten (Havens et al. 2000). Gelingende Kommunikation zwischen den beteiligten Akteuren ist dafür eine Grundvoraussetzung (Manojilovic und DeCicco 2007; vgl. auch den Beitrag Sindermann et al. in diesem Buch). Diese Zusammenhänge werden im Folgenden genauer dargestellt.

Welche Ansprüche werden an die Koordination und Kommunikation in Action Teams gestellt?

Action Teams sind bei der Aufgabenbewältigung einem hohen Zeit- und Entscheidungsdruck ausgesetzt. Zahlreiche weitreichende Entscheidungen müssen trotz hoher Involviertheit und hohem Stresslevel getroffen werden (Coget und Keller 2010). Hinzu kommt, dass die Aufgaben in höchstem Maße voneinander abhängen und sich wechselseitig beeinflussen können (Gittel 2006). Sie sind noch dazu oftmals unvorhersagbar und können sich unvermittelt ändern (Janss, et al. 2012).

Das erfordert von den Teammitgliedern, dass sie sich rasch, flexibel und kurzfristig an die situativen Gegebenheiten anpassen (Kolbe et al. 2011). Diese Anpassung kann sogar so weit gehen, dass ein dynamischer Wechsel vom „Ausführenden" hin zum „Anleitenden" notwendig wird (Wallin et al. 2009). Solche Rollenwechsel können dabei berufsgruppen- und hierarchieübergeifend sein. Ein Sachverhalt, der gerade im Bereich der Medizin, welcher sowohl durch selbstbewusste Professionen als auch durch steile Hierarchien geprägt ist, problematisch werden kann.

Ein entscheidender Schlüsselfaktor für eine erfolgreiche Zusammenarbeit ist angesichts dieser situativen Ansprüche an Action Teams die Teamkoordination, welche darauf abzielt, die Leistungsfähigkeit aufrechtzuerhalten und somit Behandlungsfehler in dieser komplexen Teaminteraktion zu vermeiden. Die Teamkoordination umfasst dabei genauso den Austausch von Informationen zwischen den Akteuren, wie auch die Abstimmung von Handlungen. Das erfolgt sowohl über explizite Mechanismen, wie z. B. über die Verwendung von Handlungsvorschriften, Checklisten oder Informationsabfragen, oder implizit, wie z. B. über das Antizipieren von Handlungen und Bedürfnissen in der Teaminteraktion (Kolbe et al. 2011).

Das zentrale Bindeglied für diese Koordinationsprozesse ist die Kommunikation zwischen den jeweiligen Akteuren des Action Teams. Gelungene interprofessionelle Kommunikation kann dabei als „Schmiermittel" bezeichnet werden, um das reibungslose Ineinander spielen der komplexen Koordinationsmechanismen zu ermöglichen.

Kommunikations- und Beziehungsqualität als Erfolgsrezept?

Kommunikation dient nach Waleczek und Hofinger (2005) nicht nur dem Austausch von Informationen und der Koordination von Handlungsabläufen in der Zusammenarbeit von Teams, sondern insbesondere auch dem Aufbau zwischenmenschlicher Beziehungen und damit der Teamatmosphäre. Besonders die Qualität der zwischenmenschlichen Beziehungen beeinflusst stark, ob Informationen ausreichend, rechtzeitig und auf eine wohlwollende Art ausgetauscht werden, und ob die Zusammenarbeit reibungslos funktioniert. Die Autoren bezeichnen ein negatives Arbeitsklima gar als „Turbolader bei der Entstehung [...] sicherheitskritischer Situationen" (S. 127).

Diese Bedeutung der Beziehungsqualität und der Kommunikation wird auch im Ansatz der „Relational Coordination" (beziehungsabhängige Arbeitskoordination) hervorgehoben (Gittell, 2006): Eine funktionierende Arbeitskoordination wird durch stabile Beziehungen gestützt, die mithilfe einer sogenannten „high quality communication" gestärkt und gepflegt werden. Die Kommunikationsqualität bestimmt sich dabei aus einer häufigen, rechtzeitigen und auf konkrete Probleme bezogenen Kommunikation. Die Beziehungsqualität umfasst gemeinsame Ziel-vorstellungen, gemeinsames Wissens und gegenseitigen Respekt.

Mit dem Relational Coordination Survey entwickelte Gittel (2006) ein Instrument, das es erlaubt, anhand dieser kommunikations- und beziehungsbezogenen Qualitätsdimensionen einen Index für die beziehungsabhängige Arbeitskoordination zwischen verschiedenen Berufsgruppen zu erfassen. Klingenhäger et al. (2014) konnten unter Einsatz einer adaptierten Version dieses Fragebogens in Kombination mit einer nicht teilnehmenden Beobachtung für den Bereich der Intensivmedizin einen positiven Zusammenhang zwischen der Kommunikationshäufigkeit und der beziehungsabhängigen Arbeitskoordination nachweisen und damit eine erste empirische Untermauerung der Relevanz einer „high quality communication" für funktionierende Arbeitskoordination liefern.

Vor dem Hintergrund dieser ersten konkreten theoretischen und empirischen Hinweise darauf, was erfolgreiche Arbeitskoordination auf Ebene der Kommunikation und der Beziehungsgefüge berufsgruppenübergreifender Teams kennzeichnet, stellt sich die Frage, inwieweit diese Qualitätsmerkmale von medizinischen Action Teams überhaupt erfüllt werden können.

So scheint die Zusammenarbeit und Kommunikation der unterschiedlichen Berufsgruppen in Action Teams nicht zuletzt aufgrund der unterschiedlichen Hintergründe der einzelnen Mitglieder eher konfliktbehaftet als durch eine positive Teamatmosphäre gekennzeichnet (Boehler und Schwind 2012; Janss et al. 2012). Forschung im Gegenstandsbereich Kommunikation in Hochrisikoumgebungen, wie zum Beispiel dem Operationssaal zeigt zudem, dass insbesondere Stresssituationen und Notfälle dazu führen, dass aufgrund der starken kognitiven Belastung sogar eher weniger und dazu noch kürzer und knapper kommuniziert wird (Dietrich 2003).

Die Bedingungen in medizinischen Action Teams scheinen also nicht unbedingt förderlich für eine reibungslose Kommunikation zu sein. Das folgende Kapitel widmet sich daher einer kritischen Betrachtung der Probleme in der interprofessionellen Kommunikation von Action Teams in der Medizin.

4.5.3 Probleme in der interprofessionellen Kommunikation als Hürde erfolgreicher Zusammenarbeit in Action Teams?

Wie im vorangegangenen Abschnitt aufgezeigt wurde, ist die interprofessionelle Kommunikation für die erfolgreiche Koordination von Action Teams einerseits unabdingbar, andererseits lassen sich aber gerade hier wesentliche und vielfältige Fehlerquellen vermuten. Insbesondere individuelle Faktoren der Teammitglieder spielen im Kommunikationsgeschehen eine bedeutende Rolle. Zentral ist dabei die professionelle Identität, welche im Folgenden erläutert und hinsichtlich ihrer möglichen problematischen Auswirkungen auf die Kommunikation in Action Teams betrachtet wird.

Professionelle Identität als Faktor für die Qualität in der Zusammenarbeit

Eine besondere Bedeutung in der berufsgruppenübergreifenden Zusammenarbeit hat nach Mitchell et al. (2010) die sogenannte „professionelle Identität", die sich im beruflichen Werdegang bildet. Sie beinhaltet unter anderem professionsspezifische Wertvorstellungen, Überzeugungen, Erfahrungen und auch die Vorstellung von professionellen Rollen.

Diese berufliche Sozialisierung kann zu einem professionsspezifischen Kommunikationsstil führen: So scheint im medizinischen Bereich beim Pflegepersonal ein eher ausführlicher, erzählender Kommunikationsstil vorzuherrschen, der auf einen kurzen, knappen und präzisen Kommunikationsstil der Ärzte trifft (Gillespie at al. 2010).

Die unterschiedlichen Berufsgruppen unterscheiden sich auch in den Vorstellungen von guter Teamarbeit und Teamkommunikation, gegenseitigen Rolleneinschätzungen sowie der Einschätzung von konkreten Arbeitssituationen (Finn 2008; Mitchell et al. 2010). Diese Unterschiede können einen großen Einfluss auf die Zusammenarbeit im Allgemeinen und die Kommunikation im Besonderen ausüben.

So kann man häufig beobachten, dass sich innerhalb von medizinischen Teams professionsspezifische Subteams bilden und damit unsichtbare Grenzen für die Zusammenarbeit errichtet werden (Gillespie et al. 2010). Die Ausbildung solcher sogenannter „uniprofessioneller Silos" (Mitchell et al. 2010) in heterogenen Teams bleibt nicht folgenlos für die Kommunikation im Koordinationsprozess.

Auswirkungen auf den Kommunikationsprozess von Action Teams

Um aufzeigen zu können, welche Auswirkungen sich aufgrund der beruflichen Identität und der damit verbundenen Unterschiede zwischen einzelnen Berufsgruppen ergeben, muss zunächst Kommunikation an sich etwas genauer betrachtet werden.

Nach Herrmann (2005) kann man sprachliches Handeln in zwei Bereiche aufteilen: Die *Sprachproduktion*, also die Erzeugung sprachlicher Äußerungen und die *Sprachrezeption*, worunter man deren Aufnehmen und Interpretieren versteht. Diese Aufteilung ist mit Blick auf die Teamentwicklung und eine positive Veränderung der Kommunikationsqualität wichtig, da man so auf die spezifischen Anforderungen des jeweiligen Bereichs eingehen kann (Henninger und Mandl 2003)

Sprachproduktion und Sprachrezeption erfolgen stets vor dem jeweiligen individuellen kognitiven Hintergrund eines jeden Teammitglieds. Darunter sind Werte, Einstellungen, Erfahrungen und auch Vorurteile zu verstehen. So bezieht ein Teammitglied unter anderem sein Wissen über den Zuhörer, Erwartungen, Vorurteile oder Rollenverständnisse mit ein, wenn es eine Äußerung formuliert. Der Zuhörer interpretiert diese Nachricht dann seinerseits vor seinem eigenen kognitiven Hintergrund (Herrmann 2005).

Die professionelle Identität prägt genau diese kognitiven Hintergründe und es versteht sich so fast von selbst, dass genau hierin Fehlerquellen sowohl auf Ebene der Sprachrezeption als auch der Sprachproduktion in Action Teams liegen können, wenn sich die Hintergründe zwischen den Kommunikationspartnern stark unterscheiden. Dies kann, gerade im Zusammenhang mit den hierarchischen Strukturen, wie sie im medizinischen Bereich vorherrschen, sogar dazu führen, dass Informationen nur selektiert oder unzureichend weitergegeben werden (Badke-Schaub 2005) oder die hierarchisch niedriger gestellte Berufsgruppe sich nicht traut, sich beim Verdacht von Fehlern frei zu äußern. Das wäre zum Beispiel der Fall, wenn der Chirurg das falsche Knie operiert und die Pflegekraft sich nicht traut, darauf hinzuweisen, oder, wie anhand einer folgenschweren Medikamentenverwechslung in einem Rettungseinsatz von Koppenberg et al. (2011) beschrieben, der Rettungsassistent sogar notwendige Absicherungen und Rückfragen unterlässt.

4.5.4 Resümee

Um die Zusammenarbeit in Action Teams in der medizinischen Versorgung zu verbessern und damit die Patientensicherheit zu erhöhen, müssen in einem ersten Schritt zunächst wesentliche Fehlerquellen in der Teaminteraktion identifiziert werden, wie eingangs aufgezeigt wurde. Insbesondere die Komplexität der Zusammenarbeit von Action Teams ist dabei in den Fokus zu rücken (Lingard et al. 2012; Schüpfer und Bauer 2006). Als ein Ergebnis einer solchen Auseinandersetzung mit den komplexen Ansprüchen an Action Teams, wurden in diesem Beitrag zwei kritische Qualitätsfaktoren der Zusammenarbeit von Action Teams herausgestellt: die berufsgruppenübergreifende Arbeitskoordination und untrennbar davon, die interprofessionalle Kommunikation (Gittell 2006; Kolbe et al. 2011).

Konkrete Hinweise darauf, was eine erfolgreiche berufsgruppenübergreifende Arbeitskoordination in Hochrisikoumgebungen auszeichnet, liefert der Ansatz der Relational Coordination (Gittell 2006). Die Qualität der Beziehung zwischen den Akteuren unterschiedlicher Berufsgruppen und die Qualität der Kommunikation stehen hier im Zentrum. Mit dem Relational Coordination Survey entwickelte Gittell (2006) ein Instrument, das erfolgreiche Arbeitskoordination über diese beiden Dimensionen messbar macht. Erste Hinweise auf die Übertragbarkeit dieses Konzepts und Instrumentes auf den deutschsprachigen Raum lieferte eine Studie von Klingenhäger et al. (2014) für den Bereich der Intensivmedizin. In weiteren Studien gilt es nun, diesen Ansatz auf weitere medizinische Kontexte zu übertragen.

Vor dem Hintergrund, dass gerade die Kommunikations- und Beziehungsqualität in berufsübergreifenden Action Teams besonders störanfällig sind, erscheint eine Ausweitung der Forschungsbemühungen in diesem Feld zielführend. Vor allem individuelle Faktoren, hier insbesondere die professionelle Identität (Mitchell et al. 2010), können die berufsgruppenübergreifenden Kommunikationsprozesse zur erfolgreichen Arbeitskoordination in Action Teams beeinträchtigen und zu folgenschweren Fehlern führen, wie im dritten Kapitel aufgezeigt wurde.

Eine systematische Erfassung und Betrachtung der Kommunikations- und Beziehungsqualität in medizinischen Action Teams kann so einen Beitrag dazu leisten, konkrete Ansatzpunkte der Fehlervermeidung zu finden, welche zentrales Ziel von im Klinikalltag praktizierten CRM-Trainings ist (Koppenberg et al. 2011). Davon ausgehend können dann auch zielgerichtete Teamentwicklungsmaßnahmen entwickelt werden, um beispielsweise Mitglieder von Action Teams für mögliche berufsgruppenspezifische Diskrepanzen in der interprofessionellen Kommunikation zu sensibilisieren. Vielversprechende Trainingsmaßnahmen scheinen dabei Peer Reviews und simulationsbasierte Trainingsverfahren zu sein (vgl. dazu die Beiträge von Kehrer et al. und Rall in diesem Buch).

4.5.5 Literatur

Badke-Schaub P (2005). Kommunikation in Kritischen Situationen. In G Hofinger (Hrsg.). Kommunikation in kritischen Situationen. Verlag für Polizeiwissenschaft Frankfurt.

Boehler M, Schwind C (2012). Power and conflict in the performance of medical action teams: a commentary. Medical Education 46, 830–867.

Coget J-F, Keller E (2010). The Critical Decision Vortex: Lessons from the emergency room. Journal of Management Inquiry 19(1), 56–67.

Davies JM (2005). Team Communication in the operating room. Acta Anaesthesiologica Scandinavica 49, 898–901.

Dietrich R (2003). Communication in high risk environments. Hamburg: Buske.

Finn R (2008). The language of teamwork: Reproducing professional divisions in the operating theatre. Human Relations 61(1), 103–130.

Gillespie BM, Chaboyer W, Longbottom P, Wallis M (2010). The impact of organisational and individual factors on team communication in surgery: A qualitative study. International Journal of Nursing Studies 47(6), 732–741.

Gittell JH (2006). High Performance Healthcare: Using the Power of Relationships to Achieve Quality, Efficiency and Resilience. Mc Graw-Hill New York.

Havens DS, Vasey J, Gittell JH, Lin W (2010). Relational Coordination among Nurses and other Providers: Impact on the Quality of Care. Journal of Nursing Management 18(8), 926–317.

Henninger M (2011). Kommunikationsdefizite als Schadensursache im OP. Passion Chirurgie 1(3), Artikel 03_02.

Henninger M, Mandl H (2003). Zuhören – verstehen – miteinander reden; Ein multimediales Ausbildungskonzept. Hans Huber Bern.

Herrman T (2005). Grundriss der Psychologie: Sprache verwenden: Funktionen – Evolution – Prozesse, Bd. 9. Stuttgart: Kohlhammer.

Janss R, Rispens S, Segers M, Jehn KA (2012). What is happening under the surface? Power, conflict and the performance of medical teams. Medical Education 46, 838–849.

Kolbe M, Burtscher M, Manser T, Künzle B, Grote G (2011). The Role of Coordination in Preventing Harm in Healthcare Groups: Research Examples from Anaesthesia and an Integrated Model of Coordination for Action Teams in Health Care. In M Boos, M Kappeler, Th Ellwart (Eds.), Coordination in Human and Primate Groups. Berlin Heidelberg: Springer-Verlag.

Koppenberg J, Henninger M, Gausmann P, Rall M (2011). Patiensicherheit im Rettungsdienst: Welchen Beitrag können CRM und Teamarbeit leisten? *Der Notarzt* 27, 249–254.

Klingenhäger S, Henninger M, Gruber H, Bein T, Eder F (2014). Kommunikation in der Intensivmedizin: Eine empirische Untersuchung des Zusammenhangs zwischen Kommunikationshäufigkeit und beziehungsabhängiger Arbeitskoordination. Posterpräsentation am 49. Kongress der DGPs Bonn.

Lingard L, McDougall A, Levstik M, Candok N, Spafford MM, Schryer C (2012). Representing complexity well: A story about teamwork, with implications for how we teach collaboration. *Medical Education* 46, 869–877.

Lingard L, Reznick R, Espin S, Regehr G, DeVito I (2002). Team communication in the operating room: talk patterns, sites of tension, and implications für novices. *Academic Medicine: Journal Of The Association Of American Medical Colleges* 77(3), 232–237.

Manojilovich M, DeCirco B (2007). Healthy work environments, Nurse Physician Communication and Patient Outcomes. *American Journal of critical care* 16(6), 535–543.

Mitchell R, Parker V, Giles M, White N (2010). Review: Toward realizing the potential of diversity in composition of interprofessional health care teams: an examination of the cognitive and psychosocial dynamics of interprofessional collaboration. *Medical Care Research and Review: MCRR* 67(1), 3–26.

Schmidt CE, Hardt F, Möller J, Malchow B, Schmidt K, Bauer M (2010). Verbesserung der Teamkompetenz im OP: Trainingsprogramme aus der Luftfahrt. *Anaesthesist* 59, 717–726.

Schüpfer G, Bauer M (2006). Konfliktmanagement. In M Bauer, I Welk (Hrsg.), OP-Management: praktisch und effizient. Berlin Heidelberg: Springer.

Sundstorm E, De Meuse KP, Futrell D (1990). Work Teams, Applications and Effectiveness. *American Psychologist* 45(2), 120–133.

Waleczek H, Hofinger G (2005). Kommunikation über kritische Situationen im OP – Schwierigkeiten, Besonderheiten, Anforderungen. In G Hofinger (Hrsg.), Kommunikation in kritischen Situationen. Frankfurt: Verlag für Polizeiwissenschaft.

Wallin C-J, Hedman L, Meurling L, Felländer-Tsai L (2009). A-TEAM: Targets for Training, Feedback and Assessment of all OR Members' Teamwork. In R Flin, L Mitchell (Eds.), Safer Surgery: Analysing Behaviour in the Operating Theatre. Ashgate Burlington.

Simone Schmid und Peter Pawlowsky

4.6 Kritische Situationen im Team meistern – Ein experimenteller Designansatz zur Analyse der Trainingswirksamkeit bei Rettungs-Teams

4.6.1 Bedeutung von Teamtrainings für verlässliches Handeln in kritischen Situationen

Rettungsdienst-Teams sind bei ihrer Arbeit tagtäglich mit komplexen Situationen und deren unvorhersehbaren Eigendynamiken konfrontiert (Moecke 2013). Als interdisziplinäre Teams setzen sie sich aus hochspezialisierten Experten (z. B. Notarzt, Rettungsassistent, Rettungssanitäter) zusammen, welche arbeitsteilig auf verschiedene Funktionen und Rollen zugeteilt sind. Interdisziplinäre Teams unterscheiden sich auch in ihrem sozialisationsbedingten Sprachgebrauch und Kommunikationsstilen sowie in ihrem Verständnis einer arbeitsplatzspezifischen Sicherheitskultur (Edmondson 2003). Zudem müssen diese Teams *ad hoc* trotz wechselnder Zusammensetzungen (u. a. Schichten, Einsatzgebiete) am Einsatzort Patienten sicher retten und/oder versorgen. Um diese herausfordernden Rettungseinsätze – trotz widrigster Umstände wie erschwerter Witterungsverhältnisse, schwierigem Patientenzugang bei Verkehrsunfällen oder knapper personaler und materieller Ressourcen – erfolgreich zu meistern, bedarf es neben ausgeprägter fachlicher Fertigkeiten auch besonderer nicht-fachlicher Problemlöse-, Anpassungs- und Entscheidungsfähigkeiten. Rettungsdienste sind fachlich hochspezialisiert und gemäß standardisierter Guidelines in ihren Handlungsabläufen hoch routiniert. In Situationen jenseits einstudierter und antrainierter Routinen zeigen sich immer wieder Defizite gerade in den nicht-fachlichen Fähigkeiten, welche für sicheres und erfolgreiches Handeln aber mindestens genauso unerlässlich sind wie die individuellen Fachkompetenzen (Salas et al. 2009).

Folgerichtig sind nur jene Trainigsansätze angemessen effektiv, die auch beide Aspekte (fachliche und nicht-fachliche Fähigkeiten) gleichwertig berücksichtigen. Nur so kann verlässliches Handeln eingeübt werden. Trotz umfangreicher Forschung und Erkenntnisse hierzu, mangelt es noch immer an *evidenzbasierten, ganzheitlichen* Trainingsansätzen. Um die hohen Investitionen in entsprechend intensive Trainingansätze zu rechtfertigen, haben wir die Trainingswirksamkeit von Schulungs- und Trainingsmaßnahmen zur spezifischen Kompetenzerweiterung nicht-fachlicher Fähigkeiten analysiert. Dazu haben wir Rettungs-Teams im Rahmen eines experimentellen Untersuchungs-Designs beforscht. Unser Interesse galt dabei vorrangig dem Ziel, folgende zwei Fragestellungen zu beantworten: (1) Wie können Team-Kompetenzen (u. a. Kommunikation, Führung, Monitoring) von Rettungs-Teams die Bewältigung unvorhersehbarer Situationen fördern? (2) Wie kann mittels Trainings die Leistungsfähigkeit von Teams in kritischen Situationen verbessert werden?

4.6.2 Ausgewählte Forschungsströme zur Erklärung von Entscheidungsprozessen und Anpassungsfähigkeit von Teams in unerwarteten Situationen

Die Erforschung von Team-Entscheidungen und Handlungskompetenzen in kritischen Situationen basiert auf verschiedenen Forschungssträngen, die zum Teil inhaltlich in ihren Aussagen überlappend nebeneinander stehen. Im Folgenden wird versucht, in einer Tour de Force sämtliche relevante Ansätze zusammenzufassen und kurz zu charakterisieren: Neuere **Ansätze der Team-Forschung** beschäftigen sich mit der Frage, welche Rolle Reflexions- und Metakommunikationsprozesse (Cannon-Bowers et al. 1993; Stout et al. 1999; Salas et al. 2005a) auf Teamebene spielen und wie diese zur Unterstützung von Lernprozessen in Teams etabliert bzw. gefördert werden können (West 1996; Senge 2011; Nonaka und Takeuchi 2012; Oelsnitz und Busch 2009; Högl 2005). Insbesondere Teams, welche in dynamischen, komplexen, unvorhersehbaren Settings agieren, können durch Reflexionsprozesse Kompetenzen und Verhaltensweisen zur Steigerung der Team-Performanz aufbauen (Bossche et al. 2006; Schippers et al. 2008; Oelsnitz und Busch 2009; Salas et al. 2012). Ausgehend vom klassischen Input-Prozess-Output-Modell (z. B. Hackman 1987) fokussieren sich neuere Modelle der Teameffektivität auf „psychologische Eigenschaften" (Marks et al. 2001) der Gruppe. Diese *emergent states* (Marks et al. 2001, S. 357) beinhalten alle kognitiven, emotionalen und motivationalen Zustände einer Gruppe, wie die kollektive Selbstwirksamkeit, gegenseitiges Vertrauen und Teamstärke. Hier knüpft die neuere **Entscheidungsforschung** an, die auf den Erkenntnissen der Forschungslinie des Natural Decision Making (NDM) basiert. Sie analysiert reale (‚naturalistic') Entscheidungssituationen und bezieht Umfelddeterminanten wie Zeitdruck, Stress und Situationsdynamik mit ein. Sie stellt fest, dass Entscheidungen in Krisensituationen, insbesondere durch Experten, gänzlich anders getroffen werden, als dies zuvor im Konzept der (begrenzt) rationalen Wahl modelliert wurde. NDM ist bis heute für weite Teile der Forschung zu Organisationen und Entscheidern in Risikoumwelten verständnisleitend (Zsambok und Klein 1997; Klein 2008). Die gerade sehr prominente **Resilience-Forschung** befasst sich auch damit, wie es Unternehmen gelingt, auf unvorhersehbare Ereignisse problemlösend zu reagieren, wie sie z. B. durch Adaptionsfähigkeit, Widerstandskraft und Flexibilität langfristigen Erfolg sichern (Weick und Sutcliffe 2003; Hollnagel et al. 2006; Crichton et al. 2009). Die **Fehler- und High-Reliability-Organization-Forschung** sowie die **Human-Factors-Forschung** konzentrieren sich auf den verlässlichkeitsorientierten Bereich. Hierbei geht es um die Aufrechterhaltung fehlerfreier Operationen (Reason 1997; Hollnagel et al. 2006; St. Pierre et al. 2011). Die **hochverlässlichkeitsorientierte Lern-Forschung** beschäftigt sich mit der Frage, wie adäquates Fehler- und Zwischenfallmanagement in Hochrisikobereichen der Medizin (wie beispielsweise im Operationssaal und auf der Intensivstation) vermittelt werden kann (Gaba et al. 2001; Müller et al. 2007, 2009; Hofinger 2007, 2012). Eng damit verknüpft ist die **Hochleistungsforschung**, die besondere Spezifika außerordentlich leistungsfähiger Teams untersucht (Pawlowsky und Mistele 2008; Pawlowsky und Steigenberger 2012; Pawlowsky und Völker 2012; Pawlowsky et al. 2009). Von einer Implementierung der Prinzipien von Hochleistungsteams sind Zugewinne an Führungskompetenz und damit auch Leistungsfähigkeit in kritischen Situationen zu erwarten. Bei der Forschung zu **Trainings der Problemlösekompetenz von Teams** ist vor allem der Ansatz des Crew- (oder Crisis-) Resource-Management-Trainings aus der Luftfahrt von Interesse (CRM, z. B. Salas et al. 1999; Smallwood 2000). Trainingsansätze wie Crew- (oder Crisis-) Resource-Management sollen Teams in Routine- und Krisensituationen befähigen, alle verfügbaren Ressourcen möglichst vollständig zu mobilisieren und Probleme strukturiert anzugehen. Trainingsformen, die sich speziell mit der Bewältigung von kritischen Situationen durch dafür vorgesehene Teams befassen, sind dagegen kaum in der Literatur beachtet worden (siehe aber Hoff und Adamowski 1998; Salas et al. 2005b; Starke 2005; Strohschneider und Gerdes 2004; Tobias und Fletcher 2000).

Es gibt somit ein breites theoretisches und konzeptionelles Angebot, das sich in verschiedenartiger Hinsicht mit einem identischen Gegenstand der Team-Arbeit in unvorhersehbaren Situationen beschäftigt. Anstatt einem dieser Ansätze im Speziellen zu folgen, haben wir jene ausgewählt, die den Spezifika von Rettungs-Teams nahe kommen. Unsere Bestrebung war es, einen möglichst einheitlichen Trainingsansatz zu entwickeln und zu erproben, welcher aber wiederum die Reichhaltigkeit der bisherigen Forschung synthetisiert.

4.6.3 Methodisches Vorgehen

Experimenteller Designansatz

Um einen hohen Praxistransfer zu erzielen, entwickelten wir einen integrativen Trainingsansatz, der sich stark auf erfahrungsbasierte Trainingsmaßnahmen (Kolb und Kolb 2005; Starke 2010; Bierhals et al. 2010) konzentrierte. Zur Konzeption wurden ausgewählte Forschungsergebnisse (siehe oben) berücksichtigt (u. a. Team-Kognitions-, Hochleistungs- und Hochverlässlichkeitsforschung sowie praxisorientierte Konzepte der Human-Factors-Forschung und des Crew-/Crisis-Resource-Managements). In einem experimentellen Design wurde dann die Leistungsfähigkeit von Teams, die diese zusätzlichen Schulungs- und Trainingungmaßnahmen durchlaufen haben, mit „regulären" Rettungsdienst-Teams verglichen, um Einsätze in Schadensereignissen zu analysieren. Anhand eines standardisierten Fallbeispiels „Trauma-Management", welches unterschiedliche Störfall-Szenarien simulierte, wurden mehrere Rettungsdienst-Teams mit identischen krisentypischen Situationen konfrontiert. Dabei wurde beobachtet und bewertet, wie adäquat sie diese bewältigen. Dazu wurde unterschieden zwischen der emergenten Teamleistung (Qualität, zeitliche Dimension, Fehlerhäufigkeit), den individuellen fachlichen Fähigkeiten (Checklisten zur Richtlinienerfüllung) und nicht-fachlichen Fähigkeiten (mittels Beobachtungsprotokollen). Die fachlichen Kriterien konnten nur bzw. wurden dann auch von Experten des Deutschen Roten Kreuzes ausgewertet, während sich unser Forscher-Team der Technischen Universität Chemnitz auf die nicht-fachlichen Aspekte der Team-Performance konzentrierten.

Im Unterschied zu den Kontrollgruppen wurden die Experimentalgruppen unserem integrativen Trainingsansatz unterzogen. Dieser ganzheitliche Trainingsansatz umfasste Lehr- und Lernprinzipien, die sich an Ansätzen zum erfahrungsbasierten Lernen (Kolb und Kolb 2005) und Action Learning (Revans 2011) anlehnen. Neben Expertenvorträgen wird der aktive Lernprozess der Teilnehmer mit praktischen (Selbst-)Erfahrungen in realitätsnahen Lernumgebungen forciert. Diese z. B. beinhaltete eine Gruppenarbeit im Team, das Verhalten in kritischen Situationen gemeinsam zu reflektieren. Hierbei wurden die gemeinsamen Ziele des Rettungsdienstes bestimmt und förderliche und hemmende Einflussgrößen in kritischen Situationen diskutiert. Eine andere Gruppenaufgabe zielte speziell darauf ab, den Lerntransfer zu steigern. Hier mussten eigene Lehrvideos für Rettungsdienst-Teamkollegen konzipiert und erstellt werden, welche die zuvor vermittelten Prinzipien und Kompetenzen der Hochverlässlichkeits- und Hochleistungsorganisationen mit jeweils einem positiven bzw. einem negativen Ergebnis visualisieren. Da Fehler und Beinah-Unfälle nicht zu verhindern sind, soll der kompetente Umgang mit kritischen und neuen Situationen durch ein effektives Fehler- und Team-Management verdeutlicht werden (vgl. Abb. 4.3a). In einer Simulation wurde dann in mehreren Durchläufen getestet, inwiefern die Team-Kompetenzen zur Handlungs- und Reaktionsfähigkeit in kritischen Situationen angewendet wurden (z. B. Kommunikation, Team-Führung, gegenseitige Unterstützung, gegenseitige Beobachtung, Team-Orientierung; vgl. Abb. 4.3b).

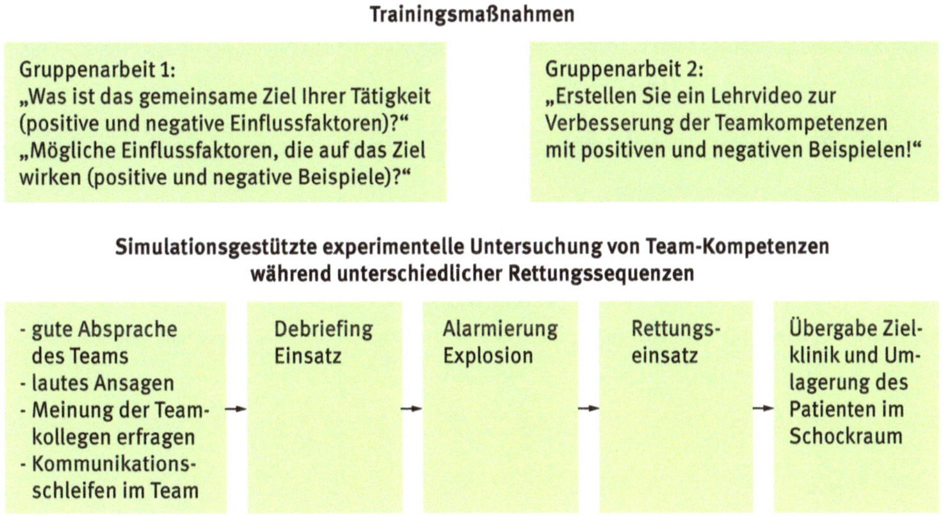
Trainingsmaßnahmen
Gruppenarbeit 1: „Was ist das gemeinsame Ziel Ihrer Tätigkeit (positive und negative Einflussfaktoren)?“ „Mögliche Einflussfaktoren, die auf das Ziel wirken (positive und negative Beispiele)?“
Gruppenarbeit 2: „Erstellen Sie ein Lehrvideo zur Verbesserung der Teamkompetenzen mit positiven und negativen Beispielen!“
Simulationsgestützte experimentelle Untersuchung von Team-Kompetenzen während unterschiedlicher Rettungssequenzen
- gute Absprache des Teams - lautes Ansagen - Meinung der Teamkollegen erfragen - Kommunikationsschleifen im Team
Debriefing Einsatz
Alarmierung Explosion
Rettungseinsatz
Übergabe Zielklinik und Umlagerung des Patienten im Schockraum

Abb. 4.3: Beispiele für Trainingsmaßnahmnen und Simulation.

Methode

Um die erwähnten Team-Kompetenzen zwischen den trainierten Gruppen und nicht-trainierten Gruppen zu testen, haben wir eigens ein Fallbeispiel mit zusätzlich kritischen Situationen konzipiert. Das standardisierte Fallbeispiel beinhaltete *andauernde* Stressfaktoren (z. B. schlechte Sicht, Lärm, realisitische Unfalldarstellung und *zu bestimmten Zeitpunkten initiierte* Stressfaktoren (z. B. kollabierter Feuerwehrmann, Polizist möchte diverse Informationen, defekter Krankentransportwagen, Ressourcenknappheit durch Folgeeinsatz des Notarztes). Die Simulation wurde in einer High-Fidelity-Umgebung (Rettungsarena Saarbrücken e. V.) realisiert und umfasste ein komplettes, nahezu realistisches Rettungsszenario, beginnend mit der Alarmierung, über den Rettungseinsatz bis hin zur Übergabe in die Zielklinik und endete mit einer Nachbesprechung.

Die Simulationsdurchläufe wurden direkt am Geschehen durch beobachtende Teilnahme mit Beobachtungsprotokollen dokumentiert und zusätzlich durch Audio- und Videoaufzeichnungen festgehalten. Die Dauer eines dieser Rettungssequenzen betrug im Durchschnitt insgesamt circa 40 Minuten.

Stichprobe

Die Stichprobe der untersuchten Gruppen bestand exklusiv aus Rettungsdienst-Einheiten, welche jeweils die Simulationsdurchläufe absolvierten. Pro Simulation waren fünf Einsatz-Mitglieder und mehrere geschulte Statisten (Opfer, Angehöriger des Opfers, Polizist, Feuerwehrleute) beteiligt.

Beobachtungsinstrument

Auf Grundlage von theoretisch-konzeptionellen Arbeiten und Erkenntnissen aus empirischen Analysen zu Hochverlässlichkeits- und Hochleistungsteams wurden folgende Dimensionen evaluiert:

1. Fehlerkultur-Achtsamkeit-Wahrnehmung,
2. Reflexion-Lernen-Wissen,
3. Teamführung-Kommunikation.

Zur Bewertung wurde im Vorfeld zu den jeweiligen Dimensionen ein Beobachterbogen konstruiert, der nicht-fachliche Kriterien der Teamperformance erfasst. Dieser Beobachterbogen wurde im Rahmen einer Vorstudie getestet und angepasst.

Zentrale Ergebnisse der experimentellen Untersuchung

Erste Ergebnisse dieses Experimental-Kontrollgruppen-Designs lassen erkennen, dass Teilnehmer mit einer vorherigen Trainingsschulung zur Steigerung der nicht-fachlichen Kompetenzen das Fallbeispiel besser bewältigten als Teilnehmer ohne entsprechende Schulungs- und Trainingsmaßnahmen. In der Abb. 4.4 sind an den Achsen die Gesamtergebnisse der nicht-fachlichen Fähigkeiten sowie der drei Dimensionen (1) Fehlerkultur, Achtsamkeit und Wahrnehmung, (2) Reflexion, Lernen und Wissen sowie (3) Teamführung und Kommunikation dargestellt. Die Beobachtungen wurden mittels einer Likert-Skala erhoben und durch Mittelwerte in Indizes zusammengefasst. Hier wird deutlich, dass der Zielerreichungsgrad der Experimentalgruppen höher ist als der der Kontrollgruppen.

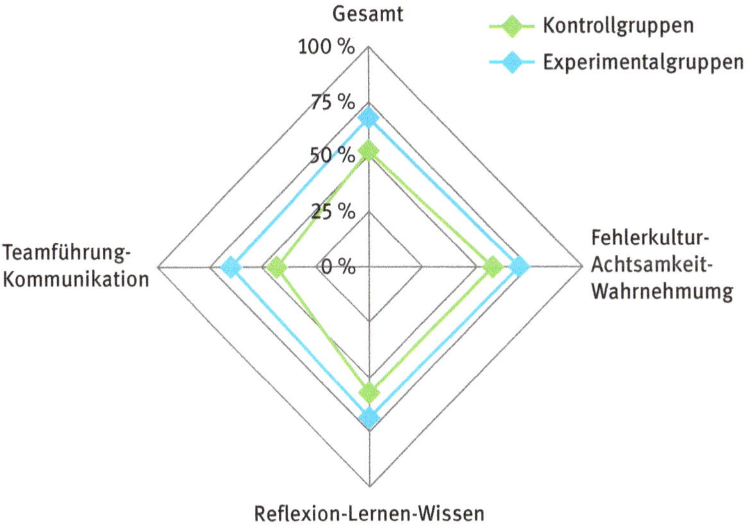

Abb. 4.4: Zielerreichungsgrad Gesamt sowie Zielerreichungsgrad der Hauptdimensionen der Kontrollgruppen (ohne Schulungs- und Trainingsmaßnahme) und Experimentalgruppen (mit Schulungs- und Trainingsmaßnahme).

Die Tabelle 4.3 zeigt die Prozentangaben der Kontroll- und Experimentalgruppen.

Tab. 4.3: Zielerreichungsgrad in Prozentangaben Gesamt sowie der Hauptdimensionen im Vergleich der Kontrollgruppen (ohne Trainingsmaßnahme) und Experimentalgruppen (mit Trainingsmaßnahme)

	Kontrollgruppen	**Experimentalgruppen**
Gesamt	53 %	68 %
Fehlerkultur-Achtsamkeit-Wahrnehmung	58 %	70 %
Reflexion-Lernen-Wissen	57 %	68 %
Teamführung-Kommunikation	43 %	65 %

Wichtige Determinanten für verlässliches Handeln sind die Entwicklung gemeinsamer Modelle, die Sensibilisierung für Situationsbewusstsein und die Verbesserung von Team-Kompetenzen (u. a. Teamführung, Kommunikation, Gegenseitige Unterstützung, Gegenseitige Beobachtung, etc.) in routinierten und kritischen Situationen. Durch Videoanalysen und moderierte Nachbesprechungen können gemeinsame Reflexionsprozesse angestoßen werden, um Handlungsmuster transparent zu machen und gegebenenfalls zu verbessern. Hierbei können Verfahren (u. a. Cross-Trainingsansätze) und Methoden (u. a. After-Action-Reviews) dazu dienen, gemeinsam Routine- und Nicht-Routinesituationen zu reflektieren und Verbesserungsansätze abzuleiten.

Diskussion

Nicht-fachliche Fähigkeiten für interdisziplinäre Teams mit unterschiedlichen Expertisen, Rollen und Funktionen sind essentiell, um dynamische und komplexe Aufgaben dauerhaft zu meistern. Bis dato gibt es kein theoriebasiertes Trainingsdesign für Rettungsdienst-Teams in Deutschland, welches reliabel, valide und benutzerfreundlich ist. Mit der vorliegenden, nur sehr kurz portraitierten Forschung soll diesem Defizit – auch vor dem Hintergrund, dass ab 2014 die bisherige Rettungsassistentenausbildung und Berufsbezeichnung durch die neue Berufsausbildung und -bezeichnung Notfallsanitäter abgelöst wird (vgl. neues Notfallsanitätergesetz (NotsanG) seit 1. Januar 2014) – entgegengewirkt werden.

4.6.4 Literatur

Bierhals R, Weixelbaum I, Badke-Schaub P (2010). Kritische Situationen meistern, Prozesskompetenz aufbauen: Entwicklung eines anforderungsbasierten Trainings für erfolgreiche Projektarbeit in Produktentwicklungsteams. *Psychologie des Alltagshandelns: Journal* 3(2), 11–26.

Bossche P van den, Gijselaers WH, Segers M, Kirschner PA (2006). Social and Cognitive Factors Driving Teamwork in Collaborative Learning Environments: Team Learning Beliefs and Behaviors. *Small Group Research* 37(5), 490–521.

Cannon-Bowers, Salas E, Converse S (1993). Shared mental models in expert team decision making. In Castellan NJ (Ed.), *Individual and group decision making. Current issues; (based on papers presented at the Science Weekend symposia of the 1990 convention of the American Psychological Association)*. Hillsdale, NJ: Erlbaum, 221–246.

Crichton MT, Ramsay CG, Kelly T (2009). Enhancing Organizational Resilience Through Emergency Planning: Learnings from Cross-Sectoral Lessons. *Journal of Contingencies and Crisis Management* 17(1). 24–37.

Edmondson AC. (2003). Speaking Up in the Operating Room: How Team Leaders Promote Learning in Interdisciplinary Action Teams. *Journal of Management Studies*, 40(6), 1419–1452.

Gaba DM, Howard SK, Fish KJ, Smith BE, Sowb YA (2001). Simulation-Based Training in Anesthesia Crisis Resource Management (ACRM): A Decade of Experience. *Simulation, Gaming* 32(2), 175–193.

Hackman JR (1987). The design of work teams. In Lorsch, JW (Ed.), *Handbook of organizational behavior*. Englewood Cliffs, NJ: Prentice-Hall, 315–342.
Hoff LA, Adamowski K (1998). *Creating excellence in crisis care: A guide to effective training and program designs* (1st ed.). San Francisco: Jossey-Bass Publishers.
Hofinger G (2007). Fehler und Fallen beim Entscheiden in kritischen Situationen. In Strohschneider S (Ed.), *Schriftenreihe der Plattform Menschen in komplexen Arbeitswelten e. V. Entscheiden in kritischen Situationen* (2nd ed. Frankfurt am Main: Verlag für Polizeiwissenschaft, 115–136.
Hofinger G (Ed.) (2012). Schriftenreihe der Plattform Menschen in komplexen Arbeitswelten e. V. Kommunikation in kritischen Situationen (2nd ed.). Frankfurt am Main: Verlag für Polizeiwissenschaft.
Hollnagel E, Woods DD, Leveson N (2006). *Resilience engineering: Concepts and precepts* (Reprinted). Aldershot: Ashgate.
Högl M (Ed.) (2005). Management von Teams: Theoretische Konzepte und empirische Befunde (3rd ed.). Wiesbaden: Dt. Univ.-Verlag.
Oelsnitz D, von der, Busch MW (2009). Teamlernen: Ansatzpunkte und Erfolgsvoraussetzungen: Ganzheitliche Unternehmensführung in dynamischen Märkten. In Hünerberg R, Mann A (Eds.), *Ganzheitliche Unternehmensführung in dynamischen Märkten*. Wiesbaden: Gabler, 249–271.
Pawlowsky P, Mistele P (2008). *Hochleistungsmanagement: Leistungspotenziale in Organisationen gezielt fördern*. Wiesbaden: Gabler.
Pawlowsky P, Steigenberger N, Kneisel E (2009). Die Rote Königin überlisten – Strategisches Management aus dem Blickwinkel der Hochleistungsforschung. In Götze U, Lang R (Eds.), *Strategisches Management zwischen Globalisierung und Regionalisierung*. Gabler, 41–66.
Pawlowsky P, Völker M (2012). Wie Hochleistungsteams besondere Herausforderungen meistern. In *Jahrbuch Energie aus Mitteldeutschland. Vol. 2012. Die Energiewende beginnt im Kopf*. Halle/Saale: mdv, 127–131.
Pawlowsky P, Steigenberger N (Eds.) (2012). Human Factors – interdisziplinäre Studien in komplexen Arbeitswelten. Vol. 3. Die HIPE-Formel: Empirische Analysen von Hochleistungsteams (1st ed.). Frankfurt am Main: Verlag für Polizeiwissenschaft.
Reason JT (1997). *Managing the risks of organizational accidents*. Aldershot, Hants, England, Brookfield, Vt., USA: Ashgate.
Revans RW (2011). If *ABC of action learning* (Online-Ausg.). Farnham UK: Gower.
St. Pierre M, Buerschaper C, Hofinger G (2011). *Notfallmanagement: Human factors und Patientensicherheit in der Akutmedizin* (2nd ed.). Berlin; Heidelberg New York, NY: SpringerMedizin.
Kolb AY, Kolb D A (2005). Learning Styles and Learning Spaces: Enhancing Experiential Learning in Higher Education. *Academy of Management Learning, Education* 4(2), 193–212.
Klein G (2008). Naturalistic Decision Making. *Human Factors: The Journal of the Human Factors and Ergonomics Society* 50(3), 456–460.
Marks MA, Mathieu JE, Zaccaro SJ (2001). A temporally based framework and taxonomy of team processes. *Academy of Management Review* 26(3), 356–376.
Moecke HP (Ed.) (2013). Praxishandbuch Qualitäts- und Risikomanagement im Rettungsdienst: Planung, Umsetzung, Zertifizierung. Berlin: Med.-Wiss. Verl.-Ges.
Nonaka I, Takeuchi H (2012). Die Organisation des Wissens: Wie japanische Unternehmen eine brachliegende Ressource nutzbar machen (2nd ed.). Frankfurt am Main: Campus.
Müller MP, Hänsel M, Stehr SN, Fichtner A, Weber S, Hardt F, Bergmann B, Koch T (2007). Six steps from head to hand: A simulator based transfer oriented psychological training to improve patient safety. *Resuscitation* 73(1), 137–143.

Müller MP, Hänsel M, Fichtner A, Hardt F, Weber S, Kirschbaum C, Rüder S, Walcher F, Koch T, Eich C (2009). Excellence in performance and stress reduction during two different full scale simulator training courses: A pilot study. *Resuscitation* 80(8), 919–924.

Salas E, Prince C, Bowers CA, Stout RJ, Oser RL, Cannon-Bowers JA (1999). A Methodology for Enhancing Crew Resource Management Training. *Human Factors: The Journal of the Human Factors and Ergonomics Society* 41(1), 161–172.

Salas E, Sims DE, Burke CS (2005a). Is there a "Big Five" in Teamwork? *Small Group Research* 36(5), 555–599.

Salas E, Cannon-Bowers JA, Weaver J (2005b). Command and control teams: principles for training and assessment. In RH Flin (Ed.), *Incident command. Tales from the hot seat.* Aldershot: Ashgate, 239–257.

Salas E, Rosen MA, Burke CS, Goodwin GF (2009). The Wisdom of Collectives in Organizations: An Update of the Teamwork Competencies. In Salas E, Goodwin GF, Burke CS (Eds.), Team effectiveness in complex organizations. Cross-disciplinary perspectives and approaches. New York: Routledge.

Salas E, Fiore SM, Letsky MP (Eds.) (op. 2012). *Series in applied psychology. Theories of team cognition: Cross-disciplinary perspectives*. New York, London: Routledge.

Schippers MC, Den Hartog DN, Koopman PL, van Knippenberg D (2008). The role of transformational leadership in enhancing team reflexivity. *Human Relations* 61(11), 1593–1616.

Senge PM (2011). Die fünfte Disziplin: Kunst und Praxis der lernenden Organisation (11th ed.). Stuttgart: Schäffer-Poeschel.

Smallwood T (2000). *The airline training pilot* (2nd ed.). Aldershot, Burlington, Vt: Ashgate.

Starke S (2005). *Kreuzfahrt in die Krise: Wie sich kritische Situationen im Planspiel trainieren lassen. Polizeiwissenschaftliche Analysen: Vol. 5*. Frankfurt Main: Verl. für Polizeiwiss. Lorei.

Starke S (2010). Mit Planspielen und Simulationen für kritische Situationen lernen: Wie Planspiele und Simulationen erfolgreich in Trainings eingesetzt werden können. In Mistele P, Bargstedt U (Eds.), *Sicheres Handeln lernen. Kompetenzen und Kultur entwickeln*. Frankfurt, M: Verl. für Polizeiwiss, 91–108.

Stout RJ, Cannon-Bowers JA, Salas E, Milanovich DM (1999). Planning, Shared Mental Models, and Coordinated Performance: An Empirical Link Is Established. *Human Factors: The Journal of the Human Factors and Ergonomics Society* 41(1), 61–71.

Strohschneider S, Gerdes J (2004). MS ANTWERPEN: Emergency management training for low-risk environments. *Simulation, Gaming* 35(3), 394–413.

Tobias S, Fletcher JD (Eds.) (2000). Training, retraining: A handbook for business, industry, government, and the military. New York: Macmillan Reference USA.

Weick KE, Sutcliffe KM (2003). Das Unerwartete managen: Wie Unternehmen aus Extremsituationen lernen. Stuttgart: Klett-Cotta.

West MA (1996). Reflexivity and work group effectiveness: A conceptual integration. In West, MA (Ed.), *Handbook of work group psychology*. New York: John Wiley, 555–579.

Zsambok C, Klein G (1997). *Naturalistic Decision Making. Expertise, research and applications*: L. Erlbaum Associates.

5 Lernen aus Fehlern und Schadenereignissen

Sonja Barth und Günther Jonitz

5.1 Von der Fehlerkultur zur Sicherheitskultur

„Fehlerkultur war gestern" – zu dieser Feststellung kommen die Gastherausgeber des Schwerpunkthefts *Sicherheitskultur* der Zeitschrift für Evidenz, Fortbildung und Qualität im Gesundheitswesen/ZEFQ im Jahr 2009 (Hart et al. 2009).

Was ist damit gemeint? Mit der vielzitierten Metapher vom halbvollen bzw. halbleeren Glas, mit der ein optimistischer von einem pessimistischen Blickwinkel unterschieden wird, kann man sich auch der Frage nähern, worum es bei der Sicherheitskultur im Unterschied zur Fehlerkultur eigentlich geht.

Die Medizin war lange Zeit davon geprägt, dass Fehler negiert wurden. Eine ‚Null-Fehler-Haltung' (vgl. Sachverständigenrat für die Konzertierte Aktion im Gesundheitswesen 2003) herrschte vor. Kranken Menschen soll geholfen und Schmerzen und Leid abgewendet bzw. gelindert werden. Der Arzt, die Pflegekraft, generell alle, die Patienten behandeln und betreuen, wollen ausschließlich Gutes durch ihr Handeln bewirken. Das ist ihr Auftrag und ihre Motivation. Deshalb gehört zu jedem Eingriff und jeder Behandlung eine sorgfältige Risiko-Nutzen-Abwägung: was ist der potenzielle Nutzen für diesen Patienten, welche (bekannten) Nebenwirkungen können auftreten, wie sieht die Bilanz für den Patienten aus? Diese Abwägung ist immanenter Bestandteil der medizinischen Behandlung.

Etwas anderes ist es jedoch, wenn es um negative Auswirkungen von Behandlungen geht, die vermeidbar sind, weil sie durch fehlerhafte Handlungen ausgelöst werden: Ein Patient wird verwechselt, eine Allergie wird nicht beachtet, ein Medikament wird falsch dosiert, ein Tupfer wird bei der OP im Körper des Patienten vergessen etc. Darum geht es bei den Anstrengungen für eine gesteigerte Patientensicherheit: vermeidbaren Schäden soll vorgebeugt werden, indem Fehler auf ihre Ursachen hin analysiert und Maßnahmen zur Verbesserung ergriffen werden. Diese Herangehensweise, die gekennzeichnet ist durch den Blick auf die Schwachstellen im Gesamtprozess und das Lernen aus Fehlern, geht einher mit einer Grundhaltung, die wir hier Sicherheitskultur – im Gegensatz zu Fehlerkultur – nennen.

„Kultur" kann in diesem Zusammenhang allgemein beschrieben werden als die von einer Gruppe gemeinsam geteilten Werte und ein gemeinsames Grundverständnis dazu, welches Verhalten in der jeweiligen Organisation bzw. dem Arbeitskontext erwünscht und als positiv und zielführend erachtet wird (Pfaff et al. 2009). Dementsprechend stehen bei der Sicherheitskultur die nachhaltige Prävention von Fehlern in der Medizin und die Verbesserung von Prozessen im Fokus. Bei der Fehlerkultur im hier gemeinten Sinn wird davon ausgegangen, dass Fehler schuldhaft durch defizitäres Handeln von Einzelnen verursacht werden: Der Arzt ist seiner Sorgfaltspflicht nicht angemessen nachgekommen, die Pflegekraft war nicht aufmerksam genug etc.

Schuld ist der Einzelne, der sich nicht ausreichend angestrengt hat. Hätte er oder sie korrekter und aufmerksamer gearbeitet, wäre kein Fehler passiert. Das ist die Grundhaltung, mit der Ärzte traditionell sozialisiert wurden (Leape 1994) und das ist auch die Haltung, die die Beteiligten im Gesundheitswesen inklusive der Patienten geprägt hat. Diese Haltung ist verständlich. Als leidender Mensch begibt man sich in die Hand des Arztes bzw. den Behandlungsprozess. Der Patient ist im buchstäblichen Sinne verletzt, geschwächt und auf Hilfe angewiesen. Er vertraut darauf, dass das eigene körperliche und seelische Wohl an erster Stelle steht und ausschließlich das unternommen wird, was diesem Wohl dient (Bundesärztekammer 2011). Das Vertrauen und die berechtigte Erwartung des Patienten, dass nur zu seinem Wohl gehandelt wird, ist die Basis für medizinische Eingriffe und die Grundlegitimation für ärztliches Handeln.

Insofern ist es nachvollziehbar, dass zum eigenen Schutz alle Aspekte, die dieses Vertrauen erschüttern könnten, möglichst verdrängt werden. Sowohl auf Patientenseite, als auch auf der Seite derjenigen, die den Patienten behandeln.

Verdrängt wurde deshalb lange Zeit, dass auch die Medizin – wie alle anderen Lebensbereiche des Menschen – nicht fehlerfrei funktionieren kann. Genauer: Gefehlt hat die Erkenntnis, dass Fehler in der Medizin eben nicht allein durch isoliertes, schuldhaftes Handeln einiger ‚schwarzer Schafe' zu begründen sind (‚Ärztepfusch'), sondern viel häufiger multifaktoriell verursacht werden.

Um den Blick darauf zu lenken bedurfte es der Veröffentlichung des US-amerikanischen Berichtes „To Err Is Human" aus dem Jahr 1999, der international großes Aufsehen erregt und eine regelrechte „Patient-Safety-Bewegung" weltweit in Gang gesetzt hat (Kohn, Corrigan und Donaldson 1999; Wachter 2012). Der Bericht hat sehr überzeugend dargelegt, dass Fehler in der Medizin zum einen weit häufiger vorkommen, als dies bis zu diesem Zeitpunkt vermutet wurde. Zum anderen wurde gezeigt, dass Fehlerprävention vor allem durch die Optimierung der Prozesse als durch die Verbesserung der individuellen Arbeitsleistung der im Gesundheitswesen tätigen Berufsgruppen erreicht werden kann.

Paradigmenwechsel

Damit war der Forderung nach einem Paradigmenwechsel öffentlichkeitswirksam Ausdruck gegeben. Klar geworden war, dass es darauf ankommt die Abläufe und die Zusammenarbeit zu verbessern, um Fehler nachhaltig zu vermeiden. Die Suche nach „Schuldigen" und die alleinige Konzentration auf Schadensereignisse ist eine Haltung, die nicht zielführend ist und hier als „Fehlerkultur" bezeichnet wird. Demgegenüber ist die Suche nach Defiziten im System, die fehlerhaftes Handeln begünstigen, zentral. Es geht darum, Verwechslungsgefahr, Übersehen von Informationen, Fehlinterpretationen etc. vorzubeugen – etwa durch die klare Differenzierung von Verpackungen von Arzneimitteln oder die unterschiedliche Gestaltung von Bedienungselementen oder Alarmtönen bei technischen Geräten, den Einsatz von Checklisten, Patientenarmbändern etc. (Badke-Schaub, Hofinger und Lauche 2008).

Diese systemorientierte Sichtweise auf Schwachstellen und die Verbesserung des Gesamtprozesses ist die Haltung, die *Sicherheitskultur* kennzeichnet:

> A robust safety culture is the combination of attitudes and behaviours that best manages the inevitable dangers created when humans, who are inherently fallible, work in extraordinarily complex environments (Leonard und Frankel 2012).

Was begünstigt Sicherheitskultur?

Eine Sicherheitskultur die fehleranfällige Prozesse und deren Verbesserung in den Blick nimmt, anstatt sich auf Sanktionen bei Fehlerereignissen zu konzentrieren, kann aus unserer Sicht durch unterschiedliche Faktoren begünstigt werden, wie z. B.:
- einen Führungsstil, der das „Gemeinsam-besser-werden" in den Mittelpunkt stellt und, die „lernende Organisation" als Ziel vorgibt und Ressourcen dafür bereithält,
- Ursachenanalysen, die als selbstverständlicher Bestandteil bei der Aufarbeitung von Fehlern und Beinahe-Schäden verstanden werden,
- ein von Vertrauen geprägtes Miteinander, dass das offene Reden über Dinge, die nicht optimal gelaufen sind, ermöglicht,
- die gemeinsame Suche nach Lösungen statt nach „Schuldigen",
- die Erfahrung, dass Verbesserungsvorschläge ernst genommen werden und entsprechende Maßnahmen de facto umgesetzt werden,
- die Schulung und Befähigung der Mitarbeiter im Bereich Fehlerprävention,
- die Einbindung des Know-hows aller Beteiligten im Gesundheitswesen – Patienten und Professionelle – um Schwachstellen zu identifizieren sowie
- die Unterstützung der Beteiligten bei der Bewältigung von Fehlern und Beinahe-Schäden.

Sicherheitskultur in Deutschland

Die „Kultur" bezieht sich auf Grundwerte und – annahmen, die eine definierte Gruppe miteinander teilt. Bezugspunkte können dabei z. B. eine Berufsgruppe, die Mitarbeiter einer Abteilung, eine Organisation, die Bewohner einer Region oder eine Nation sein. Die Grundhaltungen – „Kulturen" – können sich dementsprechend voneinander unterscheiden.

Bezogen auf Deutschland lässt sich feststellen, dass sich auf der gesundheitspolitisch-strategischen Ebene eine Grundhaltung entwickelt hat, die die oben beschriebenen Sicherheitskultur befördert (Jonitz und Barth 2013). Wie ist das gelungen?

Der ausschlaggebende Erfolgsfaktor in Deutschland war, dass das Thema Patientensicherheit von Beginn an als eine gemeinsame Aufgabe verstanden wurde, die im engen Schulterschluss mit allen Beteiligten im Gesundheitswesen zu bewältigen ist. Das klare Ziel der Kooperation auf gleicher Augenhöhe nahm mit der Gründung des Aktionsbündnisses Patientensicherheit e. V. (APS) im Jahr 2005 konkrete Gestalt an. Auf freiwilliger Basis konstituierte sich ein nationales Bündnis aus politischen Entscheidungsträgern, den Berufsgruppen im Gesundheitswesen, Patienten, Kostenträgern etc. und gab sich den Auftrag, Lösungen für vermeidbare unerwünschte Ereignisse in der Patientenversorgung in Deutschland auf den Weg zu bringen (Hoffmann 2013).

Dass sich ein solches Bündnis über alle Interessensgruppen hinweg gründet, ist für sich genommen bereits ein für das Gesundheitswesen bemerkenswerter Vorgang. Besonders hervorzuheben ist jedoch, dass das ausgerechnet bei dem bis dahin mit einem deutlichen Tabu beladenen Thema Patientensicherheit gelungen ist. Wichtig für diesen Erfolg – das APS hat heute weit über 400 Mitglieder aus allen Bereichen des Gesundheitswesens – ist sicherlich das Engagement, der Mut und die Weitsicht, mit dem sich einzelne Vertreter aus dem Bundesgesundheitsministerium und aus dem Gesundheitswesen eingebracht haben. Stellvertretend und ohne namentliche Aufzählung sei hier der Gründungsvorstand des APS aus dem Jahr 2005 genannt (Aktionsbündnis Patientensicherheit e. V. 2006).

Um diese Grundhaltung des gemeinsamen Erarbeitens guter Lösungen für die Versorgungspraxis landesweit zu befördern, waren zudem einige Initiativen notwendig, die im Rückblick betrachtet Signalwirkung hatten. Zu nennen ist u. a. der Berliner Gesundheitspreis aus dem Jahr 2002/2003, der sich öffentlichkeitswirksam dem Thema Patientensicherheit gewidmet hat (AOK Bundesverband 2003). Wichtig für die gesundheitspolitische Auseinandersetzung war das Gutachten des Sachverständigenrates (Sachverständigenrat für die Konzertierte Aktion im Gesundheitswesen) zur Begutachtung der Entwicklung im Gesundheitswesen aus dem Jahr 2003. Daran anknüpfend befasste sich der Jahreskongress der Gesellschaft für Qualitätsmanagement in der Gesundheitsversorgung (GQMG) im Jahr 2004 mit dem Thema Fehlerprävention. Von ärztlicher Seite aus ist die 122. Jahrestagung der Deutschen Gesellschaft für Chirurgie zu nennen, die als erste medizinische Fachgesellschaft im Jahr 2005 Fehler in der Medizin medienwirksam diskutierte (Rothmund 2005). Schließlich befasste sich auch der Deutsche Ärztetag 2005 mit den Herausforderungen, die sich stellen, wenn der Schritt von einer Fehlerkultur hin zu einer Sicherheitskultur unternommen wird (Bundesärztekammer 2005). Der Deutsche Ärztetag sprach sich im Jahr 2005 einstimmig für die Gründung des APS aus.

Kultur ist nicht etwas, was sich von heute auf morgen ändern oder gezielt steuern lässt. Kultur hat damit zu tun, welche Erfahrungen wir Menschen machen und welche Lehren wir für unser Verhalten und unser Miteinander daraus ziehen. Kultur bedarf Vorbilder und zugleich konkreter Aktionen auf unterschiedlichen Ebenen.

In Bezug auf die Entwicklung einer Sicherheitskultur in Deutschland sind in den zurückliegenden 10 Jahren die entscheidenden Weichen gestellt und wichtige Erfolge erzielt worden. Dass der Prozess zur Stärkung dieser Kultur weiter voranschreitet, zeigt sich unter anderem auch daran, dass etwa im Rahmen der Initiative Gesundheitsziele.de das Thema Patientensicherheit als nationales Gesundheitsziel jüngst aufgenommen wurde.

5.1.1 Literatur

Aktionsbündnis Patientensicherheit e. V. (2006). Agenda Patientensicherheit 2006, 79; Quelle: www.aps-ev.de/fileadmin/fuerRedakteur/PDFs/Agenda_Patientensicherheit/Agenda_Patientensicherheit_2006.pdf, zugegriffen am 23.04.2015.

AOK Bundesverband (2003). Berliner Gesundheitspreis 2002: Gesundheit, Fehlervermeidung und Sicherheitskultur. Qualitätsoffensive in Medizin und Pflege. G+G Zeitschrift Gesundheit und Gesellschaft der AOK, Spezial 5/2003.

Badke-Schaub P, Hofinger G, Lauche K (Hrsg.) (2008). Human Factors. Psychologie sicheren Handelns in Risikobranchen. Berlin: Springer.

Bundesärztekammer (2005). Initiativen der Ärzteschaft zur Förderung von Patientensicherheit. Beschlussprotokoll des 108. Deutschen Ärztetages vom 03.–06. Mai 2005 in Berlin; sowie Jonitz G (2005). Ärztliches Fehlermanagement – Patientensicherheit. Vortrag 108. Deutscher Ärztetag, 5. Mai 2005, Berlin.

Bundesärztekammer (2011). (Muster-)Berufsordnung für die in Deutschland tätigen Ärztinnen und Ärzte. Quelle: www.bundesaerztekammer.de/fileadmin/user_upload/downloads/MBO_08_20112.pdf, zugegriffen am 23.04.2015.

Gesellschaft für Qualitätsmanagement in der Gesundheitsversorgung, Jahrestagung 2004: Patientensicherheit und Risikomanagement. vgl.: www.gqmg.de/gqmg_leistung/tagungen_historisch.htmtieversorgung: Jahrestagung 2004, zugegriffen am 23.04.2015.

Hart D, Jonitz G, Lichte T, Schrappe M (2009). Sicherheitskultur – das magic bullet der Patientensicherheit? In Z Evid. Fortbild. Qual. Gesundh. wesen (ZEFQ), 491.

Hoffmann B (2013). Das Aktionsbündnis Patientensicherheit: Erreichtes, aktuelle und zukünftige Herausforderungen. *Präv Gesundheitsf* 8, 3–8.

Jonitz G, Barth S (2013). Etablierung von Patientensicherheit – national und international. Politisches Engagement ist unverzichtbar. Trauma Berufskrankheit 15, 154–159.

Kohn LT, Corrigan JM, Donaldson MS (Hrsg.). (1999). To Err is Human. Building a Safer Health System. National Academy Press, Washington.

Leape LL (1994). Error in Medicine. JAMA 272(23), 1851–1857.

Leonard M, Frankel A (2012). How Can Leaders Influence a Safety Culture? Thought Paper. The Health Foundation. Quelle: www.health.org.uk/public/cms/75/76/313/3427/How+can+leaders+influence+a+safety+culture+thought+paper.pdf?realName=6TNLDH.pdf, zugegriffen am 23.04.2015.

Pfaff H, Hammer A, Ernstmann N, Kowalski C, Ommen O (2009). Sicherheitskultur: Definition, Modelle und Gestaltung. In Z Evid. Fortbild. Qual. Gesundh. wesen (ZEFQ), 493–497.

Rothmund M (2005). Patientensicherheit – Primum nil nocere. Prasidentenrede zum 122. Kongress der Deutschen Gesellschaft für Chirurgie, München. Quelle: www.dgch.de/uploads/tx_news/Praesidentenrede2005.pdf, zugegriffen am 23.04.2015.

Sachverständigenrat für die Konzertierte Aktion im Gesundheitswesen (2003). Finanzierung, Nutzerorientierung und Qualität, Kapitel 4: Fehler in der Medizin – Ursachen, Vermeidungsstrategien und patientenorientierte Schadensregulierung, 131 ff. Deutscher Bundestag – 15. Wahlperiode – 131 – Drucksache 15/530; Quelle: dip21.bundestag.de/dip21/btd/15/005/1500530.pdf, zugegriffen am 23.04.2015.

Wachter RM (2012) Understanding Patient Safety 2nd ed. The Mc Graw-Hill Companies.

Nils Löber

5.2 Fehlerformen und ihre Entstehung

Fehler sind im komplexen und vom Faktor Mensch dominierten Arbeitssystem Krankenhaus eine normale und unvermeidliche Systemkomponente. Inwiefern menschliches Handeln Auslöser von patientensicherheitsgefährdenden Momenten sein kann, wurde ausführlich in Teil 2 (Der Faktor Mensch) dargestellt. Offensichtlich begünstigt aber auch der spezifische systemische Kontext des Krankenhauses selbst die Entstehung von Gefahren und Risiken für Patienten und Mitarbeiter: Teil 3 thematisiert dies im Detail (Der Einfluss komplexer Systeme auf die Patientensicherheit). Nachfolgend sollen menschliche Fehlerarten im Organisationsgefüge Krankenhaus sowie ihre Ursachen und Auswirkungen spezifischer beleuchtet werden.

5.2.1 Grundlagen und Definition des Fehlers

Von den zahlreichen unterschiedlichen Definitionen des Fehlerbegriffs erscheint bei der Auseinandersetzung mit dem komplexen Hochrisikosystem Krankenhaus eine transdisziplinäre Rahmendefinition passend:

> Fehler sind eine Abweichung von einem als richtig angesehenen Verhalten oder von einem gewünschten Handlungsziel, das der Handelnde eigentlich hätte ausführen bzw. erreichen können (Badke-Schaub et al. 2012, 40).

Aus dieser Definition lassen sich zentrale Merkmale des Fehlers ableiten:
- Der Begriff *Fehler* kann nur dem menschlichen Handeln im Rahmen einer Absicht zugesprochen werden (Wehner und Stadler 1990, S. 4) und nicht auf andere Objekte, wie z. B. Maschinen, übertragen werden.
- Fehler liegen im Prozess dieses Handelns oder dem Handlungsergebnis (Weimer 1925, S. 1), wobei der Fehler nicht mit der Handlung oder den Handlungsfolgen selbst unmittelbar verknüpft ist, sondern an der veränderten Beurteilung derselben hängt (Weingardt 2004, S. 225).
- Fehler setzen eine intentionale Komponente voraus, die jedoch nicht wie geplant ausgeführt wird (Reason und Grabowski 1994, S. 25).
- Um das Ausmaß der Abweichung zum geplanten Ergebnis bestimmen zu können, bedarf es einer subjektiven Bewertung des Sachverhalts anhand eines normativen Kriteriums (Bauer et al. 2003, S. 4).
- Fehler setzen das Vorhandensein von Wissen und Können für die richtige Handlungsausführung voraus (Wehner und Stadler 1990, S. 5).

Diese stark personen- und handlungsorientierten Charakteristika von Fehlern werfen die Frage auf, welche konkreten Fehlerformen (im Krankenhaus) zu beobachten sind.

5.2.2 Fehlerformen

Um Fehler nach Art und Form zu klassifizieren und zu differenzieren, existieren in der Wissenschaft unzählige, auch medizinspezifische Fehlertaxonomien (vgl. hierzu z. B. Taib et al. 2011). Die hier vorgestellte integrative Klassifikation nach Reason basiert u. a. auf der Fehlertaxonomie menschlicher Handlungsregulationsebenen (Rasmussen 1983) und unterscheidet Fehler bzw. unsichere Handlungen dynamisch nach der Ebene der Handlungsausführung und danach, ob sie auf Absicht beruhen oder nicht (Abb. 5.1).

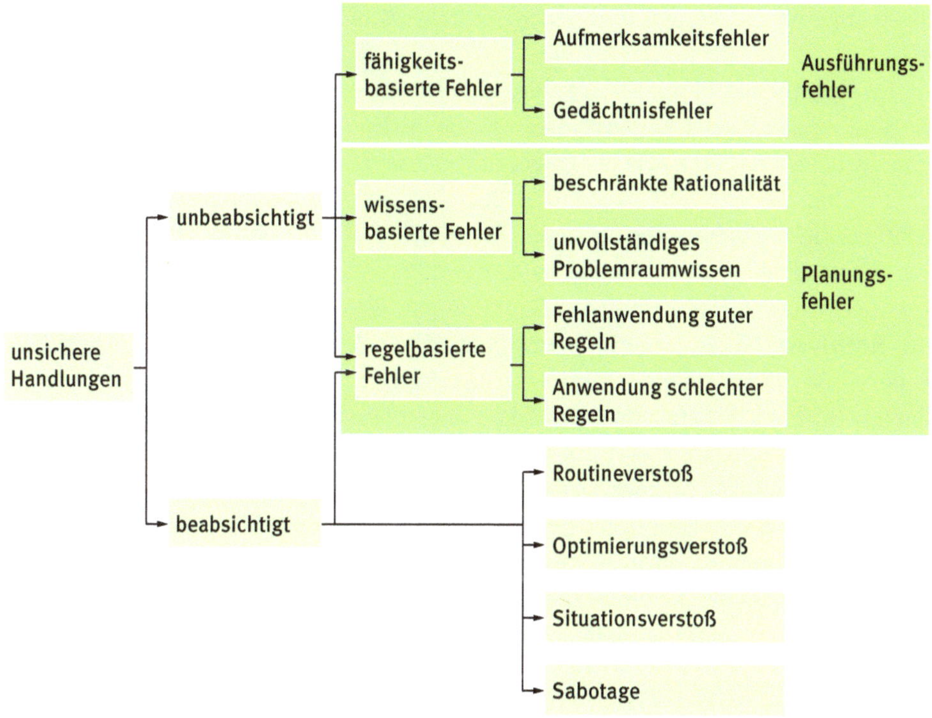

Abb. 5.1: Fehlerklassifikation (Quelle: in Anlehnung an Reason und Grabowski 1994, S. 81–92).

Unbeabsichtigte unsichere Handlungen sind Fehler im engeren Sinne. Sofern eine Handlung anders ausgeführt wird als ursprünglich beabsichtigt und dadurch ein Misserfolg eintritt, spricht man von **Ausführungsfehlern**. Diese Fehler geschehen in einem individuell fertigkeitsbasierten, oft automatischem Handlungskontrollmodus bei routinierten Aufgaben in vertrauten Situationen (Aufmerksamkeitsfehler) (Rasmussen 1982, S. 316) oder aufgrund von Aussetzern und z. B. Informationsverarbeitungsproblemen (Gedächtnisfehler) (Rohe et al. 2005, S. 15).

Sind im Rahmen der unbeabsichtigten unsicheren Handlung bereits Planungs- und Beurteilungsschritte bzw. allgemein Problemlösungsschritte beteiligt, wird die routinierte, automatisierte Handlungsregulationsebene verlassen. Man spricht dann von **Planungsfehlern**, die entweder wissens- oder regelbasiert sind. Planungsfehler entstehen vor der eigentlichen Handlung, die dann zwar wie beabsichtigt abläuft, jedoch nicht die gewünschte Wirkung hat. Ursächlich dafür ist die Unangemessenheit des Plans/der Handlung zur Lösung des Problems (St. Pierre et al. 2011, S. 44) Wissensbasierte Fehlleistungen ergeben sich insbesondere aufgrund der individuell begrenzten Rationalität des Handelnden und eines unvollständigen oder unangemessenen mentalen Modell des Problemraums (Reason und Grabowski 1994, S. 119). In bekannten Situationen hingegen aktivieren Menschen lediglich regelbasierte Handlungsszenarien zur Planung. Dabei können versehentlich „gute" Regeln nicht oder falsch angewendet werden oder „falsche" bzw. „schlechte" Regeln Anwendung finden.

Im eigentlichen Sinne keine Fehler sind **intentionale Regelverstöße,** die überwiegend auf den Einstellungen und Haltungen des Handelnden im Kontext der spezifischen Arbeitssituation sowie der gelebten Werte und Ziele der Krankenhausorganisation beruhen (Euteneier 2014, S. 1505). Sie haben dabei, mit Ausnahme der Sabotage, nicht das Ziel, Schaden zu verursachen (St. Pierre et al. 2011, S. 48). Wird z. B. eine Sicherheitsregel wie die verpflichtende Anwendung einer Checkliste (vgl. 6.11. Einsatz von Checklisten) fortwährend ohne Sanktion missachtet, spricht man von **routiniertem Regelverstoß**. Sog. **Optimierungsverstöße oder anstrengungsbedingte Regelverstöße** liegen vor, wenn Krankenhausmitarbeiter situativ in einer Arbeitssituation aus Gründen der „persönlichen Ökonomie menschlichen Handelns" Regeln wie z. B. Hygienevorschriften (vgl. Teil 10 Infektionsprävention und -kontrolle) missachten um Zeit zu sparen. **Situationsverstöße** treten z. B. dann auf, wenn Individuen die Sinnhaftigkeit von Regeln und Verfahrensweisen in Frage stellen und gemäß ihrem definiertem Problemraum in der Folge eine in ihren Augen notwendige oder situationsbedingte Regelverletzung (z. B. Übergehen einer hierarchischen Informationspflicht im Rahmen einer schnellen Handlungserfordernis) begehen.

5.2.3 Entstehungsursachen und -orte von Fehlern und kritischen Ereignissen

Die beschriebenen menschlichen Fehler haben ihre Entstehungsorte im Organisationsgefüge Krankenhaus an unterschiedlichen Stellen (Abb. 5.2). Sofern sie im direkten Behandlungsprozess und Kontakt mit dem Patienten auftreten, können sie zu kritischen Ereignissen und Schädigungen führen. Fehler sind dabei meist eine Kombination aus latenten Bedingungen und aktiven, am scharfen Systemende (also im direkten Behandlungsprozess des Patienten) begangenen Fehlhandlungen.

Die grundlegende Komplexität des krankenhausspezifischen System-Settings beeinflusst und begünstigt maßgeblich dessen Fehleranfälligkeit (Miller und Brunell 2004, S. 235f.) und führt zwangsläufig zur Ausprägung latenter, fehlerbegünstigender Bedingungen. Solche **latenten Bedingungen** und Fehler finden sich z. B. in der

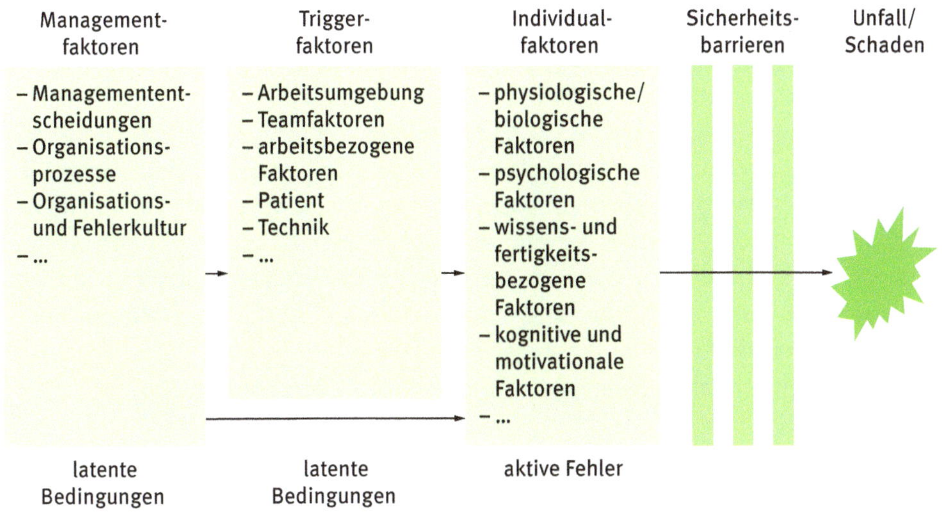

Abb. 5.2: Fehlerursachen im Krankenhaus (Quelle: in Anlehnung an Vincent et al. 1998, S. 1155; Vincent et al. 2000, S. 778).

Organisationsstruktur des Krankenhaussystems, der Kultur oder in Verfahrensanweisungen und Regelungen (Patel und Zhang 2007, S. 316). Sie haben meist keine unmittelbaren Konsequenzen bis sie z. B. in Kombination mit aktiven, direkten Handlungsfehlern zu Unfällen oder Schäden am Patienten führen (Reason 2001, S. 14). Nach diesem systemischen Verständnis sind menschliche Fehler nicht zwangsläufig eine falsche Handlung, sondern können die Konsequenz einer unzulänglichen Gestaltung des sozio-technologischen Systems Krankenhaus sein (Reason 2000, S. 768).

Zusätzlich beeinflussen sog. **Triggerfaktoren** die konkreten Arbeitspraktiken und Handlungen von Ärzten und Pflegekräften und begünstigen das Auftreten aktiver und schädigender Handlungsfehler. Solche Triggerfaktoren können z. B. die Einsatz- und Personalbestandsplanung (Arbeitsumfeld), situativ mangelhafte Teamarbeit (Teamfaktoren), verspätet im Therapieprozess vorliegende Laborbefunde (Arbeitsbezogene Faktoren), Nicht-Adhärenz von Patienten (Patientenbezogene Faktoren) oder technische Ausfälle/Fehlfunktionen von medizintechnischen Geräten sein.

Aktive Fehler sind den Individualfaktoren des handelnden Menschen zuzurechnen und können vielfältige Ursachen haben. Physiologische und biologische Faktoren (wie beispielsweise situative Müdigkeit und Stress) aber auch psychologische Faktoren können die Wahrnehmungsfähigkeit stören und so die für die Entscheidungsfindung in komplexen und dynamischen Situationen notwendige Herstellung eines umfassenden Situationsbewusstseins verhindern. Rückgreifend auf die eingangs erläuterte Fehlerklassifikation (vgl. Abb. 5.1) können zudem mangelndes Wissen und unzulängliche Fertigkeiten oder Fähigkeiten des einzelnen Individuums zu aktiven Fehlern führen. Auch pathologische Informationsverarbeitungsmechanismen wie die Entscheidungsbeeinflussung durch emotionale Zustände (Affektheuristik) oder die generelle Begrenztheit der menschlichen Kognitionsfähigkeit) können neben motivationalen Faktoren (z. B. Schutz des Kompetenzempfindens von Ärzten oder das Streben nach sozialer und kollegialer Anerkennung) fehlerbegünstigend wirken oder selbige auslösen.

Zur Abwehr von Unfällen und Schäden weist jedes Krankenhaus zahlreiche Sicherheitsmechanismen, Abwehrkräfte und Barrieren auf, von denen einige künstlicher bzw. technologischer Natur sind (z. B. Alarmanlagen, physische Schranken, automatische Notabschaltungsmechanismen), andere von menschlichen Faktoren abhängen (z. B. die Ausbildung eines Facharztes) und wiederum andere in Prozeduren, Arbeitsanweisungen oder Managementsystemen (z. B. ein Risiko-Assessment-Instrument des klinischen Risikomanagements) begründet liegen.

5.2.4 Folgen von Fehlern und kritischen Ereignissen

Die Kombination von latenten Bedingungen und aktiven Fehlern kann bei gleichzeitigem Versagen von einem oder mehreren Sicherheitsmechanismen zu sog. **kritischen Ereignissen** (*critical incidents*) führen. Diese Ereignisse haben das Potenzial unerwünschter Schädigungen und bedrohen die Patientensicherheit (Abb. 5.3).

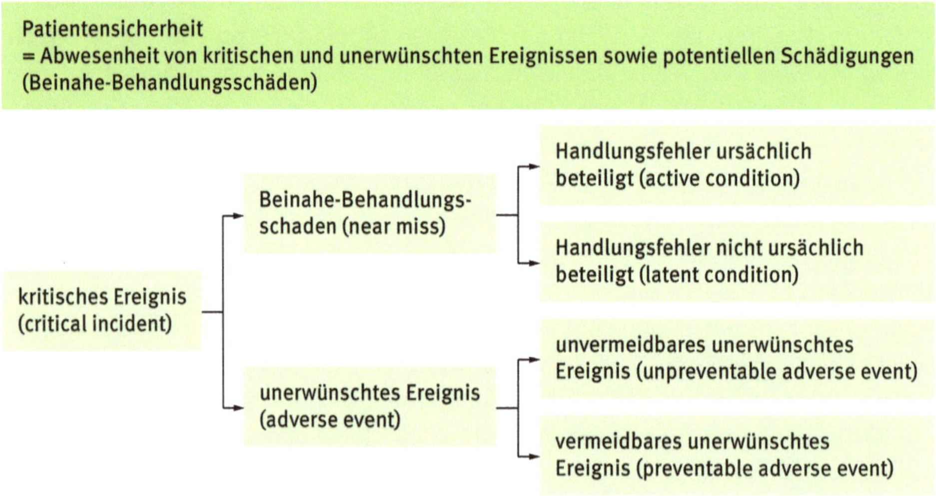

Abb. 5.3: Folgen eines kritischen Ereignisses im Krankenhaus (Quelle: in Anlehnung an Thomeczek et al. 2007, S. 19).

In vielen Fällen verbleiben solche kritischen Ereignisse glücklicherweise aber ohne konkrete negative medizinische Folgen für den Patienten, führen also nur zu **Beinahe-Behandlungsschäden**, vergleichbar dem englischen *near miss* (Wachter 2008, S. 4). Die ihnen zugrundeliegenden Ursachen (meist latente Bedingungen und Risiken, aber auch aktive Handlungsfehler) können im Rahmen der Risikoidentifikation, z. B. in Meldesystemen für kritische Ereignisse (vgl. 6.4 CIRS), analysiert werden. Führt das kritische Ereignis aber zum Schaden beim Patienten, handelt es sich um ein **unerwünschtes Ereignis** (*adverse event*). Solche Ereignisse oder iatrogenen Schäden sind durch Maßnahmen des Behandlungsprozesses bedingt und können entweder vermeidbar oder unvermeidbar sein. Unvermeidbare unerwünschte Ereignisse wie z. B. eine Wundinfektion trotz einer lege artis durchgeführten Infektionsprophylaxe entstehen aus Gründen, die nicht im Einfluss- und Kontrollbereich des Krankenhauses liegen und sind keine individuellen Handlungsfehler. Als vermeidbar wird ein kritisches Ereignis eingestuft, sofern der eingetretene Patientenschaden durch Einhaltung der zum Zeitpunkt des Auftretens geltenden Sorgfaltsregeln zu verhindern gewesen wäre. Ein Beispiel für ein solches Ereignis wäre die Gabe eines Antibiotikums (mit folgendem Arzneimitteltherapieschaden) obwohl eine patientenseitige Unverträglichkeit bekannt war, die jedoch vom behandelnden Arzt nicht beachtet oder vergessen wurde (Thomeczek et al. 2007, S. 17).

Die konkreten Folgen von Fehlern jenseits der eben beschriebenen Klassifizierung können vielfältig sein und sind immer situations- und patientenindividuell. Zu ihnen zählen unerwünschte Ereignisse wie:
- verlängerte stationäre Verweildauer und ggf. zusätzliche therapeutische (z. B. chirurgische) Belastung mit verlängertem Heilungsprozess,
- irreversible körperliche Schäden bis hin zum Tod,
- soziale, psychische oder finanzielle Schäden des Patienten in Folge des Behandlungsfehlers,
- soziale, psychische oder finanzielle Belastung von Angehörigen,
- emotionale und psychische Belastungen der betroffenen Mitarbeiter (ggf. mit temporären oder persistenten Einschränkungen der beruflichen Leistungsfähigkeit),
- finanzielle, juristische und organisatorische Schäden auf Krankenhausebene,
- erhöhte systemische Belastungen in der Gesundheitsversorgung (z. B. durch steigende Behandlungskosten für Krankenkassen) (Löber 2011, S. 163ff.; Bühle 2014, S. 43ff.).

5.2.5 Literatur

Badke-Schaub P, Hofinger G, Lauche K (2012). Human Factors. Dordrecht: Springer.

Bauer J, Festner D, Harteis C, Gruber H (2003). Fehlerorientierung im betrieblichen Arbeitsalltag: Ein Vergleich zwischen Führungskräften und Beschäftigten ohne Führungsfunktion. Forschungsbericht Nr. 5. Universität Regensburg, Regensburg.

Bühle EH (2014). Erfolgreiche Strategien zur Fehlervermeidung, -erkennung und -korrektur sowie zur Fehlerbehebung. In Merkle W (Hrsg.). Risikomanagement und Fehlervermeidung im Krankenhaus. Heidelberg: Springer, 41–58.

Euteneier A (2014). Umgang mit Regelverstößen. Auf dem Weg zur Sicherheitskultur ist eine reflektierte Regelgestaltung für klinische Einrichtungen wichtig. *Deutsches Ärzteblatt* 111 (14), 1504–1506.
Löber N (2011). Fehler und Fehlerkultur im Krankenhaus. Eine theoretisch-konzeptionelle Betrachtung. Wiesbaden: Springer.
Miller JA, Brunell ML (2004). Improving the nursing work culture. In Byers JF, White SV (eds.). Patient safety. Principles and practice. New York: Springer, 232–255.
Patel VL, Zhang J (2007). Patient safety in health care. In Durso FT, Nickerson RS, Dumais ST, Lewandowsky S, Perfect TJ (eds.). Handbook of applied cognition. 2. Aufl. New York: Wiley, 307–331.
Rasmussen J (1982). Human errors. A taxonomy for describing human malfunction in industrial installations. *Journal of Occupational Accidents* 4(2–4), 311–333.
Rasmussen J (1983). Skills, rules, and knowledge; signals, signs, and symbols, and other distinctions in human performance models. *IEEE Trans. Syst., Man, Cybern.* 13(3), 257–266.
Reason J (2000). Human error: models and management. *BMJ* 320(7228), 768–770.
Reason J (2001). Understanding adverse events. In Vincent C (ed.). Clinical risk management. Enhancing patient safety. 2. Aufl. London: BMJ Books, 9–30.
Reason J, Grabowski J (1994). Menschliches Versagen. Psychologische Risikofaktoren und moderne Technologien. Heidelberg: Spektrum.
Rohe J, Beyer M, Gerlach FM (2005). Aspekte zu Risiken aus Sicht der Health Professionals: Begriffe und Definitionen. In Holzer E, Hauke E, Thomeczek C, Conen D, Hochreutener MA, Herausgeber. Patientensicherheit. Leitfaden für den Umgang mit Risiken im Gesundheitswesen. Wien: Facultas-Univ.-Verl., 14–19.
St. Pierre M, Buerschaper C, Hofinger G (2011). Notfallmanagement. Human Factors und Patientensicherheit in der Akutmedizin, 2. Aufl. Berlin: Springer.
Taib IA, McIntosh AS, Caponecchia C, Baysari MT (2011). A review of medical error taxonomies: A factors perspective. *Safety Science* 49(5), 607–615.
Thomeczek C, Rohe J, Ollenschläger G (2007). Das unerwünschte Ereignis in der Medizin. In Madea B, Dettmeyer R, (Hrsg.). Medizinschadensfälle und Patientensicherheit. Häufigkeit, Begutachtung, Prophylaxe. Köln: Dt. Ärzte-Verl., 13–20.
Vincent C, Taylor-Adams S, Chapman E, Hewett D, Prior S, Strange P, Tizzard A (2000). How to investigate and analyse clinical incidents: Clinical Risk Unit and Association of Litigation and Risk Management protocol. *BMJ* 320(7237), 777–781.
Vincent C, Taylor-Adams S, Stanhope N (1998). Framework for analysing risk and safety in clinical medicine. *BMJ* 316(7138), 1154–1157.
Wachter RM (2008). Understanding patient safety. New York: McGraw-Hill.
Wehner T, Stadler M (1990). Gestaltpsychologische Beiträge zur Struktur und Dynamik fehlerhafter Handlungsabläufe. Beiträge zur Psychologie Nr. 34. Universität Bremen.
Weimer H (1925). Psychologie der Fehler, 1. Aufl. Leipzig: Klinkhardt.
Weingardt M (2004). Fehler zeichnen uns aus, 1. Aufl. Bad Heilbrunn: Klinkhardt

Angela Herold

5.3 Die Psychologie des Fehlers und Fehlerreduzierung

Anmerkung: Dieses Kapitel ergänzt das vorige um praktische Beispiele und um das Thema *Fixierungsfehler.*

Ein Krankenhaus, innerhalb dessen in einer Kombination aus technischen Möglichkeiten und menschlichen Aktionen eine patientengerechte Behandlung geschehen soll, wird auch als soziotechnisches System (van Cott 1994) bezeichnet. Dieses ist im Gegensatz zu rein technischen Systemen ein personalintensives Gefüge, das trotz aller Arbeitserleichterung durch technische Hilfsmittel entscheidend durch die Handlungen der darin Arbeitenden geprägt wird. In ihm finden sich zahlreiche, oft autonom voneinander arbeitende Abteilungen, die alle ihre eigenen Regeln, Prozeduren und Kulturen etabliert haben. In der Patientenversorgung im Krankenhaus verbinden sich technikunterstützte Handlungen mit interaktionsorientierter Leistungserbringung, die Risiken bergen (Grote et al. 2004). Arbeitsteilige Einzelleistungen müssen zusammengeführt werden, um einen patientenorientierten Behandlungsverlauf zu gewährleisten. Die Entstehung medizinischer Fehler gründet sich in der Unübersichtlichkeit des Systems eines Krankenhauses, die daraus resultiert, dass es den Mitarbeitern schwer fällt, Ereignisketten zu verfolgen und zu durchschauen und den Grad der Verbundenheit und Abhängigkeit aller in einem Behandlungsprozess Beteiligten zu erkennen (Weick 2002). Einer der wichtigsten Einflussfaktoren auf die Garantie der Patientensicherheit ist das Ausmaß der Aufmerksamkeit, mit der ein Mitarbeiter seine Arbeit erledigt. Wenn die Kapazitäten dafür, dass mit Aufmerksamkeit gearbeitet wird, gefördert werden, erhöhen sich auch die Chancen, dass latente Bedrohungen für die Patientensicherheit, die als Anfang einer Fehlerkette anzusehen sind, schneller erkannt und aufgefangen werden. Dieses Kapitel erklärt anhand praktischer Beispiele die in Kapitel 5.2. in diesem Buch bereits beschriebenen Fehlerformen während der Patientenbehandlung. Es werden Beispiele für individuell verursachte Fehler in einem kurzen Moment der Behandlung aufgeführt. Zusätzlich werden Beispiele für Fehlbehandlungen skizziert, die sich über einen längeren Behandlungszeitraum erstreckt haben und durch Fehlleistungen in einem Behandlungsteam verursacht wurden.

Ein Beispiel für das Wirken auf den Ebenen des fähigkeits-, regel- und wissensbasierten Handelns (Rasmussen 1985) ist die Arbeit des Anästhesisten bei der Durchführung einer Intubationsnarkose. Dieser vollführt Routinehandlungen, die die sichere Narkoseführung während eines chirurgischen Eingriffs garantieren. Die manuelle Technik der Einführung des Laryngoskops und anschließende Intubation ist eine oft wiederholte senso-motorische Fähigkeit (fähigkeitsbasierte Ebene). Komplikationen entstehen hier durch Fehlintubation, Verletzung des Kehlkopfes, Zahnverletzungen durch hastige Verwendung des Laryngoskops. Die Verabreichung der Narkotika und die Berechnung des benötigten Infusionsvolumens wird aufgrund von Dosierungsformeln und in Abhängigkeit bekannter Kriterien (z. B. Art und Dauer der Operation, Vorerkrankungen des Patienten, etc.) eingeschätzt (regelbasierte Ebene). Komplikationen entstehen hier bei der Anwendung ungeeigneter Dosierungsschemata oder dem Übersehen von patientenspezifischen Indikationen, die zur Anwendung einer falschen Regel (falsches Medikament, falsche Dosis) führen. Bei einer unkontrollierbaren intraoperativen Blutung ist der Anästhesist für die Kreislaufstabilisierung und -überwachung zuständig. Ein erfahrender Arzt hat auch hier Ablaufschemata für diese Situation gespeichert und kann regelgeleitet der Komplikation entgegnen. Ein Arzt, der noch keine entsprechende Vergleichssituation erlebt hat, muss sich hier auf die wissensbasierte Ebene begeben und über die geeigneten Maßnahmen und deren Priorisierung unter Zeitdruck nachdenken, zu einer Entscheidung finden und Anordnungen treffen. Komplikationen entstehen hier aufgrund verzögerter adäquater Reaktion auf die Notfallsituation. Die Handlungsbreite engt sich durch die Konzentration auf die Substitution des Blut- und Flüssigkeitsverlustes und die Blutdrucküberwachung ein. Parallel dazu müssen immer wieder die Kreislaufparameter auf dem Überwachungsmonitor interpretiert werden. Die Gefahr entsteht, dass zu beobachtende Parameter an den Rand der Aufmerksamkeit des Arztes gelangen und wichtige Indikationen übersehen werden. Manche Aufgaben, wie z. B. das Führen des Narkoseprotokolls treten völlig in den Hintergrund. Die notwendigen Handlungen spielen sich abwechselnd zwischen den drei Ebenen ab. Der Entscheidung zur Transfusionsgabe aufgrund des Hämoglobinabfalles (regelbasiert) folgt die tatsächliche Applikation (fähigkeitsbasiert), während parallel dazu immer wieder die Neueinschätzung des Patientenbefindens in einem Ausnahmezustand zu erfolgen hat (wissensbasiert).

Daraus entstehende Fixierungsfehler treten vor allem in komplexen Situationen auf, in denen eine Vielzahl von Parametern beachtet und beurteilt werden müssen. Es gibt 3 Arten von **Fixierungsfehlern**, die sich in der Unterlassung begründen, einen Plan oder eine Handlung zu revidieren, obwohl alle Indikatoren dafür sprechen, dass eine Neuausrichtung des Handelns notwendig ist oder konkrete Kontraindikationen gegeben sind. Fixierungsfehler wurden in Simulationsstudien zu anästhesiologischen Krisensituationen näher untersucht und klassifiziert (Gaba 1994):

- *This and only this:* Die andauernde Unterlassung, eine Diagnose, Anordnung oder einen Behandlungsplan zu revidieren, obwohl genügend Beweis vorhanden ist, dies zu tun.
- *Everything but this:* Die andauernde Unterlassung, sich auf einen festgelegten Plan zur Behandlung des Hauptproblems einzulassen.
- *Everything's OK:* Man glaubt beharrlich, dass kein Behandlungsproblem vorliegt, trotz gegensätzlicher Hinweise, wenn die Behandlung ohne Besserungsanzeichen stagniert.

Fehler durch kognitive Fixierung und Verzerrung treten vor allem auf:
- bei Ersteinschätzung eines noch unbekannten Patienten in der Notaufnahme,
- wenn sich der Zustand eines bereits in Behandlung befindlichen Patienten rasch verschlechtert und eine Notfallsituation erwächst.

Fixierungsfehler entstehen aufgrund mangelnder Rationalität oder Entfaltungsmöglichkeit des menschlichen Denkens, aber auch mangels Erfahrungsschatz aus vergleichbaren Situationen. Die Urteilsbildung ist oftmals verzerrt und das Vorliegen von Handlungsalternativen wird übersehen. So entsteht ein Schlüssellochblick, der nur eine begrenzte Aussicht auf den Problemraum ermöglicht (Reason 1994). Dazu tragen externe Faktoren wie Stress, Zeitdruck, Ablenkung und Umgebung (Lärm, Temperatur) und interne Faktoren wie niedriger Wissens- und Erfahrungsstand, geringe Interpretations- und Abstraktionsfähigkeit und emotionale Befindlichkeit bei und führen zu einer eingeschränkten Situationsbeurteilung (Dean et al. 2002). Der Mensch wählt daher die ihm relevant erscheinenden Anhaltspunkte für die Problemlösung aus, übersieht aber oft, wie andere Faktoren die Problemkonfiguration beeinflussen. Kognitionsexperimentelle Untersuchungen aus dem Bereich des komplexen Problemlösens zeigen, dass schlecht abschneidende Versuchspersonen den Zeitverlauf von Prozessen nur ungenügend berücksichtigen und in ihren Handlungen zu einer Überdosierung von Maßnahmen neigen, wenn sie unter Zeitdruck geraten (Dörner 1995). Mit einem solchen Szenario sieht sich Krankenhauspersonal vor allem in Notfallsituationen (z. B. Herzstillstand) konfrontiert, in denen durch die komplexen Erfordernisse der Situation versucht wird, in kürzester Zeit eine Stabilisierung der entgleisten Parameter (Atmung, Herzfrequenz, Blutwerte, u. a.) zu erreichen. Die Unfähigkeit, die Auswirkungen der eigenen geplanten Handlungen in kausalen Netzwerken, statt in linearen Kausalketten zu sehen, stellt sich als ein weiterer Indikator für Fehlerentstehung heraus (Reason 1994). Die Mitarbeiter auf einer Intensivstation, auf der Patienten durch hochspezialisierte Technik in ihren Lebensfunktionen unterstützt werden, müssen sich ständig ändernden Verhältnissen anpassen. Der kritische Zustand eines Patienten unterliegt manchmal starken, manchmal kaum wahrnehmbaren Schwankungen, einmal in Folge der verabreichten Medikation und der assistierenden Beatmung, aber auch aus nicht im unmittelbaren Zusammenhang mit der Behandlung stehenden Gründen, die für die Behandelnden nicht ersichtlich sind. Die Schwierigkeit, in der sich die Behandelnden hier befinden, ist, die richtigen Mutmaßungen über Ursache der Veränderung im Zustand des Patienten zu treffen und die Auswirkungen der Behandlungseinflüsse richtig zu interpretieren. Fixierungsfehler verleiten einen Mitarbeiter in kritischen Situationen zu fehlerhaftem Handeln. Es wird verpasst, die Situation zu revidieren, sobald neue Hinweise und Daten evolvieren (Cook und Woods 1994).

Tab. 5.1: Ursachen für Fixierungsfehler.

Ursachen	Beispiele	Risikobehaftete Auswirkungen
Denkvermögen, Wissen- und Ausbildungsstand des Handelnden	Fehlende Fachqualifikation, geringes Maß an Übung für Interventionen, Simulationen, eingeschränkte Interpretations- und Abstraktionsfähigkeit	– Man ist nicht in der Lage, das für die Situation richtige Wissen abzurufen. – Man hat Schwierigkeiten, alternative Hypothesen zu bilden, die den beobachteten Datenstrom erklären könnten. – Fehlinterpretation von falsch-positiven oder falsch-negativen Testergebnissen führt zum Übersehen von Diagnosen bei Patienten aus Niedrigrisikogruppen (z. B. Herzinfarkt bei 35-Jährigen).
Persönliche Befindlichkeit des Handelnden	Ermüdung, Erschöpfung, Motivationslosigkeit, Drogeneinfluss, Krankheit, emotionale Unruhe, Zeitdruck	– nicht beherrschte Tätigkeiten, geringes manuelles Geschick, – Beeinträchtigung der Wachheit (Vigilanz) und Umsicht, herabgesetztes Denkvermögen, – sich nur auf ersten Eindruck verlassen, Unterlassung aufwendiger Diagnostik
Haltung des Handelnden zu seiner Rolle und Bedeutung, Risikofreudigkeit	– „Sag mir nicht, was ich zu tun habe“ (antiautoritär), – „Unternimm irgendwas“ (überfordert), – „Es kann nichts passieren“ (selbstüberschätzend), – „es nützt eh nichts“ (resigniert), „alles Routine“ (herunterspielend).	– Patienten werden trotz Symptomen nicht zur Behandlung eingewiesen. – Patienten werden zu früh entlassen. – Zweitmeinung wird nicht eingeholt. – Kritiklosigkeit, keine Nachkontrolle des bisherigen Behandlungsverlaufes – Die Behandlung wird nicht aktiv gesteuert und vorangebracht.
Umgang mit Zielkonflikten im organisatorischen Gefüge	„Play safe or keep the surgeon happy“ (Ternov 2002), d. h. – Entscheidung zwischen Patientensicherheit oder Einhaltung des organisatorischen Ablaufs. – Dilemma zwischen Streben nach diagnostischer Perfektion und Kostendruck.	– Unterlassung einer zusätzlichen Voruntersuchung vor Narkose, da sonst Absage der Operation. Falls kein Zwischenfall auftritt, kann sich falsche Sicherheit ausbreiten. Man nimmt nach und nach Mangel an Patientensicherheit in Kauf, wenn Outcome folgenlos bleibt. – Unterlassen von Wiederholungsuntersuchungen, insbesondere außerhalb der Regeldienstzeit, – kein Hinzuziehen von Expertise einer anderen Fachdisziplin

Einzelne Fixierungsfehler begründen oft einen unvorhergesehenen Behandlungsverlauf, wie die nächsten beiden Beispiele zeigen:

Fallbeispiel 1: Aufgrund eines diabetischen Fußsyndroms kommt es bei dem Patienten zu Wundverhältnissen im Fußbereich, die erst eine Vorfußamputation und schließlich eine Unterschenkelamputation erfordern (beide OPs werden innerhalb von 11 Tagen durchgeführt). Im Anschluss an die zweite Operation entwickelt der Patient Fieber. Man verzeichnet einen CRP- und Leukozytenanstieg, trotz reizfreier Wundverhältnisse. 10 Tage lang erfolgt keine Behandlung, dann wird ohne Abklärung durch ein Antibiogramm mit einem ungeeigneten Antibiotikum behandelt und ein internistisches Konsil angefordert. Der Internist empfiehlt eine Vancomycintherapie. Blutkulturen bestätigen das Vorhandensein von MRSA. Zusätzlich klagt der Patient täglich über Rückenschmerzen. Ein Röntgen Thorax und Aufnahme der BWS werden angeordnet. Es zeigen sich degenerative Veränderungen der Wirbelsäule. Eine weitere Abklärung wird nicht vorgenommen.

Im Behandlungsteam erklärt man sich den Patientenzustand damit, dass er ein „Dauergast" sei, häufige Krankenhausaufenthalte hinter sich habe und man sein Jammern schon kenne. Man verweist gegenüber dem Patienten auf die unbequemen Bettmatratzen, die Ursache seiner Rückenschmerzen seien.

Der Patient wird schließlich in eine Rehaklinik verlegt. Die erneut durchgeführte Röntgendiagnostik der Wirbelsäule, die man aufgrund von auftretenden Lähmungserscheinungen in den Beinen durchführt, enthüllt das Vorliegen einer Spondylodiszitis und Kompression des Spinalkanals durch einen Abszess.

Warum fand keine forcierte Abklärung der Sepsisanzeichen statt? Stattdessen erklärte man den Patientenzustand vorschnell als „Krankenhauskoller". Das Behandlungsteam hatte Schwierigkeiten, alternative Hypothesen zu bilden, die die beobachteten Abnormitäten medizinisch erklären konnten. Deshalb zog man sich auf eine „psychische Ursache" zurück.

Auch war eine mangelnde Führung in der Behandlung und ein aktives Voranbringen der Diagnostik und Behandlung feststellbar. Zudem verstärkte man sich im Behandlungsteam in der Annahme der Schmerzursache, statt sich kritisch zu hinterfragen.

Fallbeispiel 2: Ein 70-jähriger Patient wird nach einem Autounfall zur Überwachung nach Commotio und Verdacht auf Schädel-Hirn-Trauma stationär in die Unfallchirurgie eingeliefert. Eine chirurgische Intervention wird im Laufe des Aufenthaltes nicht notwendig. Bei Aufnahme wird das Medikament Methotrexat (orales Chemotherapeutikum), das der Patient bereits vorher als Dauermedikation erhalten hat, in der Medikamentenkurve durch einen Assistenzarzt weiterverordnet, allerdings als tägliche Dosis (10 mg), obwohl die Therapieempfehlung für das Medikament bei einer wöchentlichen Dosis von ca. 10–25 mg liegt. Die zunehmende konstitutionelle Verschlechterung des Patienten und auftretender Schwindel veranlassen das Behandlungsteam zur Anforderung diverser Konsile, die zwar die auftretenden Symptome bestätigen (Petechien, Sichteinschränkungen, Schmerzen) aber keine Erklärung liefern. Erst der hinzugezogene Internist bemerkt die Fehldosierung in der Dauermedikation. Bis dahin waren 9 Tage vergangen, der Patient musste auf die Intensivstation gebracht werden, wo er verstarb.

Warum kontrollierte keiner der behandelnden und konsiliarisch hinzugezogenen Ärzte die Medikamentenanordnung in den 9 Tagen? Man lag richtig im Einholen von Zweitmeinungen jedoch war keiner der Ärzte in der Lage, den Blick auf andere Parameter zu wenden als die beobachteten Symptome.

In beiden Fällen vermochte das Behandlungsteam nicht, die einzelnen diagnostischen Erkenntnisse zusammenzuführen und zu hinterfragen bzw. zu interpretieren. Der Schlüssel für die Auflösung von Fixierungsfehlern liegt in der Optimierung der Teamzusammensetzung und -arbeit und im Stellen der richtigen Fragen. Eine diagnostische Weitsicht entsteht aus dem Respekt vor einer disziplinübergreifenden Zusammenarbeit und fachübergreifenden Befundung. Dazu ist die Ausräumung von Streitigkeiten zur Befundungskompetenz nötig und die Vereinbarung zur gegenseitigen Hinzuziehung bzw. zu gemeinsamen Befundbesprechungen.

Oft besitzen die im Bereitschaftsdienst anwesenden Ärzte nicht das persönliche Repertoire an Erfahrung, um weitreichend sehen und handeln zu können. Wenn sich die Fähigkeiten, Kompetenzen und unterschiedliche Erfahrungsgrade der Mitarbeiter in der Dienstbesetzung ergänzend optimieren, ist die Dienstplangestaltung ein Beitrag, der Fehlerentstehung Einhalt zu gebieten. Weniger erfahrene Kollegen können dann unter Supervision von erfahrenen Kollegen bei Unsicherheiten und Entscheidungsproblemen die „Regelanwendung" üben. Die Chance, dass ein unbeabsichtigtes Fehlverhalten eines Mitarbeiters entdeckt wird, wird durch eine fähigkeitsorientierte Personalbesetzung erhöht. Wenn ein Team seinen Tätigkeitsspielraum vergrößert, wird es auch seinen Blickwinkel dafür vergrößern, wofür überhaupt etwas getan werden kann (Weick 2002).

Steuermöglichkeiten, die auf der wissensbasierten Ebene zur Fehlerreduzierung beitragen, sind vor allem im Bereich der Personalentwicklung anzusiedeln. Dazu zählen spezielle Teamtrainings, wie z. B. Reanimationstrainings, die verschiedene Szenarios des Notfalls simulieren. Auch Simulationstrainings, in denen komplexe Situationen zu bewältigen sind, zählen zu den Möglichkeiten, vor allem unerfahrene Mitarbeiter im Erkennen ihrer Schwächen zu sensibilisieren und diesen durch Training zu begegnen. Aus Sicht des Risikomanagements können während eines Simulationstrainings vor allem die Situationen geübt werden, für deren Bewältigung im Alltag wenig Gelegenheit bleibt, sie als „Lernsituation" für neue oder noch unerfahrene Kollegen zu nutzen.

Handlungssicherheit und damit Fehlerreduzierung wird vor allem durch Fragetechniken gewonnen. Der Einbau von Risiko-Kontrollfragen bei Prozeduren („Was haben wir unberücksichtigt gelassen?", „Haben wir etwas vergessen?", „Wo kann aus dem jetzigen Zustand eine Gefahrensituation erwachsen?", „Müssen wir jemanden benachrichtigen/informieren?") kann das Übersehen von ungünstigen Bedingungen reduzieren.

Das Stellen von Fragen, die nach dem Seltenen fragen, hilft, auch außerhalb des unmittelbar Sichtbaren zu denken. Hilfreiche Fragen sind: „Was will ich keinesfalls übersehen?" (Wachter 2010), „Was wäre die Ursache, wenn der Patient jetzt unerwartet sterben würde?", „Was kann mit Sicherheit ausgeschlossen werden?", „Wer kann mir dazu noch weiterhelfen?", „Worauf muss die Aufmerksamkeit noch gelenkt werden?", etc.

In der Kombination der optimierten Teamarbeit und -kommunikation gelingt es, individuelle, kognitive Fehler, die die Behandlung bereits in risikobehaftetes Fahrwasser gelenkt haben, zu erkennen und deren Wirksamkeit zu unterbrechen, so dass die Patientenbehandlung auf sicherem Kurs fortgesetzt werden kann.

5.3.1 Literatur

Cook RI, Woods DD (1994). Operating at the sharp end: the complexity of human error. In MS Bogner (Ed.), *Human Error in Medicine*. Hillsdale, New Jersey: Lawrence Erlbaum Associates, 255–311.

Dean B, Schachter M, Vincent C, Barber N (2002). Causes of prescribing errors in hospital inpatients: a prospective study, *The Lancet 359*(4), 1373–1378.

Dörner D (1995). *Die Logik des Misslingens*. Reinbeck bei Hamburg: Rowohlt Taschenbuch Verlag

Gaba DM (1994). Human errors in dynamic medical domains. In MS Bogner (Ed.), *Human Error in Medicine*. Hillsdale, New Jersey: Lawrence Erlbaum Associates, 197–224.

Grote G, Helmreich RL, Sträter O, Häusler R, Zala-Mezö E, Sexton JB (2004). Setting the stage: characteristics of organizations, teams and tasks influencing team processes. In R Dietrich, TM Childress (Eds.), *Group Interaction in High Risk Environments*. Aldershot: Ashgate, 111–141.

Rasmussen J (1985). The Role of Hierarchical Knowledge Representation in Decisionmaking and System Management. IEEE Transactions on Systems, Man, and Cybernetics, Vol. SMC-15, No. 2, March/April 1985, 234–243.

Reason J (1994). *Menschliches Versagen*. Heidelberg: Spektrum Akademischer Verlag. (Original erschienen 1992: *Human Error*).

Ternov S (2002). The Human Side of Medical Mistakes. In PL Spath (Ed.), *Error Reduction in Health Care*. San Francisco, CA: Jossey-Bass, 97–138.

van Cott H (1994). Human Error: Their Causes and Reduction. In MS Bogner (Ed.), *Human Error in Medicine*. Hillsdale, New Jersey: Lawrence Erlbaum Associates, 53–65.

Wachter R (2010). Fokus Patientensicherheit, dt. Übersetzung (Hrsg. Koppenberg J, Gausmann P, Henniger M), Berlin: ABW-Verlag, 54.

Weick KE (2002). The reduction of medical errors through mindful inter-dependence. In MM Rosenthal, KM Sutcliffe (Eds.), *Medical Error*. San Francisco, CA: Jossey-Bass, 177–199.

Max Skorning
5.4 Behandlungsfehler

5.4.1 Weniger Fehler – höhere Sicherheit

Die Begriffe *Sicherheit* und *Fehler* sind entscheidend miteinander verknüpft, denn je weniger Fehler gemacht werden, umso höher ist im Allgemeinen die Sicherheit – nicht nur in der Medizin. In der Breite aus jedem Fehler zu lernen mit dem hohen Anspruch, dass sich der Fehler möglichst niemals und nirgendwo wiederholt, spielt deshalb eine zentrale Rolle bei der Erhöhung von Sicherheit. Einen Fehler zu erkennen, ihn zu analysieren, die Ursache(n) zu identifizieren, diese transparent zu machen und über verschiedene und individuelle Maßnahmen zu eliminieren, das sind die wesentlichen Schritte zur sicherheitserhöhenden Fehlervermeidung.

Für die Beschreibung von Fehlern in der Medizin – bzw. im Zusammenhang mit einer medizinischen Behandlung – werden verschiedene Begriffe genutzt. So hören und lesen wir vom *Behandlungsfehler*, dem *Kunstfehler*, dem *Arzt-* oder *Pflegefehler*, der *Fehlbehandlung*, dem *Standard-* oder dem *Regelverstoß*, der *Sorgfaltspflichtverletzung*, dem *vermeidbaren unerwünschten Ereignis* oder gar dem *Ärztepfusch*. Diese und ähnliche Begriffe überschneiden sich inhaltlich, sie werden zum Teil sogar synonym verwendet und sie sind oftmals nur unscharf definiert. Hautsächlich stehen sie aber für unterschiedliche Zusammenhänge, Zielgruppen oder Sichtweisen.

5.4.2 Der Behandlungsfehler

Die Bezeichnung ***Behandlungsfehler*** ist eher juristisch geprägt und bezeichnet – vereinfacht gesagt – ein vermeidbares unerwünschtes Ereignis (VUE), bei dem im konkreten Fall mangelnde Sorgfalt nachgewiesen werden kann. Zum Führen dieses Nachweises ist in der Regel ein medizinisches Sachverständigengutachten erforderlich. Weil „aus Fehlern lernen“ (APS 2008) ein zentrales Konzept bei der Verbesserung der Patientensicherheit ist, liegt in begutachteten Behandlungsfehlern auch ein besonderes Verbesserungspotenzial, denn damit wurde ein konkreter Sachverhalt in der medizinischen Versorgung umfangreich und neutral aufgearbeitet.

Ein **Behandlungsfehler** ist eine fehlerhafte medizinische Behandlung aufgrund eines Verstoßes gegen gängige medizinische Praxis nach dem Stand der Wissenschaft. Dabei können alle medizinischen Berufsgruppen und alle Bereiche und Sektoren der Behandlung von der Aufklärung über die Diagnostik, Indikationsstellung und Therapie bis hin zur Nachsorge, Organisation und Dokumentation betroffen sein. Außerdem kann der Fehler sowohl im fehlerhaften oder verzögerten Handeln als auch im Unterlassen einer gebotenen Handlung liegen.

Ein **grober Behandlungsfehler** kann dann festgestellt werden, wenn gegen gesicherte medizinische Regeln (z. B. Leit- und Richtlinien) in der Weise verstoßen wurde, wie es aus objektiver medizinischer Sicht vollkommen unverständlich („schlechterdings nicht mehr nachvollziehbar“) ist.

Der Begriff **Ärztepfusch** muss als gänzlich ungeeignet zurückgewiesen werden im Themenfeld der Patientensicherheit. Er ist zwar bedauerlicherweise in der Umgangssprache weit verbreitet und wird gerade in der (Boulevard-)Presse regelmäßig genutzt, er impliziert jedoch, dass eine bekannt fehlerhafte Handlung bewusst und damit vorsätzlich durchgeführt wird. Der Fokus der Patientensicherheit kann und muss aber sicher nicht primär im Bereich der Vermeidung von Straftaten liegen, sondern eher im Vermeiden der selbstverständlich ungewollten, aber dennoch geschehenden Fehler.

5.4.3 Die Patientenperspektive

Wird ein Patient im Rahmen einer medizinischen Behandlung geschädigt, so liegt für ihn oftmals der Verdacht nahe, dass ein Behandlungsfehler ursächlich war und man den Schaden hätte vermeiden können. Zuallererst ist hier das Gespräch mit den Ärzten, Pflegekräften und weiteren unmittelbar Verantwortlichen oder deren Vorgesetzten zu suchen. In § 630c BGB ist dazu unmissverständlich festgelegt:

> Sind für den Behandelnden Umstände erkennbar, die die Annahme eines Behandlungsfehlers begründen, hat er den Patienten über diese auf Nachfrage oder zur Abwendung gesundheitlicher Gefahren zu informieren.

Das Abwenden weiterer Folgen und die bestmögliche Unterstützung des im Rahmen medizinischer Versorgung zusätzlich geschädigten Patienten – unabhängig davon, ob es sich um einen schicksalhaft oder fehlerbedingt eingetretenen Gesundheitsschaden handelt – ist ohnehin ethisch-moralisch geboten und sollte selbstverständlich sein. Das Gespräch mit dem Patienten („Reden ist Gold“), das sachliche Erläutern des Geschehenen und auch das Ausdrücken des Bedauerns über einen erlittenen Gesundheitsschaden sind dafür wesentliche Grundelemente, die im Übrigen weder „versicherungsrechtlich verboten“ wären noch einem Schuldeingeständnis gleichkommen (APS 2012).

Wendet sich ein Patient mit einem Behandlungsfehlerverdacht an seine Krankenkasse, so ist diese nach § 66 SGB V zur Unterstützung verpflichtet. Zunächst wird dann in der Regel der Medizinische Dienst der Krankenversicherung (MDK) damit beauftragt ein Behandlungsfehlergutachten zu erstellen. Mit diesem Gutachten erhalten der Patient und die Krankenkasse die medizinisch-fachliche Beurteilung und eine laienverständliche Erläuterung, dass der Verdacht gerechtfertigt ist oder dass es sich um eine schicksalhaft eingetretene Komplikation handelt. Im erstgenannten Fall können weitere Schritte eingeleitet werden, z. B. kann mit dem Gutachten an die Haftpflichtversicherung eines Krankenhauses herangetreten werden, um Schadenersatz, Schmerzensgeld und Regressansprüche einzufordern. Wird der Verdacht gutachterlich hingegen nicht bestätigt, dann führt auch die damit verbundene Erkenntnis, dass eine Komplikation erlitten wurde die niemand hätte vermeiden können, für den Patienten eine wichtige Klärung der Situation herbei. Patienten haben allerdings noch verschiedene weitere Möglichkeiten. So kann mit Einverständnis sowohl des Behandelnden als auch des geschädigten Patienten ein außergerichtliches Schlichtungsverfahren bei der zuständigen Ärztekammer eingeleitet werden. Auch dann wird ein Sachverständigengutachten eingeholt, in diesem Fall durch die Gutachterkommission der Ärztekammer, das die inhaltliche Grundlage für die Schlichtung darstellt. Außerdem kann der Patient einen Anwalt einschalten und ggf. eigenständig ein Gutachten in Auftrag geben. Die Beauftragung eines Anwalts oder eines privaten Gutachters ist allerdings unmittelbar mit Kosten verbunden, wohingegen das Vorgehen über die Krankenkasse oder die Schlichtungsstelle nicht kostenpflichtig für den Betroffenen ist. Zusätzlich stehen zahlreiche Selbsthilfeorganisationen, Verbraucherzentralen und Beratungseinrichtungen, wie die Unabhängige Patientenberatung Deutschland (UPD), mit ihren Informationsangeboten zur Verfügung.

5.4.4 Begutachtung von Behandlungsfehlern

Ein medizinischer Gutachter hat vorrangig die Fragen danach zu beantworten, ob ein Fehler in der Behandlung abgrenzbar ist, ob ein dazu passender Gesundheitsschaden vorliegt und ob dieser tatsächlich ursächlich (kausal) auf den nachgewiesenen Fehler zurückzuführen ist. Diese drei Beweise (Fehler, Schaden, Kausalität) müssen nämlich nach deutschem Recht vom Patienten erbracht werden, um eine Haftung auszulösen und damit Schadensersatz und ggf. Schmerzensgeld zu erhalten. Ähnlich verhält es sich mit den Regressansprüchen der Kranken- oder Pflegeversicherung. Eine Ausnahme kann dann gegeben sein, wenn ein grober Behandlungsfehler festgestellt wird. In diesem Fall kann vor Gericht eine Umkehr der Beweislast hinsichtlich der Schadenskausalität festgelegt werden. Dann müsste nicht mehr der betroffene Patient oder dessen Versicherung, sondern das beschuldigte medizinische Personal bzw. die entsprechende Versorgungseinrichtung nachweisen, dass der vorliegende Schaden im konkreten Fall dennoch nicht auf den groben Behandlungsfehler zurückzuführen ist.

5.4.5 Behandlungsfehler, deren Ursachen und Transparenz

Obwohl Behandlungsfehlergutachten zumeist wichtige Informationen über den Fehler, Fallkonstellationen und Patientengefährdungen beinhalten, bleibt die tatsächliche Fehlerursache für den Gutachter dennoch vielfach im Dunkeln – und diese zu erkennen, das wäre auch nicht seine primäre Aufgabe. Für die Begutachtung ist das Feststellen des Fehlers selbst der zentrale Aspekt, von dem ausgehend der Schaden und die Kausalität begutachtet werden. Damit zielt die gutachterliche Aufarbeitung eines Behandlungsfehlervorwurfes zunächst vor allem darauf, Klarheit zur Haftung im konkreten Einzelfall zu schaffen. Nur durch das Gutachten und die Kenntnis davon werden folglich identische oder gleichartige Fehler keineswegs vermieden. Das liegt inhaltlich daran, dass oftmals – auf Basis des Gutachtens – zusätzlich eine Ursachenanalyse (Root Cause Analysis) durchgeführt werden müsste. Außerdem werden Erkenntnisse aus begutachteten Behandlungsfehlern aktuell nicht ausreichend repräsentativ zusammengeführt oder transparent dargestellt. Und um aus begutachteten Fehlern überhaupt lernen zu können, müssen diese anderen Behandelnden eben systematisch bekannt gemacht werden.

Über die bei den Schlichtungsstellen der Ärztekammern und den Medizinischen Diensten begutachteten Behandlungsfehlervorwürfe wird jährlich Bericht erstattet, wobei die Bestätigungsquoten sowie die im Fokus stehenden Fachgebiete, Behandlungsanlässe (Diagnosen) und durchgeführten Operationen und Prozeduren bislang jeweils im Mittelpunkt der Berichterstattung stehen (Bundesärztekammer 2013; MDS 2013). Damit wird zumindest in gewissem Umfang deutlicher, wo weiter angesetzt werden muss zur Fehlervermeidung bzw. Verbesserung der Patientensicherheit.

Es bestehen jedoch zwei wesentliche Probleme: Zum einen sind damit lange nicht alle tatsächlich erkannten Behandlungsfehler im Gesundheitswesen erfasst. Ein erheblicher Teil der Fehler (gerade der besonders offensichtlichen) wird ausschließlich den Haftpflichtversicherern und Gerichten bekannt, die aber nicht zusammenhängend berichten. Zum anderen ist es offensichtlich und wissenschaftlich vielfach beschrieben, dass ein Großteil der stattfindenden Behandlungsfehler überhaupt nicht erkannt oder zumindest nicht vorgeworfen („litigation gap“) und entsprechend auch nicht begutachtet werden (O’Connor et al. 2010). Die publizierten Daten sind folglich weder repräsentativ für alle erkannten Behandlungsfehler noch für die um ein Vielfaches höhere Zahl aller Behandlungsfehler, sie stellen lediglich die vielzitierte „Spitze des Eisbergs“ dar.

5.4.6 Behandlungsfehler und Patientensicherheitsmanagement

Das bestmögliche Lernen aus Fehlern erfordert das Einnehmen einer Systemperspektive. Das lokale Bearbeiten erkannter Behandlungsfehler (insbesondere auch der Gutachten und der konkreten Haftpflichtfälle) in der betreffenden Versorgungseinrichtung muss dabei ein wichtiger Baustein des Risikomanagements sein. Weitere wesentliche Quellen, die für das Risikomanagement Informationen über Fehler liefern, sind in Tabelle 5.2 aufgeführt.

Tab. 5.2: Wesentliche Quellen, aus denen Informationen über (Behandlungs-)Fehler gezogen werden können für das lokale Risikomanagement.

Wo erfährt das Risikomanagement von Fehlern?
– Haftpflichtfälle/Regressfälle
– Alle Begutachtungen vorgeworfener Behandlungsfehler (MDK, Ärztekammer, Privat- und Gerichtsgutachter) – auch ohne kausalen Fehler
– Fehlermeldesysteme (Berichts- und Lernsysteme; CIRS) – einrichtungsintern und einrichtungsübergreifend
– Ergebnisse aus Qualitätssicherung
– Morbiditäts- und Mortalitätskonferenzen/Aufarbeitung von Schadenfällen
– Beschwerdemanagement
– Patientenbefragungen
– Mitarbeiterbefragungen

Aus Fehlern sollte jedoch nicht nur lokal gelernt werden, sondern im gesamten Gesundheitswesen sollten möglichst „alle aus allen Fehlern lernen“ können, die für den jeweiligen Bereich relevant sind. Die siebte der zehn Empfehlungen aus dem sog. „Berwick Report“, einem Gutachten aus dem Jahr 2013 zur Verbesserung der Patientensicherheit in England, formuliert dazu treffend:

> Transparency should be complete, timely and unequivocal. All data on quality and safety, whether assembled by government, organisations, or professional societies, should be shared in a timely fashion with all parties who want it, including, in accessible form, with the public. (Department of Health 2013).

Aus den oben dargestellten Gründen fehlt im deutschen Gesundheitswesen ein Konzept für das Zusammenspiel einrichtungsinterner und einrichtungsübergreifender Erkenntnisse zu erkannten und begutachteten Behandlungsfehlern weitgehend. Für die Fehlermelde- bzw. CIRS-Systeme ist dies zumindest perspektivisch umgesetzt (G-BA 2014). Wichtig zu wissen ist, dass sich die in anonymen Systemen gemeldeten Fehler und die begutachteten Vorwürfe einerseits inhaltlich unterscheiden (De Feijter et al. 2012), andererseits ist der Informationsgehalt zu diesen Fällen sehr unterschiedlich. Bei einem Gutachten liegen objektivere, vollständigere und umfangreichere Informationen zum Fall vor, wohingegen die anonyme Fehlermeldung unter Umständen präzisere Hinweise auf Fehlerursachen enthält, weil diese gewissermaßen „aus erster Hand“ stammen. Gerade im Zusammenspiel der Quellen eröffnen sich deshalb umfangreiche Möglichkeiten für das Risiko- und Patientensicherheitsmanagement. Selbst ein gut etabliertes CIRS-System ersetzt demnach keineswegs das Bearbeiten von erkannten oder gemeldeten Behandlungsfehlern aus anderen Quellen.

5.4.7 Literatur

APS – Aktionsbündnis Patientensicherheit (2012). Reden ist Gold – Kommunikation nach einem Zwischenfall. Broschüre. www.aps-ev.de. Stand: 24.02.2015.

APS – Aktionsbündnis Patientensicherheit (2008). Aus Fehlern lernen. Broschüre. www.aps-ev.de. Stand: 24.02.2015.

Bundesärztekammer (2013). Behandlungsfehler-Statistik der Gutachterkommissionen und Schlichtungsstellen. www.bundesaerztekammer.de. Stand: 24.02.2015.

De Feijter JM, de Grave WS, Muijtjens AM, Scherpbier AJJA, Koopmans RP (2012). A Comprehensive Overview of Medical Error in Hospitals Using Incident-Reporting Systems, Patient Complaints and Chart Review of Inpatient Deaths. PLoS ONE; 7:e31125.

Department of Health (2013). National Advisory Group on the Safety of Patients in England. Improving the Safety of Patients in England. www.gov.uk/government/publications/berwick-review-into-patient-safety. Stand: 24.02.2015.

G-BA – Gemeinsamer Bundesausschuss (2014). Qualitätsmanagement-Richtlinie Krankenhäuser – KQM-RL. www.g-ba.de. Stand: 24.02.2015.

MDS und MDK Bayern (2013). Behandlungsfehler-Begutachtung der MDK-Gemeinschaft – Jahresstatistik. www.mds-ev.de. Stand: 24.02.2015.

O'Connor E, Coates HM, Yardley IE, Wu AW (2010). Disclosure of patient safety incidents: a comprehensive review. *International Journal for Quality in Health Care* 22, 371–379.

Verzeichnis weiterführender Internet-Links, alphabetisch

AHRQ – Agency for Healthcare Research and Quality. Patient Safety Network. www.psnet.ahrq.gov. Stand: 24.02.2015.

Bundesministerium für Gesundheit. Patientenrechte: http://www.bmg.bund.de/themen/praevention/patientenrechte. Stand: 24.02.2015.

European Commission. Patient Safety. www.ec.europa.eu/health/patient_safety. Stand: 24.02.2015.

Joint Commission. Topics – Patient Safety. www.jointcommission.org/topics/patient_safety.aspx. Stand: 24.02.2015.

NHS – National Health Service. Patient Safety. www.nrls.npsa.nhs.uk. Stand: 24.02.2015.

UPD – Unabhängige Patientenberatung Deutschland. www.unabhaengige-patientenberatung.de. Stand: 24.02.2015.

WHO – Weltgesundheitsorganisation: www.who.int/patientsafety. Stand: 24.02.2015.

Jörg Lauterberg

5.5 Diagnostische Fehler

5.5.1 Einleitung

Aus Sicht von Fachgebietspionier Mark Graber und Kollegen (Graber et al. 2014) verdienen diagnostische Fehler bei den Einrichtungen des Gesundheitswesens aus vier Gründen besondere Aufmerksamkeit: Sie sind erstens häufig und für Patienten mit hohem Schadenspotenzial verbunden, sie sind zweitens sehr teuer, drittens verlangt das Ziel hoher Versorgungsqualität nach bestmöglicher Diagnostik, und viertens sind Gesundheitseinrichtungen selbst in der Lage, diagnostische Fehler zu reduzieren. Gleichwohl wurden diagnostische Fehler in Praxis und Forschung bislang erheblich vernachlässigt (Graber et al. 2012a; Groszkruger 2014; Newman-Toker und Pronovost 2009; Schiff und Leape 2012; Wachter 2010). Wesentliche Gründe dafür sind ihre etwa im Vergleich zu Sturzereignissen oder Patientenverwechslungen schwierige Entdeck- und Messbarkeit im Versorgungsalltag, sowie Probleme der unstrittigen Kausalverknüpfung von Fehlern im diagnostischen Prozess mit später auftretenden Patientenschäden (Schiff et al. 2005). Das zentrale Dilemma bei den diagnostischen Fehlern umschreiben Graber et al. (2014, S. 104) wie folgt:

> The most fundamental axiom of improving health care quality and safety is that improvement requires data, and the absence of data on diagnostic errors is a critical reason that this problem persists and may be growing.

5.5.2 Begriffsbestimmungen

Diagnostische Fehler sind allgemein definiert als Fehler, die zu unterlassener, verzögerter oder falscher Diagnosestellung führen und im gesamten diagnostischen Prozess auftreten können (Graber 2005; Schiff et al. 2009). Diagnostische Fehler können, müssen aber nicht zwingend mit einem Schaden für den Patienten verbunden sein.

Praxisrelevant für die Einrichtungen und Beschäftigten im Gesundheitswesen ist neben der Bedeutung für das klinische Risikomanagement bei diesem Thema vor allem die medizinrechtliche Perspektive. Daher soll kurz auf die in diesem Kontext geprägten zentralen Begriffe Diagnoseirrtum, Diagnosefehler und Befunderhebungsfehler eingegangen werden. Eine ausführliche Darstellung zu diesen Fallkategorien gibt Köbberling (2013) unter Rückgriff auf zahlreiche Beispiele aus der Rechtsprechung und der Arbeit von Gutachterkommissionen für ärztliche Behandlungsfehler. Danach stellt ein Diagnoseirrtum im überwiegenden Verständnis eine noch vertretbare Fehldiagnose dar, die aus falscher Zuordnung von Symptomen und erhobenen Befunden zu einem Krankheitsbild resultiert. Resultiert die Fehldiagnose in einer Ex-ante-Betrachtung des diagnostischen Prozesses aus für einen gewissenhaften Arzt nicht mehr vertretbar gehaltenen Fehlern, so spricht man von einem Diagnosefehler.

Ein Befunderhebungsfehler meint entweder die unterlassene Durchführung oder Veranlassung einer medizinisch gebotenen Untersuchung. Aber nicht nur unterlassene, sondern auch medizinisch nicht notwendige Untersuchungen sind aus medizinrechtlicher Sicht kritisch zu werten. Überschreitet die vorgenommene Diagnostik im Einzelfall den bei erforderlicher ärztlicher Sorgfalt gebotenen Umfang, oder liegt Untersuchungen keine beschreibbare klinische Fragestellung zugrunde, so werten Gutachterkommissionen bei den Ärztekammern oder die Rechtsprechung dies als Behandlungsfehler, der im Falle resultierender Schäden (z. B. aus Komplikationen invasiver Diagnostik) auch haftungsrechtliche Folgen haben kann (Köbberling 2013).

Aus ökonomischer, ethischer und aus einer Public Health-Perspektive wird man neben der Überdiagnostik auch die Anwendung diagnostischer Methoden, deren Nutzen nicht evidenzbasiert ist bzw. deren Nutzen-Schaden-Verhältnis nicht ausreichend geklärt ist, wegen der potenziell daraus resultierenden Patientenschäden als Teil dieses Themenfeldes betrachten müssen.

5.5.3 Informationsquellen, Häufigkeit von diagnostischen Fehlern, betroffene Fachbereiche und Krankheitsbilder

Quantitatives und qualitatives Wissen über Diagnosefehler und ihre Folgen stammt aus verschiedenen Informationenquellen. Dazu gehören Befragungen von Ärzten und Patienten, Studien zur Güte der klinischen Diagnostik (Zweitbefundungs- und Zweitmeinungs-Studien, Autopsiestudien, Studien mit Standardpatienten), Krankenaktenanalysen mit und ohne trigger-basierte Vorauswahl, Behandlungsfehlerregister und neuerdings auch Critical Incident Reporting Systeme (e. g. Sevdalis et al. 2010).

Wie häufig sind Fehler in der Diagnostik? Manche Untersuchungsansätze wie die Analyse von Behandlungsfehlerregistern oder von freiwilligen Fehlerberichtssystemen können trotz ihres unbestrittenen Wertes für die Ursachenforschung gar keinen Beitrag zur Schätzung der Diagnosefehlerinzidenz machen, da viele Vorkommnisse nicht berichtet oder aktenkundig werden und somit die Grundgesamtheit (der „Nenner") als Bezugsgröße unbekannt bleibt. Andere Quellen sind aus je verschiedenen Gründen mit Vollständigkeits-, Übertragbarkeits- und Messproblemen verbunden und liefern keine zuverlässigen Häufigkeitsschätzungen (Graber 2013). Daher sind mit der gleichzeitigen Folge, dass die für systematisches klinisches Risikomanagement notwendigen Datengrundlagen weitgehend fehlen, weder einrichtungs- noch populationsbezogen die Häufigkeiten von Diagnosefehlern und damit assoziierten Schäden exakt bekannt. Versuche systematischer Aufdeckung diagnostischer Fehler (e. g. Singh et al. 2013; Warrick et al. 2014) sind bislang die Ausnahme und dem Studienkontext vorbehalten.

Gemäß einer groben Schätzung (Berner und Graber 2008), die aus einer umfassenden Studienübersicht mit Betrachtung zahlreicher Informationsquellen aus diversen Fachgebieten und Versorgungssettings resultiert, treten mit erheblicher Variationsbreite im Durchschnitt bei 10–15 % aller diagnostizierten Fälle Fehler auf, ein Teil davon mit Schadensfolgen für Patienten.

Alle medizinischen Fachgebiete sind betroffen. Hinsichtlich der Häufigkeit bilden aufgrund einer reduzierten Vielschichtigkeit der Diagnostik die visuell-perzeptiv basierten Disziplinen Radiologie und Pathologie eine Ausnahme, dort werden durchschnittlich (bei Befundung durch Fachärzte) Fehldiagnosequoten von nur 2 % bis 5 % beobachtet. Auch zumindest in der analytischen Phase der Labormedizin sind Fehlbestimmungen von Untersuchungsparametern mit 0,01 bis 0,6 % vergleichsweise selten (O'Kane 2009). Allgemein- und Notfallmedizin scheinen im Lichte von Behandlungsfehlerstatistiken dagegen häufiger vom Problem der Diagnosefehler betroffen als andere Fachgebiete (Brown et al. 2010; Holohan et al. 2005; Kostopoulou et al. 2008). Gründe hierfür liegen vermutlich in einer hohen Arbeitsbelastung unter Zeitdruck, der Breite zu diagnostizierender Krankheits- und Symptombilder und in Informationsmangel und Unübersichtlichkeit im stressvollen Kontext von (parallelen) Notfallbehandlungen. Weniger erfahrene Ärzte in der Weiterbildung scheinen im Bereich der Notfallambulanzen gehäuft bei Fällen von Diagnosefehlern maßgeblich beteiligt (Kachalia et al. 2007).

Diagnosefehler gehören zu den in Deutschland und international am häufigsten von Patienten vorgeworfenen Behandlungsfehlern (Berner und Graber 2008). Gutachterlich bestätigte Diagnosefehler gehen mit einem erheblichem Schadenspotenzial für Patienten (Gandhi et al. 2006; Holohan et al. 2005; Zwaan et al. 2012) und zugleich sehr hohen finanziellen Aufwänden für die Haftpflichtversicherungswirtschaft oder die betroffenen Einrichtungen einher (Brown et al. 2010; Saber-Teherani et al. 2013). Fälle aus Behandlungsfehlerregistern sind mindestens von der Schadensschwere her gesehen selektierte Stichproben aus dem Alltagsvorkommen diagnostischer Fehler. Internationale Registerstatistiken zeigen mit Diagnosefehlern assoziierte, dramatische Mortalitätsraten von zum Beispiel 34 % (Brown et al. 2010), 30 % (Gandhi et al. 2006), 41 % (Holohan et al. 2005) oder 39 % (Kachalia et al. 2007). Die relative Bedeutung von Diagnosefehlern ist Registerdaten zufolge und entsprechend der Aufgabenschwerpunkte im ambulanten Versorgungsbereich größer als im stationären Sektor, wo Behandlungsfehler bei therapeutisch-invasiven Eingriffen wie Operationen eine vergleichsweise größere Rolle spielen (Bundesärztekammer 2014; MDS e. V., MDK Bayern 2014).

Die Erkrankungen, bei denen diagnostische Fehler am häufigsten auftreten, variieren nach Fachgebiet. In der Notfall- und Allgemeinmedizin sowie in den gebietsübergreifenden Statistiken aus Behandlungsfehlerregistern gehören Krebserkrankungen, Frakturen, Herzinfarkt, Schlaganfall und Infektionen (z. B. Meningitis und Appendizitis) zu den führenden Krankheitsbildern (Brown et al. 2010; Gandhi et al. 2006; Kachalia et. al 2007; Kostopoulou et al. 2008), die nicht, falsch oder verzögert erkannt werden.

5.5.4 Fehler- und Schadensentstehung

Diagnosefehler umfassen am häufigsten mit Befunderhebungsfehlern das Versäumnis, indizierte Untersuchungen durchzuführen oder zu veranlassen (Jaeger und Weber 2014), und darüber hinaus eine mangelhafte Anamnese und/oder körperliche Untersuchung, die als Irrtum oder Fehldiagnose erscheinende falsche Interpretation von apparativen oder Laborbefunden sowie unzulänglich geplante oder überwachte Folgeuntersuchungen (Gandhi et al. 2006; Kachalia et al. 2007).

In ihrer Entstehung sind Diagnosefehler fast ausnahmslos multifaktoriell. Sie entwickeln sich in den verschiedenen Abschnitten des diagnostischen Prozesses in einem komplexen Zusammenspiel von individuellen und systembezogenen Faktoren (Graber et al. 2005; Graber et al. 2012b; Kachalia et al. 2007; Schiff et al. 2005; Singh et al. 2012). Dazu können auch Faktoren wie die Non-Adhärenz von Patienten zur Fehlerentstehung bei der Diagnostik beitragen. Zu den fast immer arztseitig beteiligten kognitiven Faktoren gehört der Wissensmangel eher selten; vielmehr spielen Fehler in der Befunderhebung sowie Fehler in der Informationssynthese eine größere Rolle. Nach detaillierten Fallanalysen ist das kognitive Hauptproblem das Phänomen des „premature closure", bei dem es zu vorschnellen diagnostischen Schlussfolgerungen kommt, die später nicht mehr, oder nicht sorgfältig genug überprüft werden (Gandhi et al. 2006; Graber et al. 2005).

Bei den Systemfaktoren werden unter anderem Kommunikations-, Koordinations- und Managementprobleme wie auch Arbeitsüberlastung, Supervisions- und Ausbildungsmängel als fehlerbegünstigende Momente identifiziert (Graber et al. 2005).

5.5.5 Lösungsansätze für die Praxis

Ansätze zur Reduktion diagnostischer Fehler existieren bereits, wenngleich sie in der überwiegenden Mehrzahl nicht wissenschaftlich evaluiert wurden und somit nicht als evidenzbasiert gelten können. Unter anderem wird in jüngerer Zeit der Einsatz von Checklisten propagiert (Ely et al. 2011). Die Ansätze versuchen entweder vorrangig arztseitig kognitive Faktoren (Übersicht bei Graber et al. 2012b) oder andererseits systembezogene Faktoren (Übersicht bei Singh et al. 2012) zu beeinflussen. Sie tun dies bezogen auf spezifische Krankheits- oder Symptombilder (Akutes Koronarsyndrom, Bauchschmerzen) oder allgemein auf die Risiken diagnostischer Prozesse gerichtet. Ein Beispiel für eine allgemeine Checkliste zur Vermeidung von Diagnosefehlern zeigt Abb. 5.4.

- ☐ erhebe selbst eine komplette Krankengeschichte
- ☐ führe eine fokussierte und zweckmäßige körperliche Untersuchung durch
- ☐ generiere Anfangshypothesen und differenziere sie mit zusätzlichen Informationen aus Vorgeschichte, körperlichen Untersuchungsbefunden und diagnostischen Untersuchungen weiter aus
- ☐ Nachdenkpause – nimm Dir einen diagnostischen „*time out*"
  - War mein Vorgehen umfassend genug?
  - Habe ich die Fallstricke heuristischen Denkens bedacht?
  - War mein Urteil durch andere Einflüsse verzerrt?
  - Muss die Diagnose unbedingt jetzt gestellt werden, oder kann ich noch warten?
  - Was wäre das *worst case*-Szenario?
- ☐ verfolge ein Konzept, aber sei Dir dabei der Restunsicherheit stets bewusst und stelle gezielte Nachuntersuchungen sicher

Abb. 5.4: Allgemeine Diagnostik-Checkliste (nach Ely et al. 2011, S. 309, Übersetzung durch Autor).

Auf die kognitiven Faktoren bezogene Interventionen zielen auf Verbesserungen von Wissen und Erfahrung durch Simulationstraining, krankheitsbezogene Schulungen und intensives Feedback auf diagnostisches Denken und Handeln. Es werden Trainings klinisch-diagnostischer Fähigkeiten durchgeführt und Heuristiken mit Fokus auf diagnostische Selbstreflexivität und aktive Metakognition vermittelt. Nicht zuletzt sollen verstärkt kognitive Unterstützungssysteme eingesetzt werden, z. B. in Form von elektronischen Patientenakten mit integrierten Hilfen zur Entscheidungsunterstützung oder erleichtere Zugänge zu Zweitmeinungen/-befundungen. Tabelle 5.3 enthält gebündelt strategische Empfehlungen zur Vermeidung kognitiver Diagnostikfehler auf individueller und Systemebene (Thammasitboon und Cutrer 2013).

Tab. 5.3: Strategien zur Reduktion kognitiver Fehler bei der Diagnosestellung (Auswahl von Empfehlungen in Anlehnung an Thammasitboon & Cutrer 2013, S. 237, Übersetzung durch Autor).

Klinische Expertise erweitern
- Identifiziere und schließe Lücken bei Spezialwissen und Fertigkeiten
- Beteiligung an Erfahrungslernen (Fallkonferenzen, Morbiditäts- und Mortalitätskonferenzen)
- Ausbau von systematischem Feedback in Bezug auf Diagnosen und Fehler
- Wohlüberlegtes Diagnostizieren durch Simulationen trainieren
- Wissen über diagnostisches Entscheiden erwerben und anwenden
- Kontinuierliche medizinische Fortbildung

Systemverbesserung durch Vermeidung kognitiver Prozessfehler
- Wissen über intuitives Entscheiden und seine Fallstricke erwerben
- Krankheitsskripte ansammeln, um Muster-Erkennung zu verbessern
- Kognitive Strategien zum De-Biasing ausbauen
- Meta-kognitive Techniken einsetzen, um Denkfallen und affektive Entscheidungsverzerrungen im diagnostischen Prozess zu erkennen
- Evidenzbasierte Medizin anwenden
- Gezieltes Training in Hinsicht auf häufig in der Praxis beobachtete diagnostische Fehler

Kognitive Herausforderungen durch Hilfen gezielt vermindern
- Experten hinzuziehen und von ihnen lernen
- Wo möglich, Gruppenintelligenz nutzen
- Zweitmeinungsverfahren bei fehlerbehafteten Diagnosen (Krankheitsbildern) erwägen
- Nutzung klinischer Leitlinien
- Nutzung diagnostischer Checklisten
- Nutzung von diagnostischen Entscheidungsunterstützungssystemen
- Verfügbarkeit von aktuellen Wissensbeständen am point-of-care erhöhen

Systeminterventionen sind vielgestaltig und wollen Anamnese, körperliche Untersuchung, Untersuchungsplanung, Überweisungsverhalten, Befundinterpretation, Follow-Up-Sorgfalt und Sicherung der Patientenadhärenz verbessern (Singh et al. 2012). Wenige Vorschläge und Programme wurden allerdings bisher so systematisch wie in der Studie von Starmer und Kollegen (Starmer et al. 2014) evaluiert. Hier zielte die Intervention auf optimierte Übergaben in der Pädiatrie mit Reduktion von Informationsverlusten und zeigte im Vorher-Nachher-Vergleich eine verringerte Zahl entsprechender diagnostischer Fehler.

Ein besonders interessanter Ansatz liegt in Einbezug und Nutzung der Kompetenz des Patienten und seiner Angehörigen. Die Abb. 5.5 zeigt eine Reihe von Empfehlungen, wie Patienten zur Vermeidung diagnostischer Fehler aktiv beitragen können (McDonald et al. 2013).

☐	auf sorgfältigen eigenen Bericht der Vorgeschichte achten
☐	ein guter Historiker sein, Ereignisfolgen korrekt wiedergeben
☐	ein guter Dokumentar sein, sorgsame Aufbewahrung wichtiger Aufzeichnungen und Unterlagen
☐	ein aufgeklärter, mündiger Patient sein
☐	Kommunikation und Koordination aller an der Behandlung Beteiligter ermöglichen
☐	dazu beitragen, dass erhobene Befunde bekannt sind
☐	zur ordnungsgemäßen Durchführung vorgesehener Befundbesprechungen/ Nachkontrollen beitragen (nicht einfach annehmen, dass keine Nachrichten gute Nachrichten sind)
☐	Ärzte anregen, breit zu denken
☐	Unsicherheit von Diagnostik verstehen (von „Arbeitsdiagnosen" ausgehen, die sich noch ändern können)

Abb. 5.5: Strategien für Patienten/Angehörige zur Vorbeugung / Entdeckung von Diagnosefehlern (in Anlehnung an McDonald et al. 2013, Übersetzung durch Autor).

5.5.6 Literatur

Berner ES, Graber ML (2008). Overconfidence as a cause of diagnostic error in medicine. The American journal of medicine. 121 (5 Suppl), 2–23.

Brown TW, McCarthy ML, Kelen GD, Levy F (2010). An epidemiologic study of closed emergency department malpractice claims in a national database of physician malpractice insurers. *Academic emergency medicine* 17(5), 553–560.

Bundesärztekammer (Hrsg.) (2014). Statistische Erhebung der Gutachterkommissionen und Schlichtungsstellen für das Statistikjahr 2013.

Ely JW, Graber ML, Croskerry P (2011). Checklists to reduce diagnostic errors. *Academic medicine* 86(3), 307–313.

Gandhi TK, Kachalia A, Thomas EJ, Puopolo AL, Yoon C, Brennan TA (2006). Missed and delayed diagnoses in the ambulatory setting: a study of closed malpractice claims. *Annals of internal medicine* 145(7), 488–496.

Graber ML, Franklin N, Gordon R (2005). Diagnostic error in internal medicine. *Archives of internal medicine* 165(13), 1493–1499.

Graber M (2005). Diagnostic errors in medicine: a case of neglect. *Jt Comm J Qual Pat Saf* 31(2), 106–113.

Graber ML, Wachter RM, Cassel CK (2012a). Bringing diagnosis into the quality and safety equations. *JAMA* 308(12), 1211–1212.

Graber ML, Kissam S, Payne VL, Meyer AN, Sorensen A, Lenfestey N (2012b). Cognitive interventions to reduce diagnostic error: a narrative review. *BMJ Qual Saf* 21(7), 535–57.

Graber ML (2013). The incidence of diagnostic error in medicine. *BMJ Qual Saf* 22, 21–27.

Graber ML, Trowbridge R, Myers JS, Umscheid CA, Strull W, Kanter MH (2014). The next organizational challenge: finding and addressing diagnostic error. *Joint Commission journal on quality and patient safety/Joint Commission Resources* 40(3), 102–110.

Groszkruger D (2014). Diagnostic error: untapped potential for improving patient safety? *Journal of healthcare risk management* 34(1), 38–43.

Holohan TV, Colestro J, Grippi J, Converse J, Hughes M (2005). Analysis of diagnostic error in paid malpractice claims with substandard care in a large healthcare system. *Southern medical journal* 98(11), 1083–1087.

Jaeger L, Weber B (2014). Versäumte Befunderhebung: Folgen für die Beweislast. *Rheinisches Ärzteblatt* 68(9), 27–29.

Kachalia A, Gandhi TK, Puopolo AL, Yoon C, Thomas EJ, Griffey R (2007). Missed and delayed diagnoses in the emergency department: a study of closed malpractice claims from 4 liability insurers. *Annals of emergency medicine* 49(2), 196–205.

Köbberling J (2013). Diagnoseirrtum, Diagnosefehler, Befunderhebungsfehler – Bewertungen und Vermeidungsstrategien. Karlsruhe: Verlag Versicherungswirtschaft GmbH.

Kostopoulou O, Delaney BC, Munro CW (2008). Diagnostic difficulty and error in primary care – a systematic review. *Family practice* 25(6), 400–413.

McDonald KM, Matesic B, Contopoulos-Ioannidis DG, Lonhart J, Schmidt E, Pineda N (2013). Patient safety strategies targeted at diagnostic errors: a systematic review. *Annals of internal medicine* 158(5 Pt 2), 381–389.

MDS – Medizinischer Dienst des Spitzenverbandes Bund der Krankenkassen e. V. (2014). MDK Bayern (Hrsg.). Jahresstatistik 2013 zur Behandlungsfehlerbegutachtung der MDK-Gemeinschaft.

Newman-Toker DE, Pronovost PJ (2009). Diagnostic errors – the next frontier for patient safety. *JAMA* 301(10), 1060–1062.

O'Kane M (2009). The reporting, classification and grading of quality failures in the medical laboratory. *Clinica chimica acta* 404(1), 28–31.

Saber Tehrani AS, Lee H, Mathews SC, Shore A, Makary MA, Pronovost PJ (2013). 25-Year summary of US malpractice claims for diagnostic errors 1986–2010: an analysis from the National Practitioner Data Bank. *BMJ Qual Saf* 22(8), 672–680.

Schiff GD, Kim S, Abrams R, Cosby K, Lambert B, Elstein AS (2005). Diagnosing Diagnosis Errors: Lessons from a Multi-institutional Collaborative Project. In Henriksen K, Battles JB, Marks ES, Lewin DI (Eds.). Advances in Patient Safety: From Research to Implementation (Volume 2: Concepts and Methodology). Advances in Patient Safety. Rockville (MD).

Schiff GD, Hasan O, Kim S, Abrams R, Cosby K, Lambert B (2009). Diagnostic Error in Medicine. Analysis of 583 Physician-Reported Errors. *Arch Intern Med* 169(20), 1881–1887.

Schiff GD, Leape LL (2012). Commentary: how can we make diagnosis safer? *Academic medicine* 87(2), 135–138.

Sevdalis N, Jacklin R, Arora S, Vincent CA, Thomson RG (2010). Diagnostic error in a national incident reporting system in the UK. Journal of evaluation in clinical practice.

Singh H, Graber ML, Kissam SM, Sorensen AV, Lenfestey NF, Tant EM (2012). System-related interventions to reduce diagnostic errors: a narrative review. *BMJ Qual Saf* 21(2), 160–170.
Singh H, Davis Giardina T, Meyer AND, Forjuoh SN, Reis MD, Thomas EJ (2013). Types and origins of diagnostic errors in primary care settings. *JAMA Int Med* 173(6), 418–425.
Starmer AJ, Spector ND, Srivastava R, West DC, Rosenbluth G, Allen AD (2014). Changes in medical errors after implementation of a handoff program. *The New England journal of medicine* 371(19), 1803–1812.
Thammasitboon S, Cutrer WB (2013). Diagnostic decision-making and strategies to improve diagnosis. *Current problems in pediatric and adolescent health care* 43(9), 232–241.
Wachter RM (2010). Why diagnostic errors don't get any respect – and what can be done about them. *Health affairs* 29(9), 1605–1610.
Warrick C, Patel P, Hyer W, Neale G, Sevdalis N, Inwald D (2014). Diagnostic error in children presenting with acute medical illness to a community hospital. International journal for quality in health care – ISQua.
Zwaan L, Thijs A, Wagner C, van der Wal G, Timmermans DR (2012). Relating faults in diagnostic reasoning with diagnostic errors and patient harm. *Academic medicine* 87(2), 149–156.

5.6 Fehler in der Aufklärung und Dokumentation

Martina Thürk

5.6.1 Dokumentation und Aufklärung – zwei Formen der Kommunikation im Krankenhaus

Dokumentation und Aufklärung sind nicht nur zwei ärztliche Berufspflichten im Rahmen einer Krankenhausbehandlung (vgl. § 8 und § 10 der (Muster-)Berufsordnung für die in Deutschland tätigen Ärztinnen und Ärzte- MBO-Ä 1997–*) in der Fassung der Beschlüsse des 114. Deutschen Ärztetages 2011 in Kiel, www.bundesaerztekammer.de/downloads/MBO_08_20112.pdf), es sind auch zwei elementare Formen der Kommunikation, die für die Patientensicherheit überaus wichtig sind.

Umso erstaunlicher ist es, dass beide Aspekte mit all ihren Facetten in vielen Häusern der Akutversorgung noch nicht durchgängig und effizient organisiert und kommuniziert sind sowie vollumfänglich gelebt werden.

Dokumentation

Aufgeschrieben im Sinne einer ärztlichen und pflegerischen Gedankenstütze wurde schon seit jeher, denn die Krankenversorgung hat das medizinische Dokument in Form der Krankengeschichte schon immer benötigt. Dokumentation im Sinne eines elementaren Kommunikationsmediums in einem hoch arbeitsteilig organisierten und durch Arbeitsverdichtung geprägten Prozess (und zwar nicht nur interprofessionell und abteilungs- sowie institutionell übergreifend, sondern auch interpersonell) stellt jedoch ganz andere Ansprüche. Hier muss die medizinische Dokumentation nach einheitlichen, strukturell abgestimmten, effizienten Regeln für verschiedene Zwecke geführt werden. Diese sind neben den bereits genannten Zwecken der Kommunikations- und Erinnerungsfunktion, die Nachweispflichten gegenüber dem Patienten und dem eigenen Berufsstand, die Schaffung von Abrechnungsbelegen für den Kostenträger sowie die Notwendigkeit im Falle von schadenindizierten Auseinandersetzungen eine optimale rechtliche Beweisführung zu ermöglichen (vgl. Klar und Graubner 1997).

Im Sinne der Patientensicherheit – negativ ausgedrückt im Sinne der patientenbezogenen, unmittelbar schadenrelevanten Auswirkungen einer fehler- und/oder lückenhaften Dokumentation – sollen hier in enger Anlehnung an Leiner, Gaus und Haux (1995) sowie Klar und Graubner (1997) drei medizinische Dokumentationen unterschieden werden:

Die **patientenbezogene Dokumentation** im Sinne der Patientenakte stellt in diesem Zusammenhang das Herzstück dar. In ihr müssen alle für die Behandlung notwendigen Informationen übersichtlich und vollständig greifbar sein. Diese sind Patientenstammdaten inklusive administrativer Daten, die Anamnesen, alle Befunde sowie Diagnosen, daraus resultierende Therapien und deren Verlaufsdarstellung, und nicht zuletzt der Arztbrief.

Gerade Ärzte im Krankenhaus müssen ständig risikorelevante Entscheidungen treffen, im Notfall auch ohne mit dem Patienten und seiner Krankengeschichte vertraut zu sein. Dazu benötigen sie zuverlässige und übersichtliche Informationen, so dass eine schnelle Erfassung der entscheidungsrelevanten Daten möglich ist. Zwar hat der ärztliche Dienst aufgrund der Priorität von Diagnostik und Therapie die Gesamtverantwortung (vgl. Meilwes 2005), jedoch müssen hier alle am hoch arbeitsteiligen Versorgungsprozess beteiligten Berufsgruppen mitunter auch verschiedener Disziplinen ihre Maßnahmen und Ergebnisse fachlich vollständig, gemäß der strukturellen Vorgaben zeitnah und leserlich aufzeichnen. Das kann nur ein gut koordiniertes, patientennahes und jederzeit zugängliches Dokumentationssystem leisten, was Doppeldokumentationen und Übertragungsfehler vermeidet und hinsichtlich der Ziele Synergien schafft. Was so einfach klingt, ist in der praktischen Umsetzung in vielen Häusern jedoch noch nicht optimal gelöst bzw. auch mit erheblichen Barrieren verknüpft.

Die Dokumentationssysteme der einzelnen Berufsgruppen sind häufig nicht gut aufeinander abgestimmt und den anderen am Versorgungsprozess beteiligten Berufsgruppen auch nicht immer zugänglich. Nicht selten sind noch Insellösungen mit der Folge einer unüberschaubaren „Zettelwirtschaft" vorherrschend, die nicht an klinische Prozesse angepasst sind und ein Auffinden von Informationen erschweren. Hinzukommen unklare Regelungen hinsichtlich der Verfügbarkeit der Patientenakte bzw. deren Missachtung sowie die Tatsache, dass klinische Dokumentationen aus unterschiedlichen Quellen zum Teil keine eindeutige Patientenidentifikation erhalten und so das Zusammenführen in einer Patientenakte erschwert wird. Ein weiterer Ausdruck der oft unzureichenden Dokumentation ist die verspätete und fehlerhafte Arztbrieferstellung, die die Therapiefortführung für den weiterbehandelnden Arzt erschwert.

Die Liste der aus diesen Dokumentationsmängeln resultierenden Risiken an den Schnittstellen ist schier endlos mit zum Teil gravierenden Folgen. Beispielhaft seien hier folgende genannt: Diagnosefehler, Medikationsfehler, Verwechslungen, verspätete Therapieeinleitung und verschobene oder gar falsche Eingriffe. Aber auch die damit verbundene Arbeitsverdichtung für die Mitarbeiter und deren fälschliche Wahrnehmung, dass Dokumentation eine patientenferne Tätigkeit sei, sind unmittelbar risikorelevant. Zudem erschwert eine intransparente Dokumentation die Abstimmung im interdisziplinären Versorgungsteam, z. B. bei Übergaben im Rahmen von Schichtwechseln oder Verlegungen, in fallbasierten Konferenzen oder bei Visiten.

Kurz: eine unzureichende patientenindividuelle Dokumentation ist ein Risiko für die sichere Patientenversorgung.

Die zweite sicherheitsrelevante Dokumentation im Krankenhaus stellt das primär patientenunabhängige schriftliche Zusammenstellen und zur Verfügungstellen von **medizinischem Wissen und ablauforganisatorischen Regeln** dar. Darunter fallen beispielsweise Informationen zu Arzneimitteln, Behandlungsstandards, diagnostische Regeln, Behandlungspfade, Fachempfehlungen, Hygieneregeln sowie Vorgaben für eine regelgerechte Dokumentations- sowie Aufklärungspraxis. Diese enthalten per se viele sicherheitsrelevante Vorgaben, die im Sinne eines einheitlichen, rechtskonformen und wissenschaftlich aktuellen Vorgehens den Behandlungsprozess sicherstellen sollen und auch neuen bzw. jungen Mitarbeitern einen Orientierungsrahmen geben und deren Einarbeitung unterstützen. Zudem verringern sie den patientenindividuellen Dokumentationsaufwand, wenn sich in der Fallakte auf Standards oder gar Behandlungspfade bezogen werden kann. Dies setzt jedoch voraus, dass erstens diese Informationen verschriftlicht und mit einer zuverlässigen Dokumentenlenkung versehen werden. Zweitens müssen sie allen am Behandlungsprozess beteiligten Personen hinreichend vermittelt und zugänglich gemacht werden. Und drittens ist eine ausreichend lange und vernünftige Archivierung notwendig, so dass äquivalent zur Aufbewahrungszeit der Patientenakten jederzeit darauf zurückgegriffen werden kann. Um diese Dokumente zu erstellen, ist in der Regel Abstimmungsaufwand notwendig, den verantwortliche Mitarbeiter in einigen Häusern aufgrund von knappen zeitlichen Ressourcen, mangelnder Risikosensibilität oder aufgrund von mehr oder weniger professionellen Unstimmigkeiten scheuen. Organisatorische Pflichten der Leitungen werden mitunter nicht genügend herausgestellt und eingefordert. Zudem fehlt es häufig an einheitlichen Strukturvorgaben für derartige Dokumente bzw. fehlt eine zentrale Koordinierungsstelle.

Bei der dritten hier zu erwähnende Krankenhausdokumentation handelt es sich um die **Berichterstattung** von patienten- sowie prozessbezogenen Fakten in aggregierter und anonymisierter Form, die z. B. epidemiologischen, sozialmedizinischen, statistischen und fast immer auch präventiven Zwecken dienen. Hierunter fallen z. B. Sturz- und Infektionsmeldungen sowie Meldungen zu Arzneimittelnebenwirkungen. Einen weiteren nun ebenfalls gesetzlich verankerten Aspekt stellen hier Reports zu kritischen Situationen (vgl. § 137 Abs. 1d SGB V sowie § 17b Abs. 1 Satz 5 KHG) und Beschwerden dar (vgl. § 135a Abs. 2 SGB V). Ziel dieser Meldesysteme ist es, Fehlerquellen zu identifizieren und zu beheben, bevor es zu Schäden oder gravierenderen Folgen kommt. All diese Meldungen müssen zentral aufgegriffen, im Sinne eines präventiven Handelns bearbeitet und die daraus resultierenden Ergebnisse erneut verschriftlicht allen Beteiligten zur Verfügung gestellt werden. Um diese Berichte und Mitteilungen anforderungskonform sicherzustellen, müssen die Mitarbeiter über die Notwendigkeit und den Meldeweg informiert sein. Zudem kann die Meldebereitschaft nur aufrechterhalten werden, wenn die Ergebnisse transparent gemacht werden.

Die zweite und dritte Dokumentationsform werden heute bereits in den überwiegenden Krankenhäusern mit Hilfe von elektronischen Textverarbeitungs- und Meldeprogrammen sowie die Veröffentlichung in hauseigenen Intranets umgesetzt.

Die heutigen Anforderungen an die patientenindividuelle Dokumentation sind jedoch vollumfänglich ebenfalls nur elektronisch realisierbar (Tab. 5.4). Die enormen Investitionskosten und der äußerst ressourcenbindende Planungs- und Einführungsprozess (Tab. 5.4) stellen jedoch große Barrieren dar.

Tab. 5.4: Anforderungen an die patientenindividuelle Dokumentation und mögliche Barrieren.

Anforderungen an eine patientenindividuelle Dokumentation	Barrieren einer vollumfänglichen elektronischen Patientenakte
– Standardisierung mit wenig Freitext zur besseren Auswertbarkeit und Erfassung – ein ressourcensparender und fehlerfreier Erfassungsprozess – die Integration von Prüfpunkten und Plausibilitätschecks zur Unterstützung von sicheren medizinischen Entscheidungen – die ständige und auch parallele Zugänglichkeit – die multiple Verwendung von Daten – zunehmender Bedarf an Vernetzungen (u. a. für telemedizinische Anwendungen) – etc.	– hohe Investitionskosten – ressourcenbindender Projektierungs- und Planungsprozess – Umstellungsaufwand: Schaffung der technischen Infrastruktur mit ausreichenden, patientennahen Einsicht- und Eingabemöglichkeiten für den praktischen Alltag – Sicherstellung von Systemkompatibilitäten – Berücksichtigung von zusätzlichen/neuen Datensicherungspflichten – intensive Schulungen – Maßnahmenpläne für Ausfallszenarien – etc.

Aber auch ohne elektronische Patientenakte gibt es viele gute Beispiele aus der Praxis, die wenn erst einmal umgesetzt, viel Erfassungs- und Suchaufwand ersparen und Fehlerquellen reduzieren.

- Von allen Berufsgruppen gemeinsam genutzte Patientenkurve/Verlaufsdokumentation mit ausreichend großer Anordnungsspalte.
- Gezielte Vorgaben für die ärztliche und pflegerische Verlaufsdokumentation.
- Klare Anordnungsregeln.

- Standardisierte Checklisten, die über mehrere Stufen im Versorgungsprozess von mehreren Berufsgruppen gleichzeitig genutzt werden (z. B. prä-, intra- und postoperativ genutzte OP-Prozesscheckliste oder gemeinsam vom ärztlichen und pflegerischen Dienst genutztes Anamneseformular).
- Das konsequente Einfordern von Lesbarkeit und Einhaltung von Erfassungsregeln.
- Ausführliche und wiederholte Schulungen für alle, die im Versorgungsprozess dokumentieren müssen.
- Plausibilitätsprüfungen und fachärztliche Vidierung von Arztbriefen.

Aufklärung

Während die Dokumentation ein non-verbales Kommunikationsmedium für die an der Patientenversorgung beteiligten Berufsgruppen darstellt, welches sich ausschließlich auf die Sachebene konzentrieren sollte, handelt es sich bei der Aufklärung im Grunde zunächst einmal um eine überwiegend verbale Kommunikationsform, die auch Beziehungsaspekte mit einschließt.

Neben dem Anamnesegespräch, den Visiten und dem Entlassungsgespräch, in denen auch viele Aspekte der therapeutischen Sicherungsaufklärung Berücksichtigung finden, ist das patientenindividuell zu führende Gespräch der Selbstbestimmungsaufklärung eine elementare, wichtige und oftmals einzige Möglichkeit der Kommunikation zwischen Arzt und Patient in weitgehend ungestörter Atmosphäre.

Auch wenn die Behandlung und Versorgung des Patienten ohne Komplikationen und mit gutem Heilungsverlauf erfolgte, so kann eine unzureichende Aufklärung alleine schon Grund für Schadenersatz- und Schmerzensgeldansprüche sein. Insofern kommt der ärztlichen Aufklärungspflicht eine hohe haftungsrechtliche Bedeutung zu (vgl. Jaklin 2012). Hinsichtlich der verschiedenen Aufklärungsarten und der vielfältigen Anforderungen an eine ausreichende Aufklärung, des Spektrums aufklärungspflichtiger Interventionen und der umfangreichen und zum Teil verwirrenden Rechtsprechung sei auf einschlägige Fachliteratur (z. B. Wussow 2002 oder Beppel 2007) verwiesen.

Hier soll der Frage nachgegangen werden, warum die Aufklärung auch bedeutsam für die Sicherheit des Patienten selbst ist? Dies hat zum einen etwas mit der Informationsvermittlung an sich zu tun. Der Patient muss darüber informiert sein, welche Diagnose gestellt wurde, in welche Eingriffe bzw. Maßnahmen er einwilligt, welche Risiken und möglichen Folgen mit der Intervention verbunden sind und welche Verhaltensregeln er zur Sicherstellung eines positiven Therapieverlaufes befolgen muss. Dazu muss er alle notwendigen Informationen erhalten und – noch wichtiger – diese und deren Tragweite auch verstehen. Hierzu sind dem Patienten, der in der Regel medizinischer Laie sein wird, die Aufklärungspunkte in einer ihm verständlichen Sprache darzulegen. Zudem ist ihm aktiv Zeit für Fragen einzuräumen.

Das zur Verfügungstellen von standardisierten Aufklärungsbögen und/oder die Nutzung von Patientenaufklärungsfilmen (auch im Sinne einer Stufenaufklärung) stellen mitunter sehr gut geeignete Mittel zur allgemeinen Vorabinformation und zur unterstützenden visuellen Erklärung dar. Sie ersetzen jedoch nicht das ausführliche individuelle Gespräch, welches auch die speziellen Bedürfnisse, individuellen Aufnahmemöglichkeiten (z. B. hinsichtlich Alter, Bildungsstand, Erkrankung) und auch die gefühlsmäßige Situation des Patienten berücksichtigt. Dies ist notwendig, um eine positive und den Therapieverlauf unterstützende Compliance des Patienten herzustellen. Und damit geht es nicht mehr nur um die reine Informationsvermittlung an den Patienten, sondern auch um die Interaktion zwischen Arzt und Patient. Es muss ein Vertrauensverhältnis zwischen Arzt und Patient aufgebaut werden.

Wer sind die Partner in diesem Kommunikationsprozess? Versteht sich der Arzt als „Begleiter des Kranken" oder ist er der „fachlich versierte Spezialist/Wissenschaftler" (vgl. Peintinger 2003)? Ist der Patient das leidende Subjekt oder der aktive, sich intellektuell intensiv mit der Krankheit und auch den Genesungsmöglichkeiten auseinandersetzende Patient) (vgl. Wussow 2002)?

Eine durch das Medizinstudium und den Krankenhausalltag stattfindende Sozialisation, kürzere Verweildauern, Steigerungen der Fallzahlen gerade im operativen Bereich und eine häufig knappe personelle Besetzung u. a. bedingen, dass Ärzte kaum mehr „Beziehungen" zum Patienten eingehen (vgl. Gottschlich 1998). Zum Teil ist aufgrund der Arbeitsverdichtung und der fehlenden „Begleitung" durch erfahrenere ärztliche Tutoren für sie auch Abgrenzung notwendig oder vom Kollegenkreis gefordert. Dadurch entstehen Kommunikationsdefizite. Eine Prämedikationssprechstunde beispielsweise, in der innerhalb eines Tages 30 Patienten von einem Arzt aufgeklärt werden müssen, sind eine Belastung für den Arzt, sie bergen durch die hohe Taktung Risiken und sind in der Folge aufgrund der Art der notwendigen oder sich daraus ergebenden Gesprächsführung auch unbefriedigend für den Patienten – und oft auch für den Arzt. Patienten suchen heute häufig bereits im Vorfeld zu solchen Gesprächen Informationen, sei es im Internet oder bei bekannten Personen. Diese werden auf Basis ihres bisherigen Wissens und ihrer Erfahrungen eingeordnet, was zum Teil zu falschen oder irreführenden Vorstellungen zu Krankheitsfolgen und Therapieverläufen führen kann. Diese müssen dann – sofern der Patient überhaupt Fragen stellt oder Verwirrung zum Ausdruck bringt – vom Arzt korrigiert werden. Dies bedarf viel Kommunikationsgeschick, um nicht den Eindruck des „Überlegenen" über den vermeintlich „Unkundigen" zu wecken. Der Arzt nimmt häufig die Position des Wissenschaftlers ein, der sich auf die Sachebene konzentrieren wird[1] und somit das Gespräch mehr oder weniger unbewusst dominiert, da der Laie hier in der Regel nicht mithal-

1 Dabei ist es „... wenig aussichtsreich, den Deckel der Sachlichkeit auf die Schlangengrube menschlicher Gefühle zu pressen. Denn zum einen braucht eine engagierte, kreative Sachlichkeit den Aufwind positiver menschlicher Beziehungen – andernfalls herrscht auch sachliche Flaute." (Schulz von Thun 1981, S. 131)

ten kann (vgl. Peintinger 2003). Durch die berufliche Routine und sein Fachwissen hat er zudem ein anderes Verständnis von Krankheit, was ihn davon abhält persönliche Betroffenheit zu empfinden oder gar zu artikulieren.

Dies trifft auf eine mitunter völlig andere Erlebniswelt und Erwartungshaltung des Patienten. Er befindet sich in einer speziellen Situation, die per se schon Ängste und eine zustandsbedingte Hilflosigkeit hervorruft. Abhängig davon, in wie weit der Patient seine Situation reflektiert und die Bedeutung seiner Erkrankung einschätzt, werden Sach- oder Beziehungsaspekte mehr Gewicht haben und abhängig von Alter, Herkunft, eigener sozialer Stellung und Erfahrungen hat der Patient ein bestimmtes Arztbild, welches er in seinem Gegenüber mitunter nicht widergespiegelt sieht. So entstehen asymmetrische Beziehungen, die sich in einem Aufklärungsgespräch hinsichtlich der Patientensicherheit negativ auswirken können, weil sich der Patient missverstanden, als „Kranker" nicht gut aufgehoben fühlt und somit Teile oder die ganze Therapie in Frage stellt.

Neben der Hauptforderung, dass klinisches Risikomanagement in all seinen Facetten Bestandteil der universitären Grundausbildung eines jeden Medizinstudenten sein sollte, ist die Verdeutlichung der Bedeutung von Kommunikation im Krankenhaus – sei sie nun schriftlich oder mündlich – und die regelmäßige Vermittlung von damit verbundenen Fähigkeiten nicht laut genug zu erwähnen.

Literatur

Beppel A (2007). Ärztliche Aufklärung in der Rechtsprechung, Göttingen: Universitätsverlag.

Gottschlich M (1998). Sprachloses Leis. Wege zu einer kommunikativen Medizin. Die heilsame Kraft des Wortes. Wien: Springer-Verlag.

Jaklin J (2012). Chirurgische Aufklärung Teil 1 – Grundzüge der chirurgischen Aufklärung. In Safety Clip der BDC Mitgliederzeitschrift „Passion Chirurgie", Oktober 2012.

Klar R, Graubner B (1997). Medizinische Dokumentation. In v. HJ Seelos (Hrsg.) Kapitel 2 des Lehrbuchs der Medizinischen Informatik, Biometrie und Epidemiologie. Berlin: de Gruyter.

Leiner F, Gaus W, Haux R (1995). Medizinische Dokumentation. Einführendes Lehrbuch. Stuttgart: Schattauer.

Meilwes M (2005). 5.1 Dokumentation als Hilfsmittel. In v. E Holzer, C Thomeczek, E Hauke, D Conen, M-A Hochreutener (Hrsg.). Patientensicherheit. Leitfaden für den Umgang mit Risiken im Gesundheitswesen. Wien: Facultas.

Peintinger M (2003). Therapeutische Partnerschaft: Aufklärung zwischen Patientenautonomie und ärztlicher Selbstbestimmung. Wien: Springer-Verlag.

Schulz von Thun F (1981). Miteinander reden: Störungen und Klärungen. Hamburg: Rowohlt.

Wussow R-J (2002). Umfang und Grenzen der ärztlichen Aufklärungspflicht, VersR. 1337 http://www.brainguide.de/upload/publication/fc/jmlq/cfc50c260cd958b13568b72f65904e34_1311535257.pdf.

Miriam Stüldt-Borsetzky

5.6.2 Dokumentation aus juristischer Perspektive

Dokumentationsfehler

Unverzichtbar für die richtige und sorgfaltsgemäße Behandlung des Patienten ist die Dokumentation des Behandlungsgeschehens. Alle Informationen, die für Entscheidungen über das aktuelle und zukünftige Vorgehen von Bedeutung sind, sollten in der Patientenakte ersichtlich sein. Dies und die Tatsache, dass gerade im Zusammenhang mit Dokumentationsabläufen vieles standardisiert werden kann, zeigt, dass der Dokumentation eine wichtige Rolle im Patientensicherheitsmanagement zukommt.

Gesetzliche Regelung

§ 630f BGB regelt die Dokumentationspflicht:

1. Der Behandelnde ist verpflichtet, zum Zweck der Dokumentation in unmittelbarem zeitlichen Zusammenhang mit der Behandlung seine Patientenakte in Papierform oder elektronisch zu führen. Berichtigungen und Änderungen von Eintragungen in der Patientenakte sind nur zulässig, wenn neben dem ursprünglichen Inhalt erkennbar bleibt, wann sie vorgenommen worden sind. Dies ist auch für elektronisch geführte Patientenakten sicherzustellen.
2. Der Behandelnde ist verpflichtet, in der Patientenakte sämtliche aus fachlicher Sicht für die derzeitige und künftige Behandlung wesentlichen Maßnahmen und deren Ergebnisse aufzuzeichnen, insbesondere die Anamnese, Diagnosen, Untersuchungen, Untersuchungsergebnisse, Befunde, Therapien und ihre Wirkungen, Eingriffe und ihre Wirkungen, Einwilligungen und Aufklärungen. Arztbriefe sind in die Patientenakte aufzunehmen.
3. Der Behandelnde hat die Patientenakte für die Dauer von zehn Jahren nach Abschluss der Behandlung aufzubewahren, soweit nicht nach anderen Vorschriften andere Aufbewahrungsfristen bestehen.

Der Gesetzgeber hat mit dieser Norm eine nicht abschließende Aufzählung dokumentationspflichtiger Umstände aufgezeigt und zugleich strenge formelle Anforderungen geschaffen. Neben dem Gedanken, dass die Dokumentation eine sachgerechte Behandlung gewährleisten soll, wollte der Gesetzgeber damit auch dem Persönlichkeitsrecht des Patienten Beachtung schenken: der Patient soll Kenntnis über das Erlangen können, was während seiner Erkrankung mit ihm geschieht bzw. geschah.

Inhalt der Patientenakte

Mit dem Inhalt der Patientenakte soll sichergestellt werden, dass alle für die Behandlung notwendigen Informationen unkompliziert greifbar sind und nicht erst zeitaufwändig oder umständlich anderweitig beschafft werden müssen.

Einträge „aus fachlicher Sicht": Der Behandelnde soll die aus „fachlicher Sicht" wesentlichen Maßnahmen aufzeichnen. Damit ist klargestellt, dass nur die Dinge notiert werden müssen, die aus medizinischer Sicht als notwendig erachtet werden. Die beispielhafte Aufzählung des Gesetzgebers führt nicht dazu, dass ausnahmslos alle denkbaren Inhalte aufgenommen werden müssen, es bleibt vielmehr bei der im Vordergrund stehenden Beurteilung ihrer aus medizinischer Sicht gegebenen Relevanz. Auch soll die Dokumentation nicht unter dem Gesichtspunkt der Sicherung für spätere Beweiszwecke geschehen, so dass sich ihr Inhalt und Umfang nicht an einem späteren Rechtsstreit orientieren können. Allein die Therapiesicherheit des Patienten während und nach der Behandlung steht im Vordergrund.

Um den Behandlungsverlauf transparent und nachvollziehbar zu machen, sind auch ärztliche Hinweise und Anordnungen, Medikation, Narkoseprotokoll, Apparateeinsatz, Operationsbericht und die Pflegedokumentation mit aufzunehmen.

Wichtig ist, dass jede Art von Abweichung aufgezeichnet wird. Soweit also von einer standardisierten Maßnahme abgewichen wird, sollte dies notiert werden.

Auch Weigerungen des Patienten, etwa bestimmte Maßnahmen durchführen zu lassen oder auch das Verlassen des Krankenhauses gegen ärztlichen Rat (BGH in NJW 1987, S. 2300), sollten festgehalten werden.

Verständlichkeit der Einträge: Auch wenn der Gesetzgeber dem Persönlichkeitsrecht des Patienten Beachtung schenken wollte, so bedeutet dies nicht, dass die Einträge für Laien verständlich sein müssen. Sie müssen vielmehr in einer für den Fachmann hinreichend klaren Form und leserlich verfasst sein. Dem steht auch nicht entgegen, dass der Einsicht nehmende Patient auf Hilfe Dritter angewiesen sein könnte, um die Abläufe zu verstehen. Es ist daher möglich, auf Stichworte oder Abkürzungen zurück zu greifen, die im ärztlichen Alltag üblicherweise verwendet werden.

Medizinische Selbstverständlichkeiten müssen nicht mit aufgenommen werden, daher müssen auch Routineabläufe nicht in allen Einzelheiten erläutert beschrieben sein. Es genügt die verkürzte Dokumentation.

Eine Besonderheit ergibt sich bei Routinevorgängen aber dann, wenn sie für den Durchführenden (noch) keine Routine darstellen, z. B. für einen behandelnden Arzt, der sich noch in der Facharztausbildung befindet (BGH in NJW 1985, S. 2193). Die Dokumentation ist dann angepasst ausführlicher zu gestalten.

Einwilligung und Aufklärung: Seit Inkrafttreten des Patientenrechtegesetzes am 26.02.2013 müssen auch Einwilligungen und Aufklärungen in der Patientenakte dokumentiert werden. Auch wenn dies nicht im Einklang mit der „Notwendigkeit aus fachlicher Sicht" zu stehen scheint, so greift die Regelung die zu einer selbstbestimmten Behandlung des Patienten gehörenden Aspekte auf. Es ist daher wichtig, alle Elemente einer ordnungsgemäßen Aufklärung des Patienten nachvollziehbar in der Akte aufzunehmen. Dazu gehören neben den reinen Inhalten der Aufklärung auch ihr Zeitpunkt und der beteiligte Personenkreis. Es können die in der täglichen Praxis benutzten Vordrucke verwendet werden, die dann in der Patientenakte abgelegt werden müssen.

Bei der Aufklärung gilt, dass diese ganz individuell, auf den jeweiligen Patienten bezogen, geführt wird. Um dies zu verdeutlichen, sollte der verwendete Aufklärungsbogen Kennzeichen aufweisen, die auf ein individuelles Gespräch hindeuten, also z. B. Unterstreichungen oder Markierungen jedweder Art beinhalten.

Art der Aufzeichnung

Die Dokumentation soll als „Patientenakte" und in „Papierform oder elektronisch" geführt werden.

Damit ist vorgegeben, dass die Inhalte patientenbezogen sortiert sein müssen, um eine übersichtliche Archivierung zu gewährleisten. Das Führen einer Akte in Papierform ist die traditionelle Vorgehensweise, die aber zunehmend von der digitalen Akte verdrängt wird.

In der papiergeführten Akte werden sowohl handschriftliche als auch maschinenschriftliche Dokumente schlicht abgeheftet. In der vollständig digital geführten Akte müssen von Dritter Seite aus zugegangene Inhalte, z. B. Arztbriefe oder labortechnische Untersuchungsbefunde, eingescannt werden. Gegen eine digitale Signatur gibt es in der Rechtsprechung keine Bedenken, diese ist ebenso wie die digitale Patientenakte an sich längst anerkannt.

Zeitpunkt der Aufzeichnung

Die Dokumentation hat in „unmittelbarem zeitlichen Zusammenhang" mit der Behandlung zu erfolgen.

Das, was mit einem „unmittelbaren zeitlichen Zusammenhang" gemeint ist, ergibt sich nicht aus der reinen Formulierung des Gesetzes, auch gibt es keine pauschal gültigen Fristen.

Bei der Beurteilung, ob zeitnah gehandelt wird, steht die Patientensicherheit im Vordergrund. Der Zeitpunkt der Dokumentation muss also so gewählt sein, dass keine Nachteile für den Patienten auftreten können. Das wird aber schon dann der Fall sein, wenn der Behandelnde aufgrund zu langen Zeitablaufes keine ausreichende Erinnerung mehr an seine eigene Vorgehensweise hat. Die Betrachtung des Einzelfalles ist hierbei wichtig. So kann es auch schon zu spät sein, wenn ein Eintrag erst einen Monat nach der Vornahme der Behandlung aufgezeichnet wird, aber dabei schon feststeht, dass diese Inhalte jedenfalls vorzeitig von Mitbehandlern benötigt werden.

Grundsätzlich muss die Dokumentation für die im Vordergrund stehende Therapiesicherheit des Patienten verwertbar sein. Dies ist sie nicht, wenn unausgleichbare Lücken aufgrund noch nicht vorgenommener Einträge bestehen.

Berichtigungen und Änderungen der Aufzeichnung

Berichtigungen und Änderungen der Einträge in der Patientenakte sind zulässig, müssen aber revisionssicher geschehen. Revisionssicherheit bedeutet, dass die Aufzeichnungen unverändert und fälschungssicher existieren bleiben. Nur damit wird gewährleistet, dass der Behandlungsablauf wirklich vollständig nachvollzogen werden kann.

Dieser Grundsatz gilt unabhängig davon, ob die Akte in Papierform oder elektronisch geführt wird.

Bei einer in Papierform geführten Akte führt dies dazu, dass der Inhalt weder wegradiert noch mit Korrekturflüssigkeit überdeckt werden darf. Es muss erkennbar bleiben, was vorher notiert worden war.

Bei der digitalen Akte muss sichergestellt sein, dass etwaige Veränderungen sichtbar bleiben. Wird ein Eintrag nachträglich eingefügt, muss das aktuelle Datum des späteren *Eintrags* erkennbar werden.

Aufbewahrung der Patientenakte

Die Patientenakte ist 10 Jahre nach Abschluss der Behandlung aufzubewahren. Dies entspricht auch der ärztlichen Berufspflicht gemäß § 10 III MBOÄ. Spezialgesetzliche Regelungen, z. B. § 28 III Röntgenverordnung, haben weiterhin Geltung. Zu beachten sind auch etwaige spezielle Regelungen auf landesrechtlicher Ebene, z. B. § 4a HamKHG.

Im Sinne der Patientensicherheit sollte aber nicht auf die reine Beendigung des Arzt-/Patientenkontaktes abgestellt werden. Je nach Einzelfall sollte vielmehr der Krankheitsverlauf und dessen Beendigung herangezogen werden.

Möglich ist, die Aufbewahrung zu delegieren. So kann der Behandler die Patientenakten an Dritte abgeben, der dann unter Beachtung datenschutzrechtlicher Vorgaben eine Archivierung vornimmt. Wichtig ist in dem Zusammenhang, darauf zu achten, dass stets ein kurzfristiger Zugriff möglich ist.

Folgen bei Verstoß gegen die Dokumentationspflichten

Eine Lücke in der Dokumentation führt grundsätzlich allein nicht zu einem Schadenersatzanspruch des Patienten (BGH, in NJW 1993, S. 2375). Eine Ausnahme kann dann gelten, wenn aufgrund eines fehlenden Eintrags erneut invasive Diagnosemaßnahmen durchzuführen wären oder die Therapie in anderer, falscher Form weiter geführt würde.

Unabhängig von einem Schadenersatzanspruch kann eine lückenhafte Dokumentation in einem möglichen Rechtsstreit beweisrechtlich erleichternde Folgen für den Patienten mit sich bringen.

Ein gut dokumentiertes und damit für alle Beteiligten nachvollziehbares Behandlungsgeschehen ist unabdingbar für die Patientensicherheit.

Dabei können die grundsätzlichen Dokumentationsabläufe leicht einem Standard zugeführt werden. Diese Standardisierung gehört daher zu einem guten Patientensicherheitsmanagement dazu.

Nadja Betke

5.6.3 Patientenaufklärung aus juritischer Perspektive

Immer wieder setzen sich die Zivilgerichte im Rahmen von Arzthaftungsprozessen mit der Frage auseinander, ob und wann Aufklärungsfehler vorliegen. Häufig kommen sie zu dem Ergebnis, dass ein Aufklärungsfehler bejaht wird und bei Vorliegen der weiteren erforderlichen Bedingungen eine Haftung des behandelnden Arztes oder des dahinterstehenden Krankenhauses angenommen wird, mit dem Ergebnis, dass dem Patienten Schadenersatz zusteht.

i **Kasuistik:** Patientin, selbst Physiotherapeutin, unterzog sich am 10.08.2010 einer Korrektur Ihrer Schlupflider, einem Mamma-Lifting mit simultaner Augmentation sowie einer Oberarmstraffung. Im Vorfeld der Operation wurde sie umfassend beraten. Darüber hinaus wurde grundsätzliches zu den Korrekturwünschen anlässlich einer am 17.03.2009 durchgeführten Operation bereits damals besprochen. Postoperativ trat bei der Patientin eine Plexusparese auf. Da sie davon ausging, dass es sich bei der Plexusparese um einen Lagerungsschaden handelt, meldet ihr Rechtsanwalt Ansprüche bei der Klink an, in der der Eingriff erfolgte. Der Haftpflichtversicherer des Krankenhauses lehnt den Anspruch sodann ab, da er davon ausging, dass sich ein eingriffsimmanentes Risiko verwirklicht hat. Daraufhin reichte der Rechtsanwalt Klage beim zuständigen Landgericht gegen den operierenden Arzt, die behandelnde Klinik und den bei der Operation anwesenden Anästhesisten ein. In der mündlichen Beweisaufnahme wurde problematisiert, ob die Patientin ordnungsgemäß aufgeklärt worden sei. Eine entsprechende Aufklärung war in diesem Fall streitentscheidend, da bei der Verwirklichung einer operationsimmanenten Komplikation, wie sie mit dem Lagerungsschaden vorgetragen wurde, die Patientin über diese im Vorfeld aufgeklärt werden muss.

Der operierende Arzt gab zur Frage der Aufklärung an, dass er die Patientin umfassen aufgeklärt habe. Auf Lagerungsschäden sei er jedoch nicht explizit hingewiesen worden. Etwas anderes konnte auch nicht durch den Aufklärungsbogen dargelegt werden, da dieser lediglich von dem operierenden Arzt am Tag vor der Operation unterzeichnet wurde. Laut seiner Aussage fehlte die Unterschrift der Patienten, da diese am Nachmittag vor dem Eingriff plötzlich nicht mehr anwesend gewesen sei. Ebenfalls erfolgte keine Aufklärung durch den Anästhesisten. Auch die Tatsache, dass eine grobe Aufklärung bereits im Jahr 2009 erfolgte oder dass die Klägerin als Physiotherapeutin medizinisch in gewisser Hinsicht vorgebildet war, sah das Gericht hier nicht als entlastend an. Vielmehr stellte es sich auf den Standpunkt, dass nicht genau zu klären sei, ob der Schaden dem Anästhesisten oder dem Operateur anzulasten wäre. Die Aufklärung sei jedoch unabhängig davon problematisch, da beide Ärzte keine korrekte Aufklärung durchgeführt hatten und der Zeitpunkt der Aufklärung am Nachmittag vor dem Eingriff als äußerst bedenklich eingestuft wurde.

Sodann wurde auf Anregung des Gerichtes bei angedeutetem beachtlichen Prozessrisikos ein Vergleich geschlossen, bei dem die Beklagten als Gesamtschuldner einen Betrag in Höhe von 30.000,– Euro an die Patientin zahlten.

Obwohl die Höhe des Vergleichsbetrags abhängig von den beachtlichen Schäden ist, die die Patientin erlitt, zeigt der Fall doch sehr gut die Bedeutung der sachgerechten Aufklärung.

Voraussetzungen einer ordnungsgemäßen Aufklärung

Um entsprechende Aufklärungsfehler zu vermeiden, ist es relevant, dass der behandelnde Arzt weiß, wann ein Aufklärungsfehler vorliegt, bzw. positiv formuliert welche Anforderungen an die Aufklärung zu stellen sind.

Die Anforderungen, die an die Aufklärung zu stellen sind, waren bislang gefestigte Rechtsprechung. Da es sich dabei um einen wesentlichen Aspekt des Arzthaftungsrechts handelt, hat der Gesetzgeber mit der Einfügung des „Patientenrechtegesetzes" (§§ 630a – 630h BGB) in den Paragraphen 630c und 630e BGB die Aufklärung gesetzlich geregelt.

Im Folgenden werden die Grundzüge einer ordnungsgemäßen Aufklärung dargestellt, bevor beispielhaft Besonderheiten, die im Rahmen der Aufklärung auftreten können, erläutert werden.

Arten der Aufklärung

Es existieren verschieden Arten der Aufklärung, die der Arzt im Laufe der Behandlung beachten muss. Bezüglich der einzelnen Aspekte der Aufklärung sollte der Behandelnde sich am grundsätzlichen zeitlichen Ablauf der Behandlung orientieren. Wobei darauf hinzuweisen ist, dass der hier dargestellte Ablauf nicht in jedem Fall zutrifft. Teilweise können und müssen die einzelnen Aspekte der Aufklärung zusammenfallen und die hier dargestellte Chronologie wird durchbrochen.

Selbstbestimmungsaufklärung: Die Selbstbestimmungsaufklärung stellt regelmäßig das Kernstück der Aufklärung dar. Der Gesetzgeber hat sie in § 630c II BGB genannt und in § 630e BGB explizit geregelt, welche Anforderungen an die Selbstbestimmungsaufklärung zu stellen sind. Ziel der Selbstbestimmungsaufklärung ist es dem Patienten den Umfang, den Ablauf und die Risiken des Eingriffs darzustellen, so dass er in Kenntnis dieser Faktoren eine freie und selbstbestimmte Entscheidung darüber treffen kann, ob und in was für eine Maßnahme er einwilligt.

Worüber ist der Patient aufzuklären? Diese Frage wird grob in § 630e BGB beantwortet, wo es heißt, dass der Patient über sämtliche für die Einwilligung wesentlichen Umstände aufzuklären ist. Im folgenden Satz des Paragraphen wird sodann erläuternd aufgeführt, dass eine Aufklärung über die Art, den Umfang, die Durchführung, die zu erwartenden Folgen und Risiken der Maßnahmen sowie Ihre Notwendigkeit, Dringlichkeit, Eignung und Erfolgsaussichten im Hinblick auf die Diagnose zu erfolgen hat. Der Behandelnde sollte sich vergegenwärtigen, dass dem Patienten vermittelt werden soll, in was für eine Behandlung er einwilligt. Daher sollte, neben den im § 630e I BGB aufgeführten Kriterien, der Patient über das Ergebnis der bisherigen Untersuchung, die konkrete Diagnose, die Auswirkungen der Erkrankung sowie die Folgen der Nichtbehandlung unterrichten werden. Zwar muss der Patient nicht jedes Detail der Behandlung kennen, jedoch sollte er im „Großen und Ganzen" informiert sein. Häufig stellt sich in der alltäglichen Tätigkeit die Frage, wie hoch die Wahrscheinlichkeit des Risikoeintritts sein muss, damit über das Risiko aufzuklären ist. Grundsätzlich ist über Risiken aufzuklären:

- Die dem Eingriff spezifisch anhaften.
- Die auch für einen verständigen Laien überraschend ist.
- Die bei Ihrer Verwirklichung das Leben des Patienten spezifisch beeinträchtigen.

Sofern diese drei Kriterien bejaht werden können, muss auch über Risiken aufgeklärt werden, deren Eintrittswahrscheinlichkeit sich im Promillebereich bewegen. So ist zum Beispiel im Rahmen einer Impfung mit lebenden Polioviren darauf hinzuweisen, dass der Patient an einer spinalen Kinderlähmung erkranken kann, obwohl die Risikohäufigkeit nur bei 1:5 Millionen liegt.

Überdies muss der Behandelnde auch über Behandlungsalternativen aufklären. Auch dieser Aspekt wird nun in § 630e I BGB genannt, jedoch hat eine Aufklärung über Behandlungsalternativen nur zu erfolgen, sofern mehrere medizinisch gleichermaßen indizierte und übliche Methoden zur Verfügung stehen, die zu wesentlichen unterschiedlichen Belastungen, Risiken oder Heilungschancen führen. Dem Patienten muss in diesen Fällen nach entsprechend vollständiger ärztlicher Aufklärung die Entscheidung überlassen bleiben, auf welchem Wege die Behandlung erfolgen soll und auf welches Risiko er sich einlassen will. Sofern jedoch die Behandlungsalternativen nicht zu unterschiedlichen Belastungen, Risiken oder Heilungschancen führen, bedarf es keiner Aufklärung über die Behandlungsalternativen. Vielmehr bleibt es in einem solchen Fall bei dem Grundsatz, dass die Wahl der Behandlung primär Sache des Behandelnden ist.

Wie ist der Patient aufzuklären? Die Aufklärung des Patienten hat grundsätzlich mündlich gem. § 630c II Nr.1 BGB zu erfolgen. Dies hat den Zweck, dass dem Patienten die Möglichkeit eingeräumt werden soll Rückfragen zu stellen und sich der Behandelnde im Rahmen der mündlichen Aufklärung versichern soll, ob die Aufklärung für den Patienten verständlich war. Einzig im Rahmen der mündlichen Aufklärungen ist es möglich auf die individuellen Fragen und den individuellen Wissenstand des Patienten einzugehen. Wichtig ist in diesem Zusammenhang, dass der schriftliche Aufklärungsbogen die mündliche Aufklärung nicht ersetzt. Das alleinige Aushändigen eines

Aufklärungsbogens an den Patienten zum Selbststudium erfüllt nicht die Kriterien einer wirksamen Aufklärung. Zudem muss die Aufklärung gem. § 630c II S1 Nr.3 BGB verständlich sein, dies bedeutet, dass die Aufklärung den individuellen Fähigkeiten des Patienten angepasst zu erfolgen hat. Unter Umständen muss daher auch der Inhalt mehrfach wiederholt werden, sofern der Patient ihn nicht versteht.

Wann ist der Patient aufzuklären? Gem. § 630 II S1. Nr.2 BGB hat die Aufklärung so rechtzeitig zu erfolgen, dass der Patient seine Entscheidung über die Einwilligung wohlüberlegt treffen kann. Obwohl diese Formulierung viel Spielraum für Interpretationen lässt und immer auf den Einzelfall abzustellen ist, haben sich in der Rechtsprechung grobe Grundsätze herausgebildet, an denen der Behandelnde sich orientieren kann. Bei stationären Eingriffen sollte die Aufklärung einen Tag vor der durchzuführenden Operation erfolgen. Dies hat den Hintergrund, dass der Patient seine Entscheidung buchstäblich noch einmal überschlafen soll. Bei schwerwiegenden und geplanten Eingriffen hingegen, sollte die Aufklärung erfolgen, bevor der Patient seine Entscheidung getroffen hat. Regelmäßig sollte bei solchen Eingriffen die Aufklärung bereits mit der Terminvergabe zusammen erfolgen. Bei kleineren ambulanten oder diagnostischen Eingriffen genügt es grundsätzlich, wenn der Patient am Operationstag aufgeklärt wird, sofern er noch Bedenkzeit hat.

Wer hat den Patienten aufzuklären? Die Aufklärung kann durch den Behandelnden erfolgen, da dieser regelmäßig das größte Hintergrundwissen über den Patienten und seine Erkrankung hat. Sofern eine Aufklärung nicht durch den Behandelnden erfolgt, kann sie auch durch eine Person erfolgen, die über die zur Durchführung der Maßnahme notwendige Ausbildung verfügt. Das bedeutet, dass die Aufklärung auch durch eine Person durchgeführt werden kann, die über das notwendige theoretische Wissen verfügt, jedoch keine Praxiserfahrung besitzt. Dies ist ein approbierter Arzt. Eine Aufklärung durch eine Pflegekraft ist nicht möglich. Jedoch ist keine Facharztausbildung erforderlich. Vielmehr ist darauf abzustellen, ob der Aufklärende über das nötige Fachwissen verfügt und eingriffsspezifische Fragen des Patienten fachgerecht beantworten kann.

Wer ist aufzuklären? Grundsätzlich ist der Patient aufzuklären. Etwas anderes gilt nur dann, wenn er einwilligungsunfähig ist. In einem solchen Fall ist der zur Einwilligung Berechtigte aufzuklären. Dies sind in der Regel bei Minderjährigen ihre Eltern und bei betreuten Personen die Betreuer. Zudem kann der Patient auch andere Personen zur Einwilligung in medizinischen Behandlungen bevollmächtigen, in einem solchen Fall sind diese aufzuklären. Für den Behandelnden ergibt sich daraus die Konsequenz, dass er sich im Vorfeld der Aufklärung ein konkretes Bild darüber zu verschaffen hat, ob der Patient einwilligungsfähig ist. Jedoch sind selbst für den Fall, dass der Patient einwilligungsunfähig ist und somit eine andere Person aufzuklären ist, dem Patienten die wesentlichen Umstände der Behandlung entsprechend seinem

Verständnis zu erläutern, soweit dieser aufgrund seines Entwicklungszustandes und seiner Verständnismöglichkeiten in der Lage ist, die Erläuterung aufzunehmen und soweit dies seinem Wohl nicht zuwiderläuft. Dieser in § 630e V BGB kodifizierte Gedanke, soll die Rechte der Einwilligungsunfähigen stärken.

Entbehrlichkeit der Aufklärung: § 630e III BGB erläutert, dass es einer Aufklärung des Patienten nicht bedarf, sofern diese ausnahmsweise aufgrund besonderer Umstände entbehrlich ist. Dies ist nach dem Gesetzeswortlaut insbesondere dann der Fall, wenn die Maßnahme unaufschiebbar ist oder der Patient ausdrücklich auf die Aufklärung verzichtet hat. Eine Maßnahme ist nur dann unaufschiebbar, wenn der Gesundheitszustand des Patienten es nicht einmal zulässt, dass eine Grundaufklärung erfolgen kann. Dies ist immer dann der Fall, wenn ein bewusstloser Patient behandelt werden muss, bevor er aus der Bewusstlosigkeit erwacht oder ein Vormund hinzugezogen werden kann. Das gleiche gilt bei einem einwilligungsfähigen Patienten, bei dem die Verzögerung der Behandlung noch nicht einmal für eine Grundaufklärung hinausgezögert werden darf. Jedoch bezieht sich in einem solchen Fall die Entbehrlichkeit der Aufklärung nur auf die Maßnahme die im Rahmen der Notfallbehandlung erfolgen muss. Weitergehende Maßnahmen, die sich bei der Notfallbehandlung als in der Zukunft sinnvoll darstellen, dürfen nicht vorgenommen werden. Beispielhaft ist hier an einen Patienten zu denken, der mit einem akuten Bauchtrauma ins Krankenhaus aufgenommen wird und eine sofortige Operation erfolgen muss. Dabei wird festgestellt, dass in der Zukunft wahrscheinlich der Appendix entfernt werden muss. Dieser Eingriff darf nicht im Rahmen der Notfallmaßnahme vorgenommen werden, sondern muss im Rahmen eines weiteren Eingriffs, nach zuvor erfolgter Aufklärung erfolgen.

Sofern der Patient auf die Aufklärung verzichtet hat, muss der Arzt sich vergewissern, dass der Patient deutlich und unmissverständlich zum Ausdruck gebracht hat, dass er keine Aufklärung möchte.

Da die Auflistung in § 630e III BGB nicht abschließend ist, bedarf es auch bei einem schon voraufgeklärten Patienten keiner Aufklärung, sofern davon auszugehen ist, dass er aufgrund seines medizinischen Vorwissens über ein ausreichendes Wissen bezüglich des bevorstehenden Eingriffs und den damit verbundenen einwilligungsrelevanten Aspekten verfügt.

Sofern der Aufzuklärende ebenfalls Behandelnder ist, bedarf es ebenfalls keiner Aufklärung, wenn davon auszugehen ist, dass er aufgrund seiner Ausbildung über das nötige medizinische Fachwissen verfügt. Sind die aufklärungsrelevanten Aspekte jedoch dem Facharztwissen zuzuordnen und der Aufzuklärende gehört nicht zu dieser Facharztgruppe, sollte ebenfalls eine Aufklärung vorgenommen werden. Generell sollte mit dieser Ausnahmeregelung restriktiv umgegangen werden. Es empfiehlt sich daher auch eine Person mit einem medizinischen Background vollumfänglich aufzuklären, da in den wenigsten Fällen im Vorfeld bestimmt werden kann, ob die aufzuklärende Person gerade über das für den Eingriff erforderliche Hintergrundwissen verfügt.

Aushändigung von Kopien der Aufklärungsunterlagen: Seit Einführung der Paragraphen §§ 630a ff. BGB ist es zwingend erforderlich, dass dem Patienten Abschriften von Unterlagen, die er im Zusammenhang mit der Aufklärung oder Einwilligung unterzeichnet hat, ausgehändigt werden. Diese Vorschrift, die in der Praxis häufig ein immenses Kosten- und Logistikproblem darstellt, da entweder Kopien gefertigt oder aber die teureren Durchschreibesätze von Aufklärungsformularen verwendet werden müssen, muss zwingend eingehalten werden. Zwar kann der Patient im Einzelfall auf die Mitnahme der Aufklärungsbögen verzichten, dies darf aber auf keinen Fall an ihn herangetragen werden, sondern muss von ihm aufgrund freier Willensbildung geäußert werden. Vorteilhaft ist jedoch, dass diese Vorschrift die Sicherheit mit sich bringt, dass im Fall eines möglichen Prozesses der Behandelnde seltener Beweisschwierigkeiten hat, was den Inhalt der Aufklärung angeht. Aus diesem Grund sollte der Behandelnde sich die Aushändigung des Aufklärungsbogens unter Angabe des Datums und der Uhrzeit von dem Patienten mittels dessen Unterschrift bestätigen lassen.

Die therapeutische Aufklärung: Die therapeutische Aufklärung hat der Gesetzgeber nunmehr in § 630c II BGB geregelt, dort heißt es, dass der Behandelnden den Patienten über die zu und nach der Therapie zu ergreifenden Maßnahme aufzuklären hat. Darunter sind zum Beispiel Hinweise zur Medikamententherapie als auch zum Verhalten nach dem Eingriff zu verstehen. Im Rahmen der Medikamententherapie muss unter anderem darauf hingewiesen werden, dass der Patient sich unter Umständen regelmäßigen Kontrollen der Blutwerte unterziehen muss, dass er Genussmittel meiden soll und er das Medikament in der richtigen Dosis einnehmen soll. Nach einem Eingriff sind dem Patienten unter anderem regelmäßig Verhaltenshinweise zur Belastung des operierten Körperteils zu geben. Damit soll das therapiegerechte eigene Verhalten des Patienten sichergestellt werden und der Therapieerfolg gesichert werden. Die therapeutische Aufklärung ist Teil der Behandlung. Das Beispiel der Medikamententherapie zeigt deutlich, dass therapeutische Aufklärung und Selbstbestimmungsaufklärung zusammentreffen können, denn im Hinblick auf die Medikamenteneinnahme ist der Patient nicht nur über die genannten Verhaltensmaßnahmen, sondern auch über die mit der Einnahme verbundenen Risiken aufzuklären.

Die wirtschaftliche Aufklärung: Zudem hat eine Aufklärung über die voraussichtlich zu erwartenden Kosten zu erfolgen, sofern der Behandelnde weiß, dass eine vollständige Kostenübernahme durch einen Dritten nicht gegeben ist, oder sich dafür hinreichende Anhaltspunkte ergeben. Das heißt, der Behandelnde muss begründete Zweifel an der Erstattungsfähigkeit der Behandlungskosten haben. Sodann ist der Behandelnde verpflichtet den Patienten auf die Möglichkeit der fehlenden Kostenübernahme hinzuweisen und muss sich gegebenenfalls durch Nachfrage beim Krankenversicherer rückversichern. Hier sollte eine relativ genaue Kostenkalkulation am besten ähnlich eines Kostenvoranschlags erfolgen, damit der Patient überblicken kann, was auf Ihn zukommt und für sich selber überprüfen kann, ob er die Kosten tragen kann. Es ist davon auszugehen, dass umso genauer die Kalkulation ist, desto besser die Zahlungsmoral der Patienten sein wird, da sich so keine für sie überraschenden Kosten ergeben. Seit Kodifizierung der wirtschaftlichen Aufklärung in § 630c II BGB besteht zudem das Erfordernis die Aufklärung schriftlich vorzunehmen.

Aufklärung über Behandlungsfehler: Gem. § 630c II S2, 3 BGB hat der Behandelnde, sofern ihm Umstände bekannt sind, die die Annahme eines Behandlungsfehler begründen, den Patienten auf Nachfrage oder zur Abwendung gesundheitlicher Gefahren über diese Umstände zu informieren. Hierbei ist es egal, ob es sich um einen eigenen möglichen Behandlungsfehler handelt, oder den eines Kollegen. In einem solchen Fall sollte jedoch die juristische Wertung außen vor bleiben und der Behandelnde sollte lediglich die tatsächlichen Umstände schildern. § 630c II S. 3 BGB führt auf, dass für den Fall, dass dem Behandelnden selber oder einem seiner in § 52 StPO bezeichneten Angehörigen ein Behandlungsfehler unterlaufen ist, die Information nach Satz 2 zu Beweiszwecken in einem Straf- oder Bußgeldverfahren nur mit Zustimmung des Behandelnden verwendet werden darf. Problematisch ist an dieser Vorschrift jedoch, dass nicht klargestellt ist, wie weit dieses Beweisverwertungsverbot reicht, ob es sich lediglich auf die Aussage über den Behandlungsfehler bezieht oder auch auf alle weiteren Beweise, die aufgrund dieser Aussage erhoben werden, so zum Beispiel die Beweise, die sich nach der Sichtung der Behandlungsunterlagen ergeben. Überdies bleibt ungeklärt, was passiert, wenn der Behandelnde der Informationspflicht über den Behandlungsfehler nicht nachkommt, da § 630C BGB keine Sanktion für diesen Fall enthält.

Besonderheiten im Rahmen der Aufklärung

Im Rahmen der Aufklärung gibt es neben den aufgeführten allgemeinen Grundsätzen einige Besonderheiten, die in der Praxis bekannt sein sollten.

Aufklärung Minderjähriger: Ein immer wieder aufkommendes Problem stellt die Aufklärung Minderjähriger dar. Wie bereits erwähnt, sind in der Regel die Sorgeberechtigten des Minderjährigen aufzuklären. Jedoch gilt dieser Grundsatz nur für unter 14jährige. Bei Jugendlichen zwischen 14 und 18 Jahren hat der Behandelnde eine Einschätzung zu treffen, ob der Jugendliche die Tragweite des Eingriffs abschätzen kann. Dabei ist nicht nur auf die momentanen Auswirkungen abzustellen, sondern auch auf die Auswirkungen, die sein weiteres Leben betreffen. Kommt der Behandelnde zu der Ansicht, dass der Patient diese Entscheidung treffen kann, so ist der Minderjährige selbst aufzuklären. Sofern dieser Fall nicht vorliegt, sind grundsätzlich die Eltern, und zwar beide Elternteile, aufzuklären und haben in die Behandlung einzuwilligen. Jedoch kann der eine Elternteil den anderen dazu ermächtigen für ihn mit in die Behandlung einzuwilligen. Bei reinen Routineeingriffen und alleiniger Anwesenheit eines Elternteils darf der Behandelnde davon ausgehen, dass eine Ermächtigung vorgenommen wurde. Bei Eingriffen mittlerer Schwere hat er sich danach zu erkundigen, ob eine Ermächtigung vorliegt und sodann nur den anwesenden Elternteil aufzuklären. Bei schwerwiegenden Eingriffen ist eine Ermächtigung nicht möglich, so dass beide Elternteile aufgeklärt werden müssen und in die Behandlung einwilligen müssen.

Aufklärung fremdsprachiger Patientin: Bei der Aufklärung fremdsprachiger Patienten ist die Ausdrucksweise deren Sprachkenntnissen anzupassen, da sichergestellt werden muss, dass der Patient die Aufklärung versteht. Sofern jedoch keine oder nur geringe Sprachkenntnisse vorliegen, muss eine Person hinzugezogen werden, die dolmetscht. Dies kann sowohl ein, die Fremdsprache beherrschender Angestellter, als auch ein Angehöriger des Patienten sein. Sollte beides nicht möglich sein, sollte ein professioneller Dolmetscher hinzugezogen werden.

Telefonische Aufklärung: Schließlich stellt sich noch die Frage inwieweit eine telefonische Aufklärung möglich ist. Diese Frage war lange Zeit umstritten. Da die Aufklärung jedoch mündlich zu erfolgen hat, hat der BGH entschieden, dass bei einfach gelagerten Fällen eine telefonische Aufklärung ausreichend ist. Sollte der Patient jedoch auf eine persönliche Aufklärung bestehen oder es sich um schwierige Eingriffe handeln, ist eine persönliche Aufklärung erforderlich, da dabei noch intensiver, teilweise mittels Anschauungsmaterial auf die Fragen des Patienten eingegangen werden kann. Die telefonische Aufklärung sollte jedoch die Ausnahme bleiben und die persönliche Aufklärung sollte die Regel sein.

Helmut Paula

5.7 Übergabefehler

CIRS-Meldungen:

i

Fall 1: Ein Patient kommt postoperativ nach einer Kraniotomie auf eine Intermediate-Care-Station (IMC). Bei der Übergabe Anästhesie-IMC wurde das spezielle Handling einer besonders wichtigen Liquordrainage zwar erwähnt, geriet jedoch in Vergessenheit. Dies wird erst bemerkt, als der Patient eintrübt. Ein Notfall-CT zeigt Zeichen eines erhöhten Hirndrucks, der sich jedoch nach Entlastung über die liegende Drainage schnell bessert.

Fall 2: Nach Beendigung der abendlichen Pflege-Übergabe beginnt der Nachtdienst mit der ersten Stationsrunde. Bei einem schlafenden Patienten werden zufällig Drainagenbeutel am Bettrand entdeckt. Genaueres Nachsehen ergibt, dass der Patient an diesem Tag außerplanmäßig operiert wurde und noch deutlich unter Opiat-Wirkung steht. Bei der Übergabe wurde die durchgeführte OP nicht erwähnt.

(Anm. d. Autors: Die CIRS-Meldungen stammen aus verschiedenen Einrichtungen. Sie wurden aus Gründen der besseren Verständlichkeit anonymisiert, gekürzt und überarbeitet)

Die beschriebenen Fälle stehen exemplarisch für viele andere Vorkommnisse, die sich immer wieder in wohl allen Einrichtungen des Gesundheitswesens ereignen. Die fehlerfreie Weitergabe von Informationen stellt in einer komplexen Arbeitsumgebung grundsätzlich eine große Herausforderung dar. Im klinischen Alltag kommen noch viele erschwerende Faktoren hinzu. Da aber vielfach wichtige Entscheidungen auf Basis der bei Übergaben vermittelten Informationen gefällt werden müssen, resultiert daraus eine nicht zu unterschätzende Patientengefährdung. So wurde z. B. in einer Analyse von als 2.100 vermeidbar eingestuften Todesfällen in 5 % eine schlecht oder inadäquate Patientenübergabe als mitursächlich angesehen (Donaldson 2014).

5.7.1 Arbeitsteilige Behandlung erfordert Übergaben

Der moderne klinische Betrieb beruht überwiegend auf einer arbeitsteiligen Behandlung durch verschiedene Disziplinen und Berufsgruppen. Bekanntermaßen gehören die vielfältigen Schnittstellen zu den größten Problemfeldern des klinischen Risikomanagements (kRM). Die Patientensicherheit wird hier u. a. durch den Verlust von wichtigen Informationen gefährdet. Arbeitsteilung findet allerdings nicht nur zwischen unterschiedlichen Fachbereichen und Professionen, sondern auch innerhalb von Teams statt. Wegen des dienstplanmäßigen Wechsels der Mitarbeitenden sind üblicherweise mehrmals täglich Patientenübergaben erforderlich. In Kombination der verschiedenen Varianten ergibt sich also bei jedem einzelnen Patienten laufend die Notwendigkeit des Informationstransfers an andere Mitarbeitende.

Arbeitsteilige Behandlung bedeutet nicht nur gemeinsames Handeln, sondern auch das Teilen von Informationen.

5.7.2 Aufnahme, Verarbeitung und Weitergabe von Informationen

Eine umfassende Patientenübergabe beinhaltet neben den Haupt- und Nebendiagnosen auch individuelle Besonderheiten, den aktuellen Verlauf, zu erledigende Aufgaben und das Verhalten bei möglicherweise eintreffenden Entwicklungen. In der Praxis ergibt sich daraus die Notwendigkeit, immer wieder eine Vielzahl an wichtigen Informationen aufzunehmen, sie zu verarbeiten und sie dann später an andere Personen weiterzugeben (Abb. 5.6).

Erschwerend kommt hinzu, dass die vermittelten Informationen nicht nur zur richtigen Zeit am richtigen Patienten wieder abgerufen werden müssen, sondern auch die Notwendigkeit besteht, sie später wieder korrekt weiterzugeben. Es handelt sich bei einer Patientenübergabe also nicht nur einen separat zu betrachtenden Vorgang. Vielmehr ist sie als Teil einer umfangreichen Informationskette anzusehen, bei dem Fakten in großem Umfang verloren gehen können (Pothier 2005).

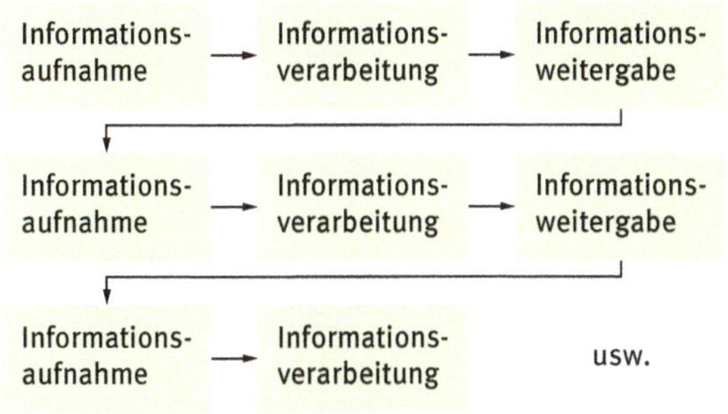

Abb. 5.6: Im Laufe der Patientenbehandlung müssen immer wieder Informationen aufgenommen, verarbeitet und weitergegeben werden.

Daraus resultiert die Notwendigkeit, einerseits die Informationen verständlich zu formulieren und andererseits, sie hochkonzentriert aufzunehmen. Aus der Arbeitspsychologie ist bekannt, dass der Mensch durchaus in der Lage ist, seine Aufmerksamkeit selektiv auszurichten und in gewissem Umfang auch Störungen ausblenden kann. Allerdings können gewisse optische und akustische Signale diesen Filter „durchbrechen" und vom ursprünglichen Gegenstand der Wahrnehmung ablenken. Zumeist handelt es sich dabei um Schlüsselreize, die es wegen eines gewissen Wiedererkennungswertes schaffen, sich in den Vordergrund zu drängen (Reason 1994). Dies können z. B. bekannte Namen, beruflich häufig verwendete Wörter, alarmierende Geräusche und/oder optische Warnsignale sein.

5.7.3 Lösungsansätze

Angesichts der Grundproblematik, der unterschiedlichen Arbeitsbereichen und der vielfältigen Fehlermöglichkeiten ist es nicht einfach, pauschal gültige Lösungsansätze zu bieten. Es liegt allerdings auf der Hand, dass alleine durch die Reduzierung von Störeinflüssen positive Effekte zu erreichen sind. Während eines konzentriert durchzuführenden Dialogs vergeht nach Ablenkungen immer jeweils eine gewisse Zeitspanne, bis die Aufmerksamkeit wieder fokussiert werden kann. Da in dieser Zeit jedoch die Vermittlung der Informationen meist weiter verläuft, sollte versucht werden, zumindest die beschriebenen Schlüsselreize bei Übergabesituationen weitestgehend auszuschalten.

Die Übergabeproblematik ist komplex und abhängig vom jeweiligen Arbeitsbereich, deshalb gibt es keine Pauschallösungen.

Auch der Ansatz, den Gesamtablauf klar zu strukturieren, ist prinzipiell sinnvoll. Eine fest vorgegebene Reihenfolge, in der die einzelnen Inhalte nacheinander vermittelt werden, schafft Verlässlichkeit und trägt dazu bei, Informationsverluste durch banales Vergessen zu vermeiden. Die Übergabe jedes einzelnen Patienten ist dabei immer mit der eindeutigen und sicheren Identifikation zu beginnen. Anschließend sind grundsätzlich alle relevanten Haupt- und Nebendiagnosen aufzuführen. Dies gilt auch, wenn sie beim Patienten als eigentlich bekannt vorausgesetzt werden könnten. Der nächste Schritt besteht darin, den aktuellen Verlauf, durchgeführte Maßnahmen, Veränderungen des Zustandes oder neu gewonnene Erkenntnisse zu berichten.

Nach dem eher berichtenden Teil müssen danach auch proaktiv die Verhaltungsweisen für die nächste Zeit besprochen werden. Hierzu gehören zunächst die zu erledigenden Aufgaben, aber auch Vorgaben, wie auf absehbare Entwicklungen zu reagieren wäre („WWW" – Was wäre wenn?).

Zur Vermeidung von Fehlinterpretationen und Informationsverlusten ist es abschließend auf jeden Fall erforderlich, die wichtigsten Kerninhalte der Patientenübergabe zu wiederholen (Abb. 5.7).

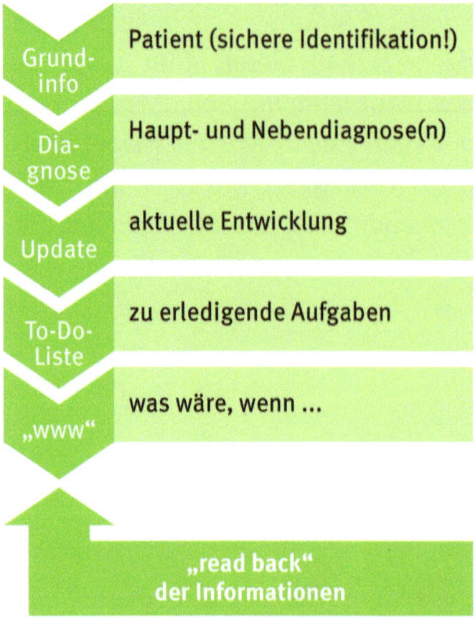

Abb. 5.7: Ein strukturierter Ablauf der Patientenübergabe kann dazu beitragen, den Verlust von wichtigen Informationen zu vermeiden.

Dieses so genannte „read back" ist zwar Bestandteil vieler Empfehlungen und Vorgaben, findet in der klinischen Realität jedoch eher selten statt (Wachter 2012).

Strukturiertes Vorgehen und „read back" der vermittelten Informationen reduzieren Fehler.

Grundsätzlich stellt sich jedoch die Frage, inwiefern es überhaupt machbar ist, diesen Prozess auf herkömmlichem Wege fehlerfrei sicherzustellen. Bei realistischer Betrachtung muss eingestanden werden, dass sich das Ausmaß der zu übermittelnden Informationen schon längst jenseits der menschlichen Auffassungsgabe befindet.

Einheitliche oder allgemeingültige Problemlösungen können derzeit noch nicht aus der Literatur abgeleitet werden. Belege liegen momentan eher für Einzelmaßnahmen, wie z. B. die Verwendung von Übergabeprotokollen, vor (Starmer 2014). Gesamthaft betrachtet, sind allerdings auch heute noch die Nachweise von reellen Qualitätsverbesserungen eher spärlich (Manser 2013).

Vielleicht ist der Lösungsansatz aber auch in der zunehmenden Digitalisierung der Krankenakten zu finden. Die Patientenübergabe der Zukunft könnte z. B. an einem Computermonitor stattfinden. An Hand von übersichtlich konfigurierten Bildschirmansichten wäre es möglich, die relevanten Punkte schrittweise aufzurufen. Um diese Informationen direkt zum richtigen Zeitpunkt am Ort der Behandlung wieder abrufen zu können, bietet sich der Einsatz von entsprechend geeigneten Mobilgeräten an. Die hierfür erforderliche Technik ist längst auf dem Markt, sie muss lediglich genutzt werden. Auch bei der Anwendung moderner Technologien darf eine heute noch weitgehend ungenutzte Ressource nicht unberücksichtigt bleiben. Die Einbeziehung von Patienten stellt eine große Chance dar, Fehler und Informationsverluste zu vermeiden (Manias 2014). Die Beobachtungsgabe der Patienten darf nicht unterschätzt werden. Deshalb sind sie häufig in der Lage, Unstimmigkeiten zu erkennen und dadurch Fehler zu vermeiden (Schwappach 2010). Die Fähigkeit sollte nach Möglichkeit auch bei Übergabesituationen genutzt werden.

Wie so oft, wird letztlich nur eine Kombination von verschiedenen Lösungsansätzen dazu beitragen, Fehler bei der Übergabe zu reduzieren und auf diese Weise die Patientensicherheit zu verbessern.

5.7.4 Literatur

Donaldson L, Panesar S, Darzi A (2012). Patient-Safety-Related Hospital Deaths in England: Thematic Analysis of Incidents Reported to a National Database, 2010–2012, 2014. *PLOS Med* 11(6), e1001667. Doi:10.1371/journal.pmed.1001667.

Manias E, Watson B (2014). Moving from rhetoric to reality: Patient and family involvement in bedside handover, International Journal of Nursing Studies (In Press).

Manser T (2013). Fragmentation of Patient Safety Research: A Critical Reflection of Current Human Factors Approaches to Patient Handover. *J Public Health Res* 2(3), e33, 194–197.

Pothier D, Monteiro P, Mooktiar M, Shaw A (2005). Pilot study to show the loss of important data in nursing handover. *British Journal of Nursing* 14, 1090–1093.

Reason J (1994). Menschliches Versagen – Psychologische Risikofaktoren und moderne Technologien. Spektrum Akadmischer Verlag, 49–51.

Schwappach D (2010). Engaging patients as vigilant partners in safety: a systematic review, Medical Care Research and Review, 119–148.

Starmer A, Spector N, Srivastava R, West D, Rosenbluth G, Allen A (2014). Changes in medical errors after implementation of a handoff program, *New England Journal of Medicine* 371, 1803.

Wachter R (2012). Understanding Patient Safety. McGraw-Hill Company, 125–144.

Eva Hampel und Christian Palle

5.8 Fehler in der pflegerischen Versorgung

5.8.1 Einführung

Gesundheits- und Krankenpfleger im Pflege- und Funktionsdienst stellen die quantitativ größte Berufsgruppe im Gesundheitswesen. Ihr obliegt die Umsetzung standardisierter als auch individuell geplanter grund- und behandlungspflegerischer Maßnahmen und Anwendungen, sowie die Organisation der diagnostischen und therapeutischen Maßnahmen. Im Jahr 2013 arbeiten von 1,3 Mio. Beschäftigten im bundesdeutschen Gesundheitswesen (~ 850.000 Vollzeitstellen) etwa 75 % in der Pflege und 14 % im ärztlichen Dienst. Der Anteil des ärztlichen Personals ist in Österreich (21,3 %) und der Schweiz (24,6 %) etwas höher.[2]

Die Ausbildungsziele für Gesundheits- und Krankenpfleger/innen (§ 3, Abschnitt 2 des Krankenpflegegesetz) umfassen als eigenständige Aufgaben: (a) Erhebung und Feststellung des Pflegebedarfs, Planung, Organisation, Durchführung und Dokumentation der Pflege, (b) Evaluation der Pflege, Sicherung und Entwicklung der Qualität der Pflege, (c) Beratung, Anleitung und Unterstützung von zu pflegenden Menschen und ihrer Bezugsperson in der individuellen Auseinandersetzung mit Gesundheit und Krankheit, (d) Einleitung lebenserhaltender Sofortmaßnahmen bis zum Eintreffen des Arztes. Außerdem im Sinne der Gesundheitspflege Hilfen für Patienten zur Erhaltung und Aktivierung der eigenständigen Lebensführung. Aufgaben im Rahmen der Mitwirkung sind: (a) Eigenständige Durchführung ärztlich veranlasster Maßnahmen, (b) Maßnahmen der medizinischen Diagnostik, Therapie und Rehabilitation und (c) Maßnahmen in Krisen- und Katastrophensituationen. Außerdem gehört es zu den Aufgaben, interdisziplinär mit anderen Berufsgruppen zusammen zu arbeiten und dabei multidisziplinäre und berufsübergreifende Lösungen von Gesundheitsproblemen zu entwickeln. So karg umreißt der Gesetzestext das hoch komplexe Aufgabenspektrum für Pflegepersonal im Gesundheitswesen – dem mit Abstand größten soziotechnischen System in den Industrieländern.

Pflegende sind in die meisten Prozesse im Krankenhaus eingebunden und agieren hier in sehr unterschiedlichen Settings (Notfallambulanz, Funktionsdiagnostik, Kreißsaal, Stationen aller Fachrichtungen, Intensivstation, Isolierstation, OP etc.). Wegen ihrer großen zeitlichen und räumlichen Nähe zum Patienten ist es nicht überraschend, dass sie an vielen „Fehlern“[3] beteiligt sind oder sie auch selbst verursachen.

2 Österreich 2011: gesamt 111.167 Beschäftigte in Krankenhäusern/gerechnete Vollzeitstellen, davon 87.491 (78,7 %) Pflegepersonal und 23.676 (21,3 %) ärztlicher Dienst. Schweiz 2013: gesamt 83.123 Beschäftigte in Krankenhäusern/gerechnete Vollzeitstellen, davon 62.644 (75,4 %) Pflegepersonal und 20.479 (24,6 %) ärztlicher Dienst.

3 Der Begriff „Fehler“ wird in diesem Text unspezifisch für alle Arten von Fehlern, also ohne Berücksichtigung der Ursachen, Personen, Orte und Auswirkungen etc., benutzt; differenzierte Darstellung dazu siehe Kap. 5.2 in diesem Buch.

Weil Pflegende fast überall vertreten sind, sind sie zugleich auch *die* Berufsgruppe mit dem größten Potenzial Fehler zu erkennen, sie ggf. abzufangen und gefährlichen Verläufen vorzubeugen (Kocks et al. 2014).

Risikomanagement in der Pflege, – so die hier vertretene These – sollte (1) genau hinschauen und analysieren, welche Fehler passieren wo und warum (nicht: „wer ist schuld") und sollte (2) die besondere Kompetenz der Pflegenden, als relevante Ressource für die Patientensicherheit systematisch erschließen und konzeptionell verankern. Letztere ergibt sich vor allem aus ihrer patientennahen Tätigkeit und ihrer konstitutiven Verflechtung in fast alle organisatorischen, technischen und psychosozialen Prozesse im Krankenhaus.

In ihren frühen Analysen stellen Strauss et al. 1985 u. a. „safety work" als genuinen Aspekt der Arbeit der Pflegenden heraus. Die „Sicherheitsarbeit" der Pflegenden schütze den Patienten gegenüber verschiedenen Risiken die ihm aus seiner Krankheit, durch ihre Behandlung und durch die Organisation von Klinik und Station drohen. Auch „Articulation work" ist eine zentrale Aufgabe der Pflegenden: Sie leisten „Verbindungsarbeit", indem sie alle notwendigen Arbeiten im Kontext der Erkrankung (Genesen oder auch Sterben, „illness trajectory") koordinieren und in eine sinnvolle Abfolge bringen.[4]

5.8.2 Komplexität sichtbar machen

Pflegearbeit ist ein komplexes Geschehen in das meistens auch andere Professionen und Berufsgruppen aus der Klinik oder auch dem ambulanten Bereich involviert sind. Ein unerwünschtes Ergebnis lässt sich oftmals keiner einzelnen Handlung zuordnen und die genaue Beschreibung der Ursachen (Handlung ggf. ihre Unterlassung, Umstände, Informationsstand, eingesetzte Mittel, beteiligte Personen etc.) ist immer kompliziert. Pflegende sind überall präsent und beteiligt, aber in der externen Qualitätssicherung (SGB V § 135a Abs. 2 und § 137 Abs. 1 Nr. 1) wird lediglich *ein* definierter Qualitätsindikator „Dekubitusprophylaxe" erhoben.

Es gibt kaum valide Zahlen zur Häufigkeit von Fehlern in der Pflege. Fehler sind nur da zu definieren, wo auch verbindliche Standards etabliert sind. Wegen der vielen Beteiligten blieben Fehler aber auch dann noch schwer zuzuordnen (Beispiel Hygienefehler). Fehler in der Pflege zu erheben ist mit einem enormen organisatorischen und zeitlichen Aufwand verbunden. Pflegearbeit folgt allgemeinen Standards; in der praktischen Ausführung sind aber meist wegen der jeweiligen Umstände (Besonderheiten des Patienten, zeitlich-räumliche und materiell-technische Bedingungen, situationsbedingt unvollständiges Wissen, Erfahrungsgrad der Beteiligten etc.) große

4 Weitere Differenzierungen bei Strauss et al. (1985) betreffen Aspekte der Technik (machine work), der Befindlichkeitsarbeit (comfort work) und vor allem sehr detailliert die Gefühlsarbeit (sentimental work).

Anpassungsleistungen zu vollbringen. Diese Anpassungsleistungen in alle Richtungen gehören zum Kerngeschäft in der Pflege; von daher ist für die Akteure selbst (und auch für Forscher/innen) eine fehlerhafte Handlung oftmals gar nicht so einfach zu erkennen.

5.8.3 Fehlermeldungen in der Pflege

Cramer et al. (2014) haben sich die Mühe gemacht, herauszufinden, was Pflegende überhaupt für einen Fehler halten, welche Kategorien, Häufigkeiten, Ursachen sie benennen und welche Folgen sie beobachtet und welchen Umgang sie erfahren haben. Dazu befragten sie in einer geschichteten repräsentativen Zufallsstichprobe retrospektiv Pflegende (n = 724) aus 30 Kliniken in Norddeutschland. Auf die Frage nach der Anzahl der im letzten halben Jahr einem Vorgesetzten oder über ein Berichtssystem gemeldeten Fehler gaben 60,8 % der hierzu Antwortenden (n = 651) an, *keine* Fehler gemeldet zu haben. Weitere 23,4 % hatten einen oder zwei Fehler gemeldet und 15,8 % hatten mehr als zwei Fehler im letzten halben Jahr gemeldet. Ob in der Klinik ein Meldesystem (CIRS) etabliert war oder nicht, hatte kaum Einfluss auf die Meldehäufigkeit.

Was waren die Hindernisse, die sie von einer Fehlermeldung abhielten? Gut ein Drittel (35,8 %) der Teilnehmenden gaben an, es sei ihnen unklar, welche Ereignisse überhaupt gemeldet werden sollten. 19,9 % hatten Sorge, die Meldung könnte disziplinarische Maßnahmen nach sich ziehen. Einige meinten, die Meldung (der Vorgang selbst) würde sehr viel Aufwand/Arbeit mit sich bringen (14,2 %). Auch war 13,5 % der Antwortenden das Procedere unklar; sie wussten nicht, wie bzw. bei wem der Fehler gemeldet werden sollte. Viele meinten, sie würden keine Fehler (mehr) melden, weil es ohnehin keine Rückmeldung von der Stelle gäbe, bei der der Fehler gemeldet würde (22,4 %). Jede/r fünfte hatte Sorge, selbst Ansehen zu verlieren, wenn er/sie einen Fehler einer Kollegin/eines Kollegen melde würde (20,0 %); oder die Person, die den Fehler gemacht hätte, würde dadurch Ansehen verlieren (19,5 %) oder ungerecht behandelt werden (15,2 %). Manche lehnten Fehlermeldungen auch grundsätzlich ab, weil solche Vorkommnisse besser im Team besprochen werden sollten. Cramer et al. haben hier sehr wichtige Aspekte versammelt, die bearbeitet werden müssen, wenn man eine bessere Sicherheitskultur in den Kliniken verankern will. Dabei ist wahrscheinlich das Thema „Was ist ein berichtswertes Ereignis?“ noch recht einfach zu bearbeiten; schwieriger und entscheidend sind jedoch die zu Grunde liegenden Sorgen und Vorbehalte zu lösen. Letztere sind eng verbunden mit der sozialen Stellung der Pflegenden im Gesundheitswesen. Die praktische Umsetzung von Maßnahmen zur Verbesserung der Patientensicherheit führt anscheinend nicht selten auch zu Loyalitätskonflikten.

5.8.4 Welche Fehler werden gemeldet?

Gemeldete Fehler gehörten am häufigsten in die Kategorie Mitarbeit bei ärztlicher Diagnostik und Therapie (68,1 %) und Medikationsfehler (61,5 %). Weiterhin wurden direkte Pflegefehler (14,1 %), Fehler aus Koordination und Kooperation (2,6 %), Kommunikation mit Patienten (2,2 %) und Gewalt/Missachtung (2,5 %) benannt. Befragt nach dem Anteil der gemeldeten Fehler in der jeweiligen Klinik gaben drei Viertel der Antwortenden (n = 538/74,5 %) an, dass ihrer Einschätzung nach weniger als die Hälfte aller Fehler gemeldet würden.

Die meisten Fehler entstehen (nach Ansicht der Antwortenden) also in der Kooperation mit anderen Berufsgruppen und in der Pflegedokumentation und relativ selten bei direkten Pflegeaktivitäten. Hygienefehler, unzureichende Flüssigkeitszufuhr, Fehler bei der Wundversorgung, bei der Versorgung eines Blasenkatheters oder einer Magensonde oder mangelnde Hilfe bei der Nahrungsaufnahme, obwohl sie notwendig gewesen wäre, wurden selten genannt. Über diese Diskrepanz in der Wahrnehmung lässt sich nur spekulieren.

5.8.5 Ursachen und Folgen von Fehlern

Als Fehlerursache wurden vor allem hoher Arbeitsanfall, Personalmangel sowie Überarbeitung (76,10 %) benannt, aber auch Unterbrechungen (19,06 %) und Wissensmangel (10,64 %).

Welche Folgen hatten die erlebten Fehler für die Pflegenden? Am häufigsten wurde Bedauern (70,3 %) genannt; viele waren danach auch aufgeregt, gestresst und/oder verärgert gewesen (56,1 %) oder hatten sich für den Fehler geschämt (37,7 %). Jede/r Zweite hatten aus dem Fehler etwas für den Job gelernt (51 %), war persönlich daran gewachsen (23 %). Aber es blieb auch die Angst, dass der Fehler noch mal passieren würde und es bleiben Gefühle von Inkompetenz und Unsicherheit, man fühlte sich als Person in Frage gestellt, erlebte Schlafstörungen und bekam beruflich-rechtliche Folgen zu spüren (nicht genauer definiert).

Habermann und Cramer (Abschlussbericht 2013) erfragten auch, wie die Pflegenden mit Fehlern umgingen, wenn sie sie bei anderen bemerken würden. Die meisten sprechen direkt die Kollegin/den Kollegen darauf an und viele haben „in Zukunft ein besonderes Augenmerk auf die Qualität der Arbeit der Kollegin/des Kollegen“. Manche reagieren „nur dann, wenn ich der Meinung bin, dass der Patient durch die Handlung geschädigt wird“. Sie sprechen über ihre Beobachtung mit anderen Kollegen und selten mit Vorgesetzten.

Welche Gründe geben diejenigen an, die ihre Kollegen *nicht* auf fehlerhafte Handlungsweisen ansprechen? Die meisten möchten die Kollegin/den Kollegen nicht kränken, sie kämen sich „übergenau und besserwisserisch“ vor, wenn sie Fehler ansprechen würden. Sie fürchten einen Konflikt, haben Sorge ihre „Argumente fachlich nicht überzeugend vertreten" zu können und möchten sich keine Blöße geben, wenn ihr Einwand sich als nicht berechtigt herausstellen sollte. Wichtig ist auch ihre Sorge, die Kollegin/der Kollege könne „im Gegenzug meine eigene Arbeitsleistung stark auf Fehler hin beobachten und kritisieren". Fehler sorgen für erhebliche offene, aber vor allem verdeckte Spannungen im Team; eine ungute Situation, die aus sich heraus schon wieder bester Nährboden für Fehler aller Art ist.

Die Autor/innen der hier vorgestellten Studie des Bremer Zentrums für Pflegeforschung und Beratung sind vorsichtig mit Schlussfolgerungen. Obwohl sie eine gute Rücklaufquote von 37,5 % erreichten, könnten sie einen Bias hinsichtlich der Beteiligungsbereitschaft bei diesem Thema nicht ganz ausschließen. Trotzdem, mit ihrer Studie lenken sie unsere Aufmerksamkeit auf die vielen Facetten die bei der Implementierung eines funktionierenden Risikomanagements zu berücksichtigen sind. Um zu einem fairen, kollegialen und zugleich sicheren anwaltschaftlichen Handeln für den Patienten zu kommen, müssen viele Aspekte auf ganz unterschiedlichen Ebenen aufgespürt, eingesammelt und verbunden werden. Die Bremer Studie zeigt schon mal wichtige Themen des zu bewältigenden Spektrums auf.

5.8.6 Auswirkungen von Fehlern bei den Akteuren

Laurent et al. (2014) haben in einer Interviewstudie (n = 40) versucht, die psychischen Auswirkungen und Abwehrmechanismen von Ärzten und Pflegenden von Intensivstationen nach erlebten Fehlern zu ergründen. Wie und mit welchen Mitteln werden Fehler kurz- und mittelfristig bewältigt? Primäre Empfindungen nach dem Ereignis waren Schuld, Scham, Grübelei und Sorge um den Patienten. Sie empfanden Unsicherheit und Selbstzweifel und oft waren sie zunächst unfähig über das Geschehen zu sprechen, oder sie waren auch verärgert über ihr Team. Längerfristig blieb das Ereignis im Gedächtnis tief verankert, und die Personen beobachteten an sich eine erhöhte Aufmerksamkeit und vermehrte Kontrollhandlungen im Kontext von ähnlichen Aktivitäten. Hilfreich in der Verarbeitung waren das Sprechen darüber und der Erwerb zusätzlicher Kenntnisse und Fertigkeiten, oder auch die Relativierung und Rückweisung der Verantwortung. Sehr interessant war die Beobachtung, dass viele während des Interviews ihren Fehler „klein redeten".

5.8.7 Strategien zur Erkennung, Abwehr und Korrektur von Fehlern

Wie schon einleitend bemerkt, verursachen Pflegende Fehler – aber sie vereiteln sie auch. Solche Vorgänge des Verhinderns, Auf- oder Abfangens, des schnellen Ausgleichens etc. zu verstehen ist sicherlich hilfreich, weil gerade diese situationsbezogenen Aktivitäten wichtige Ansatzpunkte bieten, Pflegearbeit sicherer zu machen. Henneman et al. (2010) haben im Rahmen von Fokus-Gruppen mit Pflegenden deren Strategien bei der Identifikation, dem Abwenden und Korrigieren eines Fehlers oder eines gefährlichen Verlaufs, herausgearbeitet.

Dabei identifizierten sie insgesamt 17 Strategien. (A) Acht *Strategien zur Fehlererkennung*: (1) den Patienten „kennen" (Diagnose, medizinische Vorgeschichte, Medikation, kulturellen Hintergrund, Kontakt zu Angehörigen, Gespräche, Zuhören etc.), (2) die „Mitspieler" (Team), ihre Haltung, Sorgfalt und Vorlieben, Stärken und Schwächen kennen, (3) den Pflege-/Therapieplan kennen, ihn auf Konsistenz prüfen oder sein Fehlen bemerken, (4) die Abläufe (Untersuchung, Station, Klinik etc.) kennen, aktiv auf Neulinge und konsiliarisch Tätige achten. (5) Überwachung (der Daten aber auch der direkten physischen Umgebung, Wahrnehmung von Veränderungen, Geräusche, Gerüche etc.) und (6) Anordnungen gegenkontrollieren, ggf. die Kollegin dazu befragen, (7) Abweichungen (von den „normalen" Abläufen) identifizieren, (8) Fragen stellen, Unklarheiten nachgehen, Erklärungen erbitten. (B) Drei *Strategien zur Vorbeugung/Abwendung/Unterbrechung eines fehlerhaften Verlaufes*: (1) dem Kollegen Hilfe anbieten (Anwesenheit), (2) Klärung herbeiführen, Wissen mit welchen Strategien man den Anderen für ein Überdenken des eigenen Vorhabens gewinnen kann, (3) den Mut haben, eine Handlung aktiv zu unterbrechen. (C) Sechs *Strategien Fehler aufzufangen/zu korrigieren*: (1) Volle Aufmerksamkeit und Konzentration auf die Korrektur, Abhilfe organisieren, beharrlich bleiben. (2) Physische Präsenz beim Patienten, aber ggf. auch gegenüber Ärzten. (3) Maßnahmen ergreifen, die im Einklang mit den allgemeinen Therapiezielen bei diesem Patienten stehen. (4) Involvierten Kollegen oder auch den behandelnden Ärzten einen Vorschlag machen, wie die Situation zu lösen ist. (5) Wenn es nicht akut ist, Standards anmahnen und Fachliteratur heranziehen und (6) andere Pflegende, Ärzte oder Pharmakologen (ggf. auch die Hierarchieleiter hinauf) hinzu ziehen. Alle Strategien – so der Anspruch, der an den Fokus-Gruppen teilnehmenden Pflegenden – sind nach Möglichkeit so einzusetzen, dass Integrität und Würde aller Beteiligter gewahrt bleiben.

5.8.8 Wege zu mehr Patientensicherheit

Den Königsweg zur Patientensicherheit gibt es nicht, schon gar nicht im pflegerischen Kontext. Hier sind aus verschiedenen historischen Gründen und organisatorischer Besonderheiten lange Wege zu gehen und vor allem sind vielfältige Ansätze und Strategien nötig. Pflegearbeit umfasst weit mehr, als die sichere Anwendung von Standards. Auch für die immer notwendigen Koordinierungs- und Verbindungstätigkeiten wird man Leitlinien, Algorithmen und Pfade entwickeln können. Solche Operationalisierungen sind sehr hilfreich, weil Sie Komplexität aufzeigen und Implizites (endlich!) explizit machen. Entscheidend im Klinikalltag ist aber letztlich (1) ob die Checkliste/Leitlinie etc. überhaupt zur Anwendung kommt und (2) ob die Anwender/innen die Fähigkeit haben, diese Vorgaben zu vermitteln und an die Gegebenheiten anpassen zu können. Dazu gehört auch, dass man nicht nur ausgleicht, sondern ggf. auch Mängel erkennt, benennt und entsprechende Standards (z. B. Hygienemängel, technische Aspekte etc.) einfordert. Hier sind vielseitig qualifizierte Pflegende mit entsprechenden Kompetenzen nötig. Seit Jahrzehnten beobachten wir eine extreme Ausdifferenzierung und damit einhergehende Spezialisierung in der Medizin und in der Klinikorganisation. Mit lauter Spezialisten kann aber keine Klinik funktionieren. Die Pflegenden sind die einzig verbliebenen Generalisten und bei ihnen liegt noch großes Potenzial für die weitere Entwicklung der Patientensicherheit.

Ein wichtiger Entwicklungsansatz verbirgt sich im eher wenig spezifischen Begriff der „Fehlerkultur". Kocks et al. (2012) verweisen auf ein Konzept, Fehlerkultur ganz praktisch und alltagsnah zu entwickeln. Die „Kollegiale Beratung" ist … ein strukturiertes Beratungsgespräch in einer Gruppe beruflich Gleichgestellter, in dem ein Teilnehmer von den übrigen Teilnehmern nach einem festgelegten Ablauf mit verteilten Rollen beraten wird (Tietze 2003). Ziel ist es, Lösungen für eine konkrete berufliche Schlüsselfrage zu entwickeln. Die kollegiale Beratung nutzt in diesem Sinne das Wissen und die Fähigkeiten im Team, indem sie kurz, pragmatisch und handlungsorientiert einen strukturierten Rahmen gibt, der den effizienten Wissens- und Informationstransfer unterstützt." Der Austausch über kritische Situationen und Handlungen muss Alltag werden und nicht nur dann stattfinden, wenn „etwas passiert ist". Und es gehört praktisches Training dazu, wie man z. B. auch mit Patienten/Angehörigen über einen Fehler kommuniziert (McLennan et al. 2014).

Es wäre auch sinnvoll, Pflegeteams einzuladen, sich aktiv in die Entwicklung der Sicherheitskultur der Klinik einzubringen. Dabei könnten sie z. B. kritische Punkte in ihrem Arbeitsumfeld benennen und nach Möglichkeit auch Lösungen dafür vorschlagen. Für diesen Prozess müssten sie selbstverständlich Zeit und die ausdrückliche Unterstützung der Organisation erhalten, ggf. auch Anleitung und Beratung durch die Qualitäts- und Sicherheitsbeauftragten. Der Lerneffekt solcher Projekte[5] wäre sicherlich groß, weil die Beteiligten noch genauer auf ihre Planungen und Abläufe schauen würden, Fehlerquellen identifizieren und Lösungen finden könnten. Indem sie darin zu Handelnden werden, könnten sie sich die Sicherheits- und Fehlerkultur praktisch aneignen.

5.8.9 Schlussbemerkung

Die hier angeführten Studien sind willkürlich ausgewählt. Sie geben keinen systematischen Überblick, sondern beleuchten nur einzelne Aspekte. Trotzdem dienen sie hoffentlich als interessante Aussichtspunkte um die Größe des hier noch zu beackernden

5 Solche PS-Projekte könnten jährlich stattfinden. Sehr wichtig ist die Unterstützung seitens der Qualitäts-/Sicherheitsbeauftragten bei der strukturierten Durchführung. Erfolge müssen sichtbar gemacht werden. Aber auch Ideen, deren Umsetzung (noch) nicht möglich ist, müssen ernsthaft diskutiert und begründet werden.

Feldes abschätzen zu können. Langfristig sind Entwicklung und Verankerung von Patientensicherheit nur *mit* intensiver Beteiligung der Pflegenden zu erreichen.

5.8.10 Literatur

Bundesamt für Statistik (BFS). Krankenhausstatistik und Medizinische Statistik (2013) Neuchâtel, Schweiz. http://www.bfs.admin.ch [16.02.2015]

Bundesanstalt Statistik Österreich (STATISTIK AUSTRIA 2013) Jahrbuch 2015/ 03 Gesundheit http://www.statistik.at/ [16.02.2015]

Cramer H, Foraita R, Habermann M (2014). Fehlermeldungen aus Sicht stationär Pflegender: Ergebnisse einer Befragung in Pflegeheimen und Krankenhäusern. Gesundheitswesen 76(08/09), 486–493.

Cramer H, Foraita R, Habermann M (2012). Pflegefehler und die Folgen. Ergebnisse einer Befragung von Pflegenden in stationären Versorgungseinrichtungen. *Pflege* 25(4), 245–259.

Habermann M, Cramer H (2013). Pflegefehler, Fehlerkultur und Fehlermanagement in stationären Versorgungseinrichtungen. Abschlussbericht für ein Teilprojekt des Pflegeforschungsverbundes Nord. ZePB Zentrum für Pflegeforschung und Beratung, Bremen 2007–2009. https://www.hs-bremen.de/mam/hsb/fakultaeten/f3/zepb/pflegefehler__fehlerkultur_und_fehlermanagement-bericht_des_zentrums_f{%}C3{%}BCr_pflegeforschung_und_beratung.pdf. [09.02.2015].

Henneman EA, Gawlinski A, Blank FS, Henneman PL, Jordan D, McKenzie JB (2010). Strategies used by critical care nurses to identify, interrupt, and correct medical errors. *Am J Crit Care* 19(6), 500–509.

Kocks A, Segmüller T, Abt-Zegelin A (2012). Kollegiale Beratung in der Pflege: Ein praktischer Leitfaden zur Einführung und Implementierung. http://www.dg-pflegewissenschaft.de/2011DGP/wp-content/uploads/2011/09/LeitfadenBIS1.pdf. [06.02.2015].

KrPflG. Krankenpflegegesetz vom 16. Juli 2003 (BGBl. I S. 1442), mit letzter Änderung Artikel 5 der Verordnung vom 21. Juli 2014 (BGBl. I S. 1301). http://www.gesetze-im-internet.de/krpflg_2004/BJNR144210003.html. [05.02.2015].

Laurent A, Aubert L, Chahraoui K, Bioy A, Mariage A, Quenot JP, Capellier G (2014). Error in intensive care: psychological repercussions and defense mechanisms among health professionals. *Crit Care Med* 42(11), 2370–2378.

McLennan SR, Diebold M, Rich LE, Elger BS (2014). Nurses' perspectives regarding the disclosure of errors to patients. A qualitative study. *Int J Nurs Stud* S0020-7489(14), 00259–4.

Statistisches Bundesamt. Gesundheit – Grunddaten der Krankenhäuser. https://www.destatis.de/DE/ZahlenFakten/GesellschaftStaat/Gesundheit/Krankenhaeuser/Tabellen/PersonalKrankenhaeuserJahre.html [16.02.2015]

Strauss AL, Fagerhaugh SY, Suczek B, Weiner CL (1985). Social organization of medical work. Chicago, IL, US, University of Chicago Press.

Tietze, KO (2003). Kollegiale Beratung – Problemlösungen gemeinsam entwickeln. Reinbek: Rowohlt.

Jörg Krey

5.9 Notaufnahme

5.9.1 Eingrenzung

Der beim ersten Blick eindeutige Begriff „Notaufnahme“ entpuppt sich bei genauerer Betrachtung als Konglomerat verschiedenster Strukturen und stellt so eher einen Sammelbegriff als eine eindeutige Ortsbeschreibung dar. Je nach Versorgungsstufe, Bettenzahl, Trägerschaft des Krankenhauses und der dort tätigen Leistungskräfte kann „Notaufnahme“ alles umfassen, von einer Sprechstundenstruktur über Fachgebietsambulanzen bis hin zu zentralen und eventuell interdisziplinar arbeitenden Zentralen Notaufnahmen. In manchen Krankenhäusern werden den Notaufnahmen zusätzliche Aufgaben zugewiesen, diese können von der Gipsversorgung des gesamten Hauses bis hin zur Durchführung der Endoskopie oder aber zumindest der Überwachung bereits endoskopierter Patienten reichen. Den Notaufnahmen angegliedert sein können (müssen aber nicht) Aufnahmebetten, eine Aufnahmestation, eine Stroke- oder Chest-Pain-Unit. Damit können viele Fehler und Schadensereignisse aus anderen Bereichen auch in einer Notaufnahme auftreten und müssen berücksichtigt werden.

Dieses Kapitel soll ausschließlich die Ambulanz- und Aufnahmefunktion betrachten, keine stationären Tätigkeiten, keine Überwachungs- und OP-Funktionen.

5.9.2 Herleitung

Fall 1: Es ist Feierabendverkehr auf einer Einfallstraße nach Hamburg. Hans G. (49), ein großer kräftiger Mann mit einer durch einen Hypertonus bedingten rosigen Gesichtsfarbe, ist mit seinem PKW noch außerorts mit ca. 80 km/h auf dem Weg von der Arbeit nach Hause, als er von der Fahrbahn abkommt und ungebremst gegen die Leitplanke fahrt. Der zeitnah eintreffende Rettungsdienst findet einen gangunsicheren, lallend sprechenden Fahrer vor, der deutlich nach Alkohol riecht. Mit dieser Übergabe wird Hans G. in die chirurgische Ambulanz des nahe gelegenen Krankenhauses eingeliefert. Hans G. wird nach einer Routine-Blutentnahme in die Ausnüchterungszelle der Ambulanz verbracht, in der Folge wird unregelmäßig nach ihm geschaut. Der Patient klart in dieser Zeit nicht auf. Nach etwa einer Stunde treffen die Laborergebnisse ein, der Blutalkoholspiegel ist entgegen allen Erwartungen negativ. Die sofort erfolgende Inaugenscheinnahme des Patienten zeigt eine mittlerweile tiefe Somnolenz, reduzierte Pupillenreaktionen und eine Pupillendifferenz. Der herbeigerufene Neurologe fordert ein CCT an. Da das einzige Gerät des Hauses zurzeit gewartet wird, wird der Patient nun mit Notarztbegleitung in ein nahegelegenes Klinikum verbracht. Das dort sofort durchgeführte CCT zeigt mehrere rupturierte Gehirnaortenaneurysmen mit mittlerweile erheblichen subduralen Einblutungen.

Der Patient wird nachfolgend operiert, nach langwieriger Rehabilitationsbehandlung bleiben zeitlebens Einschränkungen auf der kontralateralen Seite (Paresen und Kontrakturen) und eine nur noch eingeschränkte Arbeitsfähigkeit. Der Alkoholgeruch ließ sich im Nachhinein daraus herleiten, dass im Rahmen des Verkehrsunfalls ein im Kofferraum des Wagens befindlicher Karton mit Weinflaschen zerschellt ist.

Die Tätigkeit in der Notaufnahme steht unter vielfaltigen Belastungen. Die Durchgangszahlen steigen kontinuierlich an[6], gleichzeitig gibt es zunehmend Probleme, die Stellen zu besetzen respektive ausreichend qualifiziertes Personal zu finden[7]. Damit steigt die Belastung für die vorhandenen Mitarbeiter an und die Kapazitäten für den einzelnen Behandlungsfall sinken. An dieser Stelle muss in zunehmendem Maße priorisiert werden, dies geschieht in der Regel intuitiv auf der Basis der (für sich selbst vermutet) vorhandenen Berufserfahrung. Dreyfus und Dreyfus (1980) beschreiben deren Entwicklung als den Weg vom „Neuling" bis zur Erfahrungsstufe „Experte", Benner greift es für die Pflege auf (Benner 2012), im alltäglichen Sprachgebrauch wird es oft als „Entscheidung aus dem Bauch" oder Intuition beschrieben. Deren Gedanken, dass sich Berufserfahrung (Expertise) nicht durch Expertensysteme (Dreyfus 2005) bzw. Leitlinien (Benner 2012) ersetzen lassen, haben ihren Ursprung in den 70er Jahren des letzten Jahrhunderts. Seinerzeit gingen die Dreyfus-Brüder davon aus, dass (elektronische) Expertensysteme niemals die notwendige Eigeninitiative entwickeln können werden. Sie beschreiben es am Beispiel des Schachspielers und bezweifeln, dass ein Computer je besser als ein Mensch spielen kann (Dreyfus und Dreyfus 1987) – die Realität hat diese Annahme längst wiederlegt. Das Problem an der (zweifelslos vorhandenen) intuitiven Expertise beschreibt Daniel Kahneman in seinem Buch „Schnelles Denken, langsames Denken" mit dem Ausdruck WYSIATI (What you see is all there is) – übertragen „Sie sehen, was Sie erwarten zu sehen" (Kahneman 2012)[8] – indem er darstellt, dass (insbesondere in Stresssituationen) der Betroffene der festen Überzeugung ist, dass die Situation genau seinen Erwartungen entspricht. In einer frühen Studie zusammen mit Amos Tversky nennt er als kritischen Punkt die „Urteile unter Unsicherheit" und kognitive Verzerrungen als Grund für Fehlentscheidungen in der Überzeugung, das absolut Korrekte getan zu haben.

Dies heißt bezogen auf Fall 1: Der eintreffende Patient hat einen kräftigen Körperbau und eine rosige Gesichtsfarbe. Im Kontext mit dem Alkoholgeruch scheinen sich Unfall, Lallen und fehlende Gehfähigkeit mit Alkoholgenuss zu erklären und führen in der Folge im alltäglichen Stress der Notaufnahme zum fehlerhaften Handeln. Wäre die scheinbare Eindeutigkeit beim Eintreffen bereits hinterfragt und die Situation genauer geprüft worden, hätte die notwendige Behandlung des Patienten deutlich früher begonnen werden können. Hieraus ist die Folgerung zu ziehen, dass es beim Eintreffen jedes Patienten (ohne Ausnahme!) eine standardisierte Risikoabschätzung geben

---

6 Zuletzt Hannoversche Allgemeine Zeitung, 6.2.2015, S. 13: „Feuerwehrchef greift niedergelassene Ärzte an".

7 Beispielsweise: Ärzte Zeitung, 22.08.2011, Rettungsassistenten gehen als Pflegekräfte in die Klinik. www.aerztezeitung.de/praxis_wirtschaft/klinikmanagement/article/666453/rettungsassistenten-gehen-pflegekraefte-klinik.html.

8 Kahneman benutzt hier die Anspielung auf WYSIWYG (What you see is what you get – Sie sehen, was Sie bekommen werden) aus der Informationstechnologie, aus Programmen wie MS Word und anderen.

muss. Diese Abschätzung hat eine höhere Priorität als die nachfolgendem Behandlungsmaßnahmen (bei diesem und anderen Patienten), weil durch sie die richtige Wichtung der nachfolgenden Schritte begründet wird. Sie muss unabhängig von der Zahl der gerade eintreffenden oder der bereits in Behandlung befindlichen Patienten erfolgen, unabhängig davon, ob die Notaufnahme in diesem Moment über- oder unterlastet ist.

---

i **Fall 2:** Gegen 22 Uhr wird eine 67jährige Patientin mit der Einweisungsdiagnose „V. a. Beinvenenthrombose“ per RTW in die chirurgische Notaufnahme gebracht. Der Rettungsassistent spricht den diensttuenden Pfleger an und sagt: „Ich weiß nicht, ob ich bei Euch richtig bin. Die Einweisung ist für die Innere, aber die Patienten war schon mal bei Euch gewesen.“ Die diensttuenden Chirurgen nehmen gerade ihre Pause und stehen nicht zur Verfügung, weswegen Rettungsassistent und Pfleger entscheiden, dass, wie durch die Einweisung vorgesehen, die internistische Notaufnahme angefahren werden wird.

Die Patientin wird dort unter der Einweisungsdiagnose „Tiefe Beinvenenthrombose links“ aufgenommen. Bei der Visite am nächsten Vormittag erscheint dem Oberarzt die Situation der Patientin nicht ganz so eindeutig und er beschließt den Gefäßchirurgen hinzuzuziehen. Die sonografischen und radiologischen Gefäßdarstellungen zeigen einen arteriellen Verschluss auf der Basis einer vorangegangenen insuffizienten Gefäßplastik. Die nachfolgende Gefäßoperation führt nicht zur gewünschten Wiederherstellung der Perfusion und in der Folge zur Amputation des betroffenen Beines.

Der Fall ereignete sich in einer Umgebung mit einer strengen Hierarchie. In dieser Situation handelte der diensttuende Pfleger so, wie von ihm erwartet wurde: internistische Diagnosen werden (auch wenn Begleitumstände, wie die vorangegangene operative Behandlung in der eigenen Abteilung, dagegen sprechen könnten) in der internistischen Notaufnahme behandelt. Er hätte eine Rüge zu erwarten, wenn er die diensttuenden Ärzte „gestört“ hätte und ließ den RTW die internistische Notaufnahme anfahren. Verstärkend kommt hinzu, dass dort dem Jungassistenten die fehlerhafte Einweisungsdiagnose ebenfalls nicht auffiel. Hierdurch verzögerte sich die Einleitung der notwendigen Maßnahmen (Gefäß-OP) solange, dass die Durchblutung und damit Versorgung des Beines nicht mehr wiederherzustellen war. Auf die Problematik einer hierarchischen Umgebung in der Luftfahrt haben bereits Dreyfus und Dreyfus (2005) hingewiesen, besonders dramatisch zeigt dies der Crash von zwei Jumbo-Jets der PanAm und der KLM am 27.3.1977 auf dem Flughafen Los Rodeos auf Teneriffa[9] mit insgesamt 583 Toten und 61 Überlebenden. In der Luftfahrt wurden daraufhin die Hierarchien gelockert (Dreyfus und Dreyfus 2005), wodurch die Unglückszahlen deutlich sanken.

Aus Fall 2 lassen sich zwei Schlüsse ziehen: Zunächst einmal muss bei jedem eintreffenden Patienten unabhängig von einer eventuell vorliegenden Einweisung (und

---

9 Vereinfachte Darstellung mit einigen kleinen Fehlern hier: http://de.wikipedia.org/wiki/Flugzeugkatastrophe_von_Teneriffa, filmische (englischsprachige) Rekonstruktion hier: http://youtu.be/iX-6ee7nsA.

primär ohne diese zu berücksichtigen) eine Beurteilung der gesundheitlichen Situation erfolgen. Kein Patient darf aus dem Anschein heraus weggeschickt oder weitergeleitet werden. Nach der Erstbeurteilung obliegt es dem diensthabenden Arzt aus eventuell vorhandenen Abweichungen die notwendigen Schlussfolgerungen zu ziehen. Dieses wiederum erfordert (als zweiten Schluss) eine interdisziplinäre Komponente im Handeln der Notaufnahme (und damit eine interdisziplinäre Notaufnahme). Dabei ist es unerheblich, ob dort Fachärzte einer der bekannten Fachrichtungen arbeiten oder ein Emergency Physician US-amerikanischer Prägung. Der rechtlich geforderte Facharztstandard kann (auch Fachdisziplinen übergreifend) durch Behandlungsleitlinien und Verfahrensanweisungen des Hauses bzw. der Fachabteilungen sichergestellt werden.

5.9.3 Schlussfolgerung

Die Schlussfolgerung aus den exemplarischen Fallbeispielen kann nur lauten, dass es einer Systematisierung des Vorgehens beim Eintreffen des Patienten bedarf. Hierzu sollte nicht erst auf eine Vorgabe des Gesetzgebers gewartet werden[10], vielmehr müssen die Krankenhäuser im Interesse aller Beteiligten bereits heute handeln. Es ist ein Instrument einzuführen, welches unabhängig von der aktuellen Auslastung am Eingang, der personellen Besetzung und der vorhandenen Qualifikation der Diensttuenden (Berufserfahrung und Berufsgruppe) eine idealerweise immer gleichlautende Risikoabschätzung der eintreffenden Patienten erlaubt. Diese Struktur darf dabei die Berufserfahrung (Expertise) des Handelnden nicht ignoriert, aber trotzdem jedem vom Neuling bis zum Experten eine Struktur an die Hand geben, die verhindert, dass im Stress des Alltags „der Gorilla übersehen" (Chabris und Simons 2011)[11] wird. In der Militär- und Katastrophenmedizin ist ein solches Handeln seit den Zeiten Larrey's[12] unter dem Begriff Triage bekannt. In der Notaufnahme findet sich die ersten Implementierungen 1963 in New Haven (Weinerman et al. 1966) und bzw. 1964 in New York (Baldridge 1966), immer noch unter dem Namen Triage. In Deutschland hat sich aus-

---

10 Landeskrankenhausgesetz Berlin §27 (http://gesetze.berlin.de/jportal/?quelle=jlink&query=KHG+BE+%C2%A7+27&psml=bsbeprod.psml&max=true), Emergency Medical Treatment And Active Labour Act EMTALA USA erläutert durch den Berufsverband der Emergency Physicians ACEP (http://www.acep.org/News-Media-top-banner/EMTALA/).

11 Die beiden US-Psychologen wurden bekannt durch ihren Film mit dem Gorilla: Die Zuschauer werden aufgefordert, sich einen kurzen Film mit weiß und schwarz gekleideten Basketballspielern anzuschauen und die Ballwechsel zwischen den weißen Spielern (und nur die) zu zählen. Etwa 50 % der Zuschauer übersehen, dass während des Films ein Gorilla durch das Bild lauft. Chabris und Simons zeigen damit, dass der Betrachter Gefahr läuft, bei Konzentration auf eine Situation andere Ereignisse zu übersehen. Aufgrund des Bekanntheitsgrades des Filmes und des Gorillas gibt es mittlerweile von Simons eine „verschärfte" Variante: http://youtu.be/IGQmdoK_ZfY.

12 www.trauma.org/history/larrey.html.

gehend von Hamburg seit 2001 der Begriff der Ersteinschätzung für die innerklinische Dringlichkeitseinschätzung etabliert[13]. Der gewählte neue Begriff soll die unterschiedliche Zielsetzung der beiden Konzepte darstellen: während es der präklinischen Triage darum geht, möglichst vielen Patienten das Überleben zu ermöglichen, ist es in der Klinik erklärtes Ziel, jeden Patienten zu retten.

Die Einführung eines solchen Systems unterstützt dabei alle am Prozess Beteiligten:

- Der Patient bekommt die Sicherheit, dass seine Situation verlässlich eingeschätzt wird und eine bestehende Gefährdung rechtzeitig erkannt wird. Dafür muss er in Kauf nehmen, dass er bei Bagatellproblemen eine längere Wartezeit in der Notaufnahme vergegenwärtigen muss.
- Die Pflegekraft bekommt die Sicherheit, dass sie auch ihr unbekannte Krankheitsbilder verlässlich einschätzen kann, unabhängig von belastungsabhängigen Ablenkungen wird, die Qualität ihres Handelns belegbar und kommunizierbar wird. Gefährdungslagen werden schnell erkennbar.
- Der Arzt kann sich auf die Abschätzung der Pflegekraft verlassen und muss nicht erst noch eine Abschätzung und ggf. personenabhängige Interpretation der Darstellung vornehmen. Gefährdungslagen durch eine zu knappe Personalausstattung werden belegbar.
- Die Geschäftsführung bzw. das Direktorium des Krankenhauses bekommt die Sicherheit, dass das Handeln in der Notaufnahme belegbar ist und auf qualitativ hohem Niveau durchgeführt wird. Damit sind die Anforderungen der Organisationsverantwortung erfüllt und das Krankenhaus wird i. d. R. in Schadenfällen eine wesentlich bessere Beweislage haben.

5.9.4 Ausgestaltung

In ihrem Artikel zu den Anforderungen an ein künftiges Triagierungsinstrument für US- Notaufnahmen kommt die US-Krankenschwester Polly Zimmermann (2001) zu dem Ergebnis, dass die beste Verlässlichkeit bei fünfstufigen Systemen zu finden sei. Hier soll nicht die Diskussion zur Auswahl des geeigneten Systems geführt werden, es sollen nur die grundsätzlichen Anforderungen benannt werden, die sich aus einer Einführung in deutschsprachigen Gesundheitssystemen ergeben:

1. Schnelle Anwendbarkeit – der Zeitbedarf sollte im Regelfall nicht höher als 1–2 Minuten sein
2. Kein Einsatz von Diagnosen zur Einstufung – Diagnosen können in der Kürze der zur Verfügung stehenden Zeit nicht mit der nötigen Verlässlichkeit gefunden werden und dürfen aus rechtlicher Sicht nur von Ärzten gestellt werden

13 www.ersteinschaetzung.de/content/was-ist-ersteinschätzung.

3. Hohe Standardisierung des Systems – damit Verlässlichkeit und Nachvollziehbarkeit der Einschätzung und Unabhängigkeit von der Berufserfahrung des Anwenders
4. Anwendbarkeit muss auch für MFA und Rettungsassistenten möglich sein
5. Risikoabschätzung für eintreffende Patienten mit Definition eines Zeitfensters ohne zu erwartenden Gefährdung für den Patienten bis zu einem ersten Arztkontakt – beide Aspekte sind bei allen Patienten und allen fünf Dringlichkeitsstufen zu beachten

Die Mitarbeiter müssen in der Anwendung des Systems geschult werden, die Notaufnahmen müssen ggfs. baulich entsprechend angepasst werden (entsprechender Raum mit benötigter Ausstattung), der ärztliche Dienst muss eingewiesen werden. Um eine Verschlechterung des Gesundheitszustandes der wartenden Patienten wahrnehmen zu können, ist die Wartesituation entsprechend zu gestalten (kontinuierliche Überwachung). Sowohl die Durchführung der Ersteinschätzung wie die adäquate Reaktion auf die Situation der Patienten (zeit-/risikogerechter Behandlungsbeginn) erfordert gegebenenfalls Anpassungen bei den Schichtplänen oder eine Verstärkung der Personalausstattung.

5.9.5 Ausblick

Die bestgemeinte Implementierung aber verpufft, wenn nicht konsequent gehandelt wird und keine regelmäßige Qualitätssicherung und Nachschulung des Teams stattfindet. Der Berliner Tagesspiegel berichtet im Mai 2014 von einem Fall, der bei konsequentem Handeln in seinem Ausgang möglicherweise hätte verhindert werden können[14]:

Fall 3: Ein sportlicher 25jähriger Student sucht in seiner Heimatstadt wegen Rückenschmerzen, die im Anschluss an Prüfungen und einen Umzug entstanden sind, einen Orthopäden auf, der ihm eine Schmerzspritze verabreicht und entsprechende Tabletten mitgibt.

Nach einigen Tagen zieht er endgültig um. Da die Schmerzen am Spätabend nahezu unerträglich sind und auch die Schmerztabletten nicht mehr helfen, sucht er eine Notaufnahme auf. Er wird wegen der Stärke der Schmerzen als mittelschwerer Fall eingestuft, muss allerdings aufgrund der Überlastung der Notaufnahme sehr lange warten. Wegen des frühen Arbeitsbeginns am neuen Arbeitsplatz am nächsten Morgen geht er nach längerer Wartezeit vor Behandlung und nimmt zuhause noch eine Schmerztablette ein.

Wegen der am nächsten Tag immer noch bestehenden Beschwerden sucht er jetzt am neuen Ort einen niedergelassenen Orthopäden auf. Dieser überweist ihn nach kurzer Untersuchung aufgrund des unspezifischen Befundes an einen Neurologen, der Patient sucht aufgrund der Stärke der Be-

14 http://www.tagesspiegel.de/berlin/notaufnahmen-in-berlin-herz-aerzte-und-versagen/9781688.html.

schwerden und weil kein niedergelassener Neurologe einen Termin zur Verfügung hat, eine andere Notaufnahme auf. Hier wird aufgrund der vorliegenden Überweisung keine Dringlichkeitseinschätzung vorgenommen, sondern nur notiert: „Zum Neurologen". Der diensttuende Neurologe untersucht den Patienten, findet nichts Neurologisches und schickt ihn mit einem entsprechenden Untersuchungsbefund zur weiteren Diagnostik nach Hause.

Zu Hause angekommen bekommt der junge Mann keine Luft mehr, bittet noch einen Rettungswagen zu rufen und kollabiert mit einem Herz-Kreislauf-Stillstand. Der einstündige Reanimationsversuch bleibt erfolglos, der junge Mann verstirbt. Die Obduktion ergibt als Ursache eine Endokarditis.

Bei diesem Fall gibt es grundsätzlich mehrere Ansatzpunkte (die in dem Presseartikel sehr gut dargestellt sind). Entscheidend aber an diesem Fall ist, dass er zeigt, dass jeder Handelnde aufgerufen ist, sein Tun immer wieder in Frage zu stellen, sorgfältig vorzugehen und nicht das „Offensichtliche" oder „Geschriebene" pauschal als wahr anzunehmen. Hätten alle Akteure in diesem Fall genauer zugehört und ihr Handeln überprüft, hätte dieser Patient gerettet werden können. Der Fall zeigt auch, wie wichtig es ist, die Grenzen der eigenen Fähigkeiten zu erkennen und danach zu handeln. Das Diffuse der Symptomatik und die Beschwerdepersistenz, ja Zunahme, hätte dazu genutzt werden müssen, bei diesem Patienten eine vertiefende diagnostische Klärung vorzunehmen. Die Lösung besteht nicht automatisch (wie der Presseartikel schlussfolgert) in der Einführung eines Emergency Physicians nach US-Vorbild, sondern vielmehr in der Akzeptanz der eigenen Grenzen, der Vielschichtigkeit der menschlichen Krankheitsbilder und der zwingend erforderlichen Verbesserung der Disziplinen übergreifenden Zusammenarbeit in den Notaufnahmen.

5.9.6 Literatur

Baldridge PB (1966). The Nurse in Triage. In Nursing Outlook, Elsevier, New York, 14. Jg., H. 11, 46–48.

Benner P (2012). Stufen zur Pflegekompetenz. From Novice to Expert. Hans Huber Bern, Göttingen & Toronto, Seattle.

Chabris C, Simons D (2011). Der unsichtbare Gorilla. Wie unser Gehirn sich tauschen läßt. Deutsche Übersetzung Dagmar Mallett. Piper, München, Zürich.

Dreyfus HL, Dreyfus SE (1980). A Five-Stage Model Of The Mental Activities Involved In Directed Skill Acquisition. Department of Philosophy, University of California, Berkeley.

Dreyfus HL, Dreyfus SE (1987). Künstliche Intelligenz. Von den Grenzen der Denkmaschine und dem Wert der Intuition. Deutsche Übersetzung Michael Mutz. Rororo, Reinbek.

Dreyfus HL, Dreyfus SE (2005). Expertise in Real World Contexts. *Organization Studies* 26(5), 779ff.

Kahneman D (2012). Schnelles Denken, Langsames Denken. Deutsche Übersetzung Thorsten Schmidt. Siedler-Verlag, München.

Weinerman ER, Ratner RS, Robbins A, Lavenhar MA (1966). Yale Studies in Ambulatory Medical Care V. Determinants of Use of Hospital Emergency Services. In American Journal of Public Health and Nation's Health, American Public Health Association, Washington, 56. Jg., H. 7, 1037–1056.

Zimmermann PG (2001). The Case for a Universal, Valid, Reliable 5-Tier Triage Acuity Scale For US Emergency Departments. In Journal of Emergency Nursing, Elsevier, New York, 27. Jg., H. 3, 246–254.

Markus Röthlin

5.10 Chirurgie und Traumatologie

Kasuistik: Eine 53-jährige Patientin wird wegen chronischer Oberbauchschmerzen rechts abgeklärt und mittels Ultraschall eine Cholezystolithiasis festgestellt bei einer chronischen Cholezystitis und Schrumpfgallenblase. Die Patientin wird von einem erfahrenen Leberchirurgen einer laparoskopischen Cholezystektomie unterzogen. Bei der Operation findet sich eine Gallenblase von der Größe einer Erdnuss mit stark fibrotischer Umgebungsreaktion, was eine Beurteilung der Anatomie erschwert. Der Chirurg beginnt am unteren Ende der Gallenblase den Ausführgang zu präparieren und schließlich gelingt es ihm, diesen zirkular auszupräparieren. Sein ebenfalls erfahrener Assistent bemerkt, dass der Gang für den Gallenblasenausführgang einen sehr großen Umfang aufweist und macht den Operateur darauf aufmerksam, dass er möglicherweise bereits den Ductus choledochus – also den Hauptgallengang – auspräpariert hat. Der Operateur nimmt diesen Einwand zur Kenntnis und entscheidet sich trotzdem, den Gang zwischen Klips zu durchtrennen, obwohl die anatomischen Verhältnisse noch nicht klar dargestellt sind. Bei der weiteren Präparation stellt sich heraus, dass der Einwand des Assistenten berechtigt war und eine drittgradige Gallenwegsverletzung mit Resektion eines Teils des Hauptgallengangs resultierte. Die Operation wurde konvertiert zu einem offenen Verfahren und eine bilidigestive Anastomose – also eine viel größere Operation – angelegt in der selben Narkose. Der postoperative Verlauf der Patientin war problemlos.

Die Chirurgischen Fächer sind in 45 % aller Schadenfälle betroffen. Durch die Unmittelbarkeit des Eingriffes in den Organismus des Patienten und damit die tatsächlich oder vermeintlich daraus folgende Schädigung des Patienten durch ein *adverse event* ergibt sich eine wesentlich höhere Anzahl von Schadenfällen, als in anderen Fächern. Die Schadenfälle lassen sich in drei Gruppen einteilen (Tab. 5.5).

Tab. 5.5: Ursachen chirurgischer Schadenfälle.

Präoperative Fälle	Intraoperative Fälle	Postoperative Fälle
Verpasste Diagnose	Falsche Operation	Verpasste Komplikation
Falsche Diagnose	Falsche Seite	Verzögerte Komplikationsbehandlung
Verspätete Diagnose	Zurückgebliebener Fremdkörper	Fehlerhafte Nachbehandlung
	Fehlerhafte Operation	
	Komplikation durch Fehler	

Der größte Anteil der Schadenfälle kommt während der Operation vor (48 %). In 15 % der Fälle ist die Ursache in der präoperativen Phase und in 37 % in der postoperativen Phase zu suchen (Somville, van Sprudel und Somville 2010).

Ein typisches Beispiel für einen präoperativen Schadenfall ist die verzögerte oder Fehldiagnose einer Appendizitis acuta. Obwohl dies nur 2,6 % der Patienten betrifft, kommt wegen der Häufigkeit der Grunddiagnose diesem Problem doch große Bedeutung zu (Lee, Tashjian und Moriarty 2012). Diese Patienten haben häufig eine mitigierte Klinik. Als Folge der verzögerten Diagnose und Therapie liegt aber in 74–91 %

der Fälle bei der Operation eine perforierte Appendizitis vor, im Gegensatz zu 23–29 % bei den Kontrollpatienten (Rusnak, Borer und Fastow 1994; Naiditch et al 2013; Amgwerd et al. 1994). Die Komplikationsrate nach der Operation lag mit 28,2 % etwa dreimal höher als bei den Kontrollen und Reoperationen waren ebenfalls dreimal häufiger (Naiditch et al. 2013). Dass diese Patienten auch im Langzeitverlauf durch Verwachsungen, Ileusepisoden und im Falle junger Patientinnen, durch Sterilitätsprobleme zusätzlich beeinträchtigt werden, verschafft diesen Klagen größeres Gewicht. In der Chirurgie hat man deshalb in den 80er-Jahren mit großem Erfolg begonnen, den Ultraschall als Diagnostikum einzusetzen (Amgwerd et al. 1994). Die Fehldiagnosen konnten dadurch drastisch gesenkt werden. Unter dem zunehmenden Druck, die Fehl- oder Spätdiagnosen weiter zu senken, wird zunehmend auch das Computertomogramm als weiteres Diagnostikum in bis zu 18 % der Fälle mit einem positiven und negativen Vorhersagewert bis zu je 100 % eingesetzt (Toorenvliet et al. 2010). Der Einsatz der diagnostischen Laparoskopie gilt im Gegensatz zu den bildgebenden Verfahren als unfein, denn die Rate an falsch negativen Laparoskopien sollte ebenfalls niedrig gehalten werden, doch kann sie bei jungen Frauen die beste Möglichkeit sein, gynäkologische von chirurgischen Schmerzursachen zu unterscheiden und zu lange Wartefristen zu vermeiden.

Weitaus die meisten Schadenfälle haben ihren Ursprung in der perioperativen Phase. Man kann also den Operationssaal zu Recht als „High-Risk“-Umgebung bezeichnen. Gravierende Probleme oder sogenannte „Never-Events“ – wie Patientenverwechslung, Seitenverwechslung und zurückgelassene Instrumente und Kompressen konnten in den letzten 30 Jahren in ihrer Häufigkeit von 1/1.000 Operationen auf 1/8.000 gesenkt werden (Hariharan und Lobo 2013). Zuerst kamen Initiativen zur Vermeidung von Patienten- und Seitenverwechslungen durch Befragung des Patienten, Benutzen von Patientenarmbändern und Markierung des Operationssitus. Anschließend wurden diese Maßnahmen eingebettet in die von anderen „High-Risk“-Umgebungen, wie der Aviatik übernommenen Checklisten (Haynes et al. 2009). Diese Checklisten – die bekannteste ist sicher die WHO-Checkliste- werden während der Einschleusung des Patienten in den OP(Sign-in), unmittelbar vor dem Hautschnitt (Team-Timeout) und nach Abschluss der Operation (Sign-out) angewendet. Sie umfassen im Wesentlichen in standardisierter Folge die Abfrage der Maßnahmen, welche in unstrukturierter Form schon früher zur Vermeidung der obigen „Never-Events“ angewendet wurden. Der Vorteil der Checklisten ist neben der strukturierten und zeitlich klar definierten Durchführung der Abfrage auch die Förderung der gegenseitigen Kommunikation auf beiden Seiten der „Blut-Hirn-Schranke“ – d. h. zwischen Anästhesisten und Chirurgen, also im ganzen OP-Team. Sie bietet auch Gelegenheit für alle Team-Mitglieder, eventuelle Bedenken und Einwände vorzubringen, bevor die Operation begonnen hat oder bevor der Patient den OP-Saal wieder verlassen hat (Speak-up). Neue technische Methoden sollen zudem helfen, die Frequenz von zurückgelassenen Tüchern und Kompressen zu senken. In der Mayo-Klinik wurde ein System mit „Barcode-identifizierbaren“ Kompressen eingeführt und hat bewirkt, dass innert einer Beobachtungsdauer von 18 Monaten kein einziger Fall von zurückgelassenen Tüchern auftrat, während andere, großangelegte Maßnahmenpakete inklusive Routine-Röntgenbilder nach jeder Operation in den Körperhöhlen lediglich vermochten die Frequenz von 1Fall/16 Tage auf 1 Fall/69 Tage zu reduzieren (Cima et al 2009). Andere Möglichkeiten bieten Radiofrequenzchip-markierte Tücher, welche mit einem Scanner aufgespürt werden können (Gibbs 2012).

Was intraoperative Komplikationen angeht, so liegt es in der Natur der chirurgischen Tätigkeit, Möglichkeiten zu suchen, diese zu verhindern und vermeiden. Ein wichtiges, typisches Beispiel ist die Vermeidung von Gallenwegsverletzungen im Rahmen einer laparoskopischen Cholezystektomie. Durch die veränderte Übersicht und die neue Technik sind diese Komplikationen nach Einführung der Laparoskopie markant angestiegen. Da die laparoskopischen Cholezystektomien sehr häufig und die Folgen der Komplikation für die Patienten weitreichend und häufig lebenslang sind, ist dies eine häufige Ursache für Schadenfälle und Rechtsverfahren. In einer Studie aus Holland waren es 19 % der Patienten, welche im Schadenfall Klage einreichten (Gevers 2007). Die Folgen einer akzidentellen Durchtrennung, Klippung oder sogar Resektion des Haupt-Gallenganges kann durch eine gleichzeitige Verletzung der Leberarterien noch potenziert werden. Dies geschieht in ca. 20 % der Fälle (Scurr et al. 2012). Aufgrund der Schwere der Folgen ist es verständlich, dass 86 % der Fälle zugunsten des Patienten entschieden wurden. Die laparoskopischen Fachgesellschaften, wie EAES und SAGES haben entsprechende Guidelines erlassen, wie derartige Verletzungen vermieden werden können (Eikermann et al. 2012). Eine klare, eindeutige Darstellung des Gallenblasenganges und der Gallenblasenarterie ohne Verwendung von Elektro-Häkchen und eine Prüfung der Anatomie mit dem „Critical view of safety" vor dem Setzen der Klips und der Durchtrennung der Strukturen soll helfen, diese Komplikation zu vermeiden. An unserer Klinik wird diese Technik seit 15 Jahren angewandt und in dieser Zeit sind bei ca. 3.000 Fällen keine Gallenwegsverletzungen aufgetreten, obwohl es sich um ein Lehrkrankenhaus handelt und junge Kollegen an diesen Operationen ausgebildet werden.

Ein weiteres Beispiel für eine intraoperative Komplikation mit großem Schadenpotenzial ist die Stimmbandlähmung durch Verletzung des Nervus laryngeus recurrens bei Operationen am Hals, insbesondere an der Schilddrüse. Diese Komplikation ist verantwortlich für 50 % der Klagen nach obiger Operation (Dralle 2014). Besonders gravierend sind Fälle mit beidseitiger Recurrensparese, da diese eine lebenslängliche Tracheostomie zur Folge haben können, um die Atmung sicherzustellen. Entsprechend hoch ist der Anteil dieser Patienten an den Schadenfällen welche vor Gericht gehen. In den USA wurden zwischen 1986 und 2007 über $ 18 Mio von den Versicherern an Patienten ausbezahlt (Shaw et al. 2009). Hier hat das intraoperative Neuromonitoring des Nervus recurrens und die abschließende Stimulation des Nervus vagus zur Bestätigung der Unversehrtheit des Nerven viel dazu beigetragen, insbesondere die beidseitigen Recurrens-Lähmungen zu verhindern. Obwohl diese Technik kein 100 %iger Schutz ist, hat sie weite Verbreitung gefunden und wird bei Gerichtsverfahren mittlerweile als Conditio sine qua non für eine lege artis durchgeführte Schilddrüsen-Operation angesehen.

In der postoperativen Phase ist vor allem das Auftreten von Komplikationen als Folge der durchgeführten Operation der Grund für Klagen und Schadenfälle. Da Komplikationen auch in Fällen auftreten können, in denen das Vorgehen intraoperativ absolut lege artis erfolgte, ist hier die Situation schwieriger. Die Klagen haben vorwiegend dann gute Aussicht auf Erfolg, wenn eine Komplikation auftrat und nicht, oder nur verspätet erkannt wurde. Da der behandelnde Chirurg in der Regel sein Werk eher benigne betrachtet und nicht hinter jedem Symptom des Patienten eine Komplikation erwartet, tendiert er dazu, eher zu spät die nötigen Schritte zur Diagnose und Behandlung derselben einzuleiten. Um dies zu vermeiden, kann man Trigger einführen, die mehr oder weniger automatisch eine Abklärung nach sich ziehen, wie z. B. eine erhöhte Amylase im Drainagesekret 3 Tage nach Bauchspeicheldrüsen-Operation oder erhöhtes CRP über 180 am 3. Tag nach Dickdarmentfernung. Im ersten Falle spricht dies für eine Pankreasfistel, im 2. für eine Anastomoseninsuffizienz an der Dickdarmnaht – beides gefürchtete Komplikationen, welche bei zu später Diagnose zu schweren Folgeerkrankungen und sogar zum Tod führen können. Eine weitere Möglichkeit, den Chirurgen-Bias auszuhebeln ist es, den Patienten postoperativ nicht durch den Operateur, sondern durch einen erfahrenen, nicht beteiligten Chirurgen beurteilen zu lassen. Dieser kann völlig unbelastet und objektiv den Patienten beurteilen und falls nötig eine Behandlung veranlassen, welche der primäre Operateur vielleicht erst später oder gar nicht initiiert hätte.

Die häufigsten System-Faktoren, welche zu Schadenfällen führten, waren in einer großen Studie (Somville, van Sprudel und Somville 2010) Unerfahrenheit oder fehlende/ungenügende technische Fähigkeiten beim behandelnden Chirurgen oder dem behandelnden Personal in 57 % der Fälle und Kommunikationsprobleme in 42 % der Fälle. Während das erste Problem mit erhöhter Supervision, Richtlinien der Fachgesellschaften und Zentralisierung der Fälle angegangen wird, ist die Erforschung der Kommunikation insbesondere im OP-Saal und die Vermeidung von Kommunikationsfehlern ins Zentrum der Forschung hinsichtlich Patientensicherheit in der „Chirurgie nach der Checkliste“ gerückt.

5.10.1 Literatur

Amgwerd M, Röthlin M, Candinas D, Schimmer R, Klotz HP, Largiadèr F (1994). Appendizitis-Sonographie durch Chirurgen – Erfahrungssache? *Langenbecks Arch* 379, 335–340.

Cima RR, Kollengode A, Storsveen A et al. (2009). A multidisciplinary team approach to retained foreign objects. *Jt Comm J Qual Patient Saf* 35, 123–132.

Dralle H (2014). Surgical assessment of complications after thyroid gland operations. Chirurg. Sept 20; Epub ahead of print.

Eikermann M, Siegel R, Broeders I et al. (2012). Prevention and treatment of bile duct injuries during laparoscopic cholecystectomy: the clinical practice guidelines oft he European Association for Endoscopic Surgery. *Surg Endosc. Nov* 26(11), 3003–3009.

Gevers JK (2007). Claims for damages due to bile-duct injury following laparoscopic cholecystectomy: some legal remarks. *Ned Tjidschr Geneeskd* 151(31), 1713–1715.

Gibbs VC (2012). Thinking in three's: Changing surgical patient safety practices in the complex modern operating room. *World J Gastroenterol* 18(46), 6712–6719.

Hariharan D, Lobo DN (2013). Retained surgical sponges, needles and instruments. *Ann R Coll Surg Engl* 95(2), 87–92.

Haynes AB, Weiser TG, Berry, WR et al. (2009). A surgical safety checklist to reduce morbidity and mortality in a global population. N Engl J Med 360(5). 491–499.

Lee J, Tashjian DB, Moriarty KP (2012). Missed opportunities in the treatment of pediatric appendicitis. *Pediatr Surg Int* 28(7), 697–701.

Naiditch JA, Lautz TB, Daley S, Pierce MC, Reynolds M (2013). The implications of missed opportunities to diagnose appendicitis in children. *Acad Emerg Med* 20(6), 592–596.

Rusnak RA, Borer JM, Fastow JS (1994). Misdiagnosis of acute appendicitis: common features discovered in cases after litigation. *Am J Emerg Med* 12(4), 397–402.

Scurr JRH, Brigstocke JR, Shields DA et al. (2012). Medicolegal claims following laparosopic cholecystectomy in the UK and Ireland. *Ann R Coll Surg Engl* 92(4), 286–291.

Shaw GY, Pierce E (2009). Malpractice litigation involving iatrogenic surgical vocal fold paralysis: a closed-claims review with recommendations for prevention and management. *Ann Otol Rhinol Laryngo*l 118(1), 6–12.

Somville FJ, van Sprudel M, Somville J (2010). Analysis of surgical errors in malpractice claims in Belgium. *Acta Chir Belg* 110(1), 11–18.

Toorenvliet BR, Wiersma F, Bakker RF, Merkus JW, Breslau PJ, Hamming JF (2010). Routine ultrasound and limited computed tomography fort he diagnosis of acute appendicitis. *World J Surg* 34(10), 2278–2285.

Joachim Koppenberg, Michael Bucher und Sven Staender

5.11 Anästhesiologie

Fallbeispiel: Im Rahmen einer RSI-Narkoseeinleitung bei einem Notfalleingriff soll einem nicht nüchternen Patienten vor der Relaxierung mit Succinylcholin (depolarisierendes Muskelrelaxans) 5 mg Rocuronium (nicht-depolarisierndes Muskelrelaxans) zur Präcuraisierung/Priming verabreicht werden. Der erfahrene Anästhesieoberarzt gibt der zwar ebenso erfahrenen, aber im Haus neuen Pflegefachkraft die Anweisung „Gib fünf Rocuronium!", womit er sich geistig auf die in der Abteilung übliche Dosierung mg bezieht. Die neue Anästhesiepflegekraft kommt aus einer Abteilung, in der die Präcurarisierung schon länger nicht mehr praktiziert wurde und somit in ihrem Gedankenmodell einer RSI-Narkoseeinleitung auch routinemäßig nicht abrufbar ist. Zudem wurde an der alten Abteilung die RSI-Einleitung mit einer hochdosierten Rocoroniumdosis vollzogen, so dass sie sich zwar über die niedrige Dosis und den Zeitpunkt wundert, aber die 5 ml = 50 mg Rocoronium zügig i. v. applizierte. Der Patient wird daraufhin erwartungsgemäß bei vollem Bewusstsein ateminsuffizient und beatmungspflichtig, was bei allen Beteiligten enormen Stress und eine Intubation unter erschwerten Bedingungen nach sich zieht. Glücklicherweise kann beim Patienten ohne eine längere Hypoxiephase intubiert und beatmet werden, so dass neben der Awarenesssituation für den Patienten kein weiterer Schaden entstand. Der Patient wurde jedoch in einer Standardsituation völlig unnötig in eine potentiell vermeidbare, lebensbedrohliche Situation gebracht.

Fazit: Der potentiell tödliche Zwischenfall hätte sich durch eine klare Kommunikationsstruktur (Anästhesist: „Gib 5 mg Rocuronium i. v." und einer Wiederholung der Pflegefachkraft „Ich gebe 5 mg Rocuronium i. v.") sowie einer vorherigen Absprache über den Ablauf der Narkoseeinleitung (geteiltes Gedankenmodell) problemlos vermeiden lassen und zählt damit zu den 70 % Fehlern aus dem Bereich Human Factors, von denen nachweislich wiederum 70–80 % potentiell vermeidbar wären (Cooper und Gaba 2000).

5.11.1 Einleitung

Die Anästhesiologie als eigenständiges Fachgebiet kann immer noch als relativ junge medizinische Disziplin bezeichnet werden. Tatsächlich ist der Facharzt für Anästhesiologie in Europa nicht länger als ein halbes Jahrhundert etabliert. In dieser vergleichsweise kurzen Zeit hat sich das Fachgebiet rasant entwickelt und entscheidend zur Weiterentwicklung der operativen Fachgebiete beigetragen. Die Anästhesie hat zudem zahlreiche Schnittstellen mit vielen anderen medizinischen Fachgebieten und trägt daher wesentlich zur interdisziplinären Vernetzung bei (Koppenberg und Moecke 2014).

Parallel zu dieser Entwicklung wird die Anästhesiologie als einziges medizinisches Fachgebiet bezeichnet, welches bei der Mortalität die in der Industrie angewendete „six sigma defect rate" erreicht hat (Haller, Laroche und Clergue 2011). Diese besagt, dass in 99,99966 % das „Endprodukt fehlerfrei" ist. Hat die Anästhesiologie also schon alle Hausaufgaben im Bereich der Patientensicherheit abgearbeitet und können Narkosen somit nicht mehr sicherer gemacht werden? Dieser Artikel stellt die bisherige Entwicklung der Patientensicherheit im Bereich der Anästhesie, die aktuellen Probleme und einen Ausblick auf die Zukunft dar.

Die Anästhesiologie in der Pionierrolle

Während viele in der Medizin den IOM-Report aus dem Jahr 1999 „To err is human" als Meilenstein oder gar als Beginn der Patientensicherheitsbewegung bezeichnen, darf die Anästhesiologie für sich beanspruchen, dass sie dem Risikomanagement und der Patientensicherheit schon seit Jahrzehnten einen hohen Stellenwert eingeräumt hat. Dies hatte zunächst einerseits mit der zu Beginn hohen Letalität bei Narkosen zu tun. So lag die anästhesie assoziierte Sterblichkeit in den Jahren 1948–1952 bei 64/100.000 Narkosen und erreichte damit bezogen auf die Gesamtbevölkerung eine Mortalität von 3,3/100.000 Einwohner, d. h. inklusive Einwohnern ohne Narkosen! (Beecher und Todd 1954). Damit lag die anästhesieassoziierte Mortalität noch über der Sterblichkeit der damals epidemisch verbreiteten Poliomyelitis (Gottschalk 2013). Durch zahlreiche technische (Einführung Pulsoxymetrie, Kapnographie, technische Alarme, etc.), medikamentöse, aber auch ausbildungstechnische Fortschritte konnte bis Ende der 1980er Jahre die anästhesiebedingte Mortalität auf 0,4/100.000 reduziert werden. Li,

Warner und Lang (2009) beschrieben für den Zeitraum von 1999–2005 eine nochmals um die Hälfte reduzierte anästhesiebedingte Mortalität von 0,22/100.000.

Andererseits erkannten die damals verantwortlichen Anästhesisten sehr früh, dass es neben den rein fachlich medizinischen Verbesserungen analog anderen Hochrisikobereichen weitere Maßnahmen im Bereich der Führung, Ausbildung, Training und v. a. Kommunikation zur Erhöhung der Patientensicherheit braucht. Sie führten viele heute im klinischen Risikomanagement gängige Verfahren erstmals in der Medizin ein, z. B. 1978 die systemische Fehleranalyse (FMEA), 1984 die strukturierte Analyse von Haftpflichtfällen, 1986 Standards für die Durchführung von Narkosen (Harvard Practice Standards, siehe Tab. 5.6), 1987 die Simulation inklusive Crew Resource Management analog der Luftfahrt sowie nationale Incident Reporting Systeme (1992 AIMS in Australien und 1995 CIRS in der Schweiz) (Staender, Davies und Helmreich 1997). Diese Bemühungen unterstreichen die bedeutende Vorreiterrolle der Anästhesiologie im Rahmen der Patientensicherheit. Des Weiteren wurden einzelne Faktoren identifiziert und publiziert, welche unmittelbar zu einer Erhöhung der Sicherheit in der Anästhesie beitragen wie z. B. Überprüfung der Geräte mittels Checkliste, kein Anästhesistenwechsel während der OP, zwei Fachpersonen bei der Narkoseausleitung, postoperative Analgesie mit Opiaten und/oder Lokalanästhestika (Arbous et al. 2005). Die Abb. 5.8 veranschaulicht eindrücklich, dass die größten Sicherheitsverbesserungen in der Anästhesie praktisch schon vor dem als revolutionär beschriebenen IOM-Report 1999 und dem damit großen Patientensicherheits-„Hype“ vollzogen bzw. umgesetzt waren.

Tab. 5.6: Harvard Practice Standards: bereits 1986 wurden die auch noch heute gültigen Standards zur Anästhesiedurchführung publiziert.

Patientenmonitoring während der Anästhesie
Anwesenheit des Anästhesiepersonals im OP
5 minütliche Überwachung des Blutdrucks und der Herzfrequenz
Kontinuierliche EKG-Ableitung
Überwachung Ventilation und Zirkulation
Beatmungs-Diskonnektionsalarm
Sauerstoffanalyse
Temperaturmessung

Gemäß: Eichhorn, Cooper und Cullen (1986).

Können sich also die Anästhesisten zurücklehnen und sich auf dem Erreichten ausruhen? Diese Frage kann klar verneint werden und die Begründung folgt im nächsten Abschnitt.

Aktueller Stand der Patientensicherheit in der Anasthesiologie

Wenngleich der heutige Sicherheitsstandard in der Anästhesie bereits als sehr hoch bezeichnet werden darf und in puncto Sicherheit in den letzten Jahrzehnten sehr viel

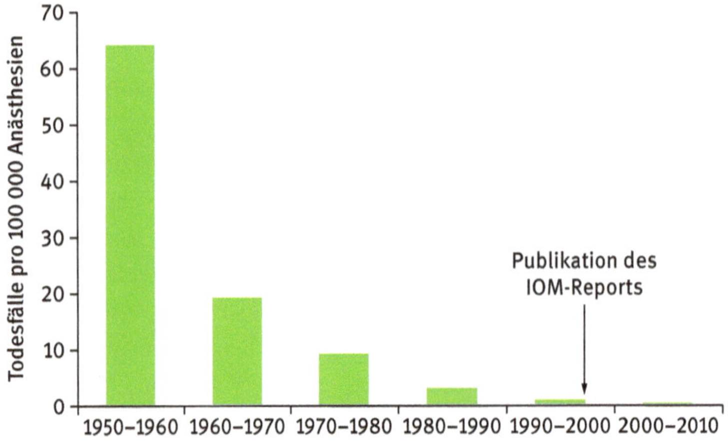

Abb. 5.8: Pionierrolle der Anästhesiologie: Die Abbildung zeigt eindrücklich, dass die wichtigsten Maßnahmen zur Reduktion der Mortalitätsraten in der Anästhesiologie bereits vor der Publikation des IOM-Rapports vollzogen waren.

unternommen und erreicht wurde, mehren sich die Hinweise, dass die Anstrengungen dennoch mit absoluter Konsequenz weitergeführt werden müssen. Dies hat einerseits mit der Betrachtungsweise und Messbarkeit der Patientensicherheit zu tun (ist die Mortalität wirklich der einzige und geeignetste Parameter zu Messung der Patientensicherheit?), dem demographischen und medizinischen Wandel (es werden immer mehr ältere und auch kränkere Patienten mit komplexeren Eingriffen versorgt) und nicht zuletzt mit dem steigenden ökonomischen Druck. Gleichzeitig steigt die Erkenntnis, dass anästhesiologische Maßnahmen bzw. Verfahren auch Einfluss auf das Gesamt-Outcome der Patienten haben, z. B. im Bereich der Immunmodulation (Gottschalk et al. 2010).

Betrachtet man neben dem absolut harten Faktor Mortalität auch die anästhesiebedingte Morbidität, so muss festgestellt werden, dass wir noch einen weiten Weg zur „echt sicheren Anästhesie" vor uns haben. So wird die Inzidenz für die sog. „minor morbidity" (z. B. postoperative Übelkeit und Erbrechen) auch heute noch mit 18–22 % angeben (Bothner, Georgieff und Schwilk 2000; Fasting und Gisvold 2003), d. h. rund jeder 5 Patient wird, wenn auch nur temporär, von der Narkose beeinträchtigt. Permanente und bleibende Schäden (major morbidity) ereignen sich in 0.02–0.06 % aller Narkosen (z. B. bleibende Nervenschäden). Aufgrund des steigenden Einsatzes von regionalanästhesiologischen und/oder Kombinationsverfahren stieg z. B. die Zahl von anästhesiologischen Seitenverwechslungen von 2004 bis 2009 sogar an und waren für 21 % aller im OP erfassten Seitenverwechslungen verantwortlich (John 2014)! Seitenverwechslung in der Anästhesie? Ein Thema, das bis vor Kurzem praktisch ausschließlich im Rahmen der „wrong side surgery" – Diskussion Beachtung fand. Zudem gilt es als erwiesen und auch nachvollziehbar, dass mit zunehmendem Patientenalter und/oder steigender ASA-Klassifikation auch die anästhesiebedingte Mortalität steigt

(> 75 Jahre auf 21/100.000 und ASA IV auf 55/100.000) (Lienhart et al. 2006). Werden also künftig auch weiterhin immer ältere und kränkere Patienten mit immer komplexeren operativen Eingriffen versorgt, so wäre es nicht verwunderlich, wenn auch die anästhesiebedingte Mortälitatsrate wieder steigen würde. Gottschalk et al. postulieren 2011, dass aufgrund dieser Umstände die anästhesieassozierte Mortalität rein rechnerisch bereits wieder im Anstieg begriffen ist. D. h. in der Zukunft wird es immer mehr Anstrengungen brauchen, um allein die erreichte niedrige anästhesiebedingte Mortälitatsrate zu halten. Nicht zuletzt soll hier auch auf den zunehmenden ökonomischen Druck auf viele Anästhesieabteilungen hingewiesen werden, welche immer häufiger als reine kostentreibende Dienstleistungsbereiche wahrgenommen werden. Da zahlreiche patientensicherheitsrelevante Faktoren in der Anästhesiologie bewiesenermaßen personal- und ressourcenabhängig sind, darf hier nicht zu Ungunsten der bereits erreichten Patientensicherheit gespart werden.

Zukunft der Patientensicherheit in der Anästhesiologie

Die anästhesiologischen Fachvertreter sind sich der hohen Verantwortung im Bereich der Patientensicherheit in der Tradition ihrer Lehrmeister bewusst und unternehmen auch weiterhin große Anstrengungen, um die in den letzten Jahrzehnten erreichten Erfolge aus o. g. Gründen zu halten oder idealerweise noch zu verbessern.

Dazu wurde seitens des European Board of Anaesthesiology (EBA) und der European Society of Anaesthesiology (ESA) im Jahr 2010 die „Helsinki Declaration on Patient Safety in Anaesthesiology“ verabschiedet (Mellin-Olsen et al. 2010). Neben der grundsätzlichen Aufforderung an alle europäischen Anästhesieabteilungen, sich mit dem Thema Patientensicherheit strukturiert auseinanderzusetzen, werden darin konkrete Maßnahmen dargestellt und die Einführung bzw. Umsetzung mit seit 2013 im Internet abrufbaren Hilfsmitteln unterstützt. Dieses kostenlos zur Verfügung gestellte umfangreiche *starter kit* ermöglicht einer Anästhesieabteilung einen einfachen und praktischen Einstieg in das Thema Patientensicherheit in der Anästhesie. Neben Grundlagenartikeln gibt es von der ESA Patient Saftey Taskforce u. a. vorbereitete Vorträge zum Thema Patientensicherheit, Internetlinks zu nationalen CIRS-Datenbanken, vorbereite Checklisten in veränderbaren Formaten zur individuellen Anpassung bis hin zu podcasts zu sicherheitsrelevanten Themen. Ziel ist es, das Sicherheitsniveau in der Anästhesie europaweit anzugleichen und kontinuierlich weiter anzuheben.

Das *starter kit* der European Society of Anaesthesiology zum Thema Patientensicherheit in der Anästhesiologie bietet umfangreiche, detaillierte und kostenlos downloadbare Informationen und praktische Hilfestellungen unter http://html.esahq.org/patientsafetykit/resources/index.html zur konkreten Einführung und Umsetzung an.

Ein weiterer Aspekt, dem künftig mehr Bedeutung zugewiesen werden sollte, ist der Umstand, dass sich die Anästhesie einerseits aufgrund der eingangs erwähnten bereits hohen interdisziplinären Vernetzung und andererseits aufgrund der bereits erworbenen großen Expertise im Bereich der Patientensicherheit vermehrt im Rahmen der perioperativen Medizin positionieren sollte. Und dies nicht nur in den bereits assoziierten Bereichen wie der Notfall-, Intensiv-, Schmerz- und Palliativmedizin, sondern in der gesamten Behandlungskette der zu operierenden Patienten. D. h. vom ehemaligen Grundverständnis des reinen „OP-Anästhesisten" hin zum Perioperativmediziner zu Gunsten der Patientensicherheit (Koppenberg 2015).

Zusammenfassung

Letztlich darf festgehalten werden, dass die Anästhesiologie zu Recht stolz auf das bereits Erreichte im Bereich der Patientensicherheit sein darf. Zahlreiche Risikomanagementinstrumente wurden erstmals in der Anästhesie überhaupt in der Medizin zur Anwendung gebracht und Narkosen sind so sicher wie nie! Dies ist jedoch Verpflichtung und Ansporn zugleich, das bisher Erreichte zu sichern und trotz schlechter werdender Rahmenbedingungen die Patientensicherheit idealweise noch weiter zu verbessern. Die dafür notwendigen Strategien, Maßnahmen und Instrumente sind bekannt und vorhanden und es gilt diese konsequent im klinischen Alltag umzusetzen und dem stetig zunehmenden ökonomischen Druck nach dem Motto zu widerstehen: „Hospital managers and even medical staff appear more preoccupied with survival in the marketplace than with survival of their patients" (Schiff 2000).

Die Anästhesiologie darf für sich als medizinisches Fachgebiet eine Pionierrolle in der Medizin zum Thema Patientensicherheit beanspruchen. Dieser Anspruch ist jedoch Verpflichtung und Ansporn zugleich, auch künftig die Patientensicherheit als eines der wichtigsten übergeordneten Ziele konsequent zusammen mit den anderen Fachgebieten weiter zu verfolgen und zu optimieren.

5.11.2 Literatur

Arbous MS, Meursing AE, van Kleef JW et al. (2005). Impact of anaesthesia management characteristics on severse morbidity and mortality. *Anaesthesiology* 102, 257–268.

Beecher HK, Todd DP (1954). A study oft the deaths associated with anaesthesia and surgery: based on a study of 599.548 anaesthesias in ten institutions 1948–1952, inclusive. *Annals of surgery* 140, 2–35.

Bothner U, Georgieff M, Schwilk B (2000). Bulding a large-scale perioperative anaesthesia outcome-tracking database: methodology, implementation an experience from one provider within the German quality project. *British Journal of Anaesthesia* 85, 271–280.

Cooper JB, Gaba D (2000). No myth: anaesthesia is a model for adressing patient safety. *Anaesthesiology* 97, 1335–1337.

Eichhorn JH, Cooper JB, Cullen DJ (1986). Standards for Patient Monitoring During Anaesthesia at Harvard Medical School, *JAMA* 256(8), 1017–1020.
ESA: Patient Safety in Anaesthesiology, http://html.esahq.org/patientsafetykit/resources/index.html, Stand: 01.02.2015.
Fasting S, Gisvold SE (2003). Statistical process control methods allow the analysis and improvement of anaesthesia care. *Canadina Journal of Anaesthesia* 50,767–774.
Gottschalk A (2013). Patientensicherheit in der Anästhesie. *Anasth Intensivmedizin* 54, 636–647.
Gottschalk A, van Aken H, Zenz M (2011). Is anaesthesia dangerous? *Dtsch Artzebl Int* 127, 469–474.
Gottschalk A, Sharma S, Ford J et al. (2010). Review article: the role of the perioperative period in recurrence after cancer surgery. *Anaesth Analg* 110, 1636–1643.
Haller G, Laroche T, Clergue F (2011). Morbidity in anaesthesia: Today and tomorrow. Best Practice, *Research Clinical Anaestehsiology* 25, 123–132.
John RC (2014) Quarterly Update on Wrong-Site Surgery: Markins for Regional Anaesthesic Blocks. *Pa Patient Saf Advis* 11, 136–140.
Koppenberg J. (2015). Das Fachgebiet Anästhesiologie aus der Sicht des Kleinspitals – Perspektiven und Gefahren. *SGAR/SSAR Bulletin* 31: 5–11.
Koppenberg J, Moecke HP (2014). Pschyrembel Anästhesiologie, Intensivmedizin, Notfallmedizin, Schmerztherapie, 1. Aufl., Berlin: de Gruyter.
Li G, Warner M, Lang BH et al. (2009) Epidemiology of anaesthesia-related mortality in the United States 1999–2005. *Anaesthesiology* 110, 759–765.
Lienhart A, Auroy Y, Pequignot F et al. (2006) Survey of anaesthesia-related mortality in France. *Anaesthesiology* 105, 1087–1097.
Mellin-Olsen J, Staender S, Whitaker DK et al. (2010). The Helsiniki Declaration on Patient Safety in Anaesthesiology. *Eur J Anaesthesiol* 27, 592–597.
Staender S, Davies J, Helmreich B et al. (1997). The anesthesia critical incident reporting system: an experience based database. *J Medical Informatics* 47, 87–90.
Schiff GD (2000). Fatal distraction: finance versus vigilance in US hospitals. *Int J Health Serv* 30, 739–743.

Sabine Kraft und Eva Hampel

5.12 Geburtshilfe

Kasuistik: Eine Schwangere kommt mit starken Blutungen in eine Geburtsklinik. Ihr Status ist 13 Tage über dem errechneten Geburtstermin (ET). Sie glaubt, die Fruchtblase sei geplatzt. Nach einer Not-Sectio muss das Kind reanimiert werden. Die Patientin erhält postpartal sechs Blutkonserven und wird wegen der nicht zu stoppenden Blutung in ein Krankenhaus der Maximalversorgung verlegt. Die Uterusruptur bedingte eine Asphyxie beim Kind. Es kommt schwerst behindert zur Welt und stirbt acht Monaten nach der Entbindung. Die Eltern werfen der Geburtsklinik einen Behandlungsfehler vor. Trotz des eindeutigen Ultraschallbefundes (Uterusruptur) sei die Wehentätigkeit nicht unverzüglich eingeleitet bzw. die Entscheidung zur Sectio zu spät getroffen worden.

Die Auswertung der geburtshilflichen Dokumentation ergibt dass zwischen dem Zeitpunkt der Entscheidung zur Sectio und der Entbindung (E-E-Zeit) 31 Minuten vergangen sind. Das ist eindeutig zu lang. Der Klinikleitung wird ein Organisationsverschulden angelastet. Das Szenario der Not-Sectio war von Seiten der Abteilungsleitung und des OP-Personals unzureichend organisiert und trainiert worden.

5.12.1 Einleitung

Eine Geburt verändert das Leben, sie ist ein dynamisches Familienereignis, emotional aufgeladen mit besonderen Erwartungen, aber auch viel Unsicherheit wegen der Eigendynamik des Verlaufs. Wegen ihrer Komplexität und der notwendigen Multidisziplinarität gilt die Geburtshilfe als Hochrisikodisziplin. Komplikationen sind bei einer Geburt nicht selten. Werden sie sachkundig gemeistert, sind alle glücklich und vergessen bald die Strapazen. Gelingt das nicht, führt dies oft zu bleibenden Schäden für Mutter und/oder Kind und unter Umständen zum Tod. Auch für die beteiligten Geburtshelfer/innen sind solche Ereignisse, wenn sie nicht gemeistert wurden, oftmals nachhaltig belastend.

5.12.2 Behandlungsfehlervorwürfe und Anspruchsstellungen

Anspruchsstellungen aus der Geburtshilfe betreffen nur rund 3,4 % der Schadenfälle. Für den Haftpflichtversicherer stellen sie jedoch 16,6 % des Regulierungsaufwandes. In den letzten Jahren sind die schwerwiegenden Schadenfälle in der Geburtshilfe leicht rückläufig; die Regulierungskosten pro Schadenfall sind jedoch drastisch gestiegen (Gausmann 2012). Ursache dafür sind die Aufwendungen für die medizinische, pflegerische und soziale Versorgung, sowie die lebenslange Einkommenssicherung der Geschädigten. Hohe Prozess- und Anwaltskosten kommen hinzu.

Geburtshilfliche Notfälle sind in westlichen Industrieländern erfreulicherweise zu seltenen Ereignissen geworden (Blum et al. 2008).[15] Durch adäquates geburtshilfliches Handeln, der Vermeidung organisatorischer Mängel sowie einer optimalen interdisziplinären Kooperation zwischen Hebammen, Gynäkologen, Anästhesisten und Pädiatern/Neonatologen ist das Beherrschen der geburtshilflichen Notfallereignisse möglich – wenn auch leider nicht immer erfolgreich.

Für die Jahre 2000 bis 2010 überprüfte die ärztliche Gutachterstelle der Bayerischen Landesärztekammer 228 Anträge wegen geburtshilflicher Behandlungsfehler.[16] Antragsschwerpunkte waren dabei Schwangerschaftsbetreuung (26 %), Geburtsma-

---

15 Starben um 1900 in Deutschland noch etwa 230 von 1.000 Kindern im ersten Lebensjahr, so sterben heute weniger als zehn. Bei 100.000 Lebendgeburten verstarben um 1930 noch etwa 530 Mütter, heute weniger als fünf (*Bundesinstitut für Bevölkerungsforschung, 2015).*

16 In diesem Zeitraum wurden in Bayern 1.207.526 Kinder lebend geboren (Bayerisches Landesamt für Statistik und Datenverarbeitung). Die ärztliche Gutachterstelle der Bayrischen Landesärztekammer deckt natürlich nur einen Teil der Klagen ab. Einen wirklichen Überblick zu Fehlern in der Geburtshilfe gibt es in Deutschland nicht. Ob überhaupt, und wenn ja, in welchem rechtlichen Kontext geklagt wird, ist sehr unterschiedlich und wird im Ergebnis nicht erfasst. Insofern ist es leider auch nicht zu belegen, ob die hier z. B. für Bayern angegebenen Zahlen repräsentativ sind. Auch ist davon auszugehen, dass eindeutige und besonders folgenschwere Behandlungsfehler hier nicht aufgeführt sind, weil sie direkt beim Haftpflichtversicherer und/oder beim Gericht vorgetragen wurden.

nagement (28 %) sowie mütterliche (17 %) und kindliche Geburtsfolgen (29 %). Die Behandlungsvorwürfe hatten ein breites Spektrum: keine bzw. unzureichende Befunderhebung, verzögerte und/oder falsche Diagnose, nicht ausreichende oder fehlende Aufklärung, fehlende oder falsche Therapie trotz gestellter Diagnose, Medikationsfehler, fehlende Indikation bzw. fehlerhafte oder zu späte Durchführung einer Operation (Sectio), Dokumentations- und Managementfehler. Im Einzelfall sind meist mehrere Vorwürfe zugleich und auch in Bezug auf unterschiedliche Behandler relevant.

In der statistischen Auswertung dieser 228 Verfahren (Windbichler 2014) sind die häufigsten Behandlungsfehler mit der größten Relevanz für die Verbesserung der geburtshilflichen Versorgung in Bayern:
- die Sectio caesarea (52 Fälle/20 % aller geburtshilflichen Antragstellungen)
- der Intrauterine Fruchttod (24 Fälle/9 %)
- die Schulterdystokie (23 Fälle/9 %).

Sectio caesarea

Wie oben aufgeführt war die Sectio caesarea (52 Fälle/20 %) der häufigste Anlass zur Antragstellung auf ein geburtshilfliches Gutachten. Zwischen den Jahren 2000–2010 stiegen die Sectio-Raten in Deutschland – bei einer insgesamt um 11 % sinkenden Geburtenrate – kontinuierlich von etwa 21 % auf 31 % an[17] (statista).

Von den genannten 52 Anträgen wurden 12 positiv beschieden: Die bayrischen Gutachter bestätigen eine verspätete Durchführung eines Kaiserschnitts in vier Fällen, in fünf Fällen bemängelten sie eine unzureichende Befunderhebung und in drei Fällen eine fehlerhafte Durchführung der Sectio caesarea.

In diesem Zusammenhang wird auch das Nicht-Einhalten der Entschluss-Entwicklungszeit-Zeit (E-E-Zeit) bei der Not-Sectio beanstandet. Die E-E-Zeit bemisst das Intervall zwischen der Indikationsstellung (Entschluss) zum Not-Kaiserschnitt und der Geburt (Entwicklung) des Kindes. Eine Not-Sectio ist indiziert, wenn eine akute medizinische Bedrohung für Mutter oder Kind eine sofortige Beendigung der Schwangerschaft bzw. des Geburtsablaufes notwendig macht. Die E-E-Zeit sollte dann in einem Zeitraum von 10 bis maximal 30 Minuten liegen. Die Deutsche Gesellschaft für Gynäkologie und Geburtshilfe (DGGG, AWMF 015/078 – S1-Leitlinie) empfiehlt, bindende Regelungen im Rahmen eines Organisationsstatuts zu verschriftlichen, den Ablauf einer Not-Sectio in der geburtshilflichen Abteilung zu simulieren und die benötigte Zeit zu messen. Wird das empfohlene Zeitintervall nicht eingehalten, sind geeignete Maßnahmen zur Verkürzung der E-E-Zeit zu ergreifen. Voraussetzungen für die Einhaltung einer E-E-Zeit unter 20 Minuten ist eine optimale Organisation. Dazu gehören die Optimierung der räumlichen Voraussetzungen, die technische Ausstattung, die personelle

17 In welchem Mengenverhältnis geplante Sectio und Not-Sectio zueinander stehen ist hier nicht zu erkennen. Es ist anzunehmen, dass die Zunahme auf geplante Sectios zurückzuführen ist.

Besetzung, die Einhaltung der erforderlichen Präsenzzeiten, das vorzuhaltende Funktionspersonal für den OP/Anästhesie (Lichtmannegger und Burdelski 2006) und die Anwesenheit eines Gynäkologen und Anästhesisten.

Nach heutigem Stand ist eine Sectio cesarea zwingend indiziert bei Querlage des Kindes, bei einem Missverhältnis zwischen der Größe des kindlichen Kopfes und des mütterlichen Beckens, bei Gefahr dass die Gebärmutter reißen könnte, bei einer Fehllage der Plazenta, bei einem Nabelschnurvorfall oder auch beim Vorliegen des sog. HELLP-Syndroms bei der Mutter (Hämolyse, erhöhte Leberwerte, niedrige Blutplättchen-Konzentration). Mehr Ermessensspielraum haben die Geburtshelfer/innen bei Beckenendlage des Kindes, bei einem erwarteten Geburtsgewicht von 4.500 Gramm oder drohendem Geburtsstillstand. Die genannten Indikationen sind heute diagnostisch zumeist schon vor der Geburt abzuklären, so dass auch die Not-Sectio eher seltener geworden ist. Dennoch können trotzdem solche Situationen auftreten, weil beispielsweise eine Vaginal-Geburt seitens der Schwangeren stark erwünscht ist, das Kind aber für den Prozess letztlich aus verschiedenen Gründen nicht kräftig genug ist oder sich unerwartete Komplikationen einstellen.

5.12.3 Intrauteriner Fruchttod (IUFT)

24 Antragstellungen (9 %) betrafen den intrauterinen Fruchttod. IUFT ist der Tod eines Feten in der Gebärmutter ab der 22. Schwangerschaftswoche bzw. mit einem Geburtsgewicht von mehr als 500 g.

Plazentare Ursachen: Unter anderem chronische Plazentainsuffizienz (Hypoxie), vorzeitige Plazentalösung, auch genetisch, z. B. chromosomal bedingte oder durch Gen-Veränderungen hervorgerufene Syndrome (Krankheitsbilder) des Kindes können zum IUFT führen.

Fetale Ursachen: Wie bspw. eine fetale Fehlbildung, chromosomale Auffälligkeiten, Infektionen, intrauterine Wachstumsretardierung, monochoriale Zwillingsschwangerschaften und Nabelschurkomplikationen.

Mütterliche Ursachen: EPH-Gestose, Arterielle Hypertonie, Diabetes mellitus, Rhesusinkompatibilität, Antiphospholipidsyndrom, Thrombophilie, intrauterine Infektion (Zytomegalie, Listeriose etc.) und viele andere (Beinder und Bucher 2008).

5.12.4 Schulterdystokie

Das Risiko für eine Schulterdystokie steigt mit der Zunahme des Geburtsgewichts (fetale Makrosomie, Diabetes mellitus und Gestationsdiabetes, Adipositas der Schwangeren und Terminüberschreitung). Mehr als 50 % der Schulterdystokien treten jedoch bei einem Geburtsgewicht von unter 4.000 g auf. Das Wiederholungsrisiko bei vorausgehender Schulterdystokie beträgt ca. 13 %; Zweitgebärende sind häufiger betroffen als Erst- und Drittgebärende (Krause und Feige 1999). Eine wichtige Ursache der Schulterdystokie liegt aber auch in den Umständen der Geburt: medikamentös eingeleitete Geburt, verlängerte Austreibungsperiode und vaginal-operative Entbindungen (vor allem aus der Beckenmitte).

Da die Schulterdystokie meist nicht vorhersehbar ist, ihr Eintreten jedoch mit einer hohen Rate an kindlichen Schädigungen einhergeht, ist ein strukturiertes Vorgehen besonders wichtig. Die Empfehlungen zur Schulterdystokie (DGGG, AWMF 015/024 – S1-Leitlinie) haben – zumindest nach den o. g. Zahlen aus der Gutachterstelle der bayrischen Ärztekammer – eine sehr gute Wirkung. 19 der 23 untersuchten Fälle hatten sich *vor* der Veröffentlichung der überarbeiteten Leitlinien ereignet. Diese positive Entwicklung wird auch von der Gutachterstelle der Ärztekammer Nordrhein bestätigt (Windbichler 2014).

5.12.5 Maßnahmen zur Förderung der Sicherheit in der Geburtshilfe

In geburtshilflichen Abteilungen arbeiten verschiedene Disziplinen und Berufsgruppen zusammen: Hebammen, Pflegekräfte, ärztliche Geburtshelfer, Anästhesisten, Pädiater/Neonatologen, Laboranten. Diese Gruppen kommen aus sehr verschiedenen professionellen Traditionen und die Einzelnen haben wiederum ein unterschiedliches Erfahrungsniveau. Das macht eine Verständigung in geburtshilflichen Grenzsituationen mitunter schwierig. Jede Gebärende (und ggf. ihre Begleitperson) bringt in diese Situation ihre (Un-)Erfahrenheit, ihre eigenen gesundheitlichen Risikofaktoren und die ihres Kindes mit ein. Normale vaginale Geburten können mitunter lange dauern und nehmen keine Rücksicht auf Dienstpläne, Tages- oder Nachtzeiten. Auch kann es passieren, dass morgens um zwei Uhr plötzlich drei Frauen kurz hintereinander im Kreißsaal einlaufen, während Hebamme und ärztliche Geburtshelferin gerade mit der Austreibungsphase einer komplizierten Geburt beschäftigt sind. Gute Organisation, klare Kommunikation und eindeutige Dokumentation haben daher einen sehr hohen Stellenwert. Solche Momente können nur als gut aufgestelltes und gut eingespieltes Team erfolgreich und sicher bewältigt werden. Gerade weil geburtshilfliche Notfälle ein eher seltenes Ereignis darstellen, muss jede/r im Team ihre/seine Aufgabe kennen und entsprechend handeln.

Unter Federführung der DGGG bzw. gemeinsam mit dem Deutschen Hebammen Verband (BDH) werden seit vielen Jahren Präventionskonzepte entwickelt, welche Eingang gefunden haben in Leitlinien und Empfehlungen sowie Schulungs- und Fortbildungsprogramme. Dazu gehören:

- Maßnahmen zur Gewährleistung einer E-E-Zeit für eine Notfall-Sectio von maximal 20 Minuten (z. B. durch die Implementierung zuverlässiger Alarmierungs- und Organisationssysteme),
- praktische Einübung von Maßnahmen bei Schulterdystokie und Einhalten eines klaren Aktionsplans,
- der Einsatz des Kardiotokogramms (CTG) zur Überwachung des ungeborenen Kindes verbunden mit regelmäßigen Fallbesprechungen hinsichtlich darauf basierender Entscheidungen,
- und nicht zuletzt eine gewissenhafte präpartale Diagnostik, um frühzeitig Risiken zu erkennen und das Handeln danach auszurichten (AWMF 015/078 und 015/030)

Medizinisches Fachpersonal ist zur Gewährleistung der Patientensicherheit verpflichtet regelmäßige Trainingsprogramme (Basic Life Support BLS) zu absolvieren, um in Notsituationen (z. B. Reanimationen) die bestmögliche Patientenversorgung gewährleisten zu können. In der Hochrisikodisziplin Geburtshilfe ist hier noch Handlungsbedarf. So gibt es bislang nur wenige strukturierte Ansätze, geburtshilfliche Notfälle in einem periodischen Teamtraining zu üben. Entsprechende geburtshilflichen Notfalltrainings sind noch nicht in allen geburtshilflichen Abteilungen verpflichtend etabliert.

2010 hat die Arbeitsgruppe „Behandlungsfehlerregister“ des Aktionsbündnisses Patientensicherheit (APS) durch eine Auswertung zu Geburtsschäden festgestellt, dass fehlerhafte Abläufe unter der Geburt überwiegend zusammenhängen mit:
- unklaren Verfahrensregeln im Kreißsaal-Team bei Notfallsituationen
- Kommunikationsstörungen im geburtshilflichen Team
- verzögerten Kaiserschnitt-Entbindungen
- CTG-Fehlinterpretationen.

Unter der Federführung des Aktionsbündnis Patientensicherheit (APS) wurde zu diesem Zweck simparteam® von einer Kommission aus Hebammenverband, Krankenkassen und ihrem Medizinischen Dienst (MDK), dem TüPass des Universitätsklinikums Tübingen und den Fachgesellschaften entwickelt. Dabei wurde ein in anderen Hochrisikobereichen bewahrtes Teamtrainingskonzept (CRM Crisis Resource Management) auf die Geburtshilfe übertragen.

Insbesondere die Kommunikation und die Zusammenarbeit im geburtshilflichen Team können durch Simulationstrainings nachhaltig optimiert werden. Für manche geburtshilfliche Abteilung ist das auch ein kultureller Transformationsprozess: Eine Gruppe individueller Experten muss zu einem Experten-Team werden. Alle Professionen und Hierarchieebenen müssen auch unter Druck verlässlich auf das Ziel – Gesundheit von Mutter und Kind – hinarbeiten. Die Trainings werden möglichst jeweils in der anfordernden Klinik durchgeführt, damit auch die örtlichen Gegebenheiten einbezogen sind und ggf. notwendige Veränderungen deutlich werden.

5.12.6 Postpartale Blutungen (PPH)

In Schwangerschaft und Wochenbett stehen die Blutungskomplikationen mit einem Anteil von 18–22 % gemeinsam mit Thrombo-Embolien an erster Stelle der mütterlichen Todesursachen. Akute lebensbedrohliche Blutungen betreffen eine von 1.000 Entbindungen; in 10–19 % der Fälle kommt es zu hämorrhagischem Schock und Transfusionsbedürftigkeit (Rath et al. 2008). Die postpartale Hämorrhagie (PPH) zählt heute zu den Hauptursachen der Müttersterblichkeit auch in den westlichen Industrieländern (Konsensusgruppe 2014).

Mögliche Ursachen einer PPH sind Uterus-Atonie, Verletzungen der Plazenta, Uterusruptur etc. Risikofaktoren für eine PPH sind Mehrlingsschwangerschaften, Gestose (Präeklampsie), eine protrahierte Geburt, eine operative Entbindung, Geburtseinleitung oder ein Geburtsgewicht > 4000 Gramm.

Um die geburtshilfliche Notfallsituation „Postpartale Blutung" zu beherrschen sind eine genaue Diagnose und Ursachenanalyse und rasches konsequentes Handeln notwendig, um die richtigen therapeutischen Maßnahmen in interdisziplinarer Zusammenarbeit rechtzeitig einzuleiten.

Experten aus Geburtshilfe und geburtshilflicher Anästhesie aus Deutschland, Österreich und der Schweiz haben gemeinsam ein Konzept zum Management postpartaler Blutungen erarbeitet. Dieses Konzept des länderübergreifenden (Deutschland – Österreich – Schweiz = D-A-CH) „Handlungsalgorithmus Postpartale Blutung" basiert auf den bisherigen Leitlinien der jeweiligen Fachgesellschaften (Anästhesie und Intensivmedizin, Geburtshilfe) sowie internationalen vergleichbaren Algorithmen zur Therapie der PPH (Management der postpartalen Blutung Interdisziplinare D-A-CH-Konsensusgruppe PPH).

Um organisatorische Schwachstellen in der Behandlung der PPH in der eigenen geburtshilflichen Abteilung festzustellen, sollte eine interdisziplinare Arbeitsgruppe mit der Evaluation der derzeitigen Situation, dem Management und dem Verhalten in den Schnittstellenbereichen aller beteiligten Disziplinen, gebildet werden. Der „Handlungsalgorithmus Postpartale Blutung" sollte in das Notfalltraining der geburtshilflichen und anästhesiologischen Abteilungen integriert werden.

Schwangerschaft und Geburt sind ein hochkomplexes Geschehen mit einem besonderen emotionalen Impetus und weitreichenden lebenslangen Konsequenzen. Gravierende Fehler und ihre Folgen werden von *allen* Beteiligten als schwerwiegend, oftmals sogar traumatisch erlebt. Alle Anstrengungen dies durch fundiertes Wissen, besonnenes Abwarten und kompetentes kooperatives Handeln zu vermeiden sind immer eine exzellente Investition in die Zukunft.

5.12.7 Literatur

Bayerisches Landesamt für Statistik und Datenverarbeitung: Lebendgeborene in den Regionen und Regionsgruppen sowie in Bayern insgesamt (jährlich) http://landesentwicklung.netforce.de/fileadmin/Dokumente/PDF/Raumbeobachtung/Bevoelkerungsentwicklung/26ngebur.pdf. [31.03.2015].

Bundesinstitut für Bevölkerungsforschung (2015) Säuglingssterblichkeit in Deutschland, 1872 bis 2012 und Müttersterblichkeit in Deutschland, 1892 bis 2012. http://www.bib-demografie.de. [31.03.2015].

Blum R, Gairing BA, Gisin S (2008). Simulation in der Geburtshilfe – eine neue Methode zur Verbesserung des Managements geburtshilflicher Notfälle? *Ther Umsch* 65 (11), 687–692.

Beinder E, Bucher H (2008). Totgeburt und plötzlicher Kindstod. *Der Gynakologe* 41(4), 283–292.

Deutsche Gesellschaft für Gynäkologie und Geburtshilfe (DGGG), Arbeitsgemeinschaft Medizinrecht (AG MedR). AWMF 015/078 – S1-Leitlinie: Mindestanforderungen an prozessuale, strukturelle und organisatorische Voraussetzungen für geburtshilfliche Abteilungen der Grund- und Regelversorgung. (aktueller Stand: 05/2013). http://www.awmf.org/leitlinien/detail/ll/015-078.html [30.03.2015].

Deutsche Gesellschaft für Gynäkologie und Geburtshilfe (DGGG), Arbeitsgemeinschaft Medizinrecht (AG MedR). AWMF 015/024 – S1-Leitlinie: Empfehlungen zur Schulterdystokie Erkennung, Prävention und Management (aktueller Stand 06/2010). http://www.dggg.de/fileadmin/public_docs/Dokumente/Leitlinien/015-024-S1-Schulterdystokie-2010.pdf [30.03.2015].

Deutsche Gesellschaft für Gynäkologie und Geburtshilfe (DGGG), Arbeitsgemeinschaft Medizinrecht (AG MedR). AWMF 015/030 – S1: Zusammenarbeit von Arzt und Hebamme in der Geburtshilfe – aus ärztlicher Sicht (aktueller Stand: 10/2012). http://www.awmf.org/leitlinien/detail/ll/015-030.html [30.03.2015]

Gausmann P (2012). Patientensicherheit, Patientenrechte – Lernen am Worst Case. *Deutsche Hebammenzeitschrift* (11), 17–20.

Konsensusgruppe D-A-CH-Handlungsalgorithmus Postpartale Hämorrhagie (2014) Management der postpartalen Blutung (PPH). Der D-A-CH-Algoithmus. Internationaler Konsensusbericht. *Gynäkologie* (1), 25–30.

Krause M, Feige A (1999). Schädigung des Plexus brachialis bei Spontangeburt aus Schädellage – Prävention durch Sectio cesarea? *Frauenarzt* (40), 1308–1314.

Lichtmannegger R, Burdelski KA (2006). Rechtliche Aspekte der interdisziplinaren ärztlichen Zusammenarbeit. In D Berg, K Ulsenheimer (Hrsg.). Patientensicherheit, Arzthaftung, Praxis- und Krankenhausorganisation. Berlin [u. a.]: Springer.

PAEDSIM e. V.: Teamtraining für Kindernotfälle. www.paedsim.org [30.03.2015].

Rath W, Surbek D, Kainer F, et al. (2008). Diagnostik und Therapie peripartaler Blutungen. Empfehlungen einer Expertenkommission. *Frauenarzt* 49(3), 202–208.

simparteam®: Ein Projekt zur Erhöhung der Sicherheit von Mutter und Kind bei Notfällen unter der Geburt durch simulationsbasiertes Training des Kreißsaal-Teams http://www.simparteam.de [30.03.2015].

Statista: Anzahl von Kaiserschnitten und vaginalen Geburten in Deutschland in den Jahren von 1997 bis 2012 (in 1.000). http://de.statista.com/statistik/daten/studie/71897/umfrage/entbindungen-und-entbindungen-per-kaiserschnitt-in-deutschland/ [30.03.2015].

Windbichler, K (2014). Die statistische Auswertung der gynäkologischen und geburtshilflichen Schadensfälle bei der Gutachterstelle der Bayrischen Landesärztekammer aus den Jahren 2000 bis 2010. Dissertation, Ludwig-Maximilians-Universität zu München http://edoc.ub.uni-muenchen.de/16932/1/Windbichler_Katrin.pdf [30.03.2015].

Christoph Hünermann

5.13 Innere Medizin

5.13.1 Definition Innere Medizin

Das Fachgebiet der Inneren Medizin befasst sich mit der Prävention, der Diagnostik, der Therapie und der Rehabilitation von Erkrankungen innerer Organe. Dazu gehören das Herz-Kreislauf-System, die Lunge, der Magen-Darmtrakt, die Nieren, die Schilddrüse und weitere endokrine Organe (u. a. Nebenschilddrüse, Nebennieren), die Leber, das Blut und die blutbildenden Organe (u. a. das Knochenmark), sowie das Gefäßsystem. Auch Infektionskrankheiten, sowie die Erkrankungen des Bindegewebes und der Gelenke werden dem Fachgebiet der Inneren Medizin zugeordnet.

Die Innere Medizin gilt als sehr altes Fach und ursprünglich als die „Königsdisziplin“ der Medizin, da sie sich mit sämtlichen Organsystemen des menschlichen Körpers beschäftigte. Im Laufe der vergangenen Jahrzehnte hat es eine enorme Entwicklung gegeben und es kam innerhalb des Faches zu einer zunehmenden Spezialisierung, zunächst in Form einer organbezogenen Aufteilung (u. a. Kardiologie, Gastroenterologie, Pneumologie). Als Folge der rasanten Weiterentwicklung ist es inzwischen innerhalb der einzelnen Fachgebiete zu einer weiteren Subspezialisierung gekommen, so haben sich beispielsweise in der Pneumologie u. a. die Bronchologie, die Beatmungsmedizin und auch die Schlafmedizin als eigenständige Fächer etabliert.

Die Ausbildung zum Internisten dauert mindestens 5 Jahre (Schwerpunktbezeichnung 6 Jahre) und orientiert sich an der Weiterbildungsordnung, wofür die jeweiligen Landesärztekammern als Körperschaft des Öffentlichen Rechts verantwortlich sind.

Die Berufsgruppe der Internisten stellt neben den Allgemeinmedizinern die größte Anzahl an berufstätigen ÄrztInnen in Deutschland; 2013 waren insgesamt 48.090 Internisten berufstätig (Gesamtzahl berufstätiger ÄrztInnen 357.252).

5.13.2 Fehler/adverse events in der Inneren Medizin

Die Inneren Medizin bietet durchaus Fehlerpotenzial, wobei das Fach im Ranking deutlich hinter den operativen Fächern (Orthopädie/Unfallchirurgie, Chirurgie, Zahnmedizin) liegt.

Laut statistischer Erhebung der Bundesärztekammer zu Behandlungsfehlervermutungen aus dem Jahr 2013 gab es insgesamt 12.173 Begutachtungsanträge, von denen es bei 7.922 zu einer Sachentscheidung kam. Die Innere Medizin war in 722 Fällen (8,1 %) betroffen (Statistische Erhebung der Gutachterkommissionen und Schlichtungsstellen für das Statistikjahr 2013).

Nach Angaben der MDK-Gemeinschaft kam es 2013 zu insgesamt 14.585 Behandlungsfehlervorwürfen, wobei 1.301 Vorwürfe (8.9 %) sich gegen die Innere Medizin richteten (Behandlungsfehlerbegutachtung der MDK-Gemeinschaft; Jahresstatistik 2013).

Belastbare Daten der Versicherungswirtschaft (Schadenereignisse seit 1996 in 254 repräsentativen Krankenhäusern) belegen, dass als Schadenursachen in 34 % der Fälle ein Therapiefehler, in 9 % ein Diagnosefehler, in 7,5 % eine Therapieverzögerung und in 6 % eine falsche Therapiewahl, sowie fehlerhafte Befunderhebung vorgelegen haben. In 5 % der Fälle wurde mangelnde Prävention als Ursache eines Sturzereignisses verantwortlich gemacht. Weitere Ursachen sind Medikationsfehler, mangelnde Druckentlastung (bei vorhandenem Dekubitusrisiko), Aufsichtspflichtverletzung, Hygiene- und Überwachungs-, sowie Aufklärungs- und Dokumentationsfehler. Klassische Komplikationen (lt. Analysen der Versicherungswirtschaft) sind Schmerzen (22 %), Todesfälle (13 %),Frakturen (10 %), Haut- und Gewebedefekte (9,5 %) und Infektionen (4 %). Weitere Folgen (im niedrigen einstelligen Prozentsatz) sind: Blutungen, Zahnschäden, Darmperforationen, Lähmungen, Funktionseinschränkungen der Extremitäten sowie Herz- und Kreislaufschaden (Koppenberg, Gausmann und Henninger 2012).

Nimmt man das jeweilige medizinische Hauptproblem für einen Behandlungsfehler(-vorwurf) als Grundlage, lassen sich drei Gruppen definieren:

1. Invasivmaßnahmen (Injektionen, Infusionen, Punktionen, diagnostische Eingriffe, Interventionen),
2. nicht-invasive Diagnostik (allgemeine Diagnostik und diagnostische Untersuchungen, Bildgebung, ärztliche Disposition),
3. konservative Therapie (Pharmakotherapie, übrige konservative Therapie).

Unter den Beschwerden, die Anlass von Behandlungsfehlervorwürfen waren, wurden Herz-, Magen-und Darm-, sowie Lebererkrankungen am häufigsten genannt (Scheppokat und Held 2002). Interessanterweise bemängeln Patienten oft die ärztliche Disposition bezüglich stationärer Einweisung (zu spät), die Nichthinzuziehung ärztlicher Kollegen sowie häufig die unzureichende kommunikative Kompetenz des Arztes (Kappauf 2001).

In diesem Zusammenhang muss deutlich gemacht werden, wie wichtig eine tragfähige Patienten-Arzt-Beziehung ist: durch Empathie und gute Informationsvermittlung, sowie Achtung der Autonomie des Patienten wird dessen Gefühl von Kontrolle und seine Krankheitsbewältigung gefördert (Kappauf 2001). Diese eigentlich selbstverständliche Grundvoraussetzung einer jeden Patienten-Arzt-Beziehung führt zu einer deutlich geringeren „Klagefreudigkeit" des Patienten und mögliche *Fehler* werden eher verziehen. In den USA schätzte man, das 80 % der Zivilklagen mit inadäquatem Verhalten/mangelnder Kommunikation seitens des Arztes zu tun hatten (Levinson 1994).

---

i **Kasuistik 1: Medikationsfehler:** Ein 57jähriger Patient mit einer fortgeschrittenen COPD wird aufgrund einer akuten Exacerbation stationär in einem Krankenhaus aufgenommen worden. Als Dauermedikation erhielt er eine leitliniengerechte Inhalationstherapie und es wurde aufgrund einer ventilatorischen Insuffizienz eine nicht-invasive Beatmungstherapie durchgeführt. Zur Linderung der in Zusammenhang mit einer COPD oft auftretenden Angstsymptomatik nahm er schon längere Zeit ein Morphinpräparat (2 × tgl. 1 Tablette MST 10 mg). Nach Entlassung aus dem Krankenhaus musste der

Patient wenig später erneut (diesmal in ein anderes Krankenhaus) stationär aufgenommen werden. Es war im Verlauf von ca. 3 Wochen zu einer Abgeschlagenheit mit Fieber, vermehrter Luftnot und Durchfällen gekommen. Schnell entwickelte der Patient ein septisches Krankheitsbild auf dem Boden einer Panzytopenie, deren Ursache zunächst unklar blieb. Trotz intensivmedizinischer Behandlung einschließlich einer Hamofiltration, sowie einer invasiven Beatmung verstarb der Patient nach kurzer Zeit im Rahmen einer Sepsis.

Im Nachhinein stellte sich heraus, dass der Patient (ohne nachzuvollziehende Indikation) über vermutlich mindestens 3 Wochen Methotrexat (Mtx) in einer Dosierung von täglich 2 × 10 mg verordnet bekam (übliche Dosis ist 7,5 bis max. 20 mg pro Woche). Vermutlich ist es zu einer Verwechslung gekommen, so dass in der Annahme einer MST-Verordnung die Mtx-Therapie verschrieben wurde ....

Methotrexat ist ein Medikament, was zur Therapie von Autoimmun- und Krebserkrankungen eingesetzt wird. Typische Nebenwirkung ist eine Knochenmarkdepression, speziell mit Auswirkungen auf die Leuko- und Thrombozytopoese, des Weiteren sind schwerwiegende Komplikationen, z. T. mit Todesfolge beschrieben (Sinicina et al. 2005; Moisa et al. 2006).

Die Arzneimitteltherapie ist grundsätzlich, speziell aber im Gebiet der Inneren Medizin, das Behandlungsverfahren erster Wahl und sorgt für bedeutende Fortschritte in der gesundheitlichen Versorgung. Nahezu alle internistischen Erkrankungen können heutzutage mit hocheffektiven Medikamenten behandelt werden, wobei selbst bei korrekter Anwendung mit Neben- und Wechselwirkungen zu rechnen ist. Die steigende Zahl an Arzneimitteln (mit oft gleicher Wirkung) hat dazu geführt, dass der Prozess der Verschreibung und Anwendung deutlich komplexer geworden ist. Eine Vielzahl an Medikamenten klingt ähnlich oder unterscheidet sich vom Aussehen nur gering und es werden oft Abkürzungen benutzt, die ein hohes Verwechslungspotenzial bieten (MST/Mtx). Diese sogenannten „Sound-alike/Look-alike“ bergen speziell in Zeiten eines enormen Zeitdrucks und immer geringer werdender Ressourcen ein hohes Risikopotenzial mit der Gefahr von „Flüchtigkeitsfehlern (Slips)“, welche zu enormen gesundheitlichen Folgen führen können.

Ein weiteres Problem entsteht durch die zunehmende Lebenserwartung. Ein Großteil der über 70jährigen leidet an mindestens einer, häufiger sogar an zwei oder mehr internistischen Erkrankungen. Da diese meistens medikamentös therapiert werden, steigt die Gefahr von Wechselwirkungen. Andererseits kommt es aufgrund fehlerhafter Dosierungen und nicht beachteter Dosisanpassungen bei älteren Patienten immer wieder zu relevanten Nebenwirkungen oder schwerwiegenden Komplikationen (z. B. eine durch zu hoch dosierte Diuretika verursachte Niereninsuffizienz).

Es wird geschätzt, dass ca. 5 % der Krankenhauspatienten während ihres Aufenthaltes eine unerwünschte Arzneimittelwirkung (UAW) erleiden. Weitere 5–10 % der Patienten sind durch eine *potenzielle* UAW gefährdet; das bedeutet, dass *beinahe* das falsche Medikament oder die falsche Dosis verabreicht worden wäre, wenn die Einnahme nicht in letzter Minute durch einen Zufall verhindert worden wäre (Bates et al.

1995). Bedeutsam ist weiterhin, das ungefähr eine von 20 Krankenhauseinweisungen im Zusammenhang mit (meist vermeidbaren) Medikationsproblemen steht (Winterstein et al. 2002) und es nach der Entlassung aus einer stationären Einrichtung in bis zu 25 % zu UAW kommen kann (Ghandi et al. 2003).

Die Ursachen für Fehler/adverse events im Rahmen der Arzneimitteltherapie sind vielfaltig und sind sowohl auf Seiten des Arztes als Verordner (fehlerhafte Rezeptausstellung: Dosis, Interaktionen, Allergien ...), aber auch bei anderen Berufsgruppen, wie z. B. Apotheker und Pflegepersonal zu suchen. Hinzu kommt der Faktor „Patient", der die Anweisungen möglicherweise falsch befolgt oder z. B. das Medikament falsch aufbewahrt (Shojania 2006).

Es sind verschiedene Strategien zur Vermeidung von Medikationsfehlern möglich. In erster Linie ist anzustreben, dass eine gewisse Standardisierung bei der Verordnung von Medikamenten etabliert wird. Das könnte z. B. bedeuten, dass Anordnungen auf eine allgemein anerkannte und unmissverständliche Art und Weise durchgeführt werden und potentiell zur Verwechselung führende Abkürzungen (IU/IV = International Unit/intravenös) ausgeschrieben werden müssen.

Um Überdosierungen zu vermeiden, ist es sinnvoll, Medikamente, die an mehreren aufeinanderfolgenden Tagen verabreicht werden, täglich neu zu verordnen. Dadurch wäre z. B. bei der Verordnung: „Cyclophosphamid 4 g/m^2 über vier Tage" zu verhindern, das, statt der Gesamtdosis von 4 g/m^2, an jedem der vier Tage die Dosis von 4 g/m^2 verabreicht wird.

Speziell bei Hochrisikomedikamenten (z. B. Immunsuppressiva, Chemotherapeutika), wozu auch Methotrexat gerechnet wird, sind inzwischen Empfehlungen veröffentlich worden, die sich an diejenigen Berufsgruppen richten, die diese Medikamente verschreiben, abgeben und verabreichen (Aktionsbündnis Patientensicherheit; Handlungsempfehlungen: Einsatz von Hochrisikomedikamenten, Oral appliziertes Methotrexat).

Effektiv im Hinblick auf die Risikoreduktion im Rahmen der Arzneitherapie sind EDV-basierte Systeme, die z. B. bei jeder Verordnung eines Medikamentes zunächst die Indikation prüfen, diese dann mit dem verordneten Medikament abgleichen (z. B. COPD → Methotrexat??) und bei Unstimmigkeiten eine Warnung geben; außerdem wird auf Dosierungen, Wechselwirkungen und Kontraindikationen (z. B. Niereninsuffizienz) hingewiesen (s. Kapitel 6.8 IT und Patientensicherheit).

Im stationären Bereich (Krankenhaus, Pflegeheime) könnte solch ein EDV-basiertes System mit einem patientenseitig vorhandenen Barcode kombiniert werden, um das Risiko einer Verwechslung zu minimieren.

Im Hinblick auf die Arzneitherapie im Krankenhaus hat die Arbeitsgruppe „Medikationssicherheit" im Aktionsbündnis Patientensicherheit e. V. eine Kriterien- bzw. Indikatorliste erarbeitet. Für die verschiedenen Phasen des Medikationsprozesses (Aufklärung, Verordnung, Verteilung und Verträglichkeit- sowie Therapieerfolgskontrolle) werden über drei Entwicklungsstufen Merkmale einer zunehmend sicheren

Arzneitherapie aufgeführt (Checkliste Arzneitherapiesicherheit im Krankenhaus; Aktionsbündnis Patientensicherheit, Stand 2006).

Größere Untersuchungen aus den USA haben gezeigt, dass die Implementierung eines Pharmakologen im Prozess der Medikamentenverordnung, Ausgabe und Kontrolle einen erheblichen Nutzen hat. So führte die Implementierung eines Pharmakologen in das Team einer Intensivstation eines akademischen Lehrkrankenhauses zu einer Reduzierung unerwünschter Arzneimittelwirkungen, was einerseits dem Patienten zugutekam, andererseits aber auch eine signifikante Kostensenkung zur Folge hatte (Leape LL, Cullen 1999). In einer anderen Studie konnte durch die Integration eines Pharmakologen in ein Team einer allgemeininternistischen Station die Rate an vermeidbaren UAW sogar um 78 % gesenkt werden (Kucukarslan et al. 2003); dieses Vorhaben scheitert bisher aber einerseits an den fehlenden finanziellen Mitteln, andererseits an der Anzahl verfügbarer klinischer Pharmakologen.

5.13.3 Diagnosefehler

Ein weiteres „typisches" internistisches Problem mit hohem Risikopotenzial im Hinblick auf die Patientensicherheit ist der „Diagnosefehler". Diesbezüglich scheint eine Einteilung in sogenannte „nicht-verschuldete" (unklare Präsentation eines Krankheitsbildes, unkooperativer Patient), systematische (Mangel oder Fehlen technischer, struktureller oder personeller Voraussetzungen) und kognitive Fehler (fehlendes Wissen, mangelhafte Ananmese ...) sinnvoll. Diesbezüglich zeigte eine Studie, dass in 46 % der Fälle eine Kombination aus systematischen und kognitiven Fehlern, in 19 % nur systemische und in 28 % nur kognitive Fehler zu einer Fehldiagnose/verspäteten Diagnose führt haben (Graber, Franklin und Gordon 2005).

Der Faktor „Mensch" (kognitiver Fehler) spielt somit eine wesentliche Rolle, und zwar sowohl auf Patienten-als auch auf Arztseite. Viele der internistischen Erkrankungen sind durch eher unspezifische Symptome gekennzeichnet. So ist das Symptom „Dyspnoe" als Symptom durch eine Vielzahl von Erkrankungen erklärbar, die sich hinsichtlich ihrer Krankheitsschwere aber unterscheiden, so dass sich die aus einer möglichen Fehldiagnose ergebenden Konsequenzen für den Patienten durchaus relevant sein können. Wird die Dyspnoe bei einer depressiven jüngeren Frau als funktionell/psychisch bedingte Hyperventilation interpretiert, könnte die nicht erkannte Lungenembolie durchaus schwerwiegende (lebensbedrohliche) Komplikationen zur Folge haben.

Arzt: Gerade in der Diagnosefindung ist neben theoretischem Wissen die berufliche Erfahrung sehr wichtig, da die Ersteinschätzung des Patienten die Grundlage für weitere diagnostische Schritte ist und hierfür der sogenannte „diagnostische Blick" entscheidend sein kann. AnfängerInnen lassen sich durch (eigentlich unwesentliche) Details gerne auf die falsche Fährte locken, so dass der fehlinterpretierte Oberbauchschmerz vielleicht zunächst einmal dazu veranlasst, dass der Patient einer Gastroskopie zugeführt und der eigentlich ursachliche Hinterwandinfarkt übersehen wird. Hier spielen komplexe Zusammenhange eine Rolle: die fehlende Berufserfahrung, der zunehmende Mangel an Fachärzten, der immer größere werdende Kostendruck bei mangelnden finanziellen Mitteln und nicht zuletzt auch die steigende Zahl an ÄrztInnen, die aus dem nicht-deutschsprachigen Raum stammt. Dieses Problem ist nicht zu vernachlässigen, da gerade in der Inneren Medizin trotz moderner technischer Untersuchungsverfahren (die meines Erachtens oft zu häufig mit fraglicher Indikation angewendet werden) immer noch die *Sprache* von entscheidender Bedeutung für die Diagnosefindung ist. In diesem Zusammenhang muss betont werden, dass Anamnese und körperliche Untersuchung von allen zur Verfügung stehenden Methoden(immer noch) am wirkungsvollsten zur korrekten Diagnosefindung beitragen (Gross und Fischer 1980; Kirch 1996). Speziell in diesem Zusammenhang ist die Berufserfahrung von entscheidender Bedeutung, um im Rahmen verbaler und non-verbaler Kommunikation relevante Informationen zu erhalten, um diese dann in Verbindung mit dem klinischen Bild entsprechend bewerten zu können.

Ein Lösungsansatz könnte eine bessere Begleitung junger ÄrztInnen zu Beginn ihrer beruflichen Laufbahn sein: z. B. im Rahmen eines sogenannten „Patenprinzips", bei dem ein erfahrener Kollege die enge Betreuung eines oder mehrerer junger Kollegen übernimmt und diese in der täglichen Praxis begleitet. Hier bestünde nicht nur die Möglichkeit aus Erfahrungen zu lernen, es gibt vielmehr auch die Gelegenheit des „Älteren" auf typische klinische Fallstricke hinzuweisen, aus denen immer wieder Fehler resultieren (Croskerry 2002). Dieser Ansatz ist allerdings personalintensiv, so dass die Umsetzung zur Zeit an einem Missverhältnis „Berufsanfänger„/„alter Hase" scheitert.

Als Hilfsmittel im Rahmen der Diagnostik haben sich Systeme wie „Checklisten" und „Scores" etabliert, die sicherlich eine gute Unterstützung sein können. Diesbezüglich ist aber immer auch eine entsprechende Wertung im Einzelfall wichtig.

Patient: Durch den demografischen Wandel haben wir es mit immer älter werdenden Patienten zu tun, was speziell im Fachgebiet der Inneren Medizin relevant ist. Hier spielen drei wesentliche Faktoren eine Rolle:

1. der alte Mensch leidet meistens an mehreren internistischen Erkrankungen, die sich klinisch oft ähnlich präsentieren (Linksherzinsuffizienz, interstitielle Lungenerkrankung)
2. aufgrund der Multimorbidität ist die Einnahme von (oft) vielen Medikamenten erforderlich, bei denen verschiedenste (möglicherweise oft unbekannte) Neben- und Wechselwirkungen auftreten können
3. die mit dem Alter häufig einhergehende kognitive Einschränkung, welche die Anamnese, also das wesentliche „Diagnostikum", deutlich erschwert und manchmal sogar unmöglich macht.

Diagnosefehler können insofern resultieren, als das ein Symptom (Dyspnoe) fehlinterpretiert wird (bei dem Patienten mit einer Linksherzinsuffizienz wird unter dem V. a. eine interstitielle Lungenerkrankung eine Computertomografie des Thorax veranlasst), oder eine Medikamenten-Nebenwirkung (z. B. eine durch amiodaron-induzierte Pneumopathie) verkannt wird, weil entweder nicht bekannt ist, das dieses Präparat eingenommen (s. Punkt 3.) oder aber ein ursächlicher Zusammenhang mit diesem Medikament gar nicht hergestellt wird (s. Punkt 2.).

Die Innere Medizin wird sich in Zukunft mehr denn je verschiedensten Herausforderungen stellen müssen, welche auf unterschiedlichen Ebenen zu organisieren sind:
1. Rekrutierung von jungen ÄrztInnen durch eine strukturierte und v. a. praxisorientierte Ausbildung
2. Implementierung EDV-gestützter Systeme zur Speicherung und Weitergabe/Vermittlung wesentlicher patientenrelevanter Informationen zwischen den verschiedenen Sektoren (ambulant, stationär, unter ärztlichen Kollegen)
3. Eine noch engere Verzahnung des ambulanten mit dem stationären Sektor sowie mit den anderen Fachrichtungen der Medizin

5.13.4 Literatur

Bates DW, Cullen DJ, Laird N et al. (1995). Incidence of adverse drug events and Potenzial adverse drug events. Implications for prevention. ADE Prevention Study Group. *JAMA* 274, 29–34.

Croskerry, P (2002). Achieving quality in clinical decision making: cognitve strategies and detection of bias. *Acad Emerg Med* 9, 1184–1204.

Ghandi TK, Weingart SN, Borus J et al. (2003). Adverse drug events in ambulatory care. *N Engl J Med* 348, 1546–1564.

Graber M, Franklin N, Gordon R (2005). Diagnostic Error in Internal Medicine; *Arch Intern Med* 165, 1493–1499.

Gross R, Fischer R (1980). Diagnosen am Beispiel einer Medizinischen Klinik. *Diagnostik* 13, 113–116.

Kappauf H (2001). Aufklärung und Hoffnung – ein Widerspruch? *Zschr Palliativmed* 2, 47–51.

Kirch W (1996). Fehldiagnosen und Diagnosefehler in der Inneren Medizin: Blackwell. In Madea B, Winter U, Schwonzen M, Rademacher D. Innere Medizin und Recht, 65–71.

Koppenberg J, Gausmann P, Henninger M (2012). Harrisons Innere Medizin. Sonderdruck. Kapitel 10: Sicherheit und Qualität in der Gesundheitsversorgung. ABW Wissenschaftsverlag.

Kucukarslan SN, Peters M, Mlynarek M et al. (2003). Pharmacists on rounding teams reduce preventable adverse drug events in hospital general medicine units. *Arch Intern Med* 163, 2014–2018.

Leape LL, Cullen DJ, Clapp MD et al. (1999). Pharmacist participation on physician rounds and adverse drug evens in intensive care unit. *JAMA* 282, 267–270.

Levinson W (1994). Physician-patient communication. A key to mal-practice prevention (Editorial). *J Amer Med Ass* 272, 1619–1620.

Moisa A et al. (2006). Iatrogenically-related, fatal methotrexate intoxication: a series of four cases. *Forensic SciInt* 156(2-3), 154–157.

Scheppokat, Held (2002). Ergebnisse von 903 Schlichtungsverfahren. *DMW* 2002, Jg. 127, Nr. 6.

Shojania KG (2006). Safe medication presribing and monitoring in the outpatient setting. *CMAJ* 174, 1257–1258.

Sinicina I et al. (2005). Deaths following methotrexate overdoses by medical staff. *J Rheumatol* 32(10), 2009–2011.

Winterstein AG, Sauer BC, Hepler CD et al. (2002). Preventable drug-related hospital admissions. *Ann Pharmacother* 36, 1238–1248.

Thomas Beushausen

5.14 Pädiatrie, Neonatologie

Die Kinder- und Jugendmedizin betreut Kinder und Jugendliche von der Geburt bis zur Vollendung des 18. Lebensjahres präventiv, diagnostisch, kurativ und auch palliativ. Sie definiert sich vor allem über das Patientenalter und weniger über spezielle Krankheitsbilder. Gleichwohl gibt es sehr spezielle Krankheitsbilder, die ausschließlich pädiatrische Patienten betreffen:

Eine Frühgeburt kann per Definition nur zu Beginn des Lebens auftreten. Daneben stehen Erkrankungen, die deshalb ausschließlich bei Kindern in Erscheinung treten, weil sie so frühzeitig lebensbegrenzend sind, dass die Patienten vor Erreichen des Erwachsenenalters versterben. Dies betrifft z. B. einige progressive Muskeldystrophien wie auch inoperable, komplexe Herzfehler.

Andere Erkrankungen beginnen im Kindesalter, ermöglichen den Betroffenen aber trotz chronischen Verlaufs bei adäquater Therapie eine normale Lebenserwartung. Dies trifft z. B. auf den Typ 1 Diabetes zu, der schon im Säuglingsalter auftreten kann. Als „Kinderkrankheiten“ bezeichnete, typischerweise im Kindesalter auftretende Infektionserkrankungen, die dadurch charakterisiert sind, dass sie eine hohe Infektiosität haben und eine lebenslange Immunität hinterlassen, z. B. Masern, spielen heute wegen wirksamer Impfstoffe nur noch eine untergeordnete Rolle.

Das inzwischen sehr breite Wissen in der Kinderheilkunde hat Subspezialisierung und eine Reihe von Zusatz- und Schwerpunktbezeichnungen hervorgebracht. Eine Aufsplitterung des Fachs wie in der inneren Medizin ist bisher jedoch nicht erfolgt. Für die Kinder und Jugendlichen ist es sicher ein Vorteil, dass sie von den betreuenden Ärzten und Pflegekräften ganzheitlich betrachtet werden in ihrem dynamischen Prozess von Wachstum und entwicklungsneurologischer Reifung.

---

i **Kasuistik 1:** Ein Assistenzarzt in fortgeschrittener Weiterbildung übernimmt im Nachtdienst ein beatmetes Neugeborenes nach einem bauchchirurgischen Eingriff auf die Neugeborenenintensivstation. Mit dem Rufdienst-Oberarzt wird die Analgesie besprochen und die dem diensthabenden Assistenzarzt nicht bekannte Substanz Piritramid gewählt. Als Einzeldosis wird am Telefon irrtümlich 1 mg/kg Körpergewicht (korrekte Dosis 0,1 mg/kg KG) notiert und angeordnet. Der Patient erhält zweimal die 10-fach erhöhte Dosis bevor der Frühschicht bei der routinemäßigen Revision der Medikation der Irrtum auffiel. Der Patient hat keinen Schaden erlitten, da er bereits kontrolliert maschinell beatmet war, so dass die medikamentenbedingte zentrale Atemlähmung kompensiert war. Die Eltern wurden umfassend informiert.

5.14.1 Spezifische Risiken

Eine wirksame Analgesie unter Einbeziehung von Opioiden ist eine Standardtherapie auch bei Neugeborenen. Das bedrohlichste Risiko ist die Atemdepression. Im beschriebenen Fall war das Kind postoperativ bereits kontrolliert beatmet. Die Analgesie wurde mit dem Rufdienst-Oberarzt besprochen. Allerdings wurde eine Substanz gewählt, die dem Arzt vor Ort nicht bekannt war. Grundsätzlich ist eine solche Konstellation bei Ärzten in Weiterbildung nicht ungewöhnlich, da die Vielzahl der Medikamente von diesen nicht überblickt werden kann. Der diensthabende Arzt hat durch einen Zahlendreher irrtümlich eine 10-fach zu hohe Einzeldosis notiert. Dieses Risiko hätte minimiert werden können, wenn die notierte Anordnung dem Rufdienst vorgelesen und so kontrolliert worden wäre. Sachgerecht wäre auch gewesen, die nicht vertraute Substanz und die Dosierungsempfehlung nachzuschlagen. Die Fehldosierung fiel auf, als im Rahmen der Morgenübergabe alle Medikamente überprüft wurden, wie es im Übergabestandard festgelegt ist.

Kasuistik 2: Bei einem Frühgeborenen passt sich der Kreislauf nicht an die Verhältnisse außerhalb des Mutterleibes an. Es besteht weiterhin eine Verbindung zwischen der Lungenarterie und der großen Körperschlagader (offener Ductus Botalli). Diese Verbindung soll durch die intravenöse Gabe des Medikamentes Indometazin verschlossen werden[18]. In dem Arbeitsbereich gibt es dafür eine auf den AWMF-Leitlinien basierende Arbeitsanweisung (SOP). Diese beschreibt detailliert, wie das Medikament in zwei Schritten zu verdünnen ist. Die Zubereitung des Medikamentes erfolgt gemäß diesem Standard. Trotzdem erhält der Patient einmalig eine 10-fach zu hohe Dosis:

Die Krankenhausapotheke hatte die Belieferung auf einen neuen Hersteller umgestellt. Dieser liefert das Medikament in einer 10-fach höheren Dosis als der bisherige Lieferant. Diese Information war in den SOP nicht übertragen worden. Der Mitarbeiter, der die Verdünnung zubereitet hat, hat die Ausgangskonzentration nicht kontrolliert. So wurde zwar eine korrekte Dosis in den Verdünnungsstandard übernommen, die Konzentration der Ausgangslösung war jedoch eine andere. Der Patient hat keine unerwünschten Wirkungen gezeigt. Die zu erwartende passagere Reduktion der Nierenfunktion wurde nicht beobachtet.

5.14.2 Spezifische Risiken der Medikamentenapplikation bei Kindern und Jugendlichen

Die Medikamentenliste des Kinder- und Jugendkrankenhauses AUF DER BULT enthalt 580 Substanzen und Applikationsformen. Nur ca. 10 % sind für Neugeborene zugelassen, 70 % haben eine Zulassung für Kinder und Jugendliche, was im Umkehrschluss bedeutet, dass je nach Lebensalter des Patienten 30–90 % bei der Anwendung als „off-

18 AWMF Leitlinienregister 024/015: Medikamentöse Induktion des Ductusverschlusses: Leitlinie der Gesellschaft für Neonatologie und Pädiatrische Intensivmedizin, der Deutschen Gesellschaft für Kinderchirurgie, der Deutschen Gesellschaft für Kinderheilkunde und Jugendmedizin.

label-use" zu kategorisieren sind. In jedem Einzelfall müssen deshalb die Eltern über diesen „Off-Label-Use" und seine spezifischen Risiken aufgeklärt werden.[19]

In der Pädiatrie werden alle Medikamente entweder nach Körpergewicht oder nach Körperoberflache des Patienten altersentsprechend und größenangepasst dosiert. Sehr häufig werden die Medikamente von den Herstellern nicht in der notwendigen Darreichungsform geliefert. Diese wird entweder in der Krankenhausapotheke oder aus Stabilität- und Hygienegründen sehr häufig von dem verabreichenden Mitarbeiter kurz vor Gabe an den Patienten hergestellt. Dies gilt insbesondere für flüssige Medikamente, die als Tropfen, Saft, Injektionen, Infusionen, über die nasale Schleimhaut oder rektal verabreicht werden. Unter dem Gesichtspunkt der Risikominimierung sind dafür SOPs anzuwenden. Für eine Reihe von Substanzen, die bei Überdosierung lebensgefährliche unerwünschte Wirkungen entfalten, hat es sich bewahrt, das Vier-Augen-Prinzip anzuwenden.

Kasuistik 1 zeigt vor allem organisatorische Risiken:

1. Die Anwendung unbekannter Medikamente durch einen Assistenzarzt in Weiterbildung auf Anweisung eines Oberarztes ist eine alltägliche Konstellation. Das Risiko die falsche Dosierung zu notieren kann minimiert werden, wenn derjenige, der die Empfehlung/Anweisung entgegennimmt, diese wiederholt und der Empfehlende/Anweisende diese Wiederholung auch aufmerksam verfolgt. Das Risiko der Fehlerfortpflanzung wurde aufgefangen, durch die routinemäßige Revision der Medikation bei jeder Übergabe.
2. Das Fehlerrisiko der Körpergewicht bezogenen Dosierung ist überwiegend Pädiatrie spezifisch.

Kasuistik 2 zeigt eher Pädiatrie spezifische Risiken:

1. In der zweiten Kasuistik liegt eine sehr spezifische Anpassungsstörungsbild von Frühgeborenen vor. Die Anwendung von Indometazin ist leitliniengerecht, erfolgt jedoch „Off-label".
2. Die Substanz liegt für die betroffenen Patienten, die in der Regel ein Gesamtkörpergewicht von < 1 kg aufweisen, nicht in gebrauchsfertiger Zubereitung vor. Die Zubereitung erfolgte nach korrekter Anordnung der Dosis auf der Grundlage einer SOP durch die verabreichende Fachkraft.
3. Die Tatsache, dass die Herstellungsform in eine Zubereitungsform überführt werden muss, birgt in jedem Arbeitsschritt ein Irrtumsrisiko.
4. In der Kinderheilkunde insbesondere bei der Behandlung von Kindern unter 3 Jahren ist dies ein spezifisches immer wahrendes Risiko. In der Kasuistik treffen das organisatorische Risiko, dass die Veränderung der Ausgangslösung nicht in

19 Gemeinsamer Bundesausschuss: Fragen und Antworten zum „Off-Label-Use": Warum wird gerade in der Kinderheilkunde Off label verordnet? www.g-ba.de/institution/sys/faq/78/ (Link zuletzt geprüft am 25.2.2015).

die SOP überführt wurde, und das individuelle Risiko, dass die Ausgangsmaterialien in ihrer Konzentration nicht überprüft wurden, zusammen.

In beiden Kasuistiken mussten die Eltern vor der Behandlung über den „off-label-use“ aufgeklärt werden. Die Dokumentation ist erforderlich. Die Eltern wurden außerdem sofort, nachdem die Fehldosierungen festgestellt wurden, darüber informiert einschließlich der möglichen Folgen der Fehldosierung.

5.14.3 Behandlungsrisiken

Behandlungsrisiken ergeben sich bei Kindern in vielfaltiger Art aus dem beschriebenen Grundsachverhalt: Alle diagnostischen Maßnahmen, therapeutischen Schritte, Medikamentengabe, parenterale Ernährung u. v. a. müssen altersangepasst bezogen auf den Entwicklungszustand des individuellen Patienten, nach Größe und Gewicht, intellektueller Reife, Knochenreife, Hormonstatus (präpupertär/postpupertär) angepasst werden. Besondere Herausforderungen sind Bild gebende Verfahren und invasive Untersuchungen. Bei klassischem Röntgen sowie CT müssen extrem strahlungsarme Verfahren angewendet werden, die gleichzeitig eine hohe Bildqualität liefern. CT, MRT und endoskopische Verfahren sind im Kindesalter aufwendig und Risiko behaftet, weil sie immer eine tiefe Sedierung oder bei endoskopischen Verfahren sogar eine Narkose erfordern, um eine „Kooperationsbasis“ mit dem Patienten herzustellen. Für das Narkoseverfahren gilt ebenfalls, dass es altersgerecht sein muss. Eine besondere Herausforderung stellen sowohl die lebensunterstützenden Maßnahmen, wie die Beatmung, als auch das Monitoring dar. Atemwegssicherungen wie Intratracheal-Tuben, Kehlkopfmasken, Güdeltuben u. a. müssen in verschiedenen Qualitäten und verschiedenen Größen vorgehalten werden. Das gleiche gilt für Infusionsnadeln, Sauerstoffsensoren, Blutdruckmanschetten, Stethoskopköpfe und so fort. Bei CT- und MRT-Untersuchungen in gekühlten Räumen muss der Patient trotzdem warm gehalten werden. Je kleiner der Patient, desto wichtiger ist die Unterstützung der Temperaturregulation.

Unkooperative Patienten spielen in der stationären Versorgung Erwachsener praktisch keine Rolle. In einem Kinder- und Jugendkrankenhaus ist typischerweise die Hälfte aller stationär behandelten Kinder jünger als 3 Jahre. Diese Patientengruppe ist per Definition „unkooperativ“. Eine gewisse Kooperationsbereitschaft wird erst ab dem 5–6 Lebensjahr angetroffen. Deshalb muss jeder Monitorsensor, jede invasive Prozedur, sei es eine Infusion, sei es eine Pleuradrainage, sei es eine Urinableitung, besonders fixiert und ständig kontrolliert werden. Trotz inzwischen hoch entwickelter Fixationstechniken besteht bei jeder Infusion die Gefahr eines Paravasats mit nachfolgender lokaler Gewebenekrose.[20,21] Akzidentell durch den Patienten entfernte Pleuradrainagen oder Urinableitungen bergen das Risiko von Verletzungen und erheblichen Verschlechterungen des Allgemeinzustandes.

Selbst eine scheinbar so einfache Maßnahme wie die Anordnung von „Bettruhe" ist nur durchführbar, wenn entweder eine ständige Beaufsichtigung durch eine Begleitperson erfolgen kann oder Kleinkinder in entsprechenden gesicherten Betten untergebracht werden. Dabei besteht permanent das Risiko, dass die Sicherungsmaßnahmen nicht konsequent durchgeführt werden, z. B. wenn die Bettgitter nicht wieder fachgerecht geschlossen werden, so dass ein Sturz resultieren kann.

Kinder benötigen bis ins jugendliche Alter hinein Unterstützung bei den Aktivitäten des täglichen Lebens (ATL) (Cramer und Wingenfeld 2014). Häufig erfolgt diese durch die begleitenden Eltern. Je nach Lebensalter werden bis zu 80 % der Kinder durch eine Begleitperson während ihres Krankenhausaufenthalts begleitet. Unter Risikogesichtspunkten sind die Eltern eine Gruppe ständig anwesender Personen, die zwar in den Grundzügen der Krankenhaushygiene und der Anwendung von Händedesinfektion unterwiesen werden, deren Compliance jedoch nicht überwacht werden kann. Da die Begleitpersonen innigen körperlichen Kontakt zu ihrem eigenen Kind pflegen und, insbesondere in Mehrbettzimmern, körperlichen Kontakt nicht ausschließlich auf ihr eigenes Kind beschränken, besteht ein zusätzliches Risiko der Einbringung multiresistenter Keime wie auch der Verbreitung nosokomialer Infektionen.

5.14.4 Organisatorische Risiken

Die Bereitstellung einer komplexen medizinischen Infrastruktur, die die Varianz von Patientenalter, -größe, -gewicht berücksichtigt, ist eine logistische Herausforderung für jede Organisation. Die notwendigen Produktvarianzen einzelner medizinischer Devices lassen sich häufig nicht von einem Hersteller beziehen. Das erhöht grundsätzlich das Risiko von Bedienungsfehlern durch zu hohe Produktvarianz. Wiederum ist die Portfoliokonstanz für in der Pädiatrie einsetzbare Produkte bei vielen Herstellern nicht besonders ausgeprägt. Dadurch müssen häufig Herstellerwechsel erfolgen. Dies steigert das Risiko von Bedienungsfehler zusätzlich. Dies betrifft nicht nur die Einmalprodukte, sondern auch Monitore, Beatmungsgeräte, Warmelampen, Sauerstoffblender u. v. a. m. Je höher die Produktvielfalt ist, desto höher sind der Schulungsaufwand

20 Stiftung Patientensicherheit Schweiz: Qick Alert® CIRRNET: Unbemerkte Paravasate unter nicht sichtbaren venösen Zugängen! Ergänzende Empfehlungen für die Pädiatrie. Quick Alert Nr. 29 http://www.patientensicherheit.ch/de/publikationen/Quick-Alerts.html (Link zuletzt geprüft am 25.2.2015).

21 Norddeutsche Schlichtungsstelle: Prof. Dr. med. K. E. von Mühlendahl. Paravenöse Infusion bei einem einjährigen Kind mit Nekrosebildung und nachfolgender Hauttransplantation Niedersächsisches Ärzteblatt 04/2009.

für die Patientensicherheit und die Erfüllung der Vorgaben des Medizinproduktegesetzes (MPG)[22].

Eine weitere Besonderheit in der Pädiatrie besteht darin, dass nur sehr selten der Patient selbst, sondern fast immer die Eltern oder gesetzlichen Vertreter Adressaten einer wirksamen Aufklärung über eine geplante medizinische Behandlung einschließlich der Risikoaufklärung sind, und diese auch die entsprechenden Einwilligungen geben. Der Behandler kann mit dem Sachverhalt konfrontiert werden, dass von Seiten der Eltern eine Behandlung des Patienten gefordert wird, die nicht im besten Interesse des Patienten ist, oder die Einwilligung zu einer Behandlung, die im besten Sinne des Patienten wäre, von den Eltern verweigert wird. Daraus resultiert das Risiko, dass eine sorgerechtliche Entscheidung gerichtlich herbeigeführt werden muss.

Die aktive Einbeziehung der Eltern in den stationären Behandlungsprozess wie sie sich in den letzten drei Jahrzehnten in Deutschland entwickelt hat, ist sicher ein großer Fortschritt für die Pädiatrie. Unter den Gesichtspunkten der Risikobetrachtung entsteht ein Benefit z. B. durch ausbleibende Bindungsstörungen, Schulung und Erlernung von Behandlungstechniken bei chronisch kranken Kindern für die Familie, während die hier skizzierten Risiken überwiegend bei der Organisation Krankenhaus verbleiben.

5.14.5 Benefit des Klinischen Risikomanagement

Klinisches Risikomanagement ist auch in der Pädiatrie ein unverzichtbares Instrument einer sorgfältigen Betriebsführung. Das Krankenhaus hat als Gesamtorganisation gegenüber dem Patienten im Kindesalter eine besondere Sorgfaltspflicht, damit dieser kleine Mensch, der am Anfang seines Lebens steht, das Vertrauen haben und sich sicher fühlen kann, dass Untersuchung und Behandlung in seinem besten Interesse ausgeführt werden.

Es ist unvermeidlich, dass sich bei einzelnen Patienten vorhandene Risiken tatsächlich realisieren. Völlig zu Recht wird ein solches Ereignis von den Betroffenen insbesondere dann nicht als Lebensrisiko „akzeptiert", wenn die Organisation nicht nachweislich große Anstrengungen unternommen hat, systematische wie individuelle Risiken zu minimieren.

Für ein Krankenhaus als Wissen basierte lernende Organisation ist klinisches Risikomanagement besonders wertvoll, da nicht nur Patientenrisiken minimiert werden, sondern auch die Lernkurve des Krankenhauses bzgl. Struktur- und Ergebnisqualität ansteigt, und Optimierungspotenzial bzgl. des Ressourceneinsatzes sichtbar wird. Insbesondere in der Pädiatrie eröffnet im Schadenfall der Nachweis eines systemati-

---

22 Medizinproduktegesetz in der Fassung der Bekanntmachung vom 7. August 2002 (BGBl. I S. 3146), das zuletzt durch Artikel 16 des Gesetzes vom 21. Juli 2014 (BGBl. I S. 1133) geändert worden ist. Neugefasst durch Bek. v. 7.8.2002 I 3146; zuletzt geändert durch Art. 16 G v. 21.7.2014 I 1133.

schen klinischen Risikomanagements die Möglichkeit, eine für das Krankenhaus Existenz bedrohende Skandalisierung des Schadensereignisses zu begrenzen.

5.14.6 Literatur

Henning C, Wingenfeld K (2014). Die Einschätzung des pflegerischen Unterstützungsbedarfs kranker Kinder und ihrer Eltern. Veröffentlichungsreihe des Instituts für Pflegewissenschaft an der Universität Bielefeld (IPW) http://www.bekd.de/fileadmin/PDFs/IPW_Bericht_Kinderassessment_pdf._Homep._02.2015pdf.pdf (Link zuletzt geprüft am 25.2.2015)

Severin Federhen und Michael Schrewe

5.15 Psychiatrie

Der Fachbereich Psychiatrie ist eine medizinische Disziplin mit langer Historie, er entspringt dem ehemaligen Fachbereich der Nervenheilkunde, der zuvor auch den Fachbereich der heutigen Neurologie umfasste. So sind, geschuldet der Weiterentwicklung der Fachdisziplinen, heutzutage nicht nur die Facharztweiterbildungen ausdifferenziert in die Bereiche Neurologie und Psychiatrie, sondern es hat sich auch jeweils eine Vielzahl von mehr oder weniger eigenständigen Subdisziplinen entwickelt. In der Folge sollen die Disziplinen kurz skizziert werden, die in der klinischen Versorgung hohe Relevanz aufweisen.

Die **Allgemeinpsychiatrie** bezeichnet den Teil der Fachdisziplin, der sich mit der Diagnostik und Therapie von psychischen Erkrankungen und Störungen im Erwachsenenalter befasst. Organisatorisch richten sich Kliniken entweder individuell störungsspezifisch oder diagnosedurchmischt aus. Beide Organisationsformen haben selektive Vorteile.

Die weitere Ausrichtung der klinischen Versorgung erfolgt zumeist anhand des Lebensalters. So widmet sich die **Kinder- und Jugendpsychiatrie** der Diagnose und Therapie von psychischen Erkrankungen bis spätestens zum 21. Lebensjahr. In der Vergangenheit beobachtete man im Zuge der Überleitung junger Erwachsener zur Allgemeinpsychiatrie in vielen Fällen eine rapide Chronifizierung der psychischen Störungen. Heutzutage wird diesem Phänomen in vielen Kliniken versucht Rechnung zu tragen, in dem für junge Erwachsene mit psychischen Störungen vom 18. bis zum 25. Lebensjahr ein separater Fachbereich der **Adoleszenzpsychiatrie** vorgehalten wird, der unter anderem auch einer frühzeitigen Stigmatisierung vorzubeugen hilft.

Mit zunehmendem Lebensalter nehmen auch die körperlichen (Ko-)Morbiditäten zu. Um diesem Umstand gerecht werden zu können, bedarf es der Spezialdisziplin der **Gerontopsychiatrie**. In Gerontopsychiatrischen Fachbereichen sind daher Mediziner mit besonderen Kenntnissen und Erfahrungen beschäftigt, in vielen Kliniken werden interprofessionelle Behandlungsformen praktiziert.

Hervorgegangen aus der Psychiatrie widmet sich die **Psychosomatische Medizin** allen Wechselwirkungen zwischen psychischen und körperlichen Faktoren und stellt damit das Bindeglied zwischen den psychiatrischen und somatischen Disziplinen (vor allem der Inneren Medizin und der Neurologie) dar. Es ist insoweit nicht verwunderlich, dass die Psychosomatik klinikspezifisch entweder der Psychiatrischen oder der Medizinischen Disziplin zugeordnet werden kann und wird.

Die **Suchtmedizin** stellt einen weitgehend eigenständigen Fachbereich dar. Neben den stoffgebundenen Abhängigkeiten (Alkohol, Medikamente, illegale Substanzen) werden auch stoffungebundene Suchtformen (Spielsucht, Internetsucht etc.) behandelt.

Der Fachbereich der **Forensischen Psychiatrie (Maßregelvollzug)** widmet sich der Behandlung psychisch Kranker, die straffällig geworden sind und rechtskräftig verurteilt sind.

5.15.1 Entwicklung des Fachgebietes und Therapie

Psychische Erkrankungen haben vielfaltige Ursachen und unterschiedliche Entstehungsgeschichten, insofern ist es entscheidend, zielgerichtet unterschiedliche Therapien einzusetzen. Heutzutage kommt ein breites Spektrum an wissenschaftlich anerkannten Therapieformen zur Anwendung. Etabliert sind neben medikamentösen und biologisch ausgerichteten Behandlungsmethoden insbesondere psychotherapeutische Verfahren, die im Bedarfsfall mit ergo-, physio- und soziotherapeutischen Unterstützungsmöglichkeiten ergänzt werden.

Nach Schneider et. al. (2011) liegt die Besonderheit in der Therapie psychischer Erkrankungen vor allem in der „Integration von Erkenntnissen der Geistes- und Sozialwissenschaften“ über die letzten Jahrzehnte sowie die aktuelle Entwicklung der biologischen Verfahren zur Behandlung von Patienten mit psychischen Erkrankungen hin zu einer Betrachtung des Menschen in seiner Ganzheit.

Im Gegensatz zu anderen Disziplinen obliegt der Fachdisziplin der Psychiatrie auch die Aufgabe, Patienten gegen ihren Willen unterzubringen und zu behandeln. Zwangsmaßnahmen gegen Bürger können nur von staatlichen Organen angewiesen werden, die vorgesehenen staatlichen Behörden sind in diesem Fall insbesondere die zuständigen Amtsgerichte, Betreuungsbehörden und/oder Polizei.

Im Versorgungsprozess wird insofern zwischen Patienten unterschieden, die die Klinik freiwillig aufsuchen und solchen, die aufgrund eines Gesetzbeschlusses in einer psychiatrischen Einrichtung untergebracht werden müssen.

Im akutpsychiatrischen Bereich finden sich dabei Kliniken mit geschützten (= „geschlossenen“) Stationen, aber auch solche, in denen gesetzlich untergebrachte Patienten allgemeinen Stationen zugeordnet werden. In diesen Fällen wird durch andere organisatorische Maßnahmen das Verbleiben der Patienten gesichert.

In Deutschland lassen sich insbesondere innerhalb der letzten vier Dekaden zahlreiche Verbesserungen in der Versorgung psychisch Kranker vorweisen, die wesentlich durch den Psychiatrie-Reformprozess angestoßen wurden. 1975 wurde durch die „Psychiatrie-Enquête – Bericht über die Lage der Psychiatrie in der Bundesrepublik Deutschland“ des Deutschen Bundestages ein Lagebericht verfasst, der eine umfassende Reflexion des Systems der psychiatrischen Versorgung ermöglichte (Schneider, Falkai und Meier 2011).

Als nächster Entwicklungsschritt lasst sich die bis heute gültige Psychiatrie-Personalverordnung (PSYCH-PV 1991) erwähnen. Sie wurde zur Verbesserung der Behandlungsqualität in psychiatrischen Kliniken erlassen, zudem sollte ein geregelter Personalzuwachs realisiert werden.

Der fünf Jahre später vom Bundesministerium für Gesundheit beauftragte und erarbeitete Leitfaden zur Qualitätsbeurteilung in der Psychiatrie (BMG 1996) fokussierte auf die Entwicklung des Qualitätsmanagements in Psychiatrischen Kliniken und Festschreibung therapeutischer Standards durch Entwicklung von Leitlinien. Gefordert wurden vergleichende Qualitätssicherungsprogramme und Richtlinien für die Weiterbildung der therapeutischen Berufsgruppen, hiermit wurden insbesondere auch die Krankenhausträger hinsichtlich Ihrer Verantwortung für die Ihnen anvertrauten Patienten angesprochen.

5.15.2 Risikomanagement und Qualitätssicherung in der Psychiatrie

In der psychiatrischen Versorgung bedeutet Risikomanagement und Qualitätssicherung auf der einen Seite die evidenzbasierte Absicherung der angewandten Therapiemethoden, also das bestmögliche Absichern des Therapieerfolgs für den einzelnen Patienten. Dies geht einher mit der Entwicklung von Leitlinien hoher und höchster Güte, die eine evidenzbasierte Versorgung psychisch kranker Menschen sicherstellen helfen sollen. Beispielhaft sei hier die Nationale Versorgungsleitlinie Unipolare Depression (DGPPN 2011) erwähnt, die in Zusammenarbeit der verschiedenen, auf diesem Fachgebiet tätigen Fachgesellschaften entstanden ist. Auf Ebene der Organisation können sie als Grundlage von klinischen Leitlinien der Festlegung wissenschaftlich basierter „Mindeststandards“ in Behandlung und Versorgung und somit der Strukturierung und Standardisierung der Behandlungsverlaufe dienen (vgl. Federhen, Becker und Behr 2012).

Auf der anderen Seite spielt aber im therapeutischen Prozess auch die Absicherung bzw. der Schutz der Mitpatienten, des behandelnden Personals und – im Falle einer Unterbringung – auch der relevanten Umwelt eine entscheidende Rolle.

Patientensicherheit beinhaltet also die Aspekte Sicherheit und Schutz für Patienten und die relevanten Umwelten.

Über eine systematische Leitlinien- und Datenbankrecherche (AWMF sowie MEDLINE/PubMed) konnten in der einschlägigen Fachliteratur wesentliche Themenfelder ausgefiltert werden. Die skizzierten Kasuistiken zu Behandlungsfehlern wurden einer Schadendatenbank (Ecclesia Versicherungsdienst GmbH) entnommen und dienen als zweite Grundlage für die Entwicklung zielgerichteter Präventionsmaßnahmen und Empfehlungen.

Themenfeld Medikation

Das Risiko der medikamentösen Therapie ist nicht unerheblich und steigt mit der Anzahl der verordneten Medikamente hinsichtlich pharmakologischer Interaktionen. Fachlicher Konsens besteht zur Vermeidung einer Polypharmazie bzw. auch zur Vermeidung der Kombination verschiedener hochdosierter Neuroleptika (vgl. DGPPN Behandlungsleitlinie Psychopharmakotherapie; DGPPN Behandlungsleitlinie Schizophrenie, Paton et al. 2008).

Mit der Behandlungsleitlinie Psychopharmakotherapie steht ein grundständiges Übersichtswerk zur Verfügung, besondere Beachtung ist zudem einem erhöhten Risiko von pharmakokinetischen Wechselwirkungen und darin begründeten unvorhersehbaren Plasmakonzentrationen bei der Verordnung von Bedarfsmedikationen zu schenken (vgl. Davies et al. 2007). Dies betrifft insbesondere die Behandlung von Patienten mit Psychosen sowie in der Gerontopsychiatrie.

Zu den allgemeinen Risiken der Medikation wie Verwechslung, fehlerhafte Gabe oder auch Übertragungs- und Anordnungsfehler siehe u. a. Kapitel 11.

Schadenfälle und Anspruchserhebungen

Fall 1: Ein unter Manie leidender Patient wurde mit Lithium behandelt, hierbei unterblieben regelmäßige Laborkontrollen. Eine Lithiumintoxikation wurde nicht zeitnah erkannt, der Patient trug eine chronische Niereninsuffizienz davon.

Fall 2: Ein Patient mit dem Krankheitsbild einer akuten Psychose erhielt Haloperidol und Amisulprid. Der Patient klagte zunehmend über Verstopfung und harten Stuhlgang, verweigerte jedoch die Einnahme von Laxantien. Ebenso lehnte der Patient erst ein Abtasten des Abdomens ab. Als eine Untersuchung später stattfand, war eine Abwehrspannung der Bauchdeckenmuskulatur allein schon aufgrund der Erregung des Patienten nicht beurteilbar. Es kam zu einer Darmperforation mit nachfolgender Peritonitis.

Fall 3: Ein Patient erlitt im Rahmen einer Entgiftungsbehandlung mehrere Krampfanfälle. Ein Gutachter kommt zu der Auffassung, dass eine Hyponatriamie nicht rechtzeitig erkannt und behandelt wurde und das Auftreten der Krampfanfälle hierdurch begünstigt wurde.

Fall 4: Ein multimorbider Patient, der aufgrund von Depression und Angstzuständen stationär behandelt wurde, erhielt bei bestehender Benzodiazepinabhängigkeit Lorazepam. Nach einem abrupten Absetzen des Medikaments kam es zu kardiopulmonalen Komplikationen, die eine Reanimation notwendig machten. Der Patient erlitt eine hypoxische Hirnschädigung und verstarb schließlich.

Empfehlungen und Präventionsmaßnahmen
- Berücksichtigung nationaler/internationaler Leitlinien zur Psychopharmakotherapie
- regelmäßige Laborkontrollen
- besondere Achtsamkeit auf pharmakokinetische Wechselwirkungen (v. a. Bedarfsmedikamente)
- ausführliche Anamnese der bisherigen Arzneimitteltherapie
- Abfrage unerwünschter Wirkungen/klinisch relevanter Nebenwirkungen
- Regelungen für den Off-Label-Use von Neuroleptika

Themenfeld Somatische Begleittherapie und medizinisches Notfallmanagement

Auch die Therapie psychischer Erkrankungen kann es erforderlich machen, somatische (Begleit-)-Erkrankungen zu behandeln. Dies beinhaltet auch das medizinische Notfallmanagement im Falle vitaler Bedrohungen, das jede Einrichtung sicherzustellen hat. Hierbei haben es solche Einrichtungen organisatorisch leichter, die an eine somatische Klinik räumlich angegliedert sind oder als Fachabteilung in einem Klinikkomplex tätig werden, da somatische Differentialdiagnosen durch verfügbares Fachpersonal schneller und beispielsweise durch verfügbare Großgeräte leichter abgeklärt werden können.

In den diagnosebezogenen Leitlinien der DGPPN finden sich insofern immer Hinweise zur zeitnahen Differentialdiagnostik.

Hinsichtlich klassischer Schadenfälle spielt die zeitnahe Differentialdiagnostik und eine darin begründete rechtzeitige Therapie eine entscheidende Rolle. Klassische Behandlungsfehlervorwürfe sind fehlerhafte Diagnosen und Überwachungsfehler. Vielfach wird auch die nicht rechtzeitige Hinzuziehung von Fachexperten anderer Disziplinen beanstandet.

Schadenfälle und Anspruchserhebungen

Fall 1: Ein Patient klagt während der stationären Behandlung (Depression) über plötzliche Gesichtsfeldausfälle, die in einer augenärztlichen Konsiliaruntersuchung bestätigt werden. Ein natives Schädel-CT war unauffällig. Eine Untersuchung mit Kontrastmittel wurde zu diesem Zeitpunkt nicht durchgeführt, da der Patient nicht nüchtern war. Weitere Untersuchungen lehnte der Patient ab und ließ sich gegen ärztlichen Rat entlassen. Zwei Tage später wurde in einer anderen Klinik eine Apoplexie diagnostiziert. Als Folge blieb eine dauerhafte Sehstörung mit Tunnelblick zurück. Ein Gutachter kommt zu der Auffassung, dass die Veranlassung einer neurologischen Untersuchung zu einer rechtzeitigen Lyse-Therapie geführt hätte.

Fall 2: Ein Patient erlitt im Rahmen einer psychiatrischen Behandlung eine Apoplexie. Die Diagnose wurde differentialdiagnostisch erst verspätet gestellt, so dass keine zeitnahe entsprechende Behandlung eingeleitet wurde. Eine Lyse-Therapie wäre angesichts bestehender Vorerkrankungen nicht in Betracht gekommen, jedoch hätte die Schwere der Infarktfolgen durch eine Antikoagulation vermutlich gemindert werden können, so die Einschätzung des Gutachters.

Fall 3: Ein Patient mit unsicherem Gangbild und bekannten Sturzereignissen in der Vergangenheit wurde stationär behandelt. Im Verlauf der Behandlung stürzte der Patient. Sturzfolgen wurden anfangs nicht gesehen, da der Patient keine Schmerzen verspürte. Eine Woche nach dem Sturz wurde eine Schenkelhalsfraktur diagnostiziert. In der nachbehandelnden Klinik kam es zu weiteren Komplikationen (Thrombose, MRSA-Befund, Muskelentzündung).

Fall 4: Bei einem Patienten mit hypochondrischen Zügen wurde eine Bronchopneumonie fälschlicherweise als grippaler Infekt gedeutet. Eine weitergehende Diagnostik mit Laborkontrolle wurde eingeleitet, als die Körpertemperatur auf über 40 °C stieg und der Patient Atemnot bekam. Ein Gutachter sieht eine zu späte Reaktion auf die Krankheitssymptome. In Kombination mit mehreren Vorerkrankungen des Patienten kam es zu einer länger anhaltenden Arbeitsunfähigkeit.

Empfehlungen und Präventionsmaßnahmen

- ausführliche somatische Anamnese inkl. klinischer und neurologischer Untersuchung
- zeitnahe und frühzeitige Einleitung von Konsiluntersuchungen und somatischen Diagnostiken
- Differentialdiagnostik entsprechend der medizinischen Leitlinien

Themenfeld Übergriffe und Gewalt durch Patienten

Das Themenfeld Gewalt im aktiven und passiven Sinn ist im psychiatrischen Bereich allgegenwärtig und zudem häufiger Behandlungsanlass, wenn eine krankheitsbedingte Selbst- oder Fremdgefährdung vorliegt.

Im besonderen Fokus des klinischen Risikomanagements liegt der Schutz der Patienten und des Personals vor Übergriffen durch gewalttätige Patienten.

Doch wie schätzt man die akute Gefährdungslage ein?

Über ein systematisches Review stellten Grann et al. (2005) dar, dass zur Vorhersage von Gewaltübergriffen durch aktuelle Risiko-Assessment-Methoden die Zuverlässigkeit der Vorhersage auf 70–75 % gesteigert werden konnte. Abderhalden (2004) analysierte die systematische Einschätzung des kurzfristigen Gewaltrisikos auf Akutstationen mit Hilfe der modifizierten norwegischen Broset-Violence-Checklist und bestätigte deren klinische Wirksamkeit, auch Clarke et al. (2010) können den positiven Nutzen über einen Zeitraum von fünf Jahren bei bekannten und nicht-bekannten Patienten aufzeigen.

Weiterhin vielversprechend ist die Durchführung mitarbeiterbezogener Trainingsprogramme zum Aggressionsmanagement. Auch wenn Richter und Needham (2007) keinen eindeutigen Trend zur Reduktion aggressiver Vorkommnisse belegen konnten, stellten sich in den Behandlungsteams durchweg positive Effekte auf Wissen und Zuversicht in der Bewältigung schwieriger Situationen ein. Rohde (2008) sieht in der Gewaltprävention auf psychiatrischen Akutstationen eine wesentliche Aufgabe der Pflege und benennt die Verantwortung der professionell Pflegenden zur Gestaltung eines gewaltarmen Milieus.

In vielen Fällen gewalttätiger Übergriffe oder aggressiven Verhaltens sind die angestrebten milden Maßnahmen der Prävention nicht hinreichend und es ist erforderlich, dem aggressiven Verhalten mit anderen Maßnahmen zu begegnen. Hierzu gibt es europaweit jedoch keinen allgemeinverbindlichen Rahmen. Steinert und Lepping

(2008) fordern auf Grundlage der Analyse der Behandlungsformen in 16 europäischen Ländern die Entwicklung einheitlicher Standards anhand objektiver Daten.

Schadenfälle im Bereich von Aggression, Gewalt und Übergriffen durch Patienten zeigen sich überwiegend in körperlichen und seelischen Traumata bis hin zu Todesfällen oder auch in Bränden.

Schadenfälle und Anspruchserhebungen

Fall 1: Ein Patient verletzte im Rahmen einer stationären Behandlung außerhalb der Station einen Besucher. Nach Einschätzung der behandelnden Ärzte bestanden keine Anhaltspunkte für die Aggression. In der Dokumentation fand sich hierzu jedoch kein Nachweis. Der verletzte Besucher machte erfolgreich Ansprüche aufgrund einer Verletzung der Aufsichtspflicht geltend.

Fall 2: Ein Patient mit demenzieller Veränderung betrat das Zimmer eines Mitpatienten und wurde von diesem schwer gewürgt. Es musste eine Reanimation durchgeführt werden, der Patient verstarb jedoch wenige Tage später an den Folgen seiner Verletzungen.

Fall 3: In einer psychiatrischen Klinik wurde ein Patient mit autistischer Störung behandelt, der Patient fiel mit aggressiven Zügen auf. Zu einem späteren Zeitpunkt verletzte der Patient in einer anderen Einrichtung eine Pflegekraft schwer. Die Berufsgenossenschaft forderte einen Regress, da bei entsprechender Reaktion der Klinik auf die Aggression (Strafanzeige), eine frühzeitigere Einweisung des Patienten in eine geschlossene Abteilung möglich gewesen wäre und die Tat so hätte verhindert werden können. Es wurde ein Vergleich in Höhe von 170.000 € geschlossen.

Fall 4: Ein Patient mit starker Chronifizierung einer Borderline-Persönlichkeitsstörung fügte sich im Rahmen eines stationären Aufenthaltes mehrfach selbst Verbrennungen zu. Der Krankenkasse des Patienten wurden Behandlungskosten in Höhe von 35.000 € erstattet.

Empfehlungen und Präventionsmaßnahmen

- standardisierte Patienteneinschätzungen hinsichtlich des Gewaltrisikos (SOAS, BVC)
- Regelung zum Management von Krisen
- Verfügbarkeit von psychiatrischen Notfallteams
- spezialisierte Stationen zur Kriseninterventon
- regelmäßige Mitarbeiterschulungen zu Deeskalation und Sicherungstechniken
- zeitnahe Nachbesprechung aller Gewaltvorfälle im multiprofessionellen Team
- Nachbesprechung mit Patient
- Therapievereinbarungen

Diese Faktoren sind umgekehrt auch ebenso wesentlich hinsichtlich ihres Beitrags zur Vermeidung von Zwangsmaßnahmen.

Themenfeld Zwangsmaßnahmen

In einer großen Studie von Tunde-Ayinmode und Little (2004) wurden etwa 31 % aller akut aufgenommenen Patienten ihrerseits Isolation oder Zwang ausgesetzt, dabei überproportional häufiger abends und nachts. Um eine dauerhafte Reduktion solcher Maßnahmen zu erreichen, bedarf es eines systematischen Monitorings in Form von Kennzahlen und Qualitätsindikatoren, die sowohl Übergriffe durch Patienten, als auch freiheitsberaubende Zwangsmaßnahmen berücksichtigen.

Steinert et al. (2009) beschreiben, wie sie durch Implementation einer Kriseninterventionsstation für die Diagnosegruppe „Persönlichkeitsstörungen" Zwangsmaßnahmen einerseits und Übergriffe durch Patienten andererseits deutlich reduzieren konnten. Das angewendete Modell wird als übertragbar auf andere Settings angesehen.

Auch in der Ausgestaltung der Teamzusammensetzung und darin begründeter Teamfaktoren können Schlüssel zur Vermeidung von Zwangsmaßnahmen gesehen werden. Je größer die Relation der Anzahl weiblicher zu männlichen Pflegekräften und je geringer der Erfahrungs- und Qualifikationsstand des Personals sind, desto höher zeigten sich die Raten angewendeter Zwangsmaßnahmen (vgl. Jansen et al. 2006).

Needham und Sands (2010) zeigen auf, dass eine systematische Nachbesprechung aller Ereignisse und folgender Zwangsmaßnahmen in Form eines „Post-Seclusion-Debriefing" aufgearbeitet werden sollten. Hierbei ist es erforderlich, ein standardisiertes, evidenzbasiertes und praxisorientiertes Schema zu entwickeln, das sowohl den Klienten als auch das therapeutische Team einbezieht.

Werden Zwangsmaßnahmen ausgeführt, steigt sowohl das Risiko für Verletzungen während der Maßnahmen, als in der Folge auch für sekundäre Patientenschaden. Besonders hervorheben lassen sich hier Hautschädigungen (Druck, Scherkräfte etc.), Überwachungsfehler, Verletzungen der Persönlichkeitsrechte sowie Diagnosefehler und unterlassene bzw. zeitverzögerte Therapie (thromboembolische Komplikationen, Nervenlasionen, Aspiration).

Schadenfälle und Anspruchserhebungen

i

Fall 1: Ein Patient wurde im Rahmen der Behandlung einer akuten Psychose fixiert und erlitt hierdurch eine (obere) Plexusparese. Aufgrund der Aggression war eine stramme Fixierung notwendig, die – so räumt die Klinik ein – auch nicht genügend auf korrekten Sitz überprüft wurde. Es wurde eine Abfindung gezahlt.

Fall 2: Ein Patient mit schwerem Verlauf einer schizophrenen Psychose wurde wiederkehrend und jeweils für einen längeren Zeitraum fixiert. Hierdurch wurde die Entwicklung eines Dekubitus begünstigt, der später auch chirurgisch-operativ versorgt werden musste. In der Patientenakte waren die prophylaktischen Pflegemaßnahmen, Lagerungsmaßnahmen und Hautkontrollen nur unzureichend beschrieben, so dass die Klinik den Nachweis einer sach- und fachgerechten Versorgung nicht erbringen konnte.

Fall 3: Ein Patient wurde über einen Zeitraum von 6 Tagen fixiert, bevor er eine Lungenarterienembolie entwickelte und unmittelbar hieran verstarb. Eine Thromboseprophylaxe war während der Fixierungszeit nicht durchgeführt worden. Mehrere Gutachter monierten, dass das Risiko der Thrombose/Lungenembolie durch geeignete prophylaktische Maßnahmen zwar nicht ausgeschlossen, jedoch deutlich hätte gemindert werden können. Gegen mehrere Mitarbeiter wurden Ermittlungsverfahren wegen des Verdachts der fahrlässigen Tötung eingeleitet.

Ein Patient mit psychotischen Wahnvorstellungen wurde teilfixiert und durch regelmäßige Sichtkontrollen überwacht. Es brach ein Feuer im Patientenbett aus. Die Ursache für den Brand konnte nicht zweifelsfrei ermittelt werden. Es kann jedoch nicht ausgeschlossen werden, dass der Patient ein Feuerzeug bei sich trug und den Brand selbst verursacht hat. Der Patient erlitt Verbrennungen 3. Grades an den Beinen, die Zehen mussten fast vollständig amputiert werden. Der Patient machte eine Verletzung der Überwachungspflicht geltend und erhielt ein Schmerzensgeld, weitere Zahlungen ergingen an den Sozialversicherungsträger. Der Gesamtaufwand betrug 110.000 €.

Empfehlungen und Präventionsmaßnahmen
- abgestimmtes Verfahren zur zwangsweisen Unterbringung/Einleitung von Beschlussverfahren
- Konzept für Zwangsmaßnahmen unter Berücksichtigung des Schutzes der Persönlichkeitsrechte
- Grundsätzliche Wahl des mildesten Mittels
- Transparenz und Aufklärung des Patienten über Zwangsmaßnahmen
- Gespräche und Betreuung während der Zwangsmaßnahmen durch qualifizierte Mitarbeiter
- eindeutige Festlegung und Durchführung der notwendigen Überwachungsmaßnahmen
- ausführliche Dokumentation der durchgeführten Überwachungsmaßnahmen

Themenfeld unerlaubtes Entweichen

Psychiatrische Einrichtungen haben der Gesellschaft gegenüber eine Garantenstellung und sind damit verpflichtet, gesetzlich untergebrachte Patienten in Obhut zu behalten. Kommt es in einem solchen Fall zum unerlaubten Entweichen eines Patienten, kann es negative Konsequenzen für den entwichenen Patienten, aber auch für die Einrichtung oder Umwelt haben.

Diagnosebezogen besonders häufig entweichen Patienten mit Erkrankungen des schizophrenen Formenkreises und solche mit Suchterkrankungen, zumeist wird hierfür der Zeitpunkt der Übergabe genutzt (vgl. Muir-Cochrane und Mosel 2008).

Konzeptuell finden sich in den psychiatrischen Einrichtungen unterschiedliche präventive Organisationsformen (offene vs. geschlossene Tür). Bei Personal und Besuchern werden jeweils Vor- als auch Nachteile in beiden Systemen gesehen, während Patienten sich eher eine offene Organisationsform wünschen. Aufgrund der vergleichsweise geringen Studienanzahl und stark differierender Settings kann keine allgemeingültige Empfehlung abgeleitet werden (vgl. Van der Merwe et al. 2009; Müller et al. 2002; Bowers et al. 2010).

Schadenfälle und Anspruchserhebungen

Fall 1: Ein Patient ließ sich freiwillig auf einer geschützten Station behandeln. Zeitnah zur Aufnahme bat der Patient um einen Gang außerhalb der Station. Ein Stationsmitarbeiter, dem der Patient, die

Diagnose sowie diesbezügliche Verhaltensregeln noch nicht bekannt waren, ermöglichte dem Patienten diesen Ausgang in seiner Begleitung. Der Patient entfernte sich von seinem Begleiter und verließ das Klinikgelände. Er geriet vor einen Bus und erlitt schwerste Verletzungen. Neben den Direktansprüchen des Patienten erhielt der Sozialversicherungsträger Schadenersatz, da der Patient aufgrund einer dauerhaften Beeinträchtigung eine Rente ausgezahlt bekommt.

Fall 2: Ein Patient wurde aufgrund eines Unterbringungsbeschlusses auf einer geschützten Station behandelt. Im Verlauf der Behandlung hebelte der Patient in dem Überwachungszimmer ein Oberlicht auf und seilte sich mit einem Bettlaken an der Außenfassade ab. Hierbei stürzte er ab und erlitt eine Querschnittslähmung. In der Folge entwickelten sich weitere Komplikationen (Lungenembolie, Dekubitus).

Empfehlungen und Präventionsmaßnahmen
- Festlegung von Überwachungsmaßnahmen und -intervallen bei (flucht-)gefährdeten Patienten
- eindeutige und nachvollziehbare Ausgangsregelungen auf geschützten Stationen
- regelmäßige Kontrolle der kritischen baulichen Punkte (Fenster, Nebeneingangstüren)
- klare Absprachen zur Organisation der Raumlüftung mit geöffnetem Fensterflügel
- besondere Aufmerksamkeit zu Zeiten mit reduzierter Personalbesetzung und zu Übergabezeiten

Themenfeld Suizidalität

Suizidalität und Suizidprophylaxe ist eines der wesentlichen Themen in der psychiatrischen Versorgung. Auch die Suizidprävention speist sich aus der Garantenstellung der jeweiligen Einrichtung und ihres gesetzlichen Auftrags. Dennoch gibt es keine absolut „suizidsichere Klinik“. Die Verantwortung der Einrichtung liegt nach Wolfersdorf (2003) vielmehr in der „Einschränkung sich anbietender Möglichkeiten“ wie fest verschraubter Duschvorhangstangen, Terassenüberdachungen mit freiliegenden Balken usw.

Zur rechtzeitigen Detektion und Einschätzung des individuellen Sudizidrisikos wurden zahlreiche testpsychologische Verfahren erarbeitet, eine der bekanntesten und etabliertesten Skalen ist die „Suicide Assessment Scale – SUAS“ (vgl. Niméus et al. 2000) und stellt eine Methode zur Ergänzung der klinischen Einschätzung mit Hilfe objektivierbarer Daten dar.

Hierbei sei betont, dass ein Assessment frühestmöglich erfolgen sollte, möglichst bereits in der Notaufnahme (vgl. Feeney et al. 2005). Damit dies gelingt, sind die wesentlichen Risikofaktoren in der Anamnese zu berücksichtigen und möglichst über evidenzbasierte Prozesstandards gesichert werden, die Bestandteil der klinischen Ausbildung sind (vgl. Mahal et al. 2009).

Nach Kudo et al. (2010) sollen potenzielle Therapie- und Präventionsmöglichkeiten jeweils individuell für die verschiedenen Patientenpopulationen abgeleitet werden. Für Patienten aus dem critical-care-Bereich wird die 24-Stunden Betreuung durch einen Psychiater in Ergänzung von einem Sozialarbeiter, einem klinischen Psychotherapeuten sowie einem multiprofessionellen Betreuungsteam empfohlen. Für Patienten der psychiatrischen Normalstation können Psychoedukation und spezifische körperliche Ertüchtigungsprogramme zur Verhütung wiederholter Versuche hilfreich sein. Für die nicht-stationär versorgte Klientel sind individuelle Unterstützungs- und Problemlösungssysteme erforderlich.

Schadenfälle und Anspruchserhebungen

Fall 1: Ein Patient wurde aufgrund einer eindeutigen Suizidgefährdung in einem videoüberwachten Beobachtungszimmer untergebracht. Der Patient strangulierte sich in der Nasszelle des Beobachtungszimmers (nicht videoüberwacht) mit dem Brauseschlauch. Gutachter bemängeln die Ausstattung der Duschanlage als unangemessen für den Einsatzzweck in einem Überwachungszimmer. Ebenso wird der angeordnete Überwachungsumfang als nicht ausreichend erachtet. Die Erben des Patienten erhalten einen Abfindungsbetrag von 125.000 €.

Fall 2: Ein Patient wurde zur Behandlung von suizidalen Gedanken stationär behandelt. Im Wochenendausgang stürzt sich der Patient aus einem Hochhaus und überlebt mit schwersten Verletzungen. Die Gutachterkommission sieht einen Behandlungsfehler. Die Krankenkasse des Patienten erhält einen Ersatz für die lebenslangen Pflegekosten.

Fall 3: Ein Patient stürzt sich aus dem geöffneten Fenster einer geschützten Station und verstirbt. Der Raum war während des Lüftens abgeschlossen und dann irrtümlich wieder geöffnet worden, ohne dass das Fenster wieder entsprechend gesichert wurde.

Fall 4: Eine Person wurde aufgrund suizidaler Gedanken in einer Klinik vorstellig. Der behandelnde Arzt sah keine Anzeichen für eine akute Suizidalität und wies die Person ab. Die Möglichkeit der Notfallaufnahme für den Fall einer akuten Krise wurde vereinbart. In unmittelbar zeitlichem Zusammenhang unternahm die Person einen Suizidversuch.

Fall 5: Ein Patient wurde zum wiederholten Mal mit Selbstmordgedanken stationär behandelt. Im Rahmen der Behandlung unternahm der Diabetiker einen Suizidversuch mit Insulin. Der Patient überlebte mit einer ausgeprägten Hirnschädigung.

Empfehlungen und Präventionsmaßnahmen
- klinikinterne Regelung zum Umgang mit suizidgefährdeten Patienten
- aktive Exploration des Suizidrisikos/regelmäßige Patienteneinschätzung, unter Zuhilfenahme einer Assessment-Skala
- Einleitung spezifischer Maßnahmen für die Betreuung inkl. deren Dokumentation
- regelmäßige Kommunikation des Behandlungsteams und sofortige Information bei verändertem Suizidrisiko
- Einschränkung „sich anbietender Möglichkeiten“ für einen Suizid (baulich, organisatorisch)
- frühzeitige und schrittweise Entlassungsvorbereitung
- Angebot niederschwelliger nachstationärer Angebote/Sicherstellung einer qualifizierten Weiterbehandlung

5.15.3 Fazit und Ausblick

Am Fachbereich der Psychiatrie zeigt sich wie an keinem anderen Fachgebiet, wie dynamisch sich die qualitativen Anforderungen – nicht zuletzt auch bedingt durch gesamtgesellschaftliche Entwicklungen – fortentwickeln können. Zur Sicherstellung einer guten Patientenversorgung ist dabei die Einhaltung bereits bestehender gesetzlicher Vorgaben wie der PSYCH-PV und die Nutzung evidenzbasierter Leitlinien unabdinglich.

Aus den bekannten Kasuistiken der Heilwesen-Personenschaden lassen sich in Kombination mit den Aussagen der Fachliteratur Prinzipien der Schadenentstehung ableiten und in der Praxis geeignete Präventionsmaßnahmen implementieren.

Grundvoraussetzung für eine sichere Patientenbehandlung ist hierbei immer eine hinreichende Ausstattung mit qualifiziertem Personal. Für den psychiatrischen Bereich existiert hier eine klare Assoziation zwischen Personalausstattung und Konflikten (z. B. Aggression, unerlaubtes Entweichen, Substanzmissbrauch) sowie deren Eindämmung (vgl. Bowers 2009). International existieren weitere gute Studien, die den Zusammenhang zwischen Personalausstattung, Qualifikationsgrad und Ergebnisqualität sowie Mortalität belegen (vgl. Aiken et al. 2014).

Aus Sicht der Autoren steht die vollständige und grundsätzliche Einhaltung der vorgeschriebenen quantitativen und qualitativen Personalausstattung im Vordergrund. Eine Weiterentwicklung und Verschärfung wäre hierbei wünschenswert.

Abschließend lassen sich folgende allgemeingültige Empfehlungen und Präventionsmaßnahmen aufzeigen, die eine bedarfsgerechte, qualitativ hochwertige und sichere Patientenversorgung gewährleisten helfen:

Empfehlungen und Präventionsmaßnahmen
- ausreichende quantitative und qualitative Personalausstattung, die das Aufrechterhalten von organisatorischer Struktur, täglicher Routinen und der Durchführung des Behandlungsangebotes sicherstellt
- Implementierung evidenzbasierter interner Behandlungsleitlinien
- regelmäßige Mortalitäts- und Morbiditätskonferenzen im Behandlungsteam
- Durchführung interner und externer Audits zu Sicherheit und Qualität
- Festlegung und Messung von Routinedaten/Ergebnisindikatoren (wie z. B. psychopathologische Symptome, Gewalt durch Patienten, Zwangsmaßnahmen, Suizidversuche, Therapiemotivation)

5.15.4 Literatur

Abderhalden Ch (2004). Systematische Einschätzung des kurzfristigen Gewaltrisikos auf Akutstationen. In P Krause et al. (Hrsg.). Buch 0333: Interventionen Psychiatrischer Pflege; Ibicura Verlag.

Aiken L et al. (2014). Nurse staffing and education and hospital mortality in nine European countries: a retrospective observational study. The Lancet, Volume 383, No. 9931, 1824–1830.

Bowers L et al. (2005). Real world application of an intervention to reduce absconding. *J Psychiatr Ment Health Nurs* 12(5), 598–602.
Bowers L (2009). Association Between Staff Factors and Levels of Conflict and Containment on Acute Psychiatric Wards in England. *Psychiatr Serv* 60(2), 231–239.
Bundesministerium für Gesundheit: Leitfaden zur Qualitätsbeurteilung in Psychiatrischen Kliniken. Band 74 Schriftenreihe des Bundesministeriums für Gesundheit. Nomos Verlag 1996.
Clarke D et al. (2010). The Broset Violence Checklist: clinical utility in a secure psychiatric intensive care setting. *J Psychiatric Ment Health Nurs* 17(7), 614–620.
Davies SJC et al. (2007). PRN prescribing in psychiatric inpatients – Potenzial for pharmacokinetic drug interactions. *J Psychopharmacology* 21(2), 153–160.
DGPPN (2005). Behandlungsleitlinie Schizophrenie.
DGPPN (2006). Behandlungsleitlinie Psychopharmakotherapie.
DGPPN (2009). Therapeutische Maßnahmen bei aggressivem Verhalten in der Psychiatrie und Psychotherapie.
DGPPN (2011). Nationale Versorgungsleitlinie Unipolare Depression.
Enquete 1975 – Bericht über die Lage der Psychiatrie in der Bundesrepublik Deutschland. Zur psychiatrischen und psychotherapeutischen/psychosomatischen Versorgung der Bevölkerung. Deutscher Bundestag.
Feeney L et al. (2005). Parasuicide Assessment in the Emergency Department. *Ir Med J*. 98(4), 111–113.
Federhen S, Becker A, Behr J (2012). Entwicklung eines klinischen Auditverfahrens in der vollstationären psychiatrischen Versorgung. *Pflegewissenschaft* 06, 349–360.
Grann M et al. (2005). Psychiatric Risk Assessment Methods. Are Violent Acts Predictable? A Systematic Review. SBU 175, 3–13.
Janssen W et al. (2007). The influence of staffing levels on the use of seclusion. *Int J Law Psychiatry* 30(2), 118–126.
Kudo K et al. (2010). Study of the outcome of suicide attempts: characteristics of hospitalization in a psychiatric ward group, critical care center group, and nonhospitalized group. *BMC Psychiatry* 10(4), 1–8.
Mahal K et al. (2009). Improving the Quality of Suicide Risk Assessments in the Psychiatric Emergency Setting: Physician Documentation of Process Indicators. *J Am Osteopath Assoc* 109(7), 354–358.
Muir-Cochrane E, Mosel KA (2008). Absconding: A review of the literature 1996–2008. *Int J Ment Health Nurs* 17(5), 370–378.
Needham H, Sands N (2010). Post-Seclusion Debriefing: A Core Nursing Intervention. *Perspect Psychiatr Care* 46(3), 221–233.
Niméus A et al. (2000). The Suicide Assessment Scale: an instrument assessing suicide risk of suicide attempters. *Eur Psychiatr* 15(7), 416–423.
Paton C et al. (2008). High-dose and combination antipsychotic prescribing in acute adult wards in the UK: the challenges posed by p. r. n. prescribing. *Br J Psychiatry* 192(6), 435–439.
Richter D, Needham I (2007). Effekte von mitarbeiterbezogenen Trainingsprogrammen zum Aggressionsmanagement in Einrichtungen der Psychiatrie und Behindertenhilfe – Systematische Literaturübersicht. *Psychiatr Praxis* 34, 7–14.
Rohde M (2008). Gewaltprävention auf psychiatrischen Akutstationen als Aufgabe der Pflege. *Psych Pflege Heute* 14, 147–152.
Schneider F, Falkai P, Maier W ([2011] 2012). Psychiatrie 2020 plus. Perspektiven, Chancen und Herausforderungen. Springer-Verlag Berlin Heidelberg.
Steinert T et al. (2009). Prozess- und Ergebnisqualität in der Psychiatrie: Reduktion von Patientenübergriffen und Zwangsmaßnahmen bei Patienten mit Persönlichkeitsstörungen durch Implementation einer Kriseninterventionsstation. Gesundheitsökonomie und Qualitätsmanagement: Klinik und Praxis Wirtschaft und Politik 14, 44–48.

Steinert T, Lepping P (2009). Legal provisions and practice in the management of violent patients. A case vignette study in 16 European countries. *Eur Psychiatr* 24(2), 135–141.
Tunde-Ayinmode M, Little J (2004). Use of seclusion in a psychiatric acute inpatient unit. *Australasian Psychiatry* 12(4), 347–351.
Verordnung über Maßstäbe und Grundsätze für den Personalbedarf in der stationären Psychiatrie (Psychiatrie-Personalverordnung-Psych-PV), 1991.
Wolfersdorf M (2003). Suizidprävention im psychiatrischen Krankenhaus. Einige Gedanken im Zusammenhang mit dem Audit bzgl. suizidpräventiver Maßnahmen im Psychiatrie-Zentrum Schaffhausen am 12. April 2002. *Suizidprophylaxe* 30(1), 23–25.

Sebastian Wirtz

5.16 Intensivmedizin und -pflege

Um eine fachgerechte pflegerische Patientenversorgung auf einer Intensivstation zu gewährleisten, bedarf es einer klaren Organisationsstruktur, ausreichender fachliche Qualifikation und definierter Standards in der Alltagsroutine. Je höher die Frequenz von Störungen im Prozessablauf zu erwarten sind, desto häufiger sind Fehlermöglichkeiten in der Versorgung gegeben, es gibt eine positive Korrelation der Fehlerrate mit der Zahl der pro Pflegekraft zu versorgenden Patienten, die Fehlerrate erhöht sich ebenfalls mit der Frequenz der Verlegungen und Aufnahmen auf der Intensivstation (Valentin et al. 2006). Untersuchungen und Einzelfallbeispiele haben gezeigt, dass insbesondere Medikationsfehler und Hygienefehler im Vordergrund stehen (Valentin et al. 2006), und dass fehlende Dokumentations- und Kommunikationssicherheit sowohl innerhalb der Dienstgruppe (Patientenübergaben) als auch interprofessionell zu Fehlern im Pflegeprozess beitragen können.

Auf Intensivstationen liegen üblicherweise kritisch kranke Patienten mit lebensbedrohlichen Erkrankungen oder Verletzungen, deren Vitalfunktionen gestört sind und die eine medizinisch-technische Unterstützung vitaler Funktionen benötigen. Das kann die Zufuhr lebenswichtiger Medikamente, eine künstliche Beatmung, der zeitweise Ersatz der Nierenfunktion durch Hämofiltration oder die Stabilisierung der Gerinnung nach Trauma oder Sepsis sein. Es handelt sich in der Regel um hochdynamische Krankheitsphasen. Die Behandlung zeichnet sich dadurch aus, dass komplexe Therapiekonzepte entworfen und durchgeführt werden, diese aber auch in kurzen Zeitabständen regelmäßig oder anlassbezogen reevaluiert werden müssen, um dem individuellen Krankheitsverlauf durch Anpassung der Therapiemuster Rechnung zu tragen. Die meisten dieser Therapieentscheidungen treffen auf kritische Erkrankungsphasen und damit auf eine instabile Gesamtsituation am Patienten. Daher ist es unerlässlich, dass alle Maßnahmen zeitgerecht und abgestimmt durchgeführt werden. Das gilt insbesondere für die Verabreichung von Medikamenten.

Im Rahmen der Intensivtherapie ist häufig die kontinuierliche Gabe von Kreislaufunterstützenden Medikamenten (Katecholaminen) erforderlich. Diese werden zur sicheren kontinuierlichen Dosierung in vorher festgelegter Konzentration durch motorgetriebene Spritzenpumpen appliziert. Unterbrechungen oder vorübergehende Beschleunigungen in der Zufuhr können, ebenso wie die Applikation fehlerhafter Konzentrationen, zu erheblichen Blutdruckschwankungen führen. Medikationsfehler kommen in der Intensivmedizin häufig vor, wie eine prospektive Beobachtungsstudie aus 2009 zeigt (Valentin et al. 2009). Solche Medikationsfehler sind zwar häufig folgenlos für den Patienten, bergen aber dennoch das Risiko schwerer Schädigung oder sogar Tod (Kastrup et al. 2013). In der Studie von Valentin wurden innerhalb eines definierten Zeitraums auf 113 Intensivstationen in 27 Ländern die Häufigkeit von Fehlern in der Medikation bezogen auf die Zubereitung, die Applikation, die Dosis und den Zeitpunkt der Applikation gemessen. Dabei fanden die Autoren heraus, dass es bezogen auf je 100 Behandlungstage, zu 75 Fehlern gekommen war, die in 0,9 % zu Dauerschaden oder Tod des Patienten geführt hatten. Die häufigsten Ursachen waren die Gabe eines falschen Medikaments (Verwechselungen), die Gabe des richtigen Medikaments in der falschen Dosierung oder zur falschen Zeit, oder die Gabe des richtigen Medikaments über den falschen Applikationsweg. Mit dieser Untersuchung wurde deutlich, dass Medikationsfehler in der Intensivmedizin häufig sind, und dass von diesen Ereignissen gravierende Risiken ausgehen.

Stress, Müdigkeit und eine hohe Arbeitsbelastung tragen als Ursachen zu diesen Fehlern bei (Valentin et al. 2009), ein Teil dieser Faktoren ist aber auf einer Intensivstation immanent, da insbesondere die Behandlung lebenskritischer Situationen einen Teil dieser Faktoren ausmacht. Dennoch können Umgebungsbedingungen beeinflusst werden, und aus diesen Erkenntnissen wurden in den vergangenen Jahren Sicherheitsstrategien entwickelt. Älteste Strategie zur Vermeidung von Medikationsfehlern ist das Vier-Augen-Prinzip, das insbesondere in der Zubereitung, aber auch bei der Applikation von Medikamenten ein wirksames Instrument zur Fehlerreduktion sein kann. Die Umsetzung ist zwar empfohlen, gelingt allerdings auf den meisten Intensivstationen im klinischen Alltag nur unzureichend. Sinnvoll wäre außerdem die Vermeidung von Störungen der Pflegekraft im Arbeitsprozess der Zubereitung und Gabe von Medikamenten. Gerade auf Intensivstationen sind aber Störungen der Arbeitsroutine besonders häufig und auch durch eine entsprechende Arbeitsorganisation nicht immer vermeidbar. Ein wichtiger Schritt zur Vermeidung von Medikationsfehlern ist die Festlegung standardisierter Konzentrationen und damit immer gleicher Mischungsverhältnisse der zubereiteten Medikamente, um Dosierungsfehler durch unterschiedliche Konzentrationen zu vermeiden. Das konnte insbesondere in der Pädiatrie zu einer Fehlervermeidung beitragen (Walsh et al. 2005). Viele Medikamente unterschiedlicher Wirkstoffklassen werden von Herstellern mit ähnlichen Labeln versehen, die zwar das corporate design der Firma zeigen, nicht aber den Wirkstoff-Inhalt unterschiedlich darstellen. Sie sehen sich ähnlich, obwohl gänzlich unterschiedliche Wirkstoffe enthalten sind („look alike“). Dazu gibt es völlig unterschiedliche Medikamente, die einen ähnlich klingenden Namen haben („sound alike“). Diese Tatsachen begünstigen im Alltag eine Verwechselung der Medikamente in der Anordnung, Zubereitung und Applikation. Daher ist ein wichtiger Schritt zur Fehlervermeidung auf der

Intensivstation die flächendeckende Einführung standardisierter Beschriftungen von zubereiteten Medikamenten durch Verwendung von einheitlichen Spritzenetiketten nach den Empfehlungen der DIVI (Sybrecht et al. 2010; DIVI 2012) mit eindeutiger Beschriftung von Wirkstoff und Konzentration, und zusätzlich einer einheitlichen farblichen Codierung nach Wirkstoffgruppen. Bei Infusionsleitungen wird außerdem die Kennzeichnung am patientennahen Ende der Infusionsleitung empfohlen. Auch der Einsatz moderner Technologien im Bereich motorgetriebener Spritzenpumpen kann einen Beitrag zur Patientensicherheit leisten. So können bei modernen Medizingeräten für diesen Bereich Programmierungen mit Standarddosierungen zu den einzelnen Medikamenten vordefiniert und Sicherheitsgrenzen voreingestellt werden, um grobe Fehldosierungen zu vermeiden.

Ein zweites großes Thema ist die Reduktion nosokomialer Infektionen durch Vermeidung von Hygienefehlern auf der Intensivstation. Nosokomiale Infektionen stellen auf der Intensivstation ein besonderes Risiko dar, da Intensivpatienten eine geringe Kompensationsbreite haben. Infektionen erhöhen die Verweildauer auf der Intensivstation und steigern als unabhängiger Risikofaktor das Letalitätsrisiko eines Intensivpatienten. Besonders hervorzuheben ist die Venenkatheter-assoziierte Infektion. Mehr als 80 % aller Intensivpatienten haben einen zentralen Venenkatheter und die meisten Medikamente und Infusionslösungen werden darüber appliziert. Mit jeder Manipulation am zentralen Venenkatheter besteht das Risiko einer Keim-Einschleppung in die Blutbahn, aber auch schon bei der Zubereitung der Medikamente und Infusionen besteht das Risiko der Verunreinigung.

Ein wesentlicher Anteil der nosokomialen katheterassoziierten Sepsis kann durch strikte Einhaltung der Hygiene vermieden werden (Walger, Popp und Exner 2013). Nach Einschätzung der Deutschen Gesellschaft für Krankenhaushygiene liegt das Reduktionspotenzial hier weit höher, als bei den bisher angenommenen Werten von 30 % und wird nach unterschiedlichen Untersuchungen mit über 70 % angegeben. Dazu bedarf es systematischer Änderungen auf den Intensivstationen. Voraussetzungen sind geeignete Maßnahmen zur Surveillance um die jeweils aktuelle Häufigkeit nosokomialer Infektionen zu kennen, aber auch um die Wirkung von eingeleiteten Maßnahmen zur Senkung der Infektionsrate zu erfassen. Aktive Präventionsmaßnahmen zur Senkung von katheterassoziierten Infektionen sind Qualifikation und regelmäßige Schulungen und Trainings aller Mitarbeiter auf der Intensivstation und wiederkehrende Compliancebeobachtungen durch besonders geschulte Hygienefachkräfte (O'Grady et al. 2011). Um ein lernendes System zu unterstützen, müssen die Daten der Surveillance regelmäßig kommuniziert werden, damit die Veränderungen für das Team erkennbar werden. Da bei vielen Schulungsmaßnahmen die konsequente Umsetzung der Handhygiene im Vordergrund steht, ist die Installation einer ausreichenden Zahl an Hände-Desinfektionsmittel-Spendern und eine intelligente Anordnung am Patientenbett notwendig, damit die erforderlichen Händedesinfektionen auch regelhaft zwischen den Arbeitsschritten im Pflegeprozess durchgeführt werden können, ohne den Arbeitsprozess am Patienten zu unterbrechen. Dazu sind pro

Patientenbett mindestens zwei, besser vier Desinfektionsmittelspender erforderlich. Empfehlungen gibt es dazu aus der „Aktion Saubere Hände" aus dem Nationalen Referenzzentrum für die Surveillance nosokomialer Infektionen (http://www.aktion-sauberehaende.de/ash/, Abruf 04.01.2015).

Auf Intensivstationen werden regelmäßig Blutproben abgenommen, um die Laborergebnisse als Entscheidungshilfen für die Therapie zu nutzen. Dabei können Verwechslungen der Probenröhrchen oder der Beschriftung zur fehlerhaften Zuordnung der Laborergebnisse führen. Bei kritischer Bewertung der Ergebnisse kann eine solche Verwechslung auffallen, sie kann aber auch unentdeckt bleiben und damit zu inadäquaten Therapieentscheidungen beitragen. Ein wesentlicher Schritt zur Vermeidung solcher Verwechslungen ist die standardisierte Identitätssicherung vor Blutabnahme am Patienten. Da Intensivpatienten selbst wegen einer notwendigen Analgosedierung oder wegen der Schwere der Erkrankung zu ihrer Identität häufig keine Angabe machen können, muss ein sicheres Verfahren am Patientenbett zur Identifikation etabliert werden. Das kann zum Beispiel über ein ständig vorhandenes Patientenarmband erreicht werden, möglicherweise kann die Identitätssicherung zusätzlich mit einem Barcodescanner am Patientenarmband und an den Blutproben-Röhrchen erfolgen. Dafür bedarf es der organisatorischen Implementierung einer einheitlichen Lösung, aber es bedarf auch der regelmäßigen Schulung der Mitarbeiter, damit die Identitätssicherung standardgerecht erfolgt.

Für den Intensivpatienten wechselt täglich mehrmals das Behandlerteam. Im Rahmen der Schichtdienste entstehen im Pflegeteam üblicherweise drei Wechsel pro 24h, Auch die betreuenden Ärztinnen und Ärzte wechseln je nach Schichtmodell auf einer Intensivstation zwei- bis dreimal pro Tag. Im Rahmen dieser Wechsel muss eine lückenlose Informationsweitergabe gesichert werden, da Informationsverluste die Behandlungskontinuität des Patienten unterbrechen können. Damit wird ein hoher Anspruch an eine gerichtete Kommunikation zum Informationstransport gestellt. Mündliche Übergaben und schriftliche Dokumentationen besonderer Ereignisse in der Patientenakte sind der Alltag, aber schon hier kann es große interindividuelle Schwankungen geben, welche Informationen als wichtig, welche als weniger wichtig eingestuft werden, ebenso können Informationen einfach bei der Übergabe vergessen werden. Zusätzlich können gleichzeitig zur Übergabe notwendige Notfallversorgungen eine geregelte Informationsweitergabe stören. Es hat sich herausgestellt, dass die tägliche Festlegung und Dokumentation der Therapieziele am Tag zu einer Verbesserung des Outcome beitragen kann (Pronovost 2003). Dadurch wird gesichert, dass alle in der Frühschicht interdisziplinär festgelegten Tagesziele auch durch den Nachtdienst noch unverfälscht nachlesbar sind und keine Veränderung der Informationen im Sinne einer „Stillen Post" entstehen, sich außerdem alle Beteiligten jederzeit über die festgelegten Therapieziele informieren können.

Die Umgebungsbedingungen sind auf einer Intensivstation unruhig, die Arbeitsbeanspruchung ist unterwarteten Schwankungen unterworfen, da Alltagsroutine und Notfallversorgung in kurzen Zeitabschnitten abwechseln. Durch stetigen Wechsel von Intensivpatienten sind mit jeder Aufnahme und jeder Verlegung viele Informationen zu sichern. Auf Ärzte und Pflegekräfte wirken häufig viele Einflüsse gleichzeitig: System-Alarme zur Überwachung der Vitalfunktionen, Telefonklingeln, Austausch dringender medizinischer Informationen, Fragen von Angehörigen, Notfall-Anmeldungen, möglicherweise sogar Reanimationsalarme aus der Klinik laufen auf einer Intensivstation auf. Ständig muss das Dringliche von dem Aufschiebbaren unterschieden werden, dennoch sollen keine Informationen oder Aufträge verloren gehen. Damit handelt es sich um einen risikogeneigten Arbeitsplatz, bei dem die Grundbedingungen zur Patientensicherheit durch organisatorische Vorgaben und Standards geschaffen werden müssen. Zusätzlich müssen Mitarbeiter nicht nur fachlich hoch qualifiziert sein, sondern auch für die gefahrgeneigten Situationen sensibilisiert und im Umgang damit geschult werden. Nur wer die kritischen Situationen kennt und Lösungsstrategien trainiert hat, wird in solchen Fällen die Sicherheitsregeln einhalten können. Ein grundlegender Ansatz zur Verbesserung der Patientensicherheit in diesem Bereich ist neben dem Kommunikationstraining das Team Resource Management und das Training kritischer Situationen im Simulator (Rall und Lackner 2010).

5.16.1 Literatur

Valentin A et al. (2006). Patient safety in intensive care: results from the multinational Sentinel Events Evaluation (SEE) study. *Intensive Care Med* 32, 1591–1598.

Valentin A et al. (2009). Errors in administration of parenteral drugs in intensive care units, multinational prospective study. *BMJ* 338, b418.

Kastrup M, Balzer F, Semmler S, Steinberg C (2013). Medikamentenverwechslung ausgeschlossen? *Intensiv* 21(4), 186–191.

Walsh KE et al. (2005). How to avoid paediatric medication errors: a user's guide to the literature. *Archieves of disease in childhood* 90(7), 698.

Sybrecht GW et al. (2010). Kommission für Arzneimittelsicherheit in der Intensiv- und Notfallmedizin der DIVI, Empfehlung zur Kennzeichnung von Spritzen in der Intensiv- und Notfallmedizin *Anasth Intensivmed* 51, 371–374.

DIVI (2012). Empfehlung Spritzenaufkleber 2012 – Version 2.7.2012, Empfehlung zur Kennzeichnung von Spritzen in der Intensiv- und Notfallmedizin 2012 – erste Überarbeitung des „DIVI-Standards", http://www.dgai.de/aktuelles-2/127-divi-etiketten-empfehlung-2012-07-02/file, Abruf 04.01.2015.

Walger P, Popp W, Exner M (2013). Stellungnahme der DGKH zu Pravalenz, Letalitat und Praventionspotenzial nosokomialer Infektionen in Deutschland, *Hyg Med* 38, 7–8.

O'Grady NP et al. (2011). Guidelines for the Prevention of Intravascular Catheter-Related Infections. http://www.cdc.gov/hicpac/pdf/guidelines/bsi-guidelines-2011.pdf, Abruf 04.01.2015.

Pronovost P, Berenholtz S, Dorman T, Lipsett PA, Simmonds T, Haraden C (2003). Improving communication in the ICU using daily goals, *J Crit Care* 18, 71–75.

Rall M, Lackner CK (2010). Crisis Resource Management (CRM) – Der Faktor Mensch in der Akutmedizin. *Notfall Rettungsmed* 13, 349–356.

Andreas Büscher

5.17 Patientensicherheit in der Pflege

5.17.1 Einleitung

Das Thema Patientensicherheit ist in der Pflege untrennbar verbunden mit der Entwicklung pflegebezogener Qualitätsmaßstäbe. Ausgelöst durch internationale Entwicklungen wie die Gründung einer Arbeitsgruppe durch die Weltgesundheitsorganisation (WHO) zu Fragen der Pflegequalität und die daraus hervorgehende Gründung des Netzwerks EUROQUAN, hat sich auch hierzulande eine eigenständige Qualitätsentwicklung in der Pflege etabliert, die vor allem in der Gründung des Deutschen Netzwerks für Qualitätsentwicklung in der Pflege (DNQP) im Jahr 1992 ihren Ausdruck fand. Es war zu diesem Zeitpunkt keinesfalls selbstverständlich, dass eine pflegespezifische Qualitätsentwicklung für grundsätzlich erforderlich erachtet wurde. Stattdessen wurde die Qualitätsentwicklung im Gesundheitswesen vorrangig als ärztlich gesteuerte Entwicklung angesehen. Angesichts der Tatsache, dass jedoch fast alle Patienten im Krankenhaus Berührungspunkte mit Pflegekräften haben, erschien die Auseinandersetzung mit dem Beitrag der pflegerischen Berufsgruppe zur Qualität jedoch folgerichtig. Die hohe Präsenz im Versorgungsprozess und die kontinuierliche Patientennahe implizieren eine hohe Bedeutung des Beitrags der Pflegekräfte zur Versorgungsqualität und unterstreichen ihren Beitrag zur Patientensicherheit.

Vor diesem Hintergrund waren es lange Zeit dezentrale Ansätze zur Qualitätsentwicklung wie z. B. die Methode der stationsgebundenen Qualitätsentwicklung, über die in einzelnen Krankenhäusern Festlegungen von Leistungsniveaus in der Pflege erfolgten. Der dezentrale Ansatz hat für bedeutsame Qualitätsfortschritte in einzelnen Einrichtungen gesorgt, führte jedoch ebenso dazu, dass es zu zentralen Herausforderungen des pflegerischen Handelns, die für alle Einrichtungen gleichermaßen von Bedeutung waren, zu erheblichen Qualitätsunterschieden gekommen ist. Angesichts des Bestrebens eines insgesamt hohen Qualitätsniveaus im Gesundheitswesen war diese Entwicklung nicht wünschenswert. Diese Erkenntnis führte innerhalb des DNQPs zu einem Strategiewechsel dahingehend, auf nationaler Ebene Festlegungen zum pflegerischen Leistungsniveau zu zentralen Qualitätsrisiken zu vereinbaren. Unterstützt durch den Beschluss der Gesundheitsministerkonferenz von 1999 über „Ziele einer einheitlichen Qualitätsstrategie im Gesundheitswesen" und die dadurch ermöglichte Finanzierung des Bundesministeriums für Gesundheit konnten so zwischen 2000 und 2008 sieben Expertenstandards zu zentralen Qualitätsrisiken entwickelt werden (Schiemann 2014).

5.17.2 Expertenstandards in der Pflege und Patientensicherheit

Expertenstandards sind definiert als ein „...professionell abgestimmtes Leistungsniveau, das dem Bedarf und den Bedürfnissen der damit angesprochenen Bevölkerung angepasst ist und Kriterien zur Erfolgskontrolle dieser Pflege mit einschließt" (DNQP 2011). Sie zeigen den spezifischen Beitrag der Pflege in der gesundheitlichen Versorgung zu zentralen Qualitätsrisiken auf und bieten eine Grundlage zur Verbesserung der Pflegequalität in Gesundheits- und Pflegeeinrichtungen. Ein Blick in die Themen dieser ersten Expertenstandards verdeutlicht den hohen Bezug von Expertenstandards zum Thema Patientensicherheit. Das Ziel des Expertenstandards „Dekubitusprophylaxe in der Pflege" (DNQP 2010) besteht darin, jedem Patienten bzw. Bewohner eine Prophylaxe zukommen zu lassen, die die Entstehung eines Dekubitus verhindert. Der Expertenstandard „Entlassungsmanagement in der Pflege" (DNQP 2009) greift das Risiko poststationärer Versorgungsprobleme auf und strebt die Sicherung einer kontinuierlichen bedarfsgerechten Versorgung durch ein individuelles Entlassungsmanagement an. Im Expertenstandard „Schmerzmanagement in der Pflege bei akuten Schmerzen" (DNQP 2011) besteht die Zielsetzung darin, für alle Patienten mit akuten oder zu erwartenden Schmerzen ein Schmerzmanagement zu etablieren, das Schmerzen vorbeugt, sie auf ein erträgliches Maß reduziert oder sie beseitigt. Der Expertenstandard zum „Schmerzmanagement bei chronischen Schmerzen" (DNQP 2015) bezieht zudem den Erhalt und die Erreichung einer bestmöglichen Lebensqualität und Funktionsfähigkeit sowie eine stabile Schmerzsituation in die Zielsetzung mit ein. Mit dem Expertenstandard „Sturzprophylaxe in der Pflege" (DNQP 2013) soll sichergestellt werden, dass jeder Patient oder Bewohner mit einem erhöhten Sturzrisiko eine Sturzprophylaxe erhält, mit der Stürze verhindert oder Sturzfolgen minimiert werden.

Der Expertenstandard „Förderung der Harnkontinenz in der Pflege" (DNQP 2014) ist darauf ausgerichtet, die Harnkontinenz von Patienten und Bewohnern zu erhalten oder zu fördern und eine identifizierte Harninkontinenz zu beseitigen, weitestgehend zu reduzieren oder zu kompensieren. Im Expertenstandard „Pflege von Menschen mit chronischen Wunden" (DNQP 2009) geht es um die Förderung der Lebensqualität, Unterstützung von Wundheilung und Vermeidung von Rezidiven. Das Ziel des Expertenstandards „Ernährungsmanagement zur Förderung und Sicherstellung der oralen Ernährung" (DNQP 2010) ist darauf ausgerichtet, der Gefahr der Mangelernährung entgegen zu wirken.

Aus der Themenwahl der bisherigen Expertenstandards lasst sich ablesen, dass diese sich auf sektorübergreifende Fragen der gesundheitlichen und pflegerischen Versorgung beziehen, die für die Patientensicherheit zentrale Bedeutung haben. Ihre Bearbeitung ist nicht allein der pflegerischen Berufsgruppe vorbehalten, der Beitrag der Pflege ist jedoch entscheidend dafür, ob es gelingt, Schaden von Patienten abzuwenden und Sicherheit in der Versorgung zu gewährleisten.

5.17.3 Themenbereiche der Patientensicherheit in der Pflege

Neben den Expertenstandards finden sich auch in Leitlinien und einzelnen Studien Hinweise zu Fragen der Patientensicherheit. Zu nennen ist dabei vor allem die Leitlinie zur Vermeidung von freiheitseinschränkenden Maßnahmen in der beruflichen Altenpflege (Köpke et al. 2012), die ein hoch relevantes Thema in der Versorgung älterer Menschen aufgreift und die aufzeigt, dass der Ansatz, pflegebedürftigen Menschen durch freiheitsentziehende Maßnahmen ein höheres Maß an Sicherheit, z. B. vor Stürzen, zu gewahren, fachlich nicht haltbar ist. Auf der Ebene einzelner Studien und Initiativen lassen sich weitere Themen identifizieren, in denen der Zusammenhang von Patientensicherheit und Pflege deutlich wird. Zu nennen ist im deutschen Kontext vor allem der hausintern entwickelte Standard zur „Suizidprophylaxe in der Pflege (Hemkendreis 2010). Weitere Themen, zu denen auf nationaler und internationaler Ebene Leitlinien und/oder Standards vorliegen, umfassen u. a. Mundpflege, Hautpflege, Schmerzassessment, Thromboseprophylaxe, Versorgung von Menschen mit Demenz, Umgang mit herausfordernden Verhaltensweisen, Versorgung bei Asthma und die Palliativversorgung (ZQP 2014). Ein Blick in die internationale Literatur verdeutlicht, dass im Zusammenhang von Pflege und Patientensicherheit darüber hinaus das Thema der nosokomialen Infektionen sowie der Zusammenhang von Personalausstattung und Sicherheit diskutiert werden. In den USA gehören Qualitätsindikatoren zu den Themen Personalzusammensetzung, Personalschlüssel, Fort- und Weiterbildung, Personalfluktuation, Arbeitszufriedenheit und Arbeitsumgebung zu den regelmäßig einrichtungsübergreifend erhobenen Indikatoren im Rahmen der National Database of Nursing Quality Indicators (NDNQI), die Krankenhäusern eine verlässliche Basis für das interne Qualitätsmanagement bietet (Simon und Dunton 2014).

5.17.4 Sicherheitkultur in der Pflege

Neben der Entwicklung der genannten Qualitätsinstrumente zu relevanten Themenbereichen der Patientensicherheit gibt es eine breiter werdende Beschäftigung mit der Sicherheitskultur in der Pflege, die sich an der übergreifenden Diskussion um Fehlervermeidung und den Umgang mit Fehlern im Gesundheitswesen orientiert. Empirische Befunde zeigen auf, dass Fehlermeldungen zu Pflegefehlern im Krankenhaus seltener vorkommen als im Pflegeheim (Habermann 2014; Cramer et al. 2013). Sie verdeutlichen jedoch vor allem, warum die Pflegenden Fehler nicht melden. Als häufigster Grund wurde genannt, dass sie nicht wissen, welche Ereignisse gemeldet werden sollen. Als weitere Gründe wurden die Angst vor disziplinarischen Maßnahmen sowie die Einschätzung, dass die Meldung ohnehin zu keiner Rückmeldung führen würde, genannt. Kocks et al. (2014) kommen zu der Einschätzung, dass der Umgang mit Fehlern in der Pflege in Deutschland nach wie vor von Schuldzuweisungen und Tabuisierung geprägt ist und es weiterer Verbesserungen bedarf.

Publikationen wie die des AOK-Bundesverbandes (2014) zu „Fehlern als Chance“, die ein breites Echo in den Massenmedien gefunden haben, können sicher dazu beitragen, der Tabuisierung des Themas entgegen zu wirken, werden jedoch allein nicht ausreichen, um eine wirksame Fehlerkultur zu etablieren. Dazu bedarf es weiterer Anstrengungen in der pflegerischen Aus- und Fortbildung sowie der Einbettung entsprechender Fehlermelde- und -erfassungssysteme in das interne Qualitätsmanagement.

5.17.5 Patientensicherheit in der Pflege als Thema des internen Qualitätsmanagements

Den bisher angesprochenen Anknüpfungspunkten in der Pflege zum Thema Patientensicherheit ist gemeinsam, dass sie die Bedeutung des internen Qualitätsmanagements unterstreichen. So sind Expertenstandards in der Pflege ein wesentliches Instrument für das interne Qualitätsmanagement. Ihnen kommt eine orientierende Funktion bei der Entwicklung einrichtungsinterner Verfahrensweisen zu zentralen Aspekten der Versorgung zu. Qualitätsbeauftragte in allen Bereichen der Pflege sind aufgefordert, Konkretisierungen und Anpassungen vorzunehmen, um in ihren Einrichtungen die Berücksichtigung zentraler Qualitätsrisiken in der alltäglichen Arbeit sicherzustellen, ohne das in den Standards festgelegte Niveau zu unterschreiten. Das Verfahren zur modellhaften Implementierung von Expertenstandards (DNQP 2011) bietet für das interne Qualitätsmanagement vielfaltige Hinweise, wie Einführungsprozesse gelingen können (Moers et al. 2014). Zudem sieht die Implementierung von Expertenstandards die Durchführung regelmäßiger Qualitätsaudits vor, über die wichtige und quantifizierbare Erkenntnisse zur Zielerreichung der einzelnen Standardkriterien gewonnen werden können.

Auch die Einführung einer Sicherheitskultur wird stark davon abhängen, wie es im Rahmen interner Prozesse einer Einrichtung gelingt, ein entsprechendes Meldesystem zu etablieren, die Mitarbeiter von dessen Sinnhaftigkeit zu überzeugen und gemeldete Fehler zur Verbesserung der Patientensicherheit und Versorgungsqualität zu nutzen.

Das interne Qualitätsmanagement sollte jedoch nicht mit dieser Aufgabe allein gelassen werden. Um seinen Aufgaben nachzukommen, bedarf es einer verlässlichen Informationsgrundlage. Gerade zu pflegerischen Qualitätsrisiken sind die Datengrundlagen jedoch recht dünn gesät. Im Rahmen der externen Qualitätssicherung der Krankenhäuser wird für den Bereich der Pflege mit dem Generalindikator Dekubitusprophylaxe zwar ein wichtiger Indikator zur Pflegequalität erhoben (AQUA-Institut 2014), jedoch ist dies der einzige Bereich der pflegerischen Versorgung im Krankenhaus, zu dem flachendeckend vergleichbare Daten vorliegen. Im Bereich der Pflege im Rahmen der Pflegeversicherung sieht es nicht besser aus (s. Kapitel 12.3 und 12.4). In den USA ermöglicht die Beteiligung am NDNQI-Verfahren (s. o.) den Zugriff auf verlässliche Daten zu relevanten Qualitätsindikatoren.

5.17.6 Zukünftige Herausforderungen zur Patientensicherheit in der Pflege

Trotz der skizzierten Entwicklungen zur Diskussion von Fragen der Patientensicherheit im Zusammenhang mit der pflegerischen Versorgung besteht ein erheblicher Weiterentwicklungsbedarf. Insbesondere die kaum vorhandenen Datengrundlagen zu zentralen Qualitätsrisiken geben Anlass zur Sorge und stellen eine zentrale Herausforderung auf Einrichtungs- wie auch auf übergreifender Ebene dar. Darüber hinaus ist es erforderlich, im Rahmen der Aus-, Fort- und Weiterbildung in den Pflegeberufen die Grundlagen dafür zu schaffen, dass Qualitätsentwicklung und Patientensicherheit zum Kompetenzbereich der Pflegenden gehören. Es ist daher erforderlich, dem Beitrag der Berufsgruppe der Pflege zur Patientensicherheit und Versorgungsqualität eine größere Aufmerksamkeit als bisher zukommen zu lassen und das Augenmerk in stärkerem Maße auf pflegebezogene Ergebnisse der Versorgung zu richten. Gerade weil Pflegefachkräfte in ständigem Kontakt mit Patienten stehen, kommt ihnen eine Schlüsselstellung in der Herstellung von Patientensicherheit zu. Dass es bislang nur einen Indikator zur pflegerischen Versorgung im Rahmen der externen Qualitätssicherung der Krankenhäuser gibt, ist ebenso Zeugnis für das bislang nur unzureichend entwickelte Verständnis zur Rolle der Pflege wie die kaum vorhandene Partizipation an Entscheidungsprozessen zur Qualität und Patientensicherheit.

5.17.7 Literatur

AOK-Bundesverband (2014). Hg. Fehler als Chance. Profis aus Pflege und Praxis berichten. Berlin: AOK-Bundesverband.

Cramer H, Pohlabeln H, Habermann M (2013). Factors causing or influencing nursing errors as perceived by nurses: findings of a cross-sectional study in German nursing homes and hospitals. *Journal of Public Health* 21, 145–153.

DNQP, Hg (2009). Expertenstandard Pflege von Menschen mit chronischen Wunden. Entwicklung – Konsentierung – Implementierung. Osnabrück: DNQP.

DNQP, Hg (2009). Expertenstandard Entlassungsmanagement in der Pflege. 1. Aktualisierung 2009. Osnabrück: DNQP.

DNQP, Hg (2010). Expertenstandard Ernährungsmanagement zur Sicherstellung und Förderung der oralen Ernährung in der Pflege. Entwicklung – Konsentierung – Implementierung. Osnabrück: DNQP.

DNQP, Hg (2010). Expertenstandard Dekubitusprophylaxe in der Pflege. 1. Aktualisierung 2010. Osnabrück: DNQP.

DNQP, Hg (2011). Methodisches Vorgehen zur Entwicklung, Einführung und Aktualisierung von Expertenstandards in der Pflege. Osnabrück: DNQP.

DNQP, Hg (2011). Expertenstandard Schmerzmanagement in der Pflege bei akuten Schmerzen. 1. Aktualisierung 2011. Osnabrück: DNQP.

DNQP, Hg (2013). Expertenstandard Sturzprophylaxe in der Pflege. 1. Aktualisierung 2013. Osnabrück: DNQP.

DNQP, Hg (204). Expertenstandard Förderung der Harnkontinenz in der Pflege. 1. Aktualisierung 2014. Osnabrück: DNQP.

DNQP, Hg (2015). Expertenstandard Schmerzmanagement in der Pflege bei chronischen Schmerzen. Entwicklung – Konsentierung – Implementierung. Osnabrück: DNQP.

Habermann M (2014). Fehler melden hilft Fehler vermeiden. In AOK-Bundesverband, Hg. Fehler als Chance. Profis aus Pflege und Praxis berichten. Berlin: AOK-Bundesverband, 13–15.

Hemkendreis B (2010). Standard „Suizidprophylaxe in der Pflege“. *Psych. Pflege heute* 16, 161–164.

Kocks A, Michaletz-Stolz R, Feuchtinger J, Eberl I, Tuschy S (2014). Pflege, Patientensicherheit und die Erfassung pflegesensitiver Ergebnisse in deutschen Krankenhäusern. *Zeitschrift für Evidenz, Fortbildung und Qualität im Gesundheitswesen* 108, 18–24.

Köpke S, Gerlach A, Möhler R, Haut A, Meyer G (2009). Leitlinie FEM – Evidenzbasierte Praxisleitlinie. Vermeidung von freiheitseinschränkenden Maßnahmen. In der beruflichen Altenpflege. Universität Hamburg, Universität Witten/Herdecke. Verfügbar unter: http://www.leitlinie-fem.de/download/LeitlinieFEM.pdf, abgerufen am 12.12.2014.

Moers M, Schiemann D, Stehling H (2014). Expertenstandards implementieren – Spezifika gelingender Einführungsprozesse. In Schiemann D, Moers M, Büscher A, (Hrsg.). Qualitätsentwicklung in der Pflege. Konzepte, Methoden und Instrumente. Stuttgart: Kohlhammer, 70–101.

Schiemann D (2014). Networking for Quality: Qualitätsnetzwerke der Pflege auf europäischer und nationaler Ebene. In Schiemann D, Moers M, Büscher A, Hg. Qualitätsentwicklung in der Pflege. Konzepte, Methoden und Instrumente. Stuttgart: Kohlhammer, 20–26.

Simon M, Dunton N (2014). Entwicklung, Erprobung und Anwendung von Qualitätsindikatoren der Pflege im Krankenhaus: das Beispiel NDNQI aus den USA. In Schiemann D, Moers M, Büscher A, Hg. Qualitätsentwicklung in der Pflege. Konzepte, Methoden und Instrumente. Stuttgart: Kohlhammer, 216–222.

ZQP. Pflegerische Leitlinien und Standards. Berlin: ZQP. Verfügbar unter http://lls.zqp.de, abgerufen am 12.12.2014.

Hans Haindl

5.18 Patientensicherheit in der Medizintechnik

Während die Arzneimittel seit langem von der Öffentlichkeit kritisch beobachtet werden, kommt die Medizintechnik nur selten in den Fokus öffentlichen Interesses. Kritische Bücher und Zeitschriften, wie es sie in großer Zahl über Arzneimittel gibt, sind im Bereich der Medizintechnik kaum bekannt. Die Branche gerät vorzugsweise ins öffentliche Interesse wenn ein medizintechnisches Problem das Zeug zum Skandal hat. Ein Beispiel dafür ist der Skandal um die Brustimplantate des französischen Herstellers PIP. Hier hat jemand sorgfältig planend die Rentabilität seines Unternehmens dadurch erhöht, indem er statt der deklarierten Inhaltsstoffe billigere, nicht medizinisch zugelassene Inhaltsstoffe verwendet hat. Es handelte sich hierbei also nicht um einen Konstruktionsfehler, um eine mangelhafte Fertigungsorganisation o. a., sondern um ein sorgfältig geplantes Geschäft zu Lasten Dritter.

Dies hat umfangreiche Forderungen zur Neuorganisation der Medizinproduktezulassung ausgelöst und auch auf der politischen Ebene hohe Wellen geschlagen. Dabei ist der Fall dafür denkbar ungeeignet. Wie auch immer wir den Marktzugang für Medizinprodukte regulieren, für intelligente Betrüger wird es immer Wege geben, an diesen Regulierungen vorbei ihre Geschäfte zu machen. Erfahrungen wie mit dem Hersteller PIP lenken aber auch davon ab, dass es durchaus auch in Bereichen der Medizintechnik, in denen keine kriminelle Energie am Werke ist, Dinge hinsichtlich der Patientensicherheit zu verbessern gibt. Dies ist manchmal dadurch schwierig, dass der Medizinproduktemarkt im Gegensatz zum Arzneimittelmarkt ein sehr heterogener ist. Es gibt eine Vielzahl von sehr unterschiedlichen Produkten, wobei es weder eine auch nur annähernd belastbare Zahl der Medizinprodukte insgesamt gibt noch eine allgemein anerkannte Struktur dieser Produktgruppe.

Seit vielen Jahren versuchen international verschiedene Expertengruppen eine Systematik der Medizinprodukte zu erstellen, um zu einer international einheitlichen Produkt-Identifikation zu kommen[23]. Der Termin wird immer wieder verschoben, und noch bevor das System zum Laufen kommt, müssen schon Ausnahmen angemeldet werden. Was wir daraus in erster Linie lernen können, ist: Eine verlässliche Aussage über die Relevanz von Medizintechnik für die Patientensicherheit wird nicht möglich sein.

Zunächst einmal ist es nicht ganz einfach, die Risiken von Medizinprodukten, z. B. im Vergleich zu Arzneimitteln, abzuschätzen. Eine ehemalige deutsche Gesundheitsministerin hat vor dem Bundestag erklärt, es gäbe pro Jahr 140.000 vermeidbare Todesfälle durch Fehldosierungen und Nebenwirkungen von Arzneimitteln[24]. Die Abschätzung derartiger Zahlen ist häufig von Interessen geleitet.

Über die Zahl der tödlichen Zwischenfälle mit Medizinprodukten hat die Ministerin nichts gesagt. Wenn wir Fallzahlen für Medizinprodukte des Bundesinstituts für Arzneimittel und Medizinprodukte durchgehen, so finden sich über einen Zeitraum von drei Jahren etwa 150 tödliche Zwischenfälle bei der Verwendung von Medizinprodukten, von denen etwa ein Drittel dem Medizinprodukt als Ursache zugeordnet werden[25].

Das Verhältnis dieser beiden Zahlen, auch wenn die erste wahrscheinlich zu hoch und die zweite möglicherweise zu niedrig ist, ruft nicht auf den ersten Blick nach schärferen Sicherheitsvorkehrungen für den Vertrieb von Medizinprodukten, wohl aber für den Gebrauch von Arzneimitteln. Niemand hat bisher plausibel erklärt, warum auf diesem Hintergrund eine Verschärfung der Medizinprodukte-Regulation geboten ist.

Ein großer Teil der Medizinprodukte wird täglich millionenfach verwendet, ohne dass erkennbar wäre, dass diese durch ihre Produkteigenschaften eine Gefährdung für den Patienten darstellen. Es gibt aber auch Produkte, die schon von daher ein hohes

---

23 Nomenklatur für Medizinprodukte 1999 – UMDNS; – deutschsprachige Fassung mit Synonymen – Deutsches Institut für Medizinische Dokumentation und Information.

24 Bundesgesundheitsministerin Ulla Schmidt, Rede anlässlich der 2./3. Lesung des Beitragssicherungsgesetzes und 12. Änderungsgesetzes SGB V im Deutschen Bundestag (15.11.2002).

25 BfArM, Wissenschaftliche Aufarbeitung, Stand 6.3.2012 http://www.bfarm.de/DE/Service/Statistik/MP_statistik/statist-auswertung.html?nn=3672588.

Gefährdungspotenzial haben, weil sie lebenserhaltend sind oder sein können. Das betrifft etwa Schrittmacher, Herzklappen, Defibrillatoren und andere Dinge, für die die Europäische Union mit den Richtlinien 93/42 EWG und 90/385/EWG auch verschärfte Zulassungsanforderungen festgelegt hat. Zum Erstaunen der Fachkreise wurde z. B. die ganze Endoprothetik eine Risikoklasse niedriger eingestuft (Richtlinie 93/42 EWG vom 14.6.1993) – wahrscheinlich, weil die Versagensfälle und Komplikationen dieser Produkte selten zum sofortigen Tod des Patienten führen. Endoprothesen, die versagen, können für den Patienten aber durchaus jahrzehntelange Leidensgeschichten bedeuten, die damit sicher unterbewertet wurden. So kam es dann auch im Zuge einer Novellierung der Richtlinie 93/42 zu einer Aufnahme bestimmter Endoprothesen in eine höhere Risikoklasse (Richtlinie 2005/50 EG vom 11.8.2005). Warum man dabei ausgerechnet die Implantate für die Wirbelsäule ausgelassen hat, ist wiederum nicht nachzuvollziehen.

Die Erfahrungen, die man mit der Begutachtung von schadhaften Medizinprodukten erwirbt, liefern zwar zahlreiche Beispiele, aber wenig Aussagen über die Häufigkeit derartiger Schäden. Hier sind wir in Deutschland noch Entwicklungsland. Während die skandinavischen Länder, aber auch z. B. Australien und Neuseeland, schon lange für die meisten Implantate über Register verfügen, aus denen sich relativ frühzeitig herleiten lasst, dass ein Produkt mit höheren Komplikationsraten behaftet ist als andere vergleichbare Produkte, ist es in Deutschland weitgehend dem Zufall überlassen, wann erkennbar wird, dass ein Implantat Probleme macht.

Für Schweden hat man nachweisen können, dass durch die Einführung des Endoprothesenregisters die Zahl der Revisionseingriffe bei Hüftgelenksprothesen halbiert werden konnte (Liebs, Melsheimer und Hassenpflug 2014). Wenn es bei einem Gutachten um die Bewertung eines Implantatversagens geht, so stößt man häufig darauf, dass das gleiche Implantat z. B. in Australien und Neuseeland schon vor Jahren vom Markt genommen worden ist, in Deutschland aber nach wie vor erfolgreich vermarktet wurde.

Es gibt also unter Herstellern durchaus verschiedene Wege, mit ihrer Produktverantwortung umzugehen. Es gibt Hersteller, die schon bei kleinsten Zweifeln an der Sicherheit ihres Produktes umfangreiche korrektive Maßnahmen durchführen – bis hin zu Rückrufen der Produkte. So verhalten sich häufig Hersteller, die viel zu verlieren haben, weil sie Marktführer auf ihrem Gebiet sind. Andererseits gibt es Hersteller, die den Ball flachhalten möchten, weil sie befürchten, dass ein An-die-Öffentlichkeit-Gehen mit Produktrisiken ihre Geschäfte schädigen könnte.

Obwohl es wohl keine gesicherten Daten darüber gibt, wie sich das eine oder andere Verhalten auf den Erfolg eines Unternehmens auswirkt, wissen wir doch zumindest, dass das Kapital einer Marke das Vertrauen ist, das die Verbraucher in sie setzen. Diese Erkenntnis lässt eigentlich nur ein Verhalten zu, nämlich schnelles und entschiedenes Handeln beim geringsten Verdacht eines Patientenrisikos.

Auch wenn keine verlässlichen Daten über die Häufigkeit des Versagens von Medizinprodukten vorliegen, so gibt es doch einige Produkte, die im Zuge von 25 Jahren gutachterlicher Tätigkeit, teilweise wiederholt, aufgefallen sind.

5.18.1 Silikon-Brustprothesen

Es ist nicht so, dass mit dem Auftreten der PIP-Prothesen zum ersten Mal dubiose Produkte auf den Markt gekommen sind. Schon um 1995 herum war eine, ebenfalls französische, Firma aufgefallen, die ihren Kunden anbot, Brustprothesen, die über das Verfallsdatum hinaus gelagert waren, zurückzunehmen, neu zu sterilisieren und an den Kunden zurückzuliefern. So ließ sich bei einem Gutachten über eine rupturierte Brustprothese nachweisen, dass das Produkt schon fast zehn Jahre alt war, als es implantiert worden ist. So etwas kann nicht gutgehen. Dies hat der Hersteller am Ende selbst zugegeben, nachzuweisen wäre es kaum gewesen, weil die Produktidentifikation unzureichend war. Dies ist auch bei anderen Herstellern lange ein Problem gewesen.

Der Fall der PIP-Prothesen ist untypisch, weil hier offensichtlich kriminelle Energie dazu geführt hat, dass Patientenrisiken bewusst in Kauf genommen wurden. Er hat aber zumindest dazu geführt, dass die Schamschwelle durchbrochen wurde, die bis dahin die Probleme mit dieser Produktgruppe vor dem öffentlichen Interesse geschützt hat.

Es werden teilweise in fragwürdigen Instituten unter fragwürdigen Umständen von fragwürdigen Ärzten fragwürdige Implantate verwendet. Dennoch sind Zwischenfälle lange ohne Folgen geblieben, die bei anderen Implantaten wahrscheinlich längst zu Reaktionen geführt hätten.

5.18.2 Modulare Hüftprothesen

1999 hatten wir die ersten gebrochenen modularen Hüftprothesen zu untersuchen. Sie kamen aus Italien, sie wiesen Designmerkmale auf, die man bei Implantaten besser vermeidet und waren möglicherweise mit nicht mehr ganz scharfen Werkzeugen hergestellt worden.

Modulare Prothesen haben für die Kliniken den Vorteil, dass die Lagerhaltung erheblich billiger wird, weil man sich die sonst erforderlichen vielen verschiedenen Prothesentypen aus den unterschiedlichen Komponenten der Modularprothesen zusammenbauen kann.

Bei manchen Prothesen sollte das auch den Vorteil haben, dass sich die Entscheidung für die Prothesengeometrie noch intraoperativ korrigieren ließ, wenn beispielsweise nach der Probe-Reposition der Prothese eine Luxationsneigung festzustellen war. Das macht es schwer, zu unterscheiden, ob die Ökonomie oder das Patienteninteresse zur Wahl einer modularen Prothese geführt haben

In den 2000er Jahren brachen die Hälse modularer Hüftprothesen in großer Zahl. Einige Hersteller haben daraufhin ihre Produkte vom Markt zurückgenommen, während gleichzeitig andere Hersteller neue modulare Prothesen auf den Markt gebracht haben, die dann wiederum brachen, woraufhin dann auch deren Explantation empfohlen wurde, während gleichzeitig ein weiterer Hersteller neue modulare Hüftprothesen auf den Markt brachte, die – wen wundert es – ebenfalls brachen.

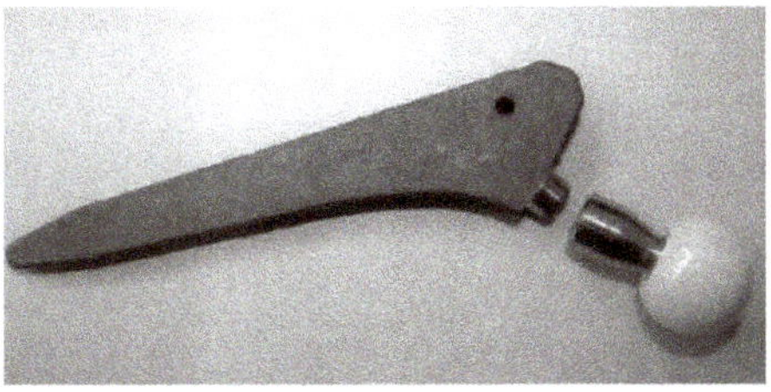

Abb. 5.9: Typischer Bruch einer modularen Hüftprothese (Varicon), Bild Holzwarth.

Das Problem ist früh erkannt worden (Mathiesen et al. 1991; Bobyn et al. 1994), aber niemand hat reagiert. Davon sind Hunderte von Patienten betroffen gewesen. Es ist schwer verständlich, dass dies in einem Land mit hohem Aufwand für die Medizinproduktesicherheit stattfinden kann. Es war von zumindest einer Firma, die ihr Produkt zurückgezogen hat, bekannt, dass diese ein umfangreiches Untersuchungsprogramm gestartet hat, um die Ursache dieser Brüche zu ermitteln (Grupp 2010). Es wäre sicherlich geboten gewesen, mit der Einführung weiterer Prothesen so lange zu warten, bis eine solche Untersuchung zu Ergebnissen geführt hat.

5.18.3 Zervikale Bandscheibenprothesen

In den 1980er Jahren waren die ersten lumbalen Bandscheibenprothesen implantiert worden mit zunächst noch schlechten Ergebnissen. Dies war teilweise der Tatsache anzurechnen, dass die Entwicklung dieser Produkte in der damaligen DDR erfolgte und Materialien auf dem Stand der Technik nicht zur Verfügung standen. Mit der Einführung moderner Technologien verbesserten sich schnell die Ergebnisse der lumbalen Bandscheibenprothetik (Büttner-Janz und Schellnack 1990). Dies war der Impuls, der viele über den Ersatz zervikaler Bandscheiben durch Prothesen nachdenken ließ. Es kam in relativ kurzer Folge eine große Zahl von Prothesenmodellen auf den Markt. Diese hatten einige Gemeinsamkeiten, die dadurch geprägt waren, dass die Entwickler sich der delikaten Lage des Implantates bewusst waren. Wenn es sich nach rückwärts disloziert, gerät es in den Spinalraum und kann das Rückenmark komprimieren oder gar zerstören.

Das Wissen um diese Komplikationsmöglichkeit hat das Design der Prothesen geprägt, die alle gekennzeichnet waren durch Maßnahmen, die mit Sicherheit eine rückwärts Dislokation der Prothese verhindern konnten. So wurden einige an der Vorderseite der Wirbel verschraubt (Cummins, Robertson und Gill 1998), andere, z.B. die Bryan-Prothese wurden mit speziellen Instrumenten in die Wirbeldeckplatten ein gefräst (Goffin et.al 2003) so dass über einige Jahre zwar über Komplikationen und Funktionseinschränkungen berichtet wurde, aber das Prothesenversagen hielt sich zahlenmäßig in Grenzen und katastrophale Verläufe wurden nicht bekannt, da die Prothesenlockerungen und – dislokationen aufgrund der konstruktiven Vorkehrungen immer nach vorne erfolgten.

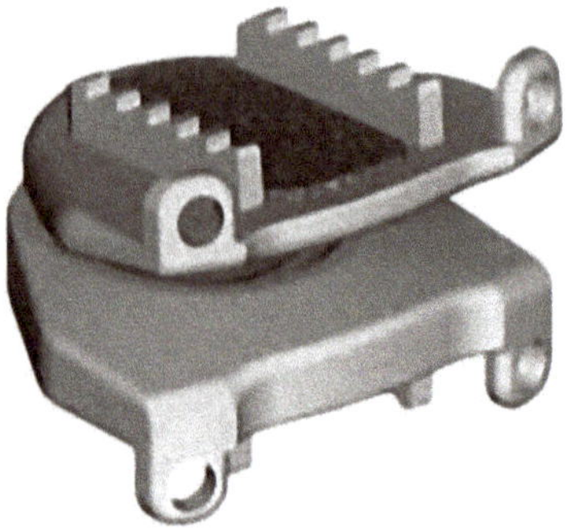

Abb. 5.10: Prestige Prothese, Nachfolger der Cummins Prothese (aus www.bvonet.de).

Diejenigen Prothesen, die aus mehreren Teilen zusammengesetzt waren, waren darüber hinaus auch so konstruiert, dass beim Versagen der Halteeinrichtungen für die Prothesenteile diese immer nur nach vorne dislozieren konnten und nicht etwa nach hinten. Es hatte sich also ein möglicherweise unausgesprochener Konsens zwischen allen Anbietern derartiger Prothesen entwickelt, der zwar eine deutliche Lernkurve nicht verhindern konnte, aber dennoch katastrophale Verlaufe weitgehend vermied.

Gegen Ende des ersten Jahrzehnts im neuen Jahrtausend erschien dann eine Bandscheibenprothese auf dem Markt, die offensichtlich den vorbestehenden Konsens verlassen hatte. Die Prothese verzichtete auf ausgeprägte formschlüssige Rückhaltemechanismen gegen ein Verrutschen nach hinten, und das Gleitelement ist von hinten montiert, so dass es bei Versagen der Rückhaltemechanismen nach hinten dislozieren musste und nicht nach vorne. Schon nach relativ kurzer Zeit trat die erste Dislokation eines Gleitelementes in den Spinalkanal auf. Es stellte sich im Weiteren heraus, dass es zum Vermeiden weiterer schwerer Zwischenfälle – immerhin drohte ein hoher Querschnitt – unvermeidlich war, alle implantierten Prothesen zu explantieren. Auch hiervon war eine große Anzahl von Patienten betroffen. Auch hier stellt sich die Frage, warum ein Design, das erkennbar den Stand der Technik verlässt, von einer Benannten Stelle nicht hinterfragt wird.

5.18.4 Totaler Herzersatz (Kunstherz) mit tragbarem Antrieb

In einer großen kardiochirurgischen Universitätsklinik, ist ein Patient, dem ein Kunstherz eingesetzt worden ist, um die Zeit bis zur Transplantation zu überbrücken, nachts in seinem Zimmer zu Tode gekommen. Bei der Untersuchung der Todesursache fand sich an dem Gerät eine nicht unerhebliche Zahl von Mängeln, die bei Beachtung der einschlägigen Normen nicht hätten auftreten dürfen. Möglicherweise hat eine Rolle gespielt, dass die vollständigen Herzersatzsysteme relativ neue Produkte sind, für die die geltende Norm DIN EN 60601 zum Zeitpunkt des Ereignisses noch keine speziellen Forderungen vorgegeben hat. Dies heißt aber für den Hersteller keineswegs, dass er bei einem lebenserhaltenden System die vorhandenen normativen Vorgaben einfach übergehen kann. Er hätte sich an einem vergleichbaren System, z. B. an einem Beatmungssystem, orientieren müssen, um den Stand der Technik hinsichtlich der Patientensicherheit umsetzen zu können.

Es ließ sich folgende Fehlerhierarchie ermitteln:

Fehler 1: Ein ungesicherter Kaltgerätestecker ist aus dem Netzteil teilweise herausgerutscht. Es war kein Kontakt mehr vorhanden; die Trennung war aber nicht offensichtlich, da der Stecker noch nicht aus der Buchse des Netzgerätes herausgefallen war. Nach den geltenden Normen[26] hätte dieser Stecker entweder gegen Diskonnektion gesichert sein müssen, oder er hätte gar nicht vorhanden sein dürfen, sondern das Netzkabel hätte fest am Netzgerät angebracht sein müssen. Die Verbindung über Kaltgerätestecker ist beliebt, weil nicht für jedes Land mit anderen Steckernormen ein spezielles Netzgerät vorgehalten werden muss. Im Interesse der Patientensicherheit ist dies nicht. Es wird hier ein lebenserhaltendes System auf dem gleichen Sicherheitsniveau mit Energie versorgt wie z. B. ein Laptop.

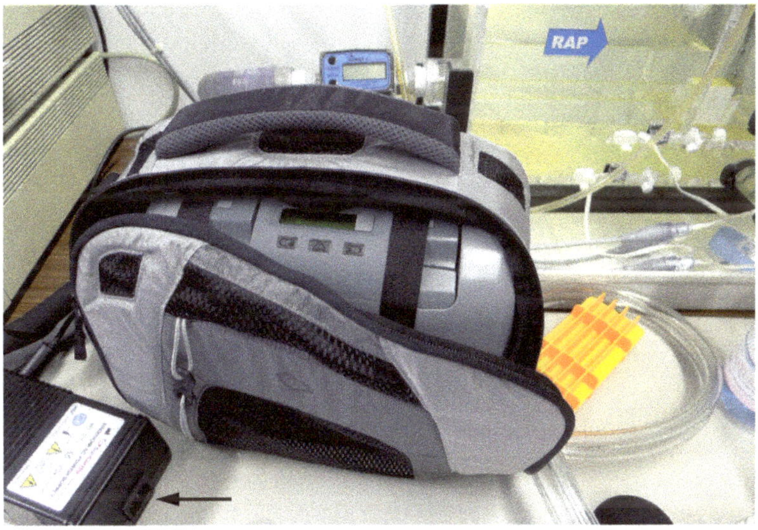

Abb. 5.11: Kunstherzantrieb mit Ladegerät, Kaltgerätestecker (Pfeil).

26 DIN EN 60601-1:2013-12; VDE 0750-1:2013-12. Titel (deutsch): Medizinische elektrische Geräte – Teil 1: Allgemeine Festlegungen für die Sicherheit einschließlich der wesentlichen Leistungsmerkmale (IEC 60601-1:2005 + Cor.:2006 + Cor.:2007 + A1:2012); Deutsche Fassung EN 60601-1:2006 + Cor.:2010 + A1:2013.

Fehler 2: Das Gerät hat keinen Alarm, der eine Trennung von der Netzversorgung signalisiert. Nach den geltenden Normen[27] muss mindestens ein Informationssignal erfolgen. Die Zimmertüren auf der Station, auf der der Patient in einem Einzelzimmer lag, sind hochgradig schallisolierend mit zwei umlaufenden elastischen Dichtungen. Der Gerätealarm von 85 dB(A) in 1 m Entfernung wird bereits durch die Tragetasche des Gerätes, in dem es sich befand, auf 75 dB(A) gedampft. Damit ist bei geschlossener Tür nur eine geringe Chance, den Alarm beim Vorbeigehen überhaupt noch wahrzunehmen, da er vor der Tür nur mit einem Schalldruckpegel zu messen ist, der lediglich 4 dB(A) über dem Umgebungsschalldruck liegt.

Die Station verfügt über ein aufwändiges Schwesternrufsystem auf dem neuesten Stand der Technik, das Gerät hat aber keine Schnittstelle, mit der es sich in dieses Rufsystem integrieren lasst. Ein Ersatz dafür, z. B. durch einen Geräuschmelder, ist nicht erfolgt.

Unklar bei der Ursachenermittlung blieb, warum der Patient selbst den Alarm nicht wahrgenommen hat und den Schwesternruf betätigt hat. Es muss also auch die Möglichkeit in Erwägung gezogen werden, dass der Patient zum Zeitpunkt der Alarmierung bereits aus anderen Gründen bewusstlos oder verstorben war. Dies macht natürlich die bestehenden Sicherheitsmängel nicht ungeschehen. Dieser Fall wirft zahlreiche Fragen zur Patientensicherheit auf:

- Wie kann ein Gerät mit derartig massiven Abweichungen vom zu fordernden Stand der Technik ein CE-Zeichen bekommen?
- Wie kann man sich auf eine Alarmierung verlassen, deren Hörbarkeit man vorher nicht geprüft hat?
- Warum sind die Einzelzimmer, in denen eine Alarmwahrnehmung durch Mitpatienten nicht möglich ist, ausgerechnet am weitesten vom Schwesternzimmer entfernt?

5.18.5 Was können wir aus den Vorfällen lernen?

Die vier beschriebenen Fehlerfälle sind im Verlauf von 25 Jahren Sachverständigentätigkeit aufgetreten. Sie lassen keinerlei statistische Rückschlüsse auf die Häufigkeit von gravierenden Produktfehlern zu. Sie sind aber insofern bemerkenswert, als sie zeigen, dass es doch immer wieder einmal trotz allgemein hohen Sicherheitsniveaus in der Medizintechnik Hersteller gibt, die nicht in der Lage oder willens sind, die bestehenden Sicherheitsstandards umzusetzen. Sie zeigen weiterhin, dass man sich nicht

27 DIN EN 60601-1-8:2014-04; VDE 0750-1-8:2014-04. Titel (deutsch): Medizinische elektrische Geräte – Teil 1-8: Allgemeine Festlegungen für die Sicherheit einschließlich der wesentlichen Leistungsmerkmale – Ergänzungsnorm: Alarmsysteme – Allgemeine Festlegungen, Prüfungen und Richtlinien für Alarmsysteme in medizinischen elektrischen Geräten und in medizinischen elektrischen Systemen (IEC 60601-1-8:2006 + A1:2012); Deutsche Fassung EN 60601-1-8:2007 + Cor.:2010 + A1:2013.

darauf verlassen kann, dass ein Hersteller möglicherweise auf eine Markteinführung verzichtet oder diese aufschiebt, wenn mit einem vergleichbaren Produkt Probleme bekannt geworden sind.

Ebenso beunruhigend ist es, dass offensichtliche Verstöße gegen die etablierten Sicherheitsstandards bei manchen Benannten Stellen unbemerkt bleiben. Hier gibt es sicherlich noch einiges zu tun. Ob dies durch eine behördliche Zulassung zu verbessern ist, ist zu bezweifeln. Die Breite der zum Einsatz kommenden Technologien ist so groß, dass es offensichtlich sowohl für Benannte Stellen als auch für Behörden schwer ist, die erforderliche Kompetenz für alle Bereiche bereitzustellen.

Es ist der einfachere Weg, zur Sicherstellung der Qualität völlig neue Systeme, z. B. behördliche Zulassungen oder eine zentrale europäische Agentur, zu fordern. Erfolgversprechender ist es, das Sicherheitsniveau, das bestehende Systeme schon erreicht haben, zu erhalten und diese Systeme weiter zu verbessern. Einer strikteren Durchsetzung einheitlicher Sicherheitsanforderungen in allen EU Ländern steht allerdings die Empfindsamkeit der Mitgliedsstaaten und die Rücksichtnahme der europäischen Institutionen auf eben diese Empfindsamkeit entgegen.

5.18.6 Literatur

Bobyn JD, Tanzer M, Krygier JJ, Dujovne AR, Brooks CE (1994). Concerns with modularity in total hip arthroplasty. *Clin.Orthop.Relat Res.* 27–36.

Büttner-Janz K, Schellnack K (1990). Bandscheibenendoprothetik – Entwicklungsweg und gegenwärtiger Stand. Beitrage zur Orthopädie und Traumatologie, Band 37, Heft 3, 137–147

Cummins BH, Robertson JT, Gill SS (1998) Surgical experience with an implanted artificial cervical joint. *J Neurosurg* 88(6), 943–948.

Goffin J, Van Calenbergh F, van Loon J, Casey A, Keh P, Liebig K et al. (2003). Intermediate follow-up after treatment of degenerative disc disease with the Bryan Cervical Disc Prothesis: single-level and bi-level. *Spine* 28, 2673–2678.

Grupp TM, Weik T, Bloemer W, Knaebel H-P (2010). Modular titanium alloy neck adapter failures in hip replacement-failure mode analysis and influence of implant material. BMC musculoskeletal disorders, Band 11, 3.

Liebs TR, Melsheimer O, Hassenpflug J (2014). Frühzeitige Detektion systematischer Schadensfälle durch Endoprothesenregister; Der Orthopäde, Band 43, Heft 6, 549–554.

Mathiesen EB, Lindgren JU, Blomgren GG, Reinholt FP (1991). Corrosion of modular hip prostheses; The Journal of bone and joint surgery. British volume, Band 73, Heft 4, 569–575.

Torsten Gruchmann

5.19 Medizintechnik und Ergonomie – Human Factors Engineering

5.19.1 Einleitung

Patientensicherheit in der Medizintechnik, ein immer wichtiger werdendes Themengebiet, welches sich gerade im Zeitalter der stetigen Technisierung immer mehr in den Vordergrund drängt und in den Medien mittlerweile zu einem der Topthemen gehört. Patientensicherheit wird sehr häufig verbunden mit dem Thema Ärztefehler. Fragt man sich, wie solche Ärztefehler entstehen, so findet man viele Antworten. Meistens spricht man allgemein von menschlichem Versagen oder Benutzerfehlern. In vielen Fällen ist es allerdings kein Benutzerfehler (User-Error), sondern ein Benutzungsfehler (Use-Error).

Ein Benutzungsfehler ist definiert als Handlung oder Unterlassung einer Handlung, die eine andere Reaktion des Medizinprodukts bewirkt, als vom Hersteller vorgesehen oder vom Benutzer erwartet.

Kommt es durch menschliches Versagen oder einen Benutzungsfehler zu einem Zwischenfall, so ist häufig der Patient der Leidtragende.

Stellen wir uns vor: Wir werden krank. Unser Gesundheitszustand erfordert einen klinischen Aufenthalt. In der Hoffnung auf möglichst schnelle Genesung suchen wir ein Krankenhaus auf und überlassen unser Schicksal den Experten.

Was wir uns in solch einem Fall nicht wünschen, ist eine Überdosierung eines Medikamentes, eine nosokomiale Infektion, übertragen durch unzureichend aufbereitete Instrumente, Elektroden, über die unkontrolliert eine elektrische Spannung übertragen wird, lebenswichtige Alarme, die nicht registriert werden oder ein Krankenhausbett, welches zu einer tödlichen Falle wird. Leider kommt es aber viel zu oft zu genau solchen Zwischenfällen.

Forscher des Institute of Medicine (IOM) in den USA haben bereits im Jahr 1999 eine Studie mit dem Titel „To Err is Human" (IOM 2000) veröffentlicht, die von jährlich 44.000–98.000 Todesfällen durch Fehler in der Medizin spricht.

Der AOK Krankenhausreport 2014 – Wege zu mehr Patientensicherheit – spricht von über 18.800 Todesfällen aufgrund von vermeidbaren, unerwünschten Ereignissen bezogen auf 18,8 Millionen Behandlungsfälle in Deutschland im Jahr 2011. Das bedeutet, dass statistisch jede 1.000ste Behandlung tödlich endet. Im Vergleich dazu besagen Statistiken, dass pro Jahr in Deutschland 4.000 Menschen bei Autounfällen ums Leben kommen. Weltweit sterben 500 Menschen im Jahr bei Flugzeugabstürzen. Von Flugzeugabstürzen berichten die Medien unmittelbar und ausdauernd, der Krankenhausreport berichtet von 18.800 Patienten, die aufgrund eines vermeidbaren, unerwünschten Ereignisses, pro Jahr sterben, was umgerechnet knapp 35 Airbus A380-800 Abstürzen mit über 500 Passagieren an Bord bedeutet. In den Medien findet man jedoch nur selten etwas darüber.

Die Tatsache, dass jeder von uns, jederzeit und unerwartet, zu dieser Patientengruppe gehören könnte, lässt das Thema Patientensicherheit zu einem Thema von enormer Wichtigkeit und wachsendem Interesse werden.

5.19.2 Stress als Ursache für menschliches Versagen

Geht man der Ursache für menschliches Versagen auf den Grund, so ist einer der Hauptursachen für Behandlungsfehler die stetig wachsende psychische und physische Belastung der Ärzte und des Pflegepersonals. Hervorgerufen wird dies durch einen Anstieg der Fallzahlen bei gleichzeitiger Budgetkürzung, einhergehend mit dem Rückgang an qualifiziertem Fachpersonal.

Nicht zu vergessen ist an dieser Stelle sicherlich auch der zunehmende Wettbewerbsdruck, unter dem mittlerweile auch die Krankenhäuser zu leiden haben.

Ebenso muss die Sensibilität für dieses Thema durch mehr Öffentlichkeitsarbeit erhöht werden.

Zurück zu einer der häufigsten Ursachen für Behandlungsfehler, dem Stress. Stress (engl. für ‚Druck, Anspannung'; lat. stringere ‚anspannen') (http://de.wikipedia.org/wiki/Stress) bezeichnet zum einen durch spezifische äußere Reize (Stressoren) hervorgerufene psychische und physische Reaktionen bei Lebewesen, die zur Bewältigung besonderer Anforderungen befähigen, und zum anderen die dadurch entstehende körperliche und geistige Belastung.

Im Gesundheitswesen entsteht dieser Stress zumeist durch eine erhöhte Arbeitsbelastung und dem dadurch wachsenden inneren Druck, aber auch dem Druck von außen; von Vorgesetzten und Kollegen oder auch dem Patienten und Angehörigen.

Aufgrund des Krankenhaussterbens in Deutschland erhöhen sich in vielen Krankenhäusern die Fallzahlen. Gleichzeitig werden die Fallpauschalen (DRG's) gekürzt, es steht weniger Zeit für die Eingriffe und die Genesung eines Patienten zur Verfügung. Folgen von Fehlern und Komplikationen müssen vom Krankenhaus selbst getragen werden. Generell ist zeitgleich ein Rückgang in den heilenden und pflegenden Berufsgruppen zu verzeichnen, was zu personellen Engpässen führt. Der Konkurrenzdruck unter den Krankenhäusern und Kliniken steigt, Krankenhausketten, die wie ein Wirtschaftsunternehmen geführt werden entstehen, wodurch der Druck ebenfalls steigt. Die Eingriffe selbst jedoch werden immer komplizierter, nicht zuletzt durch den überdurchschnittlichen Einzug neuester Technologien in den OP. Nicht die eigentliche Pflege steht im Vordergrund, sondern vielfach funktionieren Menschen selbst nur noch wie Maschinen, die die teilweise hochkomplexe Technik beherrschen müssen. Zeit für die Pflege des Patienten selbst bleibt kaum; verständlich, da Pflegepersonal in der Intensivpflege heutzutage bis zu 200 unterschiedliche Medizinprodukte anwenden muss.

5.19.3 Fehlerquellen im Design von Medizinprodukten als Ursache für Zwischenfälle

In medizinischen Einrichtungen werden Menschen heutzutage mit einer Vielzahl von technischen Geräten mit unterschiedlichen Benutzeroberflächen konfrontiert. Unzulänglichkeiten im Design führen schnell dazu, dass ein Produkt, insbesondere in oben erwähnten Stresssituationen, falsch angewandt wird. Fehlerquellen im Design der Mensch-Maschine-Schnittstelle sind sehr vielseitig. Folgende potenzielle Fehlerquellen können die Anwendungssicherheit aber auch die Anwenderfreundlichkeit direkt oder indirekt negativ beeinflussen:
- Unlogische, lästige Handlungsabläufe
- Fehlende visuelle, taktile oder auditive Rückmeldung
- Unzureichende Benutzerführung und Statusinformation
- Missverständliche Rücksprünge/Vorgaben
- Versteckte und unverständliche Funktionalitäten
- Festlegungen entsprechen nicht den Erwartungen des Anwenders
- Unklare Symbole, Beschriftungen oder Codierungen
- Ungewohnte Terminologie
- Unzureichende Gruppierungen
- Unzureichende Schutzvorrichtungen
- Inkonsequente Formate
- Unzureichende Gebrauchsanleitungen
- Unklares Labeling von Produkten und Verpackungen
- Unzureichende Berücksichtigung kulturkreisspezifischer Unterschiede

Zu vielen dieser potenziellen Fehlerquellen lassen sich dramatische Beispiele aus der Praxis mit tödlichem Ausgang finden. Dutzende von Todesfällen sind beispielsweise zurückzuführen auf sogenannte PCA Pumpen (Drug Pumps deadly Trail; Tallahassee Democrat Online, 28. Mai 2000). Eine PCA Pumpe dient grundsätzlich der patientenkontrollierten Gabe von Schmerzmitteln. Aufgrund von Fehlerquellen im Design der Benutzeroberfläche der PCA-Pumpe kam es in vielen Fällen zu einer tödlichen Fehldosierung. Grund für die Zwischenfälle war, dass anstelle einer Spritze mit einer Konzentration von 1 mg/ml eine Spritze mit einer Konzentration von 10 mg/ml eines Medikamentes eingelegt wurde. Die eingestellte Förderrate bezog sich allerdings auf die Konzentration von 1 mg/ml. Der Patient erhielt dadurch die zehnfache Dosis.

Kritisch war auch der Fall eines Dialysegerätes zur kontinuierlichen Nierenersatztherapie, bei dem das System zwar alarmierte, der Alarm allerdings von Anwendern aufgrund der Unzuverlässigkeit des Gerätes mehrfach missachtet wurde, was letztendlich zum Tod der Patienten führte. Was war der Hintergrund? Hämodialysegeräte finden häufig Einsatz in einer sehr unruhigen Umgebung – der Intensivstation. Hier kommt es häufig vor, dass Situationen entstehen, in denen schnell reagiert werden muss: agitierte Patienten extubieren sich, auftretende Arrhythmien erfordern eine Defibrillation oder cardio-pulmonale Reanimationen, Patienten müssen gepflegt und gelagert werden. Viele Geräte umsäumen das Geschehen und müssen umplatziert werden oder werden ungewollt verschoben. Das besagte Hämofiltrationsgerät hat, vereinfacht gesagt, die Funktion, dem Patienten eine vordefinierte Flüssigkeitsmenge zu entziehen. Die Flüssigkeit wird in Beuteln gesammelt, welche außen am Gerät an einer Federwaage befestigt sind. Das bereits entzogene Flüssigkeitsvolumen wird über die Waage ermittelt. Ist das zuvor eingestellte zu entziehende Volumen erreicht, so alarmiert das System, so dass der Vorgang am Gerät abgeschlossen werden kann. Versetzt man diese Beutel gewollt oder ungewollt in Bewegung, so kann es vorkommen, dass die Waage kurzfristig aufgrund zusätzlich entstehender Bewegungskräfte alarmiert – eigentlich ein Fehlalarm. In einer hektischen Umgebung kann dies durchaus häufig vorkommen. Das Pflegepersonal ist sich dieser Situation bewusst und in vielen Fällen wird dann kurzfristig der Alarm stumm geschaltet.

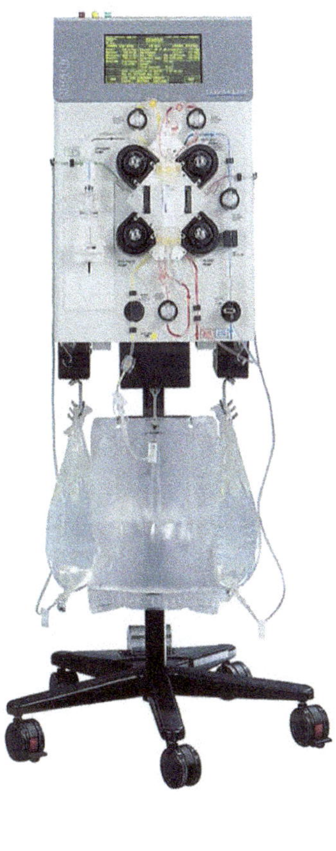

Abb. 5.12: Gambro Prisma System zur kontinuierlichen Nierenersatztherapie (CRRT).

In den Medien wurde zuletzt von 9 Ereignissen mit Todesfällen und zudem 11 schweren Schädigungen am Patienten gesprochen (FDA Public Notification; http://www.fda.gov/MedicalDevices/Safety/AlertsandNotices/PublicHealthNotifications/ucm062100.htm). In einigen Fällen wurde der Alarm bis zu 17mal quittiert, allerdings ohne die Ursache zu prüfen, da von einem Fehlalarm ausgegangen wurde. Tatsächlich hatte der Dialyseprozess allerdings bereits das vorgesehene zu entziehende Volumen erreicht. Dem Patienten wurde durch die verzögerte Reaktion in dieser Zeit eine wesentlich zu hohe Flüssigkeitsmenge entzogen und der Patient verstarb letztendlich aufgrund eines hypovolamischen Schocks.

Besonders schlimm ist es immer, wenn es Kinder betrifft. Auch hier lässt sich ein Beispiel mit tödlicher Folge anbringen. Ein kardiorespiratorischer Monitor für den Home Care Bereich zur Überwachung der Vitalparameter bei Kindern führte in fünf Fällen zu schweren Zwischenfällen bis hin zum Tod durch elektrischen Schock (Katcher et al. 1986). Ursachlich war, dass die teilweise abgeklemmten Elektroden in eine gewöhnliche Steckdose gesteckt wurden. Die dort anliegende Wechselspannung führte in besagtem Fall zu Arrhythmien mit Todesfolge.

Erst im Anschluss an diesen Zwischenfall reagierte der Hersteller und ersetzte die offenen Klinkenstecker durch kunststoff-ummantelte Sicherheitsstecker.

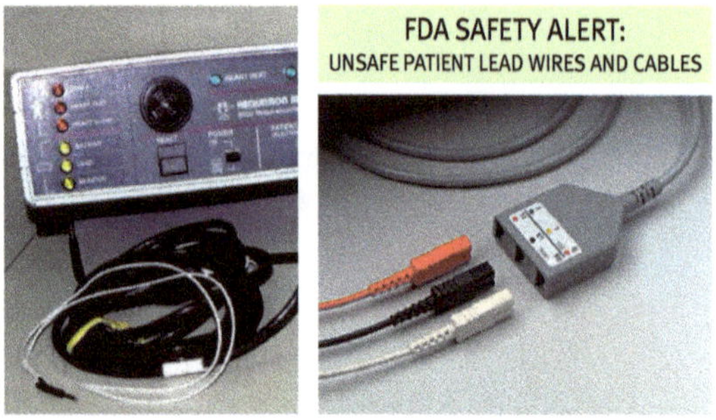

FDA SAFETY ALERT:
UNSAFE PATIENT LEAD WIRES AND CABLES

(a) (b)

Abb. 5.13: Elekrodenkabel eines kardiorespiratorischen Monitors vor (a) und nach einem tödlichen Zwischenfall (b).

Ein letztes Beispiel betrifft eine Insulinpumpe, die Diabetes-mellitus-Patienten, nach einem durch einen Arzt definierten Profil kontrolliert über den Tag Insulin verabreicht. Die Insulinpumpe gibt dem Patienten absolute Flexibilität, eine manuelle Injektion durch eine Spritze oder einen Insulin-Pen entfällt.

Die Insulinpumpe kann sogar bei sportlichen Aktivitäten bis hin zum Schwimmen kontinuierlich getragen werden. Wichtig ist allerdings, dass das Batteriefach dabei gut verschlossen ist. Dies war in einem berichteten Fall nicht geschehen. Wasser konnte in das Pumpeninnere eindringen, was zu einem Kurzschluss führte. Der Motor lief dabei unkontrolliert und permanent durch, was zu einer Überdosierung an Insulin führte. Der Patient verstarb aufgrund einer extremen Hypoglykämie.

Neben den hier zitierten Zwischenfällen mit tödlichem Ausgang kann man im Alltag viele weitere potenzielle Fehlerquellen vorfinden, welche die Anwendungssicherheit und Anwendungsfreundlichkeit negativ beeinflussen können. Schaut man sich in einem Krankenhaus um, so stellt man schnell fest, ein wichtiges Hilfsmittel des klinischen Personals ist das Pflaster/Tape. Hiermit kann in vielen Fällen mangelhaf-

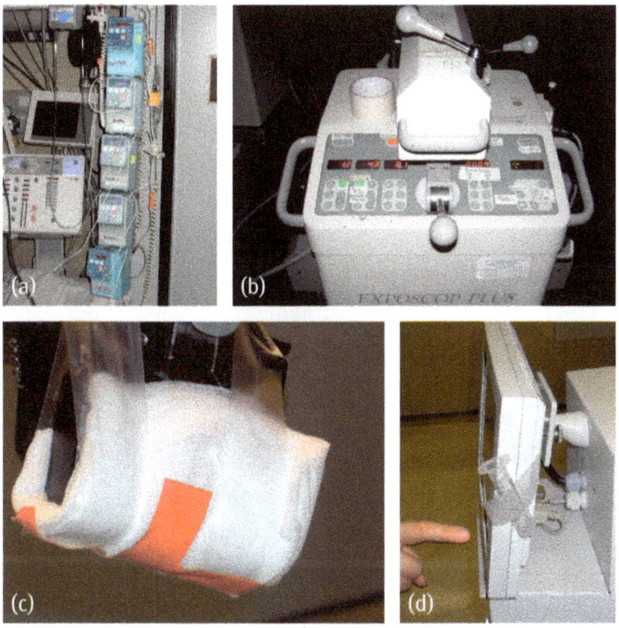

Abb. 5.14: Einsatz von Tape zum Wohl der Patienten- und der Anwendersicherheit (a–d).

ter Gebrauchstauglichkeit schnell Abhilfe geschaffen werden. Funktionselemente mit unklaren Symbolen werden durch Klartext verständlich gemacht, Fehlercodes werden übersetzt, fehlendes oder defektes Zubehör wird provisorisch ersetzt, Gefahrenpotenziale werden entschärft.

Zuletzt ein Beispiel aus dem Bereich der Einmalprodukte. Einmalprodukte unterliegen aufgrund der hohen Verbrauchsmenge häufig einem gewissen Preisdruck. Gekauft wird zumeist der preisgünstigste Artikel. Dies kann dazu führen, dass von Zeit zu Zeit Produkte unterschiedlicher Hersteller zum Einsatz kommen. Grundsätzlich ist das sicher kein Problem. Weicht das Design des Produktes allerdings in den Varianten so voneinander ab, dass es zu Anwendungsfehlern kommen kann, so kann dies als kritisch angesehen werden.

Das folgende Beispiel zeigt Dreiwegehähne zur Applikation von Medikamenten, u. a. Anästhetika und Zytostatika oder Katecholamine, in unterschiedlichstem Design. Es gibt weder eine Konsistenz in der Hebellänge, noch in der Farbe und der Beschriftung mit Text und Symbolik. Selbst der Text in einem Beispiel kann unterschiedlich, mal als „NO“ und mal als „ON“ interpretiert werden.

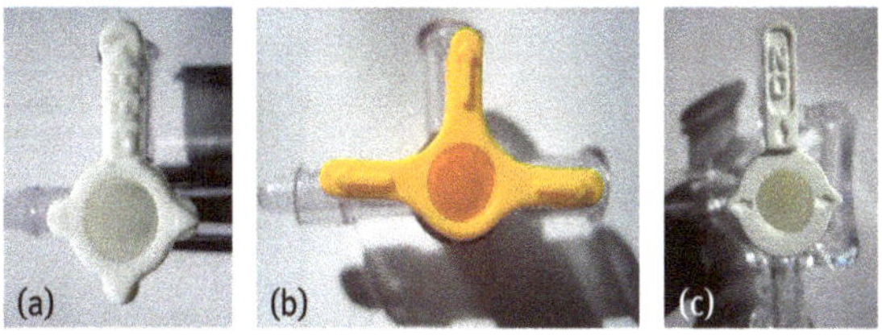

Abb. 5.15: Unterschiedliche Varianten eines Dreiwegehahns (a–c).

5.19.4 Mangelnde Berücksichtigung der Anwendungsspezifikation als Ursache für Zwischenfälle

Bei der Entwicklung eines neuen Medizinproduktes müssen, neben den oben erwähnten potenziellen Fehlerquellen, auch die zukünftige Anwendergruppe sowie die Anwendungsumgebung berücksichtigt werden.

Nicht immer kann man davon ausgehen, dass eine Infusionspumpe nur innerhalb des Krankenhauses, am Bett eines Intensivpatienten, eingesetzt wird. Das gleiche Produkt kann beispielsweise auch im Bereich der Rettungsmedizin zur Versorgung eines Unfallopfers nach einem winterlichen Verkehrsunfall eingesetzt werden. Dabei kann die Beleuchtungssituation anders sein, der Anwender bedient das Gerät ggf. sogar mit dicken Handschuhen im Schnee oder unter anderen widrigen Umständen. Selbst bei der Überführung eines Patienten mit dem Rettungshubschrauber werden spezielle Anforderungen an das Produkt gestellt. Eine Hintergrundbeleuchtung muss zum Beispiel eine durchgängige Ablesbarkeit der Angaben im Display erlauben, da bei Start und Landung alle Innenraumbeleuchtungen ausgeschaltet werden müssen.

Selbige Infusionspumpe kann aber auch im Bereich der Anästhesie eingesetzt werden oder dient im Bereich der ambulanten Intensivpflege der Applikation von enteraler Ernährung. All diese möglichen Einsatzgebiete stellen unterschiedliche Anforderungen an ein und dasselbe Produkt, die es gilt frühzeitig zu erkennen und im Entwicklungsprozess zu integrieren.

5.19.5 Kulturkreisspezifische Unterschiede als Ursache für Zwischenfälle

Im Gesundheitswesen findet man auf internationaler Ebene kulturkreisspezifische Unterschiede sowohl in der Organisation, aber auch in der Ausbildung und Qualifikation von Anwendern. Somit kann es sein, dass ein Drogenscreening-System hierzulande von einer qualifizierten medizinisch-technisch ausgebildeten Fachkraft eingesetzt wird, in den USA jedoch, wo fast bei jedem Bewerbungsgespräch vorab ein Drogenscreening durchgeführt wird, die Anwendung durch eine Arbeitskraft am Empfang erfolgt.

Viele Länder bieten heutzutage Ausbildungen an, die aufgrund einer zunehmenden Technisierung im Gesundheitswesen, eine Spezialisierung des Pflegepersonals ermöglichen. So gibt es z. B. in den USA sogenannte Respiratory Therapists, die sich ausschließlich mit der Beatmung von Patienten beschäftigen und auf die Bedienung von Beatmungsgeräten mit seinen vielfältigen Einstellmöglichkeiten spezialisiert sind. In Deutschland obliegt diese Aufgabe weitestgehend der Fachpflegekraft für Anästhesie und Intensivmedizin. Diese ist aber auch für die Bedienung vieler anderer Apparaturen verantwortlich.

Diese Unterschiede in der Qualifikation müssen bei der Entwicklung eines neuen Medizinproduktes ebenfalls berücksichtigt werden, um eine sichere Anwendung des Gerätes durch den jeweils typischen Anwender zu gewährleisten.

Neben der Qualifikation der Anwender spielen aber auch Unterschiede in der Bedeutung von Farben, Symbolen, der Leserichtung oder auch im Denken eine große Rolle. Dessen sollte sich der Hersteller von Medizinprodukten im Vorfeld bewusst sein. So hat die Farbe Rot nicht in jedem Land eine mit „Achtung!", „Warnung!" oder „Stopp!" verbundene Signalwirkung. In China beispielsweise kann es durchaus vorkommen, dass eine Start-Taste in Rot gestaltet ist. Wird selbiges Produkt im europäischen Markt eingesetzt, kann dies schnell zu einem ungewollten Starten des Gerätes führen, obwohl der Anwender eigentlich das System stoppen wollte.

5.19.6 Defizite in der Gebrauchsanleitung oder dem Labeling als Ursache für Zwischenfälle

Nicht nur bei der Anwendung von Medizinprodukten selbst können kritische Interaktionssituationen entstehen, die zu Zwischenfällen führen. Oft ist auch die Gestaltung der Gebrauchsanleitung eines Gerätes defizitär. Ein schlechtes Text-Bildverhältnis, unklare Darstellungen oder auch eine mangelhafte Strukturierung der Gebrauchsanleitung können dazu führen, dass wichtige Informationen nicht gefunden oder falsch interpretiert werden.

Auch hier kommt das Thema kulturkreisspezifischer Unterschiede wieder zum Tragen. Da die Leserichtung in einigen Ländern nicht von links nach rechts verläuft, sondern andersherum, muss eine rein bildliche Darstellung zusätzlich z. B. klar in der vorgesehenen Leserichtung nummeriert oder anderweitig gekennzeichnet sein. Andernfalls könnte beispielsweise ein Nasenspray ohne entsprechenden Hinweis auf die Leserichtung, nicht, wie vorgesehen, zum Stoppen der laufenden Nase, sondern zum Befeuchten der Nasenschleimhäute eingesetzt werden.

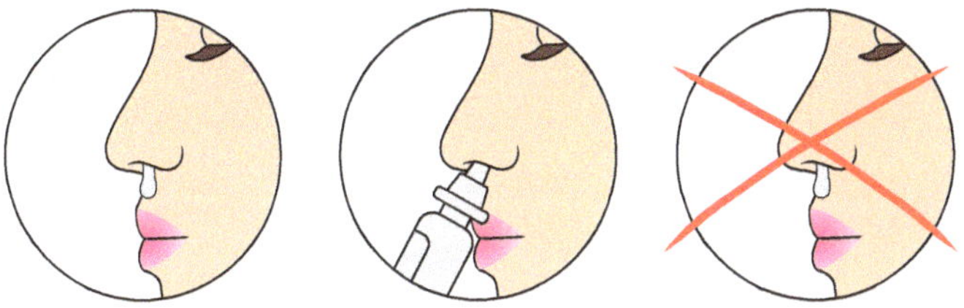

Abb. 5.16: Falscher Einsatz eines Nasensprays durch Änderung der Leserichtung.

Auch das Labeling eines Medikamentes oder der Verpackung kann bei schlechter Gestaltung zu kritischen Situationen führen. So können Medikamente, die nicht schon in ihrer Verpackung klar voneinander unterscheidbar sind, aber eine unterschiedliche Konzentration oder Wirkungsweise haben, schnell zu einer Fehldosierung oder Fehlbehandlung führen. Das folgende Beispiel zeigt zwei Ampullen, die oft in der Rettungsmedizin eingesetzt werden und in einer Art Sortimentskasten aufbewahrt werden. Diese Ampullen enthalten oft hochpotente Medikamente, die den Patienten in Notfallsituation das Leben retten können. Auf dem Bild sieht man zwei Ampullen, die sich äußerlich nur unwesentlich voneinander unterscheiden, aber von der Dosierung her liegt ein Faktor von 100 % dazwischen. Schnell können diese Ampullen in einer Notfallsituation verwechselt werden. Im Falle von Herz-Kreislaufmitteln, sogenannten Katecholaminen, kann dies eine tödliche Wirkung haben.

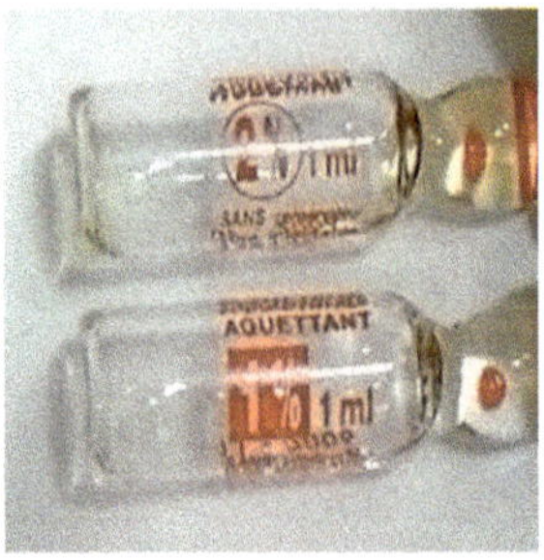

Abb. 5.17: Unzureichendes Labeling bei Medikamenten.

5.19.7 Risikoreduzierung durch normative Regelungen

Zum Wohle der Patientensicherheit ist deshalb heutzutage bei Medizinprodukten eine Benutzerschnittstelle gefordert, die einfach und intuitiv und vor allem sicher ist – auch in Stresssituationen. Mögliche Zwischenfälle durch eine Fehlkommunikation zwischen Mensch und Maschine sollen dadurch vermieden werden. Diese Forderung ist in der Medizintechnik bereits gesetzlich verankert. Die europäische Medizinproduktrichtlinie (MDD 93/42 EWG) mit der Ergänzung aus 2007 (2007/47EG) fordert in den grundlegenden Anforderungen die Berücksichtigung von ergonomischen Grundprinzipien zur Gewährleistung der Patientensicherheit. Umgesetzt wird dies national über das Medizinproduktegesetz. Wie das Thema Gebrauchstauglichkeit auf Medizinprodukte angewandt werden kann, beschreibt die IEC 62366-1:2015 „Medical devices – Part 1: Application of usability engineering to medical devices". In dieser international gültigen Norm wird z. B. ein gebrauchstauglichkeitsorientierter Entwicklungsprozess unter Einbeziehung der potenziellen Anwendergruppen gefordert.

Eine entwicklungsbegleitende und konsequente Umsetzung des gebrauchstauglichkeits-orientierten Entwicklungsprozesses, sowie die offene Kommunikation von Benutzungsfehlern und die entsprechende Reaktion auf diese, z. B. im Rahmen sogenannter Berichtssysteme über kritische Vorkommnisse (**C**ritical **I**ncident **R**eporting **S**ystems) kann zu einer enormen Steigerung der Patientensicherheit führen.

Die IEC 62366-1:2015 (IEC Standards Catalogue; http://www.iso.org/iso/catalogue_detail.htm?csnumber=63179) legt Forderungen an einen vom Hersteller durchzuführenden Prozess zur Analyse, Spezifikation, Entwicklung, sowie der Evaluierung der Gebrauchstauglichkeit fest, soweit sie sich auf die Sicherheit von Medizinprodukten auswirkt. Bei der Umsetzung des Prozesses können über den Sicherheitsaspekt hinaus auch die Anforderungskonformität und Anwenderfreundlichkeit des Medizinproduktes optimiert werden.

Mit der aktuellen Ausgabe der IEC 62366-1:2015 werden nun auch klare Anforderungen an die Spezifikation und Evaluierung der Gebrauchsanleitung und das zugehörige Schulungsmaterial gestellt.

5.19.8 Literatur

Institute of Medicine (2000). To Err is Human – Building a Safer Health System, National Academic Press, ISBN 0-309-06837-1

Katcher et al. (1986). Severe Injury and Death Associated With Home Infant Cardiorespiratory Monitors. Pediatrics 78: 5, 775–779

Oswald Sonntag

5.20 Fehler in der Labormedizin und ihre Vermeidung

Ein Beispiel aus der Literatur (Yu und Kellogg 2009; Hagemann 2014): In einem Kinderkrankenhaus in Boston/USA wurde bei einem 6-jährigen Mädchen zur Herzüberwachung das Kalium bestimmt. Im venösen Heparinplasma wurde eine Kaliumkonzentration von 9,83 mmol/L (Referenzintervall 3,2–4,5 mmol/L) gemessen. Mehrere Wiederholungsmessungen in neuen Proben bestätigen dieses Resultat. Die Patientin hatte dabei eine unauffällige Herzfunktion. Die Überprüfung an einem Blutgasanalysator ergab im Vollblut eine Kaliumkonzentration von 3,0 mmol/L. Der im Blutgasanalysator ermittelte leicht erniedrigte Wert war vereinbar mit einer normalen Herzfunktion. Die häufigste Ursache einer Pseudohyperkaliämie ist eine erhöhte Thrombozytenkonzentration. Bei der Patientin war diese indessen leicht erniedrigt: außerdem war der erhöhte Kaliumwert im Plasma, nicht im Serum gefunden worden (Mechanismus im Serum: Freisetzung bei der Gerinnung).

Es ist bekannt, dass in Fällen von schwerer CML (chronische myeloische Leukämie) eine Leukozytenkonzentration von $> 50 \times 10^9$/L zu falsch-hohen Kaliumwerten im Serum führen kann. Eigentlich sollte im Plasma das Problem nicht auftreten. Trotzdem lag offensichtlich eine Pseudohyperkaliämie vor. Im vorliegenden Fall hatte die Patientin eine akute lymphoblastische Leukämie (ALL) mit einer Leukozytenkonzentration von 525×10^9/L und 86 % Blasten. Außerdem wurde nachträglich festgestellt, dass die Bearbeitung für die Plasmaprobe regelmäßig 45 Minuten betragen hatte. In dieser Zeit war offensichtlich ein erheblicher Anteil der zarten Zellen lysiert. Eine beschleunigte Bearbeitung von Plasma binnen 15 Minuten ergab eine normale Kaliumkonzentration. Dasselbe war auch im weiteren Verlauf nach Normalisierung der Leukozytenkonzentration zu beobachten.

Kommentar: Selbst ein scheinbar beherrschter Prozess kann verfälschen, wenn grundlegende Faktoren wie hier die Beschaffenheit und Anzahl der Leukozyten erheblich vom Normalfall abweichen.

Die **Laboratoriumsmedizin**, auch Labormedizin genannt, ist ein medizinischer Fachbereich, der sich mit der Untersuchung (humaner) Körperbestandteile wie Blut, Stuhl, Sputum, Liquor, Urin und Abstriche befasst. Die Probe wird z. B. durch eine Blutentnahme gewonnen. Die anschließende Untersuchung führen überwiegend medizinisch-technische Assistenten und Fachärzte für Laboratoriumsmedizin mit Hilfe von Analysensystemen durch. Die Labormedizin befasst sich mit der Analyse von Körperflüssigkeiten und Ausscheidungen zum Zweck der Diagnose von Krankheiten, der Kontrolle des Verlaufs und der Therapie. In der Labormedizin verwendet man Methoden, die überwiegend aus der Chemie und Biologie stammen. Zu ihnen gehören morphologische, physikalische, biochemische, immunbiologische und andere Untersuchungsverfahren. Die gängigsten Untersuchungen werden in Blut und Urin durchgeführt. Neben der eigentlichen Analytik organisiert das Labor auch die Probenvorbereitung inkl. Transport ins Labor (Teil der Präanalytik) sowie die Übermittlung der Laborbefunde zum anfordernden Arzt inkl. Datenfernübertragung und Beratung (Teil der Postanalytik).

Schwerpunkte der laborärztlichen Tätigkeit sind u. a. die Klinische Chemie, Immunchemie, Hämatologie (Erkrankungen des Blutes), Hämostaseologie (Störungen der Blutgerinnung), Mikrobiologie, Infektionsserologie, Transfusionsmedizin und Humangenetik. Für einige dieser Disziplinen gibt es eigene Facharzt- oder Zusatzbezeichnungen und sie bedürfen einer besonderen fachärztlichen Qualifikation.

5.20.1 Prä-analytische, analytische und post-analytische Phase

Die meisten Fehler in der Labormedizin werden in der prä- und postanalytischen Phase beobachtet (Kalra 2011; Sonntag 2010). Untersuchungen (Kalra 2011) zeigen, dass je nach Studie die Fehlerrate für die präanalytische Phase bei 46–68 %, die der postanalytischen Phase bei 19–47 % liegt. Nur 7–13 % fallen auf die eigentliche analytische Phase (Abb. 5.18). Für die analytische Phase existieren entsprechende Sicherungsmaßnahmen (siehe unter: Qualitätskontrolle), um mögliche Fehler sehr früh zu detektieren, abzustellen und somit zuverlässige Resultate zu erzielen (Sonntag 2010). Die präanalytische Phase schließt die Vorbereitung des Patienten, die Probenentnahme und den Transport in das Labor, sowie die Bearbeitung der Probe vor der eigentlichen Analyse im Labor ein. Die analytische Phase beinhaltet die Messung der Nachweisreaktion, die Überwachung und Kontrolle des Messsystems. Schließlich beschreibt die postanalytischen Phase alle Schritte nach der Analytik; wie die Befundung, die Dateneingabe, die Übermittlung des Befundes und die so genannte TAT (= turn-around time = Zeit von der Probennahme bis zur Befundung).

Nachfolgend sollen einige Aspekte zur Fehlerreduktion in den einzelnen Phasen näher beschrieben werden.

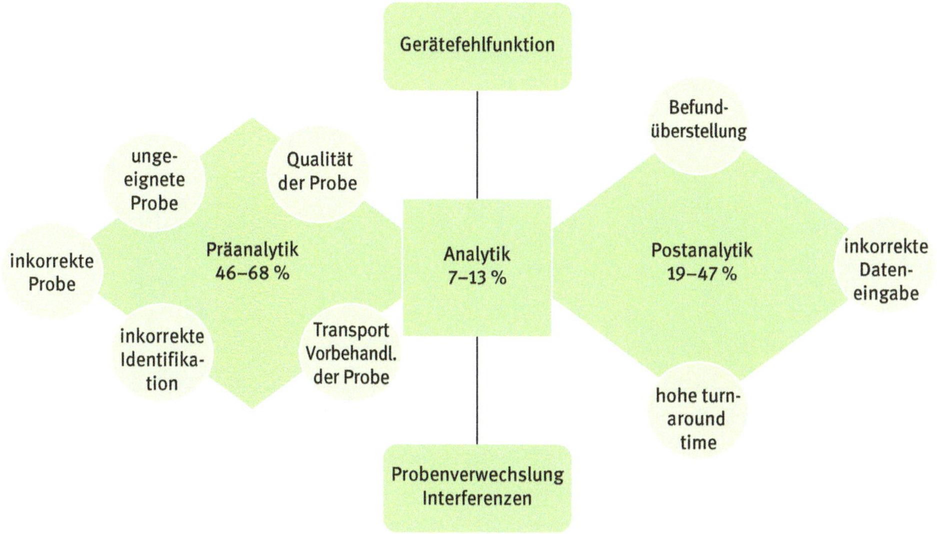

Abb. 5.18: Übersicht über die Fehlerrate in der präanalytischen, analytischen und postanalytischen Phase (mod. nach Kalra J. Clin Biochem 2004; 37: 1052–1062).

5.20.2 Vorbereitung des Patienten

Nüchtern zu Blutentnahme

Sehr oft wird verlangt, dass der Patient „nüchtern“ zur Blutentnahme kommen soll. Unter „nüchtern“ wird verstanden, dass der Patient mit leerem Magen, also nicht essen oder trinken in einem bestimmten Zeitraum (8–12 Stunden) vor der Blutentnahme, erscheint. Genaue Hinweise bekommt der Patient üblicherweise vom Arzt. Es wird versucht, den Zeitpunkt der Blutentnahme auf den Zeitraum zwischen 7:00 und 9:00 Uhr morgens zu legen. Hierdurch entfällt für die betroffene Person lediglich das Frühstück. Das Abendessen am Vortag findet wie gewohnt statt, jedoch sollte nach 20 Uhr keine Nahrungsaufnahme erfolgen. Insbesondere bei Prüfung auf Stoffwechselstörungen ist der Zustand „nüchtern“ vor der Blutentnahme sehr wichtig. So ist es ratsam bei einem Verdacht auf Fettstoffwechselstörung, am Vorabend nicht unbedingt einen fetten Käse zu sich zu nehmen. Dies kann bereits das Analysenresultat deutlich beeinflussen. Der Zustand des leeren Magens ermöglicht eine aussagekräftige Vergleichbarkeit der im Labor ermittelten Werte mit den Referenzintervallen (Normalwerten) (Guder et al. 2003; Guidi et al 2014).

Möglicherweise muss auch auf die Einnahme von Medikamenten verzichtet werden. In diesem Fall wird aber der Arzt eine entsprechende Empfehlung aussprechen. Ein eigenständiges Absetzen der Medikamente ist nicht empfehlenswert. Viele Arzneimittel können einen Einfluss auf das Analysenresultat (siehe unter: Medikamente und Analyse 5.20.3) haben. Aus diesem Grund sollte der Patient immer seine Medikation auch bei der Blutentnahme bekannt geben.

Auch das Rauchen kann einen Einfluss auf die Laborresultate haben und deshalb ist ein Hinweis des Patienten, ob er Raucher ist oder nicht, von wichtiger Bedeutung bei der späteren Interpretation des Laborbefundes.

Die Vorbereitung des Patienten ist von großer Bedeutung, da dies bereits einen deutlichen Einfluss auf die Analysenresultate haben kann.

5.20.3 Fehler und ihre Vermeidung bei der Blutentnahme

Probenverwechselung

Ein sehr wichtiges Thema ist das Problem der möglichen Probenverwechselung. Zur Fehlervermeidung sollten Abnahmeröhrchen und Anforderungsschein bereits vor der Probennahme mit dem korrekten Namen und Daten (Geburtsdatum, Einsendername, Abnahmeuhrzeit, etc.) des betreffenden Patienten versehen werden. Der Patient sollte vor der Probennahme nach seinem kompletten Namen gefragt werden; dies trifft auch für stationäre Patienten zu. Auf jeden Fall ist zu vermeiden unbeschriftete Probenröhrchen zu verwenden. Probenverwechselungen können durch eine eindeutige Identifikation vermieden werden. Im Labor werden Vordaten und neue Analysendaten miteinander verglichen (so genannter „Delta-Check"). Treten hierbei größere Differenzen auf, so ist immer auch an eine Probenverwechselung zu denken. Nicht eindeutig zu identifizierende Probenröhrchen und Anforderungsbelege dürfen nicht in die Untersuchung gegeben werden; sie sind zu vernichten. Mündliche Informationen beinhalten sehr oft Übertragungs- und/oder Hörfehler und sind deshalb in Bezug auf die Patientensicherheit zu minimieren.

Blutentnahme

Bei der Blutentnahme darf die Vene nicht zu lange gestaut werden (Lichtinghagen 2013). Der Patient darf nicht aufgefordert werden mit der Hand zu pumpen, wenn der Blutfluss ungenügend ist. Insbesondere die Kaliumkonzentration könnte dann signifikant bis zu 1 mmol/L ansteigen.

Der Wechsel der Körperlage des Patienten von der Horizontalen in die Vertikale bewirkt eine Verschiebung des Körperwassers aus dem vaskulären in den interstitiellen Raum (etwa 8 %). Die Ursache der Volumenverschiebung ist hauptsächlich die Veränderung des hydrostatischen Druckes im Intravasalraum bei Orthostase (aufrechte Körperhaltung). Es kommt zu einer deutlichen Zunahme von Proteinen, proteingebundenen Bestandteilen und korpuskulären Bestandteilen zwischen 3–8 %, wenn das Blut anstatt nach mindestens 10-minütigem Liegen, im Sitzen oder Liegen nach vorheriger Orthostase abgenommen wurde. Zunahmen betreffen vor allem Leukozytenzahl, Hämoglobin, Hämatokrit, Erythrozytenzahl, Gesamtprotein, Albumin, Cholesterin, Triglyceride, ALP, GOT AST, Bilirubin, Immunglobuline, Phosphat und Calcium (Guder et al. 2003; Lippi et al. 2015). Die Veränderungen bei Patienten mit Ödemen sind hier viel schwerwiegender als bei Gesunden. Die Veränderungen erreichen beim Übergang vom Liegen zum Stehen nach etwa 10 Minuten wieder ein Gleichgewicht. Der umgekehrte Vorgang allerdings benötigt etwa 30 Minuten.

Die gewonnene Probe sollte möglichst innerhalb von 30 Minuten in das Labor befördert werden, damit sie dort entsprechend zur Analyse vorbereitet werden kann. Lange Transportwege, Erschütterungen und Temperaturschwankungen sind zu vermeiden. Blutproben dürfen nach der Entnahme nicht im Kühlschrank oder gar über Nacht aufbewahrt werden. Es findet sonst ein Ausgleich der Konzentrationsdifferenzen zwischen den Zellinhalten und der wässrigen Phase statt. Typischerweise werden dann deutlich erhöhte Kaliumwerte gefunden und die Probe ist als ungeeignet für die Analyse anzusehen.

Qualität der Probe

Die Qualität der zentrifugierten Probe spielt ebenfalls eine große Rolle für die spätere Analytik und die Interpretation der Laborresultate. Wird beispielsweise das Blut bei der Entnahme zu schnell aspiriert, beim Transport der Probe ins Labor erfolgen heftige Erschütterungen, große Temperaturunterschiede oder die Probe wird zu stark zentrifugiert, dann können die roten Blutkörperchen (Erythrozyten) platzen und die Inhaltsstoffe ergießen sich in das Plasma oder Serum (Sonntag 1986). In Folge erscheint das Probenmaterial rot gefärbt und man spricht von einer Hämolyse (Auflösung der roten Blutkörperchen). Der rote Farbstoff des Hämoglobins kann viele photometrische Bestimmung stören (es werden erhöhte, aber auch erniedrigte Wiederfindungen beobachtet), die Inhaltsstoffe werden miterfasst und es können erhöhte Kaliumkonzentrationen und LDH-Aktivitäten gemessen werden. Außerdem können die Inhaltsstoffe der Erythrozyten chemische Reaktionen inhibieren oder aktivieren. Resultate aus hämolytischen Proben sind nur zu verwenden, wenn das Labor geprüft hat, ob das jeweilige Nachweisverfahren nicht durch Hämolyse gestört wird. Auf jeden Fall muss dem Einsender mitgeteilt werden, dass das Probenmaterial als hämolytisch detektiert wurde.

Manche Erkrankungen verursachen eine Erhöhung bestimmter Analyte, die die Analytik anderer Substanzen wiederum stören können. Bei Lebererkrankungen kann z. B. das Bilirubin in erhöhter Menge im Serum oder Plasma nachgewiesen werden. Bilirubin führt durch seine Anwesenheit zu einer grünlich-braunen Verfärbung der Probe. Abhängig von dem eingesetzten Analysenverfahren kann das Bilirubin die photometrische Bestimmung beeinflussen. So sind die Nachweisverfahren von Creatinin mittels der Jaffe-Methode durch hohe Bilirubinwerte gestört. Bei vorliegenden hohen Bilirubinkonzentrationen ist mit erhöhten Creatininresultaten zu rechnen, die nicht die klinische Situation des Patienten widerspiegeln, sondern eine Folge der Bilirubin-Interferenz sind.

Medikamente und Analyse

Arzneimittel-Effekte und -Interferenzen spielen bei der Interpretation von Laborbefunden eine tragende Rolle. Ihre Bedeutung bei der klinischen Entscheidung wird sehr oft vergessen, übersehen oder gar ignoriert.

Durch die Entwicklung von neuen, immer potenteren Arzneimitteln wird immer nachhaltiger in den Stoffwechsel des Patienten eingegriffen. Dies wiederum hat zur Auswirkung, dass die Anzahl der In-vivo-Einflussgrößen stetig zunimmt. In diesen Fällen sind die ermittelten Ergebnisse objektiv richtig, im Hinblick auf den Charakter der labordiagnostischen Messgrößen als Marker einer eventuellen Veränderung des Stoffwechsels, aber für den Kliniker unerwartet und daher unglaubhaft. Aus diesem Grund werden diese Laborresultate oft als so genannter „Laborfehler" abgetan. Zusätzliche Nachuntersuchungen, die einem vermeintlichen Laborfehler folgen und unnötige Therapien, da das unerwartete Laborresultat nicht beachtet wird, könnten vermieden werden.

Dank des Einsatzes von spezifischeren Messmethoden, die allerdings nicht immer verwendet werden, sind die In-vitro-Störungen in den letzten 10 Jahren deutlich zurückgegangen. Man unterscheidet zwischen Einflussgrößen und Störfaktoren:

- Einflussgrößen führen zu In-vivo-Veränderungen der zu bestimmenden Messgröße. Ihr Einfluss ist unabhängig von dem verwendeten Messverfahren.
- Größen, die zu In-vitro-Veränderungen des Messergebnisses führen, also nach der Entnahme des Untersuchungsmaterials wirken, nennt man Störgrößen.

Eine in 2001 publizierte Empfehlung zur Durchführung von Studien zur Ermittlung von In-vitro-Arzneimittel-Interferenzen (Sonntag und Scholer 2001), zeigte bei ihrer Anwendung auf moderne Analysenverfahren über 70 neu entdeckte, bis zum Zeitpunkt der Studie nicht publizierte Interferenzen auf.

In der Literatur sind viele Informationen zusammengetragen worden. Zusammenstellungen sind in den Büchern von Hagemann (Hagemann 1998), Tryding et al 1966a,b und Young 2000 zu finden. Diese publizierten Werke sind bis auf die Zusammenstellung von Hagemann recht umfangreich. Hagemann stellt in seinem Werk die wichtigsten Arzneimittel-Interferenzen zusammen. Während Young in seiner Zusammenstellung auch ältere Literaturstellen, die nach heutigen Kriterien als überholt gelten, verarbeitet hat, haben Tryding et al. eine sehr kritische Sichtung und Bewertung der Originalarbeiten vorgenommen und obsolete Literatur eliminiert. Seit 2014 gibt es ein Datenbankprojekt der AACC (American Association for Clinical Chemistry) und dem Verlag Wiley (Sonntag 2014; Datenbank: http://clinfx.wiley.com/aaccweb/aacc/). In dieser Datenbank können eventuelle Interferenzen und Störungen aufgespürt werden und so bei der Befundinterpretation helfen. Zusätzlich finden sich in dieser Datenbank auch Informationen zur Präanalytik, Einfluss von Kräutern und Nahrungsergänzungsmittel und wie Krankheiten Analyte verändern können.

5.20.4 Qualitätskontrolle

Die gesamte Analytik im medizinischen Labor unterliegt den Qualitätssicherungsmaßnahmen der Bundesärztekammer in Deutschland (Richtlinie der Bundesärztekammer zur Qualitätssicherung laboratoriumsmedizinsicher Untersuchungen 2014) oder der QUALAB in der Schweiz (www.qualab.ch). Ziel der Qualitätssicherung ist es Fehler in der Analytik frühzeitig, also bevor Resultate herausgegeben werden, aufzudecken und somit zu minimieren. Generell wird kein Resultat das Labor verlassen, wenn es nicht einer Kontrollmaßnahme unterzogen wurde. Zur besseren Vergleichbarkeit zwischen den Laboratorien nehmen die Labore auch an der externen Qualitätssicherungen (Ringversuche) teil. Hierzu erhält das Labor zwei Proben mit unterschiedlicher Zusammensetzung, deren Konzentration dem Untersucher nicht bekannt ist. Es muss nun die Konzentrationen der Analyte ermittelt und dem Veranstalter berichtet werden. Bei erfolgreicher Teilnahme erhält das Labor ein Zertifikat und kann seine Analytik dann auch gegenüber den Versicherern abrechnen.

5.20.5 Referenzintervalle und Entscheidungsgrenzen

Alle Referenzintervalle weisen mehr oder weniger starke Überlappungen mit den Werten auf, die auch bei Kranken erhalten werden. Die Messwerte hängen z. B. von Art, Stadium, Schwere und Behandlung der jeweiligen Erkrankung ab. So besagt der Wert des „Tumormarkers“ PSA (prostataspezifisches Antigen) z. B. durchaus etwas über die Gesamtgröße der Prostata, jedoch so gut wie nichts über die gut- oder bösartigen Ursachen einer eventuellen Vergrößerung aus.

Um eine optimale Trennung zwischen Gesunden und Kranken zu erhalten, benötigt man deshalb für jede medizinische Fragestellung spezielle Referenzintervalle und Entscheidungsgrenzen: Möchte man z. B. bei der Verwendung einer Blutkonserve eine HIV-Infektion unbedingt ausschließen, so muss man die obere Entscheidungsgrenze des Tests extrem niedrig setzen, selbst auf die Gefahr hin, dass viele scheinbar verdächtige Proben dadurch verworfen werden müssen. Bei einer Reihenuntersuchung kann man für denselben Test einen vergleichsweise höheren Grenzwert ansetzen kann, um Gesunde nicht mit falschem AIDS-Alarm zu konfrontieren.

Zur Beurteilung und Interpretation von Laborbefunden werden Referenzintervalle (veraltet: Normalbereich), die typischerweise an einer großen Zahl von offensichtlich Gesunden erhoben wurden, herangezogen (Sonntag 2003). Als Referenzintervall gibt man die Ober- und Untergrenze des Bereichs an, in dem sich 95 % aller Messwerte von Gesunden befinden. Ein Wert außerhalb des Referenzintervalls bedeutet deshalb nicht automatisch, dass die entsprechende Person erkrankt ist, ganz im Gegenteil: Jeder 20. Wert muss definitionsgemäß bei Gesunden außerhalb der angegebenen Grenzen liegen. Die Referenzintervalle hängen u. a. stark von der verwendeten Methodik und der untersuchten Population ab. Für die Bewertung von Laborbefunden ist die Angabe des Referenzintervalls des jeweiligen Labors gültig und im Zweifelsfall eine persönliche ärztliche Interpretation notwendig.

5.20.6 Befundung

Weitere Kontrollmaßnahmen sind der Vorwertcheck, auch Delta-Check genannt. Hierbei wird der gemessene Wert mit dem zuvor ermittelten Wert (z. B. vom Vortag) verglichen. Bei Abweichung muss eine Wiederholungsmessung erfolgen oder es wird ein Dialog mit dem Einsender geführt. So können eventuell vorhandene Differenzen geklärt werden. Der finale Laborbefund wird mittels Validierung nach Prüfung auf Plausibilität vom Laborarzt unterschrieben und für den Einsender zur Verfügung gestellt. Üblicherweise sind auf dem Befundausdruck auch die Referenzintervalle angegeben und ggf. auch die Abweichungen vom Referenzkollektiv gekennzeichnet.

5.20.7 Literatur

Guder WG, Narayanan S, Wisser H, Zawta B (2003). Samples: From the Patient to the Laboratory. 3 rev. ed. Wiley-VCH, Weinheim. ISBN 3-527-30981-0.

Guidi GC, Simundic A-M, Salvagno GL, Aquino JL, Lima-Oliveira G (2014). To avoid fasting time, more risk than benefits. Clin Chem Lab Med. Doi: 10.1515/cclm-2014-1013.

Hagemann P (1998). Drug Interference in Laboratory Tests, Editiones Roche, Basel. ISBN 978-3-90-777075-7.

Hagemann P (2014). Präanalytische Fälle. deGruyter, Berlin-Boston. ISBN 978-3-11-033551-4.

Kalra J (2011). Medical Errors and Patient Safety. deGruyter, Berlin-Boston. ISBN 978-3-11-024949-1.

Lichtinghagen R, Senkpiel-Jörns D, Brand K, Janzen N (2013). Beurteilung des Einflusses verlängerter Stauzeiten auf nicht-normalisierte versus normalisierte klinisch-chemische Messgrößen. *J Lab Med* 37, 131–137.

Lippi G, Salvagno GL, Lima-Oliveira G, Brocco G, Danese E, Guidi GC (2015). Postural change during venous blood collection is a major source of bias in clinical chemistry testing. *Clin Chim Acta* 440, 164–168.

Richtlinie der Bundesärztekammer zur Qualitätssicherung laboratoriumsmedizinsicher Untersuchungen, *Dtsch Ärztebl* 111, A1583-16 (2014).

Sonntag O (1986). Haemolysis as an interference factor in clinical chemistry. *J Clin Chem Clin Biochem* 24, 127–139.

Sonntag O (2003). Ist das normal? – Das ist normal! Über die Bedeutung und Interpretation des so genannten Normalwertes, *J Lab Med* 27, 302–310.

Sonntag O (2010). Quality in the analytical phase. *Biochem Med* 20, 147–153.

Sonntag O (2014). Neue Datenbank zum Thema „Einfluss von Arzneimittel, prä-analytischer Phase, Nahrungsergänzungsmittel und Erkrankungen auf Laborwerte“ verfügbar. Mitt DGKL, Heft 4: 251–252.

Sonntag O, Scholer A (2001). Drug interferences in clinical chemistry: recommendation of drugs and their concentrations to be used in drug interference studies. *Ann Clin Biochem* 38, 376–385.

Tryding N, Tufvesson C, Sonntag O (1996a). Drug Effects in Clinical Chemistry 1996, 7th ed., Apoteksbolaget Stockholm. ISBN 91-85574-38-4.

Tryding N, Tufvesson C, Sonntag O (1996b). References to Drug Effects in Clinical Chemistry 1996, 7th ed., Apoteksbolaget Stockholm. ISBN 91-85574-39-2.
Young DS (2000). Effects of Drugs on Clinical Laboratory Tests, Vol. I + II, 5th ed., AACC Press, Washington, DC. ISBN 1-890883-24-7.
Yu HYE, Kellogg M (2009). Hyperkalemia or Hypokalemia? *Clin Chem* 55, 2068.

Hartwig Marung

5.21 Rettungsdienst

5.21.1 Sicherheitsrisiken im Rettungsdienst

Fallbeispiel: In einer Rettungsleitstelle geht tagsüber ein Notruf ein: Eine ältere Dame sei auf einem Gehweg kollabiert. Notarzt und Rettungsfachpersonal werden alarmiert und treffen acht Minuten später am Notfallort ein. Die Patientin reagiert verzögert auf Ansprache und wird in den Rettungswagen transportiert. Dort ergibt die nahere Untersuchung eine Halbseitenlähmung rechts und eine Sprachstörung. Der Blutdruck betragt 100/60 mmHg, der Blutzuckerwert liegt im Normbereich; das angefertigte 12-Kanal-EKG zeigt eine normofrequente absolute Arrhythmie. Der Notarzt stellt die Verdachtsdiagnose „Schlaganfall“, legt einen venösen Zugang und weist die Besatzung an, zur Erhöhung des arteriellen Blutdrucks 500 ml einer Vollelektrolytlösung zu infundieren sowie eine Ampulle mit den Wirkstoffen Cafedrin und Theodrenalin (Handelsname Akrinor®) aufzuziehen. Die Substanz wird in einer unbeschrifteten 2 ml-Spritze angereicht; dem Notarzt fällt kurz vor der Applikation auf, dass diese lediglich einen Milliliter Flüssigkeit enthalt. Bei der Kontrolle der verwendeten Ampulle wird festgestellt, dass es zu einer Verwechslung mit Akineton® (Wirkstoff Biperiden 5 mg) gekommen ist, welches zur Behandlung extrapyramidaler Störungen eingesetzt wird. Die aufgezogene Spritze wird verworfen; stattdessen wird die korrekte Substanz aufgezogen, die Spritze jetzt mit einem Farb-Etikett nach ISO-Norm gekennzeichnet und 1 ml Akrinor® verabreicht. Der arterielle Blutdruck steigt auf 150/80 mmHg und die Patientin wird nach telefonischer Voranmeldung in ein Krankenhaus mit zertifizierter Stroke Unit transportiert.

Unter dem Oberbegriff „Rettungsdienst“ (RD) werden die beiden Bereiche Notfallrettung und qualifizierter Krankentransport zusammengefasst. Obwohl es sich speziell bei der Notfallrettung um einen Hochrisikobereich handelt, beschränken sich die verfügbaren Studien zur Patientensicherheit im Wesentlichen auf spezielle Aspekte wie das Atemwegsmanagement. Untersuchungen zu und praktische Umsetzungen von allgemeinen Prinzipien eines Sicherheitsmanagements im Rettungsdienst haben dagegen bis heute Seltenheitswert (Gausmann und Marung 2013). Die Autoren eines der wenigen verfügbaren Reviews identifizierten neben dem Atemwegsmanagement folgende Aspekte des Rettungsdienstes als besonders sicherheitsrelevant: Fahrzeugsicherheit (boden- und luftgebunden); klinische Beurteilung; Kommunikation; Sekundarverlegungen sowie unerwünschte Ereignisse und Meldesysteme (Bigham 2012). Die von dieser Arbeitsgruppe identifizierten Punkte werden nachfolgend aufgegriffen, um einige weitere ergänzt und praktische Vorschlage zur Erhöhung der Sicherheit diskutiert.

Atemwegsmanagement

In Deutschland hat vor allem die Untersuchung einer Göttinger Arbeitsgruppe ein Bewusstsein dafür geschaffen, dass die mit dem außerklinischen Atemwegsmanagement verbundenen Risiken nicht unterschätzt werden dürfen: Patienten, bei denen eine initial unbemerkte ösophageale Fehlintubation sekundär durch den Notarzt der Luftrettung festgestellt und korrigiert wurde, hatten signifikant geringere Überlebenschancen (Timmermann et al. 2007). Die ERC-Leitlinien weisen bereits seit dem Jahr 2005 darauf hin, dass die über Jahrzehnte als „Goldstandard“ bewertete Atemwegssicherung mittels Endotrachealtubus erfahrenen Anwendern vorbehalten sein soll. Umso überraschender war das Ergebnis einer eigenen Befragung, wonach nur eine Minderheit der befragten Notärzte und Rettungsassistenten diesem Bereich eine hohe Priorität im Hinblick auf die Patientensicherheit zuschrieb (Marung et al. 2011). Jüngere Untersuchungen legen nah, dass von einer ausreichenden Erfahrung erst nach etwa 100 durchgeführten Intubationen *und* bei fortlaufender Übung ausgegangen werden kann (Bernhard et al. 2012). Dem weniger erfahrenen Anwender wird in den ERC-Leitlinien 2010 die schneller und sicherer durchzuführende supraglottische Atemwegssicherung mittels Larynxtubus oder -maske empfohlen. Durch Einhaltung dieser Vorgaben kann die Zahl unerwünschter Ereignisse reduziert und damit die Sicherheit für Patienten und Anwender erhöht werden.

Fahrzeugsicherheit

Sowohl boden- als auch luftgestützte Notfallsätze sind mit einem erhöhten Risiko für Patienten, Einsatzkräfte und unbeteiligte Dritte verbunden (Chesters et al. 2014; Hinkelbein et al. 2011, Müller 2010). Die Dunkelziffer ist hoch, weil keine systematische Auswertung und Publikation erfolgen. Hinzu kommt, dass juristisch hoch umstrittene Einsatzkonzepte wie Kolonnenfahrten von Notarzteinsatzfahrzeug (NEF) und Rettungswagen (RTW) in vielen Rettungsdienstbereichen bis heute regelhaft praktiziert werden (Fehn und Selen 2010). In einem strukturieren Sicherheitskonzept (Teil 2 dieses Kapitels) sind derartige Erwägungen zu berücksichtigen.

Klinische Beurteilungsfehler

Fehler bei der Beurteilung einer Notfallsituation können für den Patienten dramatische Folgen haben, etwa, wenn ein kritischer Befund übersehen oder falsch gedeutet wird. Dass die Dauer und Tiefe der Ausbildung hierauf einen Einfluss hat, legt eine Arbeit aus den Niederlanden nahe, die bei Ärzten höhere Kompetenzen in der Entscheidungsfindung nachwies (van Schuppen und Bierens 2011). Unabhängig von der Zugehörigkeit zu einer Berufsgruppe sollte die eigene Urteilsfähigkeit durch Checklisten unterstützt werden.

Kommunikation

Der Stellenwert von Kommunikation für die Sicherheit wird an anderer Stelle in diesem Buch ausführlich dargestellt (Kapitel 4.1–4.6). Im Hinblick auf die Notfallrettung soll auf zwei Aspekte gesondert hingewiesen werden: Gerade hier, wo immer wieder sogenannte „ad-hoc-Teams“ unter ungünstigen Bedingungen wie Zeitdruck, Informationsmangel etc. zum Einsatz kommen, ist die Beachtung einiger Grundregeln, wie der geschlossenen Kommunikation im Notfalleinsatz besonders wichtig. Zudem muss die Rolle der Rettungsleitstelle als *der* zentralen Kommunikations-Schaltstelle zukünftig vermehrt berücksichtigt werden (Marung 2014a).

Sekundärverlegungen

Aufgrund der zunehmenden Spezialisierung in der akutmedizinischen Versorgung nimmt die Zahl der Sekundarverlegungen von Patienten mit zum Teil komplexen Krankheitsbildern zu. Die Basis für hohe Qualitäts- und Sicherheitsstandards bilden eine qualifizierte Disposition der Transporte; an medizinisch-organisatorischen Gegebenheiten geplante Standorte; normgerecht ausgestattete Rettungsmittel und eine hohe Qualifikation des ärztlichen und nichtärztlichen Personals (Reinhardt 2013). Ein Teil der heute durchgeführten Sekundartransporte ließe sich vermeiden, wenn ein Notfallpatient primär in eine geeignete Klinik transportiert worden wäre. Dabei handelt es sich um eine Entscheidung, die in hohem Maß relevant für das Outcome des Patienten ist (Wnent al. 2012). Die Weiterentwicklung telemedizinischer Konzepte kann außerdem Transporte in Fällen, in denen keine spezialisierte Intervention erfolgen muss, überflüssig machen (Kapitel 6.8).

Unerwünschte Ereignisse und Meldesysteme

Das System der Notfallrettung ist bis heute vielerorts eine „Black Box“, weil eine systematische Auswertung kritischer Ereignisse nicht erfolgt. Systeme zu deren Erfassung (Kapitel 6.4.) sind im Rettungsdienst nicht fächendeckend vorhanden und Feedback an die Mitarbeiter zu den Konsequenzen der Meldungen erfolgt bisher nur unvollständig (Hohenstein et al. 2014; Marung et al. 2014b). Der Start eines landesweiten Modellversuchs zur Implementierung von CIRS-Systemen im bayerischen Rettungsdienst ist ein überfälliger Schritt in die richtige Richtung.

Arzneitherapiesicherheit

Wie das einleitend dargestellte reale Einsatzbeispiel, aber auch Angaben aus der Literatur zeigen, sind Gefährdungen der Patientensicherheit durch Verwechslungen, z. B. von Art, Dosis oder Applikationsweg eines Arzneimittels im Rettungsdienst ernst zu nehmen (Hohenstein 2014), wobei in den meisten deutschen Rettungsdiensten fehleranfällige Verfahren wie der Einsatz von Folienstift nach wie vor am weitesten verbreitet sind (Marung 2014b).

Massenanfall Verletzter Personen (MANV)

Einsätze mit einem Massenanfall verletzter oder erkrankter Personen sind zumindest während der Initialphase durch ein Missverhältnis von Bedarf zu Verfügbarkeit an Helfern und Gerät gekennzeichnet. Daraus kann eine höhere Wahrscheinlichkeit unerwünschter Ereignisse resultieren. Bis heute existieren keine Sicherheitsindikatoren speziell für MANV-Einsätze; die Nachbereitung dieser häufig komplexen Einsatzlagen ist ebenfalls kaum standardisiert (Marung et al. 2014c). Die Konsentierung von Qualitäts- und Sicherheitsindikatoren ist daher eine der vordringlichen Aufgaben bei der Weiterentwicklung der aktuellen Einsatzkonzepte.

Spezielle Notfallsituationen

Notfalleinsätze bei speziellen Altersgruppen wie Neugeborenen oder größeren Kindern sind aufgrund der häufig geringen individuellen Einsatzerfahrung ebenfalls vielfach angstbesetzt und fehlerträchtig. Lösungsansätze werden weiter unten diskutiert.

5.21.2 Ansätze für Sicherheitsmanagement im Rettungsdienst

Eingangs wurde auf den geringen Stellenwert der Sicherheitsforschung in der Notfallmedizin hingewiesen. Gleiches gilt leider auch auf die Bedeutung dieses Themas im rettungsdienstlichen Alltag. Daher gilt:

> Die wichtigste Voraussetzung für die Erhöhung der Sicherheit im Rettungsdienst ist eine bewusste Entscheidung der Verantwortlichen (Rettungsdienstträger; Geschäftsführer; Kostenträger etc.), diesem Thema zukünftig mehr Beachtung zu schenken!

Das gilt umso mehr, als das Rettungsfachpersonal mit der Einführung des Berufsbildes „Notfallsanitäter“ weiter reichende Kompetenzen erhält. Nicht alle erwiesenermaßen wirksame Ansätze sind mit hohen Investitionen verbunden, so dass der Verweis auf limitierte finanzielle Mittel nicht als bequemes Argument für die Untätigkeit in Bezug auf Sicherheitsrisiken herangezogen werden darf.

Folgende Instrumente können als Basis für das Sicherheitsmanagement im RD herangezogen werden:
- Einsatz von Behandlungsalgorithmen und Checklisten
- Qualifizierte Fortbildungsmaßnahmen
- Einsatz moderner Verfahren und Techniken
- Etablierung von Rückfallebenen für spezielle Notfälle
- Incident Reporting und Feedback

Behandlungsalgorithmen und Checklisten

Ein Schlüssel zur Erhöhung der Sicherheit in der rettungsdienstlichen Versorgung liegt in der Einhaltung gültiger Leitlinien. Diese werden häufig in Form von „Standard Operating Procedures, SOP" oder Algorithmen zusammengefasst und im Rahmen von Fortbildungen vermittelt. Dass diese Vorgehensweise alleine noch nicht zur Erhöhung von Qualität und Sicherheit ausreicht, zeigt die Arbeit von Bosse et al. (2011). Der zusätzliche Einsatz von Checklisten, die im laufenden Realeinsatz als Merk- und Entscheidungshilfe genutzt werden können, kann die Prozessqualität und die Sicherheit in der Notfallversorgung erhöhen (Marung et al. 2014d).

Qualifizierte Fortbildungsmaßnahmen

Immer mehr Bundesländer sehen für die Fortbildung des Rettungsfachpersonals feste Stundenkontingente, in der Regel 30 Stunden jährlich, vor, die auf die Arbeitszeit angerechnet und von den Kostenträgern anerkannt werden. Neben gesetzlich vorgeschriebenen Anteilen wie Hygiene und Arbeitsschutz sollten diese Fortbildungen zukünftig vermehrt auf sicherheitsrelevante Themen wie invasive Techniken, Fahrsicherheit, Sekundartransporte etc. fokussieren. Darin sollten praktische Anteile wie multiprofessionelle Simulator-Trainings integriert werden, die die Zusammenarbeit der verschiedenen Berufsgruppen im Notfalleinsatz realistisch abbilden. Das setzt voraus, dass auch für Notärzte Teilnahmemöglichkeiten geschaffen und refinanziert werden.

Einsatz moderner Verfahren und Techniken

Die Ausstattung der Rettungsmittel hat dem aktuellen Stand von Wissenschaft und Technik, verbindlich festgelegt in der DIN zu entsprechen. Diese kann dem Patienten aber nur zugutekommen, wenn sie auch eingesetzt wird. Auf diesen eigentlich banalen Hinweis kann z. B. im Hinblick auf das Atemwegsmanagement nicht verzichtet werden, wo immer noch Fehlintubationen präklinisch nicht detektiert werden, weil die mitgeführte und im klinischen Alltag seit vielen Jahren etablierte Kapnographie nicht zum Einsatz kommt.

Dass Gleiche gilt für die Arzneitherapiesicherheit, wobei in den meisten deutschen Rettungsdiensten nach wie vor auf die Nutzung von Klebeetiketten nach ISO-Norm verzichtet wird. Die Umsetzung dieser Norm und der Einsatz von Hilfsmitteln zur Dosisfindung, speziell bei pädiatrischen Notfällen, können auch im RD zur Erhöhung der Arzneitherapiesicherheit beitragen (Kaji et al. 2006).

Nur kurz angerissen werden können innovative Projekte im Hinblick auf die Sicherstellung der Versorgung speziell in dünn besiedelten Gebieten: Dazu gehören der mögliche *primäre* Einsatz der Luftrettung (www.projekt-primAIR.de) oder telemedizinische Ansätze im Rettungsdienst: Hierbei kann ein Arzt in der Rettungsleitstelle über eine audiovisuelle Verbindung zum RTW die Diagnosefindung unterstützen und

Therapievorschlage machen (Bergrath et al. 2013). Ob auf diese Weise Beurteilungsfehler reduziert und die Sicherheit der Versorgung erhöht werden können, werden die Ergebnisse aus dem kürzlich aufgenommenen Regelbetrieb in der Modellregion zeigen.

Etablierung von Rückfallebenen für spezielle Notfälle

Seltene Notfälle führen zu Unsicherheit und erhöhen die Gefahr von Fehlern. Zur Erhöhung der Sicherheit sollten gerade diese Szenarien besonders intensiv und regelmäßig trainiert werden (Kapitel 4.4). Die Etablierung von Rückfallebenen kann zusätzliche Sicherheit schaffen, z. B. durch die Hinzuziehung intensivmedizinisch versierter Pädiater oder die im Rahmen von Pilotprojekten erprobte telefonische Konsultation eines Gynäkologen bei einem geburtshilflichen Notfalleinsatz.

Reporting-Systeme und Einsatz-Nachbesprechungen

Wie einleitend dargestellt, ist das Lernen aus Fehlern im Rettungsdienst noch nicht systematisch umgesetzt. Rechnergestützte Erfassungssysteme, die mit einem hohen Aufwand für Implementierung, Schulungen, Systempflege etc. verbunden sein können, fehlen vielerorts noch. Eine Alternative zumindest beim Einstieg in die Thematik ist die Nutzung des Feldes „Zwischenfälle/Ereignisse/Komplikationen; ZEK", das auf der Mehrzahl der Einsatzprotokolle verfügbar ist, für entsprechende Meldungen. Nachteilig kann die fehlende Anonymität sein; von Vorteil sind der unkomplizierte Meldeweg und der geringere technische und finanzielle Aufwand.

> Unabhängig von der Art der Erfassung muss sichergestellt werden, dass Meldungen tatsächlich dazu genutzt werden, die Sicherheit der betreffenden Prozesse zu erhöhen!

Eine weitere Methode zum Lernen aus Realeinsätzen sind Nachbesprechungen, wobei „heißes" Debriefing unmittelbar im Anschluss an einen Einsatz von „kaltem" mit zeitlichem Abstand zur Notfallsituation unterschieden wird. Beide Verfahren können Teams dabei helfen, Prozesse zu optimieren und damit die Qualität und Sicherheit der Versorgung zu erhöhen (Couper et al. 2013).

5.21.3 Zusammenfassung und Ausblick

Sicherheitsrisiken im Rettungsdienst sind zahlreich, werden bisher jedoch noch nicht fäachendeckend systematisch erfasst und bearbeitet. Die Beschäftigung mit Sicherheit im Rettungsdienst muss zukünftig einen höheren Stellenwert einnehmen mit dem Ziel, auch in diesem Bereich eine umfassende Sicherheitskultur zu etablieren. Davon werden Patienten, Angehörige und Mitarbeiter auf allen Ebenen profitieren. Nicht zuletzt sollten derartige Bemühungen dazu führen, dass die positive Wahrnehmung des Rettungsdienstes auf Seiten der Politik, Medien, Kostenträger und der Gesellschaft insgesamt verbessert wird.

5.21.4 Literatur

Bergrath S, Czaplik M, Rossaint R et al. (2013). Implementation phase of a multicentre prehospital telemedicine system to support paramedics: feasibility and possible limitations. *Scand J Trauma Resusc Emerg Med* 21, 54.

Bernhard M, Mohr S, Weigand MA et al. (2012). Developing the skill of endotracheal intubation: implication for emergency medicine. *Acta Anaesthesiol Scand* 56, 164–171.

Bosse G, Schmidbauer W, Spies C, et al. (2011). Adherence to guideline based Standard Operating Procedures in pre-hospital emergency patients with chronic obstructive pulmonary disease. *J Int Med Res* 39, 267–276.

Chesters A, Grieve PH, Hodgetts TJ (2014). A 26-year comparative review of United Kingdom helicopter emergency medical services crashes and serious incidents. *J Trauma Acute Care Surg* 76, 1055–1060.

Couper K, Salman B, Soar J et al. (2013). Debriefing to improve outcomes from critical illness: a systematic review and meta-analysis. *Intensive Care Med* 39(9), 1513–1523.

Gausmann P, Marung H (2013). Aufbau eines strukturierten Risikomanagements im Rettungsdienst. In Praxishandbuch Qualitäts- und Risikomanagement im Rettungsdienst. Medizinisch-Wissenschaftliche Verlagsgesellschaft Berlin.

Hinkelbein J, Schwalbe M, Neuhaus C, Wetsch WA, Genzwürker HV (2011). Incidents, accidents and fatalities in 40 years of German helicopter emergency medical system operations. *Eur J Anaesthesiol* 28, 766–773.

Hohenstein C, Hempel D, Schultheis K, Lotter O, Fleischmann T (2014). Critical incident reporting in emergency medicine: results of the prehospital reports. *Emerg Med J*. 31(5), 415–418.

Kaji AH, Gausche-Hill M, Conrad H (2006). Emergency medical services system changes reduce pediatric epinephrine dosing errors in the prehospital setting. *Pediatrics* 118, 1493–1500.

Marung H, Wirtz S, Oppermann S, Moecke Hp (2011). Patientensicherheit: Wo steht der Rettungsdienst? *Der Notarzt* 27, 258–265.

Marung H (2014). Schweigen ist gefährlich. Kommunikation im Notfalleinsatz. *Notfallmedizin up2date* 9, 21–32.

Marung H, Teufel C, Kerner T, Harding U, Reifferscheid F (2014). Medication safety and incident reporting in prehospital emergency care. *Resuscitation* 85, S58–S59.

Marung H, Birkholz T, Dittmar M (2014). Der Leitende Notarzt – Etablierte Konzepte und neue Anforderungen. *Notfallmedizin up2date* 9, 307–327.

Marung H, Schmidbauer W, Tietz M et al. (2014), Use of checklists facilitates guideline adherence in prehospital emergency care. *Resuscitation* 85, 65.

Müller D (2010). Aus- und Fortbildung von Einsatzfahrern im Rettungsdienst – ein Risiko für Notärzte? *Der Notarzt* 26, 204–208.

Reinhardt K (2013). QM im Intensivtransport- (k)ein Problem? Praxishandbuch Qualitäts- und Risikomanagement im Rettungsdienst. Medizinisch-Wissenschaftliche Verlagsgesellschaft Berlin.

Timmermann A, Russo SG, Eich C et al. (2007). The out-of-hospital esophageal and endobronchial intubations performed by emergency physicians. *Anesth Analg*. 104, 619–623.

Van Schuppen H, Bierens J (2011). Understanding the prehospital physician controversy. Step 1: comparing competencies of ambulance nurses and prehospital physicians. *Eur J Emerg Med.* 18(6), 322–327.

Wnent J, Seewald S, Heringlake M, Lemke H et al. (2012). Choice of hospital after out-of-hospital cardiac arrest- a decision with far-reaching consequences: a study in a large German city. *Crit Care* 16(5), R164.

Verzeichnis weiterführender Literatur

Moecke Hp, Marung H, Oppermann S (Hrsg.) (2013). Praxishandbuch Qualitats- und Risikomanagement im Rettungsdienst. Medizinisch-Wissenschaftliche Verlagsgesellschaft Berlin.

Andrea Berzlanovich

5.22 Freiheitsentziehende Maßnahmen

Freiheitsentziehende Maßnahmen (FEM) umfassen alle Vorrichtungen, Materialien und Gegenstande, die dazu dienen, die körperliche Bewegungsfreiheit von pflege- und betreuungsbedürftigen Personen einzuschränken oder zu unterbinden. Ihr Gebrauch ist in Alten-/Pflegeheimen sowie in Krankenhäusern Bestandteil des Pflegealltags. Obwohl diese Maßnahmen zum Schutz bzw. zur Sicherheit der Betroffenen eingesetzt werden, wirken sie sich gravierend auf deren Würde, Lebensqualität und Gesundheit aus.

5.22.1 Anwendungsformen

Freiheitsbeschränkungen werden hauptsächlich bei Bewohner/inne/n und Patient/inn/en mit hohem Sturzrisiko, herausforderndem Verhalten, motorischer Unruhe, aber auch zur Sicherung von medizinischen Behandlungen, Vermeidung von Selbstbeschädigungen und suizidalen Handlungen durchgeführt.

Die Einschränkung des Bewegungsspielraums von zu Pflegenden erfolgt meist durch mechanische Fixierungen. Am häufigsten kommen Bettgitter zur Anwendung; sie zählen – wie Gurtsysteme, Bandagen, Sitzhosen, Schutzdecken, etc. – zu Fixierungen im engeren Sinne. Ebenso gehört das Einsperren von Betroffenen auf Stationen und in ihren Zimmern zu den FEM. Darüber hinaus existieren „versteckte" oder „verdeckte" Methoden, wie die Wegnahme von Schuhen, Kleidung, Seh- und Gehhilfen und das Anbringen von speziellen Türschlössern, welche die Pflegebedürftigen in ihrer Fortbewegung einengen sollen. Schlafmittel und Psychopharmaka sind freiheitsentziehend, wenn sie mit dem vorrangigen Ziel verabreicht werden, den Bewegungsdrang von den in Pflege- und Krankeneinrichtungen aufhaltigen Personen soweit zu reduzieren, dass sich diese weder aus ihren Räumlichkeiten noch aus der gesamten Einrichtung entfernen können. Die Gabe von Medikamenten zu therapeutischen Zwecken gilt nicht als FEM, auch wenn dabei als Nebenwirkung die Bewegungsfreiheit eingeschränkt wird.

5.22.2 Gesundheitliche und psychosoziale Risiken bei mechanischen Fixierungen

Insbesondere körpernahe Fixierungen können bei regelmäßigem und dauerhaftem Gebrauch erhebliche gesundheitliche Komplikationen wie Entzündungen, Infektionen, Aufliegegeschwüre, Thrombosen, Stuhl- und Harninkontinenz hervorrufen. Die erzwungene Immobilität führt zu Muskelatrophien und kann vorbestehende Atrophien verstärken. Dadurch wird die Steh- und Gehfähigkeit der Betroffenen nach der Fixierungsphase verschlechtert, so dass eine wirksame langfristige Sturzprophylaxe wesentlich erschwert oder gänzlich unmöglich wird. Begleitend treten oft Stress und Angstzustände auf. Qualitative Studien belegen beträchtliche Auswirkungen auf das Selbstwertgefühl, die Selbstwahrnehmung, die soziale Teilhabe sowie den Lebensmut. Fixierte Pflegebedürftige fühlen sich oft gekränkt, erniedrigt und ausgeliefert. Sie ziehen sich aus ihrem sozialen Umfeld zurück und entwickeln passiv-resignative Abwehrstrategien, die mitunter als „Akzeptanz“ der FEM fehlinterpretiert werden.

Demenzkranke haben häufig einen gesteigerten Fortbewegungsdrang als einzige verbleibende Ausdrucksform, um Affekte zu regulieren, innere Spannung abzubauen und den letzten Rest von Autonomie auszuleben. Vor diesem Hintergrund kann die bestehende Verwirrtheit durch die eingeschränkten Kommunikationsmöglichkeiten in der Fixierung zusätzlich verstärkt werden, die Desorientiertheit kann zunehmen. Regressive Handlungsweisen (z. B. Einnässen) und depressiver Rückzug, aber auch aggressives und störendes Verhalten (z. B. Schreien, Toben) können ausgelöst werden.

Nicht fach- und sachgerecht angewandte Fixierungen können Verletzungen unterschiedlicher Schweregrade (Hautabschürfungen, Hämatome, Weichteilquetschungen, Nervenschädigungen, Frakturen), gelegentlich sogar den Tod der Betroffenen zur Folge haben. Selbst bei korrektem Anlegen von Gurtsystemen, jedoch nicht ausreichender Beobachtung und Betreuung der zu Pflegenden, sind tödliche Unfallgeschehen möglich.

5.22.3 Eigene Studienergebnisse

Im Zeitraum von 1997–2010 wurden im Institut für Rechtsmedizin München über 27.000 Obduktionen durchgeführt. Alle Todesfälle, die sich bei Gurtfixierungen ereignet hatten (n = 26), wurden retrospektiv analysiert. Während in Gurtsystemen drei Patienten infolge eines natürlichen Todes und ein Patient durch Suizid starben, war bei 22 gleichfalls nicht unter Dauerbeobachtung stehenden Pflegebedürftigen der Todeseintritt allein auf die jeweilige Fixierung zurückzuführen. Das Durchschnittsalter der Verunfallten betrug 75,8 Jahre (range: 39–94 Jahre), die Mehrzahl war dement (n = 15). In Pflege-/Altenheimen ereigneten sich 16 der Todesfälle, fünf in Krankenhäusern und einer im häuslichen Bereich.

Als kürzeste Zeitspanne zwischen dem letzten Lebendkontakt und der Totauffindung der Opfer konnten 15 Minuten erhoben werden, das längste Zeitintervall erstreckte sich über knapp drei Tage bei einem in häuslicher Pflege Verstorbenen. In Alten-/Pflegeheimen betrug das Zeitfenster meistens drei bis vier Stunden, so dass ein Zusammenhang zur Lagerungsfrequenz der Bewohner/innen erkennbar war. In Krankenhäusern wurden die Patient/inn/en im Durchschnitt zwei Stunden (range: 0,5–4,4 Stunden) vor ihrem Tod lebend gesehen.

Der Tod der Betroffenen war entweder durch Strangulation, Brustkorbkompression oder in Kopftieflage eingetreten. Bei fast allen Bewohner/inne/n sowie Patient/inn/en waren die Gurte fehlerhaft angelegt, zweimal sind behelfsmäßige Mittel zur Fixierung eingesetzt worden. Trotz korrekter Anwendung eines Bauchgurts kam es bei einer Heimbewohnerin aufgrund ihrer Gelenkigkeit und begünstigt durch ihre Konstitution zur Strangulation.

5.22.4 Prävention

Um die Lebenssituation und -qualität der in Alten-/Pflegeheimen sowie in Krankenhäusern in Behandlung und Pflege befindlichen Menschen zu verbessern, muss der Einsatz von FEM unbedingt verringert werden. Das ärztliche und pflegerische Fachpersonal muss die Ursachen für vorliegende Unruhezustände, Weglauftendenzen und potenzielle Sturzgefahren möglichst rasch erkennen und beseitigen. Kann der Grund für den außergewöhnlichen Verfassungs- und Gesundheitszustand der Pflegebedürftigen nicht ausgeräumt werden, sind alle zur Verfügung stehenden Alternativen zur möglichen Anwendung zu prüfen. Dazu gehören Hilfsmittel wie beispielsweise geteilte Bettgitter, Niederflurbetten, Auffang- oder Sensormatten vor den Betten, Walker, Gehhilfen, Hüftprotektoren (Schutz vor Schenkelhalsfrakturen). Neben Anpassung des Umfelds an die Bedürfnisse der Betroffenen (z. B. helle Beleuchtung, Beseitigung von „Stolperfallen") haben sich spezielle Beschäftigungsprogramme für die zu Betreuenden (z. B. tagesstrukturierende Angebote) und Biographiearbeit bewährt. Auch Bewegungsförderung durch Kraft- und Balancetraining sowie Snoezelen, Basale Stimulation und Tierkontakte können hilfreich sein.

Sind alternative Methoden nicht umsetzbar, dürfen FEM nur durchgeführt werden, solange sie zum Wohl der BewohnerInnen und PatientInnen unerlässlich sind. Es müssen immer die schonendsten Anwendungen zum Tragen kommen, um das angestrebte Ziel zu erreichen. Je massiver der Einsatz der Freiheitsbeschränkungen für die pflegebedürftigen Menschen ist, desto strengere Maßstäbe sind für die Beobachtungen und Betreuung der Fixierten anzulegen. Durch eine engmaschige Überwachung können unmittelbare gesundheitliche und verletzungsbedingte Gefahren rechtzeitig erkannt und beseitigt werden. Die psychischen Folgen sind gleichfalls nach besten Möglichkeiten gering zu halten. Daher soll eine kontinuierliche Ansprache die betroffenen Personen vor Angst und inneren Rückzug schützen. Die Dauer der Maßnahmen muss immer begrenzt sein, ihre Notwendigkeit in kurzen zeitlichen Abständen kontrolliert und dokumentiert werden.

5.22.5 Benutzung von Fixierungssystemen

Laut einer Empfehlung des Bundesinstituts für Arzneimittel und Medizinprodukte aus dem Jahr 2012 muss bei der Verwendung von Bauchgurten zur Patientenfixierung im Bett konstruktiv sichergestellt werden, dass sich diese nicht kopfwärts verlagern lassen. Des Weiteren darf auch ein Positionswechsel der Fixierten über die Bettkante hinaus nicht durchführbar sein. Fixiergurte, welche diese Eigenschaften nicht aufweisen, sind nicht mehr anzuwenden bzw. entsprechend nachzurüsten. Die zuständigen Gewerbeaufsichtsbehörden haben sich diesen Richtlinien angeschlossen. Der größte deutsche Hersteller hat auf diese Hinweise reagiert und bekannt gegeben, dass die angebotenen Bauchgurtsysteme nur mehr mit einem zusätzlichen Schrittgurt bzw. beidseitig angelegten Oberschenkelmanschetten zum Einsatz kommen dürfen. Die Größe des Bauchgurtes muss entsprechend der Körper- und Taillengröße ausgewählt werden. Zu große bzw. zu kleine Produkte beeinträchtigen nicht nur den Komfort, sondern vor allem die Sicherheit. Der Gurt ist eng um die Taille der Betroffenen zu legen und mit einem Magnetschloss zu versperren, dabei darf die Atmung keinesfalls behindert werden. Eine flache Hand sollte zwischen fixierter Person und Gurt gerade noch Platz haben. Um Unfälle zu vermeiden, ist der Bettseitenschutz hochzustellen (Ausnahme: 5-Punkt-Fixierung); geteilte Bettgitter dürfen nur mit „Gap protectoren" benutzt werden. Gurtsysteme sind niemals ohne Seitenbefestigungen zu verwenden, weil diese ein Drehen quer zur Körperachse im Bett verhindern. Der korrekte Sitz der Fixierungen ist regelmäßig zu überprüfen. Die Bettgurte müssen straff an Bettrahmen oder höhenverstellbare Kopf- oder Fußteilen befestigt sein. Die Bewegungsmechanismen der Betten bzw. Sitzgelegenheiten dürfen dabei nicht beeinträchtigt werden.

Der Gebrauch von Fixierungssystemen fällt unter den Anwendungsbereich der Medizinprodukte-Betreiberverordnung (§ 5 MPBetreibV). Danach dürfen Medizinprodukte nur entsprechend ihrer Zweckbestimmung durch hierfür geschultes Personal betrieben und eingesetzt werden. Nach dem Heimgesetz (§ 11 Abs. 2 Nr. 2) tragen die Heimbetreiber die Verantwortung für die persönliche und fachliche Eignung des Personals. Der Vollzug der MPBetreibV obliegt den Gewerbeaufsichtsämtern.

Fazit für die Praxis: Der Einsatz von FEM ist als ultima ratio auf das unbedingt notwendige Maß zu beschränken, um gesundheitliche Schäden, Verletzungen bis hin zu tödlichen Unfällen zu verhindern. Falls körpernahe Fixierungen dennoch unvermeidbar sind, müssen diese vorschriftsmäßig angewandt und die Betroffenen verstärkt überwacht und betreut werden.

5.22.6 Literatur

Berzlanovich A, Schöpfer J, Keil W (2012). Todesfälle bei Gurtfixierungen. *Dtsch Ärztebl* 109(3), 27–32.

Berzlanovich A, Schöpfer J, Keil W (2007). Strangulation im Sitzgurt – Tödlicher Unfall trotz sach- und fachgerechter Fixierung. *Rechtsmedizin* 7, 363–366.

Berzlanovich A, Kirsch S, Herold-Majumdar A, Randzio O, Kohls N (2014). Freiheitsberaubung aus Fürsorge?! – Die Anwendung freiheitsentziehender Maßnahmen in der Pflege. In Gaertner Th, Gansweid B, Gerber H, Schwegler F, Heine U (Eds.). Die Pflegeversicherung. Handbuch zur Begutachtung, Qualitätsprüfung, Beratung und Fortbildung. de Gruyter GmbH, Berlin/Boston, 3. Auflage 462–470.

Berzlanovich A (2013). Mechanische Fixierungen, Psychopharmaka und andere freiheitsentziehende Maßnahmen (FEM) in der Pflege. In Berg D, Ulsenheimer K, Bauer H, Broglie M, Zwißler B (Eds.). medizin.recht – kurz. kompakt. komplett. Verlag S. Kramarz, Berlin 209–213.

BfArM. Aktualisierte Auswertung von Vorkommnissen im Zusammenhang mit Bauchgurten, Vorgangsnummer 1816/12 vom 24.09.2012. http://www.bfarm.de/SharedDocs/Risikoinformationen/Medizinprodukte/DE/bauchgurte_vk_2012.html. Stand: 18.01.2015.

BfArM. Sicherheitsrisiken von Patienten-Fixiersystemen, Vorgangsnummer 1816/12 vom 11.01.2013. http://www.bfarm.de/SharedDocs/Risikoinformationen/Medizinprodukte/DE/Patienten_Fixiersystem.html. Stand: 18.01.2015.

Capezuti E (2004). Minimizing the use of restrictive devices in dementia patients at risk of falling. *Nurs Clin North Am* 39, 625–647.

Capezuti E, Wagner LM, Brush BL et al. (2007). Consequences of an intervention to reduce restrictive side rail use in nursing homes. *JAGS* 55(3), 334–341.

Evans D, Woods J, Lambert L (2002). A review of physical restraint minimization in the acute and residential care settings. *J Adv Nurs* 40, 616–625.

Hamers JP, Huizing AR (2005). Why do we use physical restraints in the elderly? *Z Gerontol Geriatr* 38, 19–25.

Herold-Majumdar A (2010). Leben ohne Fixierungen, das ist Lebensqualität. In Nübel G, Meißnest B (Eds.). Den Jahren Leben geben. Lebenslust im Alter. Tagungsband zum 14. Gütersloher Geronto-psychiatrischen Symposium. Mabuse, Frankfurt/Main 56–63.

Joanna Briggs Institute (2002). Physical Restraint – Part 1: Use in acute and residential care facilities. *Best Practice* 6, 1–6.

Kallert TW, Jurjanz L, Schnall K et al. (2007). Eine Empfehlung zur Durchführungspraxis von Fixierungen im Rahmen der stationären psychiatrischen Akutbehandlung. *Psychiat Prax* 34, 233–240.

Medizinprodukte-Betreiberverordnung (MPBetreibV) in der Fassung der Bekanntmachung vom 21. August 2002 (BGBl. I S. 3396), die zuletzt durch Artikel 3 der Verordnung vom 11. Dezember 2014 (BGBl. I S. 2010) geändert worden ist. http://www.gesetze-im-internet.de/bundesrecht/mpbetreibv/gesamt.pdf. Stand: 18.01.2015.

Segufix. Sicherheitshinweise. http://www.segufixshop.eu/sicherheit.php. Stand: 18.01.2015.

Segufix. Stellungnahme vom 31.01.2013. http://www.segufix.de/download/SEGUFIX-Stellungnahme.pdf.Stand: 18.01.2015.

Steinert T, Lepping P, Bernhardsgrütter R et al. (2010). Incidence of seclusion and restraint in psychiatric hospitals: a literature review and survey of international trends. *Soc Psychiatry Psychiatr Epidemiol* 45, 889–897.

Leitfaden des Bayerischen Landespflegeausschusses. Verantwortungsvoller Umgang mit freiheitsentziehenden Maßnahmen in der Pflege. Bayerisches Staatsministerium für Arbeit und Sozialordnung, Familie und Frauen, editor. Hof/Saale: Mintzel-Druck, 2009.

6 Techniken des klinischen Risikomanagements und deren Umsetzung

Angela Herold

6.1 Die retrospektive Fallanalyse – Ein Instrument zur Aufarbeitung von Schadenfällen in der Medizin

Jeder Schadenfall ist ein Einzelfall – oder: Wie kann mittels der retrospektiven Fallanalyse eine Fehlersystematik erkannt werden?

Die retrospektive Fallanalyse ist ein Instrument des klinischen Risikomanagements (kRM). Das Verfahren dient der Identifizierung von fehlerhaften Vorgängen und latenten Gründen, die für die Entstehung eines Patientenschadens ursächlich waren oder die zur Beeinträchtigung der Patientensicherheit geführt haben. Aus dem angloamerikanischen Raum stammend hat sich auch der Begriff *Root Cause Analysis (RCA)* etabliert. Seit 2007 wird in Europa durch ein Curriculum der Schweizer Stiftung Patientensicherheit das Verfahren als *ERA (Error & Risk Analysis)* verbreitet.

Eine methodische Aufarbeitung von Schadenfällen in Gesundheitseinrichtungen mit allen an der Behandlung Beteiligten führt zur Kenntnis aller ursächlichen Risikofaktoren und deren inhärentem Gefahrenpotenzial. Die Ergebnisse einer Fallanalyse ebnen den Weg zur Veränderung der systemischen und prozessualen Strukturen hin zu sicheren Abläufen der Patientenbehandlung. Es wird die Grundlage dafür gelegt, dass den Fehlerpotenzialen entgegengewirkt werden kann und die Eintrittswahrscheinlichkeit für unerwünschte Ereignisse gesenkt wird.

Alle Krankenhäuser sind aufgrund der Vorgaben des G-BA-Beschlusses[1] angehalten, zum Zweck der Qualitätssicherung Fallanalysen durchzuführen.

6.1.1 Schlimme Ereignisse passieren in den besten Kliniken – oder: „Was ist ein Schadenereignis?

Eine Fallanalyse eignet sich vor allem für die Aufarbeitung von *Sentinel Events*, also Ereignissen, deren schädigende Auswirkungen auf den Patienten noch während der Behandlung offenbar werden. Die Definition lautet:

Ein *Sentinel Event* ist ein unerwarteter Vorfall aufgrund von System- oder Prozessmängeln, der zum Tod eines Patienten führt oder aber zu einem größeren, andauernden Funktionsverlust. Hierbei handelt es sich um sensorische, motorische, physiolo-

---

1 Richtlinie des G-BA über die grundsätzlichen Anforderungen an ein einrichtungsinternes Qualitätsmanagement für nach § 108 SGB V zugelassene Krankenhäuser (https://www.g-ba.de/downloads/62-492-865/KQM-RL_2014-01-23.pdf).

gische oder psychologische Beeinträchtigungen, die bei Beginn der Behandlung nicht vorhanden waren. Die Beeinträchtigung dauert mindestens zwei Wochen an und kann nicht auf andere Ursachen zurückgeführt werden[2] (Übersetzung aus dem Englischen durch die Autorin).

Die Tabelle 6.1 zeigt beispielhafte Vorfälle, die als *Sentinel Event* klassifiziert werden können.

Tab. 6.1: Typische Sentinel Events.

Kategorie	Beispiele
Chirurgische/ anästhesiologische Ereignisse	Operation des falschen Patienten Operation der falschen Seite Vergessen eines Fremdkörpers im Körper Todesfall während oder unmittelbar nach der Operation Hypoxie nach Narkosezwischenfall
Ereignisse bei der Anwendung von Medizinprodukten	Verwendung von kontaminierten Arzneimitteln, Geräten und Produkten Zweckentfremdeter Gebrauch von Geräten/Produkten
Vernachlässigung der Patientenbeaufsichtigung	Tod oder Verletzung des Patienten nach unbemerktem Verlassen des Krankenhauses Suizidversuch eines Patienten Selbst- und fremdgefährdende Handlungen des Patienten
Ereignisse aufgrund von Umgebungsfaktoren	Tod oder Verletzung des Patienten durch Brand, Sturz, Hindernisse etc.
Ereignisse während der Behandlung und Pflege	Komplikationen durch nosokomiale Infektionen Transfusionszwischenfälle Medikationszwischenfälle Behandlungsverzug
Kriminelle Ereignisse	Entführung eines Patienten/Neugeborenen Sexuelle Übergriffe auf Patienten

6.1.2 Die Fallanalyse gefährdet nicht den Versicherungsschutz – oder: Was ist der Unterschied zwischen einer retrospektiven Fallanalyse und einer versicherungsrechtlichen Schadenbearbeitung?

Die versicherungsrechtliche Bearbeitung eines Schadenfalls klärt die Frage, ob Schadensersatzansprüchen stattgegeben werden kann. Dabei werden vorwiegend die Handlungen der involvierten Personen betrachtet. Anhand deren Stellungnahmen, der Sichtung der Dokumentation in der Patientenakte und der gutachterlichen Ein-

2 Definition der CCHSA, Canadian Council on Health Service Accreditation, http://www.acclaimhealth.ca/wp-content/uploads/2015/03/Sentinel-Adverse-Event-Near-Miss-Reporting-and-Investigation.pdf.

schätzung zur Einhaltung des gebotenen medizinischen Standards soll dann die Haftungsfrage geklärt werden. Der Fokus liegt auf der Beurteilung des individuellen Fehlverhaltens und der Einschätzung, ob fahrlässiges oder vorsätzliches Fehlverhalten vorliegen. Die Schadenbearbeitung zielt nicht auf die Vermeidung einer Wiederholung ab und ist als Aufarbeitung eines Falles unter dem Gesichtspunkt der Patientensicherheit unzureichend. Eine Aufarbeitung des Ereignisses zugunsten der Patientensicherheit kann mittels der retrospektiven Fallanalyse geschehen. Im Unterschied zur versicherungsrechtlichen Bearbeitung geht es nicht um die Ermittlung der Schuldfähigkeit, sondern um Darlegung von systemischen Schwachstellen in der Patientenbehandlung, die Fehlhandlungen oder -einschätzungen eines Individuums bedingen und die veränderbar sind. Es besteht kein Risiko, dass die Ermittlung von Risikofaktoren durch die Fallanalyse den Versicherungsschutz gefährdet.

6.1.3 Überraschungsereignisse führen zu falschen Fragen – oder: Welche Fragen werden bei der Fallanalyse beantwortet?

Kein in der Patientenbehandlung tätiger Mitarbeiter beabsichtigt, dem Patienten zu schaden. Deshalb tauchen Schadenfälle unvermutet auf und treffen die Behandelnden unvorbereitet. Dies lässt den ersten Impuls zum Aufwerfen der Frage „WER hat das Ereignis verursacht?“ verstehen. Mit dieser Frage richtet sich die Konzentration aller auf das Individuum als einzige Fehlerquelle, da dessen Handlungen sichtbar sind. Dieses „offensichtliche“ Wissen führt häufig zu rein personellen Konsequenzen, z. B. Abmahnungen, Trennung vom Mitarbeitenden in der Annahme, dass die Fehlerquelle damit behoben sei oder das Vorkommnis ein Einzelfall war. Es ist nicht leicht, den Reflex der zeitnahen Schuldzuweisung aufzuschieben, bis Klarheit über die vielschichtigen und auch personenunabhängigen Determinanten des Ereignisses herrscht.

Ohne gezielte Fallanalyse bleibt man jedoch in Unkenntnis der zur Fehlleistung beitragenden Faktoren. Die Gefahrenkonstellation, die sich im Vorfeld des Ereignisses bildete, bleibt unsichtbar und damit ein Gefährdungsfaktor für die Zukunft.

Die Leitfragen „WIE ist es passiert?“ und „WARUM ist es passiert?“ führen in der Fallanalyse über die Sicht auf Einzelpersonen hinaus und lenken den Blick auf die latenten Risikofaktoren. Anhand einer Ursachenermittlung, die einer Analysemethodik (Taylor-Adams und Vincent 2004) folgt, werden die praxisrelevanten Schwachstellen aufgedeckt und aus den Ergebnissen risikopräventive Empfehlungen zur Änderung der klinischen und organisatorischen Praxis abgeleitet. Die Stärke des Vorgehens liegt darin, dass nach Faktoren gesucht wird, die die menschliche Fehlleistung erklärbar machen, ohne sie jedoch zu entschuldigen. Am Ende der Analyse stehen als Ergebnis die Fehlhandlungen mit ihren ursächlichen Faktoren (*Root Causes*) fest. Da die Ursachen immer ein komplexes Gefüge bilden gilt es dann, diese übersichtlich darzustellen:

Das Schadenereignis ist umkreist von Fehlleistungen, um die wiederum zahlreiche Ursachen planetenähnlich kreisen (Abb. 6.1). Diese Ursachen müssen *per se* nicht gefährlich sein. In der speziellen Anordnung werden sie aber zu Risikofaktoren für die Patientensicherheit:

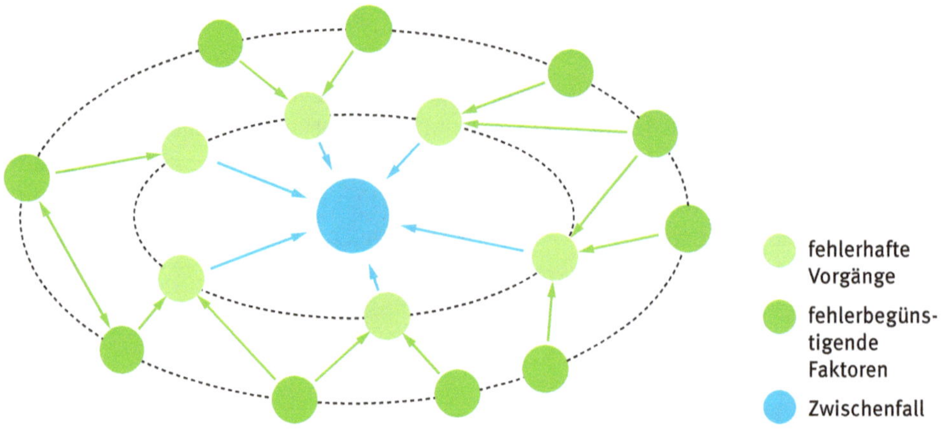

Abb. 6.1: Das Schadenereignis ist umkreist von Fehlleistungen.

Noch präziser wird das Bild, wenn man es um die Rekonstruktion des Ereignishergangs ergänzt. Zur Darstellung eignet sich ein „Zeit-Personen-Raster“. Dies ist eine Matrix (Tab. 6.2), in der dargestellt wird, wer während der Patientenbehandlung sowohl patientenbett-fern als auch -nah was getan hat.

Tab. 6.2: Zeit-Personen-Raster (Ausschnitt).

Zeit-Personen-Raster	**0:45**	**1:00**	**1:30**	**2:00**
Patientin		Aufnahme-CTG unauffällig, Patientin erscheint ruhig, kein Anhalt für Notfallgeschehen		
Assistenzarzt Vordergrund	Erstuntersuchung	Aufnahmeuntersuchung (körperlich, Sonografie), Dokumentation der Befunde, „irgendetwas ist mit der Frau“, subjektives Gefühl	Information an Oberarzt und Chirurg. Dienstarzt	Entschluss zur stationären Aufnahme
Oberarzt Hintergrund			Erhält telefonische Info über unauffälligen Aufnahmestatus, Info freie Flüssigkeit im Douglas Raum	

Der Fokus liegt auf der Darlegung der zum Schaden führenden Fehlhandlungen und kritischen Ereignisse in zeitlicher Reihenfolge. Optional können zusätzlich auch die Abläufe, die ab Eintreten des Schadensereignisses folgen, betrachtet werden (z. B. Funktionieren des Notfallmanagements zur Bewältigung der Schadensfolgen). In einem Beispielfall erfolgte die Reanimation eines operierten Patienten am dritten postoperativen Tag zeitgerecht und erfolgreich. Die Fallanalyse zu dem Ereignis ergab jedoch Hinweise auf fehlende postoperative Standards zur Kontrolle von Laborparametern (z. B. Hämoglobin) und mangelhafte Dokumentation des postoperativen Verlaufs. Dies bewirkte die Unterlassung der Anordnung von postoperativen Blutkontrollen und das Übersehen eines kritischen Hb-Abfalls.

Eine Aufgabe bei der Erforschung der Fehlergenese ist es, den Ereignishergang so zu rekonstruieren, dass die medizinischen Entscheidungen oder Handlungen, die unmittelbar zu einem unerwünschten Ereignis geführt haben, nicht isoliert als klinische Fehleinschätzung oder Fehlhandlung im Raum stehen. Es soll im Ergebnis deutlich werden, dass hinter jeder medizinischen Handlung und Entscheidung auch beitragende Faktoren wirken, die eine Fehleinschätzung bedingen (Abb. 6.2). Die Aufmerksamkeit soll deshalb während der Fallanalyse auf der Erfassung und Behebung der Grundursachen liegen und nicht nur auf der Beseitigung der Schadensfolgen.

wichtige Unterscheidung

- ereignisauslösende Handlungen, „aktive Fehler“
- Fehleinschätzungen und -entscheidungen
- unterlassene Handlungen
- Abweichungen von definierten Prozessen hin zu risikobehaftetem Handeln

→ **fehlerhafte Vorgänge/Handlungen**

- beitragende Faktoren
  - die direkt mit dem Ereignis zusammenhängen
  - die zum Ereignis beigetragen haben, die aber nicht in allen Situationen gefährlich sind
  - oft „Patientenbett-fern“
  - auf allen Ebenen der Organisation
  - auch zeitlich weit weg vom Ereignis

→ **beitragende/latente Faktoren**

Abb. 6.2: Unterschied fehlerhafte Vorgänge und beitragende Faktoren.

6.1.4 Einholen von Stellungnahmen zum Schadenfall als gängige Praxis – oder: Wie soll eine Analyse ablaufen?

In vielen Kliniken, in denen ein Schadenfall passiert ist, wird das Ereignis nachbesprochen oder die Beteiligten zum Abgeben einer Stellungnahme bei der Geschäftsführung gebeten. In Eigenregie versucht man, Aufschluss über den Ereignishergang zu bekommen und die auftauchenden Mängel zu beseitigen. Leider erfolgt dies nicht immer methodenbasiert und der Erkenntnisgewinn bleibt an der Oberfläche. Tiefergreifende Ergebnisse liefert die Organisation und Durchführung einer Fallanalyse. Dazu müssen von der Krankenhausleitung Voraussetzungen geschaffen (Kasten 1) und ein Auftrag erteilt werden.

Die Voraussetzungen für die Durchführung einer Analyse sind:
- Auftrag zur Durchführung durch die Krankenhausleitung
- Entkopplung von disziplinarischen und sanktionierenden Maßnahmen
- Ausstattung des Analyseteams mit Ressourcen
- Erstellung eines Ablaufplanes (Interview-, Begehungs- und Besprechungszeiten)
- Bereitschaft, auf allen Ebenen Änderungen zur Risikominderung vorzunehmen

Nach dem Entschluss zur Durchführung wird ein dreiköpfiges, interprofessionelles Analyseteam zusammengestellt. Die Personen (in der Regel Risikomanager) bewahren sich eine Unabhängigkeit gegenüber dem Ereignis und den beteiligten Mitarbeitern, um eine unverzerrte Sicht auf die Schilderungen der Einzelnen einnehmen zu können und objektive Ergebnisse zu produzieren. Gegebenenfalls sind dazu auch externe Berater, z. B. Risikoberater oder medizinische Sachverständige, hinzuzuziehen.

Die Daten werden durch das Führen von Interviews mit den Beteiligten, durch Sichtung der Patientenakte und ggf. Begehung des Umfeldes, in dem das Ereignis geschah (z. B. involvierte Gerätschaften, zusätzliche Risikoquellen) erhoben. Die Aufbereitung der Ergebnisse erfolgt anhand von Strukturierungshilfen, für die einige Methoden zur Verfügung stehen (z. B. Barrierenanalyse, Ishikawa-Modell).

Als Grundprinzip gilt, dass zwischen „Fehlerhaften Handlungen/Unterlassungen" und „beitragenden Faktoren" unterschieden wird, wie es im Modell von Charles Vincent (siehe Abb. 6.3) dargelegt ist. Für jeden identifizierten Fehlerhaften Vorgang werden dann die beitragenden Faktoren ermittelt. Die sieben Faktoren lauten:

1. Patientenfaktoren: z. B. Erkrankungszustand, Kommunikationsschwierigkeiten,
2. Arbeitsaufgaben und Prozesse: z. B. Organisation von Aufgaben und Arbeitsprozessen
3. Individuum: z. B. Wissen der Akteure, Kompetenz und Qualifikation der Mitarbeiter, psychische und physische Belastung, die sich auf die Arbeitsfähigkeit auswirkt
4. Arbeitsumgebung: z. B. Lärm, Stress, Geräte, räumliche Situation
5. Teamfaktoren: z. B. Führungsverhalten, Kommunikation im Team
6. Organisations- und Managementfaktoren: z. B. Managemententscheidungen, Dienstanweisungen, übergreifende Regelungen
7. Institutioneller Kontext: externe Einflüsse aus Politik, Recht, wirtschaftlicher Situation

Unter diese Kategorien werden die Risikofaktoren subsummiert und somit die Systematik der Fehlerentstehung erklärt.

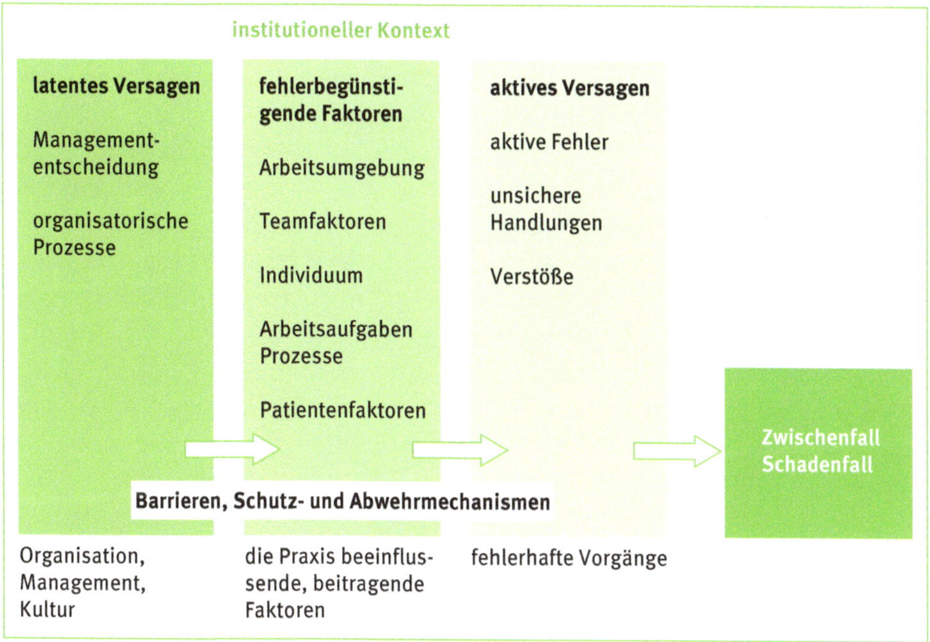

Abb. 6.3: Modell von Charles Vincent (adaptiert nach Darstellung der Stiftung Patientensicherheit, CH).

In einer gemeinsamen Besprechung am Ende der Analyse, bei der alle am Ereignis Beteiligten zusammenkommen, werden die Schadensursachen unter Moderation des Analyseteams vorgestellt, diskutiert und entsprechende Verbesserungsmaßnahmen beschlossen. Vorteilhaft ist auch die Anwesenheit der Leitungsverantwortlichen, da diese erkennen können, wo sie in organisatorischer Verantwortung zur Fehlerminimierung stehen. In der gemeinsamen Fallaufarbeitung entsteht eine erweiterte Sicht auf die Schadensgenese, in der jeder Mitarbeitende seinen Einfluss auf den Schadenhergang in seiner Tragweite besser erkennen kann. Die meisten involvierten Mitarbeitenden werden von Selbstvorwürfen geplagt, da sie glauben, die Hauptlast an der Schadenentstehung zu tragen. In der Falldarstellung wird aber deutlich, wo andere Personen und Ursachen die Fehlerentstehung mit angebahnt haben. Ein Konsens und gleichermaßen geteiltes Wissen über die Schadensursachen kann somit entstehen. Dies ist die Voraussetzung dafür, dass jeder Einzelne erkennt, an welcher Stelle er im Arbeitsprozess in der Verantwortung für eine sichere Behandlung steht.

6.1.5 Das Herzstück der Fallanalyse – oder: Was ist beim Führen der Interviews zu beachten?

Mittels der Interviews mit Beteiligten besteht die Möglichkeit, dass jeder in Ruhe seine Sicht auf das Geschehen schildern kann. Die Interviews werden in ungestörter Gesprächsatmosphäre geführt und protokolliert. Dem Interviewten wird zu Beginn der Zweck des Interviews erläutert. Viele interviewte Mitarbeiter wähnen sich anfangs in einem Kreuzverhör, das zu einem Schuldeingeständnis führen soll. Dies kann dadurch entkräftet werden, dass dem Interviewten erklärt wird, dass es nicht um die Ermittlung der persönlichen Fehlleistung geht sondern dass unter Einbezug der Sicht jedes Mitarbeiters das Ereignis in allen Details nachvollziehbar gemacht werden soll. Dazu wird das Interview in unterstützender und nicht in wertender oder konfrontierender Haltung geführt. Die Chronologie des Falles, wie der Interviewpartner sie sieht, wird herausgearbeitet und der Interviewte befragt, worin er die nennenswertesten fehlerhaften Vorgänge und deren Ursachen sieht. Für den Interviewer gilt, anhand des Faktorenmodells die Ursachensuche im Gespräch zu strukturieren. Ein Fallstrick für den Interviewer und Interviewten gleichsam bildet der sogenannte Rückschaufehler (hindsight bias). Situationen, die zu einem Ereignis geführt haben, werden hinterher, also nach Bekanntwerden der Folgen, anders bewertet als vorher. Schmerzzustände eines Patienten werden beispielsweise im Nachhinein als die Anzeichen einer Ruptur bewertet, während vor dem Ereignis die Schmerzäußerungen als normal in der postoperativen Phase eingeschätzt wurden. Auf Seiten des Interviewers besteht die Tendenz, die Vorausschaubarkeit des Ereignisses zu überschätzen. Somit steht latent im Raum, dass man den Eintritt des Ereignisses ja eigentlich hätte absehen können, ja vielleicht sogar müssen. Nicht selten resultieren aus diesem Wahrnehmen die Selbstvorwürfe der Beteiligten. Für den Interviewer ist es wichtig, an dieser Stelle neutral zu bleiben und analog des Modells nach Ursachen für den fehlerhaften Vorgang zu suchen und diese nach Ihren Risikodimensionen zu bewerten. Nach Ablauf aller Interviews werden dann die kongruenten Aussagen zum Ereignishergang und zu den vermeintlichen Ursachen abgeglichen und ein objektives Bild gezeichnet. Unstimmige und widersprüchliche Aussagen werden später in der gemeinsamen Sitzung thematisiert.

6.1.6 Die Fallanalyse ist mit einem großen Aufwand verbunden – oder: Welche Varianten der Fallanalyse gibt es?

Die Durchführung einer Fallanalyse einschließlich Erstellung eines Analyseberichtes dauert 2–3 Tage. Varianten zur Minimierung des Aufwandes können folgende sein:

1. Aktenbasierte Fallanalyse: Es werden Schadenfälle anhand der Kranken- und Schadenakten gesichtet und analysiert. Anschließend bespricht man die Auffälligkeiten mit den Leitungsverantwortlichen der Abteilung, in der der Fall passiert ist und leitet risikopräventive Maßnahmen ab.

2. Fallanalyse ohne Einbezug der Beteiligten: Oft haben Mitarbeitende, die in einen Fall involviert waren, den Arbeitgeber gewechselt, so dass sie zum Zeitpunkt der Analyse nicht mehr zur Verfügung stehen. Der Fall kann dann in einem Gruppeninterview mit ausgewählten Mitarbeitenden der Abteilung besprochen und entsprechend der Methodik analysiert werden. Nachteil ist, dass man nur hypothetisch ermitteln kann, welche fehlerhaften Vorgänge stattfanden und was deren Ursachen waren.

6.1.7 Vom Einzelfall zum Allgemeinen – oder: Welche Chancen bietet die Fallanalysefür das Risikomanagementeines Krankenhauses.

- Die Anwendung eines methodischen Grundkonzeptes der Fallanalyse produziert urteilsfähige Ergebnisse, d. h. risikorelevante Präventionsmaßnahmen, die struktur- und prozessorientiert sind (Maßnahmenplan).
- Das Bewusstsein der beteiligten Mitarbeitenden über weitreichende Auswirkungen des eigenen Handelns (Prozess-Sicht) wird generiert.
- Wissen und Sprechen aller Beteiligten über den Fall führt zu einer Reduktion der emotionalen Belastung
- Die Kenntnis über Sicherheitslücken und die Sensibilisierung bezüglich fehlerbegünstigender Strukturen und Prozesse fördert die Motivation, Veränderungen einzuleiten.
- Die Analyseergebnisse schaffen eine Wissensgrundlage, die in der Auseinandersetzung mit dem geschädigten Patienten für eine klärende Kommunikation sorgen kann.

Die retrospektive Fallanalyse ist ein Instrument, um das Entstehen von Fehlern in der Medizin zu erklären und sie für alle Beteiligten verstehbar zu machen. Die Studienlage zur Validität der retrospektiven Fallanalyse ist leider gering. Unterstützende Studien kommen vor allem aus Großbritannien. Dort müssen Krankenhäuser RCA's durchführen. Die den Studien entnehmbaren Daten beschränken sich aber auf den Nachweis der Eignung der Fallanalyse zur Kategorisierung von Ereignisursachen (Taylor-Adams und Vincent 2004 sowie Vincent et al. 2004). Gegenstand künftiger Studien sollte vor allem die Datensammlung zur Auswirkung einer Fallanalyse auf die Beteiligten sein (Mengis und Nicolini 2010).

6.1.8 Literatur

Mengis J, Nicolini D (2010). Root case analyses in clinical adverse events. Nursing Management, 16, 9, 16–20.

Taylor-Adams S, Vincent C (2004). Systems analysis of clinical incidents: the London protocol. Clinical Safety Research Unit. Imperial College London, Department of Surgical Oncology and Technology 10: 211–220
Vincent C, Moorthy K, Sarker SK, Chang A, Darzi AW. (2004). Systems Approaches to Surgical Quality and Safety, Annals of Surgery, Apr; 239 (4):475–482

Dietmar Öfner-Velano

6.2 Mortalitäts- und Morbiditätskonferenzen

Mortalitäts- und Morbiditätskonferenzen (M&MC) sind ein unverzichtbares Instrument der kontinuierlichen Qualitätsverbesserung, dienen damit der Patientensicherheit und spielen in der Aus- und Weiterbildung eine entscheidende Rolle. In Bezug auf den letzteren Punkt werden die M&MC als Schlüsselelement des Lernens am Arbeitsplatz (*workplace-based learning*) oder als die *golden hour* der Weiterbildung bezeichnet. Sie stellt für alle Teilnehmer die beste Möglichkeit dar, Fehler, unsichere Handlungen und Systemfaktoren herauszuarbeiten und von ihnen zu lernen (Sicherheitskultur) (Gordon 1994). In den USA und im Vereinigten Königreich haben diese Konferenzen Tradition, aber auch im deutschsprachigen Raum werden sie immer häufiger als integraler Bestandteil der internen Qualitätssicherung genutzt. Ihre positive Wirkung auf die Unternehmenskultur einer Klinik und auf die Weiterbildung sind wiederholt belegt worden. Streng wissenschaftliche Untersuchungen über den direkten Einfluss von M&MC auf die Qualität medizinischer Leistungen und Patientensicherheit sind rar und die Datenlage insgesamt ist dünn (Gore 2006; Harbison und Regehr 1999; Antonacci et al. 2009). Es gibt nur eine einzige Untersuchung (Antonacci et al. 2009) aus der Cornell University in New York die zeigt, dass der institutionalisierte Einsatz von M&MC zu einer 40 % Reduktion der Krankenhausgesamtmortalität über einen Beobachtungszeitraum von 4 Jahren geführt hat. Es hat sich gezeigt, dass die Einführung und Etablierung der M&MC eines top-down Prozesses bedarf. Es liegt in der Führungskompetenz von Ärzten in leitender Funktion potenzielle Hindernisse, Vorurteile und Befürchtungen auszuräumen. Dies kann nur durch Etablierung einer Sicherheitskultur statt Fehlerkultur, die auf Transparenz, kluge Moderation und die Art und Weise, wie mit Fehlern, Fehlerrisiken und Fehlerfolgen umgegangen wird, erreicht werden. Daneben ist die Struktur der M&M Konferenzen, wie bei jeder Art von Unternehmenskultur, ein tragendes Element für den Erfolg.

6.2.1 Überblick

Der Ausdruck „Mortalität“ ist in Zusammenhang mit M&MC nicht ganz richtig und müsste, da die Mortalität per definitionem auf die Bevölkerung und auf die Zeit bezogen ist (Todesfälle pro 100.000 pro Jahr), durch Letalität, dem richtigen Begriff für

Häufigkeiten ersetzt werden. Bereits zur Zeit der Gründung des American College of Surgeons wurde unter anderem durch den Pionier Ernest A. Codman die strukturierte Diskussion über Komplikationen und Todesfälle im Rahmen von Behandlungen als Instrument der Qualitätssicherung erkannt. Im Gegensatz dazu fand im deutschsprachigen Raum zwar auch eine interne Qualitätssicherung mit dem Ziel aus den Fehlern zu lernen statt – die Wiener Schule um Billroth und Böhler steht dafür stellvertretend, allerdings war die Struktur getragen von einer starken hierarchischen Prägung und einem „ex cathedra“, nicht selten vorwurfsvollen und schuldzuweisenden Führungsstil. In den anglo-amerikanischen Ländern hat sich dagegen eine andere Diskussionsform und Umgang mit Fehlern durch die Strukturen der M&MC entwickelt (Harbison und Regehr 1999), so dass sich wiederum im Unterschied zu unseren Breiten die M&MC rasch großer Beliebtheit erfreuten und schneller Verbreitung gefunden haben. Dennoch ist dieses Instrument erst in den letzten zwei Jahrzehnten vermehrt in den Mittelpunkt des Interesses gerückt. Öffentlicher Druck über Berichte, dass bei 10 % aller stationären Patienten unerwünschte Ereignisse auftreten (Vincent et al. 2004), die auf die Behandlung zurückzuführen sind, haben dazu beigetragen, dass in den allermeisten Kliniken M&MC stattfinden. Die Bundesärztekammer Deutschland hat 2013 die M&MC als Schnittmenge zwischen individuellem und Organisationslernen dargestellt und einen methodischen Leitfaden veröffentlicht. Dabei ist der ökonomische Gesichtspunkt neben dem edukativen und dem zur Patientensicherheit nicht unerheblich. Komplikationen sind die Kostentreiber im Gesundheitswesen. Es liegt im volkswirtschaftlichen Interesse, in Zeiten der personellen als auch infrastrukturellen Ressourcenknappheit Komplikationen zu minimieren und Ressourcen effektiver zu verteilen.

6.2.2 Struktur der M&MC

Es ist zwar allgemein akzeptiert, dass nur strukturiert und institutionalisiert ablaufende M&MC Sinn machen, ein einheitliches Vorgehen ist aber nicht definiert (Travaglia und Debono 2009). Die Struktur formal, aber auch inhaltlich unterliegt von Klinik zu Klinik, von Disziplin zu Disziplin breiten Schwankungen. Grundsätzlich kann jedes Krankenhaus und jede Abteilung das beste Setting der M&MC individuell feststellen und gestalten (Williams und Dunnington 2004). Unter institutionalisiert versteht man, dass die M&MC regelmäßig im Sinn eines Jour fixe stattfinden und dass der Zeitpunkt und der Ort an dem die M&MC abgehalten werden allen Beteiligen bekannten sind. Zudem sollte der Inhalt im Vorfeld definiert und vorbereitet sein.

Formale Struktur der M&MC

Infrastruktur: Aus Kommunikationsstudien ist bekannt, dass ab einer Größe von mehr als zehn Teilnehmern eine Theaterbestuhlung, die eine gezielte Blickrichtung vorgibt, die günstigste Form für derartige Besprechungen darstellt. Essentiell dabei ist, dass diejenige Person, die die M&MC leitet für alle Anwesenden als solche erkannt und sichtbar ist, indem sie seitlich stehend oder an einem eigenen Pult sitzend die Konferenz moderiert (Abb. 6.4). Der Raum sollte natürlich groß genug sein und Störungen des klinischen Alltags sollten vermieden werden. Mit anderen Worten empfiehlt es sich, dass die Teilnehmer private als auch dienstliche Telefone abgeben, für Vertretung Sorge zu tragen und sich in der vorgegebenen Zeit frei halten. Je nach Größe der Klinik hat sich eine Doppelprojektion bewährt. Auf einer Leinwand wird der aktuelle Fall dargelegt, auf dem zweiten damit verbundene Zusatzinformationen wie Bildgebung, wissenschaftliche Arbeiten etc. Die Beiträge gehören im Vorfeld eingespielt und die PCs müssen von Erfahrenen bedient werden. Nur so kann ein effizienter, ungestörter Verlauf der Konferenz gewährleistet werden und der Fokus auf der Problematik liegen.

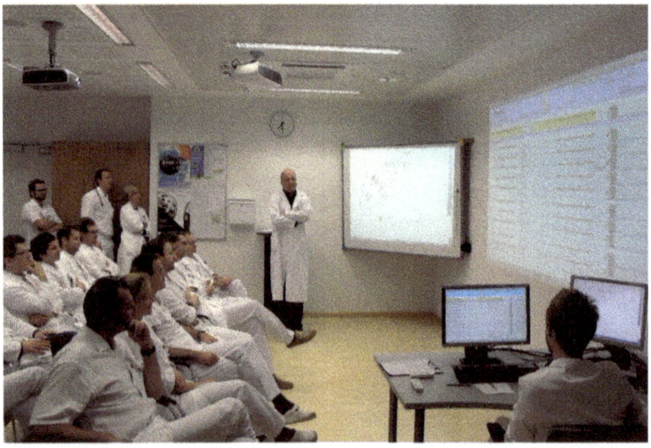

Abb. 6.4: Strukturierter Ablauf der M&MC. Theaterbestuhlung, Doppelprojektion, Verwendung von standardisierten Folien, der Moderator ist für alle sichtbar und als solcher erkennbar.

Zeitliche Abfolge: Im Allgemeinen besteht Anwesenheitspflicht und die Konferenz sollte innerhalb der regulären Dienstzeit entweder am Beginn oder gegen Ende geplant sein. Je nach Größe der Klinik finden die M&MC zu fixen, allgemein bekannten Zeitpunkten wöchentlich oder zumindest einmal im Monat statt. Es hat sich gezeigt, dass auf Grund der Aktualität ein längeres Intervall von mehr als einem Monat nicht zielführend ist. Die Dauer einer Stunde, die ausnahmsweise auch maximal eine halbe Stunde überzogen werden kann, hat sich als adäquates zeitliches Maß herauskristallisiert.

Teilnehmer: Die M&MC sind prinzipiell interdisziplinär besetzt. Neben den Fachvertretungen der veranstaltenden Abteilung sind in den allermeisten Fällen Intensivmediziner und Pathologen unverzichtbare Teilnehmer der Konferenz. Je nach Art des zu besprechenden Falles müssen im Vorfeld weitere Vertreter am Fall beteiligter medizinischer Disziplinen aber auch weitere Berufsgruppen, wie die Pflege, eingeladen werden. Auf Grund des nachgewiesenen positiven Effekts auf die Aus- und Weiterbildung liegt es auf der Hand, dass ein(e) in Ausbildung stehende(r) präsentiert. Bei komplexen Fällen hat es sich aber bewährt, dass entweder die Situation im Vorfeld mit Erfahrenen abgesprochen ist oder der Verantwortliche, in der Chirurgie meist der Operateur, berichtet selbst.

Ein interessanter erweiterter Ansatz der M&MC sind in klinikweiten Konferenzen (MM&I) gefunden worden, die auf Abläufe im gesamten Klinikum fokussieren und in denen neben den Medizinern auch die Pflegeverantwortlichen, Pharmakologen, Administratoren und Wirtschaftler vertreten sind (Deis et al. 2001).

Inhaltliche Struktur

Patientenselektion: Es gibt auch bezüglich der konkreten Fälle, die besprochen werden sollen keine generellen Vorgaben oder Kriterien der Selektion. Grundsätzlich sollen nur Patienten besprochen werden, die nicht mehr stationär behandelt werden, respektive deren aktuelle Krankengeschichte abgeschlossen ist. Das Spektrum umfasst zumindest alle Todesfälle, wobei ein besonderes Augenmerk auf die unerwarteten Todesfälle gelegt wird. Es hat sich als zielführend erwiesen, dass neben der taxativen Auflistung aller Patienten mit Komplikationen besondere Verläufe näher besprochen werden. Es liegt in der Umsicht der Führungspersonen einer Abteilung, einer Klinik, die Fälle zu selektionieren, die von allgemeinem Interesse und edukativem Charakter sind. Dies geht so weit, dass auch *Beinahefehler* in die Besprechung mitaufgenommen werden. So können in Kliniken mit einem CIRS (*Critical Incident Reporting System*) die konsekutiven Aufarbeitungen der berichteten Problemsituation auch über die M&MC erfolgen. Die taxative Auflistung aller Komplikationen hat den Sinn die idealerweise bereits codierten Komplikationen im Sinn eines mehrschichtigen Prozesses zu kontrollieren und für die Komplikationsstatistik zu finalisieren. Für chirurgische Komplikationen gibt es zudem eine allgemein akzeptierte Klassifikation (Dindo, Demartines und Clavien 2004), die zum Zweck der Vergleichbarkeit und Einteilung des Schweregrades des unerwünschten Ereignisses verwendet werden sollte.

Struktur der Präsentation: Bis dato gibt es keine einheitlich vorgegebene, standardisierte Präsentationsvorlage. Doch sind sich alle einig, dass eine diesbezügliche Struktur essentiell für den Erfolg der M&MC ist und nur mittels der Struktur konnten positive Effekte auf die Patientensicherheit nachgewiesen werden (Antonacci et al. 2009). Mit dem auf dem *SBAR-framework* (situation-background-assessment-recommendation) (NHS 2008) basierenden Vorschlag des Imperial College London (Mitchell et al. 2013) ist allerdings eine validierte Vorgabe bekannt, die ein standardisiertes Format der Präsentation beinhaltet. Unter Berücksichtigung der Situation, des Hintergrundes, der Beurteilung und Analyse, des Studiums der Literatur und von

Empfehlungen gibt diese Vorgabe vor allem den in Ausbildung stehenden KollegInnen die Möglichkeit, die Qualität ihrer Präsentation zu verbessern und den Lerneffekt insgesamt zu erhöhen. Ziel eines standardisierten Vorgehens, das bislang jede Klinik für sich entwickelt hat ist es dem Vortragenden ein Werkzeug in die Hand zu geben mit dem er lernt wie man Komplikationen Kollegen und Kolleginnen berichten kann, ohne diese zu beschämen, wie am besten die Ereignisse analysiert werden können und wie die entsprechenden Komplikationen im Kontext diskutiert werden müssen. Dabei werden für die erfolgreiche Abhaltung einer M&MC die Anwesenheitspflicht (Harbison, Regehr und Faculty 1999), auf Daten und Fakten basierende, vorwurfslose, objektive Berichterstattung (Harbison, Regehr und Faculty 1999), Verwendung von Folien (Risucci et al. 2003), die mit Beamer für alle nachvollziehbar präsentiert werden, Begleitung durch Röntgenbildern (Risucci et al. 2003), Fokus auf die Fehlersuche, Integration evidenz-basierter Literatur (Gore 2006), Hervorheben des Lerninhaltes (Kirkpatrick und Kirkpatrick 2009), Möglichkeit der Diskussion aller Beteiligten (Gore 2006), Erstellung eines Konsensus (Murayama et al. 2002) über die zukünftige Maßnahmen

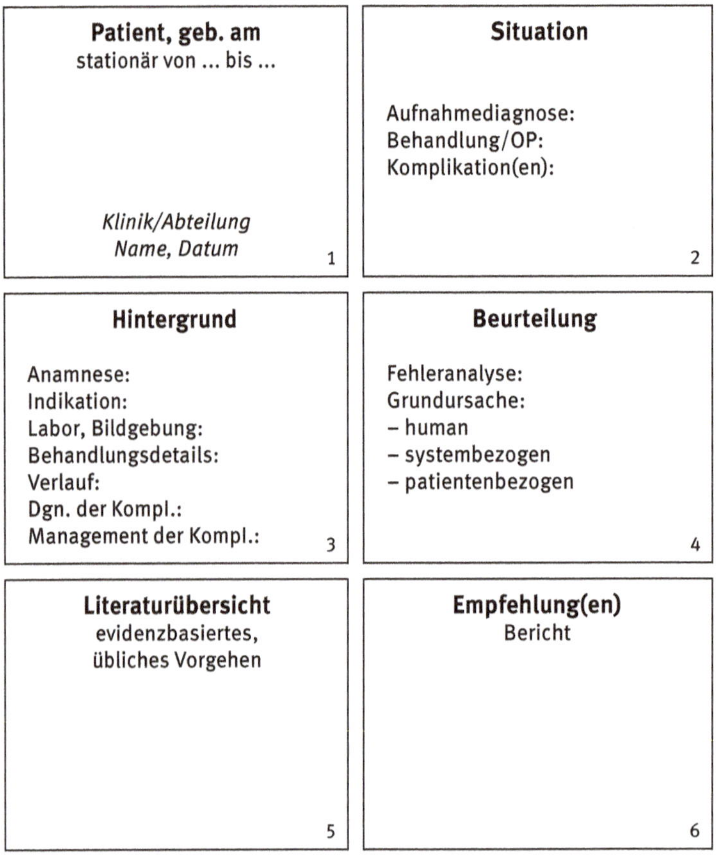
Patient, geb. am
stationär von ... bis ...
Klinik/Abteilung
Name, Datum
1
Situation
Aufnahmediagnose:
Behandlung/OP:
Komplikation(en):
2
Hintergrund
Anamnese:
Indikation:
Labor, Bildgebung:
Behandlungsdetails:
Verlauf:
Dgn. der Kompl.:
Management der Kompl.:
3
Beurteilung
Fehleranalyse:
Grundursache:
– human
– systembezogen
– patientenbezogen
4
Literaturübersicht
evidenzbasiertes,
übliches Vorgehen
5
Empfehlung(en)
Bericht
6

Abb. 6.5: Vorlage für 6 Präsentationsfolien für die M&MC an der UK für Chirurgie Salzburg, basierend auf dem „SBAR-framework".

und die Moderation der Präsentation durch eine Person der Führungsebene (Risucci et al. 2003) als wesentlich erachtet. Die Abb. 6.5 stellt als Beispiel die standardisierte Vorlage der Präsentation an der Universitätsklinik für Chirurgie in Salzburg dar, die auf dem *SBAR-framework* basiert.

Berichtswesen: Mit jeder abgeschlossen Diskussion empfiehlt es sich eine Zusammenfassung der im Konsens oder Dissens getroffenen Erkenntnisse schriftlich niederzulegen und EDV-basiert (KIS) im Sinn einer Wissensdatenbank zu archivieren. Diese Fallsammlung dient vor allem der Wissensweitergabe und lässt in umfassenden Gesamtanalysen weitere Schlüsse zu. Ob dieses Schriftstück dem Patientenakten beigelegt werden soll oder in welcher Weise der betroffene Patient über die Diskussion in der M&MC schriftliche informiert werden soll, darüber besteht keine Einigkeit.

6.2.3 Ziele der M&MC

Die Auswirkungen von M&MC auf die Ergebnisse der Zielparameter Verbesserung der Aus- und Weiterbildung sind gut, die auf die Patientensicherheit und Qualitätsverbesserung sind weniger gut untersucht. Obwohl angenommen wird, dass viele der vor allem chirurgischen Komplikationen verhinderbar wären (Thomas et al. 2000), gibt es bislang keine systematische Erhebung über den Einfluss von M&MC auf diesen Zielparameter. In unseren Untersuchungen an in Ausbildung stehenden MedizinerInnen konnten wir aber nicht nur den positiven edukativen Effekt nachweisen, sondern eine nachhaltige Verbesserung der Sicherheitskultur und somit der gesamten Unternehmenskultur. An den Universitätskliniken für Chirurgie in Innsbruck und Salzburg haben die M&MC als Wissensplattform einen zentralen Platz im Wissensmanagement eingenommen, indem sie integraler Bestandteil eines Qualitätssicherungssystems sind, das auf einem proprietären, auditfähigen Qualitätssicherungssystem mit mehrfachen Ebenen der Rückkoppelung und Überprüfung der Datenqualität, fußt. Wir konnten zeigen, dass 10 % aller im klinischen Alltag codierten Leistungen und Diagnosen über diese Qualitätsroutinen korrigiert werden. Damit sind Vorgaben an nationalweite externe Qualitätskontrollen, Beiträge zu *registry embedded clinical trails* und klinischen Studien bereits ohne Mehraufwand erledigt. Zudem können die so überprüften, risikoadaptierten Komplikationsraten auch veröffentlicht werden. Damit tragen die M&MC im Kontext mit den beschrieben Maßnahmen wesentlich zur Patienten- aber auch Mitarbeitersicherheit bei.

6.2.4 Literatur

Antonacci AC, Lam S, Lavarias V, Homel P, Eavey RA (2009). A report card system using error profile analysis and concurrent morbidity and mortality review: surgical outcome analysis, part II. *Journal of Surgical Research* 153, 95–104.

Deis JN, Smith KM, Warren MD, Throop PG, Hickson GB, Joers BJ (2008). Deshpande JK Transforming the Morbidity and Mortality Conference into an Instrument for Systemwide Improvement. In Henriksen K, Battles JB, Keyes MA et al. (Edts.). Advances in Patient Safety: New Directions and Alternative Approaches (Vol. 2: Culture and Redesign). Rockville (MD): Agency for Healthcare Research and Quality (US).

Dindo D, Demartines N, Clavien P-A (2004). Classification of Surgical Complications. A New Proposal With Evaluation in a Cohort of 6336 Patients and Results of a Survey. *Ann Surg* 240, 205–13.

Gordon LA (1994). Gordon's Guide to the Surgical Morbidity and Mortality Conference. Hanley, Belfus Inc.

Gore DC (2006). National survey of surgical morbidity and mortality conferences. *American Journal of Surgery* 191, 708–714.

Harbison SP, Regehr G (1999). Faculty and resident opinions regarding the role of morbidity and mortality conference. *American Journal of Surgery* 177, 136–139.

Kirkpatrick DL, Kirkpatrick JD (2009). *Evaluating Training Programs: The Four Levels*. San Francisco: Berrett-Koehler.

Mitchell EL, Lee DY, Arora S, Kenney-Moore P, Liem TK, Landry GJ, Moneta GL, Sevdalis N (2013). Improving the quality of the surgical morbidity and mortality conference: a prospective intervention study. *Acad Med*. 88, 824–830.

Murayama KM, Derossis AM, DaRosa DA, Sherman HB, Fryer JP (2002). A critical evaluation of the morbidity and mortality conference. *American Journal of Surgery* 183, 246–250.

NHS (2008). NHS Institute for Innovation and Improvement. Quality and Service Improvement Tools – SBAR-Situation-Background-Assessment-Recommendation. www.institute.nhs.uk.

Risucci DA, Sullivan T, DiRusso S, Savino JA (2003). Assessing educational validity of the Morbidity and Mortality conference: a pilot study. *Current Surgery* 60, 204–209.

Thomas EJ, Studdert DM, Burstin HR, Orav EJ, Zeena T, Williams EJ, Howard KM, Weiler TC, Brennan TA (2000). Incidence and types of adverse events and negligent care in Utah and Colorado. *Medical Care* 38, 261–271.

Travaglia J, Debono D (2009). University of New South Wales. Centre for Clinical Governance Research in Health. Mortality and morbidity reviews: a comprehensive review of the literature. http://www.health.vic.gov.au/clinicalengagement/downloads/pasp/literature_review_mortality_and_morbidity_reviews.pdf.

Vincent C, Moorthy K, Sarker SK, Chang A, Darzi A (2004). Systems approaches to surgical quality and safety: from concept to measurement. *Annals of Surgery* 239, 475–482.

Williams RG, Dunnington GL (2004). Accreditation Council for Graduate Medical Education core competencies initiative: the road to implementation in the surgical specialties. *Surg Clin North Am*. 84, 1621–1646.

Mechtild Hartmann

6.3 *Global Trigger Tool* – GT-Ausstattung für die Patientensicherheit?

6.3.1 Einleitung

Vor zehn Jahren antwortet das *Institute for Healthcare Improvement* (IHI 2015) mit seiner White-Paper-Serie auf *Shortcomings* bei der Patientenversorgung, die das „Institute of Medicine" (IOM 2014) mit jedem neuen Bericht der sogenannten *Quality Chasm*-Serie aus der Tabuzone herauszerrt. Dabei ist es das Anliegen des IHI, vorhandene Erkenntnisse und Evidenz in praktikable Lösungsvorschläge umzusetzen und dem Gesundheitssektor anzureichen.

Mit der ausführlichen Anleitung zum *Global Trigger Tool* (GTT) stellen die Autoren ein Instrument zur Disposition, um sogenannte „Unerwünschte Ereignisse" (*Adverse Events*) durch den Einsatz von 54 Triggern zu erfassen und um im weiteren Verlauf das damit verbundene Risiko einzuschätzen. Die erste Version des *Trigger Tools* basiert auf Erfahrungen aus der *Harvard Medical Practice Study* (HMPS) von 1984 (Brennan et al. 1991; Leape et al. 1991) und wurde in einem Multicenter-Projekt im Zeitraum 2001 bis 2004 auf den Intensivstationen von 54 beteiligten Krankenhäusern getestet (Resar et al. 2006, Tab. 1, S. 65).

6.3.2 „Tool"

Um Prozesse wirkungsvoll reaktiv und präventiv zu verbessern, benötigt das Krankenhausmanagement Daten und Fakten zum Fehler-/Problemaufkommen. Das *Trigger Tool* soll hier die entsprechende Grundlage liefern, alternativ zum oder parallel mit eventuell vorhandenen Fehlermelde- und Verbesserungssystem.

Spätestens nach den IOM-Berichten gibt es keinen Raum, Patientensicherheit außerhalb der Organisationsverantwortung anzuordnen. Trotzdem bleibt die lang tradierte Wachsamkeit der Mitarbeiter vor schnellschussartiger individueller Schuldzuweisung nach einem unerwünschten Ereignis lebendig und im autoritär geführten Krankenhaussektor allgegenwärtig.

Es empfiehlt sich daher, wie beim Fehlermeldesystem, Voraussetzungen, Ziele und Grenzen eines *Trigger Tool*-Projekts vorab zu klären und transparent zu handhaben, um die Angst vor Datenmissbrauch und vor zusätzlichen Belastungen zu minimieren. Das Tool muss daher folgende Punkte sicherstellen:

- Keine zusätzliche Datenerhebung; die vorhandenen Daten in Form von Patientenakten werden retrospektiv bearbeitet.
- Die retrospektive Analyse erfolgt durch vertrauenswürdige und geschulte Mitarbeiter der Organisation.

- Keine nachträgliche Sanktionierung von Mitarbeitern durch neu gewonnene Einsicht in die Zusammenhänge bezüglich eines Fehlers und/oder dessen Folgen.
- Die Analyseresultate dienen ausschließlich der Verbesserung der Patientensicherheit.

6.3.3 „Trigger"-Methode

Die *Trigger*-Methode dient dazu, Patietenakten retrospektiv oder noch während des Behandlungsprozesses auf Verbesserungspotenzial zu screenen. Eine anerkannte Definition des dabei genutzten Werkzeugs, des *Triggers*, haben Shimada et al. (2009) geprägt: „Ein Trigger ist eine Kontrollregel oder ein Algorithmus, der auf die Daten einer klinischen oder administrativen Patientenakte angewendet wird, um einen Moment eines erhöhten Risikos für ein iatrogen verursachtes unerwünschtes Ereignis zu identifizieren. Ein positives Resultat dieser Kontrollregel triggert, d. h. veranlasst eine weitergehende Analyse der Patientenakte, um das vermeintlich iatrogen verursachte unerwünschte Ereignis zu bestätigen."

Die retrospektive Datenanalyse ist heute wie damals oft der einzige Weg, Informationen über die Güte von Behandlungsprozessen zusammenzustellen. Leape (2000) geht in seiner Reaktion auf die Diskussion um die Datenqualität des IOM-Berichts *To err is human* auf die Problematik von retrospektiv erhobenem Datenmaterial ein. Aufgrund der Dokumentationsweise, die primär nicht mit den Anforderungen einer späteren Datenanalyse konform ist, entstehen Ungenauigkeiten. Datensätze werden herausgefiltert, ohne dass tatsächlich ein Zusammenhang mit einem unerwünschten Ereignis bestanden hat und werden demnach falsch positiv bewertet. Andererseits werden Datensätze wegen fehlender Kennzeichen nicht erkannt; die Ergebnisse der Untersuchung werden ungenau durch die falsch negativen Resultate. 2008 lädt die Agency for Healthcare Research and Quality (AHRQ) zum Expertentreffen, um diese und andere methodologischen Fragen zu klären (AHRQ 2009).

Nach dem Startschuss für das *Global Trigger Tool* wurden bis 2008 weitere Trigger-Sets zusammengestellt, mit denen den besonderen Sicherheitsaspekten auf Intensivstationen, in chirurgischen oder pädiatrischen Abteilungen Rechnung getragen werden soll. So stehen Sets zur Verfügung, um unerwünschte Medikamentenwirkungen aufzuspüren oder um Fehler beim Medikamentenmanagement selbst zu identifizieren.

Mull et al. (2009) stellen fest, dass Entwicklungsbedarf bezüglich Trigger für den ambulanten und nicht-stationären Bereich sowie zur Aufdeckung von fehlerbegünstigenden Faktoren oder Diagnosefehlern besteht. Außerdem raten sie an, bei der Trigger-Auswahl zunehmend darauf zu achten, dass diese aktionsgerichtet seien, um z. B. Fehlleistungen beim Management oder bei der Teamleitung zu berücksichtigen.

Für eine erfolgreiche Implementierung von Trigger-Sets habe sich gezeigt, dass die Beachtung einiger allgemeiner Konstellationen grundlegend sei:

- Sind die Trigger im Arbeitsablauf integriert?
- Sind die Patientendaten in Papierform oder auf elektronischem Weg verfügbar?
- Ist das eingesetzte Trigger-System an die versorgte Patientenpopulation angepasst?
- Werden die Mitarbeiter, die Papierakten screenen und beurteilen, systematisch geschult und bleibt ihnen genügend Zeit, um Akten regelmäßig und kontinuierlich zu triggern?
- Wird die Einführung des Trigger-Systems durch ein multidisziplininäres Team begleitet, um den Wirkungsgrad zu erhöhen?
- Wird das verwendete Trigger-System der laufenden Entwicklung angepasst?

Die zielführende und gerichtete Entwicklung der einzelnen Trigger(-Sets) bleibt dennoch der entscheidende Faktor zur Beurteilung von deren Wertigkeit und Aussagekraft. Als guter Trigger gilt ein Algorithmus mit einem hohen positiven Vorhersagbarkeitswert (PPV, *positive predictive value*). Nebeker et al. (2009) fassen in ihrem Beitrag die Beschränkungen dieses Parameters zusammen. Der PPV ist demnach ein Wahrscheinlichkeitswert. Er macht keine Aussage über die Zahl der real vorhandenen unerwünschten Ereignisse und wird weitestgehend von der Ereignisprävalenz bestimmt. Die Autoren erläutern außerdem die Probleme bei der Einschätzung und Beurteilung der Sensitivität eines Triggers. Resar (2009) hält die Sensitivität und Spezifität von Triggern für nachrangig. Entscheidend sei vielmehr, ob die Aktenlage es zulässt, positive Trigger zu finden und nach dem Fund den Grad des Schadens zu bestimmen. Je komplexer die Aktenlage sei, desto wichtiger sei seiner Erfahrung nach die zeitliche Beschränkung bei der Bearbeitung: beim *Global Trigger Tool* ist diese standardisiert auf 20 Minuten beschränkt.

Classen (2009) führt in seiner Übersicht die Entwicklung der Tool-Technik aus. Er selbst arbeitet seit Beginn der 1990er an automatisierten, computerbasierten Trigger-Systemen. Weiterentwicklungen dieser Systeme an der Harvard und der Duke Universität arbeiten mit regelbasierten Computersystemen, um aus der Kombination von klinischen Daten Muster zu generieren, die auf unerwünschte Ereignisse schließen lassen. In der Weiterentwicklung dieses Ansatzes wurde in Entlassungsdokumenten von Patienten nach Schlüsselwörtern gesucht, die ebenfalls Hinweise auf unerwünschte Ereignisse geben sollten. Aus dieser Entwicklung heraus entstand das *Trigger Tool* des IHI. Es galt nicht mehr die Maxime, in einer größtmöglichen Datenmenge nach Mustern zu suchen, sondern eine kleine, zufällig ausgesuchte Stichprobe auf das Vorhandensein von definierten Triggern zu screenen. Die Trigger sollten dabei gezielt gewählt werden, um eine Aussage über die Versorgungsgüte des Prozesses oder des Prozessabschnitts machen zu können. An diese Beurteilung knüpft der Autor unmittelbar die Parameter Risiko und Kosten. Die Implementierung derartiger IT-gestützter Überwachungssysteme ließe sich gegenüber den Gesundheitsanbietern nur rechtfertigen, wenn diesen der Nutzen der erhöhten Sicherheit für den Patienten und die Vermeidung von ungezieltem Einsatz von Mitteln, kurz Verschwendung, gegenübergestellt werden könne.

6.3.4 „GTT" im Einsatz – Literaturübersicht

Unter der Voraussetzung, dass der Publikationsspiegel ein Bild über den Einsatz des Global Trigger Tools liefert, wird eine Literaturabfrage über PubMed (textbasierte Meta-Datenbank der Nationalen Medizinbibliothek der USA, NLM) durchgeführt. Die Publikation von Resar, Rozich und Classen (2003) gilt dabei als Meilenstein.

Im Zeitraum 2006 bis 2014 werden anhand der Suchbegriffe (*Global Trigger Tool, Trigger Tool* und *GTT*) 73 Dokumente angezeigt. In 32 dieser Veröffentlichungen weisen die Suchbegriffe nicht auf den Einsatz des „GTT" hin. Übersichtshalber werden die fachfremden Beiträge in der Ergebnistabelle (siehe 6.3.9 Anhang) nicht aufgeführt.

Die zeitliche Verteilung der Beiträge zeigt, dass der Begriff „Trigger" im Medizinjargon zunächst ungebräuchlich ist, häufiger im biochemischen Zusammenhang genutzt wird. Durch die Arbeit des IHI wird der Begriff *Global Trigger Tool – GTT* in den Sprachduktus des klinischen Managements eingeführt. Nach dieser Veröffentlichung steigt die Publikationsrate entsprechend der Bekanntheit der Methode. Publikationen, die sich anderer Begriffe bedienen, wie z. B. die *Harvard Medical Practice Study* (HMPS) werden durch die Abfrage nicht erfasst. Konferenzberichte, wie der oben zitierte AHRQ-Bericht von 2009, erfüllen die Publikationskriterien der gelisteten Journale nicht. Da der Informationsgehalt dieser Grauen Literatur von teilweise hoher Aktualität ist, werden sie in im weiteren Verlauf dieser Übersichtsarbeit jedoch aufgenommen. Zusätzliche Angaben zu diesen Dokumenten sind im Quellenverzeichnis zu finden.

Die Mehrzahl der angezeigten Publikationen stammt aus den USA. Den 17 amerikanischen Publikationen stehen 12 aus den skandinavischen Ländern gegenüber: Dänemark (5), Schweden (5), Finnland (2). Aus Spanien stammen 4 und aus Belgien 3 Publikationen.

Bisher sind keine Beiträge zum „GTT" aus den Niederlanden, aus Irland oder Frankreich gelistet. Die Arbeitsgruppen, die sich im deutschsprachigen Raum mit dem „GTT" beschäftigen, haben hierzu bisher ebenfalls keine Resultate in den PubMed gelisteten Journalen veröffentlicht.

Die Autoren der deutschsprachigen Übersetzung der „GTT"-Anleitung (Arbeitsgruppe Prof. Jens Bothe, Flensburg) haben die Erfahrungen im Rahmen der Berichterstattung nach Finanzierung durch EU-Fördermittel im Abschlussbericht zusammengefasst. Darin wird auch auf die regen „GTT"-Aktivitäten in Dänemark hingewiesen.

Der Vollständigkeit wegen sei vermerkt, dass andernorts ebenfalls mit dem „GTT" gearbeitet wird. Angaben zu Publikationen aus England (NHS, www.institute.nhs.uk/triggertool. Stand 14.07.2014.), Kanada (Mallow 2007) und Australien (HQSC 2013) sind im Quellenverzeichnis zu finden.

6.3.5 Zusammenfassung der Publikationen

Die Laufzeit der „GTT"-Projekte variiert zwischen einem Jahr und sechs Jahren.

Das „GTT" wird entweder organisationsweit oder auf einzelne Abteilungen begrenzt eingesetzt. In einzelnen Fällen werden gezielt einzelne Dienste exkludiert. Die Häufigkeit von „Unerwünschten Ereignissen – UEs (*adverse events*), und die Ausprägung des erlittenen Schadens werden andererseits auch in Großprojekten, über mehrere Versorgungseinheiten hinweg ermittelt. Das „GTT" wird zudem im Bereich der ambulanten Versorgung und Erstversorgung auf seine Tauglichkeit getestet.

Die „GTT"-Methodologie wird bei Bedarf vor Ort angepasst. In der Mehrzahl der Projekte wird die Einteilung – Mitarbeitende des Pflegedienstes screenen und Ärzte führen die Zweitbeurteilung durch – eingehalten. Dabei wird angeführt, dass es schwieriger sei, die Objektivität und Distanz zu wahren, würde man die Dossiers des eigenen Bereichs beurteilen.

Die Mehrzahl der Einrichtungen bearbeitet Papierdossiers, während die Bearbeitung von elektronischen Patientenakten als ein wünschenswerter Vorteil gesehen wird.

In verschiedenen Fällen wird das Original-Trigger-Set des IHI abgewandelt. So werden Ergänzungen/Sets für die Bereiche Onkologie, Notaufnahme, Pädiatrie, Intensivmedizin bzw. Geriatrie entwickelt und/oder getestet.

Das „GTT" wird einerseits auf seine Tauglichkeit bezüglich der Prioritarisierung von Verbesserungsprojekten oder zur Beurteilung von Informations- und Sicherheitskampagnen untersucht. Andererseits besteht die Erwartungshaltung, dass es sich als Evaluationstool eignet, um die (kleinen) Veränderungen im Alltag zu detektieren, die auf einschleichende systematische Fehler oder „Lässigkeiten" hinweisen können.

In einzelnen Projekten werden verschiedene „UE-Identifikationstools" verglichen. Dabei fällt die Erhebungsrate durch Einsatz der *Harvard Medical Practice Study*-Methode deutlich höher aus als beim Einsatz des „GTT". An anderer Stelle wird erwähnt, dass sich beim Vergleich von CIRS und „GTT" nur ein Bruchteil der „GTT"-Fälle im CIRS gemeldet wurde. Die Autoren beider Arbeiten kommen zur gleichen Schlussfolgerung: die Systeme aufeinander abzustimmen und ergänzend zu nutzen.

Beurteilt werden die Frequenz von UEs (in Relation zu der Anzahl Aufnahmen oder Patientenverbleibstagen), das Schadensausmaß (entsprechend der NCC-MERP-Klassifikation), der Einfluss auf die Verlängerung der Verweildauer und die Möglichkeit, ein UEs zu vermeiden.

Ein Team berichtet, dass einzelne Trigger des ursprünglichen IHI-Sets niemals verwendet wurden. Zusätzlich erwähnen mehrere Teams, dass bei der Sichtung der Unterlagen verschiedene UEs festgestellt wurden, ohne einen Bezug zu einem der Trigger zu haben. Es ist in diesem Kontext interessant festzuhalten, dass die unterschiedliche Beurteilung (*inter-rater reliabiliy*) sich auf die erkannte Trigger-Anzahl bezieht. Die Anzahl der erkannten UEs differiert dagegen weniger stark. Zur Verbesserung der Arbeitsweise wird von der Professionalisierung der „GTT"-Teams durch gezielte und wiederholte Ausbildung gesprochen.

Da die Anzahl entdeckter UEs stets ihrem Kontext zugeordnet werden muss, lassen sich verschiedene Projekte untereinander *per se* nicht vergleichen. Die Autoren des ersten IHI-Sets hatten dieses bereits am Anfang mit Nachdruck hervorgehoben: das „GTT" ist primär kein Benchmark-Instrument. Identifizierung von Verbesserungspotenzial und Verlaufskontrolle klar umrissener Bereiche werden wiederholt als Stärke des Tools genannt. In diesem Sinne sind Aussagen wie, die Anzahl entdeckter UEs läge in den chirurgischen Bereichen über denen der konservativen Fächer, nur vertikal interpretierbar. Ein Vergleich aufgrund der „GTT"-Ergebnisse bezüglich höherer Patientensicherheit oder besserer Leistungen in den verschiedenen Bereichen ist wertlos.

6.3.6 Effizienz

Der Aufwand ist groß. Eine informationstechnische Unterstützung wird wiederholt als Verbesserung gesehen. Hierbei steht die Zeitersparnis durch ein automatisiertes Screening im Vordergrund. Durch eine zielgerichtete und flächendeckende Ausbreitung der elektronischen Patientenakte wird dem „GTT" eine Renaissance vorhergesagt.

Garrett et al. (Tab. 1: No. 12) berichten von einem breit angelegten Projekt innerhalb der Gruppe des Adventist Health Systems. Der Einsatz des „GTT" soll für die Gruppe einen maximalen Effekt erwirken, unter Berücksichtigung des verbundenen Aufwands.

Die detektierten Fälle werden gezielt untersucht, womit der ursprüngliche Rahmen des „GTT", die Dossiersichtung auf 20 Minuten zu beschränken, verlassen wird. Die Fälle werden zudem, abhängig vom Schadenausmaß, verschiedenen Komitees zur Weiterbearbeitung vorgelegt. Nicht die absolute Zahl der detektierten UEs steht im Vordergrund, sondern das Ausmaß der UE-Folgen. Das „GTT" dient der Gruppe als Entscheidungshilfe, welche Bereiche zur Gewährleistung der Patientensicherheit zusätzlicher Aufmerksamkeit bedürfen. Die UEs werden in Clustern (Medikation/-Sturz/Identifikation etc.) bearbeitet. Der Ansatz ist breit gewählt; das Prinzip Patientensicherheit wird in den Vordergrund gestellt. Jeder Mitarbeiter ist aufgefordert, den Nutzen seines Arbeitseinsatzes diesbezüglich zu reflektieren.

Andere HMO-Gruppen in den USA, wie die Kaiser Permanente, arbeiten ebenfalls von Beginn an mit dem „GTT". Um die effiziente und sichere Patientenversorgung zu verbessern, werden zunehmend elektronische Patientenakten eingesetzt und „getriggert" (Snow 2010).

Womit sich die Frage nach dem „Nutzen" stellt, und wie in diesem Zusammenhang „Nutzen" definiert werden muss. Hierzu bemerken Shekelle et al. (2013), dass die basale Frage, Patientensicherheit zu messen, bisher nicht beantwortet sei: etwa in Form von Schaden, Fehler oder (Nicht-)Konformität bzgl. evidenzbasierter „Guter Praxis". Obwohl das „GTT" im Vergleich zu anderen resultatorientierten Methoden die weitaus besseren Noten bei der Beurteilung erhalte, laufe die Erfahrung der aktuellen Patientensicherheitsforschung auf die Erkenntnis hinaus, dass man die Entwicklung der Patientensicherheit nur durch eine vielschichtige Sichtweise richtig beurteilen könne. Die Beurteilung der Resultate einer einzigen Methode reiche demnach nicht aus, um den „Sicherheitsgrad" einer Organisation zu bestimmen.

Diese Strategie bestätigen Suarez et al. (2014) (Tab. 1, Nr. 4). Parellel zur 6-Jahresperiode der „GTT"-Erhebung, bei der ein deutlicher Rückgang der Unerwünschten Ereignisse verzeichnet wird, seien neue, höhenverstellbare Betten angeschafft worden, Dekubituspräventionsprogramme durchgeführt und die elektronische Patientenakte eingeführt worden. Das Personal sei im Rahmen der Hygieneschulung gezielt zur Teilnahme an der Handhygienecampagne eingeladen, die Chirurgische Checkliste sei eingeführt und der Standard zur korrekten Patientenidentifikation sei implementiert worden. Neben diesem Bündel an Maßnahmen habe die Organisation an der Erhebung zur Patientensicherheitskultur nach dem AHRQ-Protokoll teilgenommen. Die reduzierte Anzahl der Unerwünschten Ereignisse bilde demnach einen Summeneffekt dieser Maßnahmen ab.

6.3.7 „GTT" meets „IT"

Doupi et al. (2015) setzen die Erfahrungen der Skandinavischen Länder beim Einsatz des „GTT" zur Verbesserung der Patientensicherheit in den Kontext der allgemeinen Entwicklung innerhalb des jeweiligen Gesundheitssystems. Neben der Übersichtsdarstellung der Aktivitäten zum „GTT" sei hier auf den Abschnitt der Publikation hingewiesen: *Automating the GTT: back to the future*. Am Karolinska University Hospital in Schweden wurde ab 2009 eine PC-Version des „GTT" entwickelt, das „MAG Modified Automated GTT" in den USA. Dieses Tool wurde 2010 bis 2011 in allen schneidenen Fächern und in 2011 in den übrigen Fachrichtungen der Universitätsklinik eingeführt. Alle chirurgischen Fachrichtungen nutzen das automatisierte System seit 2011 zum monatlichen Review von 20 Patientendossiers. Dabei screent „MAG" die Dossiers automatisch bezüglich der vorgegebenen Trigger, liefert bei einem Positivbefund die genauen Angaben zum Fundort und ermöglicht so den Einstieg in die weitere gezielte Vertiefung des Dossiers. Die Triggersuche fokussiert sich dabei auf strukturierte Daten (u. a. Medikation, Laborresultate, ICD codes). Darüber hinaus wird eine Freitextsuche (text mining) durchgeführt. Das „MAG" oder gleichartige Systeme sollen zukünftig in allen schwedischen Krankenhäusern dem klinischen Controlling zur Verfügung stehen.

Wie einer Präsentation von Ann Bolin, der CMO des Karolinska University Hospital zu entnehmen ist, erfolgt diese Entwicklung mit staatlicher Unterstützung u. a. in Kooperation mit dem Softwareunternehmen SAS Group. Eine gleichartige Entwicklung hat sich zeitgleich in Finnland ergeben (Doupi et al. 2013).

Die Elektronifizierung der Patientenakten wurde durch die „GTT"-Projekte in den USA vielfach als vorteilhaft für die Patientensicherheit beschrieben. Zurzeit soll genau diese Umsetzung erfolgen. Große Organisationen in den USA, wie z. B. Kaiser, Blue Cross, Blue Chield, VA, CMS arbeiten seit Jahren an der elektronischen Patientenakte. Im Rahmen der „Obamacare“ wurden die rechtlichen Grundlagen und auch finanzielle Anreize geschaffen, damit nun auch jeder einzelne Arzt die notwendige Dokumentation ausschließlich in Form elektronischer Akten durchführt. Der verlustfreie und effiziente Übergang von einem Gesundheitsversorger zum Nächsten ist eine wesentliche Forderung. Im Rahmen der *Obamacare*-Regelung wird besonders auf die enormen Kosten hingewiesen, die durch Fehler gerade beim Wechsel zwischen den einzelen Versorgungseinheiten und beim Einsatz von Medikamenten entstehen.

Seit Beginn 2015, nach Ablauf der Übergangsphase, werden Ärzte mit einer jährlich ausgelobten und zunehmend steigenden Strafe belegt, sofern sie die Papierakte beibehalten. Die Resonanz der Ärzteschaft auf diese Entwicklung ist maßvoll ausgedrückt verhalten. Die ausgesetzte Strafe ($ 1.000 für 2015) wird willig bezahlt. Die Papierakten bleiben im Einsatz. Das „GTT“ stellt de facto eine unberechenbare Bedrohung dar. Es besteht die Befürchtung, dass der einzelne Arzt nach Einführung der elektronischen Akte in seinem Arbeitsfeld die externe Kontrolle seiner Arbeit nicht mehr übersehen kann. Er würde gleichsam die Tür zur Dokumentenkammer sperrangelweit öffnen und müsse sich in weit größerem Maße als bisher zu Angriffen und Beschuldigungen bezüglich fehlerhafter Behandlungen rechtfertigen.

6.3.8 Fazit

Zurzeit dient das „GTT“ der Qualitätskontrolle nach der Beendigung eines Behandlungsprozesses. In Form einer Stichprobe dient es der Überprüfung nachgelebter Behandlungsstandards in Kombination mit der Einschätzung eines möglicherweise eingetretenen Schadens.

Das „GTT“ kann aufgrund seiner Spezifizierung, in Kombination mit zusätzlichen Kontrollmomenten im Verlauf der Behandlung, das Bild zur sicheren Patientenversorgung ergänzen. Es bietet den Vorteil eines Alarmsystems, sofern positive Trigger-Meldungen frühzeitig auf sicherheitsrelevante Prozessabweichungen hinweisen. Voraussetzung hierfür sind eine gezielte Trigger-Auswahl und eine Sichtung der ausgewählten Prozesse im direkten zeitlichen Zusammenhang zur Behandlung.

Die aktuellen Anpassungsempfehlungen zielen genau in diese Richtung: Trigger nach Maß entwickeln und einsetzen sowie Detektion von Abweichungen durch IT-Unterstützung vereinfachen. Die aktuellen Reaktionen verdeutlichen jedoch, dass „GTT“-Observationen nicht ohne die nötige kritische Distanz und Vorsicht eingesetzt werden dürfen.

Die *Inter-rater*-Frage kann durch gezieltes Training und deutliche Kodierregeln gelöst werden. Besondere Aufmerksamkeit muss der allgemeinen *Policy* zukommen. Für das CIRS hat es sich als vorteilhaft erwiesen, klare Regeln festzulegen, eine Art Vertrag zu schließen, auf den sich die Beteiligten bei ihrem Engagement zum Vorteil der Patientensicherheit berufen können. In jedem Fall muss der Rahmen für den Einsatz des „GTT“ innerhalb der Organisation transparent abgesteckt sein und müssen Zielsetzung, Methodologie und Verwendung der Ergebnisse vorab geklärt werden. Ohne diese Sicherheit wird das „GTT“ den miefigen Nimbus annehmen, an dem bereits das bisherige Qualitätsinstrumentarium der Mediziner (u. a. Obduktion und Morbiditäts- und Mortalitäts-Konferenzen) kränkeln: besserwisserisch, bürokratisch, zu wenig Freiraum für zielführendes Wachsen/Lernen.

Das „GTT“ hat deutliche Kapazitäten, um auch in Zukunft als ein Instrument zur Kontrolle der sicheren Patientenversorgung zu dienen. Die aktuelle Datenlage zeigt, dass die Entwicklung in Richtung der elektronischen Version „GTT“ 2.0 in ihrer Umsetzung nahezu abgeschlossen ist.

Und genau an dieser Stelle wird die Janusköpfigkeit des Tools deutlich: Einerseits ist es ein potentes Instrument, um als Routineinstrument zur Kontrolle elementarer Sicherheitsschritte eingesetzt zu werden. Chefärzte und Medizinische Abteilungsleiter können das Tool als Radarsystem der laufenden Geschäfte – als **klinisches** Controlling – einsetzen. Die leitenden Mediziner können ihrer ganzen Kontrollverantwortung nachkommen – indem sie sich nicht nur auf die Kosten/Investitionszahlen beschränken, sondern den Kernbereich ihres Auftrags, die sichere medizinische Patientenversorgung, zurück in den Fokus und gleichwertig neben die rein finanziellen Zahlenkolonnen rücken.

Gerät dieses Instrument in die falschen Hände, wird es zum Knebel der medizinisch Tätigen: Überwachung und Rechtfertigungdruck, ohne Sicherheit gegen eine missbräuchliche Verwendung der erhobenen Daten. Dieses Dilemma muss rechtzeitig, also jetzt, geklärt werden. Die Blockadehaltung der Ärzteschaft gegenüber dem „GTT“ und seinen Varianten, wie sie zurzeit in den USA zu beobachten ist, sollte durch intelligente Lösungen, vorteilhaft für Patienten, Gesundheitsversorger und -bezahler, vermieden werden.

Es ist zu beweisen, ob nicht auch in diesem Fall die medizinische Handlungsmaxime nach Paracelsus gilt: „Alle Dinge sind Gift, und nichts ist ohne Gift; allein die Dosis machts, dass ein Ding kein Gift sei.“ (Paracelsus 1538).

6.3.9 Anhang

Zeit-Personen-Raster (Ausschnitt). Suchtermen (*Trigger*) vs. (*Trigger Tool*) im Titel oder Abstract erwähnt.

Stockwell DC et al. (2014). Development of an Electronic Pediatric All-Cause Harm Measurement Tool Using a Modified Delphi Method. *J Patient Saf* 26.

Mattsson TO et al. (2014). Does adding an appended oncology module to the Global Trigger Tool increase its value? *Int J Qual Health Care* 26(5), 553–560.

Rutberg H et al. (2014). Characterisations of adverse events detected in a university hospital: a 4-year study using the Global Trigger Tool method. *BMJ Open* 4(5), e004879.

Kennerly DA et al. (2014) Characterization of Adverse Events Detected in a Large Health Care Delivery System Using an Enhanced Global Trigger Tool over a Five-Year Interval. *Health Serv Res* 49(5), 1407–1425.
Carnevali L et al. (2013). Performance of the adverse drug event trigger tool and the global trigger tool for identifying adverse drug events: experience in a Belgian hospital *Pharmacother* 47(11), 1414–1419.
Najjar S et al. (2013). The Global Trigger Tool shows that one out of seven patients suffers harm in Palestinian hospitals: challenges for launching a strategic safety plan. *Int J Qual Health Care* 25(6), 640–647.
Schildmeijer K et al. (2013). Strengths and weaknesses of working with the Global Trigger Tool method for retrospective record review: focus group interviews with team members. *BMJ Open* 3(9), e003131.
Fritz Z et al. (2013). The Universal Form of Treatment Options (UFTO) as an alternative to Do Not Attempt Cardiopulmonary Resuscitation (DNACPR) orders: a mixed methods evaluation of the effects on clinical practice and patient care. *PLoS One* 8(9), e70977.
Hwang JI, Chin HJ, Chang YS (2013). Characteristics associated with the occurrence of adverse events: a retrospective medical record review using the Global Trigger Tool in a fully digitalized tertiary teaching hospital in Korea. *J Eval Clin Pract* 20(1), 27–35.
Garrett PR Jr (2013). Developing and implementing a standardized process for global trigger tool application across a large health system. *Jt Comm J Qual Patient Saf* 39(7), 292–297.
James JT (2013). A new, evidence-based estimate of patient harms associated with hospital care. *J Patient Saf* 9(3), 122–128.
Kalenderian E et al. (2013). An adverse event trigger tool in dentistry: a new methodology for measuring harm in the dental office. *J Am Dent Assoc* 144(7), 808–814.
Menéndez MD et al. (2013). Characteristics and associated factors in patient falls, and effectiveness of the lower height of beds for the prevention of bed falls in an acute geriatric hospital. *Rev Calid Asist* 28(5), 277–284.
Unbeck M et al. (2012). Is detection of adverse events affected by record review methodology? an evaluation of the „Harvard Medical Practice Study“ method and the „Global Trigger Tool“. Patient Saf Surg, Apr 15; 7(1): 10, J Asthma. Dec; 49(10): 991–998
Mattsson TO et al. (2013). Assessment of the global trigger tool to measure, monitor and evaluate patient safety in cancer patients: reliability concerns are raised. *BMJ Qual Saf* 22(7), 571–579.
Schildmeijer KG (2012). The assessment of adverse events in medical care; lack of consistency between experienced teams using the Global Trigger Tool'. Comment on *BMJ Qual Saf* 21(4), 307–314, *BMJ Qual Saf* 22(3), 271–272 (2013).
Kennerly DA et al. (2013). Description and evaluation of adaptations to the global trigger tool to enhance value to adverse event reduction efforts. *J Patient Saf* 9(2), 87–95.
Deilkås ET (2013). Comment on *BMJ Qual Saf* 21(4), 307–314 *BMJ Qual Saf* 22(3), 271.
von Plessen C, Kodal AM, Anhøj J. (2012). Experiences with Global Trigger Tool reviews in five Danish hospitals – an implementation study. BMJOpen 2(5), e001324.
Kirkendall ES et al. (2012) Measuring adverse events and levels of harm in pediatric inpatients with the Global Trigger Tool. *Pediatrics* 130(5), e1206–1214.
Doupi P (2012). Using EHR data for monitoring and promoting patient safety: reviewing the evidence on trigger tools. *Stud Health Technol Inform* 180, 786–790.
Nilsson L et al. (2012). Adverse events are common on the intensive care unit: results from a structured record review. *Acta Anaesthesiol Scand* 56(8), 959–965.
Mangoni AA (2012). Predicting and detecting adverse drug reactions in old age: challenges and opportunities. *Expert Opin Drug Metab Toxicol* 8(5), 527–530.

Menendez MD et al. (2012). Impact of computerized physician order entry on medication errors. *Rev Calid Asist* 27(6), 334–340.

Schildmeijer K et al. (2012). Assessment of adverse events in medical care: lack of consistency between experienced teams using the global trigger tool. *BMJ Qual Saf* 21(4). 307–314.

Lipczak H et al. (2011). Uncertain added value of Global Trigger Tool for monitoring of patient safety in cancer care. *Dan Med Bull* 58(11), A4337.

Seynaeve S et al. (2011). Adverse drug events in intensive care units: a cross-sectional study of prevalence and risk factors. *Am J Crit Care* 20(6), e131–140. Doi:10.4037/ajcc2011818.

Lau H, Litman KC (2011). Saving lives by studying deaths: using standardized mortality reviews to improve inpatient safety. *Jt Comm J Qual Patient Saf* 37(9), 400–408.

Lipczak H, Knudsen JL, Nissen A (2011). Safety hazards in cancer care: findings using three different methods. *BMJ Qual Saf* 20(12), 1052–1056.

Classen DC et al. (2011). ‚Global trigger tool' shows that adverse events in hospitals may be ten times greater than previously measured. *Health Aff* (Millwood) 30(4), 581–589.

Good VS et al. (2011). Large-scale deployment of the Global Trigger Tool across a large hospital system: refinements for the characterisation of adverse events to support patient safety learning opportunities. *BMJ Qual Saf* 20(1), 25–30.

Landrigan CP et al. (2010). Temporal trends in rates of patient harm resulting from medical care. *N Engl J Med* 363(22), 2124–2134.

Zimmerman R et al. (2010). Aiming for zero preventable deaths: using death review to improve care and reduce harm. *Healthc Q* 13, 81–87.

Sharek PJ et al. (2011). Performance characteristics of a methodology to quantify adverse events over time in hospitalized patients. *Health Serv Res* 46(2), 654–678. Doi:10.1111/j.1475-6773.2010.01156.x.Epub 2010 Aug 16.

Naessens JM et al. (2010). Measuring hospital adverse events: assessing inter-rater reliability and trigger performance of the Global Trigger Tool. *Int J Qual Health Care* 22(4), 266–274.

Kaafarani HM et al. (2010). Development of trigger tools for surveillance of adverse events in ambulatory surgery. *Qual Saf Health Care* 19(5), 425–429.

Dolores Menéndez M et al. (2010). Use of different patient safety reporting systems: much ado about nothing? *Rev Calid Asist* 25(4), 232–236.

Naessens JM et al. (2009). A comparison of hospital adverse events identified by three widely used detection methods. *Int J Qual Health Care* 21(4), 301–307.

de Wet C, Bowie P (2009). The preliminary development and testing of a global trigger tool to detect error and patient harm in primary-care records. *Postgrad Med J* 85(1002), 176–180.

Vallet B (2007). Physiologic transfusion triggers. *Best Pract Res Clin Anaesthesiol* 21(2), 173–181.

6.3.10 Literatur

AHRQ (2009). Agency for Healthcare Resarch and Quality. Triggers and Targeted Injury Detection Systems (TIDS) Expert Panel Meeting: Conference Summery. Rockville, MD. AHRQ Pub. No. 09-0003.

Brennan TA et al. (1991). Incidence of adverse events and negligence in hospitalized patients. Results of the Harvard Medical Practice *Study I. N. Engl. J. Med.* 324, 370–376.

Brennan T (2000). The Institute of Medicine Report on Medical Errors: *N.Engl. J. Med.* 343, 663–665. http://www.nejm.org/doi/full/10.1056/NEJM200008313430917. Stand: 01.01.2015.

Classen D (2009). Challenges in Implementatin of Trigger and TIDS Tools for Detection of Adverse Events in Health Care Settings. In Agency for Healthcare Resarch and Quality. Triggers and

Targeted Injury Detection Systems (TIDS) Expert Panel Meeting: Conference Summery. Rockville, MD. AHRQ Pub. No. 09-0003, 29–31.

Doupi P et al. (2015). Use of the Global Trigger Tool in Patient safety improvement efforts: Nordic experiences. *Cogn. Tech. Work* 17, 45–54.

Doupi P et al. (2013). IHI Global Trigger Tool and patiente safety monitoring in Finish hospitals. National Institute for Health and Welfare (THL) Report 19, Juvenes Print – Finnish University Print Ltd. Tampere, Finnland.

HQSC (2013). Health Quality, Safety Commission. Global Trigger Tools: A Review of the Evidence. Wellington: Health Quality, Safety Commission.

IHI. Institute for Healthcare Improvement: White Papers http://www.ihi.org/resources/Pages/IHIWhitePapers/default.aspx http://www.ihi.org/resources/Pages/IHIWhitePapers/IHIGlobalTriggerToolWhitePaper.aspx Stand: 01.02.2015.

IOM. Institute of Medicine: Berichtsserie zum Thema Qualitätslücken in der sicheren Patientenversorgung: http://www.nap.edu/catalog/12610/quality-chasm-series-health-care-quality-reports-from-the-institute. Stand: 14.07.2014.

Leape LL et al. (1991). The nature of adverse events in hospitalized patients. Results of the Harvard Medical Practice Study II. *N. Engl. J. Med.* 324, 377–384.

Leape LL (2000). Institute of Medicine Medical Error Figures are not exaggerated. *JAMA* 284(1), 95–97.

Mallow, A, Cronin G (2007). Reducing Hqrm in Paediatric Care: Learning about Adverse Events using a Validated Canadian Paediatric Trigger Tool. For the CAPHC Paediatric Trigger Tool Resarch Grop Montreal, October 14, 2007. http://www.caphc.org/documetnts_annual/2007/conference_ppts/14_10_2007/patient_safety/matlow_cronin.pdf, Stand: 14.09.2014.

Mull HJ et al. (2009). A Review of the Trigger Literature: Adverse events Targeted and Gaps in Detection. In Agency for Healthcare Resarch and Quality. Triggers and Targeted Injury Detection Systems (TIDS) Expert Panel Meeting: Conference Summery. Rockville, MD. AHRQ Pub. No. 09-0003, 9–13.

Nebeker et al. (2009). Using ICD-9-CM Codes in Hospital Claims Data to Detect Adverse Events in Patient Safety Surveillance – Advances in Patient Safety: New Directions and Alternative Approaches (Vol. 1: Assessment) – NCBI Bookshelf 2009.

Paracelsus (1538). In Septem Defensiones. Werke Bd. 2, Darmstadt 1965, 510.

Resar RK, Rozich JD, Classen D (2003). Methodology and rationale for the measurement of harm with trigger tools. Quality and Safety in Health Care 12, Suppl 2: 39–45.

Resar RK, Rozich JD, Simmonds T, Haraden CR (2006). A trigger tool to identify adverse events in the intensive care unit. *Jt Comm J Qual Patient Saf* 32(10), 585–590.

Resar RK (2009). Reflections on the Institue for Healthcare Improvement Global Trigger Tool. In Agency for Healthcare Resarch and Quality. Triggers and Targeted Injury Detection Systems (TIDS) Expert Panel Meeting: Conference Summery. Rockville, MD. AHRQ Pub. No. 09-0003, 23–24.

Shekelle et al. (2013). Making Health Care Safer II: An Updated Critical Analysis of the Evidence for Patient Safety Practices. Comparative Effectiveness Review No. 211.

Shimada SI et al. (2009) Definitions for Triggers Terminilogy. In Agency for Healthcare Resarch and Quality. Triggers and Targeted Injury Detection Systems (TIDS) Expert Panel Meeting: Conference Summery. Rockville, MD. AHRQ Pub. No. 09-0003, 43–46.

Snow D (2010). Kaiser Permanente Experience with Automating the IHI Global Trigger Tool. Presentation at AHRQ Anunnual Meeting, September 29.

Suarez C et al. (2014). Detection of adverse events in an acute geriatric hospital over a 6-year period using the Global Trigger Tool. *Am Geriatr Soc* 62(5), 896–900.

Martin Meilwes

6.4 CIRS – *Critical Incident Reporting System*

Im Gesundheitswesen wird in den letzten Jahren verstärkt versucht, durch Fehlermeldesysteme möglichst frühzeitig risikorelevante Schwachstellen zu identifizieren, so dass eine Wiederholung einer u. U. schadenstiftenden Handlung vermieden werden und zusätzlich die Organisation „Krankenhaus" im Sinne einer „lernenden Organisation" eine Risikoadjustierung vornehmen kann. Das am weitverbreitetste Fehlermeldesystem ist das *Critical Incident Reporting System* (CIRS).

6.4.1 Lernen aus der Fliegerei

Der Ursprung der systematischen Erfassung und strukturierten Fehleranalyse im Sinne eines CIRS findet sich Ende des zweiten Weltkrieges in der Fliegerei (Flanagan 1954).

In das Gesundheitswesen (primär angloamerikanischer Bereich) fand CIRS Einzug in den 60iger Jahren des letzten Jahrhunderts (Hubbard und Levit 1965).

Die heute angewendeten CIR-Systeme beruhen inhaltlich primär auf einer australischen Studie aus dem Jahr 1987 (Wilson 1995).

In Deutschland wurden Mitte der 90ziger Jahre des letzten Jahrhunderts erste CIRS-Systeme, damals noch „papiergestützt", durch die Gesellschaft für Risiko-Beratung mbH (GRB) in verschiedenen Krankenhäusern implementiert. Schon vor dem Millenniumswechsel konnte für einen Krankenhausverbund im Rahmen eines vom Bundesministerium für Gesundheit geförderten Projekts mit dem Titel „Demo-ProQM" die Funktion und Wirksamkeit dieses CIRS (riskop) beispielhaft nachgewiesen werden. Mittlerweile wird das Programm nicht nur weitverbreitet in Krankenhäusern in Deutschland, Österreich und der Schweiz eingesetzt, sondern hat auch Einzug gehalten in Einrichtungen der Altenhilfe und den Rettungsdienst.

Die Schweizer Anästhesiologische Vereinigung entwickelte ebenfalls Mitte der 90iger Jahre des letzten Jahrhunderts ein CIRS, das als Fortentwicklung seit dem Jahr 2005 auch in Deutschland als „CIRSmedical" genutzt wird. „CIRSmedical" wird durch die Bundesärztekammer und Kassenärztliche Bundesvereinigung bereitgestellt und durch das Ärztliche Zentrum für Qualität in der Medizin (ÄZQ) organisiert.

Durch eine Kooperationsvereinbarung besteht schon seit dem Jahr 2008 die Möglichkeit einer einrichtungsübergreifenden Nutzung der CIRS-Systeme zwischen „riskop" und „CIRSmedical".

CIRS ist im angloamerikanischen Sprachraum eine im Gesundheitswesen fest verankerte und bewährte Präventionsstrategie (Lindgren und Secker-Walker 1995).

Die Weltgesundheitsorganisation (WHO) veröffentlichte im Jahr 2005 die „WHO Draft Guidelines for Adverse Event and Learning Systems" (WHO 2005), in denen sich folgende zentrale Forderungen an ein Fehlermeldesystem finden:

- Verbesserung der Patientensicherheit durch Lernen aus Fehlern,
- Sanktionsfreiheit für den Meldenden,
- Meldungen müssen zu konstruktiven Reaktionen führen,
- CIRS benötigt personelle und finanzielle Ressourcen.

Im Jahr 2006 wurden in Deutschland durch die Arbeitsgruppe „CIRS im Krankenhaus" des Aktionsbündnisses Patientensicherheit eine „Empfehlung zur Einführung von CIRS im Krankenhaus" veröffentlicht. Wichtige Kernaussagen dieser Empfehlung sind:
- „CIRS ohne ein (auch nur) abteilungsbezogenes Risikomanagement ist nutzlos – die Erkenntnis von Risikokonstellationen ist der Beginn des Prozesses der Fehlervermeidung,
- CIRS ist ein Beteiligungsprogramm – ohne das aktive Engagement der Mitarbeiterinnen und Mitarbeiter und ihre Freistellung von Sanktionen wird das CIRS im Risikomanagement nicht dauerhaft funktionieren können. Deshalb sollten die Anonymität des Berichtes ermöglicht und seine Vertraulichkeit gewährleistet werden. Die Einführung eines Systems muss immer mit den Mitarbeitenden ins Werk gesetzt werden und
- CIRS bedarf der kontinuierlichen aktiven Unterstützung durch die Krankenhausleitung" (APS 2006).

Eine Untersuchung des Instituts für Patientensicherheit der Universität Bonn aus dem Jahr 2010 zeigt, dass die Zahl der Krankenhäuser in Deutschland, die ein CIRS implementiert haben, in den letzten Jahren kontinuierlich steigt (Lauterberg 2012).

In Deutschland erteilte der Gesetzgeber im Jahr 2013 im Patientenrechtegesetz (Bundesgesetzblatt 2013) dem Gemeinsamen Bundesausschuss (G-BA) den Auftrag, Mindeststandards für Risikomanagement- und Fehlermeldesysteme in Krankenhäusern festzulegen. Am 23.01.2014 kam der G-BA diesem Auftrag nach. Durch diesen Beschluss wurde die „Qualitätsmanagement-Richtlinie Krankenhäuser" um den § 5 „Klinisches Risikomanagement und Fehlermeldesysteme" ergänzt (BAnz 2014). Damit ist nun durch den Gesetzgeber verbindlich vorgegeben, dass Krankenhäuser ein für alle Mitarbeiter abteilungs- und berufsgruppenübergreifendes Fehlermeldesystem zu nutzen haben.

Neben der Verpflichtung der Führungskräfte aller Hierarchieebenen zur aktiven Unterstützung und der Vorgabe, Verantwortlichkeiten ausdrücklich zu benennen, ist in dem Beschluss des G-BA sicherlich bemerkenswert, dass die Bearbeitung der Meldungen nachweislich dem PDCA-Zyklus (Deming 1982) folgen soll.

Ausdrücklich wird die Teilnahme an einrichtungsübergreifenden Fehlermeldesystemen durch den G-BA-Beschluss unterstützt und damit ein einrichtungsübergreifendes „Lernen" aus Fehlern gefördert.

6.4.2 CIRS – von der Fehlermeldung zur Patientensicherheit

Die Arbeitsweise eines CIRS sollte sich am Prozessmodell orientieren. Da durch eine Meldung allein noch keine Veränderung bewirkt werden kann, ist eine strukturierte Einbindung des klinischen Risikomanagements an das „Reporting" der Mitarbeiter notwendig (Meilwes 2007)

Der Mitarbeiter vor Ort erstellt für ein als patientengefährdent wahrgenommenes Ereignis eine Meldung an das im Krankenhaus installierte CIRS-System. In dem für die Meldung genutzten System muss durch organisatorische und technische Vorgaben (z. B. Einhaltung gesetzlichen Bestimmungen des Patientenrechtegesetzes und der Empfehlungen des Aktionsbündnisses Patientensicherheit) zwingend sichergestellt sein, dass der Vertrauensschutz, die Anonymität und die Sicherstellung der Sanktionsfreiheit für den Meldenden jederzeit sicher gewährleistet werden.

Risikoidentifikation und Risikoanalyse

Die Meldung wird durch entsprechend geschulte Mitarbeiter auf die dem Ereignis zugrunde liegenden Risiken hin analysiert. Die Meldung wird ausschließlich auf der Sachebene und nur zur Identifikation relevanter Risiken genutzt. Aus diesem Grund sind personenbezogene Angaben in der Meldung nicht notwendig und gewünscht, da sonst vor der eigentlichen Bearbeitung der Meldung in einem separaten Arbeitsschritt eine Anonymisierung erfolgen muss. Zur Analyse der Meldung bedienen sich die Mitarbeiter des Analyseteams geeigneter Analysetechniken und Analysemethoden.

Risikobewertung

Nach der Identifikation des jeweiligen Risikos erfolgt eine Risikobewertung, die unter Berücksichtigung des möglichen Schadenausmaßes und der realistischen Eintrittswahrscheinlichkeit im Sinne einer „Gefährdungsanalyse" die Priorität der Bearbeitung des jeweiligen Risikos festlegt. Häufig wird zusätzlich im Sinne einer „Fehler-Möglichkeits- und Einflussanalyse" (FMEA) auch die Entdeckbarkeit des Risikos für eine umfassende Bewertung als beeinflussender Faktor mitberücksichtigt.

Risikobewältigung

Das Analyseteam erarbeitet einen praxisorientierten geeigneten Lösungsvorschlag zur Beseitigung oder zur Minimierung des identifizierten Risikos und kommuniziert diesen Vorschlag mit dem für das jeweilige Risiko verantwortlichen „Prozesseigner".

Aufgabe des Prozesseigners muss es sein, durch Übernahme des vorgelegten Lösungsvorschlages oder Umsetzung anderer geeigneter eigener Maßnahmen die als risikohaft identifizierte Situation im Sinne der Patientensicherheit suffizient und nachhaltig zu verändern.

Die risikopräventiven Ergebnisse und wichtigen Erkenntnisse der Fehleranalysen werden den Mitarbeitern zeitnah über geeignete Informationswege zur Verfügung gestellt.

Risikokontrolle

Zur Sicherstellung der Nachhaltigkeit der umgesetzten, die Patientensicherheit fördernden Maßnahmen muss eine nachvollziehbare Kontrolle der Umsetzung und der Wirksamkeit der durch CIRS implementierten Präventionsmaßnahmen und ggf. eine „Nachjustierung" erfolgen. Hierzu bietet sich eine enge Verzahnung mit dem Qualitätsmanagement der jeweiligen Einrichtung an.

Durch die beschriebene strukturierte Vorgehensweise wird einerseits das kontinuierliche und systematische „Sicherheitslernen" der Organisation „Krankenhaus" ermöglicht (Meilwes 2009), andererseits die Forderung aus dem Patientenrechtegesetz/G-BA-Beschluss zur Umsetzung des PDCA-Zyklus erfüllt.

Zusätzlich sollten aus dem jeweiligen einrichtungsinternen CIRS ausgewählte, nach Möglichkeit analysierte und fachlich kommentierte Berichte für den Austausch von Ereignissen und Lösungsmöglichkeiten in ein einrichtungsübergreifendes Fehlermeldesystem entsprechend dem bereits angesprochenen G-BA-Beschluss weitergeleitet werden. Das einrichtungsübergreifende Fehlermeldesystem bietet in Ergänzung zu der einrichtungsinternen Nutzung die zusätzliche Möglichkeit, Berichte aus anderen Einrichtungen für das interne Qualitäts-/Risikomanagement hinzuziehen und geeignete Präventionsmaßnahmen adaptiert ableiten zu können.

6.4.3 Der Fehler als Chance

Menschen begehen Fehler – diese selbstverständliche Tatsache hatte bislang häufig bei den Verantwortlichen im Krankenhaus nur eine eingeschränkte Akzeptanz. Hieraus resultierte in der Vergangenheit häufig der personenbezogene Vorwurf eines individuellen Versagens gegenüber dem einzelnen Mitarbeiter, dem ein Fehler unterlaufen war.

Im Sinne eines zeitgemäßen Fehlermanagements schaut CIRS nicht zurück und sucht nach „Schuldigen", sondern richtet seine Aufmerksamkeit ausschließlich auf die Schadenprävention in der Zukunft. Nicht Fragen nach dem „Wer" oder „Wem" stehen hier im Mittelpunkt, sondern nur nach dem „Was" und „Wie". Auch entsprechend den Empfehlungen des Aktionsbündnisses Patientensicherheit und den gesetzlichen Vorgaben des Patientenrechtegesetzes muss ein CIRS zu jeder Zeit Vertraulichkeit, Anonymität und Sanktionsfreiheit im Zusammenhang mit der Meldung sicherstellen (APS 2007/Bundesgesetzblatt 2013).

Der Grundgedanke von Fehlermanagement ist, dass durch das Sammeln und Analysieren kritischer Zwischenfälle oder Beinaheschäden Erkenntnisse abgeleitet werden können, die dazu dienen können, Fehler in der Zukunft zu vermeiden; kurz gefasst: einen Fehler auch als Chance zu verstehen, der es erlaubt, einen gleichartigen Fehler in der Zukunft verhindern zu können (Morlock 1995). Der Blick ist dabei präventiv in die Zukunft gerichtet und nicht, wie leider noch allzu häufig festzustellen, zurück, um einen Schuldigen zu finden.

Dem chinesischen Philosophen Konfuzius wird nachfolgender Ausspruch zugeordnet: „Wer einen Fehler gemacht hat und ihn nicht korrigiert, begeht einen zweiten." Eine ähnliche Aussage finden wir, wie bereits erwähnt, bei Georg Ernst Stahl, deutscher Arzt und Chemiker und Leibarzt Friedrich Wilhelms I. (21.10.1660 – 14.05.1734):

> Es ist kein Fehler einen Fehler einmal zu begehen, aber es ist unärztlich, den eigenen Fehler nicht einzugestehen oder erkennen zu wollen, um daraus für später die notwendigen Konsequenzen zu ziehen.

In beiden Aussprüchen werden zwei für das Fehlermanagement und die Risikokommunikation zentrale Aussagen deutlich: die grundlegende Akzeptanz der Fehlerhaftigkeit des Menschen und die Notwendigkeit aus Fehlern zu lernen, also den Fehler als Chance zur Verbesserung zu nutzen.

Kombiniert man die primär personenorientierte Sichtweise, dass ein Fehler vom Verursacher als Lernmöglichkeit zur zukünftigen Vermeidung gleichartiger Fehler genutzt werden sollte, mit einer systemorientierten Sichtweise, dass Fehler und unerwünschte Ereignisse im Gesundheitswesen häufig im System begründete oder bedingte Ursachen haben (Reason 2000), wird umso deutlicher, wie wichtig eine gerichtete Risikokommunikation und systematische Fehlermelde- und Lernsysteme, wie beispielsweise CIRS, für die effektive Verbesserung der Patientensicherheit sind (Leape, Woods und Hatlie 1998).

Wurde und wird ein Fehler häufig insbesondere von Führungskräften noch als persönliches Versagen des Einzelnen angesehen und sanktioniert, eröffnet die Erkenntnis, dass Fehler Systembezug haben, Möglichkeiten für die Organsationsentwicklung. Den systematischen Rahmen hierzu kann ein flächendeckendes und über die Abteilungs- und Einrichtungsgrenzen vernetztes CIRS liefern.

So kann, verbunden mit einer systematischen und gerichteten Risikokommunikation, aus dem Fehler als primär wahrgenommene Bedrohung eine Entwicklung entstehen, den Fehler auch als „Erfolgsfaktor" zu sehen und aktiv zu nutzen.

Neben der Verbesserung der Patientensicherheit lassen einzelne Studien zudem den Rückschluss zu, dass mit dieser aus dem CIRS initiierten Prozessabsicherung auch eine betriebswirtschaftlich relevante Prozessverbesserung einhergeht (Dooley 2004).

In Abwandlung der alten Volksweisheit: „Aus Schaden wird man klug" kann beim systematischen Einsatz einer zielgerichteten Risikokommunikation mittels CIRS gesagt werden: „Aus Fehler anderer wird man klug, bevor ein Schaden entstanden ist".

6.4.4 Was kann CIRS bewirken?

Grundsätzlich besteht das Problem, dass sich aus den aus CIRS-Meldungen entwickelten Präventionsmaßnahmen nicht automatisch ableiten lässt, dass hierdurch nachfolgend tatsächliche Patientenschäden zu dem identifizierten Risiko vermieden werden, da sich nur ungenau erfassen lässt, ob und wann sich diese Risikokonstellation noch einmal entsprechend wiederholen und zu einem Schaden führen wird.

Hier können im konkreten Einzelfall nur durch Instrumente, wie z. B. die FMEA, Eintrittswahrscheinlichkeiten eingeschätzt und bewertet werden. Zudem ist die Risikokommunikation eng verbunden mit der jeweiligen Risikowahrnehmung der beteiligten Personen. Dies hat zur Folge, dass unterschiedliche Personen ein und dieselbe Situation durchaus sehr unterschiedlich bewerten (Sexton, Thomas und Helmreich 2000). Wie von Gheradie, Nicolini und Odella beschrieben, kann was für die eine Person als dramatisches Risiko wahrgenommen wird, von einer zweiten Person im gleichen Betrieb als vollkommen ungefährlich und „normal" empfunden werden (Gherardi, Nicolini und Odella 1998).

Erklärungsversuche über sog. „mentale Modelle" versuchen in diesem Zusammenhang die Ursachen zu ergründen, die zu diesen unterschiedlichen Einschätzungen führen (Carroll 1995).

Incidents werden im Alltag nicht nur wegen der individuellen Wahrnehmung mangelnder Relevanz, sondern auch aus Angst vor individuellen Sanktionen, dem Eingestehen persönlicher Unzulänglichkeit, aus Zeitmangel und aufgrund nicht benutzerfreundlicher Meldesysteme nicht gemeldet (Taylor 2004).

Studien aus dem angloamerikanischen Bereich belegen, dass CIRS ein wirkungsvolles Instrument zur Verbesserung der Patientensicherheit ist und durch die frühzeitige Analyse und strukturierte Bearbeitung von Zwischenfallmeldungen Patientenschädigungen vermieden werden können (Lingren und Secker-Walker 1995; Wilson 1995). Empirische Erfahrungen im deutschen Gesundheitswesen kommen ebenfalls zu diesem Ergebnis (Meurer 2004).

Hart gibt als wichtigste Erkenntnis aus einem wissenschaftlich begleiteten CIRS-Projekt an 12 Kinderkliniken in Norddeutschland und Berlin in der Zeit von Mai 2005 bis Juni 2007 an: „CIRS ist besonders geeignet, das Risikomanagement vor Ort zu unterstützen. Der Gewinn für die Patientensicherheit liegt in der Chance, den Übergang vom Fehler zum Schaden zu vermeiden bzw. zu vermindern. CIRS kann zu einer Steigerung der Patientensicherheit und zur Verbesserung der Sicherheitskultur in einer Klinik beitragen" (Hart 2009).

In einer „Befragung zum Einführungsstand von klinischem Risikomanagement (kRM) in deutschen Krankenhäusern" des Instituts für Patientensicherheit der Universität Bonn im Jahr 2010 konnte belegt werden, dass 77,6 % der 484 an der Befragung teilnehmenden Krankenhäuser die Wirksamkeit und den Nutzen der durch CIRS und weitere Aktivitäten des klinischen Risikomangements umgesetzten Maßnahmen als sehr oder überwiegend positiv bewerteten (Lauterberg 2012).

Leape und Berwick kamen in einer internationalen Studie 2005 zu dem Ergebnis, dass bei konsequenter Nutzung von CIRS über einen längeren Zeitraum sowohl die Anzahl von Incidents, als auch von Schäden im Sinne sog. „unerwünschter Ereignisse" reduziert werden konnten (Leape und Berwick 2005).

In einer empirischen Untersuchung aus den Niederlanden konnte zudem nachgewiesen werden, dass das Meldeverhalten innerhalb einer Klinik signifikant verbessert werden kann, wenn man die Einführung von CIRS einbettet in weitere Maßnahmen des klinischen Risikomanagements, hier insbesondere die Durchführung von Risikoaudits vor der Implementierung eines CIRS (Kessels-Harbraken et al. 2010).

Dabei wird in der Untersuchung ein Zusammenhang hergestellt zwischen der positiven „Schärfung" der Risikowahrnehmung, einer besseren Risikokommunikation aller Beteiligten und dem Meldeverhalten im CIRS.

Staender und Kaufmann sehen aufgrund der zunehmenden Komplexität unseres Systems „Krankenhaus" die Notwendigkeit, CIRS-Systeme um den Faktor „Lernen am Erfolg" zu ergänzen. Somit soll nicht nur das Lernen aus Fehlern, sondern auch im besonderen Maß das gemeinsame und systematische Lernen aus der risikopräventiven Bewältigung unvorhersehbarer komplexer Situationen gefördert werden (Staender und Kaufmann 2015).

Zusammenfassend kann gesagt werden, dass ein in die vielfältigen weiteren Aktivitäten und Maßnahmen des Qualitäts- und Risikomanagements strukturiert eingebundenes und sich kontinuierlich weiterentwickelndes CIRS ein wirkungsvolles und erfolgreiches Instrument zur Verbesserung der Patientensicherheit und zur patientenorientierten und risikoadjustierten Fortentwicklung der „Organisation" Krankenhaus ist.

6.4.5 Literatur

APS (2006). Aktionsbündnis Patientensicherheit e. V. Empfehlung zur Einführung von CIRS im Krankenhaus. URL: http://www.aps-ev.de/fileadmin/fuerRedakteur/PDFs/AGs/07-07-25-CIRS-Handlungsempfehlung.pdf. 2006. Letzter Abruf 02.01.2015.

APS (2007). Aktionsbündnis Patientensicherheit e. V. Empfehlungen zur Einführung von Critical Incident Reporting Systemen (CIRS) – Praxistipps für Krankenhäuser. URL: http://www.aps-ev.de/fileadmin/fuerRedakteur/PDFs/AGs/07-12-10_CIRS_Brosch__re_mit_Umschlag.pdf. 2007. Letzter Abruf 02.01.2015.

BAnz (2014). Bekanntmachung eines Beschlusses des Gemeinsamen Bundesausschusses über eine Änderung der Vereinbarung des Gemeinsamen Bundesausschusses gemäß § 137 Absatz 1 Satz 3 Nummer 1 des Fünften Buchs Sozialgesetzbuch (SGB V) über die grundsätzlichen Anforderungen an ein einrichtungsinternes Qualitätsmanagement für nach § 108 SGB V zugelassene Krankenhäuser: Umsetzung des § 137 Absatz 1d Satz 1 SGB V vom 23.01.2014. Bundesministerium Gesundheit. BAnz AT 16.04.2014 B4.

Bundesgesetzblatt (2013). Gesetz zur Verbesserung der Rechte von Patientinnen und Patienten. Bundesgesetzblatt. Jahrgang 2013. Teil I Nr. 9, Bonn.

Carroll JS (1995). Incident reviews in high-hazard industries: Sensemaking and learning under ambiguity and accountability. *Industrial and Environmental Crisis Quaterly* 9, 175–197.
Deming WE (1982) Out of the Crisis. Massachusetts Institute of Technology, Cambridge, 88.
Dooley MJ, Allen KM, Doecke CJ, Galbraith KJ, Taylor GR, Bright J, Carey DL (2004). A prospektive multicentre study of pharmacist initiated changes to drug therapy and patient management in acute care Goverment funded hospitals. *British Journal of Clinical Pharmacology* 57, 513–521.
Flanagan J (1954). The critical incident technique. *Psychol Bull.* 51, 327–358.
Gherardi S, Nicolini D, Odella F (1998). What do you mean by safety? Conflicting perspectives on accident causation and safety management in a construction firm. *Journal of Contingencies and Crisis Management* 6(4), 202–213.
Hart D (2009) Risiken verringern, Sicherheit steigern. Deutscher Ärzte-Verlag. Köln, 3.
Hubbard JP, Levit EJ (1965). An objective evaluation of clinical competence. *New England Journal of Medicin* 272, 1321–1328.
Kessels-Habraken M, De Jonge J, Van der Schaaf T, Rutte C (2010). Prospective risk analysis prior to retrospective incident reporting and analysis as a means to enhance incidence reporting behavior: A quasi-experimental field study. *Social Science, Medicine* 70, 1309–1316.
Lauterberg J (2012). Abschlussbericht–Befragung zum Einführungsstand von klinischem Risiko-Management (kRM) in deutschen Krankenhäusern. Institut für Patientensicherheit der Universität Bonn. abrufbar unter URL: http://www.aps-ev.de/fileadmin/fuerRedakteur/PDFs/Projekte/KRM/KRM_Abschlussbericht_final_0.pdf.2012. Letzter Abruf 02.01.2015.
Leape LL, Woods DD, Hatlie MJ et al. (1998). Promoting patient safety by preventing medical error. *JAMA* 280(16), 1444–1447.
Leape LL (2002). Reporting and adverse events. *N Engl J Med* 347, 1633–1638.
Leape LL, Berwick DM (2005). Five jears after to err is human: what have we learned? *JAMA* 293, 2384–2390.
Lindgren, O, Secker-Walker J (1995). Incident reporting systems: early warnings for the prevention and control of clinical negligence. In: Vincent C (Ed.). *Clinical risk management*, 375–390.
Meilwes M (2007). Klinisches Risikomanagement in der Praxis. In: Ennker, J, Pietrowski D, Kleine P (Hersg.). Risikomanagement in der operativen Medizin. Darmstadt, Steinkopff-Verlag, 155–169.
Meilwes M (2009). Reporting Systeme. In: Ansorg J, Diemer M, Herberer J, Tsekos E, van Eiff W (Hsrg.). OP-Management 2. Auflage. Berlin, Medizinisch Wissenschaftliche Verlagsgesellschaft, 247–257.
Meurer AM, Meilwes M, Eckhardt A, Rompe JD, Sauer A, Heine J (2004). Risikoanalyse und Risikomanagement in der Klinik – ein Erfahrungsbericht. In: Gesundheitsökonomie, Qualitätsmanagement. Heft 9/2004. Stuttgart, Georg Thieme Verlag, 102–107.
Morlock L (1995). Evaluation of clinical risk management programmes. In: Vincent C (Hrsg.). London, Clinical Risk Management.
Reason J (2000). Human error: models and management. *British Medical Journal* 320, 768–770.
Sexton JB, Thomas EJ, Helmreich RL (2000). Error, stress an teamwork in medicine and aviation: cross-sectional Surveys. *British Medical Journal* 320, 745–749.
Staender S, Kaufmann M (2015). Sicherheitsmanagement 2015: von "Safety-I" zu "Safety-II". *Schweizerische Ärztezeitung* 96(5), 154–157.
Taylor JA (2004). Use of incident reports by physicians and nurses to document medical errors in pediatric patients. *Pediatrics* 114, 729–735.
WHO (2005). Draft Guidelines for Adverse Event Reporting and Learning Systems, World Health Organization, Genf, www.who.int/patientsafety.
Wilson RM (1995). The Quality in Australian Health Care Study. *Australian Medical Journal* 163, 458–471.

Klaus Vonderhagen

6.5 Beschwerdemanagement

Das Beschwerdemanagement ist ein Instrument des Qualitäts- und Risikomanagements. Es dient dazu, die Erwartungen des Endverbrauchers gegenüber dem Unternehmen bzw. den Dienstleistungen zu erkennen, Schwachstellen angebotener Dienstleistungen zu identifizieren und schließlich zielgerichtete Verbesserungsmaßnahmen abzuleiten (Stauss und Seidel 1998; Sobhani und Kerst 2003). Für Gesundheitsunternehmen stellt das Beschwerdemanagement ein geeignetes Instrument dar, um die Patientenzufriedenheit genauso wie die Patientensicherheit durch unmittelbare Beschwerdebearbeitung zu optimieren. Aufgrund der Leistungen des Beschwerdemanagements für die Patientensicherheit wurde selbiges in Deutschland 2014 im Rahmen der Ausformulierungen des Patientenrechtegesetzes sogar zum Mindeststandard erhoben (https://www.g-ba.de/downloads/39-261-1919/2014-01-23_KQM-RL_137-1d_BAnz.pdf):

> Der Gemeinsame Bundesausschuss hat in seiner Sitzung am 23. Januar 2014 beschlossen, die Vereinbarung des Gemeinsamen Bundesausschusses gemäß § 137 Abs. 1 Satz 3 Nr. 1 SGB V über die grundsätzlichen Anforderungen an ein einrichtungsinternes Qualitätsmanagement für nach § 108 SGB V zugelassene Krankenhäuser in der Fassung vom 21. Juni 2005 (BAnz Nr. 242 S. 16 896) wie folgt zu ändern: (...)
>
> (7) Das Krankenhaus betreibt ein patientenorientiertes Beschwerdemanagement mit zügiger und transparenter Bearbeitung der Beschwerden. Dazu gehören z. B. die Information der PatientInnen über die Beschwerdemöglichkeit vor Ort, die zeitnahe Unterrichtung über das Ergebnis und ggf. gezogene Konsequenzen. Die Ergebnisse aus dem Beschwerdemanagement sollen auch in die Gestaltung des klinischen Risikomanagements einfließen. Die Einzelheiten der Umsetzung und Organisation des Beschwerdemanagements fallen in die Verantwortung des Krankenhauses und sind an dessen speziellen Verhältnissen auszurichten.

6.5.1 Beschwerdemanagement in der Praxis

Ein funktionierendes Beschwerdemanagement setzt die aktive Mitgestaltung von Patienten, Angehörigen und Dritten, als Beschwerdeführer voraus. Insofern ist es notwendig, dass die Gesundheitsunternehmen Patienten und Angehörige dazu motivieren, Beschwerden wahrnehmbar zu äußern. Folgender häufig genutzte Leitsatz sei an dieser Stelle als richtungsweisend genannt:

„Wenn Sie mit der Behandlung, Therapie, Versorgung und Pflege zufrieden waren, sagen Sie es Ihren Familienmitgliedern und Freunden; wenn nicht, sagen Sie es uns!"

Adäquate Mittel zur Beschwerdestimulation sind u. a. Flyer, Karten und Formulare mit den Überschriften wie:
- Meinungsäußerung,
- Lob und Tadel,
- ihre Meinung ist uns wichtig und wertvoll,

- Fragen, Anregungen und Beschwerden,
- Patientenbefragung,
- Lob, Kritik und Beschwerde,

die systematisch an Patienten und deren Angehörige auszugeben sind. Zum Thema Patientenbefragungen zur Patientensicherheit liefert Kapitel 6.6 eine ausführliche Erläuterung. Werden schließlich Beschwerden des Patienten von Mitarbeitenden wahrgenommen, sind diese zeitnah an den entsprechenden Ansprechpartner weiterzuleiten. Die daran anschließenden Maßnahmen zur Beschwerdebearbeitung und die ggf. damit einhergehenden Anpassungen der Dienstleistungen sind seitens des Gesetzgebers definiert. Dieser gibt vor, zur Steuerung der Prozesse den PDCA-Zyklus (Plan-Do-Check-Act) einzusetzen (vgl. KTQ Manual Version 6.0):

PLAN	– Festlegung einer Zielsetzung des Beschwerdemanagementkonzepts – Verantwortlichkeit und Maßnahmen festlegen
DO	– Durchführung einer Beschwerdeanalyse – Maßnahmen, die sicherstellen, dass die Beschwerdeführer eine Beschwerde einfach und unbürokratisch abgeben können
CHECK	– Zeitnahe und professionelle Bearbeitung von Beschwerden – Erstellung einer Statistik über die eingegangenen und bearbeiteten Beschwerden
ACT	– Ableitung von Verbesserungsmaßnahmen aus den bearbeiteten Beschwerden – Umsetzung und Darstellung der abgeleiteten Verbesserungsmaßnahmen

Demnach gilt es in einem nächsten Schritt, die Ergebnisse auszuwerten. Die Ergebnisauswertung von Beschwerden zeigt in der Regel, dass häufig bestimmte Serviceleistungen des Gesundheitsunternehmens im Fokus stehen, die der Beschwerdeführer als unzureichend bewertet. Dazu zählen zum Beispiel kritische Äußerungen hinsichtlich Essensversorgung, Verhalten des Personals, medizinische und pflegerische Behandlung, Ausstattung und Service, Wartezeiten, Sauberkeit und Hygiene, Verlust und Diebstahl von Patienteneigentum (vgl. HKG Bericht Hamburger Erklärung 2013: http://www.hkgev.de/hh-erklaerung.html). Darüber hinaus werden auch Reklamationen seitens der Beschwerdeführer vorgebracht, die sich durch einen konkreten Rechtsanspruch des Patienten auszeichnen.

Beschwerden helfen somit, Risiken zu identifizieren, die sich den Medizinern, Pflegenden und Therapeuten in der Alltagsroutine sowie aufgrund fehlender Patientenperspektive oftmals nicht offenbaren bzw. nicht wahrgenommen werden. Darauf aufbauend lassen sich gezielt Verbesserungsmaßnahmen ableiten. Insofern ist dem Beschwerdemanagement eine entscheidende Rolle zuzusprechen, wenn es um die Verbesserung von Qualität und Sicherheit in Medizin und Pflege geht. Wenn das Gesundheitsunternehmen zeitnah den Kontakt und das Gespräch mit dem Beschwerdeführer sucht, um die ermittelten Defizite einem systematischen Problemlöseprozess zuzuführen bzw. Schadenbegrenzung zu betreiben, können sogar juristische Schritte gegen das Gesundheitsunternehmen abgewendet werden (vgl. Jaklin 2008).

Die folgenden Beispiele von Patientenbeschwerden aus dem Klinikalltag und die daraus abgeleiteten Verbesserungs-/Präventionsmaßnahmen verdeutlichen die Chancen bzw. den wertvollen Nutzen der Etablierung eines systematischen und aktiven Beschwerdemanagements für das Qualitäts- und Risikomanagement in Gesundheitsunternehmen.

Beispiel 1: Patientenbeschwerde
Ein Patient beschwert sich darüber, dass die Zusage des Stationsarztes, er würde am geplanten Operationstag als erster oder zweiter Patient operiert, weil er durch seine Begleiterkrankung Diabetes mellitus nicht unnötig über einen längeren Zeitraum nüchtern bleiben sollte, nicht eingehalten wurde. Die Operation wurde sogar nach einigen Stunden des Wartens abgesagt und um ganze zwei Tage verschoben (Quelle: Anonymisierte Beschwerde aus dem IT-Beschwerdemanagement-Tool „kritikom").

Die Beschwerde verdeutlicht dem Gesundheitsunternehmen, dass das OP-Management verbesserungswürdig ist und folgende Punkte zukünftig zu berücksichtigen sind:
- Terminzusagen an den Patienten sind einzuhalten,
- alle Besonderheiten und bekannten Begleiterkrankungen (Komplikationen) des Patienten sind in die OP-Planung zu integrieren,
- bei einer kurzfristig notwendigen OP-Planänderung (z. B. Notfall) ist der Patient zeitnah durch einen Mitarbeitenden des zuständigen OP-Teams zu informieren.

Ziel eines erfolgreichen OP-Managements ist, vorhandene Informationen und Ressourcen optimal für ein bestmögliches Ergebnis, zum Wohl des Patienten einzusetzen.

Beispiel 2: Patientenbeschwerde
Ein Patient beschwert sich darüber, dass die Anzahl der Medikamente, die sich in der Tablettenschachtel befinden, ihm vom Aussehen und Farbe nicht bekannt sind. Im Rahmen der ärztlichen Visite konnte der Patient nach eigenen Angaben dazu keine Frage stellen, weil das Visitenteam sehr schnell wieder das Patientenzimmer verlassen hatte und anscheinend unter großem Zeitdruck stand. Auf Nachfrage bei der zuständigen Krankenschwester stellte sich heraus, dass die Anzahl der Tabletten für die Gabe am Morgen und Abend nicht mit den Angaben im Medikationsplan übereinstimmten. Die Rücksprache mit einem Arzt ergab schließlich, dass die Medikamentengabe reduziert wurde (Quelle: s. o.).

Die Beschwerde verdeutlicht, dass eine (Sicherheits-)Lücke in der Arzneimitteltherapie gegeben ist und perspektivisch folgende Prozessschritte zur Erhöhung der Patientensicherheit berücksichtigt werden müssen:
- Anordnung der Medikation für den Patienten auf Richtigkeit prüfen,

- Abgleich der angeordneten Dosis mit der Frequenz, die dem Patienten verabreicht wird,
- Medikamente richtig und sicher für den Patienten zusammenstellen (Vier-Augen-Prinzip),
- Kontrolle der Medikamentenzusammenstellung vor Weitergabe an den Patienten,
- Kontrolle der Medikation im Rahmen der täglichen ärztlichen Visite.

Die Prozessanläufe sind im Rahmen der Arzneimitteltherapiesicherheit für die Patienten zu überprüfen und kontinuierlich zu verbessern.

6.5.2 Ziele des direkten und indirekten Beschwerdemanagement in Unternehmen des Gesundheitswesens

Im direkten Beschwerdemanagement (Abb. 6.6) geht es darum, dass Gesundheitsunternehmen unzufriedene Patienten motivieren, ihre enttäuschten Erwartungen, Probleme, wahrgenommenen Mängel etc. in Medizin und Pflege gegenüber den Gesundheitsunternehmen offen zu artikulieren. Eine unmittelbare Reaktion des Gesundheitsunternehmens auf die Beschwerde ermöglicht, dass die Patientenzufriedenheit

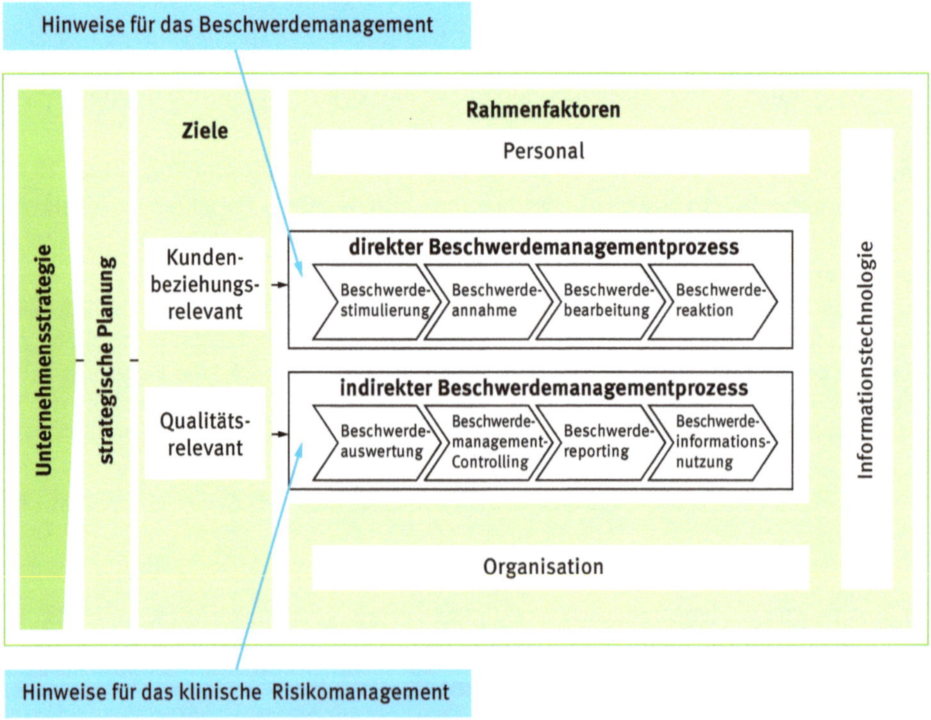

Abb. 6.6: Rahmenfaktoren des Beschwerdemanagements, mod. nach Strauss und Seidel (2007).

wieder hergestellt wird, bevor der Patient dem Gesundheitsunternehmen den Rücken kehrt oder gar juristische Schritte gegen das Gesundheitsunternehmen einleitet. In diesem Prozess stehen der Mitarbeitende des Gesundheitsunternehmens und der Patient in einem direkten Kontakt.

Darüber hinaus wird im indirekten Beschwerdemanagement-Prozess (Abb. 6.6) das Ziel verfolgt, Informationen aus der Beschwerdeanalyse für das Gesundheitsunternehmen zu erhalten, die eventuell Lücken im Qualitäts- und Risikomanagement aufdecken. Durch eine gezielte Nutzung der Beschwerdeinformation ist sichergestellt, dass systematisch Verbesserungsmaßnahmen abgeleitet und in das Qualitäts- und Risikomanagement zur Erhöhung der Patientensicherheit integriert werden.

6.5.3 Literatur

Wimmer F (1985). Beschwerdepolitik als Marketinginstrument. Frankfurt, 225.

Stauss B, Seidel W (1998). Beschwerdemanagement. München: Carl Hanser Verlag.

KTQ (2009). Kooperation für Transparenz und Qualität in der Gesundheitsversorgung. KTQ Manual Version 6.0. Version 2. Grimm Verlag Tübingen.

EDV Beschwerdemanagemet-Tool *kritikom* der GRB.

Jaklin J (2008). Verhalten des Arztes im Schadenfall. In: riskolleg – E-learning Plattform für Medizinrecht und Risiko-Management, Detmold www.riskolleg.de (29.09.2009).

Sobhani B, Kersting T (2003). Einsicht ist der erste Schritt zur Besserung. Das Beschwerdemanagement im Krankenhaus am Bsp. der DRK Kliniken in Berlin, In f&w 2/2003 168ff.

Beschlusstext des G-BA: https://www.g-ba.de/downloads/39-261-1919/2014-01-23_KQM-RL_137-1d_BAnz.pdf (20.04.2015).

HKG Bericht Hamburger Erklärung 2013: http://www.hkgev.de/hh-erklaerung.html.

Winfried Zinn

6.6 Patientenbefragungen und Patientensicherheit

6.6.1 Einleitung

Die Themen Patientenbefragung und Patientensicherheit zusammen in einer Überschrift zu verwenden, löst spontan zwei unterschiedliche Reaktionen aus.

Einerseits leuchtet es intuitiv ein, dass die Patienten selbst die Qualität und den empfundenen Sicherheitsstandard der Behandlung am besten beurteilen können. Eine Forderung, die bereits Donabedian (1966) aufstellt, und auch noch 35 Jahre später verlangen Blum, Buck et al. (2001, S. 33) bei der Ergebnismessung stärker die Sicht der Patienten zu berücksichtigen.

Andererseits legen kritische Stimmen dar, dass der Patient als medizinischer Laie die Qualität und das Sicherheitsniveau der Behandlung gar nicht beurteilen kann. Man bezweifelt sogar grundsätzlich, ob Patientenbefragungen überhaupt verwertbare

Ergebnisse liefern. Auch diese Sichtweise kann sich auf eine lange wissenschaftliche Tradition berufen. So beanstandet bereits Cartwright (1964, S. 205), dass Patienten sehr selten Kritik äußern und die Meinung der Patienten zu undifferenziert sei, auch wenn objektive Probleme vorliegen. Und auch noch 2009 kritisieren Autoren die aktuelle Praxis der Patientenbefragung und kommen zu dem Schluss, dass diese höchstens geeignet ist, Servicequalität zu messen, aber weit davon entfernt sei, das Thema medizinische Qualität präzise zu erfassen (Gill und White 2009).

Dieses Kapitel bewegt sich genau in diesem Spannungsfeld und geht der Frage nach, ob das Patientensicherheitsempfinden messbar ist und wenn ja, ob die Patientenmeinung einen Beitrag leisten kann, das Sicherheitsniveau eines Krankenhauses zu erhöhen. Um diese Fragen zu beantworten, muss zuerst die Qualität des Patientensicherheitsfragebogens auf dem Prüfstand stehen; daran schließt sich die Beschreibung der methodischen Mindestanforderungen an die Befragung an. Es folgt eine Skizzierung des verwendeten Fragebogens und eine Darstellung der Durchführung der Befragung. Der Fragebogen wird anhand der Gütekriterien überprüft. Daran schließt sich die Interpretation einiger ausgewählter Ergebnisse an und eine Diskussion über die Relevanz der Ergebnisse für den praktischen Krankenhausalltag.

6.6.2 Methodische Mindestanforderungen an einen Patientensicherheitsfragebogen

Wenn man das Patientensicherheitsempfinden mit Hilfe einer Befragung messen möchte, stellt man an einen solchen Fragebogen methodische Mindestanforderungen. Es existieren Gütekriterien, die etwas über die Qualität des Befragungsinstrumentes aussagen. Diese werden im Folgenden kurz beschrieben.

Objektivität, Reliabilität, Validität

Diese drei Aspekte sind die relevanten Gütekriterien zur Beurteilung der Qualität eines Fragebogens.

Unter Objektivität versteht man die Unabhängigkeit des Befragungsergebnisses vom Leiter der Studie. Als Beleg für eine hohe Objektivität gelten eindeutige Anweisungen für die Durchführung und Auswertung (Rost 2004, S. 39).

Die Reliabilität gibt an, wie zuverlässig ein Fragebogen misst (Bühner 2006, S. 35). D. h. ein Messergebnis soll stabil sein und kaum bis keinen zufälligen Schwankungen unterliegen.

Die Validität gibt an, wie gut der Fragebogen in der Lage ist, genau das zu messen, was er zu messen vorgibt (Bortz und Döring 1995, S. 185).

Eine brauchbare Patientenbefragung zur empfundenen Sicherheit muss also mindestens diesen drei Kriterien genügen.

Fragetypen

Auch bezüglich der Fragen gibt es methodische Aspekte, die zu berücksichtigen sind. Man unterscheidet zwischen Report- und Ratingfragen (Ware, Snyder et al. 1983).

Reportfragen bezeichnet man auch als erlebnisorientierte Fragen. Die Grundidee dieses Fragetypus ist es, konkrete Erfahrungen zu erfragen, die auch jemand von außen als Beobachter wahrnehmen kann, wie zum Beispiel das beobachtete Händedesinfektionsverhalten des Krankenhauspersonals. Der Vorteil ist, wie Feinstein (1977) feststellt, dass konkrete Fragen nach wahrnehmbaren Erlebnissen zu reliabiliereren und reproduzierbareren Ergebnissen führen. Ein Problem der Reportfragen ist die Auswahl der relevanten Fragen aus der extrem großen Menge möglicher Erlebnisfragen.

Ratingfragen sind sogenannte Einschätzungsfragen. Der Befragte soll einschätzen, wie er persönlich etwas erlebt. Diese Fragen lassen sich nur vom Betroffenen selbst beantworten. So kann nur der Patient selbst einschätzen, ob seine Schmerzen erfolgreich gelindert werden oder nicht. Der Vorteil der Ratings ist, dass diese besser komplexe Zusammenhänge erfassen können (Zinn 2013a), allerdings nur wenn die Antwortverteilung keine übermäßige Schiefe aufweist (Zinn 2010, S. 62ff.).

In einen Patientensicherheitsfragebogen sollte man beide Fragetypen integrieren, um die Vorteile beider Fragetypen nutzen zu können und die komplexe Krankenhaussituation angemessen zu erfassen.

6.6.3 Der Patientensicherheitsfragebogen

Der nachfolgende Abschnitt beschreibt die Entstehung und den Aufbau eines Befragungsinstruments anhand eines konkreten Beispiels, dem Patienten-Risiko- und Sicherheitsfragebogen (kurz PaRiS).

Entstehungsgeschichte

Eine Aufgabe bei der Entwicklung des Fragebogens besteht darin, die extrem große Anzahl der Report-/Erlebnisfragen zum Thema Sicherheitserfahrungen der Patienten im Krankenhaus zu sichten und die relevanten herauszufiltern. Um diese Problemstellung zu lösen, erfolgt die Auswahl der wesentlichen Erlebnisfragen mithilfe der von Experten die im Bereich des Risiko- und Sicherheitsmanagements arbeiten und Informationen zur Schadenssituation in deutschen Krankenhäusern haben. Die Erfahrung dieser Experten im Bereich der Krankenhausrisikoanalyse bildet eine solide Grundlage für die Selektion der relevanten Reportfragen. 2007 hat man mittels Pretest in sechs Krankenhäusern den Fragebogen geprüft und weiter optimiert (Gausmann, Göpfert et al. 2008). So steht ein Patientenrisiko- und Sicherheitsfragebogen zur Verfügung, der differenziert die Sicherheitserfahrungen der Patienten erfasst (Tab. 6.4).

Themengebiete/Dimensionen

Der Fragebogen ist so aufgebaut, dass eine oder mehrere Fragen einzelne Themengebiete zum Sicherheitsempfinden der Patienten erfassen. So behandeln z. B. folgende drei Fragen die Dimension „Medikamentenmanagement“:

1. Ich bekomme die Medikation zur richtigen Zeit.
2. Ich bekomme die Medikation in der richtigen Menge.
3. Ich bekomme die Medikation, die für mich bestimmt war.

Der PaRiS-Bogen (Tab. 6.3) umfasst 21 Themengebiete und zusätzlich müssen die Patienten bei jedem Themengebiet bewerten, wie wichtig ihnen dieser Aspekt ist.

Tab. 6.3: Themengebiete/Dimensionen des PaRiS-Fragebogens inklusive Reliabilität (Cronbachs Alpha).

Themengebiete	Anzahl der Fragen	Reliabilität Cronbachs Alpha
Ärztliche Betreuung	5	0,84
Ärztliche Kommunikation	4	0,89
Ärztliches Wissen	2	0,80
Pflegerische Betreuung	5	0,88
Schmerzlinderung	1	–
Information zur Erkrankung	2	0,68
Hygiene	1	–
Desinfektion – Hände	2	0,90
Funktionsbereiche	3	0,58
Medikamentenmanagement	3	0,69
Informationen zu Medikamenten	2	0,70
Verbandswechsel	2	0,74
Vor-OP-Aufklärung	3	0,61
Vor-OP-Entscheidungsfreiheit	2	0,68
Während OP	3	0,58
Nach OP	2	0,77
Infusion/Spritze	2	0,65
Wartezeit	2	0,83
Transport	3	0,67
Sicherheitsinfrastruktur	4	0,73
Entlassungsmanagement	3	0,87

Fragen/Items

Bei den Ratingzufriedenheitsitems gibt es folgende fünf Antwortmöglichkeiten: Das Beste, was ich je erlebt habe (1); Sehr gut (2); Gut (3); Akzeptabel (4); Schlecht (5). Die Zahl in der Klammer gibt den Wert an, mit dem die Antwort kodiert ist.

Bei den Ratingwichtigkeitsitems können sich die Patienten entscheiden zwischen: Einer der wichtigsten Aspekte überhaupt (1); Sehr wichtig (2); Eher wichtig (3); Eher unwichtig (4).

Bei den Reportfragen gibt es entweder die Antwortmöglichkeiten: Immer (1); Oft (2); Selten (3); Nie (4), oder: Ja (1); Teilweise (2); Nein (3). Die Kategorie „Teilweise“ entfällt bei manchen Fragen.

6.6.4 Durchführung der Befragung

Der Zeitpunkt, zu dem der Patient den Fragebogen ausfüllt, lässt sich kontrovers diskutieren. Klassischerweise überreicht man die Fragebögen zu folgenden Zeitpunkten:
- Befragung während der Leistungserbringung (Inhousebefragung)
- Versenden des Fragebogens an die Patienten nach der Entlassung und Rücksendung durch den Befragten *(postalische Befragung der ehemaligen Patienten)*

Wie aktuelle Forschungen zeigen, ist die Diskussion bezügliche des Befragungszeitpunkts vernachlässigbar: In 118 Krankenhäuser befragt man randomisiert 73.330 Patienten im Krankenhaus und 10.012 Patienten erhalten den gleichen Fragebogen per Post. Die Antworten sind linear transformiert, so dass der kleinste Wert 0 und der größte Werte 100 beträgt. Bei 53 Items kommt es nur bei 3 Items zu einem kleinen Effekt, alle anderen Abweichungen haben keinen Effekt und sind somit so klein, dass die Unterschiede keine inhaltliche Bedeutung haben (Bortz und Döring 1995, S. 568ff.). Die Abb. 6.7 macht dies grafisch deutlich.

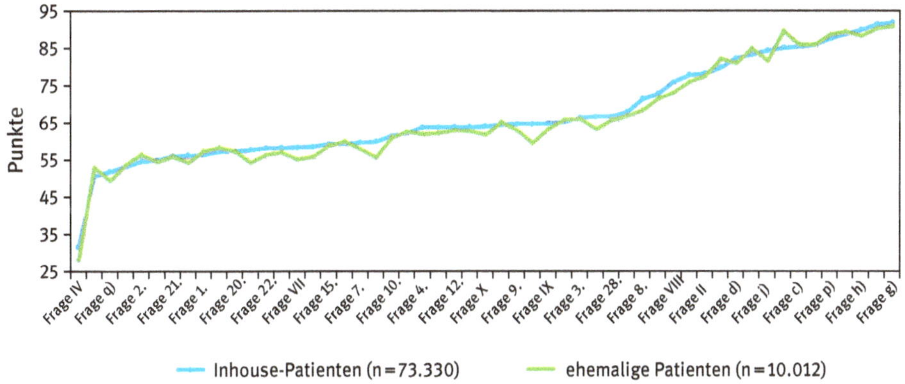

Abb. 6.7: Vergleich der Inhousebefragung mit den Ergebnissen der Befragung der ehemaligen Patienten.

Die Befürchtung, dass bei der Inhousebefragung die Patienten nicht offen ihre Meinung sagen, ist also unbegründet. Die PaRiS-Befragung erfolgt inhouse, da man möglichst frische Eindrücke, noch nicht durch Vergessensprozesse verfälscht, erfassen möchte.

6.6.5 Datenbasis

Die hier dargestellten Ergebnisse basieren auf der Befragung mit dem PaRiS-Fragebogen in 21 Krankenhäusern im deutschsprachigen Raum. Es liegen 9.185 auswertbare Fragebögen vor. 59 % der antwortenden Patienten sind Frauen, der Altersdurchschnitt liegt bei 57 Jahre mit einer Standardabweichung von 19 Jahren.

6.6.6 Gütekriterien

Diese Daten dienen als Basis, um in einem ersten Schritt die Qualität des Fragebogens anhand der Gütekriterien zu bestimmen.

Objektivität

Die Objektivität ist dann gegeben, wenn das Ergebnis einer Befragung unabhängig vom Durchführer ist. Diese ist bei diesem Verfahren gegeben, da sowohl der Verteilmodus, als auch die Auswertung komplett standardisiert sind. Dies ist bereits an anderer Stelle dokumentiert (Zinn 2001, S. 167ff.).

Reliabilität

Die Reliabilität ist die Zuverlässigkeit, mit der ein Fragebogen einen Zustand misst. Die Bestimmung der Reliabilität erfolgt mittels Cronbachs Alpha. Die Ergebnisse sind in Tabelle 6.3 dargestellt. Zusammenfassend lässt sich sagen, dass die Reliabilität bis auf zwei Ausnahmen zumindest im akzeptablen Bereich liegt und sieben sogar gute bis sehr gute Größenordnungen haben; und das, obwohl neun Skalen nur aus zwei Fragen und weitere sechs nur aus drei Fragen bestehen. Die Reliabilität steigt jedoch konstant, sobald ein Themengebiet mit mehreren Fragen erfasst ist (Moosbrugger und Kelava 2012, S. 128f.). Das trotz weniger Fragen pro Thema, ein reliable Messung möglich ist, ist hilfreich für die praktischen Durchführbarkeit. Dadurch lässt sich das Sicherheitsempfinden der Patienten weiträumig erfassen und der Fragebogen bleibt kurz.

Validität

Die Validität sagt aus, ob ein Instrument auch das misst, was es zu messen beabsichtigt. Die Konstruktvalidität des Fragebogens lässt sich mit der Faktorenverlaufsanalyse (Zinn 2010, S. 137ff.) überprüfen. Die Darstellung der Ergebnisse würde den Rahmen dieses Kapitels sprengen, doch zusammenfassend lässt sich sagen, dass der Fragebogen eine sehr gute Konstruktvalidität aufweist. Auch die Resultate der konfirmatorischen Faktorenanalyse zeigen die sehr gute Validität des Fragebogens (Zinn 2010e).

Zusammenfassende Bewertung

Aufgrund der hohen Qualität des Instruments ist der PaRiS-Fragebogen ein geeigneter Ansatz das Patientensicherheitsempfinden zu messen. Unklar ist aber noch, ob die Messung auch einen Beitrag zur Steigerung der Patientensicherheit leisten kann.

6.6.7 Ausgewählte Ergebnisse

Die nachfolgenden Ergebnisse aus der PaRiS-Befragung fokussieren die Bedeutung von Patientenbefragungen für das Risiko- und Sicherheitsmanagement.

Bedeutung des Risiko- und Sicherheitsmanagements aus Patientensicht

Insgesamt können die Patienten bei 26 Themen einschätzen, wie wichtig ihnen diese sind. Die mittlere Wichtigkeit beträgt 1,88 mit einer Standardabweichung von 0,35. Die Tab. 6.4 zeigt die Ergebnisse einzelner Items.

Tab. 6.4: Wichtigkeitseinschätzung der Patienten, Auszug (1 = einer der wichtigsten Aspekte 2 = sehr wichtig 3 = eher wichtig 4 = eher unwichtig).

Wichtigkeitsfragen	Mittelwert
Die ärztliche Betreuung ist mir …	1,42
Der Schutz vor Verwechslungen ist mir …	1,46
Die hygienischen Verhältnisse im Krankenhaus sind mir …	1,47
Das Gefühl, in sicheren Händen zu sein, ist mir …	1,48
Die erfolgreiche Schmerzlinderung ist mir …	1,71
Die pflegerische Betreuung ist mir …	1,73
*Der Gesamtzustand der Zimmer ist mir … **	*1,90*
*Die Qualität des Essens ist mir … **	*2,18*
Das Vorstellen des Personals mit Namen und Funktion ist mir …	2,18
Geringe Wartezeiten sind mir …	2,26
*Die Cafeteria/der Kiosk ist/sind mir … **	*2,90*

*Außerhalb des Datensatzes erhoben

Das wichtigste Thema ist für die Patienten die ärztliche Betreuung, dicht gefolgt von den Sicherheitsthemen: Verwechselungsschutz, Hygiene und allgemeines Sicherheitsempfinden. Dann kommen die Themen Schmerzmanagement und pflegerische Betreuung. Damit sind die zentralen Bereiche aus Patientensicht genannt. Für das Krankenhauspersonal überraschend liegen die Themen Zimmer und Essen schon in der unteren Hälfte des Wichtigkeitsrankings.

Schmerzmanagement

Das Thema Schmerzmanagement ist, wie man in Tab. 6.4 sehen kann, für die Patienten von besonderer Bedeutung. Auch für das Sicherheitsmanagement steht dieses Thema ganz weit oben. Schmerzen sind grundsätzlich durch ein erfolgreiches Schmerzmanagement linderbar. Wenn dieses misslingt, kommt es überproportional häufig zu Komplikationen und Fehlverhalten der Patienten. In den schneidenden Fächern erleben die Patienten aufgrund der OP besonders häufig schmerzhafte Situationen. Von 2.232 Patienten aus schneidenden Abteilungen berichten 64 % von Schmerzen während des Aufenthalts. Bei der nachfolgenden Analyse des Schmerzmanagements berücksichtigt man nur diese Patienten. Die durchschnittliche Verteilung deren Antworten zur Wirksamkeit der Schmerzlinderung ist in Abb. 6.8 dargestellt.

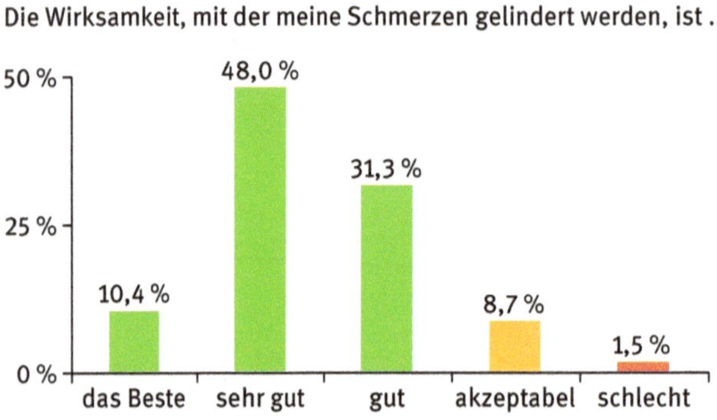

Abb. 6.8: Schmerzmanagement.

Akzeptabel ist schon als kritische Einschätzung einzuordnen, da die Patienten aus historischen Gründen dazu neigen, wenig Kritik zu äußern (Zinn 2010, S. 7ff.). Im Schnitt beurteilen 10,2 % die Wirksamkeit der Schmerzlinderung mit akzeptabel oder schlecht, aber die Werte schwanken zwischen den verschiedenen Abteilungen extrem stark. Bei den 14 schneidenden Abteilungen mit mehr als 30 Schmerzpatienten variiert der Anteil von Patienten, die „akzeptabel" oder „schlecht" ankreuzen, zwischen 0 % und 20,6 %. Die Rückmeldung, dass so viele Patienten mit dem Schmerzmanagement unzufrieden sind und dieses Problem andere schneidende Fachabteilungen besser lösen, ist für die betroffenen Fachabteilungen höchst handlungsrelevant und führt zu einer Umstellung des Schmerzmanagements.

Interessant ist in diesem Zusammenhang das Ergebnis einer Fachabteilung, die eine kontinuierliche Messung durchgeführt hat. In einem Monat beurteilen die Patienten das Schmerzmanagement viel schlechter als in den Monaten davor und danach. Hintergrund ist folgender: Der für das Schmerzmanagement zuständige Oberarzt ist in diesem Monat im Urlaub und die Vertretung nicht geregelt. Durch die Messung und die damit verbundenen Erkenntnisse lässt sich das Problem beheben (Zinn und Petersen 2014).

Händedesinfektion

Auch beim Thema Händedesinfektion ist der Patienten von besonderer Bedeutung, wie schon die Studie zur Lokalisation der Händedesinfektionsspender (Birnbach, Nevo et al. 2010) aufzeigt. Diese Studie weist nach, dass sich 54 % des ärztlichen Personals die Hände desinfizieren, wenn der Desinfekionsspender neben dem Patientenbett angebracht ist, statt 12 %, wenn der Spender im Flur steht.

Und auch die PaRiS-Befragung zeigt einen großen Handlungsbedarf beim Thema Händedesinfektion, wie Abb. 6.9 zeigt.

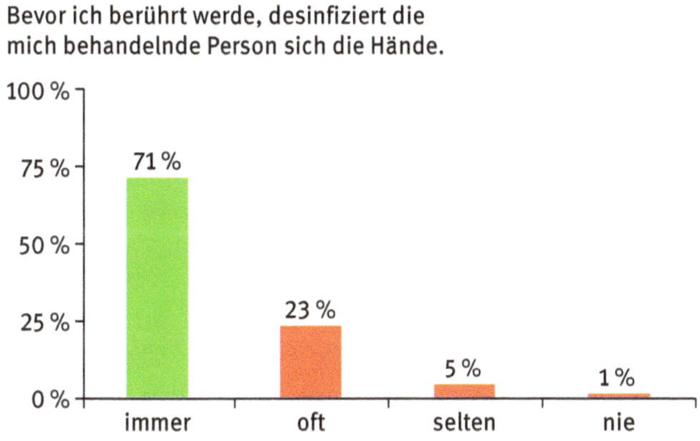

Abb. 6.9: Händedesinfektion.

Zusammenfassung

Wie die gezeigten Ergebnisse verdeutlichen ist durch eine Patientenbefragung, die das Sicherheitserleben erfasst, eine substanzielle Verbesserung der Patientensicherheit erreichbar. Die Befragung liefert wertvolle Hinweise, wo etwas für die Sicherheit getan werden muss und das in Bereichen und in einer Tiefe, bei der nur Patienten Antworten liefern können. In manchen Sachlagen (z. B. Händedesinfektion) verändert allein schon die Befragung das Verhalten der Mitarbeiter zum Positiven.

Patientensicherheitsbefragungen sind somit ein wichtiger Ansatzpunkt, um das Sicherheitsniveau in Krankenhäusern dauerhaft zu steigern. Für Einrichtungen, die über die ersten Schritte beim Sicherheitsmanagement hinaus sind, ist dies die nächste logische und sinnvolle Maßnahme zur Steigerung des Sicherheitsniveaus.

6.6.8 Ausblick

Ein wesentliches Problem der Papier und Stift gestützten Befragung ist die zeitliche Verzögerung zwischen Ausfüllen und Auswerten. Aktuelle Ansätze gehen in Richtung Onlinebefragung, die die Patienten gut annehmen, wie erste Untersuchungen zeigen.

Die Befragung erfolgt dabei schon im Krankenhaus, die Ergebnisse lassen sich in das Beschwerdemanagement einspeisen.

Ein weiterer Aspekt wird die zukünftige Integration der Mitarbeitersicherheitsbefragung sein.

Beide Sichtweisen ergänzen sich gegenseitig und helfen somit die Sicherheit des Patienten nachhaltig zu verbessern.

6.6.9 Literatur

Birnbach D, Nevo I, Scheinman SR, Fitzpatrick M, Shekhter I, Lombard JL (2010). „Patient safety begins with proper planning: a quantitative method to improve hospital design." *Quality and Safety in Health Care* 19, 462–465.

Blum K, Buck R, Satzinger W (2001). Patientenbeffagungen und Qualitätsmanagement Eine Einführung in die Thematik. Patientenbefragungen in Krankenhäusern. Konzepte, Methoden, Erfahrungen. In: W Satzinger, A Trojan und P Kellermann-Mühlhoff. Sankt Augustin, Asgard-Verlag, 25–40.

Bortz DJ, Döring N (1995). Forschungsmethoden und Evaluation, Springer-Verlag Berlin Heidelberg New York.

Bühner M (2006). Einführung in die Test- und Fragebogenkonstruktion, Pearson Studium. 2., aktualisierte Auflage.

Cartwright A (1964). „Human relations and hospital care".

Donabedian A (1966). „Evaluating the quality of medical care." *Milband Memorial Fund Quarterly* 44(3), 166–206.

Feinstein A (1977). „Clinical biostatistica, XLI. Hard science, soft data and the challenges of choosing clinical variables in research." *Clin. Pharmacol. Ther* 22, 485–498.

Gausmann P, Göpfert DA, Zinn W (2008). „Patienten haben ihren eigenen Blick auf Risiken Ein Perspektivwechsel bringt neue Handlungsoptionen im Risiko-Management." *Krankenhaus Umschau–Gesundheitsmanagement, Baumann Fachverlage* 6, 56–58.

Gill L, White L (2009). „A critical review of patient satisfaction." Leadership in Health Services.

Moosbrugger H, Kelava A (2012). Testtheorie und Fragebogenkonstruktion. Berlin Heidelberg New York, Springer-Verlag.

Rost J (2004). Lehrbuch Testtheorie – Testkonstruktion, Verlag Hans Huber.

Ware JE, Snyder MK, Wright R, Davies AR (1983). „Defining and measuring patient satisfaction with medical care." Evaluation and Program Planning.

Zinn W (2001). Patientenbefragungen nach dem Modell der Forschungsgruppe Metrik. In: W Satzinger, A Trojan, P Kellermann-Mühlhoff et al. Patientenbefragungen in Krankenhäusern. Konzepte, Methoden, Erfahrungen. Sankt Augustin, Asgard Verlag, 167–180.

Zinn W (2010). Patientenzufriedenheit – Theoretische Grundlagen – Besonderheiten der Messung – potenzielle personengebundene Einflussfaktoren, edition winterwork.

Zinn W (2010e). Kongressvortrag: Patienten im Spannungsfeld von Sicherheitsempfinden und Risiken im Krankenhaus 9. Deutscher Kongress für Versorgungsforschung des Deutschen Netzwerks Versorgungsforschung e. V. (DNVF) und 5. Jahrestagung Aktionsbündnis Patientensicherheit e. V. Bonn.

Zinn W (2013a). „Das Einmaleins der Fragebogen-Entwicklung." *Deutsche Hebammen Zeitschrift* 7, 24–27.

Zinn W, Petersen U (2014). „Erfolgsfaktor kontinuierliche Patientenbefragung als Basis eines umfassenden Change Management Prozesses" *Das Krankenhaus* 7, 636–639.

Marsha Fleischer

6.7 Risikoaudits

6.7.1 Einleitung

Die Durchführung von klinischen Risikoaudits bzw. die Darstellung des Sicherheitsprofils von Kliniken, Klinikverbünden und anderen Unternehmen der Gesundheitswirtschaft wird aufgrund steigender Anforderungen aus Politik, Gesetzgebung und Versicherungswirtschaft immer bedeutender.

Patientensicherheit ist als neues nationales Gesundheitsziel in Deutschland geplant. Der Gemeinsame Bundesausschuss hat 2014 Risikomanagement zur Führungsaufgabe ausgerufen und verankert in seinem Beschluss die regelmäßige Durchführung von Sicherheitsanalysen.

Die Haftpflichtdeckungen für Krankenhäuser werden aufgrund der Prämienentwicklung immer schwieriger. Für die Klinikleitungen wird es immer wichtiger ein klinisches Risikomanagement in allen Krankenhausbereichen, insbesondere den Hochrisikobereichen, zu etablieren und Ergebnisse bzw. Risikomanagementinitiativen transparent zu machen.

Nicht zuletzt sind die wachsenden Erwartungen von Patienten und deren Angehörige an die Dienstleistungen von Krankenhäusern zu nennen und dies besonders im Kontext der Patientensicherheit. Zufriedene Kunden sind ein Maß für ein gut funktionierendes Risikomanagement.

Um den beschriebenen externen Anforderungen zuverlässig gerecht zu werden sind Risiko- und Sicherheitsaudits ein exzellentes Instrument.

6.7.2 Instrument des prospektiven Risikomanagements

Risiko- und Sicherheitsaudits sind ein essentielles Instrument mit dem „schadenstiftende Prozesse“ rechtzeitig erkannt, bewertet, bewältigt und damit kontrolliert werden können (Fleischer 2013).

Klinisches Risikomanagement lässt sich in die Bereiche prospektives und retrospektives Risikomanagement aufteilen. Die Durchführung von Risiko- und Sicherheitsaudits gehört zu den Instrumenten des prospektiven Risikomanagements. Durch gezielte Audits in ausgewählten Leistungsabteilungen, zu speziellen Risikothemen oder auch vollumfänglich für die gesamte Organisation kann ein Sicherheitsprofil erstellt werden. Aus den Ergebnissen können rechtzeitig Maßnahmen eingeleitet und Sicherheitslücken geschlossen werden, bevor ein Schadenereignis eintritt.

Weitere geeignete Instrumente des prospektiven Risikomanagements sind zum Beispiel:

- Critical Incident Reporting System,
- Beschwerdemanagement,
- Patientenbefragungen zur Patientensicherheit.

Instrumente des retrospektiven Risikomanagements sind zum Beispiel:
- Schadenfallbetrachtungen (durch RCA/ERA),
- Anwendung von Trigger Tools,
- Mortalitäts- und Morbiditätskonferenzen.

Zusammenfassend ist herauszustellen, dass die verknüpfte Etablierung von den zuvor dargestellten Instrumenten – prospektiv wie retrospektiv – erst ein ganzheitliches wirkungsvolles Risikomanagementsystem ausmachen.

6.7.3 Präventionsmaßnahmen als Grundlage

Die Grundlage für die Durchführung von Risiko- und Sicherheitsaudits stellen Präventionsmaßnahmen dar, die es gilt im Rahmen eines Audits zu prüfen, zu hinterfragen, ob diese in der Praxis installiert und von allen an der Behandlung beteiligten Mitarbeitern gelebt werden.

Mit gezielten Präventionsmaßnahmen können viele Patientenschäden abgewendet werden. Es gilt folglich als Grundlage von Risiko- und Sicherheitsaudits effektive Präventionsmaßnahmen anzuwenden bzw. deren Umsetzung in der Praxis zu prüfen. Aus Sicht des Risikomanagers lassen sich aus schadenfallbasierten Präventionsmaßnahmen geeignete Kriterienkataloge als Grundlage für ein Audit entwickeln.

Schadenfallbasierte Präventionsmaßnahmen lassen sich zum einen aus gezielten Analysen von Heilwesenschäden, einzelnen Schadenfällen, Zwischenfällen- und Beinaheereignissen und Beschwerdemeldungen und zum anderen aus externen medizinischen juristischen Empfehlungen und Erkenntnissen, Erfahrungen aus bereits durchgeführten Begutachtungen entwickeln.

Das folgende Fallbeispiel stellt dar, wie aus der Schadenpraxis effektive Präventionsmaßnahmen abgeleitet werden können.

---

i **Fall: Operation zum Wechsel einer Hüftendoprothese**

Die Operation findet nicht, wie eigentlich geplant, im Zentral-OP, sondern in einem ausgelagerten Eingriffsraum in einem anderen Stockwerk statt. Zum Einbringen des neuen Hüft-Schaftes wird ein sogenannter Zentralizer (Zentrierstück) verwendet.

Der Knochenzement wird in den Knochen eingebracht. Erst dann wird bemerkt, dass der Zentralizer fehlt. Der Zentralizer wird aus dem Zentral-OP geholt. Der Zement im Knochen ist jedoch in der Zwischenzeit schon ausgehärtet und muss nun mühsam wieder entfernt werden.

Folge: Knochenschädigung u. a., Folge-Operationen für den Patienten sind erforderlich.

Abgeleitete Präventionsmaßnahmen

- Die qualifizierte Versorgung ist auch in dezentralen Eingriffsräumen gewährleistet.
- Änderungen im OP-Plan dürfen nur nach einem definierten Verfahren vorgenommen werden.

- Die Prothesen/Implantate und alle erforderlichen Instrumente/Materialien werden vor der geplanten Operation auf Vollständigkeit hin überprüft. Die Verantwortlichkeiten hierfür sind eindeutig definiert.
- Mit der Operation wird erst begonnen, wenn alle Materialien vollständig sind (Team-Time-Out).

Nach dieser Methode lassen sich für unterschiedliche Leistungsbereiche in einem Krankenhaus oder für andere Gesundheitsunternehmen umfassende Präventionsmaßnahmen entwickeln. Je nach Risiko- und Sicherheitsaudit werden aus einem Setting ausgewählte Präventionsmaßnahmen zugrunde gelegt und in der Praxis hinterfragt und bewertet.

6.7.4 Klinische Risikoaudits im Kontext des Risikomanagementkreislaufes

Klinische Risiko-und Sicherheitsaudits orientieren sich bei der Durchführung am klassischen 4-Phasen-Modell des Risikomanagementkreislaufs. Es werden potenzielle Risiken identifiziert, bewertet, bewältigt und kontinuierlich kontrolliert bzw. evaluiert.

Voraussetzung für ein erfolgreiches Audit ist die Bereitschaft der Organisation, d. h. der Unternehmensleitung, der Abteilungsverantwortlichen sowie der Mitarbeiter des zu untersuchenden Bereiches sich mit Risiken und ihrem Gefahrenpotenzial auseinander zu setzen und im nächsten Schritt Verbesserungsmaßnahmen aktiv voranzutreiben.

Risiko- und Sicherheitsaudits sind als Instrument des klinischen Risikomanagements als fester Bestandteil in klinischen Organisationen zu verankern. In den regelmäßig stattfindenden Strategiegesprächen der Unternehmensleitung unter Einbeziehung des Qualitätsmanagements sollten Planungen von Maßnahmen des Qualitäts- und Risikomanagements regelmäßig diskutiert und entschieden werden.

Identifizierung von Risiken

Bei der Identifizierung von klinischen Risiken geht es darum zu prüfen wie sicher patientenbezogene Prozesse aus dem Blickwinkel des Risikomanagements organisiert sind. Dabei wird sich am „Schweizer-Käse-Modell“ von James Reason (2000) orientiert. Um dem Risiko z. B. einer **Patienten- oder Seitenverwechslung** bei einem operativen Eingriff vorzubeugen, sind gezielte Sicherheitsbarrieren in Form von Präventionsmaßnahmen zu etablieren.

Die Gefahr kann z. B. durch folgende Präventionsmaßnahmen reduziert oder gar abgewendet werden:

- Die Patienten werden bei der Einschleusung in den Operationsbereich stets von qualifizierten Mitarbeitern der vorbehandelnden Abteilung an qualifizierte Mitarbeiter des OP-Teams übergeben.
- Die Zuständigkeit für die Kontrollschritte während der Einschleusung des Patienten in den OP ist eindeutig geregelt.
- Es kommt eine bedarfsgerecht entwickelte OP-Sicherheits-Checkliste zum Einsatz.
- Die Identität des Patienten wird durch persönliche, aktive Ansprache geprüft.
- Patienten tragen bei der Einschleusung in den OP ein Namensband.
- Zur Vermeidung von Verwechslungen des Operationsgebietes (rechte Seite/linke Seite) kommt ein abteilungsübergreifendes, einheitliches Kennzeichnungssystem zum Einsatz.
- Der Operateur kennt den Patienten.
- Ein routinemäßiges *Team-Time-Out* mit standardmäßigen Abfragepunkten erfolgt unmittelbar vor Schnitt.

Für ein Risiko- und Sicherheitsaudit im OP-Bereich inkl. der Schnittstellen Anästhesie bilden die zuvor dargestellten Präventionsmaßnahmen neben anderen das Fragenset in einem Audit. Die Umsetzung der Präventionsmaßnahmen wird in Gesprächen und Paxisbegehungen mit an der Behandlung Beteiligten, hier in diesem Beispiel mit Operateuren, OP-Pflege und Anästhesiepflegemitarbeitern, eruiert. In Form eines Präventions- und Risikoprofils werden die Ergebnisse festgehalten. Die Ist-Situation wird durch Darstellung der etablierten Präventionsmaßnahmen auf der einen Seite und der identifizierten Risiken auf der anderen Seite visualisiert. Zu jedem beschriebenen Risiko werden notwendige Reorganisationsmaßnahmen als Empfehlungen gegenübergestellt.

Wie gut und detailgetreu die Ergebnisse eines Audits sind, hängen maßgeblich von den Informationen ab, die der Auditor von seinen Gesprächspartnern erhält. Die Informationen der Mitarbeiter sind das wertvollste Gut in einem Audit. Hierfür ist das Schaffen eines Vertrauensverhältnisses zwischen Interviewpartner und Auditor von großer Bedeutung. Schon zu Beginn eines Projekts ist es daher wichtig, die Mitarbeitenden durch gezielte Informationen zum Projekt „mit ins Boot zu nehmen“ und Kritikern die Möglichkeit zu geben, gezielt Fragen zu stellen. Der Auditor sollte es schaffen „mit in die Arbeit“ genommen zu werden. Die Mitarbeitenden müssen das Gefühl und die Sicherheit haben am Risikomanagementprozess beteiligt zu sein und aktiv an Verbesserungsmaßnahmen mitwirken zu können. Das Vertrauen muss bestehen, dass auch mit sensiblen Informationen adäquat umgegangen wird und daraus keine Nachteile für die Mitarbeitenden entstehen.

Risiko- und Sicherheitsaudits können durch externe und interne Auditoren durchgeführt werden. Die Qualifikation des Auditors ist dabei nicht unbedeutend. Um die Organisation des Krankenhauses oder der Gesundheitseinrichtung zu verstehen und einen Zugang zu den Mitarbeitenden zu bekommen, ist eine medizinische Ausbildung des Auditors geboten sowie Kompetenzen und Fähigkeiten zum Führen erfolgreicher Kommunikation. Weiterhin sollte spezialisiertes und praktisches Wissen zum Risiko- und Qualitätsmanagement inkl. der Themen Patientensicherheit und Arzthaftung vorliegen.

Bewertung von Risiken

Im Rahmen eines Sicherheits- und Risikoaudits werden wie im Kapitel zuvor beschrieben je zu untersuchendem Themenkomplex potenzielle Risiken anhand von zu begutachtenden Präventionsmaßnahmen identifiziert. Ein sogenanntes Präventions- und Risikoprofil inkl. Empfehlungen stellt das Ergebnis der Risikoidentifizierung dar.

Um die identifizierten Risiken und die Handlungsnotwendigkeit der umzusetzenden Empfehlungen einschätzen zu können, ist die Bewertung der Risiken obligat. Ein wirkungsvolles Instrument für die Bewertung der Risiken stellt das Risikoportfolio dar (Abb. 6.10).
Jedes identifizierte Risiko wird hier im Spannungsfeld zwischen dem Schweregrad des potenziellen Schadens und seiner Eintrittswahrscheinlichkeit im Portfolio dargestellt, um die Bedeutung des Risikos zu gewichten (vgl. hierzu auch Kapitel 8.7.2 „Kennzahlen der Präventionsmaßnahme“).

Risiken im roten Portfoliobereich stellen nicht zu tolerierende Risiken dar und ein unverzüglicher Handlungsbedarf besteht. Risiken im orangenen Bereich sind zeitnah abzustellen und die im gelben Bereich bedürfen einer mittelfristigen Anpassung.

Weiterhin wird für jedes identifizierte Risiko der Erfüllungsgrad mittels Farbbalken dargestellt. Der Erfüllungsgrad bezieht sich dabei auf die zu bewertende Präventionsmaßnahme. Der Wert des Erfüllungsgrades kann die Prozentwerte 0, 25, 50, 75 und 100 % einnehmen. 0 % stellt dabei den schlechtesten (Präventionsmaßnahme gar nicht erfüllt) und 100 % den besten (Präventionsmaßnahme vollständig umgesetzt) zu erreichenden Erfüllungsgrad dar.

Mit Hilfe der Visualisierung und Klassifikation von Risiken mittels Portfolio erhält die Unternehmensleitung einen gezielten Überblick der Risikolandschaft ihres Unternehmens bzw. der Risikogeneigtheit von klinischen Prozessen im Hinblick auf die Patientensicherheit.

Bewältigung von Risiken

Die zuvor beschriebenen Instrumente aus den Phasen der Risikoidentifizierung und -bewertung stellen die Grundlage der Risikobewältigungsphase dar. Mit Hilfe des Risikoportfolios können umzusetzende Maßnahmen aus dem Präventions- und Risikoprofil priorisiert werden. Die Verantwortung für die Organisation der Einleitung und Umsetzung von Verbesserungsmaßnahmen ist Aufgabe des Unternehmensbereiches Qualitätsmanagement. Die erforderlichen Maßnahmen, die sich aus den Ergebnissen des Risiko- und Sicherheitsaudits ergeben, sind in das bestehende Qualitätsmanage-

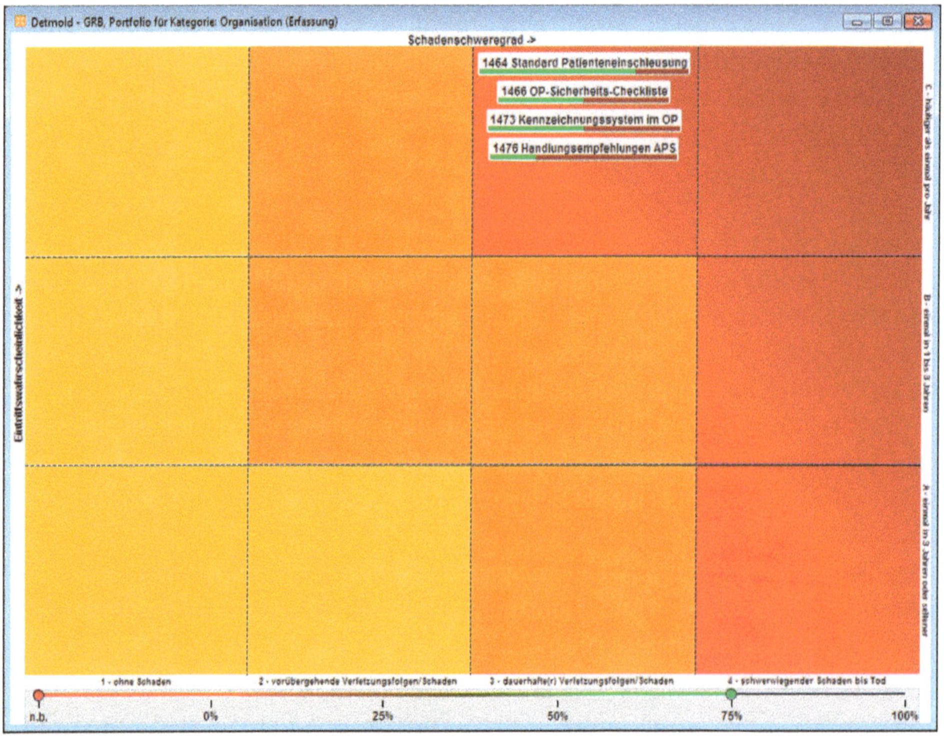

Abb. 6.10: Risikoportfolio (Quelle riskala® GRB[3]).

ment einzubetten, Aufgabenverantwortliche zu benennen, ggf. neue Arbeitsgruppen zu gründen oder neue Projekte anzustoßen und kontinuierlich Umsetzungsstände von Maßnahmen nachzuhalten, einzufordern und zu protokollieren.

Ein regelmäßiger Informationsaustausch zwischen Unternehmensleitung und Qualitätsmanagement ist maßgeblich für den Erfolg der Risikomanagementinitiativen und ist verbindlich als jour fix zu definieren.

Kontrolle von Risiken

Die Kontrolle von Risiken bezogen auf Ergebnisse eines Risiko- und Sicherheitsaudits ist maßgeblich für die Implementierung nachhaltiger Risikomanagementmaßahmen. Ein wirkungsvolles Instrument ist die Projektevaluation. Der Umsetzungsgrad von Empfehlungen aus der Ist-Erfassung wird nach einem Zeitraum von sechs bis zwölf Monaten im Rahmen eines Kurzaudits reflektiert. Es werden ausgewählte Gespräche mit an der Behandlung Beteiligten, z. B. Ärzten, Pflegenden, Therapeuten geführt und

3 Die Ziffern der dargestellten Risiken im Portfolio beziehen sich auf eine fest im System hinterlegte Ziffernfolge im Programm riskala® der GRB, mit dem das Portfolio in der Abbildung generiert wurde.

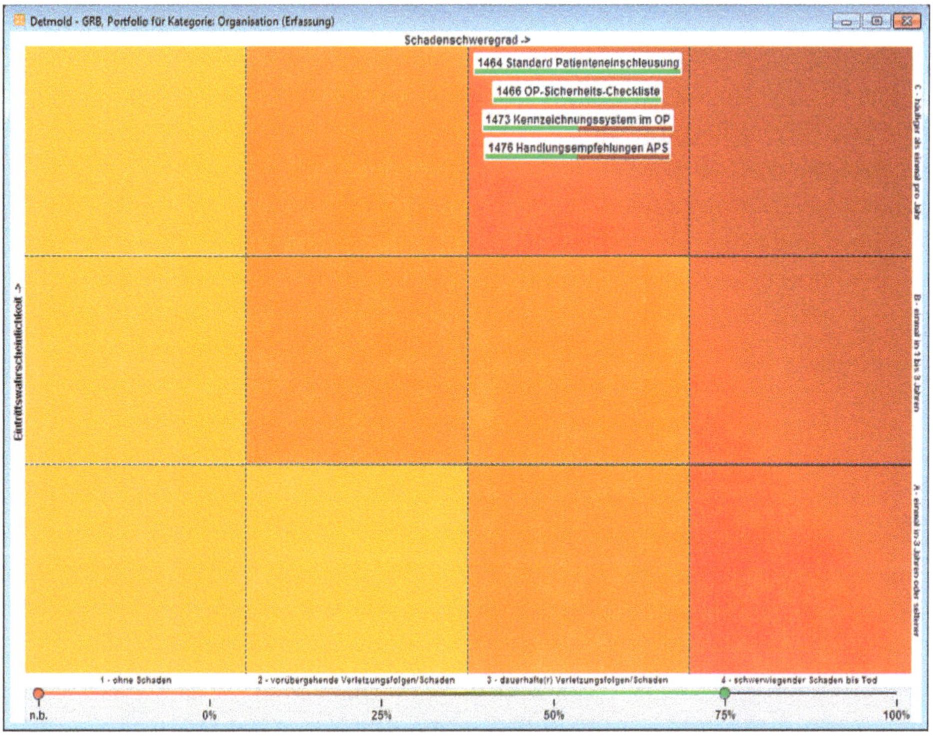

Abb. 6.11: Risikoportfolio Stand Evaluation (Quelle riskala® GRB).

punktuell patientenbezogene Prozesse in der Praxis begleitet. Weiterhin werden neu erarbeitete schriftliche Unterlagen, z. B. Verfahrensanweisungen, ärztliche und pflegerische Standards gesichtet und im Rahmen der Praxisbegehungen die beschriebenen Verfahren angesehen. Insbesondere geht es an dieser Stelle darum, nachzuvollziehen, ob die schriftlichen Regelungen auch die „gelebte" Praxis widerspiegeln.

Der neue Umsetzungsstand wird im bestehenden Präventions- und Risikoprofil der Ist-Erhebung dokumentiert sowie das Risikoportfolio aktualisiert (Abb. 6.11). Der Erfüllungsgrad wird für jedes dargestellte Risiko durch den Farbbalken angezeigt. Bei Verbesserungen wird der grüne Balken mit einem hellgrünen fortgesetzt. Wären Verschlechterungen zu verzeichnen, würde der rote Balken mit einem dunkelrot fortgeführten visualisiert werden. In dem abgebildeten Portfoliobeispiel „Stand Evaluation" sind die Risiken mit den Ziffern 1464 und 1466 nicht mehr existent, da die Präventionsmaßnahmen nun zu 100 % umgesetzt sind. Das Risiko mit der Ziffer 1473 hat sich nicht verändert und der Erfüllungsgrad der Präventionsmaßnahme des Risikos 1476 hat sich von 25 auf 50 % verbessert.

6.7.5 Ausblick

In dem Kapitel Risikoaudits wurde konsequent von Risiko- und Sicherheitsaudits gesprochen. Mit dem Begriff *Sicherheit* wird unterstrichen, dass es neben dem Aufdecken von potenziellen Risikoherden um die Sicherheit von klinischen Organisationen geht. In erster Linie um die Patientensicherheit – im weiteren Sinne um die wirtschaftliche Sicherheit und damit um die Zukunftssicherung des Unternehmens.

Der Erfolg eines Risiko- und Sicherheitsaudits liegt im Wort „audire" begründet.

audire: hören, lauschen, vernehmen, studieren (de.pons.com/übersetzung/latein-deutsch/audire)

Der Auditierende muss die Eigenschaft besitzen, dem Gegenüber Zuzuhören, Risiken zu erspüren, zu erkennen, zu identifizieren, zu bewerten, zu studieren und daraus geeignete Strategien und Empfehlungen abzuleiten, um Sicherheitslücken zu schließen.

Die Unternehmensleitung muss im Umkehrschluss die Bereitschaft besitzen Ergebnisse anzuhören, anzunehmen, zu analysieren, zu studieren, um daraus die richtigen individuellen Strategien und Maßnahmen abzuleiten, um tatsächlich die Lücken im System zu schließen.

6.7.6 Literatur

BGB (2013). Patientenrechtegesetz: §§ 630a BGB ff. Februar 2013.

de.pons.com/übersetzung/latein-deutsch/audire (23.04.2015).

Fleischer M (2013). Riskala. INDEX: Patientensicherheitsindex. Safety Clip, Passion Chirurgie, August; Artikel 03.

Gemeinsamer Bundesausschuss. (2014). Beschluss des Gemeinsamen Bundesausschusses über eine Änderung der Vereinbarung des Gemeinsamen Bundesausschusses gemäß § 137 Abs. 1 Satz 3 Nr. 1 SGB V über die grundsätzlichen Anforderungen an ein einrichtungsinternes Qualitätsmanagement für nach § 108 SGB V zugelassene Krankenhäuser: Umsetzung des § 137 Absatz 1d Satz 1 SGB V. Januar 2014.

Middendorf C (2006). Klinisches Risikomanagement. Implikationen, Methoden und Gestaltungsempfehlungen für das Management klinischer Risiken in Krankenhäusern. Münsteraner Schriften zu Medizinökonomie, Gesundheitsmanagement und Medizinrecht. 2. Band. Münster: LIT – Verlag.

Reason J (2000). Human error: models and management. *British Medical Journal* 320, 768–770.

Hartwig Marung

6.8 Patientensicherheit und Informationstechnologien

Klinisches Beispiel: Ein 67-jähriger Patient wird wegen einer hypertensiven Entgleisung stationär aufgenommen. Anamnestisch sind eine arterielle Hypertonie, eine koronare Herzkrankheit (KHK), eine Hypercholesterinämie und ein Diabetes mellitus Typ II b bekannt. Die bisherige Dauermedikation setzt sich zusammen aus ASS 100 mg 1-0-0, Metoprolol 50 mg 1-0-1/2 und Simvastatin 40 mg zur Nacht. Der zuständige Stationsarzt will als zusätzliche antihypertensive Medikation Ramipril per os ansetzen und nimmt einen entsprechenden Eintrag im elektronischen Verordnungssystem der Klinik vor. Sofort erscheint ein Warnhinweis, wonach der betreffende Patient auf frühere Gaben dieses ACE-Hemmers mit einem lebensbedrohlichen Angioödem reagiert hat. Der Arzt wählt stattdessen eine der alternativ vom Verordnungssystem vorgeschlagenen Substanzen aus. Diese wird vom Patienten gut vertragen; die Blutdruckwerte normalisieren sich innerhalb weniger Tage. Eine potenzielle Gefährdung der Patientensicherheit konnte auf diese Weise verhindert werden.

6.8.1 Die Rolle Informationstechnologie zur Förderung der Patientensicherheit

Bevor der Stellenwert einzelner Beispiele aus der Informationstechnologie (IT) detailliert erläutert wird, soll kurz an einige der wesentlichen Aspekte des klinischen Risikomanagements (kRM) erinnert werden: KRM sollte einem klaren Konzept folgen; die Aktivitäten sollten für alle Beteiligten sichtbar sein. Dazu zählen Patienten, Angehörige, Mitarbeiter aller Hierarchiestufen und nicht zuletzt die Kostenträger. Das übergeordnete Ziel aller Aktivitäten innerhalb des kRM ist, die Zahl unsicherer Handlungen zu verringern und so die Qualität und Sicherheit der Versorgung zu erhöhen (vgl. Kapitel 1.3). Alle dabei eingesetzten Methoden, also auch die nachfolgend genannten Instrumente aus dem Bereich der Informationstechnologie haben diesen Zielen zu folgen.

Erwartungen an IT-Systeme

Angesichts der rasant verlaufenden Entwicklung von IT-Anwendungen im Gesundheitswesen darf nicht übersehen werden, dass deren Stellenwert von den unterschiedlichen Akteuren heterogen beurteilt wird. Exemplarisch für sehr hohe Anforderungen steht nachfolgendes Zitat des ehemaligen Marburger Ordinarius für Chirurgie, Prof. Matthias Rothmund, zu IT-Systemen: „Sie müssen einfach, schnell und bezahlbar sein. IT-Systeme müssen Ärzte und Pflegekräfte unterstützen, ohne sie von der Arbeit am Patienten abzulenken." (zitiert nach Krüger-Brand 2010). Umgekehrt ist festzustellen, dass eine nicht geringe Zahl an Mitarbeitern, und hier vor allem diejenigen, die nicht seit ihrer Kindheit von digitaler Technik beeinflusst worden sind, der Entwicklung oftmals skeptisch gegenüber stehen. Nicht zuletzt werden die wachsenden Möglichkeiten der IT immer auch politisch diskutiert, z. B. im Hinblick auf mögliche

Einflüsse auf das Arzt-Patienten-Verhältnis und den Datenschutz. Alle diese Ebenen sind bei der Diskussion des Stellenwertes von IT zu berücksichtigen.

6.8.2 Ansätze zur Erhöhung der Patientensicherheit durch Informationstechnologie

Eine der ersten Übersichtsarbeiten zu den Möglichkeiten einer verbesserten Sicherheit durch Informationstechnologie wurde bereits vor gut zehn Jahren hochrangig publiziert (Bates und Gawande 2003). Die Autoren haben darin folgende Ansätze identifiziert, die sowohl für die Erhöhung der Sicherheit relevant, als auch durch IT beeinflussbar sind: verbesserte Kommunikation; verbesserter Zugriff auf Informationen; Zwangsfunktionen und Hilfe bei Berechnungen und rechnergestützte Entscheidungshilfen

Nachfolgend werden ausgewählte IT-basierte Methoden dargestellt und **ausschließlich** im Hinblick auf Ihre Eignung zur Erhöhung der Patientensicherheit diskutiert. Auf weitere mit deren Anwendung verbundene Erwartungen, wie die Erhöhung der Effizienz im Gesundheitswesen, soll an dieser Stelle nicht eingegangen werden.

Elektronische Patientenakten

Bis in die jüngere Vergangenheit war die papierbasierte Dokumentation der Standard zur Aufzeichnung und Weitergabe gesundheitsbezogener Befunde und Therapieergebnisse. Deren Vorteile sind einfacher Zugriff und Bedienbarkeit durch einzelne Mitarbeiter, ein fehlendes Ausfallrisiko durch Unabhängigkeit von Stromzufuhr und Wartung, sowie die geringen Investitionskosten. Nachteilig sind der eingeschränkte parallele Zugriff auf Patientendaten durch mehrere Behandler, die fehlende statistische Auswertbarkeit von Originaldaten und z. T. unleserliche Einträge, was zu einer Gefährdung z. B. im Bereich der Arzneitherapie führen kann, wenn Substanznamen, Applikationsarten oder Mengenangaben falsch gedeutet werden. Zudem besteht eine Fehlermöglichkeit bei der Übertragung digital erhobener Messwerte (z. B. Blutdruckwerte) in papiergestützte Patientenunterlagen (Wachter 2010).

Zwei zentrale Forderungen von Bates und Gawande werden durch elektronische Patientenakten also erfüllt: Ein verbesserter Zugriff auf Informationen und eine verbesserte Kommunikationsbasis. Dass die sichtbaren Auswirkungen digitaler Patientenakten auf die Sicherheit dennoch limitiert sind, geht auf einige praktische Herausforderungen zurück, die nicht einfach zu bewältigen sind: Die Speicherung und Aktualisierung großer Mengen an Informationen; die zeitnahe Abrufbarkeit von Daten, speziell in Notfallsituationen oder während notwendiger Wartungsarbeiten; Anforderungen des Datenschutzes, insbesondere im Hinblick auf die digitale Verschlüsselung hochsensibler Gesundheitsdaten, und nicht zuletzt die begrenzten finanziellen Mittel für eine flächendeckende Verfügbarkeit von IT-Arbeitsplätzen. Zudem darf auch beim

Einsatz von Informationstechnologien der „Faktor Mensch“ (vgl. Kapitel 2) nicht außer Acht gelassen werden, wenn z. B. aufgrund von Namensgleichheit Eintragungen in der falschen elektronischen Patientenakte erfolgen, die im Extremfall zu Eingriffsverwechslungen führen können.

Arzneitherapiesicherheit

Rechnergestützte Verordnungssysteme: Rechnergestützte Verordnungssysteme (engl. *Computerised Physician Order Entry*, CPOE) dienen dem automatisierten Abgleich ärztlicher Anordnungen mit Laborbefunden, Allergien und der Dauermedikation eines Patienten. Der Arzt loggt sich hierfür auf einem webfähigen Rechner ein und hat nach Eingabe der Patienten-Identifikations-Nummer die Optionen zur Anordnung von Medikamenten, Labor- oder Röntgen-Untersuchungen. Übersieht die oder der Anordnende z. B. eine mögliche Arzneimittel-Interaktion oder einen im Hinblick auf die Anordnung kritischen Laborwert, wird er von dem System darauf hingewiesen, häufig verknüpft mit einem Alternativvorschlag (s. klinisches Beispiel am Anfang dieses Kapitel s). In der aktuellen Übersichtsarbeit einer kalifornischen Arbeitsgruppe konnte gezeigt werden, dass sich durch den Einsatz von CPOE-Systemen die Anzahl unerwünschter Arzneimittelwirkungen (UAW) wie auch die Häufigkeit von Medikationsfehlern mehr als halbieren ließ (Nuckols et al. 2014). Die Arbeit ist online frei verfügbar; der Link ist im Quellenverzeichnis angegeben.

Barcode-Systeme: Beim Einsatz von Barcode-Systemen im Rahmen der Arzneimittelausgabe wird der Barcode eines verordneten Medikamentes zuerst mit der Dienstplakette der ausgebenden Person und dann mit dem Barcode des Empfängers, z. B. auf einem Patientenarmband abgeglichen. Ziel ist die positive Beeinflussung der fünf wichtigsten Aspekte bei der Arzneimittelausgabe: korrekter Patient, korrektes Arzneimittel, korrekte Dosis und Applikationsform sowie der korrekte Zeitpunkt der Gabe. Die Datenlage zur Effektivität von Barcode-Systemen in Bezug auf die Erhöhung der Patientensicherheit ist momentan noch uneinheitlich (Koppel et al. 2008). Deren Erfolg ist, wie bei anderen IT-basierten Methoden des kRM, abhängig von sorgfältig geplanten Prozessen bei der Schulung und Implementierung. Andernfalls kann die Einführung zum Einsatz von Umgehungsstrategien führen, wie Koppel et al. ebenfalls gezeigt haben. Die Gründe hierfür sind zahlreich: Geknickte, überklebte oder anderweitig unlesbare Barcodes; Fehlfunktion von Scannern oder das Vorliegen medizinischer Notfallsituationen. Liegen Anhaltspunkte für derartige Fehlentwicklungen vor, sollte durch systematisches Gegensteuern die Compliance und damit die Arzneimittelsicherheit erhöht werden (Early et al. 2011).

Klinische Entscheidungshilfen

Der Einsatz klinischer Entscheidungshilfen (engl. *Clinical Decision Support Systems*, CDSS) soll die Qualität und Sicherheit komplexer ärztlicher Anordnungen durch Auswahl von definierten Maßnahmenbündeln erhöhen. Indem sie nicht nur Warnhinweise geben, sondern auf der Basis von Untersuchungsbefunden ganze Therapiepläne, je nach Programm mehr oder weniger verbindlich vorschlagen, gehen sie weit über das Leistungsspektrum der oben vorgestellten CPOE-Systeme hinaus. Für die Effektivität der CDSS fehlen derzeit ebenfalls eindeutige Belege: Zwar sind Verbesserungen im Hinblick auf Performance-Indikatoren bei der Behandlung des Diabetes mellitus oder der akuten Ateminsuffizienz nachweisbar; vor allem wenn der Systemstart automatisch erfolgt und dieses nicht durch den Benutzer aktiv eingeschaltet werden muss (Garg et al. 2005). Die Ergebnisqualität wird dagegen nur laut einer Minderheit der verfügbaren Untersuchungen positiv beeinflusst (Black et al. 2011; Hemens et al. 2011).

Telemedizinische Anwendungen

Mit wachsender Verfügbarkeit leistungsfähiger Netzwerke treten telemedizinische Lösungen vermehrt in den Vordergrund. Die Patientensicherheit wird dadurch auf mehreren Wegen positiv beeinflusst: So können mittels Teleradiologie oder -pathologie Befunde im Sinne einer Zweitmeinung überprüft und diskutiert werden. Die Zahl von Diagnosefehlern nimmt ab. Die Indikation zu invasiven Therapiemaßnahmen, wie der Kraniotomie nach intrazerebraler Blutung, die vielfach eine Sekundärverlegung eines instabilen Patienten in spezialisierte Behandlungszentren erforderlich macht, kann kritischer gestellt werden (Ashkenazi et al. 2007).

Ein relativ neuer telemedizinischer Ansatz ist die Etablierung von sog. „Telenotarzt"-Systemen: Dabei sind Rettungswagen über IT-Systeme mit einem ärztlichen Berater verbunden, der optische und akustische Informationen vom Notfallort erhält und auf dieser Basis die Einsatzkräfte vor Ort beraten kann. Positive Erfahrungen aus Pilotprojekten liegen vor; die Leistungsfähigkeit im Regelbetrieb bleibt abzuwarten (Bergrath et al. 2013). Mögliche Auswirkungen auf die Anzahl von Notarztstandorten gerade in dünn besiedelten Regionen sind langfristig nicht auszuschließen; umgekehrt sind mit der Etablierung entsprechender Systeme erhebliche Kosten verbunden.

6.8.3 Zusammenfassung und Ausblick

Die Bedeutung von Informationstechnologien innerhalb des klinischen Risikomanagements wird zukünftig weiter zunehmen. Das kann zu einer Erhöhung der Patientensicherheit führen, wenn die zugrunde liegenden Prozesse sorgfältig geplant und umgesetzt werden. Dabei ist zu bedenken, dass auch die neuen Technologien von Menschen entwickelt, angewendet und gewartet werden, so dass die Entstehung bisher unbekannter Fehler möglich ist, z. B. wenn ein Barcode dem falschen Patienten zugeordnet wird. Hinweise von Standesorganisationen wie auch einzelner Mitarbeiter, das Verhältnis zu den Patienten dürfe durch den zunehmenden Einsatz von IT nicht beeinträchtigt werden, sind ernst zu nehmen, während eine grundsätzliche Verweigerungshaltung nicht angebracht ist.

Der zukünftige Stellenwert gesundheitsbezogener IT-Anwendungen („Apps") außerhalb des kRM für medizinische Laien, deren Anzahl – bei schwankender Qualität der Inhalte – inzwischen auf sechsstellige Bereiche gewachsen ist, kann noch nicht eingeschätzt werden. Ansätze zur Erhöhung der Patientensicherheit sind z. B. durch eine verbesserte Einhaltung von Therapieplänen oder das Monitoring von Kreislauf- oder Blutzuckerwerten gegeben.

6.8.4 Literatur

Ashkenazi I, Haspel J, Alfici R, Kessel B, Khashan T, Oren M (2007). Effect of teleradiology upon pattern of transfer of head injured patients from a rural general hospital to a neurosurgical referral centre. *Emerg Med J* 24, 550–552.

Bates DW, Gawande AA (2003). Improving safety with IT. *N Eng J Med* 348, 2526–2534.

Bergrath S, Czaplik M, Rossaint R, Hirsch F, Beckers SK, Valentin B, Wielpütz D, Schneiders MT, Brokmann JC (2013). Implementation phase of a multicentre prehospital telemedicine system to support paramedics: feasibility and possible limitations. *Scand J Trauma Resusc Emerg Med* 21, 54.

Black AD, Car J, Pagliari C, Anandan C et al. (2011). The impact of ehealth on the quality and safety of health care: A systematic overview. *PLoS Medicine* 8, e1000387.

Early C, Riha C, Martin J, Lowdon KW, Harvey EM (2011). Scanning for safety: an integrated approach to improved bar-code medication administration. *Comput Inform Nurs* 29, TC45–52.

Garg AX, Adhikari NK, McDonald H, et al. (2005). Effects of computerized clinical decision support systems on practitioner performance and patient outcomes: a systematic review. *JAMA* 293, 1223–1238.

Hemens BJ, Holbrook A, Tonkin M, Mackay JA et al. (2011). CCDSS Systematic Review Team. Computerized clinical decision support systems for drug prescribing and management: a decision-maker-researcher partnership systematic review. Implement Sci 6: 89, doi:10.1186/1748-5908-6-89.

Koppel R, Wetterneck T, Telles JL, Karsh BT (2008). Workarounds to barcode medication administration systems: their occurrences, causes, and threats to patient safety. *J Am Med Inform Assoc* 15, 408–423.

Krüger-Brand HE (2010). Weniger Komplikationen durch IT-Einsatz im OP. *Deutsches Ärzteblatt* 19, A914–915.

NuckolsTK, Smith-Spangler C, Morton SC, Asch SM et al. (2014). The effectiveness of computerized order entry at reducing preventable adverse drug events and medication errors in hospital settings: a systematic review and meta-analysis. Syst Rev 3: 56. doi:10.1186/2046-4053-3-56; abrufbar unter http://www.ncbi.nlm.nih.gov/pmc/articles/PMC4096499/ (Stand 17.12.2014).

Wachter RW (2010). In: Koppenberg J, Gausmann P, Henninger M (Hrsg.). Fokus Patientensicherheit. ABW Wissenschaftsverlag Berlin.

Verzeichnis weiterführender Literatur

Gocke P, Debatin JF (2011). IT im Krankenhaus. Medizinisch-Wissenschaftliche Verlagsgesellschaft Berlin.

Wolfgang Puchner

6.9 Scoring-Systeme (am Beispiel *Patient at risk Score*)

6.9.1 Einleitung

Der Begriff Score, als Vergleichswert oder Punktestand geläufig in den Feldern Sport, Finanz, Management und Berichtswesen, hat sich auch in der Medizin etablieren können. So stehen den AkteurInnen im Gesundheitssystem Scoring-Systeme mit unterschiedlichsten Zielsetzungen wie Klassifikation, Diagnose- und Prognosestellung, Verlaufsbeurteilung und Evaluierung oder statistische Erfassung und Qualitätssicherung als potenzielle Hilfsmittel zur Verfügung. Der zeitliche Anwendungsrahmen von Scoring-Systemen in der Medizin beginnt mit der Geburt eines Menschen, wenn bereits innerhalb der ersten Minuten des geborenen Lebens mit dem unter MedizinerInnen sehr bekannten und anerkannten APGAR-Score die klinische Verfassung des Neugeborenen erhoben wird (Apgar 1953). Die Spanne endet, wenn dem Lebensabend nahe mit dem Palliative Prognostic Score eine Unterstützung für eine beste individuelle Vorgangsweise für PatientInnen verfügbar sein soll (Pirovano et al. 1999). Dazwischen gibt es ein Angebot zahlreicher sehr fachspezifischer Scores (APACHE-, EURO-, TISS-, Child-Pugh-Score u. v. m.) mit unterschiedlichen Aufträgen. Unter anderem wurde auch einer zur Erkennung von kritischen Gesundheitszuständen von PatientInnen auf Normalstationen im Krankenhaus entwickelt (Morgan et al. 1997). Ein vergleichbarer Score ist auch die Grundlage von PARS (*Patient-at-risk-Scoring*-System).

6.9.2 PARS – *Patient-at-risk-Scoring*-System am AKh Linz

PARS wurde 2014 im AKh Linz/Österreich als Frühwarnsystem für kritische Verschlechterungen von Patienten auf Normalstationen und als Instrument zur Verbesserung der Patientensicherheit eingeführt.

Hintergrund

Stationäre PatientInnen eines Krankenhauses stellen ein sehr heterogenes Patientenkollektiv dar. Sie müssen in ihrer gesundheitlichen Verfassung, von weitgehend gesund bis äußerst kritisch, sicher und zeitgerecht erkannt und individuell in dafür vorgesehenen Einheiten behandelt werden. PatientInnen auf Normalstationen bedürfen in der Regel keiner strengen, ununterbrochenen klinischen Überwachung. Entsprechend sind auch Personal, Kompetenzen und Strukturen dieser Stationen ausgerichtet und die Behandlung kritisch Kranker nicht vorgesehen. Jedoch kann es ob der Dynamik von Krankheitsverläufen oder als Folge von vermeidbaren oder unvermeidbaren Zwischenfällen immer wieder zu einer kritischen Verschlechterung des Gesundheitszustandes von PatientInnen auf Normalstationen kommen. Derartige negative

Entwicklungen müssen vor Ort als solche zeitgerecht identifiziert werden, um durch rasches entsprechendes Eingreifen unerwünschte bis katastrophale Folgen abwenden zu können.

Die demografische Entwicklung wird dieses Problem möglicher Verschlechterungen während des stationären Aufenthaltes verstärken. Grund dafür sind die immer häufiger an betagten, geriatrischen PatientInnen durchgeführten chirurgischen Eingriffe, die dank Fortschritten bei nicht invasiven Operationstechniken und dem in diesem Ausmaß noch nie zuvor nachweisbaren Sicherheitsniveau in der Anästhesie möglich werden (Fuhrmann 2001). Diese Eingriffe sind zwar mit sehr hoher Wahrscheinlichkeit während und unmittelbar nach der Operation erfolgreich. Es ist aber bekannt, dass in Abhängigkeit von Begleiterkrankungen und eingeschränkten funktionellen Reserven von Organen erst nach Tagen über erhöhte Komplikationsanfälligkeit die postoperative Morbidität und Mortalität steigt (Hamel et al. 2005; Pearse et al. 2012).

Kritische Verschlechterungen können aber auch stationäre PatientInnen nichtchirurgischer Fächer betreffen. Zu erkennen sind diese ebenso an Veränderungen und Abweichungen von der Norm in den physiologischen Parametern Blutdruck, Puls, Atemfrequenz, Bewusstseinszustand oder Körpertemperatur.

Ein seit Jahrzehnten „bekannter" Patientensicherheitsmangel

Konsistente Daten bei ungeplanten Aufnahmen kritisch kranker PatientInnen von Bettenstationen auf Intensiveinheiten bestätigen, dass im Vorfeld auf den Normalstationen viel kostbare Zeit vergeht, verspätet richtige Diagnosen gestellt und entsprechende Therapien eingeleitet werden und somit eine suboptimale Betreuung der PatientInnen vorliegt (McQuillan et al. 1998; Hillman et al. 2002). Auch das katastrophale Ereignis einer Wiederbelebungssituation auf Normalstationen kündigt sich häufig Stunden voraus durch klinische Veränderungen der PatientInnen an. So muss es vergleichbar als ein Versäumnis interpretiert werden, nicht auf diese Vorboten zu reagieren (Schein et al. 1990). Durch retrospektive Analysen von Krankengeschichten und Dokumentationen lassen sich bei kritischen Zuständen im Versorgungsablauf zweifelsfrei Möglichkeiten zu Verbesserungen erkennen.

Hinweise auf Sicherheitsmängel für kritisch Kranke auf Normalstationen

Defizite im Management kritisch bedrohter PatientInnen auf Normalstationen spiegeln sich in Wiederbelebungen, Mortalitäten und ungeplanten Aufnahmen auf Intensivstationen eines Krankenhauses wieder. Sie sollten aber auch je nach gelebter Fehler- und Sicherheitskultur über Bericht- und Lernsysteme wie CIRS (*Critical Incident Reporting System*) erfassbar sein. Ebenso werden über die Schiene des Beschwerde- und Schadensmanagements bei wirtschaftlich folgeschweren und unangenehmen Einzelschicksalen als auch über das in einer Gesundheitseinrichtung aktive Risikomanagement Hinweise auf diese Sicherheitsdefizite erkennbar sein.

Lösungsansatz zur Problembehebung

Bereits in den 90er Jahren sind zu diesem benannten Sicherheitsproblem innerklinische Konzepte entstanden, wobei wesentliche Impulse von Australien ausgingen (Daffurn et al. 1994; Lee et al. 1995). Diese wurden zwischenzeitlich weltweit kopiert und modifiziert um diesem Qualitätsdefizit in der Versorgung kritischer PatientInnen auf Normalstationen über die Bereitstellung intensivmedizinischer Kompetenzen auch jenseits der Mauern von Intensivstationen weiter entgegen zu wirken. Ob MET (*medical emergency team*), CCOT (*critical care outreach team*) oder RRT (*rapid response team*), der Begriff vermittelt unmissverständlich die Bereitstellung eines fachlich qualifizierten und ausgerüsteten Teams für bedrohte PatientInnen. Dazu bedarf es klarer Kriterien einer Alarmierung, wobei üblicherweise erst sehr kritische Abweichungen eines Parameters (z. B. Atemfrequenz <5/min) Ausschlag gebend sind. Neben dieser eher späten Alarmierungsmodalität gibt es auch die Möglichkeit über sogenannte Frühwarn- oder Früherkennung-Scoring-Systeme, zusammengesetzt aus mehreren Körperfunktionsparametern (Multiparameterscore), Dispositionskriterien für das Einsatzteam zu definieren. Mit Blick auf die Körperfunktionen Kreislauf, Atmung, Bewusstsein und Temperatur und deren Bewertung mit Punkten nach Ausmaß der Abweichung vom Normbereich können bereits im Verlauf kritische Entwicklungen erkannt und zeitig Akzente gesetzt werden.

Trotz nicht gänzlich konklusiver Datenlage zur Effektivität (Hillman et al. 2005; Bellomo et al. 2003) ist in den Empfehlungen des ERC (*European Resuscitation Council*) (Deakin et al. 2010) und der AHA (*American Heart Association*) (Morrison et al. 2013) verankert, ein solches innerklinisches Notfallkonzept als präventive Rettungskette gegen den intrahospitalen Herzkreislaufstillstand einzurichten, anstatt reaktiv mit seit Jahrzehnten unverändert bescheidenem Erfolg durch Herzalarmteams hinterher zu hinken (Überlebensrate bei 20 %) (Peberdy et al. 2003).

Der Score und Trigger des PARS im AKh Linz

Das Herzstück des PARS im AKh Linz ist der Früherkennungsscore (Abb. 6.12), welcher identisch dem 2012 im *National Health Service* (NHS) Großbritanniens eingeführten NEWS (*National Early Warning Score*) ist. Dieser gilt bis dato unter den 35 Frühwarnscores in der Vorhersage von Tod innerhalb von 24 Stunden, Wiederbelebung oder Aufnahme auf die Intensivstation als der valideste (Smith et al. 2013) Die Vielzahl an Scores ergibt sich daraus, dass neben den Kernparameter Atmung, Kreislauf, Bewusstsein und Temperatur noch weitere unterschiedliche physiologische Messgrößen wie Harnausscheidung, Alter oder Laborwerte herangezogen werden. Die uneinheitliche Punktebewertung aller Parameter nach Ausmaß der Abweichungen vom Normbereich leistet einen zusätzlichen Beitrag (Smith et al. 2008).

Der im PARS aus sieben Parametern generierte Summenscore erlaubt die Zuordnung von Patienten zu vier möglichen Risikokategorien. Für diese sind in Abstimmung auf die Besonderheiten der Krankenhausorganisation entsprechende *Trigger-*

Maßnahmen zur Überwachung (Frequenz) und Kommunikation definiert. (Abb. 6.13) Der aus dem wiederholten Scoring resultierende Verlauf – *Track* – erlaubt eine individuell auf die Dynamik abgestimmte Vorgangsweise.

Zum Unterschied zu den bislang weltweit eingeführten und publizierten Frühwarnsystemen ist im AKh Linz kein zusätzliches spezifisches Interventionsteam eingerichtet. Vielmehr werden stattdessen bestehende Strukturen und Funktionen in den Maßnahmenplan eingebunden.

Vitalparameter	3	2	1	0	1	2	3
Atemfrequenz	≤ 8		9–11	12–20		21–24	≥ 25
Sauerstoffsättigung	≤ 91	92–93	94–95	≥ 96			
Sauerstoffgabe		ja		nein			
Temperatur	≤ 35,0		35,1–36,0	36,1–38,0	38,1–39,0	≥ 39,1	
systolischer Blutdruck	≤ 90	91–100	101–110	111–219			≥ 220
Herzfrequenz	≤ 40		41–50	51–90	91–110	111–130	≥ 131
Bewusstseinslage				wach			nicht wach

Abb. 6.12: PAR-Score des AKh Linz. Aus sieben Parametern generiert sich der Summenscore von 0–20. Mit steigender Zahl wird größeres Risiko für die PatientInnen abgebildet. Die Erhebung erfolgt durch Pflegekräfte und wird elektronisch dokumentiert.

PAR-Score	Überwachung	Maßnahmen
0		keine PARS-spezifischen Maßnahmen
1–2	2–4 mal täglich	weitere Verlaufsbeobachtungen, bei Stabilität wie PARS 0
3–7	2 mal täglich bis stündlich	Information an ÄrztInnen (Station), angepasste Therapie (FachärztInnen)
8–20	kontinuierliche Überwachung	Kontaktaufnahme Intensivmedizin, - 73144 (AWR, IMCU, Op.Int.) - Interne/Neuro Intensiv bei perakutem Verlauf: Herzalarm

Abweichen von den Empfehlungen nach Dynamik der Klinik oder ärztlichen Anordnungen

Abb. 6.13: PARS-Trigger im AKh Linz. Die vier Risikokategorien im Ampelfarbensystem nach dem Summenscore definiert, sind mit Maßnahmen zur Häufigkeit der Überwachung als auch der Kommunikation und somit Einbindung von Behandelnden verknüpft. Der PARS-Trigger ist für die Organisation einheitlich festgelegt. Abhängig von der Dynamik muss auf einen Spielraum für die individuell beste Vorgangsweise geachtet werden.

Auswirkungen von PARS am AKh Linz

Die kurze Dauer seit der hausweiten Implementierung des Scoring-Systems limitiert die Verfügbarkeit valider Daten verbesserter Patientenversorgung. Jedoch lassen sich aus den wiederholten Evaluierungen und Rückmeldungen erkennbare positive Effekte ausmachen. Die befürchtete Überlastung und der Ansturm auf intensivmedizinische Einrichtungen des Hauses ist nicht eingetreten, wenn auch vermehrt Kontaktaufnahmen festzustellen waren. Fallweise scheint durch frühere Einbindung intensivmedizinischer Kompetenz eine Verlegung auf Intensivstationen verhindert worden zu sein. Ein über die Zeit zu erwartender Wissenstransfer auf die Normalstationen in Sachen Intensivmedizin kann als Beitrag zu mehr Diagnosesicherheit gesehen werden und dürfte sich erst in späterer Folge als mögliche Entlastung der Intensiveinheiten auswirken können.

Das PAR-Scoring wird allgemein von den Pflegekräften als nicht wesentliche zusätzliche Arbeitsbelastung empfunden sofern eine elektronische Dokumentation unterstützend gewährleistet ist. Als großer Gewinn des PARS wird die gestärkte Arbeits- und Entscheidungssicherheit empfunden. Dieser Effekt lässt sich auch für TurnusärztInnen feststellen und ist auf Stationen mit wenig fachärztlicher Präsenz am deutlichsten. Daraus profitiert selbst bei steigender Arbeitsbelastung und Arbeitsteilung die Durchgängigkeit von Versorgungsprozessen. Für alle Mitwirkenden im Behandlungsprozess ist mehr Übersichtlichkeit geboten, was als Folge einer verbesserten Dokumentation zu bewerten ist. Unterstützend wirken auch die positiven Effekte von PARS auf die Kommunikation, welche dank einer standardisierten und vereinfachten, klaren Sprache an Informationsgehalt und Effizienz gewinnt. Gute Kommunikationskultur stärkt zu dem bekanntlich auch die interprofessionelle und interdisziplinäre Teamarbeit (O'Daniel 2008). Nicht in allen Abteilungen werden diese positiven Auswirkungen im selben Ausmaß geltend sein, was wiederum die Diskussion über die Auslegung von PARS als Routinebasisüberwachung für alle PatientInnen eines Krankenhauses unterhält. Es ist schwer abschätzbar, wie viel Freiheit man Pflegekräften als auch ÄrztInnen im Scoring und in der Abstimmung der Trigger-Maßnahmen für individuelle PatientInnen einräumen kann, ohne die Sensitivität des Scoring-Systems zu mindern und zugleich nutzlosen Arbeitsaufwand und Dokumentationsauswuchs zu meiden. Vielleicht lässt sich durch medizintechnische Innovationen im nichtinvasiven Monitoring auf Normalstationen die Arbeitsbelastung für Pflegekräfte im Scoring und Dokumentieren bei ausgewählten PatientInnen begrenzen. Gleichzeitig sollte aber diesen mehr ärztliche Aufmerksamkeit zu Teil werden. PARS kann auf diesem Weg ein Instrument sein, kritisch Kranken trotz zunehmend rarer ärztlicher Verfügbarkeit die so dringlich erforderliche medizinische Präsenz zu bieten.

PARS imponiert – wie Scoring Systeme im Generellen – als sehr einfaches, leicht verständliches Werkzeug. Es kann aber nur mit entsprechenden Einschulungen, sorgfältiger Einführung und dem allgemeinen Wollen innerhalb einer Organisation eine kulturelle Entwicklung zu mehr Patientensicherheit in Gang bringen.

6.9.3 Literatur

Apgar V (1953). A proposal for a new method of evaluation of the newborn infant. *Anesth Analg* 32, 260–267.

Pirovano M, Maltoni M, Nanni O, Marinari M, Indelli M et al. (1999). A New Palliative Prognostic Score: A First Step for the Staging of Terminally Ill Cancer Patients. *J Pain Symptom Manage* 17, 231–239.

Morgan R, Williams F, Wright M (1997). An early warning scoring system for detecting developing critical illness. *Clin Intensive Care* 8, 100.

Fuhrmann R (2001). Übersicht über die Versorgungsstrukturen der klinischen und rehabilitativen Geriatrie und ihre Entwicklung in der Bundesrepublik Deutschland. *Zeitschrift für Gerontologie und Geriatrie* 34(1), 16–20.

Hamel M, Henderson W, Khuri S, Daley J (2005). Surgical outcomes for patients aged 80 and older: morbidity and mortality from major noncardiac surgery. *J Am Geriatr Soc* 53, 424–429.

Pearse R, Moreno R, Bauer P, Pelosi P, Metnitz P, Spies C, Vallet B, Vincent JL, Hoeft A, Rhodes A (2012). European Surgical Outcomes Study (EuSOS) group for the Trials groups of the European Society of Intensive Care Medicine and the European Society of Anaesthesiology: Mortality after surgery in Europe: a 7 day cohort study. *Lancet* 380, 1059–1065.

McQuillan P, Pilkington S, Allan A, Taylor B, Short A, Morgan G, Nielsen M, Barrett D, Smith G, Collins CH (1998). Confidential inquiry into quality of care before admission to intensive care. *BMJ* 316, 1853–1858.

Hillman K, Bristow P, Chey T, Daffurn K, Jacques T, Norman S, Bishop G, Simmons G (2002). Duration of life-threatening antecedents prior to intensive care admission. *Intensive Care Med* 28, 1629–1634.

Schein R, Hazday N, Pena M, Ruben B, Sprung C (1990). Clinical antecedents to in-hospital cardiopulmonary arrest. *Chest* 98, 1388–1392.

Daffurn K, Lee A, Hillman K, Bishop G, Bauman A (1994). Do nurses know when to summon emergency assistance? *Intensive Crit Care Nurs* 10, 115–120.

Lee A, Bishop G, Hillman K, Daffurn K (1995). The Medical Emergency Team. *Anaesth Intensive Care* 23, 183–186.

Hillman K, Chen J, Cretikos M, Bellomo R, Brown D, Doig G, Finfer S, Flabouris A (2005). MERIT study investigators. Introduction of the medical emergency team (MET) system: a cluster-randomised controlled trial. *Lancet* 365, 2091–2097.

Bellomo R, Goldsmith D, Uchino S, Buckmaster J, Hart G, Opdam H, Silvester W, Doolan L, Gutteridge G (2003). A prospective before-and-after trial of a medical emergency team. *Med J Aust* 179, 283–287.

Deakin C, Nolan J, Soarc J, Sunde K, Koster R, Smith G, Perkins G (2010). European Resuscitation Council Guidelines for Resuscitation 2010. Section 4. Adult advanced life support. *Resuscitation* 81, 1305–1352.

Morrison L, Neumar R, Zimmerman J, Link M, Newby K, McMullan P, Vanden Hoek T, Halverson C, Doering L, Peberdy M, Edelson D (2013). Strategies for Improving Survival After In-Hospital Cardiac Arrest in the United States: 2013 Consensus Recommendations. A Consensus Statement From the American Heart Association. *Circulation* 127, 1538–1563.

Peberdy M, Kaye W, Ornato J, Larkin G, Nadkarni V, Mancini M, Berg R, Nichol G, Lane-Trultt T (2003). Cardiopulmonary resuscitation of adults in the hospital: a report of 14720 cardiac arrests from the National Registry of Cardiopulmonary Resuscitation. *Resuscitation* 58, 297–308.

Smith G, Prytherch D, Meredith P, Schmidt P, Featherstone P (2013). The ability of the National Early Warning Score (NEWS) to discriminate patients at risk of early cardiac arrest, unanticipated intensive care unit admission, and death. *Resuscitation* 84:, 465–470.

Smith G, Prytherch D, Schmidt P, Featherstone P (2008). Review and performance evaluation of aggregate weighted 'track and trigger' systems. *Resuscitation* 77, 170–179.
O'Daniel M (2008). Professional Communication and Team Collaboration. In Patient Safety and Quality: An Evidence-Based Handbook for Nurses. http://www.ncbi.nlm.nih.gov/books/NBK2637/ (Stand 26-9-2013).

Claus-Dieter Heidecke, Katharina Beyer und Alexandra Busemann

6.10 Checklisten zur Vermeidung von Patientenschäden

6.10.1 Einführung und Zielsetzung

Der Begriff Patientensicherheit ist mehrdimensional und schließt grundsätzlich die Verhinderung vermeidbarer und nicht vermeidbarer unerwünschter Ereignisse ein. Derzeit fokussieren alle Bemühungen zur Verbesserung der Patientensicherheit auf die Reduktion vermeidbarer unerwünschter Ereignisse und somit auf die Vermeidung von Patientenschäden. In der gesundheitspolitischen Diskussion nimmt die Patientensicherheit einen zunehmend größeren Stellenwert ein. Der Gemeinsame Bundesausschuss hat in seiner „Qualitätsmanagement-Richtlinie Krankenhäuser" (KQM-RL vom April 2014) verbindliche Vorgaben für die Implementierung eines klinischen Risikomanagements gemacht. Die Patientensicherheit wurde 2013 als ein nationales Gesundheitsziel definiert. Hierzu wurden kürzlich der aktuelle Status und die notwendigen Handlungsfelder für die Gesundheitsversorgung in Deutschland beleuchtet (Hölscher ZEFQ 2014).

6.10.2 Entstehung vermeidbarer unerwünschter Ereignisse und Vermeidungsstrategien

In komplexen Arbeitssituationen wie der Luftfahrt und der Medizin führt in der Regel nicht ein einzelner Fehler, ein Unterlassen oder das Nichtbeachten einer Regel zu einem vermeidbaren unerwünschten Ereignis, sondern das Zusammenspiel multipler Faktoren und unglücklicher Begleitumstände. Die Ursachen hierfür sind in medizinischem Wissen und fachlichen Fähigkeiten (*technical skills*), patientenbezogenen Risiken, situativen Faktoren, systemorientierte Faktoren wie Bereitstellung qualifizierter Ressourcen sowie menschlichen Faktoren zu sehen. Wenn also Fehler überwiegend nicht als Versagen des Einzelnen, sondern als ein strukturelles Problem des gesamten Systems zu verstehen sind, dann ist die mögliche Anzahl fehlerproduzierender Bedingungen abhängig von der Komplexität des Handlungsablaufes. Somit steigt das Fehlerrisiko mit der Anzahl der miteinander agierenden Partner sowie mit der Anzahl der Arbeitsschritte (Fehlerkette nach Reason (2000), sog. Schweizer-Käse-Modell).

Diese Erkenntnis hat dazu geführt, dass der Harvard-Chirurg Atul Gawande in seinem Buch *The Checklist-Manifesto – how to get things right* in verschiedenen komplexen Arbeitswelten nach gemeinsamen Vorgehensweisen gesucht und diese in einer strukturierten Punkt-für-Punkt-Abarbeitung im Sinne einer Checkliste gefunden hat (Gawande 2011). In der Medizin hatte sich eine solche Vorgehensweise bei der Anlage von zentralen Venenkathetern bewährt und zu einer dramatischen Reduktion von venösen Katheterinfektionen geführt (Pronovost NEJM 2006). Auf der Basis dieser und anderer Ergebnisse hat die WHO im Jahr 2004 ihre Global Patient Safety Challenge gestartet und diese in den Jahren 2007 bis 2008 auf die chirurgische Versorgung fokussiert (Safe Surgery Saves Lives Challenge). (WHO Guidelines for safe Surgery 2009). Im Rahmen dieser Initiative wurde die WHO Surgical Saftey Checklist 2009 in London vorgestellt.

6.10.3 Checklisten zur Risikominimierung vermeidbarer unerwünschter Ereignisse

Perioperative Checklisten

Die von der WHO empfohlene *Surgical Safety Checklist* enthält 3 Säulen, die die zeitlichen Phasen 1.) vor Anästhesie-Einleitung, 2.) vor OP-Beginn („Schnitt") und 3.) vor Verlassen des Operationssaals im Sinne einer Multibarrieren-Strategie erfasst. Damit sollte sichergestellt werden, dass zu jedem Zeitpunkt des perioperativen Prozesses kritische Voraussetzungen der Patientensicherheit gewährleistet sind. Diese sog. WHO-OP-Checkliste wurde in acht Krankenhäusern weltweit an 7.688 Patienten angewendet und führte zu einer signifikanten Senkung der Todesrate von 1,5 % auf 0,8 % (p = 0,003) und der OP- Komplikationen von 11,0 % auf 7,0 % (p < 0,001) (Haynes 2009). In einer Subgruppe von dringlichen chirurgischen Eingriffen konnte die Komplikationsrate nach Einführung der Checkliste von 18,4 auf 11,7 %, die Mortalität von 3,7 auf 1,4 % und die Rate chirurgische Infektionen von 11,2 auf 6,6 % reduziert werden. Die Ergebnisse waren jeweils signifikant (Weiser 2010). Die WHO hat auf der Basis dieser Daten dringlich zur flächendeckenden Einführung der OP-Checkliste aufgefordert und angeraten, diese ggf. entsprechend der jeweiligen Gegebenheit und Bedürfnisse vor Ort anzupassen. Seither werden in Deutschland diverse Modifikationen der WHO-OP-Checkliste verwendet (Beispiel Busemann Chirurg 2012).

Der positive Effekt von OP-Checklisten auf die Reduktion von postoperativer Mortalität und Morbidität ist inzwischen trotz heterogener Studienlage auch in einer Meta-Analyse von 22 untersuchten Veröffentlichungen nachgewiesen worden (Borchard 2012). Ein weiterer Beleg für die Effektivität von Checklisten in der Chirurgie ist das holländische Surgical Patient Safety System (SURPASS) (de Vries 2010). Hierbei handelt es sich nicht um eine perioperative Checkliste im beschriebenen Sinn, sondern um einen standardisierten Prozess im Verlauf einer stationären chirurgischen Behandlung, innerhalb dessen eine OP-Checkliste zur Anwendung kam. Auch hier konnte sich eine Reduktion der Gesamtkomplikationsrate von 27,3 % auf 16,7 % und der Mortalität von 1,5 % auf 0,8 % nachweisen lassen.

Im Gegensatz zu den vorbeschriebenen Verbesserungen der postoperativen Morbidität und Mortalität kam 2014 eine große Studie aus Ontario/Canada zu keiner Verbesserung des Outcomes nach Einführung der OP-Checkliste (Urbach 2014). Es stellt sich daher die Frage, wie OP-Checklisten ihre positiven Wirkungen entfalten und welche Voraussetzungen erfüllt sein müssen, damit sie dies tun. Diese Arbeit zeigt, dass das Einführen einer Checkliste ohne begleitende Maßnahmen kein Selbstläufer ist.

Periinterventionelle Checklisten

In Analogie zu perioperativen Checklisten ist es vorstellbar, Checklisten für andere komplexe Bereiche in der Medizin wie z. B. die interventionelle Endoskopie oder das Herzkatheterlabor zu entwickeln. In diesen Bereichen bestehen grundsätzlich ähnliche Risikokonstellationen: präinterventionelle Risikoabschätzung für den Patienten, erforderliche präinterventionelle Aufklärungsverpflichtung des Patienten, Schnittstellenproblematik mit Teamwechseln und Kommunikationsdefiziten, Kontrolle der Material/Implantat-Verfügbarkeit, adäquates Blutgerinnungs-/verdünnungsmanagement, periinterventionelle Antibiotika-Prophylaxe, postinterventionelle Zählkontrollen, Präparatebeschriftung, Erstellung von Interventionsprotokollen mit Weiterbehandlungsanweisungen etc.

Einen initialen Ansatz hierzu hat von Bernstorff et al. (2013) für den Bereich einer interdisziplinären, interventionellen Endoskopie vorgestellt. Hier wurde die viersäulige OP-Checkliste der Universitätsmedizin Greifswald auf den Bereich der interdisziplinären Endoskopie „umgeschrieben“ und die entsprechenden Anforderungen und Risiken auf die Endoskopie übertragen. In ähnlicher Weise wurden kürzlich in einer Übersichtsarbeit die Anforderungen an eine Endoskopie-Checkliste dargestellt (Matharoo 2014). Gleiches gilt grundsätzlich für den Bereich des Herzkatheterlabors. Auch hier gibt es erste Ansätze, die spezifischen Risiken der interventionellen Kardiologie zu erfassen und abzudecken (Cahill Heart 2015).

Wie funktionieren Checklisten und wie müssen sie implementiert werden?

Der positive Effekt bei der Verwendung einer OP-Checkliste auf die Senkung von Morbidität und Mortalität kann nicht automatisch garantiert werden. Voraussetzung ist eine hohe Compliance der beteiligten Personen, eine systematische Wissensvermittlung im Rahmen der Implementierung und die Integration der Patienten, ferner sollte das Checklistendesign an die lokalen Verhältnisse angepasst sein (Borchard et al. 2012).

Das Ziel der Implementierung von Checklisten ist die Erhöhung der Patientensicherheit durch Schaffung einer entsprechenden Sicherheitskultur. Eine verbesserte Patientensicherheit wird nicht durch reines Setzen von Kreuzen entlang einer Liste erreicht, sondern ist eine direkte Folge der durch die Checkliste positiv beeinflussten Sicherheitskultur durch Verbesserung der interprofessionellen Teaminteraktion und Kommunikation.

Hierzu gibt es mehrere Belege in der Literatur: Eine amerikanische große retrospektive Kohortenstudie untersuchte den Effekt eines Checklisten-basierten Teamtrainings auf die Mortalität. Dabei kommen die Autoren zu einer signifikanten Senkung der Mortalität um 15 % in der ‚Trainingsgruppe'. Gleichermaßen wurden die Raten an Wundinfekten, tiefen Beinvenenthrombosen ohne sowie mit Lungenembolien signifikant positiv beeinflusst (Young-Xu et al. 2011).

Die *Safe Surgery Saves Lives*-Arbeitsgruppe beleuchtete Checklisten-assoziierte Veränderung des Safety Attitudes Questionnaire (SAQ) des OP-Teams (Haynes 2011). Der SAQ ist ein validierter Fragebogen zu Patientensicherheit und Teamkooperation (Sexton et al. 2006). Die Anwendung der OP-Checkliste hat sich positiv auf die Sicherheitskultur ausgewirkt. Dabei korrelierte die Steigerung des SAQ-Levels signifikant mit der Reduktion der Komplikationsraten. Man kann daher abstrahieren, dass je besser die gelebte Sicherheitskultur ist, desto höher die gemessene Patientensicherheit anzunehmen ist. Auch ein gezieltes Teamtraining im Sinne eines Crew bzw. Team Ressource Management induziert gemessen am SAQ-Level einen verbesserten Umgang mit Fehlern („Fehlerkultur") innerhalb des OP (Allard et al. 2011).

In der westlichen Welt konnte in den USA eine positive Korrelation zwischen sicherheitsbewusstem und teamorientierten Verhalten der OP-Teammitglieder sowie eine Reduktion der Majorkomplikationsrate, bzw. Mortalität hergestellt werden (Mazzocco et al. 2009). In Finnland senkte der Gebrauch der OP-Checkliste die Anzahl der subjektiv erlebten Kommunikationsfehler und verbesserte spürbar die Teaminteraktion (Takala et al. 2011).

Zusammengefasst lässt sich durch die Anwendung der OP-Checklisten Verbesserung der Teaminteraktion und der Kommunikation der OP-Teammitglieder messen, wodurch es zu einer Steigerung der Patientensicherheit kommt.

Voraussetzungen einer erfolgreichen Implementierung

Das Design einer Checkliste ist der Schlüssel für ihre effektive Implementierung. Eine gute Checkliste ist kein Zufall, sondern das Produkt eines iterativen Prozesses (Weiser et al. 2010). Hierzu gibt es Handlungsanweisungen (http://www.projectcheck.org/checklist-for-checklists.html):

- sie muss auf eine Seite passen und darf nur Punkte mit hohem Gefährungspotenzial adressieren, sogenannte *killer items*,
- ihre Anwendung soll nicht mehr als eine bis anderthalb Minuten in Anspruch nehmen,
- bei Abweichungen sollte der Prozessablauf modifiziert werden, ohne dass es zum Prozessabbruch kommt,
- Abfragen müssen vor kritischen Handlungen erfolgen, damit das Team noch Gelegenheit für Korrekturen hat,
- sie muss sich an den lokalen Bedürfnissen orientieren,

- sie muss kontinuierlich reevaluiert und ggf. adaptiert werden (PDCA-Zyklus),
- ihr positiver Effekt muss messbar sein.

Am Ende des Prozesses lebt eine Sicherheitskultur von den partizipierenden Akteuren und ihrer erfolgreichen Teaminteraktion (*bottom-up*). Bei der Einführung von Checklisten ist jedoch das Engagement und das Sicherheitsverhalten der Klinikleitenden essentiell. Eine Implementierung wird nur erfolgreich sein, wenn die Führungsebene den Gebrauch der Checkliste enthusiastisch vorlebt! Steht der Chef nicht dahinter oder ignoriert er sie gar, wird sie scheitern. Dies könnte durch das Gefühl einer falschen Sicherheit sogar gefährlich sein (Conley et al. 2011; Mahajan et al. 2011).

6.10.4 Zusammenfassung

OP-Checklisten erhöhen nachweislich die Patientensicherheit. Sie senken die Komplikationsrate, die Morbidität und die Mortalität, indem sie die Teaminteraktion und die Kommunikation verbessern. Diese Effekte führen zu einer Änderung der gelebten Sicherheitskultur im OP.

Voraussetzung für eine erfolgreiche Implementierung ist neben einem guten Checklisten-Design in erster Linie die Durchdringung aller Mitarbeiter, insbesondere der Führungsebene, sowie ein Teamtraining im Rahmen der Einführung. Nur wer innerlich von der Notwendigkeit überzeugt ist, wird solche Sicherheitssysteme auch für sich anwenden und seine Verhaltensweisen verändern.

6.10.5 Literatur

Allard J et al. (2011). Pre-surgery briefings and safety climate in the operating theatre. *BMJ Qual Saf* 20(8), 711–717.

Askarian M, Kouchak F, Palenik CJ (2011). Effect of surgical safety checklists on postoperative morbidity and mortality rates, Shiraz, Faghihy Hospital, a 1-year study. *Qual Manag Health Care* 20(4), 293–297.

Bernstoff WV, Pickartz T, Busemann A (2013). Präventionschecklisten im OP und in der Endoskopie. Viszeralmed 29, 143–149.

Borchard A, Schwappach DL, Barbir A et al. (2012). A Systematic Review of the Effectiveness, Compliance, and Critical Factors for Implementation of Safety Checklists in Surgery. *Ann Surg* 256(6), 925–933.

Cahill TJ, Clarke SC, Simpson IA, Stables RH (2015). A patient safety checklist for the cardiac catheterisation laboratory. Heart. 101(2), 91–93.

Conley DM et al. (2011). Effective surgical safety checklist implementation. *J Am Coll Surg* 212(5), 873–879.

Dekker S (2006). Field Guide to understanding human error, Hampshire, England: Ashgate Publishing Limited.

Fourcade A et al. (2012). Barriers to staff adoption of a surgical safety checklist. *BMJ Qual Saf* 21(3), 191–197.

Gawande (2011). The Checklist. If something so simple can transform intensive care, what else can it do? The New Yorker December 10, 2007 http://www.newyorker.com/magazine/2007/12/10/the-checklist{#}ixzz1xx9ii1tW).
Geraedts M (2014). Tabelle 1 in: http://www.aok-bv.de/imperia/md/aokbv/presse/pressemitteilungen/archiv/2014/krankenhaus_report_2014_pressemappe_210114.pdf. Download vom 30.9.2014.
Haynes AB et al. (2009). A surgical safety checklist to reduce morbidity and mortality in a global population. *N Engl J Med* 360(5), 491–499.
Haynes AB et al. (2011). Changes in safety attitude and relationship to decreased postoperative morbidity and mortality following implementation of a checklist-based surgical safety intervention. *BMJ Qual Saf* 20(1), 102–107.
Kohn LT, Corrigan JM, Donaldson MS (2000). To Err Is Human: Building a Safer Health System, Washington, DC: National Academy Press.
Mahajan RP (2011). The WHO surgical checklist. *Best Pract Res Clin Anaesthesiol* 25(2), 161–168.
Matharoo M, Thomas-Gibson S, Haycock A, Sevdalis N (2014). Implementation of an endoscopy safety checklist. Frontline Gastroenterol. 5(4), 260–265.
Mazzocco K et al. (2009). Surgical team behaviors and patient outcomes. *Am J Surg* 197(5), 678–685.
Nilsson L, et al. (2010). Implementing a pre-operative checklist to increase patient safety: a 1-year follow-up of personnel attitudes. *Acta Anaesthesiol Scand* 54(2), 176–182.
Reason J (2000). Human error: models and management. *BMJ* 320(7237), 768–770.
Roethlisberger FJ, Dickson WJ, Wright HAD (1966). Management and the Worker, An Account of a Research Program Conducted by the Western Electric Company, Hawthorne Works, Chicago [1939]. 14th ed. 1966, Cambridge, MA: Harvard University Press.
Sexton JB et al. (2006). The Safety Attitudes Questionnaire: psychometric properties, benchmarking data, and emerging research. *BMC Health Serv Res* 6, 44.
Takala RS et al. (2011). A pilot study of the implementation of WHO surgical checklist in Finland: improvements in activities and communication. *Acta Anaesthesiol Scand* 55(10), 1206–1214.
Urbach DR, Govindarajan A, Saskin R et al. (2014). Introduction of surgical safety checklists in Ontario, Canada. *N Engl J Med* 370(11), 1029–1038.
van Klei WA et al. (2012). Effects of the introduction of the WHO „Surgical Safety Checklist" on in-hospital mortality: a cohort study. *Ann Surg* 255(1), 44–49.
de Vries EN et al. (2010). Effect of a comprehensive surgical safety system on patient outcomes. *N Engl J Med* 363(20), 1928–1937.
de Vries EN, Ramrattan MA, Smorenburg SM et al. (2008.) The incidence and nature of in-hospital adverse events: a systematic review. *Qual Saf Health Care* 17(3), 216–223.
Weiser TG et al. (2010). Effect of a 19-item surgical safety checklist during urgent operations in a global patient population. *Ann Surg* 251(5), 976–980.
Weiser TG et al. (2010). Perspectives in quality: designing the WHO Surgical Safety Checklist. *Int J Qual Health Care* 22(5), 365–370.
Young-Xu Y et al. (2011). Association between implementation of a medical team training program and surgical morbidity. *Arch Surg* 146(12), 1368–1373.

Andreas Becker

6.11 Ein Monitoring und Frühwarnsystem für klinische Versorgungsprozesse am Beispiel des akuten Myokardinfarkts

6.11.1 Einführung

Prozess- und Ergebnisqualität werden in besonderem Maße durch eine angemessene und richtige Versorgung, die wissenschaftlich abgesichert ist und sich auf das beste Wissen und die beste Praxis stützt, beeinflusst. Diese Betrachtung erklärt auch die Notwendigkeit nach klinischen Prozessen, deren Risiken unter Kontrolle und vermeidbare Schäden auf ein Restrisiko reduziert sind. Ein weiteres Qualitätsmerkmal ist die „Effizienz", die als das bestmögliche Verhältnis zwischen den erreichten Ergebnissen und den aufgewendeten Ressourcen definiert werden kann. Die Effizienz verbindet also die medizinische und ökonomische Sicht auf die klinischen Prozesse, indem sie die erreichten Ergebnisse in ein Verhältnis zu den aufgewendeten Ressourcen setzt. Beispiele für den Zusammenhang von Ergebnisqualität und Kosten sowie den (vermeidbaren) Kosten (vermeidbarer) unerwünschter Ereignisse wurde bereits an anderer Stelle erläutert (Becker et al. 2006).

Die Bewertung der klinischen Prozesse sollte auch auf der Analyse von Daten beruhen und somit das Treffen wirksamer Entscheidungen unterstützen. In diesem Zusammenhang leuchtet es ein, dass die Analyse und Bewertung unterjährig regelmäßig und in sinnvollen Zeitabständen erfolgen sollte. Eine einmalige jährliche Analyse und Bewertung ist dabei wenig sinnvoll, da unterjährige Entwicklungen der Daten verpasst werden und daher nicht frühzeitig gegengesteuert werden kann. Die Notwendigkeit hierzu ergibt sich schon aus dem Ziel, die Kosten vermeidbarer Komplikationen zu vermeiden, gute Behandlungspraxis zu erkennen und im Unternehmen zu verbreiten sowie eine positive öffentliche Berichterstattung zu fördern. Insbesondere bei dem letztgenannten Punkt zeigt sich die Bedeutung eines präventiven Ansatzes, der auf eine positive Berichterstattung und nicht auf die nachträgliche Begründung ungünstiger Ergebnisse hinarbeitet.

Eine weitere Herausforderung stellt sich, wenn Kennzahlen oder Indikatoren zu allen medizinisch und ökonomisch relevanten Patientengruppen regelmäßig analysiert und bewertet werden sollen. Es wird schnell klar, dass hierbei in einem Krankenhaus schnell weit über 200 Kennzahlen und Indikatoren zur Ergebnisqualität (Komplikationen, Sterberaten) und Prozessqualität (z. B. Indikationsstellung, Einhaltung von Leitlinienempfehlungen, Gabe von Erythrozytenkonzentraten) aus der externen Qualitätssicherung oder QS-Maßnahmen auf Basis administrativer Routinedaten zusammenkommen können. Eine monatliche oder sogar tägliche Sichtung aller relevanten Parameter mag unter einem präventiven Ansatz sinnvoll und erforderlich sein, es stellt sich aber die Frage, wie das im Alltag umgesetzt werden soll. Eine Sichtung durch

Mitarbeiter aus den klinischen Bereichen oder dem Qualitätsmanagement ist in längeren Zeitabständen möglich, aber nicht umsetzbar in deutlich kürzeren Intervallen oder sogar täglich.

Die Analyse und Bewertung der Daten wird auch dadurch erschwert, dass sie mitunter deutlichen Schwankungen unterliegen können. Diese Schwankungen können durch unterschiedliche Fallzahlen bzw. wechselnde Häufigkeiten des Zielereignisses (z. B. Krankenhaussterblichkeit) bedingt sein. Somit stellt sich also die Frage, ob beispielsweise eine monatliche Schwankung der risikoadjustierten Krankenhaussterblichkeit bei akutem Myokardinfarkt im Bereich von ± 5 Prozent eine „normale" Variation darstellt oder ob es Anlass zur weiteren Analyse und Handlungserfordernisse gibt.

6.11.2 Cumulative Sum (CUSUM)

Eine Technik, die im Rahmen eines Monitorings und Frühwarnsystems eingesetzt werden kann, ist die sogenannte „Kumulative Summengrafik", die als *Cumulative Sum Chart* (CUSUM) aus der industriellen Qualitätskontrolle kommt und erstmals 1994 zum Qualitätsmonitoring kardiochirurgischer Operation eingesetzt wurde. CUSUM kann bei nicht risikoadjustierten und risikoadjustierten Daten angewendet werden. Das Besondere an CUSUM ist, dass eine statistische Auffälligkeit in „klinische Bedeutung" übersetzt wird, da jeder Datenpunkt der CUSUM-Linie einem Patienten entspricht.

Zunächst soll an einem ersten Beispiel unter Anwendung administrativer Routinedaten erläutert werden, wie die CUSUM-Linie berechnet wird. Zu diesem Zweck werden die Patienten unterjährig aufsteigend nach ihrem Entlassungsdatum in einer Tabelle aufgelistet, so wie in Tabelle 6.6 für 389 Patienten mit akutem Myokardinfarkt (AMI) aus dem Jahr 2014 zu sehen ist. Für jeden Patienten wurde die erwartete risikoadjustierte Krankenhaussterbewahrscheinlichkeit mittels eines Risikoadjustierungsmodells (Becker et al. 2012) berechnet und in Spalte (E) eingetragen. Solche Erwartungswerte können natürlich auch aus anderen Quellen stammen, hierzu kommen beispielsweise Leitlinien, Register und entsprechende Studienergebnisse in Frage. In der nächsten Spalte (B) wird dann aufgetragen, ob der jeweilige Patient verstorben ist (0 nein/1 ja).

Im nächsten Schritt wird für jeden Patienten die Differenz E minus B berechnet, hierbei wird die folgende Logik verfolgt: Patient 1 ist nicht verstorben, daher wurden 0,059 (0,059 minus 0) „Leben gerettet" oder mit anderen Worten: „Es sind 0,059 Patienten weniger verstorben als erwartet". Patient 19 ist verstorben, daher wurden 0,928 (0,072 minus 1) „Leben verloren" oder mit anderen Worten: „Es sind 0,928 Patienten mehr verstorben als erwartet". In der Spalte CUSUM werden dann die einzelnen Differenzen (Spalte: E–B) kumulativ addiert: So ergibt die Addition der Werte von Patient 1 (0,059) plus Patient 2 (0,041) den CUSUM-Wert 0,100 bis zum Wert 0,805 bei Patient 389. Im Gesamtergebnis ist im Jahr 2014 rund 1 Patient weniger verstorben, als erwartet wurde.

Tab. 6.5: Berechnung des CUSUM (389 Patienten mit akutem Myokardinfarkt im Jahr 2014).

Patient	E	B	E–B	CUSUM
1	0,059	0	0,059	**0,059**
2	0,041	0	**0,041**	**0,100**
3	0,075	0	0,075	0,175
4	0,035	0	0,035	0,210
5	0,036	0	0,036	0,246
6	0,052	0	0,052	0,299
7	0,038	0	0,038	0,336
8	0,038	0	0,038	0,374
9	0,125	0	0,125	0,499
10	0,048	0	0,048	0,547
11	0,054	0	0,054	0,601
12	0,048	0	0,048	0,649
13	0,081	0	0,081	0,731
14	0,103	0	0,103	0,834
15	0,032	0	0,032	0,866
16	0,017	0	0,017	0,882
17	0,013	0	0,013	0,896
18	0,120	0	0,120	1,016
19	0,072	**1**	**−0,928**	**0,088**
20	0,018	0	0,018	0,106
:	:	:	:	:
380	0,111	0	0,111	−0,385
381	0,315	0	0,315	−0,069
382	0,032	0	0,032	−0,038
383	0,052	0	0,052	0,015
384	0,296	0	0,296	0,311
385	0,026	0	0,026	0,336
386	0,187	0	0,187	0,523
387	0,085	0	0,085	0,608
388	0,156	0	0,156	0,764
389	0,041	0	0,041	0,805

E, Erwartete Sterblichkeit gemäß Risikoadjustierungsmodell; B, Beobachtungswert verstorben ja (1) nein (0); CUSUM, Kumulative Summe der E–B Werte (bei Patient Nr. 1 ist CUSUM = E–B)

Die Abb. 6.14 zeigt den berechneten CUSUM, dem zu jedem Zeitpunkt entnommen werden kann, ob mehr oder weniger Patienten als erwartet verstorben sind. Grundsätzlich gilt, dass der CUSUM sinkt, wenn ein Patient verstorben ist und steigt, wenn ein Patient überlebt hat.

Anfang März sinkt der CUSM ab und verläuft bis Mitte September im negativen Bereich, gefolgt von einem Anstieg bis Mitte Oktober. Am Ende des Jahres wird dann ein kumulativer Wert von knapp 1 erreicht, es wurde also „1 Leben gewonnen". Aus dem CUSUM wird deutlich, dass der negative Trend bereits Anfang März hätte erkannt werden können und der CUSUM daher die Möglichkeit geboten hätte, den Be-

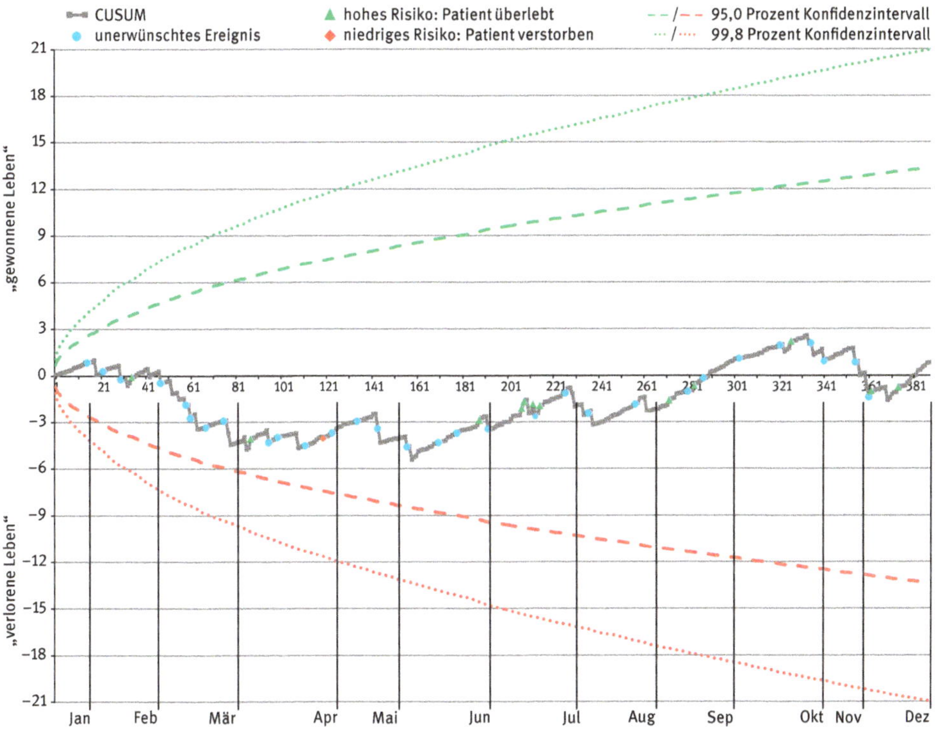

Abb. 6.14: Krankenhaussterblichkeit akuter Myokardinfarkt im CUSUM | 389 Patienten aus 2014.

handlungsprozess frühzeitig einer Analyse zu unterziehen (Becker & Perings 2015). Werden die Daten nur zu einem Zeitpunkt – zum Beispiel am Ende des Jahres – betrachtet, entsteht ein unvollständiges Bild: Insgesamt zeigt sich ein positiver Wert, die unterjährigen Schwankungen mit ihren eindeutigen Trends bleiben so jedoch verborgen.

Ein zusätzlicher Informationsgewinn ergibt sich aus der farbigen Kennzeichnung einzelner Datenpunkte. Hierbei handelt es sich um Patienten, bei denen ein bestimmtes unerwünschtes Ereignis eingetreten ist (zum Beispiel im Krankenhaus erworbene Pneumonie oder Harnwegsinfekt, akutes Nierenversagen, kontrastmittelinduzierte Nephropathie, Gefäßkomplikation/Blutung/Hämatom nach Koronarintervention). Verstorbene Patienten mit geringer berechneter Krankenhaussterbewahrscheinlichkeit bzw. überlebende Patienten mit hoher berechneter Krankenhaussterbewahrscheinlichkeit werden ebenfalls besonders gekennzeichnet, da sie Hinweise auf nicht gute bzw. besonders gute Praxis geben können. So hätte beispielsweise der im April verstorbene Patient mit geringer berechneter Sterbewahrscheinlichkeit in einer Morbiditäts- und Mortalitätskonferenz besprochen werden können (Becker 2015).

Um den CUSUM werden 95 Prozent und 99,8 Prozent Konfidenzintervalle (KI) gezeichnet (Becker 2013; Grunkemeier et al. 2003). Unter der Annahme, dass vom Nullwert abweichende Werte nur zufallsbedingt sind, besteht eine 95-prozentige Wahrscheinlichkeit, innerhalb der beiden 95 Prozent KI zu liegen bzw. eine 99,8-prozentige Wahrscheinlichkeit, innerhalb der beiden 99,8 Prozent KI zu liegen. In Abb. 6.14 ist zu sehen, dass der CUSUM im gesamten Verlauf innerhalb der KI liegt und selbst die unterjährigen Schwankungen aus statistischer Sicht nicht auffällig sind.

Ein anderes Bild zeigt der CSUM einer zweiten Klinik, die im Jahr 2014 insgesamt 213 Patienten mit AMI behandelt hat (Abb. 6.15). Ab April steigt der CUSUM beinahe kontinuierlich und überschreitet im September das obere 95 Prozent Konfidenzintervall, welches er im weiteren Verlauf zunächst wieder verlässt. Diesen negativen Trend von Ende Oktober bis Anfang November hätte man bei einem kontinuierlichen Monitoring erkennen und hinterfragen können. Zum Ende des Jahres wird ein kumulativer Wert von plus 10 erreicht, es haben also 10 Patienten mehr überlebt, als aus statistischer Sicht erwartet wurde. Da der CUSUM zu diesem Zeitpunkt außerhalb des oberen 95 Prozent KI liegt, ist es unwahrscheinlich, dass es sich um ein zufälliges Ergebnis handelt.

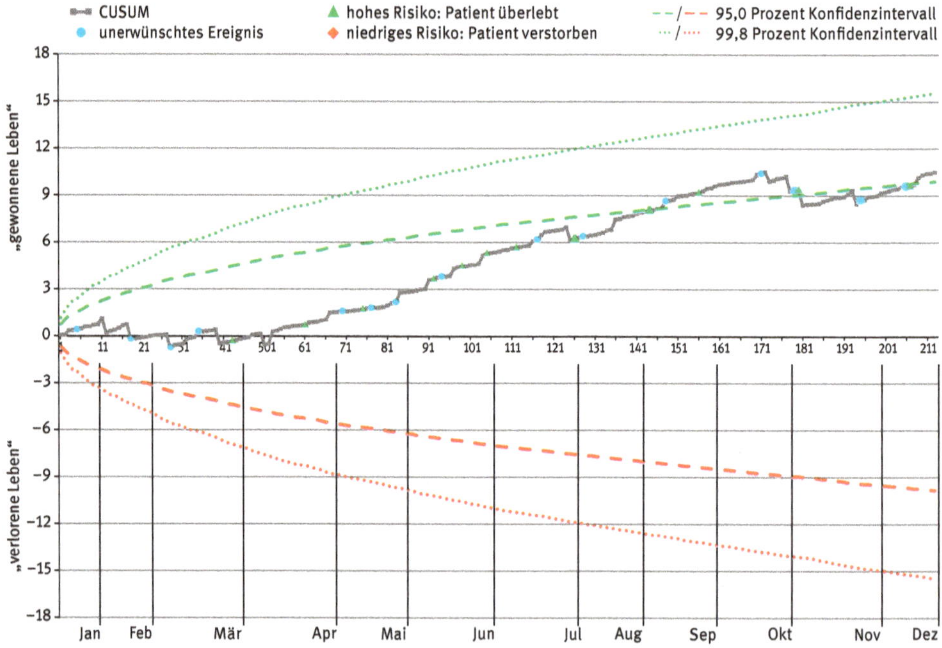

Abb. 6.15: Krankenhaussterblichkeit akuter Myokardinfarkt im CUSUM | 213 Patienten aus 2014.

Durch die Anwendung des CUSUM können die Daten relevanter Kennzahlen und Indikatoren monitorisiert und zur Früherkennung genutzt werden. Der Vorteil einer regelmäßigen Aktualisierung (zum Beispiel monatlich) zeigt sich darin, dass das System auffällige Daten erkennt und entsprechende Hinweise geben kann. So kann eine größere Anzahl von steuerungsrelevanten Kennzahlen und Indikatoren überwacht werden.

6.11.3 Weitere Analyse und Maßnahmen

Auch ein aus statistischer Sicht als „kontrolliert“ einzustufender klinischer Prozess sollte dennoch aus klinischer Sicht hinterfragt werden. So wird gewährleistet, dass deutliche Datenschwankungen auch dann als Hinweis auf gute oder weniger gute Praxis erkannt werden können, wenn sie sich innerhalb definierter Grenzen befinden.

Ein in der Praxis gut anwendbares Konzept zur Analyse der Daten-, Struktur-, Prozess- und Ergebnisqualität klinischer Prozesse ist die so genannte „Analysepyramide“, zu der der Autor dieses Beitrages an anderer Stelle weiter ausgeführt hat (Becker 2013).

Zur unterjährigen Reflektion der klinischen Versorgungsprozesse kann die Morbiditäts- und Mortalitätskonferenz eingesetzt werden. Ein so genanntes Prozessaudit bietet sich für definierte klinische Versorgungsprozesse ganz besonders an, da hierbei entlang dem Patientenpfad auditiert wird. Solche internen Audits (s. Kap. 6.7) können anlassbezogen durchgeführt werden oder Bestandteil eines prospektiv geplanten internen Auditprogramms sein (Becker 2013; Becker 2015; Becker und Perings 2015).

6.11.4 Fazit

Zusammenfassend kann gesagt werden, dass CUSUM die Krankenhaussterblichkeit als Zielgröße unserer Betrachtungen nicht in einem Prozentwert, sondern als zu einem bestimmten Zeitpunkt „gewonnene oder verlorene Leben“ darstellt. Somit kann CUSUM auch sehr plastisch die Auswirkungen von Interventionen aufzeigen.

Das beschriebene Monitoring- und Frühwarnsystem soll ermöglichen, sachbezogene Entscheidungen zu treffen, die nur dann zu Interventionen führen, wenn diese auch wirklich erforderlich sind. Es geht also – wie auch in den klinischen Prozessen selbst – um die Indikationsstellung – das Für oder das Gegen von Aktivitäten mit dem Ziel einer Qualitätsverbesserung. Besteht in Wirklichkeit gar keine Notwendigkeit für derartige Aktivitäten (z. B. weil es sich bei den oben erwähnten Schwankungen nur um zufällige monatliche Variation der Daten handelt), werden möglicherweise finanzielle und personelle Ressourcen gebunden, die dann an anderer Stelle fehlen. Hinzu kämen natürlich auch negative Effekte auf die Motivation der beteiligten Mitarbeiter, wenn sie erkennen, dass die durchgeführten Aktivitäten nicht zu den gewünschten Veränderungen der Daten führen. Das Vorgehen unterstützt (klinische) Leitungskräfte bei der Bewertung klinischer Prozesse, deren Kenntnis wiederum eine Voraussetzung für die Bewertung der Effizienz darstellt.

Auch bei der Vorbereitung auf die Herausforderungen durch eine öffentliche Berichterstattung durch das zukünftige Institut für Qualitätssicherung und Transparenz im Gesundheitswesen sowie qualitätsorientierte Vergütungskonzepte wird das dargestellte Verfahren wertvolle Hilfe bieten.

6.11.5 Literatur

Becker A, Beck U, Pfeuffer B, Mantke R (2006). Qualitätssicherung mit Routinedaten-Ergebnisqualität und Kosten. das Krankenhaus. 2006; 98 (9):748–755. Quelle: http://www.i-pdb.de/files/11-becker-qsr-ergebnisqualitaet-und-kosten-das_kh-2006.pdf (letzte Einsicht: 19.11.2014).

Becker A, Perings C, Schwacke H, Kamp T (2012). Qualitätssicherung mit Routinedaten (QSR) in der Kardiologie. Interdisciplinary Contributions to Hospital Management: Medicine, Patient Safety and Economics. 02.07.2012 #001. Quelle: http://www.i-pdb.de/files/06-becker-qsr-kardiologie-journal-001.pdf (letzte Einsicht: 19.11.2014).

Becker A (2013). Von Daten zu Informationen zu Entscheidungen – wie können statistische Grafiken die klinische Qualitätsbewertung im Krankenhaus unterstützen? Interdisciplinary Contributions to Hospital Management: Medicine, Patient Safety and Economics. 18.12.2013 #017. Quelle: http://www.i-pdb.de/files/02-becker-die-journal-017.pdf (letzte Einsicht: 19.11.2014).

Becker A (2015). Eine Übersicht zu den Qualitätskriterien erfolgreicher Morbiditäts- und Mortalitätskonferenzen. In: Beiträge zur Patientensicherheit im Krankenhaus. Hrsg.: Andreas Becker. Mediengruppe Oberfranken 2015.

Becker A, Perings C (2015). Das innerklinische Fallreview am Beispiel der Versorgung von Patienten mit Herzinfarkt. In: Beiträge zur Patientensicherheit im Krankenhaus. Hrsg.: Andreas Becker. Mediengruppe Oberfranken 2015.

Grunkemeier GL, Wu YX, Furnary AP (2003). Cumulative Sum Techniques for Assessing Surgical Results. Ann Thorac Surg 2003; 76 (3): 663–637. PubMed-ID: 12963172.

Sven Staender, Johannes Wacker und Michaela Kolbe

6.12 Ausbildung im Thema „Patientensicherheit" – Fachkräfte früh für eine Sicherheitskultur sensibilisieren

6.12.1 Einleitung

Noch immer stellt das Thema „Patientensicherheit" eine große Herausforderung in unserer zunehmend komplexer werdenden Medizin dar. Daran hat auch der wegweisende Bericht des *Institute of Medicine* (IOM) im Jahr 2000 wenig geändert (Kohn 1999). Zwar hat der Bericht damals das öffentliche Interesse für dieses Problem geweckt und viele Länder haben mit nationalen Kampagnen oder der Gründung von Organisationen oder Stiftungen zur Patientensicherheit reagiert. Dennoch sind die Fortschritte seit dem Jahr 2000 wenig ermutigend (Leape, 2005; Stevens 2009). Nach wie vor werden in großen Studien erschreckend hohe Fehlerraten aus den Spitälern und der ambulanten Behandlung berichtet (Soop, 2009; Zegers, 2009). Das seinerzeit von der Administration des US-Präsidenten Bill Clinton proklamierte Ziel, die Zahl der durch Behandlungsfehler geschädigten Patienten innerhalb von 10 Jahren um 50 % zu reduzieren, wurde nicht erreicht.

Die Ursachen dafür sind vielfältig, und entsprechend kann es auch nicht ein einzelnes Instrument oder eine einzige Strategie geben, das Problem anzugehen. Bei vielen Expertinnen und Experten hat sich mittlerweile die Überzeugung durchgesetzt, dass eine nachhaltige Verbesserung der Patientensicherheit eine Frage der Werte und der Grundhaltung aller in der Medizin Tätigen ist. Im weitesten Sinne geht es darum, die Kultur in unseren Spitälern und Praxen sowie ambulanten Zentren und Heimen zu verändern. Die Grundlage dafür wird idealerweise früh in der Ausbildung gelegt indem das Thema Patientensicherheit in den Unterricht integriert wird.

Von der Individual-Kompetenz hin zur Team-Kompetenz

Bis heute ist es eines der obersten Prinzipien in der medizinischen Ausbildung, die individuellen Kompetenzen zukünftiger Mediziner zu fördern und zu festigen. Dabei wird diesen jungen Kolleginnen und Kollegen häufig implizit vermittelt, dass einzig der Erwerb von Wissen die zukünftige Qualität ihrer Arbeit bestimmt. Dies wird dann in der Praxis durch eine Berufskultur verstärkt, die den Arzt oder die Ärztin als alleinigen Entscheidungsträger in der Medizin betrachtet. In einem derartigen Kontext ist es schwierig, über Fehler und Wissenslücken zu sprechen, weil diese gleichgesetzt werden mit persönlichem Versagen und mangelhafter Qualifikation. In einem solchen Umfeld haben es Konzepte zur fach- und berufsgruppenübergreifenden Teamarbeit oder zur wertneutralen Analyse von Fehlern schwer, in den Alltag integriert zu werden. Um dem zu begegnen, muss früh neben der individuellen Kompetenzentwicklung auch der Aspekt einer Sicherheits- und Teamkultur in der Ausbildung vermittelt werden, weil die moderne Medizin eine Komplexität erreicht hat, die ohne effiziente Teamarbeit nicht mehr zu bewältigen ist. Ein einzig auf individuelle Kompetenz aufbauendes Ausbildungskonzept wird zwangsläufig scheitern.

6.12.2 Nationale und internationale Konzepte zur Ausbildung im Thema Patientensicherheit

Vor diesem Hintergrund wurden zwischen 2005 und 2007 weltweit bedeutende Ausbildungskonzepte inklusive entsprechender Curricula entwickelt. Auf europäischer Ebene hat das Ministerkomitee des Europarates im Frühjahr 2006 Empfehlungen zum Thema Patientensicherheit verabschiedet. Die wichtigsten Konzepte werden im Folgenden kurz beschrieben.

Australian Patient Safety Education Framework und *CanMED-Roles*

Das vom *Australian Council for Safety and Quality in Health Care* entwickelte Ausbildungskonzept war weltweit das erste breit evaluierte und dokumentierte Konzept zur Ausbildung von Medizinalpersonal und wurde 2005 publiziert. Es wurde unter Einbezug aller Berufsgruppen im Gesundheitswesen und internationaler Experten auf der Basis wissenschaftlicher Erkenntnisse entwickelt. Dabei wurden folgende Kompetenzbereiche bearbeitet: Wissen (*Knowledge*), Können (*Skills*), Verhalten (*Behaviour*),

Einstellung (*Attitudes*) und Leistung (*Performance*). Das Konzept ist streng patientenorientiert und startet jedes Kapitel mit einem Beispiel aus der Praxis. Folgende Hauptkapitel wurden dabei benannt:
- effektiv kommunizieren,
- Identifikation, Prävention und Bearbeitung von unerwünschten Ereignissen und Beinahe-Unfällen,
- Nutzen von Evidenz und Information,
- sicheres Arbeiten,
- ethisches Verhalten,
- Kontinuierliches Lernen,
- spezifische Themen (Medikations-Sicherheit und Patienten- bzw. Seitenverwechslungen).

Das Australische Konzept stellte eine detaillierte Themensammlung dar, auf dessen Basis dann Lehrpläne und Curricula entwickelt werden konnten.

Mit diesen Kategorien orientierte sich das Australische Konzept an den *CanMED-Roles* des *Royal College of Physicians and Surgeons of Canada*, das bereits in den 90er Jahren entwickelt worden war. Diese *CanMED-Roles* sind eine Systematik von Rollen bzw. Kompetenzen, die im Berufsalltag vom Medizinalpersonal gefordert werden. Die sechs Hauptkategorien, die einen medizinischen Experten qualifizieren sind darin: die Rolle als *Professional*, als *Communicator*, als *Collaborator*, als *Manager*, als *Health Advocate* und als *Scholar*.

In der aktuellen Version dieser *CanMED-Roles* von 2015 wird das Thema „Patientensicherheit" zunehmend berücksichtigt und dezidiert in mehreren dieser *CanMED-Roles* erwähnt.

WHO Patient Safety Curriculum Guide for Medical Schools

Das Ausbildungscurriculum der Weltgesundheitsorganisation WHO wurde im Jahr 2007 entwickelt, nachdem die *Association for Medical Education in Europe* (AMEE) die Forderung aufgestellt hatte, die Ausbildung im Thema Patientensicherheit bereits im Grundstudium zu beginnen, in einer Phase also, in der die Studierenden zunehmend Einsichten in potenzielle Patientengefährdungen in der Medizin gewinnen. Dies sollte nach der Auffassung der AMEE bereits im ersten Jahr der medizinischen Grundausbildung erfolgen.

Das Curriculum der WHO orientierte sich dabei an den Empfehlungen und Inhalten des *Australian Patient Safety Education Framework*, wurde aber viel präziser, indem beispielsweise ganze Foliensätze für die einzelnen Unterrichtseinheiten im Präsentationsformat frei zur Verfügung gestellt wurden. Folgende Unterrichtseinheiten wurden von der WHO entwickelt:

- Was ist Patientensicherheit?
- Was bedeuten *Human Factors* und warum sind sie für die Patientensicherheit wichtig?
- Bedeutung von Systemen und der Einfluss von Komplexität auf die Patientenversorgung
- Effektive Teamarbeit
- Verstehen und Lernen aus Fehlern
- Verstehen und Management von klinischem Risiko
- Einführung in Qualitätsverbesserungs-Methoden
- Im Dialog mit Patienten und Pflegepersonal
- Minimierung von Infektionen und Verbesserung der Infektionskontrolle
- Patientensicherheit und invasive Eingriffe
- Verbesserung der Medikationssicherheit

Diese Unterrichtseinheiten sind mittlerweile in mehrere Sprachen übersetzt worden und auf der Webpage der WHO verfügbar.

6.12.3 Praktische Umsetzung an der Medizinischen Fakultät der Universität Zürich

Basierend auf den Konzepten der WHO und des *Australian Patient Safety Education Framework* wurde im Jahr 2010 an der Medizinischen Fakultät der Universität Zürich begonnen, ein Modul zur Ausbildung im Thema „Patientensicherheit" im Medizinstudium zu erarbeiten. Die Grundgedanken dabei waren einerseits, diese Ausbildung interprofessionell mit Vertreterinnen der Pflege sowie interdisziplinär anzubieten (Vertreter der operativen Fächer, der Inneren Medizin, der Spitalhygiene, Spitalpharmazie aber auch Experten der Psychologie). Zudem wurde an der langen Ausbildungstradition in Themen der Teamarbeit in der Aviatik bei *SWISS Aviation Training* (SWISS SAT) der *SWISS International Airlines* angeknüpft und 4 Stunden pro Semester zum Thema „Kommunikation unter Stress, Multitasking und Grenzen der Leistungsfähigkeit" in das Curriculum integriert. Die im Folgenden beschriebenen Themen werden seit dem Herbstsemester 2012 im zweiten bis vierten Studienjahr Human- und Zahnmedizin an der Universität Zürich unterrichtet.

Kursinhalte im Modul „Patientensicherheit" an der Universität Zürich

Folgende Inhalte werden im Gruppenunterricht als Wahlfach mit 20 Studentinnen und Studenten während 28 Kursstunden pro Semester unterrichtet:

I. Grundlagen
- Was bedeutet „Patientensicherheit"?
  - Ausmaß des Problems, Schäden durch Fehler

  - Geschichte der Patientensicherheit und Ursachen der Schuldzuweisungs-Kultur
  - Unterscheidung zwischen Systemversagen, Fehler, bewusstem Fehlverhalten und Komplikation
- Bedeutung der Komplexität der Medizin für die Patientensicherheit
  - Definition der Begriffe System, komplexes System, enge und lose Koppelung
  - James Reason's *Swiss-Cheese-Model* und *Threat-and-error-Model*
  - Grundprinzipen der sogenannten Hoch-Zuverlässigkeits-Organisationen (*High-Reliability-Organization*, HRO)
- Was bedeutet der „Faktor Mensch" und warum ist er wichtig für die Patientensicherheit?
  - Bedeutung des „Faktors Mensch" und der Ergonomie
  - Grenzen der menschlichen Leistungsfähigkeit
  - *Non-Technical Skills* (NOTECHS)
  - konkrete Handlungsempfehlungen
- Effektive Kommunikation und Interaktion
  - grundsätzliche Kommunikationsmodelle, Feedbackregeln, sogenannte *Closed-Loop*-Kommunikation
  - Simulation „Stress und Interaktion" (zusammen mit SWISS-SAT)

II. Sicherheitsprobleme in der klinischen Medizin
- Medikationsfehler
  - Ausmaß des Problems der Medikationsfehler und Beispiele
  - Pharmakovigilanz und Instrumente zur Vermeidung von Medikationsfehlern
- Fehler in der Chirurgie
  - Ausmaß des Problems und Beispiele
  - *Volume-Outcome*-Verhältnis
  - *Wrong site/wrong patient*, zurückgelassene Fremdkörper
  - Maßnahmen zur Fehlervermeidung in der Chirurgie
- Nosokomiale Infektionen und Hygiene
  - Basiskonzepte und Epidemiologie
  - Wundinfekte, Ventilator-assoziierte Pneumonien, Katheter-assoziierte Infektionen
  - Hygienemassnahmen
- Fehler in der Diagnosestellung
  - Beispiele und Begriffsklärung
  - kognitive Fehler (diagnostische Hypothesen, Heuristiken und „kognitive Abkürzungen")
  - Maßnahmen zur Verbesserung der Diagnose-Sicherheit
- Fehler bei der Übergabe (*Handover*)
  - Beispiele und Ausmaß

  - Empfehlung für Interpersonelle Übergaben und Übergaben zwischen verschiedenen Stationen
- Teamarbeit und Kommunikationsfehler
  - Basiskonzepte und Begriffe
  - Bedeutung der Teamarbeit im Gesundheitswesen
  - fixe versus situative Teams

III. Lösungsansätze
- Reporting Systeme und Analysetechniken
  - Zwischenfalls-Meldesysteme (z. B. *Critical Incident Reporting System*, CIRS)
  - Pharmakovigilanz u. a. Vigilanzsysteme
  - Instrumente der Fehleranalyse, z. B.*Root-cause*-Analyse (RCA)
- Kommunikation nach Zwischenfällen
  - Kommunikation mit Patient und Angehörigen *Open disclosure*
  - Umgang im Team, sogenannte *Second victim*
- Risikomanagement im klinischen Kontext
  - Bedeutung der Dokumentation in der Krankengeschichte
  - Prinzip der System-Migration bei *Non-Compliance* von Guidelines
  - Arbeitszeitproblematik, Patientenidentifikation mit Namensbändern
  - *Safe-Surgery*-Kampagne der WHO, Simulator-Training
- Teamarbeit und Beispiele für Hochleistungsteams
  - Kennzeichen von erfolgreichen Teams (Beispiele aus Sport, Industrie und Musik)
  - Anwendung von den Prinzipien guter Teamarbeit
  - Interprofessionelle Zusammenarbeit (Pflege und andere Disziplinen)
  - Hierarchien, *Speak-up*-Kultur, *Leadership*, *Assertiveness*

Erfahrungen und Ausblick

Nach jedem Semester wurden die Studentinnen und Studenten zu den Lernerfolgen befragt. Insgesamt dokumentierte die Vorher-Nachher-Befragungen deutliche Lernzielerfolge in den gemessenen Kategorien „Systemdenken“, „Selbsteinschätzung, Gelerntes anwenden zu können“, „Wissen über latente Fehler“, „Einstellungen bezüglich Patientensicherheit“ sowie *Speaking-up*-Verhalten. In einzelnen Feedbacks durch die Studentinnen und Studenten konnte man initial in den Unterrichtseinheiten spüren, dass das Thema auch Ängste und Respekt wecken kann. Dem sollte im Unterricht dezidiert durch Kompetenzentwicklung begegnet werde.

Auf der Seite der Dozentinnen und Dozenten mussten wir die Erfahrung machen, dass wir durch die rechte große Anzahl an Lehrern initial recht viele Überschneidungen bei generischen Inhalten hatten. Dies wurde nach einem Review des Kurses nach vier Semestern korrigiert, womit heute wesentlich weniger Redundanzen vorkommen.

Die Herausforderung für die Zukunft wird sein, diese Lerninhalte nicht nur für einen kleinen Teil der jeweiligen Studenten pro Semester anzubieten, sondern zu versuchen, das Wissen zum Thema „Patientensicherheit" breit in der Ausbildung zu verankern.

6.12.4 Literatur

Australian Patient Safety Education Framework. http://www.safetyandquality.gov.au/wp-content/uploads/2012/01/framework0705.pdf Stand: 26.1.2015.

CanMED-Roles des „Royal College of Physicians and Surgeons of Canada: http://www.royalcollege.ca/portal/page/portal/rc/canmeds Stand: 26.1.2015.

Kohn LT, Corrigan JM, Donaldson MS (1999). To err is human: Building a Safer Health System. The Institute of Medicine report on medical error. The Institute of Medicine. Washington, DC, National Academy Press.

Leape LL, Berwick DM (2005). Five years after To Err Is Human: what have we learned? JAMA 293: 2384–2390.

Soop M, Fryksmark U, Koster M, Haglund B (2009). The incidence of adverse events in Swedish hospitals: a retrospective medical record review study. *Int J Qual Health Care* 21, 285–291.

Stevens DP (2009). Safe healthcare: we're running out of excuses. *Qual Saf Health Care* 18, 418.

WHO Patient Safety Curriculum Guide for Medical Schools. http://www.who.int/patientsafety/education/curriculum/en/ Stand: 26.1.2015.

Zegers M, de Bruijne MC, Wagner C, Hoonhout LH, Waaijman R, Smits M, et al. (2009). Adverse events and Potenzially preventable deaths in Dutch hospitals: results of a retrospective patient record review study. *Qual Saf Health Care* 18, 297–302.

7 Versicherungskonzepte und Risikomanagement

Marcel Nunne

7.1 Absicherungsmanagement im Gesundheitswesen

7.1.1 Einleitung

Im Rahmen des Risikomanagementprozesses stellt das Absicherungsmanagement eine Variante des sogenannten Risikotransfers bzw. der Risikoabwälzung dar. In diesem Kapitel wird unter Absicherungsmanagement der Risikotransfers in Form des Erwerbs von Versicherungsschutz verstanden.

Im Kontext dieser Veröffentlichung wird ganz wesentlich auf den Risikotransfer im Rahmen der Patientenbehandlung und damit auf die Haftpflichtversicherung für Personenschäden eingegangen. Die Haftpflichtversicherung bildet den Kern einer Versicherungskonzeption für Einrichtungen des Gesundheitswesens. Nichtsdestotrotz besteht ein ganzheitliches Absicherungsmanagement typischerweise aus verschiedenen ineinander greifenden Versicherungsverträgen, die nach der individuellen Risikoexposition, dem Bedarf und der Nutzenabwägung des Leistungserbringers ausgerichtet sind. Die anderen Absicherungsbereiche können – zumindest indirekt – auch Auswirkungen auf die Patientensicherheit haben. Beispielsweise kann eine Betriebsunterbrechungsversicherung dazu dienen, dass im Schadenfall durch die finanzielle Leistung eine vorübergehende Tätigkeit des Leistungserbringers in angemessenen provisorischen Räumlichkeiten **mit den gewohnten Sicherheitsstandards** möglich ist. Die Möglichkeit einer betrieblichen Altersvorsorge durch den Arbeitgeber trägt zur Verbesserung der Mitarbeiterzufriedenheit und des Betriebsklimas bei; motivierte Mitarbeitende machen weniger Fehler.

Wesen des Absicherungsmanagements

Versicherungsnehmer und Versicherer vereinbaren den Transfer des Risikos – beispielsweise des medizinischen Behandlungsrisikos – gegen einen vereinbarten Preis.

> Durch den Versicherungsvertrag verpflichtet sich der Versicherer, genau definierte Versicherungsleistungen zum Ausgleich genau definierter ungünstiger Planabweichungen (Schäden) zu gewähren. [...] Der Transfer der Schadenverteilung ist entgeltlich, der Versicherer erhält für die Risikoübernahme eine Prämie. (Farny 2011, 34).

Für den Versicherungsnehmer, d. h. in diesen Fällen die behandelnde Einrichtung, entsteht der Nutzen dieses Geschäftes dadurch, dass er einen Risikotransfer mit dem Versicherer eingeht und durch einen festen Mittelabfluss in Form der Versicherungsprämie seine – in ihrer tatsächlichen Ausprägung ungewisse und daher ggf. existenzbedrohende – Risikolage kalkulierbarer macht. Für den Versicherungsnehmer ist ein derartiger Risikotransfer nützlich bzw. erstrebenswert, wenn er den Nutzen der Risikoabgabe/-stabilisierung im Vergleich zum Mittelabfluss durch die Zahlung der Prämie höher bewertet. Dieser Entscheidung liegt eine individuelle Risikonutzen- bzw. Geldnutzenfunktion zugrunde. Hier spielen insbesondere subjektive Wertvorstellungen eine große Rolle, so die Theorie (vgl. Farny 2011, 35). Im Gesundheitswesen obliegt dem Leistungserbringer oftmals nicht dieser dargestellte betriebswirtschaftliche Abwägungsprozess, so ist für den freiberuflich praktizierenden Arzt eine „hinreichende[n] Absicherung von Haftpflichtansprüchen im Rahmen der beruflichen Tätigkeit“ vorgeschrieben (vgl. § 21 MBO-Ä). Leistungserbringer, die behandeln, pflegen etc. und damit ihren Dienst am Menschen erbringen, sind exponiert dafür, dass im Rahmen der Tätigkeitsprozesse Menschen (schuldhaft) zu Schaden kommen. Durch die auch im Gesundheitswesen tätigkeitsinhärente Risikoexposition für Personenschäden, deren Abwicklung sehr häufig langwierig, entschädigungs- und rechtskostenintensiv sein kann, ist eine Haftpflicht-Versicherung zur Absicherung der Tätigkeit existenziell und betriebswirtschaftlich notwendig (Ausnahme: Sehr große Unternehmenskonglomerate können unter Umständen das Risiko selbst tragen). Dies zum einen vor dem Hintergrund, dass die Haftpflicht-Versicherung den Leistungserbringer von begründeten Ansprüchen Dritter freistellt, zum anderen auf eigene Kosten unbegründete Ansprüche abwehrt (passiver Rechtsschutz).

Problembereiche des Absicherungsmanagements

Das Patientensicherheitsniveau bzw. das Patientensicherheitsrisiko, und damit unweigerlich verbunden auch das versicherungstechnische Risiko für schwere Personenschäden ist stark abhängig davon, welche Art des Versorgungsbereiches betroffen ist und welche Arten von Tätigkeiten dort praktiziert werden. Der politisch gewünschte Trend der Aufhebung der bisher starren sektoralen Grenzen führt dazu, dass in der ambulanten Medizin vermehrt ehemals urtypisch klinische Behandlungen und Operationen durchgeführt werden. Gleichsam mit den Behandlungen verlagern sich entsprechend die Risiken auf die ambulanten Institutionen bzw. Leistungserbringer. Die sektorale Durchlässigkeit verlagert demnach auch die Risiken.

Kostenentwicklungen und Versicherbarkeit von Heilwesen-Haftpflichtrisiken:

Das Risiko, einem Behandlungsfehler zum Opfer zu fallen, ist seit dem 2005 kontinuierlich gesunken. Dennoch, so verlautet es die Statistik des Gesamtverbandes der Deutschen Versicherungswirtschaft, sind die Schadenaufwendungen bei Leistungserbringer im Gesundheitswesen um rund 6,3 % p. a. gestiegen. Der Zuwachs liegt damit oberhalb der Umsatzsteigerungen von Krankenhäusern im Vergleichszeitraum. Schwere Personenschäden, die Ende der 80er Jahre noch mit etwa 500.000,00 € bzw. damals 1 Mio. DM reguliert wurden, werden heute bspw. mit 7 Mio. € reguliert. Gründe hierfür sind der medizinische Fortschritt, die dadurch bedingte steigende Lebenserwartung der Geschädigten gleichbedeutend mit verlängerten Abwicklungszeiträumen und gestiegene Pflegekosten. Hinzu kommt, dass die Rechtsprechung in den vergangenen beiden Jahrzehnten manifestiert hat, dass bspw. einem geschädigten Kind Kompensation für ein fiktives Erwerbseinkommen zusteht. Des Weiteren gesteht die Schmerzensgeldrechtsprechung den Geschädigten signifikant höhere Beträge zu (vgl. Hellberg und Lonsing 2012; Bürger, Grabow und Petry 2014).

Durch diese risikobedingten Faktoren steht der Heilwesenbereich bei Versicherungsunternehmen im Fokus. Zusätzlich tragen Änderungen der gesetzgeberischen Anforderungen an Versicherungsunternehmen als exogene Einflüsse dazu bei, dass diese ihre bisherige Tarifierungs- und Geschäftspolitik auf den Prüfstand stellen. Die Verschärfung der Eigenkapitalanforderung für Versicherungsunternehmen im Rahmen der europäischen Solvency II-Richtlinie in Kombination mit dem veränderten Zinsniveau führen in letzter Konsequenz dazu, dass Versicherungsunternehmen ‚schweres' Haftpflicht-Versicherungsgeschäft mit wesentlich mehr Eigenkapital hinterlegen müssen, als bisher (vgl. Kapitel 7.3.1).

Dies kann sich zukünftig in weiter steigenden Versicherungsprämien niederschlagen oder in letzter Konsequenz dazu führen, dass einzelne Marktanbieter sich aus der Versicherung von Hochrisikobereichen ganz zurückziehen.

In Deutschland sind über 200 Versicherungsgesellschaften für den Betrieb von Schaden- und Unfallversicherungsgeschäft zugelassen, aber nur wenige zeichnen letztlich das Heilwesen-Haftpflicht-Versicherungsgeschäft. Der Markt wird also durch wenige Anbieter bestimmt. Die Versicherer betreiben bereits heute aktive Risikoselektion, so werden bspw. besonders risikobehaftete Fachrichtungen in der ambulanten Medizin gar nicht oder nur zu besonders hohen Beiträgen übernommen. Die klassischen Hochrisikodisziplinen dürfen dabei nur einen begrenzten Anteil des Bestandes an Haftpflichtversicherungen eines Versicherers ausmachen (Risikomanagement der Versicherer und Solvency-II-Anforderungen). Die Versicherer geben heutzutage im Regelfall kein Angebot mehr ab, ohne die Schadenverläufe von mindestens 5 Jahren, bei stationären Risiken i. d. R. sogar 10 Jahren, vorher zu prüfen. Für bereits schadenbelastete Leistungserbringer im ambulanten Bereich wird es immer schwieriger, den Versicherer überhaupt zu wechseln und ein neues Angebot zu bekommen.

Ausreichende Versicherungssummen: Eine aktuell vereinbarte Versicherungssumme muss ausreichen, um die in diesem Jahr verursachten Personenschäden über die nächsten Jahrzehnte zu finanzieren (unter Beachtung aller erwartbaren Änderungsrisiken und Preissteigerungen). Sollte die Summe zur Finanzierung der Patientenansprüche ausgeschöpft sein, fällt die finanzielle Last zum Ausgleich der Ansprüche wieder auf den Leistungserbringer bzw. die seinerzeit handelnden Personen zurück (Persönliche Haftung nach § 823 BGB). Insbesondere in der medizinischen Versorgung und damit beim (risikoexponierten) Dienst am Menschen, ist daher eine ausreichend hoch bemessene Versicherungssumme angeraten.

Aus Erfahrungen in der Schadenregulierung und vor dem Hintergrund der oben dargestellten Kostenentwicklungen der Vergangenheit ist eine Versicherungssumme von **15 Mio. € für Personenschäden** zu empfehlen. Diese Summe sollte mindestens zweifach (bei großen Krankenhausträgern x-fach) im Jahr zur Verfügung stehen (Jahresmaximierung).

Je nach Art der Einrichtung, Größe und „Schwere der Behandlungen" (Risikoneigung) kann für Risiken aus der ambulanten Medizin eine niedrigere Summen vertretbar sein. Klar gesagt werden muss allerdings, dass aufgrund der bisherigen Schadenerfahrungen nicht vollkommen auszuschließen ist, dass diese Versicherungssumme bei einer gewissen Konstellationen von Personenschaden (z. B. besonders hoher Erwerbsausfall) aufgebraucht werden kann. Ambulante Risiken der Geburtshilfe und schneidenden Disziplinen benötigen eine hohe Versicherungssumme (bis 15 Mio. €), da hier das Risiko lebenslanger Schadenfolgen (Pflege, Erwerbsausfall etc.) besonders exponiert ist.

Grenzen der Versicherbarkeit im Gesundheitswesen: Der Risikotransfer mittels eines Versicherungsvertrages lebt durch die Möglichkeit die finanziellen Lasten auf viele Schultern und auf einen Zeitablauf zu verteilen (Prinzip von Mischung und Streuung). Die Versicherungswirtschaft spricht dabei vom Risikoausgleich im Kollektiv und des Risikoausgleichs in der Zeit. Nach dem Gesetz der großen Zahlen wird es in einer Versicherungsperiode immer Risiken geben, die überdurchschnittlich schadenbelastet sind und Risiken geben, die eben eine unterdurchschnittliche Schadenbelastung vorweisen. In einem ausreichend großen Kollektiv nivellieren sich diese Effekte gegenseitig aus. Sofern dies nicht über eine Versicherungsperiode der Fall ist, ist ein weiterer Risikoausgleich im Zeitverlauf möglich. Ohne die Möglichkeit dieser beiden Arten von Risikoausgleichen ist ein Versicherungsgeschäft nicht zu betreiben. Sofern nur ein kleines Versichertenkollektiv existiert und erhebliche (neuartige) Großschadenpotenziale bestehen, gelangen marktwirtschaftliche Versicherungsmodelle an ihre Grenzen (Farny 2011, 34). Bei derartigen Konstellationen stoßen besonders Überlegungen zur überwiegenden oder vollständigen Selbsttragung von Risiken durch Leistungserbringer an ihre Grenzen, schon weil das persönliche Risiko für den handelnden Arzt enorm hoch ist (Haftung gegenüber Dritten im Insolvenzfall).

Aufgrund der oben dargestellten Faktoren bestehen derzeit Versicherungsprobleme in den Bereichen der niedergelassenen Humangenetik, den niedergelassenen Gynäkologen mit Geburtshilfe, den freiberuflichen Hebammen mit Geburtshilfe sowie Teilbereichen der niedergelassenen plastischen und ästhetischen Chirurgie. In diesen Bereichen fehlt es akut an Versicherungsmarkt. Versicherungsschutz ist hier nahezu ausschließlich über die Rahmenverträge der Berufsverbände möglich (Monopol).

Im Bereich der Absicherung von Krankenhäusern hat das vergleichsweise größere Risikokollektiv positive Auswirkungen auf das Angebot an Versicherungsschutz. Es existiert ein homogen-oligopolistischer Wettbewerbsmarkt, in dem derzeit immer noch Angebotsalternativen verfügbar sind.

Der Pflegebereich ist geprägt durch Dekubitus- und Sturzschäden, letztlich aber weniger von einer derartigen Risikoexposition betroffen. Viele Schäden in diesem Segment werden ohne Prüfung der Haftungsfrage anteilig über Teilungsabkommen bezahlt. Schadenaufwendungen und Haftpflichtprämien sind verhältnismäßig deutlich geringer als in Bereichen der stationären und ambulanten Medizin.

Risikopotenziale für die Gestaltung des Absicherungsmanagements der Zukunft: Es ist nicht auszuschließen, dass die Versicherer mittel- bis langfristig feststellen, dass die Prämien einiger Heilwesen-Haftpflichtversicherungsverträge weiteren Anpassungen bedürfen. Dies wird selektiv zur weiteren Prämiensteigerung führen.

Es besteht die Gefahr, dass die geringen Kapazitäten für Risiken schwerer Fachrichtungen in der ambulanten Medizin aufgrund der zuvor geschilderten Spätschadenproblematik und den verschärften Eigenkapitalanforderungen weiter abnehmen, so dass es zu einer weiteren Marktverknappung für diese Fachrichtung kommen kann.

Ein vergleichbares Risiko besteht für den Krankenhausmarkt. In jüngster Vergangenheit treten deshalb vermehrt Anbieter im Markt auf, die im Rahmen des Haftpflichtversicherungsschutzes auf das angelsächsische Anspruchserhebungsprinzip (Claims-made-Prinzip) abstellen (s. Kapitel 7.3.3). Sofern Versicherungsschutz auf Basis dieses Prinzips gewährt wird, werden ganz wesentliche Teile des Spätschaden- und Änderungsrisikos nicht mehr vom Versicherer, sondern vom Versicherungsnehmer getragen (siehe weiterführend: Köhne, Pickel 2015, siehe auch Literaturverzeichnis).

Sofern sich im Versorgungsbereich der Pflege – zunächst in der stationären und mittelfristig angekündigt auch in der ambulanten Pflege – die Änderung der Pflegetransparenzvereinbarung als Initiative des GKV-Spitzenverbandes, der Verbände der Pflegekassen auf Bundesebene und des Medizinische Dienst der Krankenkassen (MDK) durchsetzen, kann dies erhebliche Auswirkungen auf das Absicherungsmanagement haben. Der MDK prüft im Rahmen dieser Initiative Mindeststandards für die Patientensicherheit in der Pflege, vergibt Pflegenoten und veröffentlicht diese. „Im bestehenden Bewertungssystem können negative Bewertungen von bestimmten personenbezogenen Kriterien durch positive Bewertungen in anderen Bereichen mit Blick auf das Gesamtergebnis ausgeglichen werden. Dies soll zukünftig verhindert werden.“ (GKV-Spitzenverband: Pflegetransparenzvereinbarung) Sollte sich diese Forderung durchsetzen, ist das ein erster Schritt in Richtung der Definition sogenannter **Never-Events** (vgl. NHS England: The never events list). Never-Events beschreiben Ereignisse, für die die Krankenversicherung keine Kostenübernahme bereitstellt, da sie im Regelfall durch angemessenes Patientensicherheitsmanagement hätten vermieden werden können. Für diese Events ist die jeweilige Einrichtung selbst und direkt verantwortlich, die Heilmaßnahmen für den geschädigten Patienten auf eigene Kosten zu übernehmen. Diese Systematik existiert bereits bspw. im Vereinigten Königreich und hatte zur Folge, dass die Haftpflichtversicherer der Einrichtungen für die Bereitstellung von Versicherungsschutz ein systematisches Patientensicherheitsmanagement voraussetzen. Ohne Patientensicherheitsmanagement ist kein adäquater Versicherungsschutz mehr zu bekommen und die Einrichtung ist faktisch einem enormen

Insolvenzrisiko ausgesetzt, so dass auf betriebswirtschaftlichen Druck der Haftpflichtversicherer das Patientensicherheitsmanagement großflächig in der Pflegelandschaft des Vereinigten Königreichs etabliert wurde. Eine vergleichbare Kausalkette wäre vor dem Hintergrund der oben geschilderten Initiative auch in Deutschland denkbar.

Patientensicherheitmanagement dient der Sicherstellung der Versicherbarkeit des jeweiligen individuellen beruflichen bzw. betrieblichen Risikos des Leistungserbringers.

Patientensicherheitsmanagement und damit verbunden medizinisches Risikomanagement sind insofern unweigerlich von besonderer Bedeutung, da sie dazu beitragen, die Kalkulierbarkeit des medizinischen Behandlungsrisikos zu stabilisieren und eine Argumentationsgrundlage gegenüber der Versicherungswirtschaft liefern, um weiterhin als gutes Risiko zu gelten und überhaupt Versicherungsschutz zu erhalten.

Systematisches Absicherungsmanagement: Vor dem Hintergrund der oben dargestellten Probleme scheint die Erarbeitung eines bedarfsgerechten Sicherheitskonzeptes zur Absicherung der Haftpflichtrisiken des jeweiligen Leistungserbringers vorteilhaft.

Bedarfsermittlung: Zentraler Bestandteil des Sicherheitskonzeptes ist eine konsequente und detaillierte Bedarfsermittlung. Hierunter fällt insbesondere die genaue Feststellung der tatsächlich ausgeführten Tätigkeit und der damit verbundenen Haftpflichtrisiken. Insbesondere geht es dabei um die Frage, wer an welcher Stelle wie und in welchem Umfang Haftungen (vertraglich/deliktisch) übernimmt. Um den tatsächlichen Absicherungsbedarf festzustellen, ist empfehlenswert, entsprechendes (versicherungs-)rechtliches Know-how beratend hinzuzuziehen.

Beispielhafte Checkliste Absicherungsbedarf

- ☐ Wurde ein präzises Tätigkeitsprofil definiert? Art der Leistungserbringung, Größe der Einrichtung, Komplexität und Art der Behandlungsprozesse, Anzahl der Behandlungsfälle?
  Tipp: Spezialisierte Versicherungsmakler und -vermittler halten Antrags- bzw. Risikoerfassungsbögen je nach Art der Leistungserbringer vor, diese ermöglichen eine systematische Definition des Tätigkeitsprofils
- ☐ Bestehen gesetzliche, zulassungsrechtliche oder vertragliche Mindestanforderungen für den Haftpflichtversicherungsschutz?
- ☐ Bestehen Doppelversicherungen bzw. subsidiäre Versicherungen für gewisse Leistungsbereiche?
- ☐ Gibt es Nebenrisiken, die einer besonderen Berücksichtigung bedürfen? (z. B. Blutbanken, kosmetische Operationen, Kooperationen mit ausländischen Partnern)
- ☐ Ambulante Medizin: Gibt es angestellte Ärzte? Wenn ja, wie viele?
- ☐ Ambulante Medizin: Existieren Beleg- oder Konsiliararztverträge, aus denen spezieller Absicherungsbedarf hervorgeht?
- ☐ Stationäre Medizin: Werden in Beleg- oder Konsiliararztverträgen Haftungsrisiken übernommen bzw. besteht die Notwendigkeit für entsprechenden Versicherungsschutz zu sorgen?

Marktanalyse und Vermittlung: Ein systematisches Absicherungsmanagement bietet vor dem Hintergrund der geschilderten zum Teil knappen Versicherungskapazitäten einen möglichst umfassenden Marktüberblick. Diesen Gesamtmarktüberblick kann man zum einen erhalten, indem man eine Vielzahl von Versicherungsunternehmen zur Angebotsabgabe auffordert und eine entsprechende Ausschreibung vornimmt, oder aber sich die Hilfe eines externen Dienstleisters zu Nutze macht und bspw. einen Versicherungsmakler beauftragt. Der Versicherungsmakler ist der Interessenssphäre des Versicherungsnehmers zuzuordnen und daher ihm gegenüber zur passenden und bedarfsgerechten Ermittlung und Ausschreibung verpflichtet. Ein Versicherungsmakler kann dabei sein Spezial-Know-how einbringen und bspw. Erfahrungen aus der Schadenabwicklung mit dem jeweiligen Versicherer in die Auswahlentscheidung einfließen lassen. Gegenüber einer eigenständigen Ausschreibung bzw. Anfrage von einigen wenigen Versicherungsvertretern scheint daher die Maklerdienstleistung besonders im Bereich der komplexen medizinischen Haftpflichtrisiken vorteilhafter zu sein.

Im Rahmen des Absicherungsmanagements, speziell der Absicherung von Haftpflichtrisiken, sind ggf. Versicherungsproduktanpassungen notwendig, die die individuelle Risikosituation der zu versichernden Einrichtung entsprechend berücksichtigen. Derartige Anpassungen kann im Endeffekt nur ein spezieller Dienstleister mit ausreichender Markterfahrung und Markt-Know-how durchführen und anbieten.

Beispielhafte Checkliste Absicherungslösungen

- ☐ Welche Tätigkeiten sind untypisch bzw. versicherungsschutzrelevant und erfordern daher ggf. eine gesonderte Anzeige beim Versicherer?

  Hinweis: Versicherungsmakler haften gegenüber dem Versicherungsnehmer, sofern zwischen der ausgeübten Tätigkeiten und dem Versicherungsschutz Deckungslücken bestehen, die dem Versicherungsmakler bekannt waren und auf die er den Versicherungsnehmer hätte hinweisen müssen.
- ☐ Stellen Haftpflichtversicherer Anforderungen an Prozesse des Patientensicherheitsmanagements (bspw. Risikoscreening oder Patientenaufklärung)? Werden dadurch ggf. Maßnahmen/Änderungen im Patientensicherheitsmanagement notwendig?
- ☐ Ambulante Medizin: Gibt es spezielle Absicherungslösungen, die den passgenauen Bedarf gem. Tätigkeitsprofil decken (Branchenlösungen)?
- ☐ Ambulante Medizin: Werden Absicherungslösungen über Verbände angeboten, die den Marktangeboten in Preis und Leistung überlegen sind (Achtung praktische Erfahrungen zeigen: Prüfung der tatsächlichen Vorteilhaftigkeit notwendig!)?

Hinweis: Das Absicherungsmanagement sollte sich konzeptionell nicht nur auf den Haftpflicht-Versicherungsbereich konzentrieren, sondern explizit sämtliche Risiken in die Gesamtbetrachtung mit einbeziehen. Dies ist empfehlenswert, da sich ggf. Synergien ergeben, sofern eine Einrichtung den Gesamtrisikoabsicherungsbedarf am Versicherungsmarkt ausschreibt. Zudem erhält die Einrichtung einen detaillierten Überblick über die Gesamtabsicherungssituation.

Controlling und Evaluation: Absicherungsentscheidungen sind *per se* zunächst Zeitpunktbetrachtungen, die unter anderem durch die Laufzeiten und Kündigungsfristen der Versicherungsverträge determiniert sind. Das einmal aufgestellte systematische Absicherungsmanagement sollte daher einer kontinuierlichen und nachhaltigen Überprüfung unterliegen. Das Konzept ist idealerweise Teil einer Gesamt-Sicherheitsstrategie und unterliegt einer regelmäßigen Evaluation. Ähnlich des Risikomanagement-Regelkreises müssen bei neuen Erkenntnissen, Markt- oder Umwelteinflüssen Optimierungen am Sicherheitskonzept vorgenommen werden. Diese neuen Erkenntnisse können bspw. aus Schadenerfahrungen, oder aber aus Erfahrungen im Patientensicherheitsmanagement resultieren.

Das Absicherungsmanagement ist nicht als individueller und alleinstehender Bereich im Rahmen eines Patientensicherheitsmanagements zu verstehen, sondern als eigenständiger Bereich einer dreidimensionalen Sicherheitsstrategie. Letztlich weist das Absicherungsmanagement starke Interdependenzen zum Patientensicherheitsmanagement und zum Schadenmanagement auf. Aus einem nicht versicherten Schaden resultiert bspw. der Auftrag an das Absicherungsmanagement, eine vergleichbare Schadenkonstellation für die Zukunft möglichst versicherbar zu machen. Ein konsequent gelebtes Patientensicherheitsmanagement trägt zur Stabilisierung der Schadenverläufe und damit zum Erhalt der Versicherbarkeit bei. Gegebenenfalls ist hier sogar eine positive Beeinflussung der Schadenverläufe möglich. Das Patientensicherheitsmanagement ist somit gleichsam ein Argumentationswerkzeug für das Absicherungsmanagement, um mit der Versicherungswirtschaft entsprechend über die Versicherbarkeit des medizinischen Behandlungsrisikos zu verhandeln, und ggf. auch Nachlassmöglichkeiten zu eruieren.

Beispielhafte Checkliste Absicherungsnachhaltigkeit

- ☐ Sind im Rahmen der dreidimensionalen Sicherheitsstrategie Absicherungsmanagement, Patientensicherheitsmanagement und Schadenmanagement miteinander vernetzt? Besteht ein klar definierter Informationsfluss zwischen den Bereichen im Sinne einer Sicherheitsstrategie?
- ☐ Resultieren aus der dreidimensionalen Sicherheitsstrategie Erkenntnisse, die Anpassungen des Absicherungsmanagements erfordern?
- ☐ Haben sich einrichtungsendogene Faktoren (Tätigkeitsumfang, Tätigkeitsschwerpunkte, Schadenverlauf, Risiko- bzw. Absicherungspräferenzen, Nachhaftungsfragen etc.) geändert, die eine Anpassung des Versicherungsschutzes erfordern bzw. erstrebenswert machen?
- ☐ Haben sich einrichtungsexogene Faktoren (neue Versicherungskonzepte, Versicherungspreise, rechtliche Rahmenbedingungen etc.) geändert, die eine Anpassung des Versicherungsschutzes erfordern bzw. erstrebenswert machen?

7.1.2 Literatur

Bürger N, Grabow J, Petry FM (2014). Haftpflichtversicherung im Heilwesen – Quo vadis? In Sonderausgabe Passion Chirurgie 15–18.

Deutscher Ärztetag: (Muster-)Berufsordnung für die in Deutschland tätigen Ärztinnen und Ärzte – MBO-Ä 1997 – in der Fassung der Beschlüsse des 114. Deutschen Ärztetages 2011 in Kiel. http://www.bundesaerztekammer.de/downloads/MBO_08_20112.pdf Stand: 27.11.2014.
Farny D (2011). Versicherungsbetriebslehre, 5., überarb. Aufl., Karlsruhe: Verl. Versicherungswirtschaft.
GKV-Spitzenverband: Weitergehende Änderungsvorschläge der GKV und des MDK zur Pflegetransparenzvereinbarung 2014, GKV Spitzenverband. http://www.pflegenoten.de/wissenschaftliche_evaluation_und_weiterentwicklung/weitergehende_aenderungsvorschlaege_gkv/forderungen_gkv_sv_1.jsp Stand: 28.11.2014.
Hellberg N, Lonsing M (2012). Personenschäden verteuern sich dramatisch. In *Versicherungswirtschaft* 13, 962–963.
Köhne T, Pickel M (2015). Gabler Versicherungslexikon – Anspruchserhebungsprinzip. http://www.versicherungsmagazin.de/Definition/32763/claims-made-prinzip.html Stand: 12.03.2015.
NHS England: The never events list 2013/2014, National Health Service England. http://www.england.nhs.uk/wp-content/uploads/2013/12/nev-ev-list-1314-clar.pdf Stand: 28.11.2014.

Manfred Klocke

7.2 Erwartungen der Versicherer an ein klinisches Risikomanagement

7.2.1 Eine aktuelle Zusammenfassung

In einem Orientierungsgespräch auf Einladung des Bundesgesundheitsministeriums (BMG) im Dezember 2014 in Bonn[1] unterstützen die Vertreter des Gesamtverbandes der Versicherungswirtschaft (GDV) ausdrücklich die Initiativen von Regierung und Krankenkassen, die Krankenhäuser und sonstigen teilnehmenden Akteure im Gesundheitswesen noch stärker auf Qualitäts- und Risikomanagement zu verpflichten.

Sie betonen, dass die Problematik der Haftpflichtversicherung für Krankenhäuser und Ärzte in den enorm gestiegenen Kosten für den Ausgleich mittlerer und einzelner schwerer Haftpflichtfälle liegt, nicht aber in einem signifikanten Anstieg der begründeten Anspruchsbegehren. Dies sei auch ein Erfolg der seit ca. 15 Jahren immer mehr greifenden Risikopräventionsentwicklungen in den ärztlichen Berufsverbänden, den Kliniken, durch das Aktionsbündnis Patientensicherheit (APS) und durch spezielle Risikoberatungsgesellschaften, deren klinisch orientierte Risikomanagement-Ansätze (kRM) auf den Erkenntnissen aus tatsächlichen Fehlern beruhen. Die Erkenntnisse des GDV und der Ecclesia Gruppe, die rund 900 Krankenhaushaftpflicht-Policen in Deutschland als Versicherungsmakler betreut, sind insoweit deckungsgleich. Dies gilt auch für die Beurteilung, dass die Gesamtsumme der Entschädigungsaufwendungen im Wesentlichen nicht in einer erhöhten Fehlerzahl begründet ist.

1 Der Autor war Teilnehmer dieser Gesprächsrunde.

Der GDV unterstützt die Argumentation der Krankenhausvertreter der deutschen Krankenhausgesellschaft (DKG), dass die Krankenhäuser für ein nachhaltiges QM- und RM-System ausreichende personelle und damit finanzielle Ressourcen benötigen. Die Vertreter des GDV betonen, dass nur ein nachhaltiges, tiefgreifendes, evaluierbares und extern prüfbares kRM Wirkung zeigt. Die Einführung interner oder trägerübergreifender CIRS-Verfahren (*Critical Incident Reporting System*, s. Kapitel 6.4) stellen allein kein umfassendes kRM dar und sind nur sinnvoll, wenn daraus Schulungsprogramme entstehen und Konsequenzen gezogen werden, bis hin zu veränderten Ablaufgestaltungen im klinischen Alltag.

7.2.2 Versicherungswirtschaft fordert und fördert Prävention

Die Versicherungswirtschaft ist im Interesse ihrer Kunden und im eigenen Interesse seit jeher ein Motor in der Entwicklung von Schadenminimierungs- oder Verhütungskonzepten, dessen „Treibstoff" aus den naturgemäß vorliegenden Schadenerkenntnissen zusammengemixt ist. Wir kennen dies aus vielen anderen Bereichen: Brand- und Betriebsunterbrechungsschutz; Einbruchsicherheit; Transport-, Schmuck- und Elektronikrisiken; Kfz; Berufsunfähigkeits- und hohe Lebensversicherungen. Vielfach wird die Beachtung von Auflagen oder Sicherheitsvorschriften – bis hin zu Risikoausschlüssen – auch Vertragsbestandteil.

Wenn wir an die Forschungseinrichtungen des Allianz-Zentrums für Technik denken, wird dort z. B. seit vielen Jahren schon mit fahrerlosen Lkw und einer möglichen Haftpflichtversicherung experimentiert. In diese Kategorien gehören weiter: Ausbildungsanforderungen an Kfz-Lenker, Busfahrer, Kapitäne oder Piloten – dies alles im aktiven Austausch mit den Branchenexperten der Unternehmen sowie deren Verbänden. Simulationszentren entstehen folgerichtig jetzt auch in der Medizin und Pflege.

In den 70er und 80er Jahren zeichneten zahlreiche Versicherungsgesellschaften in Deutschland Haftpflichtrisiken für Ärzte und Krankenhäuser. Für viele öffentlichrechtliche Versicherer war es selbstverständlich, sich hier zu engagieren. Einzelnen Versicherern fehlten mit 50, 100 oder 200 Risiken im Bestand besondere Beobachtungsmotivationen von Prämien- und Schadenvolumina (anders als im Versicherungsbereich für Kraftfahrzeugen sowie Feuer- und Wasserrisiken). Dies änderte sich erst in den 90er Jahren mit zunehmendem öffentlichen Interesse an „Arztschäden" und einer patientenfreundlichen Rechtsprechung.

Insoweit war es mit der Ecclesia Gruppe ein Versicherungsmakler, Mandantenvertreter und Teil der Versicherungswirtschaft, der sich 1993/94 entschließt, die vorliegenden Erkenntnisse aus der Schadenregulierung mit vielen Krankenhäusern und einer großen Anzahl von Versicherern auszuwerten und lehrbar zu machen. Die erste Auswertung umfasste ≈ 6.000 Schäden aus 150 Krankenhäusern rückwirkend bis 1987 und war damit schon damals aussagefähig. Heute nimmt das o. g. Unternehmen in Deutschland jährlich rund 14.000 Heilwesenschäden entgegen. Die Unternehmenstochter GRB Gesellschaft für Risiko-Beratung mbH entwickelte ganz unterschiedliche Beratungsansätze mit und ohne EDV-Unterstützung und stellt die gesamten Erkenntnisse Patientenorganisationen wie dem APS genauso zur Verfügung wie Ausbildungsstätten oder berufsspezifischen Fachgesellschaften etc. Die GRB ist heute in Deutschland, Österreich, Italien, Polen und Belgien tätig.

Ein kompetenter Heilwesenversicherer war damals schon die Versicherungskammer Bayern (als einziger öffentlich-rechtlicher Versicherer wirklich im Markt verblieben), sie gründete mit der MediRisk Bayern ebenfalls ein Beratungsunternehmen.

7.2.3 Nachweis von klinischem Risikomanagement

Ganz bewusst haben in der Folge Zertifizierungsprogramme der KTQ (Kooperation für Transparenz und Qualität im Gesundheitswesen, von DKG und Kostenträgern gegründet) oder der proCum Cert (von konfessionellen Klinikverbänden initiiert) Fragen des QM und RM in ihr Normenwerk aufgenommen. ProCum Cert war durch die Erkenntnisse aus der Haftpflichtversicherungswirtschaft stark mit motiviert.

Wenn der GDV die externe Prüfbarkeit von QM und RM anspricht, so sehen KTQ und proCum Cert dies vor, ebenso ISO-Normen. Für die Integration eines RM-Systems in die Gesamtzertifizierung ist die DIN EN 15224 besonders gut geeignet, urteilen Fachleute[2].

7.2.4 Konkrete Anforderungen der Versicherer an ein kRM

Für diesen Beitrag hat der Autor die „führenden und verantwortlichen Köpfe“ von vier großen Haftpflichtversicherern in Deutschland befragt[3].

Alle Versicherer setzen ein qualifiziertes RM in den von ihnen zu zeichnenden Kliniken und deren Verbünden (MVZ, ambulante Dienste, Hebammen, Forschungen etc.) mehr oder weniger voraus, nicht alle als Annahmekriterium.

Die Allianz Versicherungs-AG fasst das in einem Satz zusammen:

> Im Wesentlichen hat der Haftpflichtversicherer völlig identische Wünsche wie der Patient … bestmögliche Behandlungsergebnisse und möglichst wenig Behandlungsfehler.

---

2 Axel Krause am 9. Qualitätstag pCC, 28.10.2014 in Frankfurt und Dr. Johann Wilhelm Weidringer, Kapitel 8.2 dieses Buchs

3 Michael Krause, Leitung Firmengeschäft Haftpflicht, Allianz Versicherungs-AG; Wolfgang Neuhaus/Andreas Michaelis, Haftpflicht Industrie, ERGO Versicherung AG; Michael Busch/Holger Kirschke, Leitung Firmenkunden/Haftpflicht, R+V Versicherung AG; Harald Speil, Leiter Hauptabteilung Haftpflicht, Versicherungskammer Bayern.

Das Unternehmen erwartet:
- QM darf nicht auf Kosten der Zeit erfolgen, die dem Patienten gewidmet wird.
- Nur evaluierte und sinnvolle QM-Maßnahmen sind umzusetzen.
- Bei eingetretenen kritischen oder fehlerhaften Vorfällen (critical incidents) sollten nicht nur Reportings (CIRS), sondern auch genaue Fallanalysen erfolgen und Präventivmaßnahmen (Schulungen, Notfalltraining) abgeleitet werden, auch abteilungsübergreifend.
- Das Qualitätsmanagement hat sich an den jeweiligen Aufgaben und Versorgungsstufen der Kliniken zu orientieren.
- Die Ergebnisse der Qualitätssicherung müssen aussagekräftig und vergleichbar sein. Eine höhere Komplikationsrate in Kliniken mit vielen Schwerstkranken im Vergleich zu anderen Kliniken muss nicht eine schlechtere Qualität bedeuten.

Wie alle anderen spricht auch die Allianz die einfachsten Verbesserungsmöglichkeiten in Klinik und Praxis an: Dokumentation, Inhalt der individuellen Risikoaufklärung, leitliniengerechte Diagnostik, Indikation und Therapie.

Die ERGO Versicherung AG ist ganz konsequent und macht die Übernahme der Haftpflichtversicherung vom RM und einem vorherigen RM-Screening abhängig.

Sie schreibt:

> … für die Versicherbarkeit von Krankenhäusern ist deshalb kRM (klinisches Risikomanagement) für uns von zentraler Bedeutung und unmittelbare Zeichnungsvoraussetzung.

Allgemein lassen sich unsere Erwartungen an kRM wie folgt zusammenfassen:
- Vorhandensein bzw. Aufbau funktionsfähiger Strukturen und Prozesse basierend auf den Grundsätzen des kRM. kRM sollte dabei als Führungsaufgabe wahrgenommen und so organisiert sein, dass es von Mitarbeitern in der täglichen Arbeit gelebt wird.
- Kooperation mit externen Risikoberatern und unseren Haftpflichtexperten. Konkret bedeutet dies zunächst die Durchführung unseres ERGO-Risikomanagement-Screenings (RMS) und anschließend die zeitnahe Umsetzung der aus dem RMS resultierenden Maßnahmen.
- Stärkung der Patientensicherheit durch kontinuierliche Fortsetzung und Weiterentwicklung des kRM. Dies wird unterstützt durch regelmäßige Wiederholung des RMS im Abstand von etwa drei Jahren.

Perspektivisch haben wir die Erwartung, dass das kRM dämpfende Effekte auf die Schadenentwicklung hat und hilft, die Haftpflichtversicherung von Krankenhäusern künftig auskömmlich betreiben zu können.

Einen sehr konkreten Katalog, der kumulativ erfüllt werden soll, legt die R+V Allgemeine Versicherung AG vor. Nicht alle Unterpunkte der Auflistung werden hier wiedergegeben, weil das gesamte Buch diese Themen ausführlich behandelt. Genannt seien aber

1. Einhaltung der Mindeststandards für Risikomanagement und Fehlermeldesysteme des Gemeinsamen Bundesausschusses (G-BA)
2. Qualitäts- und Risikomanagement (QM und RM): strukturiertes und etabliertes Qualitäts- und Risikomanagement in der Organisationsstruktur mit QM-Handbuch und Verfahrensanweisern, der Nennung beauftragter Personen, CIRS-System etc. Empfohlen werden in diesem Zusammenhang auch externe Audits und Zertifizierungen hinsichtlich
   (a) QM entsprechend gängiger und üblicher Maßnahmen (z. B. KTQ, EFQM, ISO, JCI etc.)
   (b) RM durch unabhängige Dritte, wie z. B. GRB (sofern möglich für das gesamte Krankenhaus, mindestens aber für die Hochrisikobereiche wie Gynäkologie/Geburtshilfe, Orthopädie, Unfallchirurgie),
3. Aktionsbündnis Patientensicherheit: Implementierung von mindestens 50 % der Handlungsempfehlungen, einschließlich Dokumentation, welche implementiert wurden,
4. Beschwerde- und Schadenmanagement, u. a. geschulte Kommunikation mit Patienten,
5. Umsetzung von gesetzlichen und/oder behördlichen Vorgaben einschließlich entsprechender Dokumentation,
6. Einhaltung der Vorgaben und Empfehlungen von Berufs- und Fachverbänden, z. B.
   (a) Zusammenarbeit von Arzt und Hebamme in der Geburtshilfe,
   (b) Postoperative Überwachung von Kaiserschnittpatientinnen,
7. Dienstanweisungen.

Die Versicherungskammer Bayern hat ein Anforderungsmerkblatt betreffend Nachweise nachhaltig etablierter RM-Bemühungen entwickelt. Um Redundanzen zu vermeiden, hier eine gekürzte Aufzählung:

- strukturiertes Patientenaufnahmesystem,
- interdisziplinäre Absprachen (horizontal, vertikal, Ärzte/Pflege, begleitende Visiten),
- Delegation ärztlicher Maßnahmen,
- Facharztstandard (Ruf-/OA-Indikationen, Präsenzzeiten, Aufklärung, fachübergreifender Bereitschaftsdienst),
- Fallbesprechung/M&M-Konferenzen,
- externes Schnittstellenmanagement (Dienstleister; Beleg-, Konsiliar- und Honorarärzte; Honorarpflegekräfte, MVZ; Auswahl/Qualität etc.).

Gefordert werden u. a. weiter ein OP-Statut sowie ein Statut für Kreißsaal und Entbindungsstationen mit folgenden Einzelhinweisen:

- Aufklärung,
- Absprachen zwischen Geburtshelfern und Hebammen,
- Absprachen zwischen Geburtshelfern und Anästhesie,
- Organisationsstatut (Ruf- und Beiziehungspflichten; sectio-Alarm; Neugeborenen-Identifikationssystem; Versorgung Neugeborener – Zuständigkeiten gesunde/geschädigte oder gefährdete Kinder).

7.2.5 Abschluss

Auch wenn diese Ausführungen mitunter Redundanzen zu anderen Kapiteln aufweisen, so wird doch eines – erfreulicherweise – ganz deutlich: Die Versicherungswirtschaft hat sich intensiv mit dem „Risikobereich Krankenhaus, Arzt, Hebamme, ambulantes Gesundheitswesen…" auseinandergesetzt und stellt sich der Verantwortung, den hohen Anforderungen von Gesetzgebern, Rechtsprechung, Patientenverbänden und in allererster Linie der Patienten selbst gerecht zu werden, sich ihrer Probleme anzunehmen und mit den Versicherten (Krankenhäuser, Ärzte etc.) daran mitzuwirken, dass hochwertige Behandlungen abgesichert möglich sind.

Diese Partnerschaft liegt im Interesse aller Beteiligten und sollte von den Versicherten aktiv gelebt werden. Was Versicherer und Krankenhäuser sowie deren Mitarbeitenden gemeinsam ärgert, ist die Skandalisierung ihrer Leistungen in der Öffentlichkeit, wenn einmal Fehler geschehen.

Manfred Klocke

7.3 Versicherungskonzepte für das stationäre Gesundheitswesen

7.3.1 Die Zeit bis 2012 in Deutschland

Bis Ende der 80er Jahre, Anfang der 90er Jahre des 20. Jahrhunderts, gab es in Deutschland keine nennenswerte Deckungsprobleme in der Haftpflichtversicherung von Krankenhäusern „und Ärzte". Die meisten Kompositversicherer hatten eigene Heilwesentarife und versicherten auch – nicht immer nach Tarif, sondern frei darunter. Tiefergehenden Sachverstand benötigten Vermittler, Makler und Versicherer hinsichtlich der komplexen Vertragsbeziehungen zwischen Patienten, Ärzten, Krankenhäusern, ambulanten Dienstleistern, Belegern und Krankenkassen. Es galt, mit möglichst einem Vertrag alle Bedürfnisse zu erfassen und die Versicherungssumme so zu wählen, dass sie für eine Vielzahl möglicher Ereignisse 30 Jahre Bestand hatte (Verjährungsfrist) und Leistungen über einen noch längeren Zeitraum ermöglichen konnte.

Fachleute machten ihre Mandanten schon immer auf die ausreichende Höhe der Deckungssumme aufmerksam und verfolgten dabei, neben der patientenfreundlichen Rechtsprechung, die immer schneller steigenden Regulierungsforderungen und -summen, neben Unterhalt und Schadenersatz auch Schmerzensgeld.

Versicherungssummen von 10 und 15 Mio. DM wurden als richtig erkannt aber nicht immer vereinbart; 2012 waren vielfach 10 und 15 Mio. EUR notwendigerweise erreicht, aber auch nicht überall. Versichert wurde und wird sachgerecht nach dem „Schadenereignisprinzip“ (Occurrence-Deckung); damit ist das Risiko aus den Behandlungen eines Rechnungsjahres durch Prämienzahlung auf den Versicherer übertragen. Ohne Selbstbehalt (SB) und bei ausreichender Versicherungssumme ist ein solcher Risikotransfer ein einmaliger Aufwand in der Gewinn und Verlustrechnung und keine bleibende Bilanzposition.

Durch die bei den Versicherern und nicht den Krankenhäusern oder Ärzten notwendigen hohen Reservierungen für offene Schäden, die verschärften Bilanzierungsvorschriften und dem notwenigen erweiterten Deckungsbedarf nach der Wiedervereinigung überdachten eine Reihe von Versicherern ihr Engagement in der Heilwesenhaftpflichtversicherung. Ende 1991 stand nur noch ein Versicherer mit Angeboten für die letzten unschlüssigen Krankenhausträger in Ostdeutschland zur Verfügung. Dieser Versicherer (eine Vielzahl anderer auch) beendete in den folgenden 20 Jahren seine Verträge für Krankenhäuser, zum Teil Ärzte, ersatzlos und zog sich wie die anderen mit mangelndem Vertrauen in die Durchsetzbarkeit auskömmlicher Prämien zurück. Da die Schadenregulierung bis heute andauert, ist bei diesem Versicherer das Know-how noch vorhanden und erfreulicherweise ein zaghafter Rückkehrversuch zu verzeichnen.

Als sich dann 2012 die Zurich Gruppe konsequent aus dem deutschen Krankenhausversicherungsmarkt mit rund 200 Policen zurückzog, war die Situation dramatischer als 1991, denn die Anlagevorschriften der Versicherungsaufsicht verlangen zwischenzeitlich als Faustformel für 1 Euro Prämie 3 Euro Kapitalbindung. Dadurch stellten die verbleibenden Versicherer nur noch begrenzt Prämienkontingente für Neugeschäft zur Verfügung. Je mehr Krankenhäuser bedient werden sollten, desto eingeschränkter war das Versicherungsmodell.

7.3.2 Ein Blick in das Ausland

Wer den Stein der Weisen im Ausland zu finden glaubt, stellt schnell fest, dass die „wundersame Geldvermehrung“ seriös nirgendwo existiert. Ausländische Absicherungssysteme und -usancen sind erstens nur zusammen mit den dortigen Schadenersatzregelungen und z. B. den Verjährungsfristen von Ansprüchen, oftmals nur 10 oder 20 Jahre, und ggf. geltenden Haftungsbegrenzungen der Höhe nach zu verstehen.

Aus der Not heraus und mit Anbieterdiktat werden in vielen Ländern Heilwesenhaftpflichtversicherungen nach der Claims-made-Methode (Anspruchserhebungsprinzip) angeboten. Dies bedeutet, dass nur Ansprüche versichert sind, die während der Dauer des Versicherungsschutzes, einer geringen Nachmelde- oder Nachhaftungszeit, dem Krankenhaus bekannt und dem Versicherer angezeigt werden (s. oben Verjährungsfristen etc.). In manchen Ländern gibt es die automatische Verlängerung von Versicherungspolicen nicht, die Konditionen sind von Deckungsperiode zu Deckungsperiode neu auszuhandeln. Die Anzahl der zeichnenden Versicherer in Italien, Frankreich, Belgien, der Schweiz oder Polen ist begrenzter als in Deutschland und Österreich. In Italien ist die Absicherung mehrheitlich über den internationalen Markt (London) gesteuert, ein nationales Versicherer-Engagement ist kaum zu finden.

In Österreich und Deutschland bekommen alle Krankenhäuser die komfortable Occurrence-Deckung im nationalen und damit systemverbundenen Versicherungsmarkt. Auf höherem Preisniveau gibt es erste Anzeichen von wieder entstehendem Marktgeschehen, wobei sich die Versicherer ihre Risiken genau ansehen (s. Kapitel 7.4).

7.3.3 Ausländische Einflüsse auf den deutschen Versicherungsmarkt

Wer sich als ausländischer Versicherer dem deutschen Markt nähert, erwartet von seinen Kunden und Vertriebspartnern die versprochene Aussicht, mit auskömmlichem Geschäft Geld zu verdienen, wenn er sich schon auf ein für ihn fremdes Rechtssystem, eine fremde Sprache und damit personelle Investitionen einlässt. Da helfen auch Dienstleistungsfreiheit etc. nichts – mit dem deutschen und italienischen Arzt, Krankenhausmitarbeiter, Geschädigten oder Richter ist in der Landessprache zu korrespondieren, und man muss das jeweilige Rechts- und Sozialsystem beherrschen.

Wie kann ein schnelles Versprechen, mit einer anderen Deckungsform (z. B. Claims made) Prämie zu sparen, sachlich eingelöst werden? Der Versicherungsschutz begrenzt nicht den zu leistenden Schadenersatz des Krankenhauses, der Ärzte oder der Schwestern.

Günstiger kann ein Versicherer nur bei weniger Leistungsversprechen sein, wenn er z. B. den Zeitraum der möglichen Inanspruchnahme begrenzt, wie dies bei Claimsmade der Fall ist, mehr oder weniger. Das Restrisiko verbleibt dann vielfach beim Versicherten oder bedingt eine extrem höhere Prämie beim nachfolgenden Versicherungspartner.

Bisher hat trotz dieser Leistungseingrenzungen noch kein ausländisches Claimsmade-Angebot in Deutschland überzeugen können (Stand: Ende 2014). Eine verantwortungsvolle Claims made-Tarifierung mit der Absicht einer langfristigen Kundenbeziehung holt anfängliche Prämiennachlässe wegen einer vorlaufenden Occurrence-Deckung später wieder auf.

Wenn ausländische und in Deutschland ansässige erfahrene Versicherer mit Claims made-Angeboten den Anbietermarkt erweitern, sind die sich so auftuenden Alternativen mit den Notwendigkeiten von Nachhaftungsversicherung (Preis!) Nachmeldefristen, Selbstbehalten, Bilanzierungs- und Insolvenzrisiken bei Versichererausstieg, Leistungsversprechen für mitversicherte Personen, Nachweis einer Deckung für Ärzte...und vieles mehr sehr genau zu prüfen.

Im Verbraucher- und Patienteninteresse sehen Fachleute einen Wechsel von Occurrence zu Claims made ohne wirkliche Not oder nachhaltige kommerzielle Vorteile skeptisch. Occurrence bietet Schutz vor „waghalsigen" Versichererengagements. Noch kann sich die Gesundheitsbranche in Deutschland und Österreich mit ausreichenden Versicherungsalternativen auf Occurrence-Basis nachhaltig versichern. Das ist zu erhalten! Natürlich sind Claims made-Deckungen besser als gar kein Versicherungsschutz, das sehen wir in Italien; dort wird an die gesetzliche generelle Einführung einer Versicherungspflicht gedacht, damit sich nicht nur Hochrisiko-Häuser und solche mit schlechten Schadenverläufen versichern.

7.3.4 Versicherungssummen, Selbstbehalte und Eigenversicherung

Warum wird unter Kapitel 7.3.1 so umfangreich die Entwicklung der Heilwesenhaftpflichtversicherung in den letzten fünf Jahrzehnten beleuchtet? Weil durch die langen Verjährungsfristen und immer mehr verrentete Schadenersatzleistungen Vertragsentscheidungen von vor 50 Jahren noch heute Versicherer und Krankenhausträger oder deren Rechtsnachfolger praktisch beschäftigen und belasten. Untersuchungen der Ecclesia Gruppe, vom Gesamtverband der Versicherungswirtschaft (GDV) geteilt, belegen, dass nach zehn Jahren immer noch 3 bis 5 % aller Schäden eines Behandlungsjahres unbekannt sind und z. B. die Anfalljahre 1987 bis 1991 nach 22 Jahren erst einen Erledigungsgrad von 60 bis 70 % an Zahlungen für den zu erwartenden Aufwand nachweisen.

Immer mehr Schäden mit nicht ausreichender Versicherungssumme zum Schadenzeitpunkt werden mitunter viele Jahre später zu Bilanzpositionen des Krankenhausträgers.

In diesem Wissen sind die heutigen Entscheidungen für die Eigentümer, Trägergesellschaften, Ärzte und anderen Mitarbeitenden sowie die Patienten als mögliche Anspruchsteller zu treffen und später zu bewerten.

Alle Mitarbeitenden eines Unternehmens können sich in Deutschland grundsätzlich schon nach dem Versicherungsvertragsgesetz (§ 102 Abs. 1 VVG) darauf verlassen, Mitversicherte einer bestehenden Betriebshaftpflichtversicherung zu sein, ohne dass dies in der Police steht. Damit ist auch ihre persönliche gesetzliche Haftpflicht aus dienstlicher Tätigkeit erfasst. Die allermeisten Policen berücksichtigen darüber hinaus alle sonstigen Arztrisiken (erlaubte Nebentätigkeit, Honorarärzte, Beleger, Berater) aber auch Therapeuten, Hebammen, freiwillige Helfer etc. als mitversichert.

Verkürzungen von Versicherungssummen, Selbstbehalte, Selbstversicherungen wirken somit nicht nur für den Träger und seine Repräsentanten, sondern für alle Mitversicherten und lösen z. B. Informationspflichten, Übernahmevereinbarungen/Freistellungserklärungen etc. aus. Wie verlässlich sind für Ärzte und sonstige

Mitversicherte und die Patienten solche Erklärungen z. B. bei Krankenhausverkäufen, Betriebsschließungen oder Insolvenzen? Hohe aufgelaufene Rückstellungen für Schadenverpflichtungen, schon bei Selbstbehalten nötig, sind zu bilanzieren und beeinflussen den Unternehmenswert. Unter dem Titel „Haftpflichtversicherung im Krankenhaus – quo vadis?“ befassen sich Franz-Michael Petry, Ecclesia, und Jan Grabow, Curacon, ausführlich auch mit den bilanziellen Problematiken, Rückstellungsbewertungen und anderen auch in diesem Buch angeschnittenen Fragen (Petry und Grabow 2013).

Am Deutschen Krankenhaustag, November 2013 in Düsseldorf, hat sich der Autor mit den Spätschäden und den finanziellen Aspekten verkürzter Versicherungssummen auseinandergesetzt.[4] In den vom Autor selbst überblickten Neueindeckungen der Krankenhaushaftpflichtversicherung in Deutschland hatten 2012 rund 45,9 % der Kliniken eine Versicherungssumme von mehr als 10 Mio. Euro, Anfang 2014 sind es nur noch 6,2 %. Danach reduziert sich allein für diese Neueindeckungen die von den Unternehmen bereitgestellten Versicherungssummen von 1,9 Mrd. auf 1,3 Mrd. Euro. Krankenhäuser tragen, wie bei den zu niedrigen Summen in der zweiten Hälfte des vorigen Jahrhunderts, wieder vermehrt das Risiko, sich bei der Regulierung von Großschäden beteiligen zu müssen, und zwar vom ersten Euro an (Quotelungsverfahren).

Das Risiko nicht ausreichender Versicherungssummen kann den Krankenhäusern und Mitversicherten nicht abgenommen werden. Selbstbehalte je Schaden, als Jahressumme (Stop loss) oder in Kombination nehmen großenteils den Versicherer mit ins Risiko, sofern er vorleistet und SB's vom Versicherungsnehmer intern zu erstatten sind (z. B. Insolvenz, Verkauf, Schließung ...). Deshalb sind hier einige Versicherer sehr zurückhaltend. Auf die Schadenregulierungsdienstleistung und die Prüfung einer Ersatzpflicht dem Grunde und der Höhe nach vom ersten Euro an können Krankenhäuser nur in Ausnahmefällen verzichten.

Voraussichtlich zu erwartende Selbstbehaltszahlungen sind wie Prämien möglichst im Behandlungsjahr zu finanzieren (Rückstellungen), belasten aber die Bilanz. Großschäden, lediglich 1 bis 2 % aller Schadenereignisse, sind erst mit ihrem Eintritt für den einzelnen Krankenhausträger (anders als für die Versicherungswirtschaft) kalkulierbar. Alle Varianten sollten aber in der Finanzierung der Krankenhausleistungen Berücksichtigung finden können.

Das Risiko der Selbstversicherung ist nicht weiter zu besprechen, alle Bedenken potenzieren sich.

7.3.5 Literatur

Petry M, Grabow J (2013). „Haftpflichtversicherung im Krankenhaus – quo vadis?“. *Das Krankenhaus* 6

4 Siehe Inge Schlingensiepen in Herbert Frommes Versicherungsmonitor, 22.11.2013.

Carsten Thüsing

7.4 Erfahrungen aus der Kooperation des klinikinternen Risikomanagements mit dem Haftpflichtversicherer

7.4.1 Entwicklung eines gemeinsamen Modells zur Bewertung der Aktivitäten im klinischen Risikomanagement

Zur Weiterentwicklung der Kooperation zwischen den Kliniken der Stadt Köln und dem Haftpflichtversicherer wurde unter Beteiligung eines Versicherungsdienstleisters ein Modell zur Bewertung des klinischen Risikomanagements entwickelt. Auf Initiative der Kliniken der Stadt Köln wurden die wesentlichen Themenbereiche mit den Anforderungen an besonders sicherheitsrelevante Strukturen und Prozesse zusammengefasst; zusätzlich wurden die Methoden des Qualitäts- und klinischen Risikomanagements definiert, die besonders geeignet sind, klinische Risiken zu identifizieren und diese strukturiert zu bearbeiten.

Zu den besonders sicherheitsrelevanten Strukturen und Prozessen gehören u. a. die Ersteinschätzung in der Notaufnahme, die Entlassungsplanung beginnend bei der Aufnahme, die Patientenaufklärung, das medizinische Notfallmanagement, das OP-Management und die Patientendatendokumentation. Risikoaudits, Mortalitäts- und Morbiditätskonferenzen, das Critical Incident Reporting System (CIRS), der Umgang mit Behandlungsfehlervorwürfen und Schadenfälle sowie Patientenbefragungen und das Meinungs-/Beschwerdemanagement mit besonderer Berücksichtigung sicherheitsrelevanter Themen sind Beispiele für die Methoden des Qualitäts- und klinischen Risikomanagements.

Die anschließende Bewertung der gemeinsam definierten Anforderungen erfolgte im Rahmen eines ganztägigen Audits/Screenings. Hierbei wurden fach- und berufsgruppenübergreifende Dialoge zu allen Themen der besonderes sicherheitsrelevanten Strukturen und Prozesse sowie den Methoden des Qualitäts- und klinischen Risikomanagements durchgeführt. Auch anhand von Dokumenten, z. B. Verfahrensanweisungen, Checklisten, Auswertungen, Protokollen und der Patientendatendokumentation konnte nachvollzogen werden, dass die jeweiligen Konzepte vorhanden und bekannt sind sowie umgesetzt, evaluiert und weiterentwickelt wurden und werden.

Der Ergebnisbericht enthielt sowohl die identifizierten Stärken als auch die Verbesserungspotenziale und diente als Unterstützung bereits gestarteter Maßnahmen, wie z. B. die bereits begonnene EDV-gestützte Einführung der Manchester-Triage in den Notaufnahmen der drei Krankenhäuser und gleichzeitig als Ausgangspunkt für neue Maßnahmen und Projekte zur Verbbesserung der Patientensicherheit, wie z. B. die genauere Analyse und anschließende Optimierung der berufsgruppenübergreifenden Patientendatendokumentation.

7.4.2 Positive Auswirkung auf die Versicherungsprämie; gezielte Förderung von Aktivitäten zur Steigerung der Patientensicherheit

Die gemeinsame Entwicklung des oben beschriebenen Modells zur Bewertung des klinischen Risikomanagements, das gute Ergebnis des Audits/Screenings und die daraus resultierenden gemeinsamen Vereinbarungen für weitere Maßnahmen zur Verbesserung der Patientensicherheit trugen wesentlich zur Stabilisierung der Haftpflichtversicherungsprämie bei. Durch die Kooperation mit dem Haftpflichtversicherer – auch verbunden mit finanziellen Anreizen im Rahmen der Versicherungsprämie – konnten die Aktivitäten des klinischen Risikomanagements abgestimmt und weiter ausgebaut werden. Es wurden umfangreiche neue Projekte, wie z. B. die Durchführung weiterer Risikoaudits, gestartet; die intensive Bearbeitung der identifizierten und bewerteten Risiken in den vom klinischen Risikomanagement geleiteten fach- und berufsgruppenübergreifenden Teams konnte ausgeweitet werden.

Inwieweit die neuen Projekte und Aktivitäten erfolgreich für die Patientensicherheit implementiert werden, wird im Rahmen der folgenden gemeinsamen Audits/Screenings bewertet werden, um dann erneut Prioritäten zur Weiterentwicklung der Patientensicherheit setzen zu können.

Die gemeinsamen Aktivitäten sind besonders erfolgreich, wenn sie auf einer offenen, vertrauensvollen Zusammenarbeit basiert, die auf das gemeinsame Ziel, die Patientensicherheit zu verbessern, ausgerichtet ist. Dies geht weit über die bisherige Bewertung und teilweise unvollständige Aufarbeitung von Schadenfällen und -verläufen hinaus. Die Zusammenarbeit hat zwar die aktuellen Schadenstatistiken im Blick, vertraut jedoch darauf, dass die gemeinsamen Aktivitäten langfristig zu einer Reduzierung von kritischen Ereignissen und Schadenfällen führen und somit sowohl die Patientensicherheit und -zufriedenheit als auch die Mitarbeiterzufriedenheit erhöhen. Somit wird ein wesentlicher Beitrag für Qualität und Sicherheit sowie für die Wirtschaftlichkeit geleistet.

7.4.3 Durchführung gemeinsamer Veranstaltungen zum klinischen Risikomanagement

Im Rahmen der Kooperation mit der Haftpflichtversicherung haben sich auch gemeinsame Veranstaltungen mit aktuellen Informationen zum klinischen Risikomanagement bewährt. Hierbei wurden die Sichtweisen des Haftpflichtversicherers, der Kranken- und Rechtsschutzversicherung, des Versicherungsmaklers/Risikoberaters und des Krankenhauses dargestellt. Auch hier stand die Idee des voneinander Lernens im Mittelpunkt.

Für die Kliniker ist z. B. interessant, anhand eines praktischen Falls zu erfahren, wie ein Schaden reguliert und kalkuliert wird. Ein Thema, das bei künftigen Veranstaltungen vertieft werden soll, ist die Kommunikation im Fall von Behandlungsfehlervorwürfen und Schadenfällen. Ein wesentliches Ziel ist hierbei, das Vertrauen zwischen dem Behandlungsteam, den Patienten und Angehörigen beizubehalten oder wiederherzustellen. Ein abgestimmtes Vorgehen zwischen Klinikern, der Rechtsabteilung und dem Haftpflichtversicherer auch vor dem Hintergrund der berechtigten Informationsbedürfnisse von Patienten und Angehörigen ist essentiell. Dies dient auch der Vermeidung einer Eskalation bis hin zu einer rechtlichen Auseinandersetzung.

Durch aktuelle Beiträge aus dem Krankenhaus wird einerseits das Engagement der Referenten für die Patientensicherheit deutlich und gleichzeitig gewürdigt; andererseits erfahren die Teilnehmerinnen und Teilnehmer der berufsgruppenübergreifend besuchten Veranstaltungen im persönlichen Austausch, welche neuen Aktivitäten initiiert oder bereits umgesetzt wurden. Hierzu wurden anhand von Praxisbeispielen neu eingesetzte oder weiterentwickelte Methoden und abgeleitete Verbesserungen für die Patientensicherheit, z. B. aus den Risikoaudits und dem CIRS dargestellt. Erfahrungen aus Mortalitäts- und Morbiditätskonferenzen und deren Auswirkungen auf eine offene Sicherheitskultur wurden dargestellt und diskutiert.

Durch die aktive Beteiligung der Geschäftsleitung im Rahmen des Programms wurde der hohe Stellenwert des klinischen Risikomanagements betont und die Motivation, sich aktiv für die Patientensicherheit zu engagieren, gefördert.

Darlegung von Interessenskonflikten

Der Autor ist seit Ende 1999 Abteilungsleiter für das Qualitäts- und klinische Risikomanagement bei der Klinken der Stadt Köln gGmbH und seit 2002 akkreditierter KTQ-Visitor. Die Klinken der Stadt Köln sind seit der Gründungsphase am KTQ-Zertifizierungsverfahren beteiligt; auch an der aktuellen Weiterentwicklung des KTQ-Manuals mit dem Schwerpunkt Patientensicherheit. Sie wurden zuletzt 2014 mit allen drei Krankenhäusern im Verbund rezertifiziert.

Der Autor ist Gründungsmitglied der Qualitätsmanagement-Kommission der KGNW und Referent/Dozent auf den Gebieten des Qualitäts- und klinischen Risikomanagements.

8 Patientensicherheit in Qualitätsmanagement- und Zertifizierungsverfahren

Axel Krause

8.1 Qualitätsmanagementverfahren und Zertifizierung unter besonderer Berücksichtigung des klinischen Risikomanagements

Finanzierungskrisen für Krankenhäuser haben in den USA bereits in den 70/80er Jahren zur verbindlichen Einführung eines klinischen Risikomanagements (kRM) geführt. Nach internationalen und nationalen Initiativen der World Health Organization (WHO), Aktionsbündnis Patientensicherheit (APS) usw. sowie gesetzlichen Vorgaben durch Patientenrechtegesetz und den Beschluss des gemeinsamen Bundesausschusses (G-BA) von 2014 sind nun auch Gesundheitsunternehmen in Deutschland verpflichtet ein kRM als Teil des Qualitätsmanagement-Systems (QM-System) zu etablieren. Denn um die Prozessrisiken in den Bereichen Diagnostik, Therapie und Pflege im sektorenübergreifenden Ansatz mit System in den Griff zu bekommen und damit der Verantwortung den Patienten gegenüber gerecht zu werden, ist die Nutzung eines QM-Systems unter besonderer Berücksichtigung des kRM entscheidend. In der Gesamtbetrachtung, die auch strategische und ökonomische Aspekte berücksichtigt, gilt es die Rechtskonformität und die Risikojustierung der klinischen Prozesse sicherzustellen.

Qualitäts- und Risikomanagement nutzen häufig die gleichen Instrumente zur Fehleranalyse und sind somit teilweise methodisch nicht weit voneinander entfernt. Die Kunden- bzw. Patientensicherheit ist in beiden Systemen fester Bestandteil. Die Herausforderung der nachhaltigen Implementierung des kRM liegt nun in der Entscheidung für ein QM-Verfahren, das die wesentlichen Inhalte des kRM berücksichtigt. Für Gesundheitsunternehmen, die bereits ein QM-System nutzen oder eine Zertifizierung durchgeführt haben, stellt sich hingegen die Frage, wie das kRM sinnvoll in das bestehende QM-System integriert werden kann. Wichtig dabei ist, dass bei den in den Gesundheitseinrichtungen bestehenden engen personellen und materiellen Ressourcen keine Zeit für Polarisierungen zwischen QM und RM verschwendet wird, sondern eine effektive und nachhaltige Integration des schlanken kRM in das jeweilige QM-Verfahren klar im Fokus steht. Das kRM ist im Sinne des integrierten Managementsystems (IMS) einzuführen.

Im Folgenden werden einige der am Markt befindlichen QM-Verfahren hinsichtlich ihrer Ausprägung im kRM beleuchtet. Generell ist festzustellen, dass im Zuge der letzten Revisionen von QM-Verfahren das klinische und ökonomische RM immer deutlicher berücksichtigt wird. Auch in der für 2015 angekündigten Revision der ISO 9001:2015 wird das RM explizit aufgenommen. Zudem bestehen umfangreich RM-

Anforderungen z. B. auch in ISO-Normen für Bereiche wie Umwelt, Medizinprodukte, Informationstechnologie, Ernährung, usw.

8.1.1 Joint Commission International (JCI) – Akkreditierungsstandards für Krankenhäuser

Das in den USA 1951 entwickelte JCI-Verfahren zeichnet sich durch konkrete patientenorientierte sowie organisationsorientierte Standards aus. Die tatsächliche Prozessqualität wird auf Basis spezifischer messbarer Elemente durch Visitoren bewertet. Eine besondere Stärke ist die Nutzung der Tracermethode, mit dessen Hilfe die Qualität von Behandlungsprozessen unter Einbindung des Patienten bewertet wird (vgl. Joint Commission International Akkreditierungsstandards für Krankenhäuser. German. 1. April 2014. 5. Ausgabe). Eine ausführliche Definition von JCI bietet das Kapitel 8.3.

8.1.2 Kooperation für Qualität und Transparenz im Gesundheitswesen (KTQ®)

Das KTQ®-Verfahren bietet einen Kriterienkatalog, der konkret die relevanten Qualitäts- sowie viele Risikoprozesse benennt. Zur Steuerung der Prozesse kommt der PDCA-Zyklus (Plan-Do-Check-Act) zum Einsatz (vgl. KTQ Manual. Version 6.0 2009 und Version 2: Kapitel 5.5.1):

- Plan
  - Zielsetzungen des umfassenden Risikomanagements
  - Konzept zum Einsatz eines klinischen Risikomanagements (z. B. CIRS, Risikoaudits, Fehlerursachenanalysen, Meldekreise)
  - Verantwortlichkeit und Maßnahmen des finanziellen Risikomanagements (z. B. Liquiditätsplan, Frühwarnsysteme)
  - abteilungs- und berufsgruppenübergreifende Nutzung der Instrumente (z. B. auch Belegärzte)
  - Aufbau einer „Fehlerkultur“
- Do
  - Durchführung einer umfassenden Risikoanalyse
  - Maßnahmen, die gewährleisten, dass Mitarbeiter angstfrei Zwischenfälle und Beinahe-Zwischenfälle melden
  - Sicherstellung der Zugänglichkeit der Meldesysteme und anderer Instrumente des klinischen Risikomanagements
  - Schulungen zur Befähigung der Mitarbeiter für eine aktive Nutzung der Meldekreise
  - Analyse der Meldungen und die Umsetzung in konkrete Maßnahmen
  - Frühwarnsystem für wirtschaftliche Risiken

- Check
  - Akzeptanz des umfassenden Risikomanagementsystems (z. B. bei Mitarbeitern, Versicherern, Wirtschaftsprüfern)
  - Zahl der Meldungen zu Zwischenfällen und Beinahe-Zwischenfällen
  - Anzahl und Art der Meldungen, die zu einer Optimierung geführt haben
  - Abgleich der Ergebnisse mit anderen Abteilungen bzw. Einrichtungen
- Act
  - Beschreibung von Verbesserungsmaßnahmen, die aus den Ergebnissen des Checks abgeleitet wurden
  - Beschreibung konkreter Verbesserungsmaßnahmen, die aus vorangegangenen Zertifizierungen bereits abgeleitet wurden

8.1.3 proCum Cert (pCC) Zertifizierungsgesellschaft

„Christliche Werte und professionelles Qualitätsmanagement – Damit das Wesentliche wirkt“ lautet der Leitsatz der pCC (vgl. www.procum-cert.de).

Die pCC bietet Zertifizierungen für 37 Regelwerke an. Die Begutachtungen betreffen Einrichtungen des Gesundheits-, Bildungswesens und Sozialdienst. Zu den Kunden gehören Krankenhäuser, Altenhilfeeinrichtungen, Werkstätten, Kindertagesstätten und Bildungseinrichtungen in Deutschland und Österreich. Besondere Kompetenzen und Fähigkeiten liegen in der werteorientierten Begutachtung, die auch für öffentliche oder private Trägerschaften angeboten werden. Begutachtungen im Gesundheitswesen betreffen z. B. Alterstraumatologische Zentren, Einrichtungen des Mütter-Genesungswerkes, Suchteinrichtungen, Tageseinrichtungen (Diakonie-Siegel), Kindertagesstätten, Betreutes Wohnen, Rehabilitation, Behindertenhilfe, stationäre Altenhilfe, Sozialstationen, Geriatrische Einrichtungen und den Bereich Arbeitsschutz.

Ziel ist es die, spezifischen Qualitätskriterien für kirchliche Krankenhäuser zu prüfen und deren Profil zu stärken. Dies betrifft u. a. in den klinischen Bereichen die Prozessqualität in den Qualitätskategorien: Patientenorientierung, Mitarbeiterorientierung, Führung, Seelsorge im kirchlichen Krankenhaus, Verantwortung gegenüber der Gesellschaft und Trägerverantwortung. Im Vordergrund steht die Zertifizierung nach ISO 9001 sowie die Zertifizierung gemäß Verbands- und Träger-Gütesiegeln und die Begutachtung des RM nach ISO 31000/ONR 49000ff.

8.1.4 ISO EN 15224:2012

Die spezifisch für das Gesundheitswesen entwickelte Zertifizierungsnorm DIN EN 15224 basiert auf der derzeit gültigen ISO 9001:2008 bzw. schließt diese mit ein. Die Norm benennt Aspekte des Managements klinischer Risiken in den Planungs-, Ausführungs- und Lenkungsprozessen. Zur strukturierten Festlegung der Qualitätsanforderungen in der Gesundheitsversorgung werden elf Qualitätsmerkmale definiert, auf denen das gesamte QM-System basiert. Diese können auch auf die ökonomischen und strategischen Anforderungen an das kRM in unterschiedlichsten Organisationen des Gesundheitswesens angewendet werden (vgl. DIN EN 15224. Deutsche Norm Dezember 2012. Dienstleistungen in der Gesundheitsversorgung. Qualitätsmanagementsysteme – Anforderungen nach EN ISO 9001:2008. Deutsche Fassung EN 15224:2012. Ersatz für DIN CEN/TS 15224:2006-02).

Eine ausführliche Definition der ISO 15224 bietet das Kapitel 8.5.

8.1.5 Stiftung Initiative Qualitätskliniken (SIQ!)

Die Initiative Qualitätsmedizin (IQM) und Qualitätskliniken.de (4QD) gründen mit der Stiftung Initiative Qualitätskliniken (SIQ!) eine gemeinsame Dachorganisation. „Ziel der Stiftung Initiative Qualitätskliniken ist die aktive Begleitung der Gesetzgebung zur Etablierung von Qualitätssicherung und Methoden der kontinuierlichen Qualitätsverbesserung von Krankenhausleistungen" (vgl. Pressemitteilung der SIQ! vom 11.02.2015).

Beispielhaft sollen die Krankenhäuser nicht länger über den Preis verglichen, sondern viel stärker über die Qualität beurteilt werden. Um die Qualität zu messen, steht die Erstellung von Qualitätsindikatoren aus Routinedaten im Vordergrund. So sollen bei den ersten gemeinsamen Schritten z. B. die Routinedatennutzung, Kernsätze von Indikatoren, die Transparenz der Qualitätsergebnisse und Qualitätsdimensionen (4QD) weiterentwickelt werden. Weitere Schwerpunkte sind die sektorenübergreifende Qualitätssicherung und der ambulante Sektor. 4QD und IQM setzen dabei weiter auf das Peer-Review-Verfahren und die im kollegialen Dialog abgeleiteten Verbesserungsprozesse. (vgl. f&w 3/2015, 118–121).

8.1.6 Klinisches Risikomanagement in der Praxis

Klinisches Risikomanagement findet dann statt, wenn Risiken mit gezieltem Einsatz bestimmter Maßnahmen/Instrumente identifiziert, bewertet und schließlich kontrolliert werden. Entscheidend dabei ist, dass das kRM die juristische-, betriebswirtschaftliche-, patientenorientierte- und die mitarbeiterorientierte Risikobetrachtungen einschließt und die Rahmenbedingungen zum Umgang mit (tatsächlich eingetretenen und möglichen) Schadenereignissen und Fehlern im klinischen Prozess systematisch prüft und anpasst. Noch deutlicher als im QM müssen dazu alle verantwortlichen Mitarbeitenden im Umgang mit Fehlern bzw. der Arbeit mit dem RM-Prozess (ISO 31000) geschult werden. Werteorientierte Anforderungen im Bereich Personal wie z. B. die Implementierung der Sicherheitskommunikation, geeigneter Führungsstrukturen sowie die professionelle Unterstützung zur sinnvollen Nutzung der RM-Instrumente stehen im Vordergrund und sind für ein erfolgreiches und nachhaltiges kRM-System notwendig. Für die Steuerung und Sicherung der Arbeitsprozesse ist der systematische und regelmäßige Einsatz von QM-/RM-Instrumenten (M&M-Konferenzen, CIRS, Beschwerdemanagement, Befragungen, Gefährdungsanalysen usw.) insbesondere entscheidend. Wie in der Praxis beobachtet machen es sich einige der Verantwortlichen leicht und argumentieren (z. B. aus Unwissenheit), bereits mit der Einführung von CIRS über ein Risikomanagementsystem zu verfügen. Dass das Vorhandensein eines CIRS nicht automatisch Risiken minimiert und nicht für den Nachweis des Systemansatzes ausreicht, ist unstrittig. Um die Effizienz von Risikomanagement einschätzen zu können, bedarf es einer differenzierten und professionellen Betrachtung, der Nutzung unterschiedlichster Instrumente und der Bewertung des Systemansatzes.

Letztlich sind für die erfolgreiche Einführung des kRM, eingebettet in QM-Strukturen, die Mitarbeit aller Verantwortlichen und deren Engagement entscheidend. Ohne die Akzeptanz und Wahrnehmung der Aufgaben des kRM durch die Mitarbeitenden und die klare Übernahme der Verantwortung für das kRM durch die Führungen der Einrichtung kann ein kRM nicht wirken. Zudem bedarf es der Bereitstellung der erforderlichen Ressourcen und der generellen Akzeptanz der Prozesseigner bezüglich der Effekte des Verfahrens. Des Weiteren ist es erforderlich, dass eine eigenständige Dynamik bezüglich der systematischen Weiterentwicklung entsteht. So müssen QM-Prozesse auf neue Arbeitsbereiche übertragen werden und im RM darf die Analyse nicht mit der Kontrolle der Hochrisikobereiche enden.

Die große Herausforderung aber auch die besonderen Effekte des kRM werden durch die Zielvorgaben der ISO 31000/ONR 49000ff. deutlich (vgl. Austrian Standards plus. Certfication (Hrsg.). Zertifizierungsschema Y01. Integriertes Chancen und Risikomanagement. ISO 31000. ONR 49002. ÖNORM S 2410. Ausgabedatum: V1.0, 2012-05-25):

- schafft Werte,
- ist ein integrierter Teil von Organisationsprozessen,
- ist Teil der Entscheidungsfindung,
- befasst sich ausdrücklich mit der Unsicherheit,
- ist systematisch, strukturiert und zeitgerecht,
- stützt sich auf die besten verfügbaren Informationen,
- ist maßgeschneidert,
- berücksichtigt Human- und Kulturfaktoren,
- ist transparent und umfassend,
- ist dynamisch, interaktiv und reagiert auf Veränderungen,
- erleichtert die kontinuierliche Verbesserung der Organisation.

8.1.7 Ausblick

Seit etwa 15 Jahren ist international ein deutlicher Trend hin zu Patientensicherheitssystemen zu beobachten, der insgesamt mit einer zunehmenden Systematisierung beim Aufbau des kRM in den Krankenhäusern einhergeht. Ob die bereitgestellten personellen Ressourcen, Maßnahmen der Qualifikation sowie technische Unterstützung ausreichend sind, ist allerdings in Frage zu stellen. Dieses Problem besteht für das QM und kRM gleichermaßen. Es bleibt zudem abzuwarten, wie stark die vielen internationalen und nationalen Initiativen der WHO, APS usw. sowie gesetzlichen Vorgaben durch Patientenrechtegesetz, G-BA Beschluss zum Risikomanagement Auswirkungen auf die Effizienz des Verfahrens haben. Im Vergleich zur kaum noch überschaubaren Anzahl unterschiedlichster Qualitätsverfahren, Qualitätssiegel, Gütesiegel etc. und einigen QM-Zertifizierungsverfahren für einzelne Bereiche/Medizinische Zentren oder für die Gesamtorganisation Krankenhaus, besteht für das RM derzeit auf jeden Fall die Möglichkeit zur Konformitätsbewertung auf Basis der ISO 31000/ONR 49000ff. (vgl. Kapitel 8.6 zum Thema ONR 49000ff.).

Von beiden Verfahren, QM und kRM, werden Nachweise zur Verbesserung der Ergebnisqualität erwartet. Der Nachweis über die Effizienz von QM-Systemen oder Maßnahmen des kRM ist derzeit jedoch für beide Verfahren schwierig, obwohl das QM bereits wesentlich länger als das RM etabliert ist. Die Effizienz der Systeme wissenschaftlich nachzuweisen, z. B. mithilfe von Qualitäts- und Risikoindikatoren (vgl. IQTiG), ist *die* Aufgabe für die nächsten Jahre.

8.1.8 Literatur

Lauterbach J, Blum K, Briner M, Lessing C (2012). Befragung zum Einführungsstand von klinischem Risikomanagement (kRM) in deutschen Krankenhäusern In Institut für Patientensicherheit der Universität Bonn. Abschlussbericht, 83–86.

Austrian Standards plus. Certfication (Hrsg.). Zertifizierungsschema Y01. Integriertes Chancen und Risikomanagement. ISO 31000. ONR 49002. ÖNORM S 2410. Ausgabedatum: V1.0, 2012-05-25.

DIN EN 15224. Deutsche Norm Dezember 2012. Dienstleistungen in der Gesundheitsversorgung. Qualitätsmanagementsysteme – Anforderungen nach EN ISO 9001:2008. Deutsche Fassung EN 15224:2012. Ersatz für DIN CEN/TS 15224: 2006–02.

http://www.iqtig.org/index; Abrufdatum 20.03.2015.

http://www.procum-cert.de/; Abrufdatum 20.03.2015.

f&w-Gespräch mit den beiden SIQ-Geschäftsführern Prof. Dr. Ralf Kuhlen und Dr. Roland Dankwardt „Gemeinsam stärker“. In f&w 3/2015, 118–121.

Joint Commission International Akkreditierungsstandards für Krankenhäuser. German. 1. April 2014. 5. Ausgabe.

KTQ. Kooperation für Transparenz und Qualität in der Gesundheitsversorgung. KTQ Manual. Version 6.0 2009 und Version 2.

pCC. proCum Cert-Kriterienkatalog Version 6.0 2009. Stand 01.April 2009.

Pressemitteilung der IQM Initiative Qualitätsmedizin e. V. Berlin. 11.02.2015.

Johann Wilhelm Weidringer und Ulrich Paschen

8.2 Entstehungsprozess eines QRM-Systems am Beispiel der DIN-EN-ISO-Zertifizierung

8.2.1 Zusammenfassung

In 2009 verfassten skandinavische und britische Normungs-Experten i. A. des CEN einen ersten Entwurf der späteren EN 15224 „für das europäische Gesundheitswesen" – abbildend Gesundheits-Versorgungstrukturen der entsprechenden Staaten.

In Deutschland erfolgt immer dann, wenn sich für eine auf europäischer Ebene empfohlene Norm kein „Spiegelgremium" findet, eine pure Übersetzung ohne Adaptierung an nationale Strukturen, finanziert von BMWI sowie DIN.

Organisiert, auch größtenteils finanziert seitens des DIN kommentierte und passte ein kleines nationales Spiegelgremium den ursprünglichen Entwurfstext letztlich sprachlich u. inhaltlich dem deutschen Gesundheitssystem an (Repräsentanten von Hochschulen/Universitäten, KBV, BÄK, wenige Experten seitens Zertifizierern). Die International Organization for Standardization (ISO) zeichnete jene Fassung der DIN EN 15224, der Öffentlichkeit in Berlin vorgestellt 12/2012, nicht mit.

Grundsätzliches zur DIN EN 15224:2012 sowie perspektivisch Vergleichendes zur DIN EN ISO 9001:2008 wird kurz dargestellt mit Blick auf die in 2015 erfolgende Zusammenführung beider Normen in eine DIN EN ISO 9001:2015; dabei bleibt die DIN EN 15224:2012 weiter bestehen.

CEN/CENELEC Comité Européen de Normalisation/Comité Européen de Normalisation Électrotechnique) gestalten in Absprache mit der EU-Kommission einerseits sowie 33 Mitgliedsinstitutionen aus 28 europäischen Staaten andererseits supranationale Normierungen.

Wenn auch die EU-Kommission aus guten Gründen *Cross Border Health Care* als einen politischen Schwerpunkt für ein Europa von 28 Staaten sieht, erscheinen v. a. Normierungsaktivitäten, die auf die medizinischen – speziell ärztlichen – Tätigkeitsfelder fokussieren, besonders geprägt von Health Commerce.

Jene Gremienarbeit ist u. a. bezüglich strukturierter Transparenz, Offenlegen von Interessenkonflikten, Einbeziehen von zu beteiligenden Interessengruppen autorisierter Experten erkennbar weit entfernt vom Procedere, wie es bei der Entwicklung von z. B. S3-Leitlinien und/oder im Rahmen der EbM vertraut ist. Auch besteht jedenfalls die Gefahr, dass individuelle Patienteninteressen in Normierungsverfahren untergehen.

Nationale rechtliche Rahmenbedingungen sowie Institutionen stehen in Deutschland komplett gegen eine Normierung beispielsweise ärztlicher Tätigkeit.

Aus europäischer Sicht gilt es, soziokulturelle, ökonomische wie notabene psychosomatische Aspekte einer ganzheitlichen individuellen Versorgung der europäischen Aufenthaltsbevölkerung im besten Sinne zu entwickeln: primum nil nocere.

8.2.2 Entstehung der DIN EN 15224:2012

Im November 2001 brachte das Schwedische Institut für Standardisierung (SIS) beim Europäischen Komitee für Normung (Comité Européen de Normalisation, Brüssel CEN) den Vorschlag ein, *Guides for healthcare to the use of ISO 9001:2000 and ISO 9004* zu erarbeiten. Der Vorschlag, eine internationale Normungsaktivität durch die ISO (International Standard Organization, Genf) anzustoßen, wurde wegen zu geringer Erfolgsaussicht verworfen. Für einen weltweit einheitlichen Standard zur Gesundheitsversorgung gibt es sicher keine Grundlage.

Das CEN stimmte einer Task Force (ab jetzt TF 142) unter Federführung des SIS zu.

Das Ergebnis unter Beteiligung mehrerer europäischer Länder lag 2006 als prCEN/TR 15592:2006 vor. Der Bericht schlug vor, nicht nur eine Erläuterung der ISO 9001 zu verfassen, sondern den Bericht zu einer Norm fortzuschreiben, die für die Zertifizierung von QM-Systemen in Organisationen der Gesundheitsversorgung besser geeignet ist als die ISO 9001.

Eine weitere Entscheidung zielte darauf ab, das Risikomanagement und weitere Innovationen der Qualitätstechnologie in das Dokument zu integrieren. Der Auftrag zur Erarbeitung eines Normen-Entwurfes wurde dem Technischen Komitee TC 362 übertragen, wieder unter Federführung des SIS. Das Ergebnis wurde im Juni 2012 vom CEN als Norm akzeptiert und liegt nun als DIN EN 15224:2012 auch in deutscher Sprache vor.

Die Arbeit der *Task Force* und des *Technical Comittees* wurden für Deutschland durch ein nationales Spiegelgremium beim Deutschen Institut für Normung (DIN) und seinem Normenausschuss Medizin (NAMed) begleitet.

Mit der EN 15224:2012 liegt nun eine Norm vor, die den „Benannten Stellen" im Rahmen des europäischen Konformitätsbewertungsverfahrens die Zertifizierung von QM-Systemen in Organisationen der Gesundheitsversorgung ermöglicht. Die Zertifikate sollen europaweit gegenseitig anerkannt werden. Bisher galt dies für Zertifikate zu QM-Systemen nach ISO 9001:2008 zwar auch, es war aber umstritten, ob und wie diese Norm auf solche Organisationen anwendbar sei (Paschen 2013).

Die EN 15224:2012 folgt textlich ganz der ISO 9001:2008, nimmt jedoch an vielen Stellen des Textes bereits die Änderungen auf, die für die neue Version ISO 9001:2015 bereits geplant waren: die Integration des Risikomanagements in das QM-System, das Wissensmanagement und die stärkere Prozessorientierung.

8.2.3 Normengerechtes Risikomanagement nach EN 15224:2012 bzw. ISO 9001:2015

Anwendung

Zertifizierungsnormen (ISO 9001 oder EN 15224) werden immer dann angewandt,

> wenn eine Organisation
>
> a) ihre Fähigkeit darlegen muss, fortlaufend Produkte oder Dienstleistungen bereitstellen zu können, die die Anforderungen der Kunden und die zutreffenden gesetzlichen und behördlichen Anforderungen erfüllen,
>
> und
>
> b) danach strebt, die Kundenzufriedenheit durch wirksame Anwendung des Systems zu erhöhen, einschließlich der Prozesse zur fortlaufenden Verbesserung des Systems und der Zusicherung der Einhaltung von Anforderungen der Kunden und von zutreffenden gesetzlichen und behördlichen Anforderungen.

Sie sind Mindestanforderungen an ein „gutes" Management – sie stecken den Rahmen für eine Konformitätsprüfung ab. Beide Anliegen hängen zusammen, sind aber nicht deckungsgleich.

Grenzen

Die Normen sind keine erschöpfenden Anleitungen, ob, in welchem Umfang und wie in der konkreten Organisation ein QM-System aufgebaut werden soll. Das gilt auch für das Risikomanagement. Bei einer Konformitätsprüfung sollen aber zukünftig das risikobasierte Denken und der Sicherheitsaspekt für den Kunden (hier den „Patienten") stärker berücksichtigt werden – wobei den Autoren aus eigener (unfall-)chirurgischer Erfahrung wohl vertraut ist, dass Patienten nicht wie Kunden immer eine freie Wahl haben. Andere, teilweise spezifischere Normen, gesetzliche Anforderungen und kreative Weiterentwicklungen (Verbesserungsmaßnahmen) müssen in dieses Denken einfließen.

Nutzen

Die Zertifizierungsnormen wollen keine Minimalanforderungen stellen, sondern den Rahmen abstecken, in dem eine Organisation das ihr angemessene Qualitäts- und Risikomanagement darlegen kann. Ihr Nutzen liegt in der formalen Grundlage für eine Konformitätsbewertung.

Welche Norm sich für eine Konformitätsbewertung besser eignet – ISO 9001 oder EN 15224 – kann offen bleiben. Die Dokumente lassen sich auch in ihrer neuesten Version aufeinander beziehen – die EN 15224 erläutert und verstärkt lediglich einige Aspekte.

Tab. 8.1: Zusammenhang zwischen ISO 9001:2015 und EN 15224:2012.

ISO 9001:2015	EN 15224:2012
Abschnitt 4 (Kontext) Die Organisation muss bestimmen, worin die Risiken ihres Betriebes und ihrer Produkte und Dienstleistungen bestehen. Sie muss bei der Gestaltung der benötigten Prozesse die Risiken und Chancen berücksichtigen	4.1. f) Sicherstellung Ressourcen und Informationen für das Risikomanagement der klinischen Prozesse
Abschnitt 5 (Führung) Die oberste Leitung muss Führung und Verpflichtung zeigen, die Anforderungen aus 4.1 – 4.4 zu erfüllen. Die Risiken müssen bei der Kundenorientierung berücksichtigt werden.	5.1 Selbstverpflichtung der Leitung, das Management klinischer Risiken in das Qualitätsmanagementsystem einzubinden 5.3 c) Qualitätspolitik mit einer eine Selbstverpflichtung zum Lenken der klinischen Prozesse, einschließlich dem Management klinischer Risiken
Abschnitt 6 (Planung) Die Organisation muss Maßnahmen ergreifen, um Risiken und Chancen zu identifizieren und zu nutzen. 6.1 Maßnahmen zum Umgang mit Risiken und Chancen 6.2 Qualitätsziele und Planung zur deren Erreichung 6.3 Planung von Änderungen	5.4 Planung 5.4.2 Planung des Qualitätsmanagementsystems 5.4.2 Planung des Qualitätsmanagementsystems 8.5.3 Vorbeugungsmaßnahmen 5.4.1 Qualitätsziele 5.4.2 Planung des Qualitätsmanagementsystems 5.6.1 Allgemeines 5.6.2 Eingaben für die Bewertung 5.6.3 Ergebnisse der Bewertung
Abschnitt 7 (Unterstützung): Die Organisation muss bei Personal, Geräten, Umgebung der Prozesse und der sonstigen Infrastruktur die davon ausgehenden Gefahren berücksichtigen. Sie muss prüfen, welches Wissen für die Wahrnehmung der Risiken und Chancen nötig ist.	6 Management von Ressourcen 6.1 Bereitstellung von Ressourcen 6.2 Personelle Ressourcen 6.2.1 Allgemeines 6.3 Infrastruktur 6.4 Arbeitsumgebung 7.6 Lenkung von Überwachungs- und Messmitteln
Abschnitt 8 (Betrieb) Die Organisation muss Prozesse einrichten, die sicherstellen, dass die beabsichtigten Ergebnisse erzielt werden, unerwünschte Auswirkungen verhindert oder zumindest verringert und Verbesserungen erzielt werden. Dieses gilt auch für die Produktentwicklung und die Risiken nach der Entlassung aus der Behandlung (im Original: nach der „Lieferung").	5.4.2 Klinische Prozesse, das Management klinischer Risiken sowie Forschung und Ausbildung müssen in die Planung des Qualitätsmanagementsystems eingeschlossen werden. 7.1 bei der Planung der Realisierung des Produktes eine auf die Qualitätsmerkmale bezogene Risikobewertung einbeziehen, um geeignete klinische und andere Prozesse zu gestalten; 7.5.2 Risikobewertung bei der Validierung 8.3 Lenkung fehlerhafter Produkte (Dienstleistung in der Gesundheitsversorgung)
Abschnitt 9 (Bewertung der Leistung) Die Organisation muss die Risiken und Chancen der Prozesse überwachen, messen, analysieren und bewerten. Bei der Managementbewertung müssen Aspekte der Wirksamkeit von Maßnahmen zur Behandlung von Risiken und Chancen behandelt werden.	8.4 Risiken und unerwünschte Ereignisse in der Datenanalyse 8.5.2 und 8.5.3 Korrekturmaßnahmen als Teil des RM betrachten
Abschnitt 10 (Verbesserung) Die Organisation muss ihre Leistungen verbessern, indem sie auf Veränderungen der Risiken antwortet.	8.3 Lenkung 8.5.2 Vorbeugungsmaßnahmen 8.5.3 Korrekturmaßnahmen als Teil des RM betrachten

Es gibt keinen Grund, alle Gemeinsamkeiten oder Unterschiede der EN 15224 und ISO 9001 zu kommentieren: die Dokumente ergänzen einander, auch wenn die eine (noch) nicht der „High Level Structure" der anderen folgt. Für eine ausführliche Darstellung sei verwiesen auf die Publikationen Dr. med. Ulrich Paschen (2015), sowie Dr. phil. Brigitte Sens (2013a, 2013b). Es sollen jedoch einige Aspekte hervorgehoben werden:

- Risiko- und Qualitätsmanagement gehören zusammen.
  Risikomanagement ist der Teil des Qualitätsmanagements, der sich mit dem Qualitätsmerkmal *Sicherheit* beschäftigt. Die Schutzpflichten des Staates haben der Sicherheit von Produkten und Dienstleistungen von jeher eine Reihe von Gesetzen und behördlichen Anordnungen gewidmet – sie werden insbesondere in der EN 15224 wiederholt als Anforderung an die Qualität und Sicherheit aufgerufen. Insoweit war das Konzept des risikobasierten Denkens schon immer in der ISO 9001 inbegriffen. Die neue Version bringt das nur deutlicher zum Ausdruck und verbindet es mit der Einführung, Verwirklichung, Aufrechterhaltung und fortlaufenden Verbesserung des QM-Systems. Die Organisationen können sich auch für einen umfangreicheren risikobasierten Ansatz entscheiden. Die ISO 31000 enthält z. B. Leitlinien zum formellen Risikomanagement, das in bestimmten Kontexten von Organisationen geeignet sein kann.
- Prozessorientiertes Risikodenken.
  Es sollte jedoch klar sein, dass hier mit den „Prozessen" die „Produkte und Dienstleistungen der Organisationen der Gesundheitsversorgung" gemeint sind, also die Behandlungsabläufe, nicht etwa nur einige Geschäfts- oder Unterstützungsprozesse. Was die Norm „die Lieferung nichtkonformer Produkte und die Erbringung nichtkonformer Dienstleistungen" nennt, sind z. B. im Krankenhaus schlicht die Behandlungsfehler, die oft genug weitreichende und schwerwiegende Konsequenzen mit sich bringen. Darauf muss bei der Festlegung der Strenge und des Formalitätsgrads, die zur Planung und Lenkung des Qualitätsmanagementsystems einschließlich seiner Teilprozesse und der Tätigkeiten benötigt werden, im qualitativen und auch im quantitativen Sinne geachtet werden.
  Hier legt sich die ISO 9001 nicht weiter fest, die EN 15224 fordert jedoch eine Risikobewertung aller relevanten Prozesse (Behandlungen, Prozeduren). Wie eine solche Bewertung aussehen sollte, wird im Anhang B der EN 15224 nur teilweise erläutert. Als Vorbild könnte sich die DIN EN ISO 14971 Medizinprodukte – Anwendung des Risikomanagements auf Medizinprodukte (DIN EN ISO 14971:2013-04) als besonders hilfreich erweisen.
- Allgemeine Gefahren
  Hierzu heißt es im Anhang B der EN 15224:

> Organisationen der Gesundheitsversorgung sind auch mit anderen Risiken als denen, die sich direkt aus Pflegeverfahren ergeben konfrontiert. Solche Risiken umfassen Feuer, Umweltgefahren, mikrobiologische und toxische Substanzen genauso wie physische Gewalt (z. B. Notfall, Psychiatrie). In Dienstleistungen der Gesundheitsversorgung ist die Frage der Beseitigung von biologischem Abfall zu lösen (z. B. Gewebe, amputierte Gliedmaßen, abge-

triebene Föten). Es sollten genehmigte Verfahren/Anweisungen für den Umgang mit Patienten mit potenziell hohem Risiko und die richtige Handhabung und Beseitigung von Gefahrstoffen vorhanden sein. Alle Situationen, in denen die Patienten oder die Belegschaften einem Risiko ausgesetzt sind, sollten gekennzeichnet und gelenkt werden. Spezielle Anleitungen und Regelungen sind oft nötig, um die Sicherheit voranzubringen.

8.2.4 Sicherheitsstandards für medizinische Behandlungen

Die Qualitätsmanagementnormen geben Anleitung für den Aufbau von QM-Systemen, jedoch keine Standards für einzelne Behandlungen. Das sollte jedoch nicht dahingehend missverstanden werden, die medizinische Behandlung sei vom QM-System ausgeklammert und das Qualitätsmanagement auf die Geschäfts- und Unterstützungsprozesse beschränkt. Ganz im Gegenteil: Prozess- und Risikoorientierung stellen das Produkt (die Dienstleistung der Gesundheitsversorgung) ganz ins Zentrum. Alles andere hat diesem zu dienen.

Die Anforderung an das QM-System ist also viel weitergehend als ein Zwang zur Übernahme von Standards vermuten ließe: die Organisation selbst muss die Qualitätsmerkmale ihrer Dienstleistungen validieren und verifizieren. Dabei geht es nicht nur um die Wirksamkeit, sondern auch um die Sicherheit und einige andere Qualitätsmerkmale, die die EN 15224 aufführt. Jede Organisation ist in der Gestaltung (der „Konfiguration“) ihrer Produkte frei und an keine Standards oder Leitlinien gebunden. Das gilt ganz allgemein. Keine Normierung kann sie zu bestimmten Behandlungsverfahren verpflichten. Sie ist allein dem Stand der Technik verpflichtet, die Universitätskliniken sogar dem *neuesten* Stand der Wissenschaft – losgelöst von einer dann sich weiter diskussionswürdigen Relation zu Unikliniken. Soweit wie Normen oder Leitlinien diesen Stand widerspiegeln, sind solche Dokumente natürlich zu berücksichtigen und erleichtern die Gestaltung der eigenen Prozesse erheblich. Aber verbindlich sind sie aus der Sicht der Normen zu den QM-Systemen nicht.

Im Übrigen beschreibt der Anhang A der DIN EN 15224 auch den Zusammenhang zwischen DIN EN ISO 9001:2008 sowie DIN EN 15224:2012.

Ein weiterer Anhang B enthält eine praktische Anleitung zur Umsetzung der DIN EN 15224:2012 in Organisationen der Gesundheitsversorgung.

Die konkrete Ausgestaltung eines Leitfadens zur Auslegung der DIN EN 15224 für Audits ist derzeit noch offen.

Ganzheitlich betrachtet fokussiert im Vergleich zur DIN EN ISO 9001 die DIN EN 15224 Gesundheitswesen-spezifisch auf die besonderen Rahmenbedingungen leitlinienkonformer Patientenversorgung (in Deutschland).

Im besten Sinne „spürbare“ Patientensicherheit und nachweisbares klinisches Risikomanagement sind im Kontext von Werteorientierung in allen Versorgungsebenen sowie -prozessen das „Credo“ der DIN EN 15224.

Für den Leser der Norm angenehm sind Textzusätze der EN 15224 zur ISO 9001: 2008 blau und kursiv hervorgehoben.

Der heute ja auch in verschiedenen weiteren Qualitätsmanagement-Darlegungssystemen im Gesundheitswesen übliche, integrierte Ansatz von primär prozessorientiertem Qualitäts- und Risikomanagement im Sinne höchstmöglicher Sicherheit für Patienten *und* ärztliches/medizinisches Personal erfordert sicherlich besonders fachkompetente Berater sowie Zertifizierer zur DIN EN 15224.

Schon bei der öffentlichen Erstvorstellung der Norm in Fachkreisen war möglicherweise auch deswegen eine gewisse Zurückhaltung spürbar gewesen.

Die Zahl an Publikationen zur Implementierung der DIN EN 15224 ist derzeit überschaubar.

Für eine Vielzahl von Qualitätsmanagern stellt die DIN EN ISO 9001:2008 nach wie vor eine wesentliche Basis dar.

Wegen des prozessorientierten Fokus auf Patientensicherheit und klinisches Risikomanagement für eine leitlinienkonforme Gesundheitsversorgung favorisieren gleichwohl manche Experten eben die DIN EN 15224.

Es sei an dieser Stelle erwähnt, dass – wie nach Inkraftsetzung einer Norm durchaus üblich – das DIN-Spiegelgremium des NAMed zur DIN EN 15224 derzeit ruht.

8.2.5 Aktuelles zu Normierungsaktivitäten im Kontext medizinischer Berufe via CEN/CENELEC

Health Commerce versus Health Care

Ein weiterer Mehrwert dieses Kapitels sollen Ersthand-Informationen sein zu derzeit in Deutschland relativ wenig bekannten Aktivitäten von CEN/CENELEC (Comité Européen de Normalisation/Comité Européen de Normalisation Électrotechnique) zur Normierung medizinischer Tätigkeiten, insbesondere ärztlicher Berufsausübung – auch in Deutschland:

Das CEN/CENELEC versteht sich als gemeinnütziges Unternehmen und kommuniziert dabei offen, dass die generierten Normen primär keine rechtlichen Eigenschaften besitzen.

Faktisch nimmt CEN/CENELC über seine 33 Mitglieder, meist nationale Normungsinstitute, Einfluss auf nationales Normungsgeschehen.

(Inter-)Nationale Normierungsprojekte zu medizinischer/ärztlicher Tätigkeit im Rahmen sogenannter „medizinischer Dienstleistungen“ sind:

- „Behandlung der Lippen-Kiefer-Gaumenspalte“,
- „Verfahren der ästhetischen Chirurgie“,
- „Traditionelle chinesische Medizin“,
- „Osteopathische Gesundheitsversorgung“.

Das ASI (*Austrian Standardization Institute*, Wien) begleitet hier mehrere internationale Projekte, im DIN (Deutsches Institut für Normung, Berlin) gibt es derzeit zum Beispiel ein Normungsgremium zur Osteopathie.

Bei allem Verständnis, eine (Basis-?) Gesundheitsversorgung für die europäische Aufenthaltsbevölkerung (in einem Europa von 28 und potenziell mehr Staaten) anbieten zu wollen, bleiben doch bezüglich dem CEN/CENELEC die Frage nach Legitimation, Interessenorientierung, Anrecht auf individuelle Gesundheitsversorgung, auch Berücksichtigung soziokultureller Spezifika der europäischen Aufenthaltsbevölkerung.

Die bisherige Erfahrung aus der Begleitung der Arbeit nationaler und supranationaler Normungsgremien lässt eine teils heuristische Zusammensetzung von Themen und Teilnehmern mit – durchaus verständlicher – merkantiler Interessenorientierung erkennen.

Ein Darlegen von Interessenkonflikten der Beteiligten scheint in jenen Gremien derzeit unüblich.

Das beispielsweise in Deutschland vertraute Generieren einer S 3-Leitlinie und/oder das gesundheitsversorgungsorientierte Anwenden evidenzbasierter Medizin scheint weitestgehend nicht vertraut zu sein – allerdings sind auch erste Zeichen einer utilitaristischen, steilen Lernkurve zu erkennen.

Nach Stand Anfang des Jahres 2015 liegt seitens der Europäischen Kommission keine formale Beauftragung für CEN/CENELEC vor zur Normierung von Gesundheitsdienstleistungen; vielmehr soll noch das Ergebnis von Machbarkeitsstudien abgewartet werden.

Dem Vernehmen nach werden allerdings „in enger Abstimmung" mit der Verwaltungsebene der EU-Kommission Beschlusspapiere von CEN-/CENELEC-Gremien gestaltet; über derart abgestimmt formulierte, sog. „ANNEXES" scheint dann die Verwaltungsebene der EU wiederum politischen Einfluss nehmen zu wollen.

Für Einsprüche bei (inter-)nationalen Normungsverfahren (CEN/CENELEC etc. pp.) ist ein durchaus differentes Regelungswerk zu beachten.

Formaliter sind sog. „interessierte Kreise" einzuladen bei einem Normierungsverfahren – allerdings wurde bei mindestens zwei der in diesem Kapitel genannten Normierungsverfahren in der Gesundheitsversorgung die Begleitung seitens legitimierter Experten von wissenschaftlich-medizinischen Fachgesellschaften aus Deutschland verwehrt mit dem Hinweis auf geltende Rechtsgrundlagen.

Weitere Aspekte zu (Supra-)Nationalem Rechts-Rahmen

Neben den in diesem Kapitel genannten gesundheitsversorgungsorientierten Normierungsverfahren gibt es mögliche Verbesserungspotenziale für die Patientensicherheit durch eine strukturierte Transparenz der Akteure sowie höhergradig evidenzbasiertem Handeln legitimierter Experten. Darüber hinaus gibt es bspw. in Deutschland nationalstaatliche Regelungsvorbehalte durch Gesetze, Richtlinien und Verordnungen auf ebenso nationaler wie entsprechender föderaler Struktur auch länderbezogener Grundlage. Als in Deutschland maßgeblich strukturierend beteiligte Institutionen seien genannt Bundesgesundheitsministerium, Gesundheitsministerkonferenz der

Bundesländer (!), Gemeinsamer Bundesauschuss, Bundes-/Landesärztekammer, Kassenärztliche Vereinigung, Deutsche Krankenhausgesellschaft wie Krankenhausgesellschaften der Länder, Gesellschaft für Versicherungswissenschaft und -gestaltung e. V. (GVG), Köln; Arbeitsgemeinschaft Wissenschaftlich-Medizinischer Fachgesellschaften etc.

Notabene haben sich auch die European Union of Medical Specialists (UEMS), das Comité Permanent des Médecins Européenns (CPME), das Council of European Dentists (CED), Brüssel, sowie last but not least die Bundesärztekammer in Berlin ebenso nachhaltig gegen CEN-/CENELEC-Normierungsvorhaben für Ärztinnen und Ärzte ausgesprochen. Im Übrigen stehen einer Normierung Ärztlicher Tätigkeit im EU-Mitgliedsstaat Deutschland einschlägige gesetzliche sowie untergesetzliche Regelungen entgegen.

Selbmann (3) hat in einem Editorial Ende 2014 postuliert:

> … 1. Eine Normung steht im Widerspruch zum Patientenrecht auf eine individuell angemessene Versorgung. Leitlinien enthalten dagegen Empfehlungen, die auf den individuellen Patienten angepasst werden müssen.
>
> 2. Eine ungeprüfte Übertragungsforderung von Normen auf andere Versorgungssysteme und -kulturen. Hier sehen zwar die europäischen Normen Staatenspezifika vor, die aber nicht in den Staaten im Konsens verabschiedet wurden und daher auch nicht von ihnen verantwortet werden können.
>
> 3. Eine mangelhafte Methodik und eine fehlende Überprüfbarkeit des Entwicklungsprozess jeder einzelnen Norm. Gute Leitlinien zeichnen sich bekanntlich durch die Repräsentativität einer unabhängigen Entwicklergruppe, die Evidenzbasierung der Empfehlungen und eine strukturierte Konsensfindung aus …

Die im Gesamt-Kapitel skizzierte „Aktivitäten und Abläufe“ sind bisher auch in Expertenkreisen offensichtlich wenig bekannt.

Intensiver Einfluss seitens Experten von Normierungs-Gremien/-Organisationen auf den wirtschaftlich höchst relevanten Gesundheits-Markt erscheint jedenfalls den Autoren als wahrlich beeindruckend.

Evidenzbasiertes ärztliches Handeln, leitlinienorientierte medizinische Versorgung wird mittel- und langfristig *die* tragfähige Basis darstellen für eine Versorgung der Aufenthaltsbevölkerung auch in Deutschland bei gegebenen rechtlichen Rahmenbedingungen.

8.2.6 Literatur

Paschen U (2012). Die DIN EN 15224:2012 – der neue Standard für QM-Systeme in Organisationen der Gesundheitsversorgung und die Konformitätsbewertung. 27.06.2013 # 012, http://www.clinotel-journal.de/article-id-012.html.

Paschen U (2015). Normengerechtes Qualitätsmanagement in Organisationen der Gesundheitsversorgung nach ISO 9001:2015 und DIN EN 15224:2012 – Lösungen zur

praktischen Umsetzung. – Textbeispiele, Musterformulare, Checklisten. Berlin: Beuth Verlag voraussichtlich Oktober 2015.
Selbmann H-K (2014). Europäische Normungsaktivitäten und die Behandlung von Kranken. *Gesundh ökon Qual manag* 19, 196.
Sens B (2013). DIN EN 15224:2012 – eine neue Zertifizierungsnorm für Qualitätsmanagement-Systeme in Gesundheitseinrichtungen.27.05.2013 # 011, http://www.clinotel-journal.de/article-id-011.html.
Sens B (2013). Neue Norm – neues Glück? Die neue Zertifizierungsnorm DIN EN 15224.2012. *KU-Gesundheitsmanagement* 82(5), 61

Frau Sybille Ryska und Frau Nicola Kellin wird für sorgfältige Textverarbeitung gedankt.

Darlegen von Interessenkonflikten des Erst-Autors

Der Autor ist Geschäftsführender Arzt der Bayerischen Landesärztekammer und Professor an der Hochschule für Gesundheit & Sport, Technik & Kunst in Berlin.

Er war bis zum 31.12.2012 Obmann des DIN-Spiegelgremiums für die DIN 15224 – im Auftrag der Bundesärztekammer. Seit 2001 ist der Autor Mitglied im Normenausschuss Rettungsdienst und Krankenhaus des DIN, vertretend Berufsverband deutscher Chirurgen, Deutsche Gesellschaft für Chirurgie, Deutsche Gesellschaft für Unfallchirurgie und Orthopädie.

Im Jahr 2014 hat der Vorstand der Bundesärztekammer dem Autor die Interessenwahrnehmung der deutschen Ärzteschaft im Normenausschuss Medizin des DIN übertragen.

Der Autor ist vom Vorstand der Bundesärztekammer im Jahr 2014 beauftragt worden, die Interessen der deutschen Ärzteschaft in CEN-/CENELEC-Gremien zu vertreten; im gleichen Sinne ist der Autor mandatiert seitens der Präsidenten/Generalsekretariate von: Berufsverband deutscher Chirurgen, Deutsche Gesellschaft für Chirurgie, Deutsche Gesellschaft für manuelle Medizin, Deutsche Gesellschaft für Unfallchirurgie und Orthopädie.

Der Autor erhält für seine o. g. Tätigkeiten lediglich Reisekostenerstattungen auf der Grundlage des Bundesreisekostengesetzes.

Reinhard Strametz

8.3 JCI – Akkreditierungen: Implikationen für die Patientensicherheit in Deutschland, Österreich und der Schweiz

8.3.1 Entstehung von JCI

Die Joint Commission International (JCI) wurde 1994 als Sparte der Joint Commission Ressources Inc. gegründet. Sie bietet freiwillige Akkreditierungsprogramme für Krankenhäuser, klinische Laboratorien, Einrichtungen der Langzeitpflege und weitere Organisationen im Gesundheitswesen an. Ausgangspunkt der Akkreditierungsprogramme ist das in den USA weithin etablierte Akkreditierungsverfahren der Joint Commission on Accreditation in Healthcare (JCAHO). Mittlerweile firmieren diese Aktivitäten unter der Marke The Joint Commission (TJC) (Zhani 2013).

Die TJC wurde 1951 als Non-Profit-Organisation mit dem Ziel gegründet, die Gesundheitsversorgung für die Bevölkerung in den USA kontinuierlich zu verbessern unter anderem durch Evaluation von Gesundheitseinrichtungen. Nach Angaben der TJC sind derzeit ca. 20.500 Gesundheitseinrichtungen in den USA nach diesen Vorgaben akkreditiert (TJC 2015).

Ein Grund für die Führungsrolle der TJC in Bezug auf Akkreditierung im US-amerikanischen Gesundheitswesen liegt in der 1965 erfolgten gesetzlichen Kopplung einer erfolgreichen Akkreditierung und der Vergütung im Rahmen von Medicare-Programmen. Eine erfolgreiche Akkreditierung durch die TJC war somit für viele Gesundheitseinrichtungen in den USA de facto überlebensnotwendig. Zwar wurde die Monopolstellung der Joint Commission durch Artikel 125 des „Medicare Improvements for patients and providers act of 2008" aufgehoben (MIPPA 2008), das Akkreditierungsprogramm ist in den USA aber weiterhin flächendeckend etabliert. Im Gegensatz hierzu ist eine Akkreditierung durch JCI im deutschsprachigen Raum gesetzlich nicht verpflichtend. Die in Deutschland zugrundeliegenden gesetzlichen Rahmenbedingungen beispielsweise in § 135a ff. SGB V verlangen zwar die Implementierung eines internen Qualitäts- und Risikomanagementsystems, eine Zertifizierung oder Akkreditierung war für die überwiegende Mehrzahl der Gesundheitseinrichtungen aber nie gefordert.

8.3.2 Das Akkreditierungsverfahren von JCI

Das Akkreditierungsverfahren für Krankenhäuser von JCI basiert auf einer Summe von derzeit 316 Standards, die in der aktuellen fünften Fassung (gültig seit 1.4.2014) auf der Internet-Präsenz kostenlos abrufbar sind (JCI 2015). Diese Standards gliedern sich thematisch in verschiedene Bereiche (Tabelle 8.2), die explizit und implizit Bezug zur Patientensicherheit haben. So werden im Modul Internationale Patientensi-

Tab. 8.2: Übersicht der JCI-Akkreditierungsstandards für Krankenhäuser einschließlich der Standards für Universitätskliniken, 5. Auflage, gültig seit 01.04.2015.

Abschnitt	Bereich	Abkürzung	Anzahl Standards
1. Voraussetzungen für die Teilnahme an der Akkreditierung	Voraussetzungen für die Teilnahme an der Akkreditierung	APR	12
2. Patientenorientierte Standards	Internationale Patientensicherheitsziele	IPSG	10
	Zugang zur und Kontinuität der Behandlung	ACC	26
	Patienten- und Familienrechte	PER	19
	Assessment von Patienten	AOP	38
	Behandlung von Patienten	COP	26
	Anästhesie und operative Behandlung	ASC	16
	Management und Gebrauch von Medikamenten	MMU	19
	Aufklärung von Patienten und deren Angehörigen	PFE	5
3. Organisationsorientierte Standards für Gesundheitseinrichtungen	Qualitätsverbesserung und Patientensicherheit	QPS	12
	Prävention und Kontrolle von Infektionen	PCI	20
	Aufsicht, Führung und Leitung	GLD	33
	Facility-Management und Sicherheit	FMS	23
	Mitarbeiterqualifikation und Weiterbildung	SQE	24
	Informationsmanagement	MOI	16
4. Standards für Universitätskliniken	Medizinische Berufsausbildung	MPE	7
	Programme zur Forschung am Menschen	HRP	10

Quelle: (JCI 2014a), die Abkürzungen entsprechen den Abkürzungen der englischen Version, untergliederte Standards wurden jeweils als einzelne Standards gezählt.

cherheitsziele (IPSG) beispielsweise Standards zur korrekten Patientenidentifikation, zur Verbesserung der Kommunikation, zur Erhöhung der Sicherheit bei Hochrisiko-Medikamenten, der Vermeidung von Patienten-, Eingriffs- oder Seitenverwechslungen und zur Vermeidung von nosokomialen Infektionen und Stürzen aufgeführt. Neben diesen explizit adressierten Patientensicherheitszielen, die gleichsam auch für alle deutschsprachigen Gesundheitseinrichtungen von hoher Relevanz sind, referenzieren zahlreiche weitere Standards, z. B. bezüglich der Rechte von Patienten und Angehörigen auf ebenfalls patientensicherheitsrelevante Aspekte.

Neben der Interpretation des Forderungstextes werden zu jedem Standard „Messbare Elemente" (MEs) definiert, die im Rahmen einer JCI-Akkreditierung durch Auditoren in der Einrichtung vor Ort überprüft werden. Grundsätzlich können nur Organisationen als Ganzes nach den Kriterien der JCI akkreditiert werden. Eine Teil-Akkreditierung analog zu einer Teilzertifizierung mit Definition eines individuellen Geltungsbereichs, wie bei einer Zertifizierung nach DIN EN ISO 9001 möglich, ist nicht vorgesehen. Die zu überprüfenden Messbaren Elemente werden im Rahmen des Akkreditierungsaudits quantifiziert, so dass ein Punktwert entsteht. Ab Überschreiten einer definierten Summe erfolgt eine Akkreditierung der Einrichtung. Die Akkreditierung für Krankenhäuser und die meisten anderen Organisationen hat eine Gültigkeit von drei Jahren, Laboratorien werden hingegen alle zwei Jahre akkreditiert (TJC 2015).

8.3.3 Verbreitung von JCI-Akkreditierungen in Europa, insbesondere in D-A-CH

Alle Einrichtungen mit gültiger JCI-Akkreditierung werden in einer frei zugänglichen Online-Datenbank dargestellt. Eine in Bezug auf Krankenhäuser durchgeführte Abfrage vom 19.03.2015 ergab die im Folgenden dargestellte Anzahl akkreditierter Häuser innerhalb Europas (Tabelle 8.3).

Das Akkreditierungsverfahren von JCI konnte sich in den deutschsprachigen Gesundheitswesen bislang nicht mit einer vergleichbaren Anzahl akkreditierter Krankenhäuser etablieren wie dies anderen Formaten gelungen ist, allen voran der Norm DIN EN ISO 9001 und dem Prüfinstrument KTQ.

Mögliche Gründe hierfür könnten in dem im Vergleich zu den erstgenannten Modellen als zeitlich und finanziell aufwändig beschriebenem Verfahren liegen. Fragen der Kompatibilität dieses branchenspezifischen Verfahrens zu anderen Zertifizierungsprogrammen wie medizinischen Fachgesellschaften, die teilweise auf prozessorientierte Managementsysteme ausgerichtet sind, könnten im Einzelfall ebenfalls Hinderungsgründe darstellen.

8.3.4 Persönliches Fazit: Bedeutung der JCI-Standards für die Entwicklung der Patientensicherheit in Deutschland

Zwar konnte sich die JCI-Akkreditierung im deutschsprachigen Raum bisher nicht flächendeckend etablieren, die JCI-Standards bieten aber auch ohne Akkreditierung zahlreiche für die Patientensicherheit bemerkens- und beachtenswerte Aspekte. So beeinflussten die Standards der Joint Commission zum einen nationale Prüfverfahren wie KTQ, zum anderen können zahlreiche Standards mit Bezug auf Patientensicherheit auch als Inspiration im Sinne eines Expertenstandards bis hin zum Best-practice-Ansatz in bestehende Qualitäts- und Risikomanagementsysteme problemlos übernommen werden. So liefern die Standards der JCI auch wertvolle Informationen im Hinblick auch der Vollständigkeit potenzieller Risiken für Patienten und Mitarbei-

Tab. 8.3: Anzahl akkreditierter Gesundheitseinrichtungen in der EU und der Schweiz nach JCI-Standard.

Land	Anzahl JCI-akkreditierter Gesundheitseinrichtungen	davon Krankenhäuser
Belgien	4	4
Bulgarien	1	1
Dänemark	0	0
Deutschland	3	3
Estland*	0	0
Finnland*	0	0
Griechenland	1	1
Großbritannien	1	0
Irland	27	17
Italien	24	17
Kroatien*	0	0
Lettland*	0	0
Litauen	1	1
Luxemburg*	0	0
Malta*	0	0
Niederlande	2	2
Österreich	5	1
Polen*	0	0
Portugal	14	8
Rumänien	1	1
Schweiz*	0	0
Slowenien	2	0
Slowakei*	0	0
Spanien	21	8
Tschechien	4	4
Ungarn	1	0
Zypern*	0	0

Datenbankabfrage am 19.03.2015 auf http://www.jointcommissioninternational.org/about-jci/jci-accredited-organizations/. Die mit * gekennzeichneten Länder waren nicht in der Datenbank aufgeführt. Es wurde angenommen, dass diese Länder keine akkreditierten Einrichtungen aufweisen.

ter und können beispielsweise zur Ergänzung von Checklisten im Rahmen von Auditprogrammen herangezogen werden.

8.3.5 Literatur

JCI (2014). Joint Commission International Standards for Hospitals Including Standards for Academic Medical Center Hospitals, 5th edition, Standards only Version http://www.jointcommissioninternational.org/assets/3/7/Hospital-5E-Standards-Only-Mar2014.pdf Stand: 20.03.2015.

JCI (2014a). Joint Commission International Akkreditierungsstandards für Krankenhäuser Einschließlich Standards für Universitätskliniken, 5. Auflage (Leseprobe) http://www.

jointcommissioninternational.org/assets/1/14/Sample_pages_JCI_Hospital_5e_German.pdf Stand: 20.03.2015.
TJC (2015). The Joint Commission: Facts about The Joint Commission http://www.jointcommission.org/facts_about_the_joint_commission/ Stand: 20.03.2015.
MIPPA. Medicare Improvements for patients and providers act of 2008 http://www.gpo.gov/fdsys/pkg/PLAW-110publ275/pdf/PLAW-110publ275.pdf Stand: 20.03.2015.
Zhani EE. JCI akkreditiert die 500. Gesundheitseinrichtung. Pressemeldung vom 30.04.2013 http://www.presseportal.de/pm/109158/2462329/jci-akkreditiert-die-500-gesundheitseinrichtung Stand: 20.03.2015.

Über den Autor

Der Autor war bis zum 31. März 2015 Ärztlicher Leiter der Stabsstelle Qualitätsmanagement des Klinikumsvorstands des Universitätsklinikums Frankfurt, dem zu diesem Zeitpunkt einzigen gesamtzertifizierten Universitätsklinikum mit jährlichem umfassenden Auditprogramm nach DIN EN ISO 9001.

Er ist seit 2010 Delegierter der Deutschen Gesellschaft für Qualität (DGQ) e. V.

Der Autor ist nebenberuflich als Autor, Berater und Dozent auf den Gebieten Qualitätsmanagement, Risikomanagement/Patientensicherheit und Evidenzbasierter Medizin tätig. Er leitet die am 06.02.2015 gegründete Arbeitsgruppe „Mindestanforderungen an klinische Risikomanagement-Systeme im Krankenhaus und deren Methoden" des Aktionsbündnisses Patientensicherheit (APS) e. V.

Der Autor ist EOQ-Auditor Quality nach ISO 19011 und zertifizierte Person nach ONR 49003.

Axel Krause

8.4 ONR 49000 ff

8.4.1 Einleitung

Auf Basis der ONR 49000ff (Regeln des Österreichischen Normungsinstituts werden mit ON-Regel oder ONR bezeichnet) ist es seit 2013 für die Organisationen erstmals möglich ein systematisches und nachhaltiges Risikomanagement-System (RMS) einzuführen. Die Norm beinhaltet die ISO 31000. Für die interessierten Kunden ist zudem die Zertifizierung des RMS auf Basis des Zertifizierungsschemas Y01 (ONR)* möglich. Für diejenigen, die Risikomanagement (RM) mit dem Systemansatz verwirklichen möchten, ist dies eine sehr effiziente Methode für die umfassende Einführung eines RMS. Gesundheitseinrichtungen mit einem von Experten geprüften und vor allem nachweislich funktionierenden RMS genießen bereits heute höhere Akzeptanz bei den Versicherungsgesellschaften als Einrichtungen, die lediglich Audits in einzelnen Bereichen durchgeführt haben. Reflektieren wir die internationalen und nationalen politischen Anforderungen in Richtung Patientensicherheit oder auch den Wunsch, die Ergebnisqualität mit Managementverfahren zu optimieren, so spielt das RMS eine besondere Rolle und kann auch helfen mehr Qualität im Sinne von Exzellenz zu erreichen.

8.4.2 Umsetzung in die Praxis

Einrichtungen des Gesundheitswesens können trotz der generischen Normvorgabe aufgrund der praxisorientierten Hinweise (ONR) mit überschaubarem Aufwand ein effektives RMS in ihrer Einrichtung einführen. Der Aufwand ist im Vergleich zu den Qualitätsmanagement-Normen, die nur ansatzweise RM enthalten, eher überschaubar. Das Verfahren profitiert von den Stärken der Verfahren aus der ISO-Familie z. B. durch Verpflichtungserklärung, stringente Prüfverfahren und Kontrollen der tatsächlich relevanten Risiken sowie der Verpflichtung der Leitung zur Steuerung von Abläufen (Managementreview, Lieferantenbewertung, Anforderung der Stakeholder). Der Fokus liegt derzeit auf dem klinischen Risikomanagement (kRM). Berücksichtigt werden allerdings auch immer die ökonomischen und strategischen Anforderungen an das RM.

Die Norm basiert in erster Linie auf dem RM-Prozess, der mit der Risikobeurteilung Risikobewältigung, Kommunikation und Prüfung der Risiken und Chancen fordert (vgl. ONR 49000). Das RMS wird mit Anforderungen des RM-Rahmens festgelegt, in dem die Politik der Organisation sowie Auftrag und Verpflichtung der obersten Leitung vorgegeben sein müssen. Somit sind Verpflichtungserklärungen, Risikopolitik und Kontrollen durch die Leitung der Organisation zu implementieren. Alle Prozessverantwortlichen und die Prozesseigner haben in ihrem Verantwortungsbereich die Aufgabe Risiken mit Hilfe des RM-Prozesses zu managen. Die Linienfunktion bleibt bestehen und die Verantwortung ist somit eindeutig definiert.

Die Norm fordert, wie in weitgehend allen QM-Systemen vorgegeben, die Nutzung des PDCA-Zyklus mit den Schritten PLAN-DO-CHECK-ACT (vgl. ONR 49000: Kapitel 4.2). Der RM-Prozess wird jeweils an den DO-Schritten, das heißt der direkten Umsetzung der unterschiedlichen Prozesse in der Organisation angedockt. So soll eine gezielte Risikobeurteilung und Kommunikation die erforderliche Risikojustierung herbeiführen.

Die Top-Down- und Buttom-Up-Ansätze sind gleichermaßen vorgegeben und es wird besonderen Wert auf die Integration des RM-Prozesses in alle Organisationsbereiche gelegt (vgl. ONR 49000: Kapitel 4.1). Um eine systematische und effektive Kommunikation der Risiken zu erreichen, müssen entsprechende Regelungen verbindlich vorgegeben werden. Da sich RM als besonderer Wert für eine Organisation versteht und die Zielvorgaben erreicht werden müssen, ist es erforderlich, die Akzeptanz und Identifikation mit dem Verfahren im Sinne der Sicherheitskultur zu implementieren. Um dies zu erreichen, muss die Führung, deutlicher als in QM-Verfahren praktiziert, als Vorreiter aktiv werden.

Die ONR entspricht im Wesentlichen der ISO 31000 (vgl. ÖNORM ISO 31000: 2010-02-01), baut auf ihr auf und präzisiert sie um Anforderungen an das RMS, mit denen die Überprüfung objektiver bzw. leichter ermöglicht wird. Von den Akteuren in den

Gesundheitseinrichtungen ist die Norm leichter zu interpretieren. Die für das RM Verantwortlichen (Prozessverantwortliche und Prozesseigner) müssen die Elemente des RM so festlegen, dokumentieren und beherrschen, dass nachvollziehbar ist, dass die Organisation über ein RMS verfügt. Dies ist eine der Prüfungsgrundlagen.

Entscheidend ist, dass das RM in das bestehende Managementsystem im Sinne eines integrierten Managementsystems (IMS) (vgl. ONR 49000: Kapitel 4.1 und 4.3) integriert oder aber nach Entscheidung des Managements als eigenständiges RMS eingeführt und verwirklicht wird. Es bleibt abzuwarten, in welchem Maße Einrichtungen von der letztgenannter Möglichkeit Gebrauch machen werden.

8.4.3 Übersicht der ONR 49000ff

Die Norm gliedert sich wie folgt:
- ONR 49003: Anforderungen an die Qualifikation des Risikomanagers
- ONR 49002-1: Einbettung ins Managementsystem
- ONR 49002-2: Leitfaden Methoden des Risikomanagement
- ONR 49002-3: Leidfaden Notfall-,Krisen- und Kontinuitätsmanagement
- ONR 49001: Risikomanagement
- ONR 49000: Begriffe und Grundlagen

8.4.4 Begriffe und Grundlagen

Neben klaren Vorgaben zu den Begriffen, Grundlagen, dem systematischen Ansatz sowie dem Zusammenwirken mit anderen Führungsinstrumenten sind die Ziele des Risikomanagementsystems ausführlich vorgegeben. Aufgrund der klaren Strukturierung der Normelemente fällt es den Anwendern leicht, die RM-Philosophie/RM-Politik mit der Benennung von spezifischen Zielen und Grundsätzen für die Organisationen zu Implementieren. Ebenso finden sich Grundlagen für die Qualifikation von Risikomanagern, zur Nutzung von RM-Methoden sowie Hinweise zum Kontinuitätsmanagement.

8.4.5 Ziele des Risikomanagement im Kontext der Norm[1]

Die Umsetzung und Aufrechterhaltung des Risikomanagements befähigt die Organisation:

---

1 ONR. ON-Regel. ONR 49000. Risikomanagement für Organisationen und Systeme. Begriffe und Grundlagen. Umsetzung von ISO 31000 in die Praxis. 2010-01-01. Kapitel: 5 Ziele und Grundsätze und 5.1 Ziele des Risikomanagements.

- eine proaktive anstelle einer reaktiven Führung zu fördern,
- die Risikoidentifikation und die Risikobewältigung durch die Organisation hindurch bewusst zu machen,
- die Erkennung von Chancen und Gefahren bzw. Bedrohungen zu verbessern,
- mit relevanten gesetzlichen und regulatorischen Anforderungen sowie mit internationalen Normen übereinzustimmen,
- das finanzielle Reporting zu verbessern,
- die Führung der Organisation (Corporate Governance) zu verbessern,
- das Vertrauen der Stakeholder zu verbessern,
- eine zuverlässige Grundlage für die Entscheidungsfindung und Planung aufzubauen,
- die Steuerungs- und Kontrollmechanismen zu verbessern,
- die Ressourcen für die Risikobewältigung wirksam zuzuteilen und zu nutzen,
- die operationelle Leistungsfähigkeit und Wirksamkeit zu verbessern,
- die Gesundheit und Sicherheit zu erhöhen,
- das Management von Vorkommnissen, die Schadensverhütung betreffend, zu verbessern,
- Schadenfälle zu minimieren,
- das Lernen der Organisation zu verbessern und
- die Widerstandsfähigkeit der Organisation zu erhöhen.

Grundsätze des Risikomanagements[2]

Risikomanagement

- schafft Werte,
- ist ein integrierter Teil von Organisationsprozessen,
- ist Teil der Entscheidungsfindung,
- befasst sich ausdrücklich mit der Unsicherheit,
- ist systematisch, strukturiert und zeitgerecht,
- stützt sich auf die besten verfügbaren Informationen,
- ist maßgeschneidert,
- berücksichtigt Human- und Kulturfaktoren,
- ist transparent und umfassend,
- ist dynamisch, iterativ und reagiert auf Veränderungen,
- erleichtert die kontinuierliche Verbesserung der Organisation.

---

2 ONR. ON-Regel. ONR 49000. Risikomanagement für Organisationen und Systeme. Begriffe und Grundlagen. Umsetzung von ISO 31000 in die Praxis. 2010-01-01. Kapitel: 5 Ziele und Grundsätze und 5.1 Ziele des Risikomanagements.

Risikomanagement gliedert sich nach folgenden Elementen
- Anwendungsbereich
- Normative Verweisungen
- Begriffe
- Risikomanagementsystem
- Risikomanagementprozess
- Aufzeichnungen des Risikomanagements

8.4.6 Besondere Anforderungen an das Risikomanagementsystem (Auszüge aus der Norm, Ausgabe 2010-01-01 und 2014-01-01)

Die Organisationen müssen ihre Ziele und Tätigkeiten sowie die entsprechenden gesetzlichen Anforderungen konsequent berücksichtigen. Im Fokus des RM steht die strategische und operative Ausrichtung. Daher muss eine definierte Risikopolitik vorgegeben sein. Das RM soll strategisch, klinisch und ökonomisch ausgerichtet sein. Eine Verbindung dieser Sichtweisen soll in den Risikomaßnahmen zum Ausdruck kommen. Die Prozessverantwortlichen müssen für die Prozesse (Kern- und Unterstützungsprozesse) die nachvollziehbare Auseinandersetzung mit Chancen und Risiken z. B. mit Hilfe der SWOT-Analyse (Stärken-Schwächen/Chancen-Risiken) und Risikolandkarten darlegen.

Bedürfnisse und Erwartungen der interessierten Kreise (Stakeholder) sollen bekannt sein und berücksichtigt werden. Wichtig ist, die Festlegung des Geltungsbereichs (worauf erstrecken sich die Maßnahmen) für das RMS. Intern sollen die Risikoprozesse in allen Bereichen der Organisation integriert und von den Prozessverantwortlichen überwacht werden. Um sicherzustellen, dass das RMS sowie der RM-Prozess funktionieren und der ständige Verbesserungsprozess im Gesamtsystem wirksam ist, muss die Verknüpfung von System und Prozess systematisch dargelegt werden. Um dies zu gewährleisten, bedarf es klarer Vorgaben bezüglich der Verantwortlichkeiten. So muss die Leitung Risikoeigner und Risikomanager mit deren Verantwortlichkeiten benennen und verpflichten.

Konkret festzulegen ist die ständige Anpassung des RMS, die Bereitstellung von Ressourcen sowie Kompetenzen und die Anforderungen an die Qualifikation sowie das Bewusstsein der Mitarbeitenden. Allen Verantwortlichen muss bewusst sein, dass das Managen von Abweichungen und Fehlern für die Wirksamkeit und ständige Verbesserung des RMS entscheidend ist. Eines der wesentlichen Instrumente ist eine wertschätzende Risikokommunikation und die Bereitstellung entsprechender Foren, in denen abgesichert Risiken kommuniziert und adaptiert werden können. Die Organisation soll insbesondere spezielle Verfahren zur Risikobewältigung mit dem Fokus auf Mensch und Fehler, die menschlichen Einflussfaktoren das Thema Führung und Risiko (Fehler- und Sicherheitskultur) berücksichtigen.

Die ständige Verbesserung des RMS basiert auf der systematischen Durchführung von Korrekturen und der Festlegung von Vorbeugemaßnahmen (ONR 49001: Kapitel 4.10.2, Tabelle 1). Um die Reifegrade bei der Entwicklung des Risikomanagementsystems zu visualisieren, nutzt die ONR ein adaptiertes Modell von James Reason. Hiernach soll eine stufenweise Entwicklung nach fünf Reifegraden, Stufe 1 passiv über reaktiv, kalkulativ, proaktiv bis zur Stufe 5 der Reife, erfolgen (vgl. Modell nach James Reason).

8.4.7 Zusammenfassung

Eine besondere Stärke der generischen Normvorgabe der ONR 49000ff. zum RM liegt in der verständlichen Beschreibung der Anforderungen. Hierdurch ist die Übertragung auf die Einrichtungen in der Gesundheitsversorgung ohne besonderen Interpretationsaufwand möglich. Mit dieser Norm wird das RM als integriertes Managementsystem (IMS) mit den damit verbundenen Effekten wie Begrenzung des Aufwandes und Effizienz ausführlich dargelegt. Hierdurch ist sicherlich ein wichtiger Beitrag in Zeiten immer engerer Ressourcen gegeben. U. a. werden neben den Anforderungen an das klinische Risikomanagement und die strategische Ausrichtung die Themen wie Corporate Governance, Umweltgefahren, Markveränderungen, Finanzen, Fusionen, Produktion, die Vorgaben von Aufsichtsgesetzen für Banken, Versicherungen sowie weitere gesetzliche Forderungen in Sinne der Rechtskonformität berücksichtigt.

Die Norm verweist in ihrem Anhang (Anhang A, Tabelle A1: Internationale Konzepte) auf die europäischen RM-Konzepte wie z. B. New Approach (EU), Basel III, Solvency II, Luxemboug Declaration on Patient Safety, European Commission, DG Health and Consumer Protection (vgl. ONR 49000: Anhang A). Weitere Themen betreffen die systematische Mitarbeiter- und Kundenorientierung im Bereich des kRM. Die Norm vermittelt zudem, wie ein RMS systematisch aufgebaut und realisiert werden kann, um Nachhaltigkeit zu erzielen. Das Verfahren gibt darüber hinaus praxisorientierte Hinweise zur Implementierung des RM in das Managementsystem der Organisation.

8.4.8 Literatur

ONR. ON-Regel. ONR 49000. Risikomanagement für Organisationen und Systeme. Begriffe und Grundlagen. Umsetzung von ISO 31000 in die Praxis. 2010-01-01.

ONR. ON-Regel. ONR 49000. Risikomanagement für Organisationen und Systeme. Begriffe und Grundlagen. Umsetzung von ISO 31000 in die Praxis. 2014-01-01.

ÖNORM ISO 31000. Risikomanagement Grundsätze und Richtlinien (ISO 31000:2009). 2010-02-01.

Zertifizierungsschema Y01. Integriertes Chancen und Risikomanagement. ISO 31000, ONR 49002. ÖNORM S 2410 (Austrian Standards plus Certification, Heinestrasse 38, A-1020 Vienna, Austria)

Modell nach James Reason, http://de.wikipedia.org/wiki/Schweizer-K~%C3~%A4se-Modell Integriertes Managementsystem (IMS): http://de.wikipedia.org/wiki/Integriertes_Managementsystem.

Winfried Zinn und Marsha Fleischer

8.5 Bewertung und Evaluation des klinischen Risikomanagements durch einen Sicherheitsindex

Unternehmensleitungen von Kliniken, Klinikverbünden und anderen Gesundheitseinrichtungen müssen vermehrt die Wirksamkeit von Aktivitäten des klinischen Risikomanagements nachweisen und initiierte Veränderungen messbar machen. Es bedarf hierzu zuverlässiger Kennzahlen, z. B. einen Sicherheitsindex, der etwas über die Qualität des klinischen Risikomanagements aussagt und darüber, wie wirkungsvoll ein Patient geschützt ist.

Auf die Entstehungsgeschichte und das dem Sicherheitsindex zugrunde liegende Modell soll im Folgenden eingegangen werden.

8.5.1 Entstehungsgeschichte des Sicherheitsindexes

Erfahrungen zeigen, dass die Implementation von gezielten Risikomanagementmaßnahmen in klinischen Abläufen eine sichere Patientenversorgung vorbeugt und somit das Auftreten von Schadenereignissen maßgeblich minimiert. Die Durchführung von Risiko- und Sicherheitsaudits sind in diesem Kontext das wesentliche Instrument, um rechtzeitig Gefahrenquellen zu erkennen, bevor es zu einem Schadenereignis kommt. Nach einem durchgeführten Risiko- und Sicherheitsaudit erhalten Unternehmensleitungen mit den Ergebnissen einen detaillierten Überblick über die Risikolandschaft ihrer Einrichtung (vgl. Kapitel 6.7 „Risikoaudits").

Wie erhalten aber die Verantwortlichen eine messbare Einschätzung, wie wirkungsvoll ihre Risikomanagementinitiativen tatsächlich sind?

Es wird eine Kennzahl benötigt, die den Reifegrad des klinischen Risikomanagements objektiv messbar macht.

Seit längerer Zeit beschäftigen sich Experten aus dem Gesundheitswesen damit, eine geeignete Messgröße für die Patientensicherheit zu definieren. Den entscheidenden Anstoß für diese Idee entstand durch gezielte Anfragen von Krankenhausleitungen, die sich eine aussagekräftige Kennzahl für ihr Sicherheitsmanagement wünschen. Insbesondere Klinikverbünde sind an einer einrichtungsübergreifenden Vergleichsmöglichkeit in Form eines Benchmarks zwischen ihren Häusern interessiert. Das Kernprojekt zur Entwicklung eines geeigneten Instrumentes zur Messung der Patientensicherheit wurde im Jahr 2011 begonnen. Die Entwicklung des Patientensicherheitsindex fand modellgeleitet statt, eine Beschreibung erfolgt im nächsten Abschnitt.

8.5.2 Modell zur Patientensicherheit

Als Basis für das Modell der Patientensicherheit dient das modifizierter Schweizer-Käse-Modell von Reason (2000).

Die Patienten sind im klinischen Alltag unterschiedlichen möglichen Risiken ausgesetzt, das können z. B. Hygienemängel, Behandlungs- und Diagnosefehler oder Dokumentationsfehler sein. Risiken haben ein unterschiedliches Gefährdungspotenzial. Manche Risiken können tödlich enden (Hygienemängel in der Säuglingsintensivabteilung), andere verursachen vielleicht nur temporäre Unannehmlichkeiten (verlängerte Wartezeiten vor der Röntgenabteilung).

Die Mitarbeitenden führen in klinischen Prozessen verschiedenartige Präventionsmaßnahmen durch, um Patienten vor Gefahren abzuschirmen. Diese wirken wie Schutzschichten für den Patienten. Eine einzelne Präventionsmaßnahme zur Vermeidung eines bestimmten Risikos bietet jedoch keinen 100 %igen Schutz. Wenn man jedoch mehrere Maßnahmen kombiniert, so gelingt es mit größerer Wahrscheinlichkeit den Patienten wirkungsvoll zu schützen, wie dies Abb. 8.1 verdeutlicht. Präventionsmaßnahme 1 wirkt bei keinem dieser Risiken, Präventionsmaßnahme 2 kann das kleinere Risiko abfangen und erst die Kombination aller drei Präventionsmaßnahmen bewirkt einen vollständigen Schutz des Patienten.

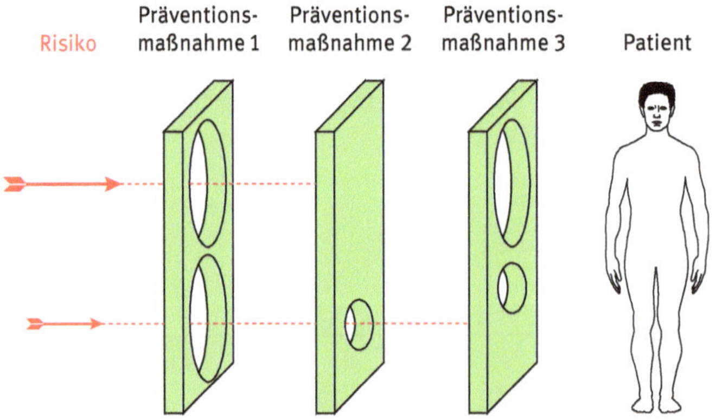

Abb. 8.1: Schutz des Patienten durch verschiedene Präventionsmaßnahmen.

8.5.3 Bestandteile eines Sicherheitsindexes

Das Modell zeigt die notwendigen Bestandteile des Sicherheitsindex auf: Im Kern geht es um Risiken und Präventionsmaßnahmen. Beide Aspekte haben unterschiedliche Merkmale und Eigenschaften, die im Folgenden spezifiziert werden.

Risiken

Zu Anfang stehen die potenziellen Risiken, denen ein Patient ausgesetzt ist. Für die umfassende Identifikation dieser Risiken wird auf eine der größten Heilwesenschaden-Datenbank[3] im deutschsprachigen Raum zurückgegriffen und gezielte Analysen anhand der Daten durchgeführt. Jedes Risiko hat zwei Eigenschaften, zum einen den Schadenschweregrad (SG) und zum anderen die Eintrittswahrscheinlichkeit (WSK).

Eintrittswahrscheinlichkeit: Die Eintrittswahrscheinlichkeit bezieht sich auf die mittlere Wahrscheinlichkeit, dass dieses Risiko in einer durchschnittlichen Fachabteilung vorkommt. Die Eintrittswahrscheinlichkeit gliedert sich in drei Stufen:
- A = sehr selten, einmal in 3 Jahren oder seltener
- B = manchmal, einmal in 1–3 Jahren
- C = wahrscheinlich, häufiger als einmal pro Jahr

Bei der Zuordnung der Eintrittswahrscheinlichkeit zum Risiko ist zu berücksichtigen, dass nicht jedes Risiko entdeckt und gemeldet wird und somit die Häufigkeit aus der Schadendatenbank die reale Eintrittswahrscheinlichkeit unterschätzt.

Schadenschweregrad: Der Schadenschweregrad bezieht sich auf den mittleren Schweregrad der Schädigung, den ein Risiko bei einem Patienten verursacht. Der Schadenschweregrad hat vier Stufen:
- I = ohne Schaden
- II = mit Verletzungsfolgen
- III = mit dauerhaften Verletzungsfolgen
- IV = mit dauerhaften Verletzungsfolgen und Pflegebedürftigkeit oder Tod

In Abb. 8.1 deuten verschiedenartigen Pfeilstärken unterschiedliche Schweregrade an.

Präventionsmaßnahmen

Die Entwicklung der Präventionsmaßnahmen (PM) erfolgt anhand von anonymisierten Schadenfallanalysen. Insgesamt wurden auf Grundlage der oben benannten, anonymisierten Schadendatenbank über 2.300 Präventionsmaßnahmen identifiziert und bestimmten Sicherheitskategorien zugeordnet. Im Sinne des kontinuierlichen Verbesserungsprozesses begutachten medizinische und juristische Experten die Präventionsmaßnahmen in regelmäßigen Prüfintervallen. Die Auswahl und Formulierung der Präventionsmaßnahmen zur Patientensicherheit ist von ausschlaggebender Bedeutung für die Berechnung des Index und stellt den Ausgangspunkt für die Kennzahlenentwicklung dar (vgl. Kapitel 6.7.2).

---

3 Heilwesen-Schadendatenbank – Schadendatenbank der Ecclesia Gruppe mit knapp 150.000 lehrbar gemachten Einzelschäden. Pro Jahr werden über 10.000 neue Heilwesenschäden in Bearbeitung aufgenommen.

In Abb. 8.1 stellen die „Käsescheiben" im Reason-Modell die Präventionsmaßnahmen dar. Überführt man das Beispiel auf einen klinischen Prozess, enthält jede Präventionsmaßnahme Löcher (Restrisiken), jedoch von unterschiedlicher Größe. Die Präventionsmaßnahmen sind somit unterschiedlich wirkungsvoll und letztlich kann nur die Verknüpfung verschiedener Präventionsmaßnahmen sichere Prozesse im klinischen Alltag gewährleisten.

Wirkfaktor einer Präventionsmaßnahme: Die Größe und Anzahl der Löcher in der Käsescheibe stellen die unterschiedliche Wirksamkeit der Präventionsmaßnahme dar, diese wird als Wirkfaktor (WF) bezeichnet. Da nicht alle Präventionsmaßnahmen bezüglich des Risikos, das diese verhindern sollen, gleich wirksam sind, erhält jede Präventionsmaßnahme einen individuellen Wirkfaktor. Es gibt vier Stufen:

1. extrem wirksam,
2. sehr wirksam,
3. wirksam,
4. kaum bis gar nicht wirksam.

Erfüllungsgrad einer Präventionsmaßnahme: Präventionsmaßnahmen in klinischen Prozessen unterscheiden sich weiterhin im Erfüllungsgrad (EG), der den Umfang der Umsetzung einer Präventionsmaßnahme beschreibt. Der Erfüllungsgrad gibt an, mit welcher Durchdringung Präventionsmaßnahmen in der praktischen Tätigkeit der jeweiligen Einheit eingesetzt werden. Man unterscheidet 5 Stufen:

1. 0 % = PM nicht erfüllt,
2. 25 % = PM nur ansatzweise etabliert/erste Schritte der Einführung sind erkennbar,
3. 50 % = PM vom Grundsatz her eingeführt, jedoch zeigen Ergebnisse, dass der geforderte Prozess noch nicht die gelebte Praxis darstellt,
4. 75 % = PM beinahe vollständig erfüllt, mit geringfügigen Abweichungen bezogen auf die Durchdringung in der Praxis,
5. 100 % = PM vollständig in der Praxis erfüllt.

Die Beurteilung des Erfüllungsgrads muss durch qualifizierte interne oder externe Experten erfolgen (vgl. Kapitel 6.7.3).

8.5.4 Weitergehende Grundanforderungen an den Sicherheitsindex

Neben den oben definierten notwendigen Aspekten, die ein Sicherheitsindex gemäß Modell beinhalten muss, sind noch weitere Anforderungen zu stellen:

Die große Anzahl von mehr als 2.300 Präventionsmaßnahmen macht eine Auswahl der relevanten Präventionsmaßnahmen zur Indexberechnung notwendig. Es sind PM zu selektieren, deren Erfüllung externe Experten objektiv überprüfen können.

Zur Bewertung von Ergebnissen aus Risiko- und Sicherheitsanalysen werden die identifizierten Risiken in einer Bewertungsmatrix klassifiziert, bei der die Eintrittswahrscheinlichkeit einerseits und das Schadenausmaß andererseits visualisiert werden (vgl. Kapitel 6.7.2 „Bewertung von Risiken"). Dieses Verfahren entspricht internationalen Standards, wie z. B. der ISO 31010 (2009) (Bundesamt für Bevölkerungsschutz und Katastrophenhilfe 2010, S. 21f.). Diese Risikomatrix gewichtet aber ein sehr unwahrscheinliches Ergebnis mit tödlichen Folgen genauso, wie ein sehr häufig auftretender folgenloser Kleinstschaden, z. B. ein kurzer leichter Schmerz. Diese Gleichgewichtung ist jedoch realitätsfern. Für den Sicherheitsindex ist das Primat des Schadenschweregrades gefordert. Dies bedeutet, dass bei der Risikoklassifizierung der Schadenschweregrad die Grundschwereklasse festlegt und innerhalb dieser Grundklasse durch die Eintrittswahrscheinlichkeit eine Feinabstufung erfolgt.

Der Sicherheitsindex soll intuitiv verständlich sein und von 0 bis 100 reichen, wobei 100 bedeutet, dass das höchstmögliche Sicherheitsniveau erlangt ist.

8.5.5 Datenermittlung für den Sicherheitsindex

Anders als in der Physik lassen sich die hier benötigten Daten für einen Sicherheitsindex nicht über Wiegen und Messen ermitteln. Wie häufig ein Hygienefehler in einer Fachabteilung durchschnittlich pro Jahr auftritt, ist nicht mit absoluter Sicherheit zu ermitteln. Aus diesem Grund führt man eine modifizierte Delphi-Methode (Bortz und Döring 2006, S. 261f.) durch, ergänzt um den Ansatz von Surowiecki (2009). Surowiecki zeigt auf, dass bei der Ermittlung von unbekannten Werten die unabhängige Einschätzung von Experten mit anschließender Mittelung der Ergebnisse die beste Annäherung an den wahren Wert ergibt. Die zweite Rückkopplungsrunde des Delphi-Verfahrens wird nur bei der Zuordnung von Präventionsmaßnahmen zu den Risiken und bei der Auswahl der indexrelevanten Präventionsmaßnahmen genutzt.

Risikoberater und Mitarbeitende der Schadenabteilung eines Unternehmens der Versicherungswirtschaft im Gesundheitswesen in Deutschland wurden als Experten aufgrund ihrer langjährigen Erfahrung mit Schadenereignissen ausgewählt, um die Einschätzung analog der Delphi-Methode vorzunehmen. Für die identifizierten Risiken auf Grundlage der Schadendatenbank ermitteln diese Experten einerseits den Schadenschweregrad und andererseits bestimmen sie im Rahmen der vier Stufen des Schadenschweregrads (I = Ohne Schaden, II = Mit Verletzungsfolgen, III = Mit dauerhaften Verletzungsfolgen, IV = Mit dauerhaften Verletzungsfolgen und Pflegebedürftigkeit oder Tod) den jeweiligen Gewichtungswert. Außerdem wird der Eintrittswahrscheinlichkeit der Risiken ermittelt. Die Experten wählen die indexrelevanten Präventionsmaßnahmen aus, legen die eindeutige Zuordnung einer Präventionsmaßnahme inklusive ihres Wirkfaktors fest und definieren die Sicherheitskategorie. Der Erfüllungsgrad der relevanten Präventionsmaßnahmen wird in den Risiko- und Sicherheitsaudits beurteilt (siehe auch Kapitel 6.7).

8.5.6 Ermittlung des Sicherheitsindex in der Praxis

Voraussetzung ist die Durchführung eines Risiko- und Sicherheitsaudits. Zur Ermittlung des Sicherheitsindex als Kennzahl für eine Einrichtung sind mehrere Schritte notwendig. Zuerst muss ein Experte/Auditor entscheiden, welches Set mit indexrelevanten Präventionsmaßnahmen für den zu untersuchenden Bereich anzuwenden ist. Sodann erfolgt die Überprüfung des Erfüllungsgrades im Rahmen eines Audits (s. Kapitel 6.7) um abschließend IT-Programm unterstützt den Sicherheitsindex zu berechnen.

Auswahl der relevanten Präventionsmaßnahmen

Ein Risiko- und Sicherheitsaudit lässt sich für eine vollständige Organisation (z. B. Krankenhäuser, Medizinische Versorgungszentren), für ausgewählte Leistungsabteilungen (internistische Fachabteilung, OP-Bereich inkl. Anästhesiologie u. a.) oder für spezielle Risikothemen (Medikamentenmanagement, Patientendokumentation etc.) durchführen (vgl. Kapitel 6.7). Je nachdem, wo der Fokus des Audits liegt, existiert ein eigenes Set von Präventionsmaßnahmen. Die Sets von Präventionsmaßnahmen sind in einem IT-Tool[4] organisiert. In diesem Programm sind die rd. 2.300 entwickelten Präventionsmaßnahmen hinterlegt. Zusätzlich unterstützt das Tool das Management der Audits, die Erstellung der Ergebnisberichte (Präventions- und Risikoprofile), die Visualisierung der etablierten Präventionen und identifizierten Risiken in Form eines Portfolios, sowie die Berechnung des Sicherheitsindex. Für alle sicherheitsrelevanten Bereiche klinischer Organisationen sind im Programm folglich Sets von Präventionsmaßnahmen definiert, die im Rahmen der Risiko- und Sicherheitsaudits auf ihren Erfüllungsgrad hin überprüft werden.

Bewertung des Erfüllungsgrades der Präventionsmaßnahmen: Der nächste Schritt zur Ermittlung des Sicherheitsindex stellt die Bewertung des Erfüllungsgrades im Rahmen eines Risiko- und Sicherheitsaudits dar. Erfahrene Experten/Auditoren beurteilen durch Interviews und Praxisbegehungen den Grad der Umsetzung der zu begutachtenden Präventionsmaßnahmen und dokumentieren die Ergebnisse im Präventions- und Risikoprofil. Hierin werden zu jeder Präventionsmaßnahme, die nicht vollständig umgesetzt ist, identifizierte Risiken und in diesem Kontext umzusetzende Empfehlungen zur Steigerung der Patientensicherheit formuliert. Zu jeder Präventionsmaßnahme wird konkret der Erfüllungsgrad in Prozent (0, 25, 50, 75 oder 100 %) ausgewiesen. Auf dieser Grundlage lässt sich der Sicherheitsindex nach einem Audit ermitteln.

4 riskala® – Patientensicherheitssoftware der GRB.

Graphische Darstellung des Sicherheitsindex: Die Grafik in Abb. 8.2 stellt beispielhaft den Sicherheitsindex – riskala.INDEX® – nach einem fiktiv durchgeführten Risiko- und Sicherheitsaudit (Erstaudit) sowie das Ergebnis der Evaluation (Eval 1) in Form einer Tachoanzeige dar. Die Evaluation ist ein zweites Audit, das sich nach einem Zeitraum von sechs bis zwölf Monaten nach dem Erstaudit anschließt. Im Rahmen der Projektevaluation werden die Veränderungen und die Umsetzung der Empfehlungen aus dem Erstaudit durch die Experten/Auditoren bewertet. Weiterhin werden neben den Kennzahlen des Sicherheitsindex, die einzelnen Indizes der Sicherheitskategorien (inhaltliche Bündelungen von Präventionsmaßnahmen) ausgewiesen.

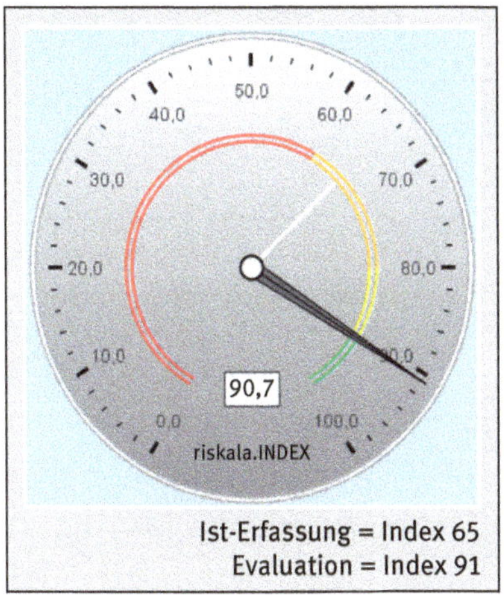

Abb. 8.2: Übersicht riskala.INDEX nach durchgeführtem Risiko- und Sicherheitsaudit – Stand Evaluation (Quelle riskala® GRB).

8.5.7 Fazit

Mit der modellgeleiteten Entwicklung eines Sicherheitsindex wird ein bedeutender Weg im Gesundheitswesen beschritten. Dies erforderte umfangreiche Vorarbeiten. Neben der Auswahl der indexrelevanten Präventionsmaßnahmen aus einem Pool von über 2.300 Präventionsmaßnahmen, mussten diese bezüglich ihres Wirkfaktors eingeschätzt werden. Zusätzlich erfolgte die Bewertung des Schadenschweregrads und der Eintrittswahrscheinlichkeit der Risiken, abgesichert durch Analysen der Schadendatenbank. Diese theoretischen Vorarbeiten und die anschließende praktische Überprüfung des Erfüllungsgrades der Präventionsmaßnahmen in den Audits, schufen die wissenschaftlich fundierte Basis zur Berechnung des Sicherheitsindex.

8.5.8 Ausblick

Der Sicherheitsindex ist eine Kennzahl, die den Reifegrad des klinischen Risikomanagements objektiv messbar macht. Als solche muss der Index auch den klassischen Gütekriterien der Objektivität, Reliabilität, Validität genügen (Zinn 2010, S. 56ff.). Die

Objektivität des Verfahrens ist durch seine sehr starke Strukturierung und Dokumentation des Ablaufs gegeben. Bei der Reliabilität sind Studien zur Interrater-Reliabilität bezüglich der Einschätzung des Erfüllungsgrads durch unterschiedliche Experten noch notwendig. Des Weiteren wird die Kriteriumsvalidität des Index mittels Schadendaten überprüft.

8.5.9 Literatur

Bortz DJ, Döring N (2006). Forschungsmethoden und Evaluation, Springer-Verlag Berlin Heidelberg New York.

Bundesamt für Bevölkerungsschutz und Katastrophenhilfe (2010). Methode für die Risikoanalyse im Bevölkerungsschutz. Rheinbreitbach, MedienHaus Plump GmbH.

Reason J (2000). „Human error: models and management." *British Medical Journal* 320, 768–770.

Surowiecki J (2009). Die Weisheit der Vielen: Warum Gruppen klüger sind als Einzelne. München, Wilhelm Goldmann Verlag.

Zinn W (2010). Patientenzufriedenheit – Theoretische Grundlagen –Besonderheiten der Messung – potenzielle personengebundene Einflussfaktoren, edition winterwork.

Oliver Kumpf und Ines Chop

8.6 Peer Review

8.6.1 Einleitung

Peer Review ist ein entwicklungsorientiertes Evaluationsverfahren, welches einen Erfahrungsaustausch von Einrichtungen und ein professionelles Verständnis von Qualität „bottom up" fördert. Dadurch entsteht eine hohe Zufriedenheit bei den Teilnehmern. Die daraus folgenden Lerneffekte gelten dabei für beide Seiten. Durch die integrative Erfassung von Qualität in allen ihren Dimensionen und durch den fairen Evaluierungsprozess vermag es überdies einen wichtigen Schritt in Richtung Kulturwandel hin zu einer Sicherheitskultur bei den Beteiligten zu erreichen. Peer Review in der Form des gegenseitigen Austausches ist gelebte Qualitätssicherung und stellt somit einen wichtigen Beitrag zur Verbesserung von Patientensicherheit dar.

8.6.2 Peer Review in der Medizin

Peer Review in der Medizin ist seit langer Zeit bekannt. Es ist quasi die „Ur-Methode" der ärztlichen Qualitätssicherung: der freiwillige, systematische, kollegiale Austausch auf Augenhöhe mit dem Ziel, voneinander zu lernen, um die Qualität und Sicherheit der Patientenversorgung kontinuierlich zu verbessern. Mit unterschiedlichen Ansätzen, deren Ursprünge bis in die Antike zurückreichen, ist vor allem in der Mitte des 20. Jahrhunderts das Prinzip der gegenseitigen Begutachtung im Sinne der

Evaluierung medizinischer Prozesse und der Qualitätssicherung entwickelt worden (Chop und Eberlein-Gonska 2012). Im Jahr 1994 veröffentlichte Richard Grol die Methode des Peer Review zur Qualitätsverbesserung in der medizinischen Versorgung. In seinen Beobachtungen ist es eine effektive Methode um Änderungen von Prozessen zu induzieren (Grol 1994). In Deutschland erhielt das Peer-Review-Verfahren in den vergangenen Jahren vor allem von träger- und einrichtungsübergreifenden Projekten wie der Initiative Qualitätsmedizin (IQM) und dem Peer-Review-Verfahren in der Intensivmedizin (Deutsche Interdisziplinäre Vereinigung Intensivmedizin (DIVI) in Kooperation mit den Landesärztekammern) deutliche Impulse. Bei letzterem Verfahren ist insbesondere der neue, interprofessionelle Ansatz hervorzuheben. Gemeinsam evaluieren ärztliche und pflegerische Experten der Intensivmedizin in einem gemeinsamen Peer-Review-Team die einladende Intensivstation bezüglich der ärztlichen und pflegerischen Qualität und Sicherheit der Patientenversorgung.

8.6.3 Die Methodik von Peer Review

Im Kontext der Verfahren zur Qualitätssicherung und -förderung in der Medizin ist Peer Review als externes, entwicklungsorientiertes Evaluierungsverfahren einzuordnen. Es soll die besuchte Einrichtung in ihren Bemühungen um die Qualitätsentwicklung unterstützen und die oft beklagte Lücke zwischen *Check* und *Act* schließen helfen.

Durch das immanente Prinzip der Gegenseitigkeit – Besucher und Besuchte lernen voneinander – hat das Peer Review keinen Kontrollcharakter, sondern fokussiert in erster Linie auf Erkenntnisgewinnung und Weiterentwicklung der Teilnehmer sowie der Gesundheitsorganisation.

Definition Peer Review (nach Grol 1994):

> „Ärztliches Peer Review ist definiert als kritische (Selbst-)Reflexion des ärztlichen Handelns im Dialog mit Fachkollegen – unter Verwendung eines strukturierten Verfahrens mit dem Ziel einer kontinuierlichen Verbesserung der Qualität und Sicherheit der Patientenversorgung." (Bundesärztekammer 2013)

Im Peer Review ist die Beschäftigung mit Realitäten der Schwerpunkt der Evaluierung. Hierbei werden alle Qualitätsdimensionen (Strukturen, Prozesse und Ergebnisse) sowie die Patientensicherheit gleichermaßen erfasst und bewertet. „Ebenbürtige" Peers, die in vergleichbaren Strukturen und Prozessen tätig sind, haben einen Blick für die Schwächen, aber auch Stärken in einer Situation und können diese leichter erkennen und einschätzen. Zum Beispiel wird in der Nuklearindustrie dieses Verfahren seit langem erfolgreich angewandt und bildet mit die Grundlage für den Gedanken eines Peer-to-Peer-Assessment wie es von Pronovost für die Medizin beschrieben wurde (Pronovost und Hudson 2012).

Die Verbesserungspotenziale der besuchten Einrichtung sollen mit Hilfe eines standardisierten Selbst- und Fremdbewertungsverfahrens vor allem zur Prozessqualität in einer Einrichtung identifiziert werden. Entsprechende Qualitätsziele und Maßnahmen, z. B. für die Umsetzung von Standards und Leitlinien, die Qualität der Indikationsstellung, die Kontrolle von Behandlungsverläufen bis hin zur interdisziplinären und berufsgruppenübergreifenden Kommunikation sollen abgeleitet sowie vor allem umgesetzt werden.

Die sinnvolle, an den Zusammenhang der lokalen Situation angepasste Auswertung durch ebenbürtige Kollegen, ergibt schließlich den Erfolg für die Evaluierten: Das sind gemeinsam konsentierte, wichtige und machbare Qualitätsziele und Maßnahmen, passgenau zur Situation vor Ort. Die Erfahrung der Peers sorgt zudem für Transfer von – in der konkreten Situation – nützlichem Wissen zur Verbesserung. Gleichzeitig können auch die besuchenden Peers profitieren, z. B. von Best-Practice-Beispielen der Besuchten. Dieser dialogorientierte Ansatz verbessert auf beiden Seiten die Akzeptanz für das Verfahren.

Peer-Review-Verfahren grenzen sich damit von anderen, summativen Evaluierungsverfahren wie z. B. Audits und Visiten ab, die vor allem die Einhaltung von vorgegebenen Qualitätskriterien messen und zur Qualitätsdarlegung mittels Zertifikat dienen. Die Abb. 8.3 visualisiert die unterschiedlichen Intentionen von Audits und Peer Reviews.

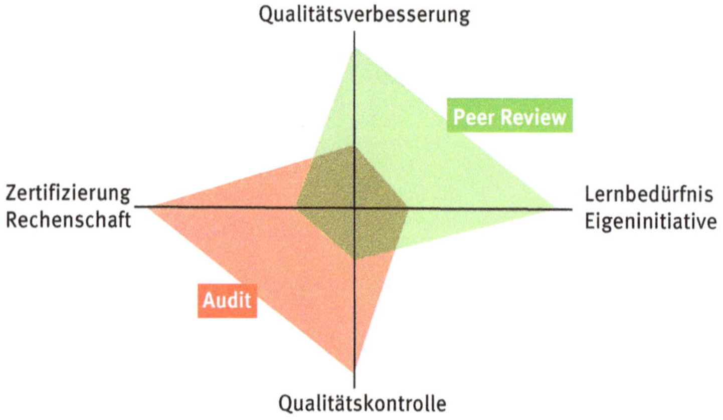

Abb. 8.3: Unterschiedliche Intentionen von Audit und Peer Review.

8.6.4 Der Ablauf eines Peer Reviews

Eine Abteilung, Praxis o. ä. wird von einem Peer-Review-Team einen Tag lang besucht wird. Die Peers sind Experten aus externen Einrichtungen, die über eine vergleichbare Expertise, Erfahrung und Position wie die besuchten Kollegen verfügen. Im idealen Fall ist das Peer-Review-Team interdisziplinär und multiprofessionell zusammengesetzt. Beim Review analysiert man (selbst)kritisch gemeinsam nach einem strukturierten Verfahren, vor allem die Behandlungsabläufe vor Ort. Im Mittelpunkt stehen die proaktive Suche nach Verbesserungspotenzial, die dazu führen soll, den internen kontinuierlichen Verbesserungsprozess anzustoßen, um damit z. B. unerwünschten Ereignissen vorzubeugen, sowie die Identifizierung von Best-Practice-Beispielen, die die besuchenden Peers für sich „mit nach Hause nehmen" können. Die visitierte Abteilung erhält vom Peer-Review-Team ein Feedback zu ihren Stärken und Schwächen. Im sich anschließenden sogenannten „Kollegialen Dialog" werden gemeinsam konkrete, passgenaue Lösungsmöglichkeiten und Verbesserungsmaßnahmen für die Gegebenheiten vor Ort erarbeitet und festgehalten. Die entscheidende Voraussetzung für das Gelingen des Kollegialen Dialogs ist eine lösungsorientierte, vertrauensvolle und von Schuldzuweisungen freie Atmosphäre, die den offenen Informationsaustausch und das voneinander Lernen erst ermöglicht. Als Ergebnis des Reviews erhält die besuchte Abteilung einen zusammenfassenden schriftlichen Bericht des Peer-Review-Teams.

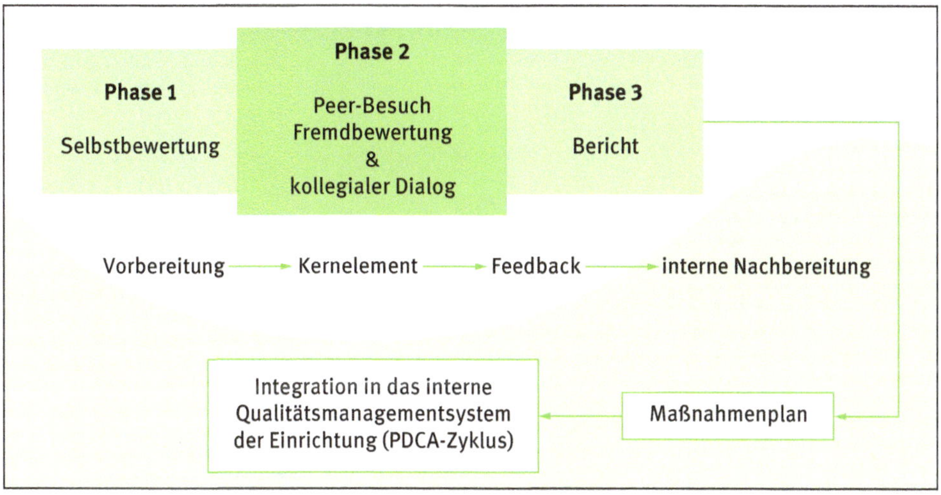

Abb. 8.4: Ablauf eines Peer Reviews (Bundesärztekammer 2013).

8.6.5 Erfolgskriterien von Peer Review

Die Akzeptanz und der Erfolg eines Peer-Review-Verfahrens hängen vor allem von der Güte des Verfahrens und der Kompetenz der Peers ab:

Qualitätskriterien des Verfahrens

- Bedarf eines systematischen und strukturierten Bewertungsverfahrens
- Notwendigkeit von unabhängigen interdisziplinären/multiprofessionellen externen Peer-Review-Teams

- Freiwilligkeit der Teilnahme am Verfahren
- Sanktionsfreiheit für die Teilnehmer
- Bekenntnis der Teilnehmer zum Prinzip der Gegenseitigkeit: Voneinander Lernen und Austausch von Best-Practice-Beispielen

Kompetenz der Peers

Besondere Bedeutung bzw. Anforderungen kommen hierbei den Peers zu, die bei diesem Verfahren ein Teil des Messinstruments sind. Sie erheben in Interviews oder durch Aktenstudium zahlreiche Informationen, analysieren, bewerten und – das ist das Besondere – kommunizieren diese an die betreffenden Fachkollegen. Durch ihre fachliche, methodische und soziale Kompetenz tragen sie somit entscheidend zur Güte des Verfahrens bei. Die Peers sollten deshalb speziell dafür ausgebildet werden. Hierzu hat die Bundesärztekammer 2013 das „Curriculum Ärztliches Peer Review" (Bundesärztekammer 2013) entwickelt, nach dem bereits über 700 ärztliche und pflegerische Peers durch die Landesärztekammern ausgebildet wurden.

8.6.6 Aktuell existierende Peer-Review-Verfahren in Deutschland

Im Folgenden soll auf ausgewählte Verfahren in Deutschland eingegangen werden, die der oben beschriebenen Methodik, die im „Leitfaden Ärztliches Peer Review" der Bundesärztekammer (Bundesärztekammer 2014) noch detaillierter ausgeführt wird sauber folgen: das träger- und fachdisziplinübergreifende Verfahren der Initiative Qualitätsmedizin (IQM) und das Peer-Review-Verfahren in der Intensivmedizin, getragen von der DIVI in Kooperation mit den Ärztekammern, das sich am besten für eine beispielhafte Darstellung eignet.

Beide Verfahren basieren auf den von der Bundesärztekammer beschriebenen Verfahrensgrundsätzen und deren Peers werden nach dem entsprechenden Curriculum von den Landesärztekammern ausgebildet.

Im IQM-Verfahren verpflichten sich alle Kliniken durch ihre Mitgliedschaft bei IQM, sich Peer-Review-Verfahren zu unterziehen, wenn sie dafür ausgewählt wurden.

Im Unterschied zum IQM-Verfahren, das fast ausschließlich auf der Basis von Tracern und meist nur mit leitenden Ärzten durchgeführt wird (d. h. statistische Auffälligkeit bei den G-IQI-Routinekennzahlen), basiert das intensivmedizinische Peer Review auf einem freiwilligen, durch einen leitenden Intensivmediziner angeforderten Prozess.

Im Verfahren des freiwilligen intensivmedizinischen Peer Review wendet sich die anfordernde Intensivstation an ihre zuständige Landesärztekammer, die einen entsprechenden Peer-Pool verwaltet und das Review koordiniert und organisiert. Nach erfolgter Selbstbewertung beurteilt das externe Peer-Team (leitende Intensivmediziner und Fachkrankenpflegekräfte anderer Intensivstationen) an einem Tag vor Ort systematisch die Struktur-, Prozess- und Ergebnisqualität der einladenden Station nach derselben Bewertungssystematik. Während einer bettseitigen Erhebung werden acht evidenzbasierte Qualitätsindikatoren direkt am Patientenbett erhoben (Braun, Kumpf et al. 2013).

Diese sind in Tab. 8.3 dargestellt. Im sich anschließenden kollegialen Dialog werden die Ergebnisse der Evaluation – auch im Abgleich mit der Selbstbewertung – besprochen. Die Intensivstation erhält ein qualifiziertes Feedback zu Stärken und Schwächen sowie Chancen und Risiken (sog. SWOT-Bericht). Gemeinsam wird dann überlegt, welche Qualitätsziele und Maßnahmen daraus für die Station abgeleitet werden können. Dieser Maßnahmenkatalog ist zentral für einen Einstieg oder die Verstärkung von zyklischer Qualitätsverbesserung im Sinne eines PDCA-Zyklus. Der abschließende Schritt ist die Berichtserstellung durch die Peers in Form des SWOT-Berichts, der dem Leiter der Intensivstation zur Verfügung gestellt wird. In diesem Bericht wird eine Zusammenfassung des Peer Review gegeben.

Tab. 8.4: Intensivmedizinische Qualitätsindikatoren.

Indikator	Beschreibung	Bezug zur Patientensicherheit
I	Tägliche multiprofessionelle, klinische Visite mit Dokumentation von Tageszielen	Verbesserung der interprofessionellen Kommunikation
II	Monitoring von Sedierung, Analgesie und Delir	Vermeidung von Übersedierung und Delirtherpie verbessern Patientenoutcome
III	Protektive Beatmung	Lungenprotektive Beatmung vermindert Beatmungssterblichkeit
IV	Weaning und andere Maßnahmen zur Vermeidung einer venitlatorassoziierten Pneumonie	Verminderung der Sterblichkeit und Liegedauer
V	Frühzeitige und adäquate Antibiotikatherapie	Verminderung der Sterblichkeit
VI	Therapeutische Hypothermie nach Herzstillstand	Verbesserung der neurologischen Ergebnisse nach Reanimationen
VII	Frühe enterale Ernährung	Verkürzung von Beatmungs- und Liegedauer
VIII	Dokumentation von strukturierten Angehörigengesprächen	Verminderung von posttraumatischen Belastungsstörungen bei Angehörigen

8.6.7 Nutzen von Peer Review Verfahren

Auswertungen aus den Evaluationen des Peer-Review-Verfahrens in der Intensivmedizin zeigen beispielhaft, zu welchen Veränderungen ein Peer Review nach einem Zeitraum von sechs Monaten geführt hat:

Evaluation besuchter Kliniken nach sechs Monaten

- Berichtete Änderungen
  - Veränderungen im Stellenplan (z. B. fester Oberarzt im Spätdienst, mehr Pflegepersonal)
  - Einführung und Umsetzung von Fehlerberichts- und Lernsystemen (CIRS)
  - Gemeinsame Morbiditäts- und Mortalitätskonferenzen mit Ärzten und Pflegepersonal
  - Verbesserung der Kennzeichnung von Isolationszimmern
  - Strukturierung und Intensivierung des Weanings
  - Optimierung der Kommunikation im multiprofessionellen Team
  - Umfassende Dokumentation von Angehörigengesprächen
  - Änderung der Antibiotikagabedauer
  - Erarbeitung einer SOP für Fixierungen und Abgleich mit dem Betreuungsgericht

All diese Änderungen stehen in engem Zusammenhang mit Fragen der Patientensicherheit. Wenn wie angestrebt, Peer-Review-Verfahren insbesondere an Behandlungsprozessen orientiert sind, vermögen sie hier rasch und effektiv Verbesserungen herbeizuführen. Erste Auswertungen des intensivmedizinischen Verfahrens zeigen, dass die Methode durch vergleichsweise einfache Integration der Ergebnisse in ein strukturiertes Qualitätsmanagement die Patientensicherheit fördert. Zudem zeigen sich Bereiche in denen weitere Verbesserungspotenziale identifizierbar sind (Kumpf 2014).

8.6.8 Fazit

In den Feedbacks der Peers und der Einrichtungen, die sich einem Peer Review unterzogen haben, wird dieses nahezu ausschließlich als wertvolles, direkt wirkendes und selbstbestimmtes Instrument zur Förderung von Qualität und Sicherheit der Patientenversorgung bewertet, das gleichzeitig einen passgenauen Wissenstransfer ermöglicht. Das qualifizierte, externe Feedback zu Stärken und Verbesserungspotenzialen ist ein wertvolles Instrument für die Standortbestimmung und weitere Ausrichtung der Qualitätsentwicklung der besuchten Einrichtung.

Die konsentierten zehn aktuellen deutschen intensivmedizinischen Qualitätsindikatoren beinhalten noch den Indikator IX: Händedesinfektionsmittelverbrauch und den Indikator X: Anwesenheit eines erfahrenen Intensivmediziners in der Kernarbeitszeit. Diese werden im beschriebenen Verfahren nicht bettseitig überprüft. Die ausführliche Begründung der einzelnen Indikatoren ist in der aktuellen Publikation der Indikatoren nachzulesen. Eine Aktualisierung der Indikatoren erfolgt in regelmäßigen Abständen um aktuellen medizinischen Entwicklungen Rechnung zu tragen (geplant 2016).

8.6.9 Literatur

Braun J P, Kumpf O, Deja M, Brinkmann A, Marx G, Bloos F, Kaltwasser A, Dubb R, Muhl E, Greim C, Bause H, Weiler N, Chop I, Waydhas C, Spies C (2013). „The German quality indicators in intensive care medicine 2013–second edition." *Ger Med Sci* 11, Doc09.

Bundesärztekammer (BÄK). Curriculum Ärztliches Peer Review, 2. Auflage 2013. Available from: http://www.bundesaerztekammer.de/fileadmin/user_upload/downloads/CurrAerztlPeerReview2013.pdf (Letzter Aufruf: 10.09.2014).

Bundesärztekammer (BÄK). Leitfaden Ärztliches Peer Review, 1. Auflage 2014. Available from: http://www.bundesaerztekammer.de/downloads/Leitfaden_Aerztliches-Peer-Review_2014.pdf (Letzter Aufruf: 19.08.2014).

Chop I, Eberlein-Gonska M (2012). „[The peer review procedure and its place in medicine]." Z Evid *Fortbild Qual Gesundhwes* 106(8), 547–552.

Grol R (1994). „Quality improvement by peer review in primary care: a practical guide." *Qual Health Care* 3(3), 147–152.

Kumpf O, Bloos F, Bause H, Brinkmann A, Deja M, Marx G et al.; NeQuI-Group (Netzwerk Qualität in der Intensivmedizin) (2014). „Voluntary peer review as innovative tool for quality improvement in the intensive care unit – a retrospective descriptive cohort study in German intensive care units". *GMS Ger Med Sci 2014* 12, Doc17.

Pronovost PJ, Hudson DW (2012). „Improving healthcare quality through organisational peer-to-peer assessment: lessons from the nuclear power industry." *BMJ Qual Saf* 21(10), 872–875.

Sens B, Fischer B, Bastek A, Eckardt J, Kaczmarek D, Paschen U et al. (2007). Begriffe und Konzepte des Qualitätsmanagements – 3. Auflage. GMS Med Inform Biom Epidemiol 3(1).

Danksagung

Wir danken der nationalen Steuerungsgruppe Peer Review der DIVI und dem Netzwerk Qualität in der Intensivmedizin (NeQuI) und den Vertretern der Landesärztekammern für die inhaltliche Unterstützung bei der Erstellung dieses Kapitels.

9 Patienten- und Mitarbeiterbeteiligung an der Patientensicherheit

Olga Frank und David Schwappach

9.1 Patientenbeteiligung zur Patientensicherheit

In Wissenschaft und Praxis wird zunehmend anerkannt, dass auch Patienten einen wichtigen Beitrag für ihre Sicherheit und zur Vermeidung von Fehlern in der medizinischen Behandlung leisten können. Bekannte internationale Gesundheitsorganisationen stellen unterschiedliches Informationsmaterial für Patienten zur Verfügung, um diese an das Thema Patientensicherheit heranzuführen. Die Praxiserfahrungen zeigen, dass dieser Ansatz zu positiven Effekten führt und Patienten aktiv zur Prävention von unerwünschten Ereignissen beitragen. Patienten sind die einzigen Personen, die am gesamten Behandlungsprozess direkt beteiligt sind und daher über sicherheitsrelevante Informationen im Gesamtkontext ihrer Behandlung verfügen. Diese Quelle darf nicht unberücksichtigt bleiben, denn sie kann für die Fehlerprävention von großem Nutzen sein. In internationalen Vergleichsstudien geben zwischen fünf (Großbritannien) und 16 Prozent (Norwegen) der Bevölkerung an, dass sie innerhalb der vergangenen 24 Monate einen medizinischen Fehler oder einen Medikationsfehler erlebt haben (Schwappach 2012).

Die Forderung der WHO, Patienten zur Förderung der Patientensicherheit mit einzubeziehen, ist überzeugend! Sie lancierte beispielsweise im Jahr 2005 ein Programm zur Patientenbeteiligung, *Patients for Patient Safety*, welches den globalen Aufbau eines von Patienten betriebenen Netzwerks zur Förderung der Patientensicherheit zum Ziel hatte. Patienten, die sich in Kooperation mit Leistungserbringern und gesundheitspolitischen Entscheidungsträgern gemeinsam für die Verbesserung der Patientensicherheit engagieren, fordern die Patientenbeteiligung und erlangen durch ihr Netzwerk zunehmend Gehör. Patienten sind grundsätzlich interessiert, sich an der Sicherheit ihrer medizinischen Behandlung zu beteiligen und einen aktiven Beitrag zur Fehlervermeidung zu leisten. Es zeigt sich, dass die Sicherheit der medizinischen Behandlung auch für Patienten ein zunehmend wichtiges Thema darstellt.

9.1.1 Die Perspektive der Patienten

Patienten beobachten Abläufe, Handlungen und Ereignisse während ihrer medizinischen Behandlung oft mit großer Aufmerksamkeit. Sie setzen sich mit ihrer Erkrankung auseinander und sind durchaus in der Lage, Abweichungen in der medizinischen Behandlung zu erkennen. Besonders chronisch kranke Patienten, die sich regelmäßig und häufig in medizinische Behandlung begeben müssen, lernen im Laufe der Zeit viele sicherheitsrelevante Aspekte ihrer Behandlung kennen. Sie sind dadurch erfahrene Experten ihrer eigenen Erkrankung, kennen ihre Medikation häufig ganz genau und wissen über therapeutische Abläufe Bescheid. Abweichungen von der regelmäßig erfahrenen Behandlung werden in der Regel sofort registriert. Typische Beispiele für solche Situationen sind:

- ein Patient wundert sich über die Infusion, die er heute erst am Abend erhält und nicht wie bisher immer am Morgen;
- ein Patient wundert sich über das gereichte Essen, obwohl er heute noch operiert werden soll;
- ein Patient ist über die zweimalige Blutentnahme innerhalb einer halben Stunde erstaunt;
- ein Patient bemerkt, dass sein Mitpatient im Zimmer mit dem falschen Namen angesprochen wird.

Ergebnisse internationaler Studien zeigen, dass Patienten sicherheitsrelevante Ereignisse korrekt beobachten, welche nicht in anderen Formen des Monitorings (z. B. Fehlermeldesystemen, Krankenakten) erfasst werden (Zhu 2011, Massó 2010). Durch die Befragung von Patienten können also zusätzliche Informationen gewonnen werden, die ansonsten für das Risk-Management nicht oder nur schwer verfügbar wären. Patienten können aber nicht nur aufmerksame Beobachter sein. Sie können auch einen aktiven Beitrag zur Vermeidung von Fehlern leisten und sich an sicherheitsfördernden Maßnahmen beteiligen. Dabei ist jedoch völlig unbestritten, dass die Verantwortung für die Sicherheit während der medizinischen Behandlung immer und ausschließlich bei den betreuenden Fachpersonen der jeweiligen Gesundheitsorganisation liegt.

Durch zahlreiche internationale Initiativen zum aktiven Einbezug von Patienten in die Patientensicherheit wurden in den letzten Jahren vermehrt Anstrengungen in Gesundheitsorganisationen unternommen, Patienten aktiv an der Vermeidung von Zwischenfällen zu beteiligen. Hier geht es darum, das Potenzial derjenigen Patienten zu stärken und zu nutzen, die bereit und in der Lage sind, sich an sicherheitsfördernden Maßnahmen zu beteiligen. In der Praxis zeigt sich, dass zwar viele Patienten sicherheitsrelevante Aspekte während ihrer medizinischen Behandlung beobachten, diese Beobachtungen gegenüber Fachpersonen aber nicht oder nicht zeitnah kommunizieren. Diese Patienten wundern sich zwar über beobachtete Fehler, leiten daraus aber keine Handlungen ab und fragen auch nicht nach. Gründe, die dieses Verhalten erklären, gibt es viele:

- Oft ist einem Patienten der Zusammenhang zwischen fehlerhaften Prozessen und negativen Folgen nicht klar oder die Konsequenzen werden unterschätzt.
- Patienten zweifeln häufig an ihrer Wahrnehmung und suchen alternative Erklärungen für ihre Beobachtungen, um die beobachtete Unregelmäßigkeit für sich plausibel erklären zu können.
- Patienten vermeiden aus Angst vor negativen Reaktionen seitens der Fachpersonen die Nachfrage oder den Hinweis auf einen möglichen Fehler.

Diese möglichen Überlegungen zeigen, dass es für Patienten sehr schwierig sein kann, direkt und zeitnah auf beobachtete Abweichungen und mögliche Fehler aufmerksam zu machen. Um sich aktiv an sicherheitsfördernden Maßnahmen zu beteiligen, benötigen Patienten konkrete, praxisnahe, einfach formulierte und unmissverständliche Informationen darüber, worauf sie achten sollen und wie sie im Falle eines beobachteten Fehlers reagieren können und sollen (Schwappach 2010).

9.1.2 Die Perspektive der Fachpersonen

Fachpersonen in Gesundheitsorganisationen beurteilen die Patientenbeteiligung zur Verbesserung der Patientensicherheit grundsätzlich positiv (Schwappach 2011). Es zeigt sich jedoch, dass besonders Verhaltensweisen akzeptiert sind, die der traditionellen Patientenrolle entsprechen. Beispielsweise werden Fragen zur Medikation besser akzeptiert als Fragen zu oder Hinweise auf Verhaltensweisen, die sich direkt auf klinische Prozeduren beziehen. Fachpersonen, die in der Betreuung von chronisch oder schwer kranken Patienten tätig sind, und solche, die bereits langjährige Erfahrung in der Patientenversorgung haben, fällt es oft leichter, das Potenzial der Patienten zu erkennen und auch kritische Fragen oder Hinweise anzunehmen, als ihren Kollegen ohne langjährige Praxiserfahrung.

Korrekt beobachtete Fehler werden bei den Fachpersonen eher akzeptiert als vorgetragene Beobachtungen, die auf keinem Fehler beruhen. Dies ist menschlich durchaus verständlich. Für den Patienten spiegeln diese Verhaltensweisen aber genau seine Befürchtungen wider, beim Beobachten einer Abweichung, welche auf keinem Fehler basiert, auf negative Reaktionen zu stoßen. Es ist daher von entscheidender Bedeutung, dass Fachpersonen auch in Fällen positiv reagieren, in denen Patienten richtige Behandlungsprozesse kritisch hinterfragen und vermeintliche Abweichungen kommunizieren, auch wenn diesen kein Fehler zugrunde liegt.

9.1.3 Erfahrungen mit dem Einbezug von Patienten

Der Ansatz des Patienteneinbezugs hinsichtlich Patientensicherheit kann sehr effektiv sein (Schwappach 2010). Werden Patienten konkret von Fachpersonen instruiert, so steigt die Bereitschaft, auf mögliche Fehler hinzuweisen, deutlich (Davis 2008). Auch wenn das traditionelle Rollenverständnis die Umsetzung empfohlener Maßnahmen noch erschwert, befürworten viele Patienten konkrete Handlungsempfehlungen. Die reine Abgabe solcher Handlungsempfehlungen genügt jedoch nicht. Die Motivation und Instruktion durch Fachpersonen haben eine herausragende Bedeutung und signalisieren dem Patienten, dass seine Beobachtungen und deren Kommunikation erwünscht, ja sogar erwartet werden. Gerade Maßnahmen, die das kritische Hinterfragen ärztlicher Autorität beinhalten, wie beispielsweise der Hinweis auf die fehlende

Händehygiene, sind für Patienten ungewohnt und daher schwierig umzusetzen. Hier spielen wahrgenommene Normen und die subjektive Überzeugung, die Handlungsempfehlungen umsetzen zu können und zu dürfen, eine zentrale Rolle für das aktive Engagement der Patienten (Schwappach 2010 B, Luszczynska 2007). So werden typischerweise empfohlene Maßnahmen zwar theoretisch von vielen Patienten akzeptiert, können aber während der aktuellen Behandlung nur zum Teil umgesetzt werden. Ausschließlich wenn Patienten die Einschätzung haben, dass ihr Engagement sozial erwünscht ist und wertgeschätzt wird, werden sie sich einbringen. Diesem Umstand ist in der gelebten Sicherheitskultur einer Organisation unbedingt Rechnung zu tragen.

9.1.4 Die Bedeutung für Gesundheitsorganisationen und Schlussfolgerungen

Gesundheitsorganisationen sind aufgefordert, eine Sicherheitskultur zu leben, die eine aktive Patientenbeteiligung fördert und die sich in der Patientensicherheit engagierte Patienten wünscht. Es muss die Kultur vermittelt werden, dass Patienten, die sich für ihre Sicherheit bemühen, ein positives Feedback erhalten und dieses Engagement von allen Mitarbeitern akzeptiert ist. Diese Herausforderung anzunehmen und zu fördern, ist von großem Nutzen für die Patienten und die Gesundheitsorganisation selbst. Fehlerprävention und Vertrauensbildung, Stärkung des Verhältnisses zum Patienten, nach innen und außen sichtbare Förderung der Sicherheitskultur sind nur einige beispielhaft aufgeführte Vorteile.

Patienten können einen wichtigen Beitrag für die Verbesserung der Patientensicherheit leisten. Sie können einerseits wichtige Hinweise auf Sicherheitsprobleme geben und andererseits aktiv zur Prävention von Fehlern während der medizinischen Behandlung beitragen. Die Mitarbeitenden haben eine zentrale Bedeutung für die Instruktion und Motivation der Patienten. Die systematische und konsequente Beteiligung von Patienten erfordert einen kulturellen und normativen Wandel in Einrichtungen des Gesundheitswesens, die eine Herausforderung, aber auch eine große Chance, für die Patienten darstellt. Erfahrungen zeigen, dass die Abgabe von Sicherheitsempfehlungen an Patienten einen positiven Effekt auf das Informationsgefühl, auf die wahrgenommenen Normen sowie die wahrgenommene Verhaltenskontrolle nach sich zieht und zu realistischen Einschätzungen des Fehlers führt (Schwappach 2012). Die oft geäußerte Befürchtung, dass Informationsmaterial zur Patientensicherheit die Ängste und Sorgen der Patienten verstärken würde, bestätigte sich bislang nicht.

9.1.5 Literatur

Davis RE, Koutantji M, Vincent C A (2008). How willing are patients to question healthcare staff on issues related to the quality and safety of their healthcare? An exploratory study. *Qual. Saf. Health. Care.* 17, 90–96.

Luszczynska A, Gunson KS (2007). Predictors of asking medical personnel about handwashing: the moderating role of patients' age and MRSA infection status. Patient. *Educ. Couns.* 68, 79–85.
Massó Guijarro P, Aranaz Andes JM, Mira JJ, Perdiguero E, Aibar, C (2010). Adverse events in hospitals: the patient's point of view. *Qual. Saf. Health. Care.* 19, 144–147.
Schwappach DL (2010). Engaging patients as vigilant partners in safety: a systematic review. *Med. Care. Res. Rev.* 67, 119–148.
Schwappach, DL (2012). Risk factors for patient-reported medical errors in eleven countries. *Health Expectations.* 17, 321–331.
Schwappach DL, Frank O, Koppenberg J, Müller B, Wasserfallen JB (2011). Patients' and healthcare workers' perceptions of a patient safety advisatory. *Int. J. Qual. Health. Care.* 23, 713–720.
Schwappach DL, Frank O, Buschmann U, Babst R (2013). Effects of an educational patient safety campaign on patients' safety behaivors and adverse events. *J. Eval. Clin. Pract.* 19, 285–291.
Schwappach DL, Wernli M (2010). Predictors of chemotherapy patients' intentions to engage in medical error prevention. *Oncologist.* 15, 903–912.
World Health Organisation. Patient Safety: Patients for Patient Safety. London Declaration 2006. Stand: 04.11.2014. http://www.who.int/patientsafety/patients_for_patient/pfps_london_declaration_2010_en.pdf?ua=1.
Zhu J, Stuver SO, Epstein AM, Schneider EC, Weissmann JS, Weingart, SN (2011). Can we rely on patients reports of adverse events? *Med. Care.* 49, 948–955.

Gerald Bachinger

9.2 Erwartungen von Patienten

Alle Erwartungen von Patienten umfassend darzustellen, stellt ein nahezu unmögliches Unterfangen dar. Patienten sind in ihren Erwartungen aufgrund jeweils anderer Lebenserfahrungen, Werteordnungen und sozialer, familiärer und kultureller Prägung facettenreich und individuell sehr unterschiedlich. Es sind aber in den letzten Jahren Tendenzen festzustellen, die die Rolle der Patienten im Gesundheitssystem neu definieren und das Gesundheitssystem und die Gesundheitsberufe vor neue Herausforderungen stellen; in der Folge zeigen sich auch geänderte Patientenerwartungen.

Eine der grundlegendsten Entwicklungen führt von einem passiven Rollenbild zu einer aktiven Rolle der Patienten und damit zu neuen Erwartungen und Bedürfnissen der Patienten. In den letzten Jahrzehnten hat sich die typische Patient-Arzt-Gesundheitsberufe-Beziehung zu einer Beziehung auf gleicher Augenhöhe gewandelt. Beide sind Experten in ihrem jeweiligen Bereich – der Arzt- und Gesundheitsberuf im fachlichen Bereich und der Patient als Experte, was seine Werteordnung, Lebensqualität und seine individuellen Zugänge zum Thema Krankheit und Gesundheit betrifft. Viele Patienten (vor allem die jüngere Generation) wollen nicht mehr (wohlwollend) bevormundet werden und verlangen umfassende und verständliche sowie begreifbare Information, um selbstverantwortliche Entscheidungen treffen zu können. Wenn dies auch derzeit ein noch nicht selbstverständlicher Zugang/Zustand ist, so handelt es sich hierbei jedenfalls um einen unumkehrbaren Trend, der immer stärker wahrzunehmen ist. Ein solches partnerschaftliches Modell hat natürlich Auswirkungen, wenn einmal Fehler/Schadenfälle vorgefallen sind. Die Patienten erwarten volle Transparenz und proaktives Vorgehen seitens der Ärzte/Gesundheitsberufe. Das Argument, die Patienten sollten nicht verunsichert werden, führt heutzutage nur zu Irritationen und zusätzlichen Konflikten. Auf Seiten der Gesundheitsdienstleister bemerke ich in den letzten Jahren durchaus große Bereitschaft, eine offene Fehlerkultur zu leben und nicht durch Verschweigen und „Unter-den-Teppich-Kehren" zusätzliche Verletzungen der Angehörigen oder der Patienten hervorzurufen. Auch die Haltung, dass Fehler guten Ärzten/Gesundheitsberufen nicht passieren können/dürfen, wird zunehmend abgelehnt. Seitens der Patienten/Angehörigen stelle ich ebenso fest, dass ein transparentes Vorgehen meist nicht als Vertrauensverlust, sondern als Vertrauensgewinn registriert wird.

Es ist heute keine Seltenheit mehr, dass ein Angehöriger eines Gesundheitsberufes (vor allem solche in leitenden Positionen) bei der Patientenanwaltschaft anruft, von einem Behandlungsfehler berichtet und um Beratung ersucht, wie im Interesse des betroffenen Patienten am besten vorzugehen ist. Die großen Trends der Patientenerwartungen liegen also in folgenden Bereichen:
- begreifbare Information (Aufklärung),
- proaktive Transparenz,
- Partizipation bei Patientensicherheitsinitiativen.

9.2.1 Begreifbare Information (verständliche Aufklärung)

Die Aufklärungsthematik ist ein Dauerbrenner zwischen Juristen und Ärzten. Es gibt kaum eine Veranstaltung mit medizinrechtlichem Hintergrund, bei der dieses Thema nicht auftaucht und dann alle anderen Fragen in den Hintergrund drängt. Schnell kommen Statements wie „amerikanische Verhältnisse", „Ärzte stehen mit einem Fuß im kriminellen Bereich" oder das „Damoklesschwert Haftung" über den Häuptern der Gesundheitsberufe. Zahlen, Daten und Fakten sind in Österreich kaum zugänglich. Einzig bei den außergerichtlich erledigten Beschwerdefällen der Patientenanwaltschaften ist nachvollziehbar, dass im Rahmen der anerkannten Haftungen die Aufklärungsfehler eine keinesfalls erhebliche Rolle spielen. Lediglich etwa 8–10 % der festgestellten medizinischen Behandlungsfehler fallen in diesen Bereich. Die „gefühlte" Betroffenheit in den ärztlichen Fachkreisen ist weit größer und bedrohlicher. Dabei darf nicht übersehen werden, dass die haftungsrechtliche Aufklärungsqualität in den letzten Jahren immens gestiegen ist und der Fokus in jüngerer Zeit ausschließlich darauf gelegt wurde, eine in rechtlicher Hinsicht „wasserdichte" Aufklärung zu produzieren. Ängste und Befürchtungen von Ärzten, einer ungewissen Situation machtlos gegenüberzustehen, sind allerdings nachvollziehbar und verständlich. Gerade bei der haftungsrechtlichen Überprüfung eines allfälligen Aufklärungsfehlers wird versucht, eine kommunikative Situation nachzuvollziehen. Diese hat jedoch schon vor Jahren stattgefunden und es liegen meist nur schriftliche Dokumente vor, die keine komplexe

Gesprächssituation umfassend wiedergeben und darstellen können. Selbst wenn Gesprächssituationen gefilmt werden, also eine wesentlich bessere Erkenntnisquelle als ein schriftliches Dokument vorhanden ist, wird sich die individuelle Gesprächssituation in ihren vielfachen verbalen und nonverbalen Facetten niemals vollständig nachvollziehen lassen. Es kommt also letztlich auf die Beweiswürdigung an, wer im Nachhinein mehr Glaubwürdigkeit bei der gerichtlichen Vernehmung erreicht.

Genau an diesem Punkt sollten wir überlegen, ob dieser isoliert rechtliche Ansatz der möglichst guten Abwehr von allfälligen Ansprüchen der einzig richtige ist. Der Zweck der Aufklärung liegt doch darin, dass die Patienten in die Lage versetzt werden sollen, medizinisches Fachwissen möglichst gut zu verstehen, in ihre Lebens- und Wertesituation zu übertragen und dann die für sie individuell richtige medizinische Entscheidung treffen zu können. Das bedeutet, dass der Schwerpunkt darin liegen sollte, verständliche und begreifbare Aufklärung für die Patienten zu entwickeln. Der Schwerpunkt der Anstrengungen sollte im kommunikativen Bereich und nicht bloß in der möglichst guten haftungsrechtlichen Abwehr von allfälligen Ansprüchen liegen. Studien zeigen, dass Patienten oft schon nach kurzer Zeit nicht mehr wissen, worum sich das durchaus bemühte ärztliche Aufklärungsgespräch gedreht hat. Die Reaktion auf diese Evidenz darf sich nicht dahingehend äußern, dass Aufklärung sowieso hinfällig sei und ein Rückfall in ärztlichen Paternalismus erfolgt. Die Antwort muss sein, dass die Anstrengungen für bessere Aufklärung intensiviert werden.

Einen guten Ansatz in diese Richtung bietet das Projekt ANIMEDES. Hier wird den Patienten vor einem ärztlichen Gespräch, unter Einsatz neuer Technologien (Aufklärung mittels Tablet, mit eingebetteten Grafiken und Filmen), leicht verständliche und aufbereitete Information gegeben. Dies ermöglicht den Patienten, die Informationen in ihrem eigenen Tempo durchzuarbeiten. Die Ärzte bekommen ein Feedback, was der Patient durchgearbeitet hat, wo „red flags“ sind und in welchen Bereichen das ärztliche Aufklärungsgespräch noch besonders zu vertiefen ist.

Ein anderes Bespiel ist der Aufklärungsfilm der ÖGARI, der den Patienten die Möglichkeit bietet, vor einem geplanten Krankenhausaufenthalt die anästhesiologische Aufklärung durchzuarbeiten. Dieser Film gibt den Patienten einen guten Einblick über die Arten, den Ablauf der Anästhesie, die Risiken und das richtige Verhalten vor und nach der Anästhesie.

Ein „Update“ oder „Reset“ der Aufklärungsentwicklung in diese skizzierte Richtung ist also durchaus zu überlegen und würde den legitimen Patientenerwartungen entsprechen.

9.2.2 Proaktive Transparenz (aber nicht strafrechtliche „Rache“ nehmen)

Patienten haben meist großes Verständnis dahingehend, dass Gesundheitseinrichtungen/Krankenanstalten hochkomplexe Einrichtungen darstellen und dort immer wieder Fehler und Schadenfälle vorkommen können. Es hat sich durchaus bereits herumgesprochen und ist „Allgemeinwissen“, dass es sich hier um Hochrisikobereiche handelt, die ähnliche Herausforderungen stellen, wie etwa der Luftverkehr oder Industriebetriebe, die mit gefährlichen Stoffen arbeiten. Das Verständnis endet aber dann, wenn der Eindruck entsteht, dass Patienten belogen werden oder nicht die volle Wahrheit vermittelt wird oder Fehler/Schadenfälle vertuscht werden sollen.

Eigentlich selbstverständlich sollte es sein, dass in solchen Fällen eine Entschuldigung erfolgt; dies ist ein emphatisches, kommunikatives, menschlich-soziales Grundbedürfnis der Patienten, das aufgrund der rechtlichen Rahmenbedingungen zulässig und erwünscht ist und keinesfalls eine Obliegenheitsverletzung darstellt. Der Ratgeber „Wenn etwas schief geht“ der österreichischen Plattform Patientensicherheit zeigt einen rechtlich und kommunikativ richtigen Weg auf, der konfliktvermeidend oder zumindest nicht konfliktverschärfend ist.

In Einzelfällen wollen Angehörige oder Patienten „Rache“ nehmen und rufen daher nach strafrechtlichen Konsequenzen. Das ist aber meist die Konsequenz eines vorhergehenden schlechten kommunikativen Umganges, des „Verschweigens oder sogar Belügens von Patienten, und dann der einzige Ausweg, den Patienten sehen, wenn man sie alleine lässt.

Festzuhalten ist, dass eine strafrechtliche Aufarbeitung weder dem betroffenen Patienten nützt noch dem Gesundheitssystem. Falls es selten genug zu einer strafrechtlichen Verurteilung kommt, sind die Patienten/Angehörigen meist enttäuscht, weil die strafrechtlichen Konsequenzen keinesfalls ihren Vorstellungen entsprechen. Selbst bei massiven Behandlungsfehlern kommt es bei unbescholtenen Staatsbürgern (lediglich aus Sicht eines schwer getroffenen Patienten) zu bedingten Geldstrafen oder bedingten Haftstrafen.

Ziel einer strafrechtlichen Aufarbeitung ist nicht und kann es auch nicht sein, dass aus Fehlern gelernt wird bzw. qualitätssichernde Aspekte wahrgenommen werden. Solche Ansätze können nur im außergerichtlichen Verfahren, etwa bei den Patientenanwaltschaften, begonnen werden.

Eine strafrechtliche Befassung führt auch zu einer absoluten Verhärtung der Fronten, und Lösungen, die für beide Seiten akzeptabel sind, können nicht mehr gefunden werden.

Eine überbordende Anzeigepflicht ist ebenso kein sinnvoller Weg (Mythen, wie absolute Anzeigepflicht bei „Mors in Tabula“, sind kontraproduktiv), da, wenn der strafrechtliche Weg einmal eingeschlagen wird, eigene „Gesetze“ wirken und ein Zurückführen auf eine außergerichtliche, einvernehmliche Streitbeilegung nicht mehr möglich ist.

Dazu kommt, dass aus vielen Studien aus dem Bereich der Patientensicherheit bekannt ist, dass ein medizinischer Behandlungsfehler sehr selten aus einem einzelnen medizinischen Fehlverhalten resultiert. In den meisten Fällen handelt es sich um ein Bündel von Kausalitäten verschiedener Personen/Berufsgruppen und um ein starkes negatives Wirken von defizitären strukturellen Rahmenbedingungen. Dieser Gemengelage können Strafprozesse, die vor allem auf ein individuelles Verschulden ausgerichtet sind (Ausnahme: Verbandsverantwortlichkeitsgesetz), nicht gerecht werden.

In puncto „defensive Medizin“ sind wir in Österreich derzeit noch weit von den oft zitierten „amerikanischen Verhältnissen“, entfernt. Der österreichische Weg ist der gesundheitspolitisch und von der weit überwiegenden Mehrheit der Patienten gewünschte Weg der alternativen und außergerichtlichen Streitbeilegung. Es ist zwar ein Faktum, dass die gefühlte Bedrohung vieler Ärzte/Gesundheitsberufe durch das Strafrecht als sehr hoch eingeschätzt wird. Beschreibungen wie: „mit einem Fuß im Gefängnis“ oder die „haftungsrechtliche Keule“ sind immer wieder zu hören. Es darf daher nicht unterschätzt werden, dass solche professionellen Einschätzungen einen durchaus starken Einfluss auf die konkrete Art und Weise der Berufsausübung haben. Es ist aber umgekehrt genauso ein Faktum, dass strafrechtliche Verfahren und strafrechtliche Verurteilungen äußerst selten erfolgen, dann aber die Medien rauf und runter gespielt werden und damit der Eindruck entsteht, dass dies täglich passiere. Die gefühlte individuelle Bedrohung durch das Strafrecht ist also weit höher als die reale Gefahr, in die „strafrechtlichen Mühlen“ zu gelangen. In dieser Hinsicht ist objektive Information erforderlich, dann würden die Zahlen, Daten und Fakten für sich sprechen und übertriebene und abzulehnende Defensivmedizin nicht in Betracht kommen.

Eine wirksame Alternative zur strafrechtlichen Verfolgung ermöglichen die außergerichtlichen Angebote durch die Patientenanwaltschaften. Dort werden die durch medizinische Behandlungsfehler geschädigten Patienten in ihren Erwartungen/Bedürfnissen wahrgenommen und auch die Patienten und Angehörigen, die den Verdacht haben, dass ein solcher Behandlungsfehler gegeben sei, professionell betreut. Viele Patienten wollen auch gar keine Rache, sondern wollen, dass das, was ihnen passiert ist, nicht auch weiteren Patienten passiert. Die Erwartungen der Patienten gehen also durchaus in die Richtung Qualitätsverbesserungen und Verbesserung der Patientensicherheit. Seitens der Patientenanwaltschaften werden daher Initiativen zur Hebung der Patientensicherheit unterstützt sowie alle Maßnahmen des Risk-Managements gefördert.

9.2.3 Partizipation bei Patientensicherheitsinitiativen

In den letzten Jahren wurden sehr viele neue Initiativen zur Hebung der Patientensicherheit begonnen und durchgeführt. Bei allen diesen Initiativen haben Experten mit Experten (zum Wohle der Patienten) gearbeitet. Die Patienten waren passive Nutznießer und wurden bestenfalls über Ergebnisse informiert. Ein neuer Ansatz liegt darin, dass auch die Patienten in diese Initiativen einbezogen werden und daran partizipieren können. Es geht allerdings nicht darum, die Verantwortung für eine hohe Patientensicherheit auf die Patienten abzuwälzen, sondern darum, dass eine zusätzliche „Sicherheitsebene“ eingeführt wird. Um beim „Swiss-Cheese“-Modell/-Bild zu bleiben: Zusätzlich zu den bestehenden Sicherheitsebenen und Sicherheitsnetzen wird noch eine weitere Sicherheitsebene eingeführt, nämlich die der betroffenen Patienten und/oder der Angehörigen.

Die Stiftung Patientensicherheit hat hier Pionierarbeit mit dem Projekt PATEM geleistet (Fehler vermeiden – helfen Sie mit!). Ein ähnliches Projekt der Einbeziehung und Partizipation wurde von der österreichischen Plattform für Patientensicherheit gestartet.

Die Plattform für Patientensicherheit hat in den letzten Jahren ein zukunftsweisendes Projekt entwickelt, das Patienten im Bereich Patientensicherheit und Risikomanagement neue Zugänge ermöglicht und deren Kompetenzen stärkt. Es wurden ein Handbuch („Leitfaden für einen sicheren Krankenhausaufenthalt") und ein Folder „Sicher ist sicher" gestaltet, die bei den Hotspots der Patientensicherheit die Patienten sensibilisieren und ihnen Anleitungen und Tipps geben, ihre Ressourcen und Erfahrungen einzubringen. Die Patienten sind schließlich die einzigen Personen in den komplexen Prozessen eines Krankenhauses, die den gesamten Behandlungs- und Betreuungsprozess direkt miterleben. Diese Hotspots der Patientensicherheit sind Bereiche wie: die Information rund um die eigene Erkrankung, die Kommunikation und Interaktion mit Krankenhausmitarbeitern, Hygienemaßnahmen, Patientenidentifikation sowie Wissenswertes zu der Medikamenteneinnahme, der allgemeinen Gefahrenvermeidung und dem Entlassungsmanagement. Der Folder „Sicher ist sicher" wurde in zwei öffentlichen Krankenanstalten evaluiert und hat sowohl bei den teilnehmenden Patienten als auch beim Gesundheitspersonal sehr positive und zustimmende Werte gebracht.

Diese Inhalte wurden, in Zusammenarbeit mit „vielgesundheit.at", in Form einer Patientensicherheitsapps und einer eigenen website (patientensicherheit-online.at) in einer neuen, komprimierten und ergänzten Form den Patienten, den Angehörigen und dem Gesundheitspersonal zur Verfügung gestellt. Mit der App (als I-Phone und Android-Version) wird ein innovativer, niedrigschwelliger Zugang für Patienten, auch außerhalb der Betreuung durch ein Krankenhaus, ermöglicht.

Christoph Kranich

9.3 Die Rolle von Patienten und Patientengruppen

Sollen Patienten jetzt schon selber dafür sorgen, dass ihnen beim Arzt oder im Krankenhaus nichts passiert? Hat das Gesundheitssystem kapituliert? Vielleicht weil es gemerkt hat, dass es von Fremdinteressen dominiert ist: von Gewinnerwartungen der Ärzte, Apotheker, Pharma- und Versicherungsfirmen und deren Aktionäre? Und von dem Dominanzstreben der großen Akteure, allen voran der Ärzteschaft, aber auch der Krankenhausträger und der Krankenkassen, die ihre Macht- und Einflusssphären im größten Wirtschaftszweig Deutschlands mit Zähnen und Klauen verteidigen, häufig auf Kosten ihrer Mitglieder oder Patienten?

Für diese Selbsterkenntnis gäbe es Anhaltspunkte. Der Sachverständigenrat zur Begutachtung der Entwicklung im Gesundheitswesen meint:

> Zusammenfassend kann für den Krankenhausbereich eine Größenordnung von 5–10 % unerwünschter Ereignisse, 2–4 % Schäden, 1 % Behandlungsfehler und 0,1 % Todesfälle, die auf Fehler zurückgehen, angenommen werden. (Deutscher Bundestag 2007)

Das hieße 850.000 bis 1.700.000 unerwünschte Ereignisse, 340.000 bis 680.000 Schäden, 170.000 vermeidbare Schäden, also Behandlungsfehler, und 17.000 fehlerbedingte Todesfälle pro Jahr – allein im Krankenhaus. Die 5.000 Verkehrstoten des Jahres 2006, von denen mit Sicherheit ebenfalls ein großer Teil vermeidbar gewesen wäre, nehmen sich daneben bescheiden aus (Statista 2014, http://de.statista.com/statistik/daten/studie/185/umfrage/todesfaelle-im-strassenverkehr/).

Auch für die Medizin bei niedergelassenen Ärzten gibt es Anhaltspunkte, allerdings noch nicht für eine entsprechende Selbsterkenntnis. Das Thema ist längst noch nicht so weit in die Mitte des Gesundheitssystems – also in den Bereich der ambulanten Versorgung – vorgedrungen, wie es im Bereich der stationären Versorgung der Fall ist. Die Verbraucherzentrale Hamburg hat seit 2011 sechs Arztgruppen mit echten Patienten systematisch getestet – Schönheitschirurgen, Zahnärzte, Orthopäden, Augenärzte, Allgemeinmediziner und Kieferorthopäden (www.vzhh.de). es handelt sich zwar nur um die erste Phase bis zur eigentlichen Behandlung – Anamnese, Untersuchung, Diagnose, Aufklärung und Beratung zum möglichen weiteren Vorgehen –, aber wenn schon der Anfang nicht stimmt, wie soll es dann gut weitergehen? In jeder Arztgruppe besuchten Patienten 20 bis 30 Ärzte und werteten die Besuche systematisch aus. 30 bis über 40 Prozent der Ärzte schafften nicht die Hälfte dessen, was sie nach der zugrunde gelegten Checkliste hätten schaffen müssen, und waren damit durchgefallen (Schulnote 5). Die Durchschnittsnote aller Ärzte lag regelmäßig zwischen 3,5 und schlechter als 4. Die Checklisten für diese Untersuchungen waren zusammen mit erfahrenen Gutachter-Ärzten unter Berücksichtigung von Rechtsprechung, Leitlinien und Lehrbüchern entwickelt worden.

Sollen also Patienten nun dafür sorgen, dass die Qualität der Ärzte, Krankenhäuser und aller anderen Medizin-Institutionen besser wird? Das wäre eine Aufwertung der Patientenrolle durch die Hintertür. Denn eigentlich müssten die Patienten mit ihren Wünschen und Bedürfnissen von Anfang an ernst genommen werden und im Mittelpunkt stehen.

9.3.1 Die Patienten im Mittelpunkt

Patienten sind zwar per definitionem der passive Teil des Behandlungsgeschehens – das Wort Patient kommt schließlich vom selben Wortstamm wie *passiv* und *Pathos*, das Leiden. Aber immerhin sind sie die Hauptpersonen, um die sich alles dreht, ohne die es das ganze Gesundheitswesen nicht geben müsste. Diese Grundwahrheit hat schon 1992 der damalige Sachverständigenrat in den denkwürdig-bedeutsamen Nebensatz gekleidet: *„... der Patient, der idealtypisch im Mittelpunkt des für ihn geschaffenen Gesundheitswesens steht...“* (SVR 1992). – Warum „idealtypisch“? Weil es so sein *sollte*, aber eben nicht so ist. Die Akteure, Leistungserbringer wie Kostenträger sind viel zu häufig mehr an ihrem eigenen Vorteil, Image und Gewinn orientiert als an dem ihrer Patienten. Das ist der Preis der politisch gewollten wettbewerblichen und marktwirtschaftlichen Ausrichtung des Gesundheitssektors, der sich immer mehr als Gesundheitswirtschaft begreift und immer weniger als System im Dienst seiner Nutzer.

In einem wettbewerblich-marktwirtschaftlichen Gesundheitssystem hat es der Patient nicht leicht, seinen Beitrag zur eigenen Sicherheit zu leisten. Denn er wird vor allem als Kunde angesprochen und mit wohlklingenden Angeboten umworben. Ob dann immer drin ist, was drauf steht, merkt er häufig erst hinterher. Dann ist es oft für die Sicherheit zu spät.

9.3.2 Erste Konsequenz: Patient ist nicht Kunde

Patienten sollten im Gesundheitssystem nicht als Kunden angesprochen und umworben werden, die erst im Nachhinein feststellen können, ob eine versprochene Leistung auch in der erwarteten Qualität erbracht wurde. Sie müssen vielmehr eine neue Rolle als „Koproduzenten“ erhalten. Denn sie sind an der Produktion ihrer Gesundheit ganz wesentlich beteiligt – vielleicht sogar mehr als Ärzte, Krankenpflegepersonen und andere Gesundheitsarbeiter. Ohne die patienteneigenen Selbstheilungskräfte wären diese Helfer völlig machtlos. Die Patienten sind damit sogar die eigentlichen Produzenten ihrer Heilung und Gesundheit – und die Gesundheitsarbeiter nur Helfer und Berater, also Koproduzenten.

Juristisch ist diese Denkfigur längst Wirklichkeit: Jeder Eingriff, jede Behandlung und Therapie ist eine Körperverletzung und nur zulässig durch die Einwilligung der Patienten. Und diese ist überhaupt nur möglich nach einer ausführlichen, verständlichen Aufklärung. Dadurch hat – theoretisch – der Patient letztlich das Sagen. Ohne seine Zustimmung ist das Gesundheitssystem machtlos. Allerdings ist das Bewusstsein für diesen Tatbestand nicht so selbstverständlich und verbreitet, wie es sein sollte. Es bekannter und selbstverständlicher zu machen, wäre ein erster Schritt hin zu einer aktiveren Rolle der Patienten bei der Wahrung und Mehrung ihrer Sicherheit.

Allerdings hat der Patient alleine gegenüber einem so großen System einen schlechten Stand. Die Gesundheitswirtschaft ist in Deutschland einer der größten Teilbereiche der Volkswirtschaft – größer als die Automobilwirtschaft. Und Patienten sind im Kerngeschäft des Gesundheitswesens keine Kunden (und erst recht keine mündigen), sondern kranke, leidende, schmerzgeplagte Individuen, die Hilfe erwarten. Was schon dem normalen Verbraucher kaum gelingt – unübersichtliche Märkte, ihre Angebotsstrukturen und die Qualität ihrer Leistungen zu durchschauen, zu bewerten und sich ihnen gegenüber souverän zu verhalten –, ist für Patienten erst recht schwer, in den meisten Fällen völlig unmöglich.

9.3.3 Zweite Konsequenz: Patienten brauchen Unterstützung

Deshalb brauchen Patienten Unterstützung – mehr noch als gewöhnliche Verbraucher. Die können oft durch ein wenig Hilfe in die Lage versetzt werden, sich selbst zu orientieren und zu helfen; bei Patienten geht das umso weniger, als sie gerade Patienten sind, also leiden, Schmerzen haben und mit sich selbst beschäftigt sind.

Unterstützung heißt mehrerlei: erstens Beratung, die zur eigenen Problemlösung verhilft; zweitens individuelle Vertretung, wenn die eigenen Kräfte und Kompetenzen so schnell nicht (wieder)herzustellen sind; und drittens kollektive Interessenvertretung. Diesen letzten Aspekt hat die Gesundheitsministerkonferenz des Europarates 1996 wegweisend formuliert: Sie forderte *einen* „trilateralen Sozialpakt zwischen Patienten, Leistungserbringern und Kostenträgern“, in dem alle drei Gruppen „die gleichen Möglichkeiten zur Mobilisierung der öffentlichen Meinung“ erhalten (Europarat 1996). Patienten sollen als Gruppe ebenso stark werden, ihre Meinung ebenso sichtbar in die Öffentlichkeit tragen können wie etwa Ärztekammern, Krankenhaus- und Krankenkassenverbände.

9.3.4 Dritte Konsequenz: Patienten brauchen eine Stimme

Dahin ist es gewiss noch ein weiter Weg. Doch er wird nur kürzer, wenn wir die ersten Schritte gehen. Damit hat die Bundesregierung (Deutschland) vor zwölf Jahren begonnen. Sie hat in den Paragrafen 140 f und g des fünften Sozialgesetzbuches die Beteiligung von Patientenorganisationen an wichtigen Gremien der Gesundheitsversorgung geregelt (Kranich 2015). Nachdem sie vier Jahre vorher die individuelle Beteiligung der Patienten am Behandlungsgeschehen – shared decision making, das partnerschaftliche Entscheiden – zu fördern begonnen hatte (www.patient-als-partner.de), ist dies der zweite Schritt zum Ernstnehmen der Patienten als aktive Partner, nun auch auf der gesellschaftlichen Ebene.

Damit ist allerdings ein Dilemma entstanden. Wenn Patienten und ihre Organisationen dauerhaft „Laien“ bleiben, also ohne Schulung, ohne Bezahlung und ohne Unterstützung ihrer Zusammenschlüsse auskommen müssen, sind sie überfordert. Sie erhalten für ihre meist primäre Aufgabe, die gegenseitige Hilfe in der Krankheitsbewältigung, wenig oder keine Unterstützung und arbeiten häufig am Rande ihrer ohnehin schwachen Kräfte. Die zusätzliche Rolle als Mitgestalter der Versorgungsstrukturen ist nicht ohne zusätzliche Hilfe möglich.

Patientenorganisationen brauchen Unterstützung, sollen sie ihre seit zwölf Jahren gesetzlich verankerte Rolle in gesundheitspolitischen Gremien dauerhaft sinnvoll ausfüllen. Dazu gehören vor allem Schulung und Fortbildung (Grenz-Farenholtz et al. 2014), aber auch Hilfe beim eigenverantwortlichen Management der Gruppen- und Dachverband-Funktionen.

9.3.5 Sollen Patienten nun zu ihrer Sicherheit selbst beitragen oder nicht?

Ja, sie sollen! Aber dafür brauchen sie ein Gesundheitssystem, das sich an ihren Bedürfnissen – gesund zu werden – ausrichtet und nicht an ihren Geldbeuteln. Ein Gesundheitswesen, das Patienten sowohl in die individuelle Behandlung als auch in die Systemgestaltung einbindet, macht deren Wünsche und Bedürfnisse zur Richtschnur des therapeutischen und politischen Handelns. Dann kommen sie auch sicherer durch dieses System hindurch. Doch das braucht einen großen Wurf und nicht nur ein bisschen Selbstbeteiligung bei der Patientensicherheit.

Selbst wer eine Marktwirtschaft mit Konkurrenz und Wettbewerb für die richtige Wirtschaftsform hält, sollte sich überlegen, ob diese Prinzipien auch für das Gesundheitswesen gelten dürfen. Denn dort sind die Kompetenzen zum Umgang damit am geringsten ausgeprägt und die Menschen brauchen am meisten Schutz vor ihren Risiken und Nebenwirkungen. Dort muss das, was das konstituierende Prinzip unseres Sozialversicherungssystems ist – die Solidarität, die häufig auch mit den Worten Brüderlichkeit oder Nächstenliebe verknüpft wird –, am ausgeprägtesten sein (Kranich 2015b). Allerdings ist damit nicht der Rest der Welt zu retten – das Gesundheitssystem eignet sich nicht als Reparaturwerkstatt für die Nebenwirkungen des Kapitalismus.

Noch etwas: Wenn Menschen einmal krank sind, ist es häufig viel schwerer, selbstbewusstes Auftreten und Mitgestaltung zu lernen. Das sollte schon weit vorher geschehen, sozusagen als demokratische Bürger- bzw. Patientenpflicht – am besten sogar, solange sie noch keine Patienten sind. Warum lernen wir in den Schulen alles über die großen Kriege und über Hannibal oder Alexander den Großen, aber kaum etwas über unsere heutigen Gesundheits- und Sozialsysteme, in denen sich die jungen Menschen nach ihrer Schulzeit als Versicherte und Patienten selbstständig, mündig und selbstbewusst zurechtfinden müssen? Warum wird man auf das Patient-Sein ebenso wenig vorbereitet wie beispielsweise auf das Eltern-Sein oder auf das Sterben?

9.3.6 Literatur

Deutscher Bundestag (2007). 16. Wahlperiode, Drucksache 16/6339.

Europarat (1996). Fünfte Konferenz der europäischen Minister für Gesundheit: Soziale Herausforderungen an die Gesundheit: Gerechtigkeit und Patientenrechte im Kontext von Gesundheitsreformen. Warschau 7.–8. November 1996. In Kranich C, Böcken J. Patientenrechte und Patientenunterstützung in Europa, Anregungen und Ideen für Deutschland. Baden-Baden (Nomos) 1997, 197–207.

Grenz-Farenholtz B, Langner D, Hohmann E, Kranich C, Verheyen F (2014). Patientenvertretung auf der Ebene der Bundesländer – Ergebnisse einer quantitativen Befragung zu den Bildungsbedürfnissen von Patientenvertretern und Patientenvertreterinnen. In Das Gesundheitswesen (DOI 10.1055/s-0034-1366985 Gesundheitswesen).
Kranich C (2015a). Patientenorganisationen – Geschichte, Systematik, Perspektiven. In Thielscher C (Hrsg.). Medizinökonomie, Band 1: Das System der medizinischen Versorgung. Wiesbaden (Springer-Gabler) 406–429.
Kranich C (2015b). Solidarität, Brüderlichkeit und Nächstenliebe als Kennzeichen eines modernen Gesundheitswesens. In Thielscher C (Hrsg.): Medizinökonomie, Band 1: Das System der medizinischen Versorgung. Wiesbaden (Springer-Gabler) 707–717.
SVR (1992). Sachverständigenrat für die Konzertierte Aktion im Gesundheitswesen: Ausbau in Deutschland und Aufbruch nach Europa. Jahresgutachten 1992. Baden-Baden (Nomos) 105, Nr. 352.
Statista (2014) http://de.statista.com/statistik/daten/studie/185/umfrage/todesfaelle-im-strassenverkehr (Abruf 14.12.2014).

Maria Kletečka-Pulker und Sabine Parrag

9.4 Sprachbarrieren

9.4.1 Neue Herausforderungen im Gesundheitswesen

Das Verhältnis von Patienten und Angehörigen von Gesundheitsberufen hat sich in den letzten Jahren stark verändert. Für diese Entwicklung werden mehrere Gründe verantwortlich gemacht. Ein wichtiger Grund ist, dass viele Länder das Recht auf informierte Einwilligung rechtlich verankert haben und der Patient zunehmend eine partizipative Rolle einnimmt (Europäische Kommission 2009). Diese Richtlinie enthält unter anderem die Empfehlung, dass die Handlungskompetenzen der Bürger und Patienten gestärkt werden sollen. Die Patienten sollen umfassend informiert werden über das Recht auf Aufklärung vor der Einwilligung in Behandlungen, damit die Wahlmöglichkeit und die Entschlussfreiheit der Patienten gewahrt bleiben.

Hinzu kommt, dass die Patienten viel mobiler geworden sind. Angehörige von Gesundheitsberufen müssen zunehmend fremdsprachige Patienten (Migranten, Touristen etc.) versorgen. Nicht zuletzt hat die Patientenmobilitätsrichtlinie 2011/24/EU (Europäische Kommission, 2011) für alle Mitgliedstaaten der EU sowie für die EWR-Staaten Island, Liechtenstein und Norwegen Rahmenbedingungen geschaffen, damit Patienten ihre Rechte im Hinblick auf den Zugang zur grenzüberschreitenden Gesundheitsversorgung und auf die Kostenerstattung dieser Leistungen beanspruchen können.

Nicht zuletzt wird das Arzt-Patienten-Verhältnis zunehmend durch den Einsatz telematischer Anwendungen geprägt. Informations- und Kommunikationstechnologien durchdringen die moderne Medizin (Katzenmeier und Schrag-Slavu 2010). Chancen und Risiken des Einsatzes moderner Informations- und Kommunikationstechnologien im Gesundheitswesen werden immer wieder kontrovers diskutiert. Mit Hilfe telematischer Anwendungen können zwei scheinbar widerstreitende Ziele zugleich erreicht werden: eine zeitnahe und qualifizierte Patientenbehandlung bei gleichzeitiger Schonung von Ressourcen. Gerade das neue Tool Videodolmetschen zeigt, wie durch den zeitnahen Einsatz von professionellen Dolmetschern per Video Kosten gespart werden können und gleichzeitig die Qualität der Patientenversorgung erhöht werden kann.

Dies zu evaluieren war auch Ziel des durchgeführten Pilotprojekts „Videodolmetschen im Gesundheitswesen", welches in seinen ersten Zügen von der Arbeitsgruppe „Umgang mit nicht deutschsprachigen PatientInnen" der Österreichischen Plattform Patientensicherheit mitentwickelt wurde. Eine sich daraus herausgebildete Arbeitsgruppe „Migration und Gesundheit" initiierte zudem eine digitale Landkarte zur Sichtbarmachung österreichischer kultursensibler Angebote im Gesundheitswesen (www.migrationundgesundheit.at), welche neben dem Pilotprojekt Videodolmetschen auch andere Initiativen zeigt. Zudem konnte durch den großen Erfolg des Pilotprojekts in enger Zusammenarbeit mit dem Institut für Ethik und Recht in der Medizin der Universität Wien und der Österreichischen Plattform Patientensicherheit ein professionelles Videodolmetsch-Unternehmen (SAVD Videodolmetschen GmbH) gegründet werden, welches die im Pilotprojekt getestete neue Innovation des Videodolmetschens und die dadurch ermöglichte qualitätsgesicherte Gesundheitsversorgung nun für ganz Österreich möglich macht (www.videodolmetschen.com).

9.4.2 Rechtliche Aspekte – Sprachbarriere und medizinische Aufklärung und Einwilligung

Die Kommunikation ist ein zentrales Element eines guten Arzt-Patienten-Verhältnisses. Sprachbarrieren können zu Fehlversorgungen und rechtlichen Folgen in vielfältiger Hinsicht führen (Kletečka, 2010). Vor allem auch aus rechtlicher Sicht ist es notwendig, dass die am Behandlungsgeschehen beteiligten Personen miteinander sprechen können. Der Patient/die Patentin muss darüber aufgeklärt werden und verstehen, an welcher Erkrankung er/sie leidet und welche medizinischen Schritte geplant sind, da die Einwilligung des aufgeklärten Patienten – neben der medizinischen Indikation – Voraussetzung für eine rechtmäßige Heilbehandlung ist (Kletečka-Pulker, 2013).

Kann ein Patient aufgrund der Sprachbarrieren nicht oder nicht ausreichend aufgeklärt werden und wird ohne Vorliegen eines Notfalls trotzdem behandelt, macht sich der behandelnde Arzt in Österreich gemäß § 110 StGB (Eigenmächtige Heilbehandlung) strafbar. In manchen Fällen werden Patienten abgewiesen, da sie ihre Behandlungsbedürftigkeit nicht kommunizieren können. Kommunikationsschwierigkeiten sind ein großes Risiko für die Gesundheit der Patienten und ein Haftungsrisiko für den behandelnden Arzt bzw. den Träger der Krankenanstalt.

Muss ein Patient trotz Sprachbarriere aufgrund eines Notfalls behandelt werden, kann es zu Mehrfachuntersuchungen, Überversorgungen und Behandlungsfehlern kommen. Diese Situation ist nicht nur für die Patienten sehr belastend, sondern auch für die Angehörigen der Gesundheitsberufe, da sie Patienten behandeln müssen, mit denen sie sich gar nicht oder nicht ausreichend verständigen können. Dolmetscher werden in Krankenhäusern nur vereinzelt herangezogen. Muss ein Eingriff nicht unmittelbar durchgeführt werden, kann die Zuziehung eines Dolmetschers leichter geplant und bewerkstelligt werden. Steht kein professioneller Sprachmittler zur Verfügung, wird in der Praxis auf verschiedene Hilfsmodelle zurückgegriffen. Häufig werden Angehörige oder Begleitpersonen des Patienten als Sprachmittler herangezogen. Studien zeigen, wie gefährlich und haftungsträchtig diese Varianten sind, da es oft zu Fehlübersetzungen kommt (Menz, 2011; Pöchhacker, 2008).

Weder in Österreich noch in Deutschland bestehen für die Aufklärung von Patienten mit Sprachbarrieren – mit Ausnahme der gehörlosen Patienten – sondergesetzliche Bestimmungen, so dass auf allgemeine gesetzliche Regelungen zurückgegriffen werden muss. Diese sind jedoch hinsichtlich der Aufklärung nicht sehr bestimmt und wurden vor allem durch Judikatur geprägt. Auch Patienten mit Sprachbarriere haben das Recht – wie jeder deutschsprachige Patient – auf vollständige Aufklärung vor jedem medizinischen Eingriff.

Eines der Hauptprobleme für die behandelnden Ärzte in der Praxis liegt in der Beurteilung, ob der Patient die Aufklärung tatsächlich verstanden hat. Dies ist oft schon bei Patienten ohne Sprachbarrieren sehr schwierig und zeitintensiv (siehe auch ausführlich zur Rechtslage in Deutschland: Spickhoff, 2010). Bestehen Zweifel an der Verständigungsmöglichkeit, ist davon auszugehen, dass andere Möglichkeiten gefunden werden müssen, um den Patienten ausreichend aufzuklären.

Entscheidend ist juristisch letztlich, wer das Risiko für die Sprachbarriere trägt, wobei hier zwischen jenen Fällen unterschieden werden muss, bei denen ein medizinischer Notfall beziehungsweise eine Behandlungspflicht („Eilfällen") (Spickhoff, 2010) besteht, in welchem der Patient behandelt werden muss, auch wenn er sich gar nicht oder schlecht verständigen kann, und solchen, in welchen eine Behandlung nicht dringend notwendig ist. Ist der Patient behandlungsbedürftig und daher unabweisbar, muss der Arzt bzw. die Krankenanstalt ihn behandeln. Hier liegt nun das Grundproblem: Wie kann ein Arzt oder eine Krankenanstalt erkennen, ob eine Behandlungspflicht besteht, wenn der Patient sich überhaupt nicht verständigen kann? Dies hat auch letztlich zu einer Haftung eines Trägers einer Krankenanstalt geführt, weil ein Krankenpfleger dieser Krankenanstalt nicht dafür gesorgt hatte, dass ein offensichtlich Erkrankter einem Mediziner zur diagnostischen Abklärung zugeführt wurde (Kletečka, 2010). Grund dafür war, dass der Patient nicht Deutsch sprechen konnte und erfolglos versuchte, sich verständlich zu machen. Eine Person, die Dolmetscherdienste hätte leisten können, war angesichts der Uhrzeit nicht greifbar. Der OGH (11.5.2010–4 OB 36/10p) hat in dieser Entscheidung aber nicht die Frage geklärt, ob und für welche Sprachkenntnisse der Anstaltsträger zu sorgen hat. Man kann aber davon ausgehen, dass die Krankenanstalt Möglichkeiten schaffen muss, dass für die gängigen Sprachen Lösungen vorhanden sind, wobei dies regional durchaus unterschiedlich sein wird. In speziellen Situationen, wie zum Beispiel in der Nachtambulanz, sind wohl diese Anforderungen noch weiter herunterzuschrauben (Kletečka, 2010). Da das Tool Videodolmetschen viele praktische Zugangshürden überwinden kann (sofortige und unkomplizierte Zuschaltung eines qualifizierten Dolmetschers in der richtigen Sprache), wird diesbezüglich rechtlich ein anderer Standard herangezogen, so dass in künftigen Haftungsfällen begründet werden muss, warum diese neue Form des E-Dolmetschens auch im Sinne der Verbandsverantwortlichkeit nicht zum Einsatz kommt.

Anders als im österreichischen Verfahrensrecht (§ 66 Strafprozessordnung 1975, § 73a Zivilprozessordnung oder § 39a Allgemeines Verwaltungsverfahrensgesetz 1991) gibt es für den Gesundheitsbereich – bis auf den Bereich der Verwaltungsverfahren in diesem Bereich, wie z. B. Pensionsbegutachtungen (§ 39a AVG) – keine rechtlichen Regelungen hinsichtlich der Frage, wer die Kosten für den Dolmetscherdienst tragen muss. Unabhängig davon, welche Rechtsauffassung man vertritt, haftet der Arzt bzw. die Krankenanstalt sowohl zivilrechtlich als auch strafrechtlich für einen Schaden am Patienten, der durch die vorhandene Sprachbarriere eingetreten ist. Der Schaden kann einerseits durch den Eintritt eines Behandlungsfehlers zustande kommen oder durch die mangelhafte Einwilligung, da der Patient nicht ordnungsgemäß aufgeklärt werden konnte. Die strafrechtliche Verantwortung für die Krankenhausleitung hat sich freilich durch die Einführung des Verbandsverantwortlichkeitsgesetzes in Österreich verschärft.

9.4.3 Relevante rechtliche Aspekte beim Einsatz von Videodolmetschen im Gesundheitsbereich

Durch den Einsatz des Tools Videodolmetschen werden mehrere rechtliche Aspekte berührt. Zunächst stellen sich Fragen, die sich auch bei einer traditionellen Dolmetschung vor Ort stellen, wie z. B. die Entbindung von der Schweigepflicht, die Qualifikation des Dolmetschers sowie die haftungsrechtlichen Folgen bei Fehlübersetzungen. Hinzu kommt nun der Aspekt, dass der Dolmetscher nicht vor Ort ist, sondern per Video virtuell zugeschaltet wird, so dass hier spezielle Fragen im Bereich der Gesundheitstelematik und des Datenschutzes relevant sind.

9.4.4 Status quo der Versorgung nicht deutschsprachiger Patienten

Wenn Sprachbarrieren die eigenständige Durchführung der Arbeitsabläufe beeinflussen, kann dies auf Seiten der Angehörigen der Gesundheitsberufe zu verschiedensten Problemen bei der Versorgung von nicht deutschsprachigen Patienten führen. Hierzu zählen beispielsweise die unzureichende Fähigkeit des Patienten zur Erklärung und Beschreibung der Symptome, das Angewiesensein auf übersetzende Dritte und der

Umstand, dass Patienten nicht ausreichend informiert und aufgeklärt werden können. Aber auch die Notwendigkeit eines langsameren Gesprächstempos und die sich verlängernde Behandlungsdauer wurden von den im Rahmen des Pilotprojektes „Videodolmetschen im Gesundheitswesen" befragten Angehörigen der Gesundheitsberufe als den gewohnten Arbeitsfluss unterbrechende und verzögernde Faktoren genannt.

Wie im Zuge zweier vom Institut für Ethik und Recht in der Medizin und der österreichischen Plattform Patientensicherheit durchgeführter Studien (IERM/ANetPAS, 2013; Kletecka-Pulker und Parrag, 2015) aufgezeigt werden konnte, kommen derzeit im intra- und extramuralen Bereich die verschiedensten Varianten vom Angehörigen-Dolmetscher über fremdsprachiges Gesundheitspersonal bis hin zum professionellen Dolmetsch-Dienst (vereinzelt auch mittels Telefon-Dolmetschen) sowie mobile Übersetzungsprogramme wie beispielsweise der Google-Übersetzer zum Einsatz.

Entsprechend dieser großen Bandbreite gestaltet sich aber auch die Qualität der Informationsübermittlung und Verständigung mitunter sehr unterschiedlich. Dabei wurde deutlich, dass sich der Einsatz professioneller Dolmetscher insbesondere im niedergelassenen Bereich nach wie vor nicht etabliert hat. Die am häufigsten zum Einsatz kommenden Lösungsstrategien sind die von Patienten mitgebrachten Angehörigen und Bekannten sowie fremdsprachige Angehörige der Gesundheitsberufe. Diese gängige Praxis ist allerdings aus rechtlicher und ethischer Perspektive aufgrund ihres hohen Fehlerrisikos und der teils unzumutbaren Belastungen sehr kritisch zu hinterfragen.

Die Mehrheit – immerhin 80 % (n = 144) – aller befragten Mitarbeiter gab an, wenig bis gar nicht zufrieden mit der derzeit vorherrschenden Praxis zur Überwindung von Sprachbarrieren zu sein, und bewertete die bisherigen Lösungsstrategien mit der Note 3 oder schlechter. Sowohl die Ergebnisse der quantitativen als auch der qualitativen Erhebung legen den Schluss nahe, dass im Feld der Versorgung nicht deutschsprachiger Patienten nach wie vor (siehe zum Vergleich eine Studie von Pöchhacker 1997) hoher Bedarf an neuen und vor allem innovativen und flexiblen professionellen Lösungsstrategien vorhanden ist.

9.4.5 Videodolmetschen im Gesundheitswesen – Zahlen und Fakten der Testphase

Insgesamt wurden 12 teilnehmende Endpunkte aus den Bundesländern Wien, Niederösterreich, Steiermark, Oberösterreich und Salzburg einer eigens für das Pilotprojekt aufgebauten Dolmetscherzentrale – für die Sprachen Bosnisch, Kroatisch, Serbisch, Türkisch und Österreichische Gebärdensprache – zugeschaltet. Die 12 Endpunkte setzten sich aus den Settings der Notaufnahmen, Ambulanzen, Stationen, Psychiatrie, Rehabilitation und Pensionsbegutachtung zusammen.

Im sechsmonatigen Testzeitraum (Oktober 2013–März 2014) wurden insgesamt 213 Video-Calls getätigt, die meisten davon in den Vormittagsstunden zwischen 08:00

und 12:00 Uhr (69 %) und unter der Woche von Montag bis Donnerstag (83 %). Besonders die Settings Notaufnahme, Ambulanz, Psychiatrie und Rehabilitation machten in den Nachmittags- und Abendstunden (15:00 – 22:00 Uhr) sowie von der durchgehenden Verfügbarkeit auch an Wochenenden Freitag bis Sonntag (17 %) Gebrauch vom E-Dolmetscher[1]. Dadurch konnten gerade die vorhandenen Versorgungslücken in diesen Zeiten optimal abgedeckt werden.

Ein durchschnittlicher Video-Call dauerte 18 Minuten, wobei die Video-Call-Dauer stark von Endpunkt zu Endpunkt und abhängig vom jeweiligen Setting variierte. So umfassten die Gespräche in den teilnehmenden Notaufnahmen und Ambulanzen im Durchschnitt 10,5 Minuten, während im Vergleich dazu die Video-Calls im psychiatrischen Setting und in der Pensionsbegutachtungsstelle durchschnittlich 21 Minuten in Anspruch nahmen.

Bei den Angehörigen der Gesundheitsberufe war zudem ein hohes Maß an fehlendem Wissen über den Beruf des professionellen Dolmetschers und sein Berufsprofil sowie eine daraus resultierende fehlende Notwendigkeit des Einsatzes professioneller Dolmetscher zur Überwindung von Sprachbarrieren in der Versorgung nicht deutschsprachiger Patienten vorzufinden. So wurden die bisher praktizierten Lösungsstrategien zwar als nicht sehr zufriedenstellend, jedoch trotzdem zweckdienlich zur zeitgerechten Erledigung des Arbeitspensums empfunden.

Insgesamt hatten 58 (40 %) der 144 im Rahmen der Fragebogenerhebung befragten Angehörigen der Gesundheitsberufe das Tool Videodolmetschen bereits verwendet. Davon gaben 97 % an, dieses auch beim nächsten Mal wieder verwenden zu wollen. 88 % der Befragten bewerteten den E-Dolmetscher als hilfreich mit der Note 1 oder 2. Als besonders positiv wurde die Erhöhung der Effizienz sowie des Verlassens auf die Genauigkeit der Übersetzung durch das Nutzen des professionellen Videodolmetschers gesehen.

Durch den Einsatz des E-Dolmetschers und die dadurch herangezogenen professionellen Dolmetscher war die Sicherstellung der Neutralität und Objektivität bei der Dolmetschung in Bezug auf das Nähe-Distanz-Verhältnis (räumlich und emotional) zwischen Dolmetscher und Patienten für die Befragten – im Gegensatz zum Einsatz von Laiendolmetschern – optimal gewährleistet.

Der Einsatz von Videodolmetschen trug zudem zu einem erhöhten Sicherheitsempfinden sowohl auf Seiten der Angehörigen der Gesundheitsberufe als auch auf Seiten der nicht deutschsprachigen und gehörlosen Patienten bei. Die befragten Angehörigen der Gesundheitsberufe berichteten über die positiv empfundenen Reaktionen der Patienten und ein regelrechtes *patient empowerment* durch den E-Dolmetscher, da

---

1 Der für das Pilotprojekt konzipierte E-Dolmetscher ist eine State-of-the-art-Hard- und -Softwarelösung, welche individuell mit Rollstange, Schwenkarm oder Software-only auf hausinterner Hardware eingesetzt werden kann und für Ad-hoc-Dolmetschereinsätze in Gesundheitseinrichtungen zum Einsatz kommt.

sich diese im Zuge ihrer Versorgung uneingeschränkt in ihrer Muttersprache unterhalten und somit aktiv an der Behandlung teilnehmen konnten.

Aber auch die Angehörigen der Gesundheitsberufe selbst berichteten über ein erhöhtes Sicherheitsempfinden, welches sich durch den Einsatz des Videodolmetschers als qualitätsgesicherte Lösungsstrategie einstellte. Die Sicherheit, unkompliziert und rasch auf korrekte und vollständige Dolmetschungen zurückgreifen zu können, trug maßgeblich zur Mitarbeiterzufriedenheit bei, da diese zudem wieder ihre Tätigkeit in gewohnter Qualität und vor allem in Unabhängigkeit von der physischen Anwesenheit und Verfügbarkeit sprachmittelnder Dritter erledigen konnten. Demnach erlangte das Tool Videodolmetschen auch für die rasche und flexible Verfügbarkeit die höchste Bewertung.

Als Hauptgrund für die Nicht-Nutzung des E-Dolmetschers gaben die Angehörigen der Gesundheitsberufe an, aus Gewohnheit und aufgrund der empfundenen noch unmittelbareren Verfügbarkeit – wie dies beispielsweise bei unmittelbar anwesenden Angehörigen der Fall ist – die bisherigen Lösungsansätze noch vor dem E-Dolmetscher verwendet zu haben. Bedenklich ist, dass trotz zu vermutender Qualitätsminderung bei Laiendolmetschungen die eigentlich erforderlichen Handlungskonsequenzen – wie bspw. ein Abbruch der Untersuchung und die Vergabe eines neuen Termins, um etwaige Missverständnisse zu vermeiden – nicht umgesetzt wurden.

9.4.6 Sprachbarrieren und Patientensicherheit: Videodolmetschen, eine gute Lösung?

Abschließend kann festgehalten werden, dass Videodolmetschen grundsätzlich eine sehr gute Möglichkeit zur qualitätsgesicherten Überwindung von Kommunikationsbarrieren darstellt. Hinzugefügt werden muss, dass dies aber nicht prinzipiell für jedes Setting das geeignetste Mittel ist. In bestimmten Settings, vor allem planbaren Behandlungen, ist ein professioneller Dolmetscher vor Ort natürlich die ideale Lösung. Die aktive Einbindung der Führungsebene und des Qualitätsmanagements der Institutionen ist jedenfalls zur erfolgreichen und längerfristigen Etablierung von Videodolmetschen erforderlich, da die Einführung neuer Tools immer auch eine Intervention in bisherige Routinen und Strukturen bedeutet.

Das zentrale Forschungsergebnis zeigte jedoch die Relevanz einer Institutionalisierung professioneller Lösungsstrategien zur Überwindung von Sprach- und Kommunikationsbarrieren. Die Verantwortung zur Findung und Zurverfügungstellung effizienter Lösungsstrategien zur Entlastung der Mitarbeiter ist jedenfalls auf Seiten des Trägers anzusiedeln, anstatt Entscheidungen über den Zugang von Patienten zu qualitätsgesicherter Versorgung den Angehörigen der Gesundheitsberufe zu überlassen.

9.4.7 Literatur

Europäische Kommission. Council Recommendation on patient safety, including the prevention and control of healthcare associated infections. In: Official Journal of the European Union. 2009/C 151/01.

Europäische Kommission. Directive 2011/24/EU of the European Parliament and of the Council on the Application of Patients' Rights in cross-border Healthcare. In: Official Journal of the European Union. 2011/L 88/45.

IERM/ANetPAS. Interview-Befragung von Wiener Kinderärzten zu bisherigen Lösungsstrategien zur Überwindung von Sprachbarrieren in der täglichen Praxis. Wien, 2013.

Katzenmeier C, Schrag-Slavu S (2010). Rechtsfragen des Einsatzes der Telemedizin im Rettungsdienst. Eine Untersuchung am Beispiel des Forschungsprojektes Med-on-@ix. Kölner Schriften zum Medizinrecht, Vol. 2. Berlin/Heidelberg: Springer Verlag.

Kletečka A (2010). Hilfeleistungspflicht in öffentlichen Krankenanstalten – Behandlungsbedarf ist von einem Arzt zu beurteilen. In: Zivilrecht aktuell; 14: 276.

Kletečka-Pulker M (2013). Patientenrecht auf muttersprachliche Aufklärung? Videodolmetschen – neue Wege der Kommunikation mit MigrantInnen im Gesundheitsbereich. In: Kaelin L, Kleteèka-Pulker M, Körtner U, editors. Wie viel Deutsch braucht man, um gesund zu sein? Migration, Übersetzung und Gesundheit. Schriftenreihe Ethik und Recht in der Medizin, Band 10. Wien: Verlag Österreich, 45–70.

Kletečka-Pulker M, Parrag S (2015). Endbericht des Pilotprojektes, Qualitätssicherung in der Versorgung nicht deutschsprachiger PatientInnen – Videodolmetschen im Gesundheitswesen'. Durchgeführt von der Österreichischen Plattform Patientensicherheit in Kooperation mit dem Institut für Ethik und Recht in der Medizin, Universität Wien.

Menz F (2011). Ärztliche Gespräche mit PatientInnen mit geringen Deutschkenntnissen. In: Peintinger M. editor. Interkulturell kompetent. Ein Handbuch für Ärztinnen und Ärzte. Wien: Facultas Verlag 225–235.

Pöchhacker F (1997). Teil 2. Kommunikation mit Nichtdeutschsprachigen in Wiener Gesundheits- und Sozialeinrichtungen. In: Csitkovics M, Eder A, Matuschek H. Die gesundheitliche Situation von MigrantInnen in Wien. Wien: MA 15/WHO Projekt.

Pöchhacker F (2008). Krankheit, Kultur, Kinder, Kommunikation: Die Nichte als Dolmetscherin. In: Curare 31(2/3): 133–142.

Spickhoff A (2010). Spezielle Patientenrechte für Migranten? Juristische und rechtsethische Überlegungen. In: Deutscher Ethikrat. Migration und Gesundheit. Kulturelle Vielfalt als Herausforderung für die medizinische Versorgung. Tagesdokumentation des Jahrestagung des Deutschen Ethikrates 59–77.

Werner Wyrwich

9.5 Personalstruktur (Arbeitszeiten, Personalschlüssel)

Zum Stichtag 31.12.2012 waren in Deutschland mehr als fünf Millionen Menschen in den verschiedenen Bereichen des Gesundheitswesens beschäftigt, womit etwa jeder 8. Arbeitnehmer seine Tätigkeit im deutschen Gesundheitssystem ausübte. Mehr als 1,1 Millionen Menschen hatten 2012 ihren Arbeitsplatz im Krankenhaus. Etwa 350.000 Personen waren als Humanmediziner tätig. Frauen machten 75,8 % des gesamten Gesundheitspersonals aus (https://www.destatis.de/DE/ZahlenFakten/

GesellschaftStaat/Gesundheit/Gesundheitspersonal/Tabellen/Einrichtungen.html, aufgerufen am 27.02.2015). Allein diese hohe Zahl der Beschäftigten lässt erkennen, dass die Betreuung und Behandlung von Menschen innerhalb des deutschen Gesundheitswesens eine personalintensive Dienstleistung darstellen. Da sie unmittelbar am behandlungs- bzw. betreuungsbedürftigen Menschen individuell erbracht werden müssen, können sie – im Gegensatz zur Güter produzierenden Industrie – nicht durch Automatisierung ersetzt oder an eine Produktionsstätte im Ausland verlegt werden, wo geringere Kosten anfallen. Weil Gesundheitsdienstleistungen mit einem hohen Personalkostenanteil verbunden sind, stellt die Ressource Personal einen wesentlichen Angriffspunkt betriebswirtschaftlicher Optimierungsansätze dar. Ökonomisch veranlasste Personalanpassungen ziehen Arbeitsverdichtung und Auslastungssteigerung nach sich, in deren Folge einerseits zwar betriebswirtschaftlich positive Effekte realisiert werden, andererseits aber die Gefahr von negativen Auswirkungen auf die Qualität der Leistungserbringung und/oder die Sicherheit für die Patienten gegeben ist.

Die Frage, welche Personalausstattung als adäquat angesehen werden kann, veranlasste die Deutsche Krankenhausgesellschaft 1969 zur Veröffentlichung der ersten bundesweit gültigen Kennzahlen für den ärztlichen Dienst und den Pflegedienst. Sie hatten das Ziel, den Personalbedarf entsprechend dem differierenden Betreuungsaufwand abzubilden. Kenngröße war der Quotient aus der Anzahl aufgestellter Betten je Fachbereich und dafür eingesetztem Arzt- bzw. Pflegedienst (Plücker 2012). Die Finanzierung der Häuser erfolgte für die Dauer der Behandlung anhand tagesgleicher Pflegesätze, die je nach Fachrichtung unterschiedlich hoch bemessen waren. Mit Verlassen des Selbstkostendeckungsprinzips als Folge des Gesundheitsstrukturgesetzes von 1993 kam es zu einer leistungsorientierten Bedarfsberechnung, wobei als Verfahren die Kennzahlen- bzw. Anhaltszahlenrechnung, die Arbeitsplatzrechnung und die Leistungseinheitsrechnung Anwendung fanden. Für die Ermittlung der Pflegebedarfe auf den Stationen wurde die Pflegepersonalregelung (PPR) eingesetzt. Sie orientiert sich an gestaffelten Zeitwerten für die allgemeine und spezielle Pflegebedürftigkeit eines Patienten, so dass der Personalbedarf eines Bereichs über die Gesamtsumme aller Zeitwerte von allen Patienten ermittelt wurde. Mit der Einführung der PPR wurde ein eklatanter Mehrbedarf an Pflegepersonal deutlich. Die damit verbundene Kostensteigerung im Gesundheitssystem führte 1996 zum Aussetzen der PPR und 1997 zu ihrer völligen Abschaffung als Instrument der Personalbemessung.

Mit der Einführung der fallpauschalierten Vergütung über Diagnosis Related Groups (G-DRG) 2003 verfolgte der Gesetzgeber das Ziel, im deutschen Gesundheitssystem sowohl eine Reduktion der am Markt agierenden Kliniken als auch eine Senkung der Gesundheitsausgaben zu erreichen. Während die Zahl der Kliniken und der aufgestellten Betten tatsächlich zurückging, wurde das Ziel der Kostensenkung bislang verfehlt. Als Folge des Systemwechsels zu Fallpauschalen wurde die leistungsorientierte Personalberechnung jedoch durch eine erlösorientierte Personalbemessung ersetzt. Hierbei wird die Kalkulationsmatrix des Instituts für das Entgeltsystem im Krankenhaus (InEK GmbH) verwendet, die der Logik einer betriebswirtschaftlichen Kostenrechnung folgt und alle Aufwände auf Kostenstellen und Kostenarten verteilt. In letzter Konsequenz resultieren Normkosten sowie Personal- und Sachkostenbudgets in Abhängigkeit vom individuellen DRG-Spektrum eines Krankenhauses und des jeweils angestrebten Überschusses einer Klinik. Oftmals besteht ein Delta zwischen den finanzierbaren Vollkraftzahlen aus der erlösorientierten Personalbestimmung und dem tatsächlich zur Leistungserbringung benötigten IST-Personalbedarf, da hausindividuelle Besonderheiten in der InEK-Normkostenkalkulation unberücksichtigt bleiben.

Weltweit sind die Arbeitsbedingungen im Gesundheitswesen, z. B. Arbeitszeiten und Arbeitsbelastung, und damit zusammenhängende Fragen der Personalausstattung immer wieder in den Fokus sowohl des wissenschaftlichen als auch des öffentlichen Interesses gerückt, weil ein direkter Einfluss auf die Qualität der Versorgung, insbesondere aber auf die Patientensicherheit, angenommen wurde. So wurde 1997 an Probanden ein deutlicher Abfall der Augen-Hand-Koordinationsfähigkeit nach 28 Stunden des Wachseins nachgewiesen, was etwa mit einer Koordinationseinschränkung durch einen Blutalkoholspiegel von einem Promille vergleichbar ist (Dawson und Reid 1997). Das Amerikanische Institute of Medicine sah einen direkten Zusammenhang zwischen dem Auftreten von Fehlern und Konzentrationsmängeln bei überlanger Arbeitszeit im ärztlichen Dienst (Kohn, Corrigan und Donaldson 1999). Auch neuere Untersuchungen belegen, dass sich in Abhängigkeit von der Dauer eines Bereitschaftsdienstes die Reaktionsgeschwindigkeit verlängert (Husby, Torgersen und Flaatten 2014). Publikationen wie diese hatten in Deutschland starken Einfluss auf die Diskussion um die Bewertung von ärztlichem Bereitschaftsdienst als Arbeitszeit. Der Europäische Gerichtshof hat schließlich entschieden, dass Bereitschaftsdienst vollumfänglich als Arbeitszeit im Sinne der EU-Arbeitszeitrichtlinie zu gelten habe („SIMAP"-Entscheidung, EuGH, NZA 2000; 1227). Die europäischen Vorgaben wurden im Deutschen Arbeitszeitgesetz zum 01.01.2004 umgesetzt. Eine Begrenzung der wöchentlichen Arbeitszeit auf 48 Stunden und die verpflichtende Einhaltung einer Ruhezeit von 11 Stunden nach einem Dienst führten zu einem zusätzlichen Bedarf ärztlicher Mitarbeiter. Bezogen auf den Jahresdurchschnitt von 2004 kam es bis 2013 zu einem Anstieg der Vollkräftezahl im ärztlichen Dienst um fast 25 % (Grunddaten der Krankenhäuser 2013).

Außer der gesetzlichen Einflussnahme auf die Arbeitszeit fand in Deutschland immer wieder eine Schärfung der geschuldeten Sorgfalt und der ärztlich-fachlichen Qualifikation durch den Bundesgerichtshof statt. Richtungsweisend neben dem 1985 gesprochenen Urteil zur Anfängeroperation (BGH, NJW 1985, 2193) waren Urteile, die dem Patienten auch und gerade im Krankenhaus einen Anspruch auf eine ärztliche Behandlung zubilligten, die dem Stand eines erfahrenen Facharztes entspricht (BGH, NJW 1984, 655; BGH, NJW 1987, 1479; BGH, NJW 1996, 779). Da Kliniken bei Haftungsfragen nicht in die Situation einer Beweislastumkehr gelangen wollen, kann in Deutschland der Facharzt-Standard inzwischen als weitestgehend garantiert gelten.

Es steht nicht zu befürchten, dass – wie in Großbritannien – durch den Beginn von frisch qualifizierten Ärztinnen und Ärzten im August eines Jahres (Jen et al. 2009) oder – wie in den USA – durch stationäre Aufnahme am Wochenende (Ricciardi, Nelson und Roberts 2014) für einen Patienten ein statistisch signifikant höheres Risiko besteht, im Krankenhaus zu sterben.

Arbeitsverdichtung lässt sich anhand der Tatsache ableiten, dass in Deutschland von 2004 bis 2013 ein kontinuierlicher Anstieg behandelter Fälle von 16.8 Millionen auf fast 18,8 Millionen erfolgte, die Verweildauer im gleichen Zeitraum von 8,7 auf 7,5 Tage pro Fall fiel (Grunddaten der Krankenhäuser 2013) und die Auslastung anstieg. Während in den unterschiedlichen Ansätzen zur Personalbemessung eine Auslastung von etwa 85 % als Berechnungsgrundlage zum Ansatz kommt, wird inzwischen in vielen Kliniken eine Auslastung von 90 % und darüber unter wirtschaftlichen Aspekten angestrebt. Dabei scheint eine Auslastung jenseits von 90 % relevante Sicherheitsrisiken für Patienten mit sich zu bringen (Kuntz, Mennicken und Scholtes 2014).

Besonders von den Beschäftigten in der Pflege wird über die zunehmende Arbeitsverdichtung und daraus resultierende Probleme bei der Patientenversorgung berichtet. Objektivierbar wird diese Arbeitsverdichtung an der Produktivitätskennziffer „Vollkraft zu stationären Aufnahmen". Im Pflegedienst in Allgemeinkrankenhäusern hat sich diese Kennzahl von 55 im Jahr 1999 (Plücker und Wolkinger 2008) auf 63 im Jahr 2013 verändert (Grunddaten der Krankenhäuser 2013). Dies entspricht einem Anstieg um 14,5 %. Im Gegensatz zu der deutlichen Steigerung der Vollkräftezahl im ärztlichen Dienst zwischen 2004 und 2013 ist in den Berufsgruppen des nichtärztlichen Dienstes, die in der Regel im weitaus geringeren Maße Bereitschaftsdienste leisten als der ärztliche Dienst, im gleichen Zeitraum lediglich ein Anstieg um 2,2 % zu verzeichnen. Dabei erfolgte der größte Anstieg von 2012 auf 2013. (Grunddaten der Krankenhäuser 2013) Diese zuletzt erfolgte Steigerung kann als Ausdruck einer stärkeren politischen Beachtung des öffentlich diskutieren Themas „Pflegemangel in Deutschland" interpretiert werden (Rösler 2010)[2] und als Indiz dafür stehen, dass mit der Einleitung von Gegenmaßnahmen begonnen wurde, da der Zusammenhang zwischen eingesetztem Personal und Qualität in der Pflege von der Politik inzwischen erkannt wurde.

Das Deutsche Institut für angewandte Pflegeforschung hat 2010 dargestellt, dass die Arbeitsverdichtung nicht nur ausschließlich Folgen für die psychosozialbetreuungsbezogene Pflegearbeit bzw. Leistungen wie z. B. Dokumentation mit sich

---

2 Siehe auch: Minister planen Maßnahmen gegen Pflegekräftemangel. Deutsches Ärzteblatt am 08.02.2011 http://www.aerzteblatt.de/nachrichten/44620/Minister-planen-Ma\T1\ssnahmen-gegen-Pflegekraeftemangel, aufgerufen am 27.02.2015; Studie warnt vor 500.000 unbesetzten Stellen in der Pflege 2030. Deutsches Ärzteblatt am 19.11.2012. http://www.aerzteblatt.de/nachrichten/52438/Studie-warnt-vor-500-000-unbesetzten-Stellen-in-der-Pflege-2030, aufgerufen am 27.02.2015; Fachkräfte fehlen vor allem im Gesundheitsbereich. Deutsches Ärzteblatt am 07.01.2015 http://www.aerzteblatt.de/nachrichten/61389/Fachkraefte-fehlen-vor-allem-im-Gesundheitsbereich, aufgerufen am 27.02.2015.

brachte, sondern negative Auswirkungen auf ganz zentrale Aspekte der Patientensicherheit, wie z. B. Medikamentengaben, Verbandswechsel und Hygienemaßnahmen, zeigte (Isfort und Weidner 2010).

Ein Zusammenhang zwischen Personalausstattung und Krankenhausinfektionen kann inzwischen als gesichert angesehen werden. Überbelegung und Personalmangel verstärken das Aufkommen von MRSA-Übertragung im Wesentlichen durch das Versagen der Prävention durch verminderte Händehygiene und ein geringeres Ausmaß von Isolationsmaßnahmen (Clements et al. 2008). Der Qualifikationsmix des Personals und der Einsatz von „Springern" beeinflussen die Infektionsrate (Stone et al. 2008) und ein signifikanter Zusammenhang besteht auch zwischen dem Pflege-zu-Patienten-Verhältnis und der Infektionsrate bei Harnwegs- und Wundinfektionen (Cimiotti et al. 2012). Eine Reduktion von Pflegekräften führt sowohl in der Inneren Medizin als auch in operativen Bereichen nachweislich zu einer Zunahme von Sturzereignissen und zu Medikationsfehlern (Duffield et al. 2011). Nach Ansicht der Pflegenden hängen die erbrachte Behandlungsqualität und die Patientensicherheit direkt mit der Anzahl zu betreuender Patienten pro Pflegekraft und Schicht zusammen. Hierbei wird für Großbritannien die Pflegequalität bei maximal 8,1 Patienten pro Pflegekraft als „gut" berichtet, eine „sehr gute" Patientensicherheit sei mit der Zuständigkeit für 7,8 Patienten gegeben (Ball et al. 2014). In einer Cochrane-Review aus dem Jahr 2011 kamen die Autoren zu dem Schluss, dass eine stärkere Besetzung mit Fachpflegekräften zwar das Outcome von bestimmten Patientengruppen verbessern könne, fanden in der verwendeten Literatur aber keine gesicherte Evidenz für einen Zusammenhang zwischen der Anzahl von eingesetzten Pflegekräften und der Patientensterblichkeit (Butler 2011). Arbeiten, die zeitlich nach dieser Cochrane-Review erschienen sind und neben der Anzahl von Pflegekräften auch deren Qualifikation betrachteten, konnten einen direkten Zusammenhang nachweisen (Aiken 2011; Aiken 2014). Die aktuelle Publikation aus dem Jahr 2014 legt nahe, dass Patienten ein etwa 30 % geringeres Risiko haben, in einer Klinik zu versterben, wenn auf einer Station 60 % statt 30 % des Pflegepersonals einen Bachelor-Abschluss haben und jeweils eine Pflegekraft für 6 statt 8 Patienten zuständig ist (Aiken 2014). Für jeden zu betreuenden Patienten über 6 hinaus, steigt das Risiko um 7 % an. In deutschen Kliniken sind auf den Normalstationen nicht selten Betreuungsverhältnisse von über 9 Patienten pro Pflegekraft zu beobachten und die Anzahl von Pflegekräften mit zusätzlicher Fachqualifikation liegt oftmals unter 20 %.

Nachdem die Personalzahlentwicklung in Deutschland neben der o. g. Arbeitsverdichtung auch zu Engpässen in der Pflege geführt hat, wird nun auch hier in Anlehnung an die bereits geltenden einzelstaatlichen Vorschriften zur Personalausstattung in den USA (Serrat, Meyer und Chapman 2014) sowie in Australien (Twigg 2011) der Ruf nach einer gesetzlichen Regulierung für eine Mindestbesetzung lauter (Thelen 2014). In Deutschland existieren zahlreiche Empfehlungen von medizinischen Fachgesellschaften zu der als erforderlich angesehenen Personalausstattung der eigenen Fachdisziplin – allerdings mit dem Fokus auf die Bedarfe im Zusammenhang mit einem umschriebenen Tätigkeitsbereich und häufig auch mit dem Ziel der Abgrenzung von fachgebietsspezifischen Zuständigkeiten. Diese Empfehlungen stützen sich oftmals auf lediglich schwache Evidenzlevel. Tatsächlich sind die von Fachgesellschaften entwickelten Bedarfszahlen als *sachverständiger Rat* zu verstehen. Eine gegebene Empfehlung einer Fachgesellschaft entfaltet jedoch keine zwingende Verpflichtung zur Umsetzung. Anders verhält sich dies bei Entscheidungen, die vom Gemeinsamen Bundesauschuss (G-BA) getroffen werden. Hier hat die Instanz „G-BA" durch den Gesetzgeber den legitimierten Auftrag, Richtlinien zu erstellen und Entscheidungen zu treffen, die nach Veröffentlichung des Beschlusses für alle Beteiligten im Gesundheitssystem bindenden Charakter haben. Darüber hinaus wird mit dem Beschluss dann auch ein Finanzierungsanspruch der Leistungserbringer gegenüber den Krankenkassen begründet. Seit seiner Gründung wurde durch den G-BA erstmals im Jahr 2013 eine quantitative Festlegung zur Personalausstattung von Pflegepersonal in eine Richtlinie aufgenommen.[3] Die Richtlinie sieht einerseits vor, dass in Perinatalzentren – bezogen auf die Vollzeitäquivalente – mindestens 40 % der Pflegeleistenden eine Fachqualifikation „Intensivpflege" besitzen müssen. Neben dieser qualitativen Vorgabe wird aber auch erstmals eine klare Mindestbesetzungsregelung formuliert. Mit einer Übergangsfrist bis zum 31. Dezember 2016 wird festgelegt, dass eine ständige Verfügbarkeit mindestens einer Gesundheits- und Kinderkrankenpflegekraft je intensivtherapiepflichtigen Frühgeborenen gegeben sein muss und ebenfalls spätestens zum 1. Januar 2017 jederzeit mindestens eine Gesundheits- und Kinderkrankenpflegekraft für jeweils zwei intensivüberwachungspflichtige Frühgeborene verfügbar sein muss.

Eine generelle gesetzliche Regulierung für eine allgemeingültige Personalbemessung für alle Bereiche der stationären Patientenversorgung ist in Deutschland derzeit nicht in Sicht. Vor dem Hintergrund weit auseinanderliegender Positionen und zahlreicher Einzelinteressen der beteiligten Meinungsbildner dürfte die gerade gestartete Diskussion lediglich den Anfang eines langen und schwierigen Meinungsbildungsprozesses markieren.

Solange wie keine allgemein gültigen und anwendbaren gesetzlichen Regelungen vorliegen, sollte deshalb ein gemeinsam getragener Lösungsansatz zwischen Personal und Krankenhausmanagement gesucht werden.

Das Krankenhausmanagement sollte auf die Allokation von Ressourcen auf Basis einer rein erlösorientierten Budgetierung verzichten und stattdessen versuchen, auf Basis von transparenten und transparent gemachten Ausgangsdaten unter Einbindung der betroffenen Fachbereiche und des betroffenen Personals eine bedarfsgerechte Verteilung der Ressourcen vorzunehmen.

Hierfür wird es nötig sein, nach Definition der strategischen Gesamtzielsetzung einer Klinik, zu der auch Patientensicherheit, Qualitätsansprüche an Leistung und

---

3 Bekanntmachung eines Beschlusses des Gemeinsamen Bundesausschusses über eine Änderung der „Vereinbarung über Maßnahmen zur Qualitätssicherung der Versorgung von Früh- und Neugeborenen" vom 20.06.2013.

Personalfragen gehören, mit den betroffenen Gruppierungen des Personals den richtigen Mix zwischen leistungsorientierter und erlösorientierter Personalbedarfsermittlung zu finden, um bei der Ressourcen-Allokation die in jedem Krankenhaus individuellen strukturellen und organisatorischen Gegebenheiten berücksichtigen zu können.

9.5.1 Literatur

Aiken LH, Cimiotti JP, Sloane DM, et al. (2011). Effects of nurse staffing and nurse education on patient deaths in hospitals with different nurse work environment. *Medical Care* 49, 1047–1053.

Aiken LK, Sloane DM, Bruyneel L, Van den Heede K, Griffiths P, Busse R et al. (2014). Nurse staffing and education and hospital mortality in nine European countries: a retrospective observational study. *Lancet* 383, 1824–1830.

Ball JE, Murrells T, Rafferty AM, Morrow E, Griffiths P (2014). ‚Care left undone' during nursing shifts: associations with workload and perceived quality of care. *BMJ Qual Saf* 23, 116–125.

Butler M, Collins R, Drennan J, Halligan P, O'Mathúna DP, Schultz TJ, et al. (2011). Hospital nurse staffing models and patient and staff-related outcomes. Cochrane Database of Systematic Reviews, Issue 7. Art. No.: CD007019. DOI: 10.1002/14651858.CD007019.pub2.

Cimiotti JP, Aiken LH, Sloane DM, Wu ES (2012). Nurse staffing, burnout, and health care-associated infection. *Am J Infect Control* 40, 486–490.

Clements A, Halton K, Graves N, Morton A, Looke D, Whitby M (2008). Overcrowding and understaffing in modern health-care systems: Key determinants in meticillin-resistant staphylococcus aureus transmission. *Lancet Infect Dis* 8, 427–434.

Dawson D, Reid K (1997). Fatigue, alcohol and performance impairment. *Nature* 388, 235.

Duffield C, Diers D, O'Brien-Pallas L, Aisbett C, Roche M, King M, et al. (2011). Nursing staffing, nursing workload, the work environment and patient outcomes. *Applied Nursing Research* 24, 244–255.

Grunddaten der Krankenhäuser 2013. Statistisches Bundesamt, Wiesbaden 2014 https://www.destatis.de/DE/Publikationen/Thematisch/Gesundheit/Krankenhaeuser/GrunddatenKrankenhaeuser2120611137004.pdf?__blob=publicationFile, aufgerufen am 27.02.2015.

Husby T, Torgersen J, Flaatten H (2014). Cognitive effects of hospital calls in anaesthesiologists. *Acta Anaesthesiol Scand* 58, 177–184.

Isfort M, Weidner F (2010). Pflege-Thermometer 2009. Eine bundesweite Befragung von Pflegekräften zur Situation der Pflege und Patientenversorgung im Krankenhaus. Deutsches Institut für angewandte Pflegeforschung e. V. (dip), Köln.

Jen MH, Bottle A, Majeed A, Bell D, Aylin P (2009). Early In-Hospital Mortality following Trainee Doctors' First Day at Work. PLoS ONE 4: e7103. doi:10.1371/journal.pone.0007103.

Kohn LT, Corrigan JM, Donaldson MS (Hrsg). (1999). To Err Is Human: Building a Safer Health System. Washington, DC: National Academy Press.

Kuntz L, Mennicken R, Scholtes S (2014). Stress on the Ward: Evidence of Safety Tipping Points in Hospitals. Management Science http://www.health.jbs.cam.ac.uk/research/current/downloads/120806_stress_on_the_ward.pdf, aufgerufen am 27.02.2015.

Plücker W (2012). Personalbedarfsermittlung im Krankenhaus. 11. Auflage. DKI GmbH, Wuppertal.

Plücker W, Wolkinger F (2008). Neue fallbezogene Zeitwerte. Praxisorientierte Personalbedarfsermittlung im Pflegedienst. *KU-Gesundheitsmanagement* 77, 70–73.

Ricciardi R, Nelson J, Roberts PL, et al. (2014) Is the presence of medical trainees associated with increased mortality within weekend admission? *BMC Medical Education* 14, 4. doi:10.1186/1472-6920-14-4.
Rösler (2010). „Wir wollen 2011 zum Pflegejahr machen". Deutsches Ärzteblatt am 07.12.2010. http://www.aerzteblatt.de/nachrichten/43819/Roesler-Wir-wollen-2011-zum-Pflegejahr-machen, aufgerufen am 27.02.2015.
Serrat T, Meyer S, Chapman SA (2014). Enforcement of hospital nurse staffing regulations across the United States: Progress or stalemate? *Policy, Politics, Nursing Practice* 15, 21–29.
Stone PW, Pogorzelska M, Kunches L, Hirschhorn LR (2008). Hospital Staffing and Health Care-Associated Infections: A Systematic Review of the Literature. *Clin Infect Dis.* 47, 937–944.
Thelen P (2014). Verdi macht Druck bei der Klinikreform. Fixe Personalvorgaben sollen Pflegenotstand beenden – doch die Reformverhandlungen stecken fest. Presseartikel im Handelsblatt am 30.10.2014.
Twigg D, Duffield C, Bremner A, Rapley P, Finn J (2011). The impact of the nursing hours per patient day (NHPPD) staffing method on patient outcomes: a retrospective analysis of patient and staffing data. *Int J Nurse Stud* 48, 540–548.

David Schwappach

9.6 Second Victim: die Situation von Mitarbeitenden nach einem Behandlungszwischenfall

Ist es zu einem Behandlungszwischenfall gekommen, sollte die erste Priorität der Betreuung und der empathischen Begleitung der betroffenen Patienten und ihrer Angehörigen gelten. Sie sind als *first victims* ins Zentrum der Aktivitäten zu stellen. Doch auch für die Fachpersonen, die in den Zwischenfall involviert sind (als Beteiligter, als Verursacher oder als Teil des Teams), stellt ein solches Ereignis eine schwierige, extreme und herausfordernde Situation dar – umso mehr, wenn es sich um einen Fehler mit Schadensfolge handelt. Albert Wu führte im Jahr 2000 den Begriff *second victim* (zweites Opfer) für die an einem Zwischenfall beteiligten Ärzte ein (Wu 2000). Wissenschaftliche Studien zeigen, dass die Beteiligung an einem Behandlungszwischenfall bei den Fachpersonen sehr häufig intensive Emotionen wie Schuld, Scham und Selbstzweifel hervorruft und zu akuten Belastungsreaktionen führen kann. Diese Belastungsreaktion kann chronifizieren und das Risiko für Depressionen, Burn-Out und posttraumatische Belastungsstörungen substantiell erhöhen (Schwappach 2008).

9.6.1 Die Reaktion beteiligter Mitarbeiter

Ärzte und Pflegefachpersonen können an einem Fehler oder der Verursachung einer Schädigung beteiligt sein und sich dadurch in einer belastenden Situation befinden. Vielfältige gesundheitliche, soziale, verhaltensbezogene und berufliche Folgen können aus dem Zwischenfall resultieren. Unabhängig von Berufsgruppe und Geschlecht kann es neben starken Emotionen und psychischen Reaktionen wie Frus-

tration, Wut, Traurigkeit, Konzentrationsproblemen, Selbstzweifeln und geringer Arbeitszufriedenheit auch häufig zu Erschöpfung und körperlichen Stressreaktionen kommen (Scott 2009). In einer Studie unter Ärzten in den USA und Kanada untersuchten Waterman et al. den Einfluss der Fehlerbeteiligung auf fünf Domänen der arbeitsbezogenen Lebensqualität (Waterman 2007). In dieser Befragung berichteten:
- 61 % der Ärzte Angst vor weiteren Fehlern,
- 44 % reduzierte Selbstsicherheit,
- 42 % Schlafstörungen,
- 42 % reduzierte Arbeitszufriedenheit,
- 13 % Angst vor Reputationsverlust.

Auch nach einem Fehler ohne Patientenschädigung (near miss) gaben 34 % der befragten Ärzte an, unter Schlafstörungen gelitten zu haben und eine geringere Arbeitszufriedenheit zu haben. Jeder Zweite war besorgt, zukünftig Fehler zu machen. Betroffene berichten, dass diese Belastungssymptome oft langwierig sind und über Jahre anhalten können (Ullström 2014). Empirische Untersuchungen zeigen auch, dass die beschriebenen Reaktionen keine seltenen Phänomene darstellen: Etwa 10–40 % der Fachpersonen nach einem Zwischenfall sind von der „second victim" Symptomatik betroffen (Seys 2013). Scott et al. beschreiben, basierend auf einer qualitativen Studie, die folgenden charakteristischen Phasen der Erholung, die Fachpersonen nach einem schweren Fehler mit Patientenschädigung durchlaufen (Scott 2009):
1. Chaos, akutes Management: Patientenbetreuung, Schock, akute Arbeitsunfähigkeit
2. Aufdrängende Erinnerung: Re-Evaluation des Vorfalls, Isolation, Insuffizienzgefühle
3. Herstellung der persönlichen Integrität: Angst, Akzeptanz des Arbeitsumfeldes, Umgang mit Gerüchten/Ächtung
4. Inquisition überstehen: Warum/wie konnte es passieren? Psychische und physische Symptom-Manifestation
5. Emotionale erste Hilfe: Suche nach Unterstützung, Hilfe annehmen
6. Vorwärts gehen: Überleben, Wachsen, Arbeitsplatz- oder Berufswechsel

Direkt nach dem Zwischenfall kommt es typischerweise zu einer problembezogenen Bewältigung mit konkreter fehlerbezogener Aktivität. Darauf folgen Phasen der Problemanalyse, Selbstbeschuldigung, Schuldzuweisung und Rückzug mit Entwicklung von psychosomatischen Symptomen. Es tritt ein möglicher Wendepunkt ein, wenn emotionale und soziale Unterstützung durch andere Personen angeboten und angenommen wird. Bei einer positiven Entwicklung kommt es zur Bewältigung. Im ungünstigen Verlauf entsteht Resignation und die Symptome verfestigen sich und können bis zur Berufsaufgabe führen.

9.6.2 Belastungssymptomatik als Risikofaktor

Die Beteiligung an einem Zwischenfall kann nicht nur zu individuellen gesundheitlichen und psychischen Folgen, sondern auch zu angepasstem Verhalten in der Patientenversorgung bei den beteiligten Mitarbeitern führen. Dabei kann es sich um defensive Verhaltensweisen wie die ständige Absicherung bei Kollegen oder die Vermeidung bestimmter Behandlungssituationen handeln oder um konstruktive Verhaltensänderungen wie zum Beispiel gestiegene Aufmerksamkeit oder einen besseren kollegialen Austausch (Seys 2013; Sirriyeh 2010). Studien zeigen, dass die Beteiligung an einem Fehler einen reziproken Zyklus aus Belastungsreaktion und zukünftiger suboptimaler Patientenversorgung auslösen kann (Schwappach 2008). Mit anderen Worten heißt dies, dass die Fehlerbeteiligung zu einer Belastungsreaktion führt, die wiederum das Risiko für einen zukünftigen Zwischenfall erhöht. In mehreren amerikanischen Studien mit Ärzten konnte gezeigt werden, dass die Beteiligung an einem medizinischen Fehler mit einer signifikanten Abnahme der Lebensqualität assoziiert ist und mit verschlechterten Werten in allen Dimensionen des „Burn-Out" einhergeht, insbesondere jedoch der „Depersonalisierung" und der „emotionalen Erschöpfung" (West 2006). Auch erhöht sich nach einem schweren medizinischen Fehler das Risiko mehr als dreifach, Screening-Fragen für eine Depression positiv zu beantworten. Basierend auf einer Studie mit 8.000 US-amerikanischen Chirurgen konnten Shanafelt et al. zeigen, dass ein selbstberichteter Fehler in den vergangenen 3 Monaten signifikant assoziiert war mit der mentalen Lebensqualität, emotionaler Erschöpfung, Depersonalisierung und vermindertem Selbstwirksamkeitserleben (Burn-Out-Symptomatik) (Shanafelt 2010). Von den Chirurgen, die einen Fehler berichteten, hatten 55 % Symptome einer Depression, während es in der Gruppe ohne selbstberichteten Fehler nur 28 % waren. Die longitudinale Studie von West et al. zeigt, dass die Beteiligung an einem schweren Fehler zu Belastungsreaktionen und reduzierter Empathie gegenüber Patienten führen kann, die wiederum assoziiert sind mit einer gestiegenen Wahrscheinlichkeit für *zukünftige* Fehler (West 2009). Die Unterstützung von Mitarbeitenden ist daher nicht nur aus arbeitsmedizinischer oder berufspolitischer Sicht eine wichtige Aufgabe für Gesundheitsorganisationen, sondern hat auch für die Gewährleistung der Patientensicherheit eine zentrale Bedeutung.

9.6.3 Interventionsmöglichkeiten

Die an einem Zwischenfall beteiligten Mitarbeiter haben vor allem das Bedürfnis nach einem konstruktiven Austausch mit ihren Peers, der sowohl fachliche Gespräche als auch die kollegiale Empathie beinhaltet (Ullström 2014). Für den Umgang mit betroffenen Mitarbeitenden, zum Beispiel auf der gleichen Abteilung, ist es zentral, ihnen eine kurze Auszeit von der klinischen Tätigkeit anzubieten und ein kollegiales Gesprächsangebot zu unterbreiten. Hier können die Entscheidungen und Handlungen vor dem

Zwischenfall besprochen und geprüft sowie die grundsätzliche fachliche Kompetenz und das Selbstwertgefühl des Mitarbeiters bestätigt werden. In der Folge ist es wichtig, Beteiligte, wenn möglich, an der Kommunikation mit Patienten teilhaben zu lassen und ihnen, wenn möglich, eine Rolle bei der Fehleranalyse zu geben, sie aber mindestens darüber zu informieren. Lästereien, Mobbing, Schuldzuweisungen und Herabwürdigungen der Beteiligten sind unbedingt zu vermeiden und im Team zu ächten.

Auch wenn Ärzte das Gespräch mit Peers als wichtigen Faktor für einen konstruktiven Umgang mit einem Zwischenfall benennen, so zeigen Befragungen gleichzeitig, dass Mitarbeiter in der Regel keine ausreichende Unterstützung durch die Institution und die Kollegen erhalten. In einer US-amerikanischen Studie war nur 20 % der Ärzte und Pflegefachpersonen aktiv formale oder informelle emotionale Unterstützung nach einem Zwischenfall angeboten worden (Joesten 2014). Etwa ein Drittel gab an, nach dem unerwünschten Ereignis von ihren klinischen Kollegen hilfreiche und nachhaltige Unterstützung erfahren zu haben. Mehrheitlich jedoch gab es keinerlei konkrete Hilfestellung, weder emotional noch bei der Aufarbeitung des unerwünschten Ereignisses, oder Unterstützung bei der Wiederaufnahme der klinischen Tätigkeit. Auch in Schweden berichtete die Mehrheit der befragten Fachpersonen, keine oder nur unzureichende und unsystematische Unterstützung durch ihren Arbeitgeber erhalten zu haben (Ullström 2014). 90 % der von Waterman et al. in den USA befragten Ärzte gaben an, dass ihre Organisation sie nicht adäquat im Umgang mit Fehlern unterstützen würde (Waterman 2007). Dabei war der Mangel an wahrgenommener Unterstützung stark assoziiert mit einer zukünftigen Stresssymptomatik.

Ob also Fachpersonen die von ihnen als wichtig beurteilte Unterstützung durch Kollegen und Vorgesetzte erhalten, scheint in der Realität bislang mehrheitlich eine Frage des Zufalls zu sein. Für Gesundheitseinrichtungen ist es jedoch wichtig, dieses Angebot systematisch und zuverlässig zu ermöglichen. Um eine zuverlässige Unterstützung zu gewährleisten, werden in verschiedenen Gesundheitseinrichtungen *peer support systems* eingeführt, bei denen die Betreuung von Fachpersonen nach klinischen Zwischenfällen strukturell verankert ist (Schwappach 2010; Scott 2010). Je nach individuellen Bedürfnissen, Schwere des Zwischenfalls und zeitlichem Ablauf beinhalten solche Programme gestaffelte Unterstützungselemente, die sowohl sofort nach dem Ereignis greifen als auch intensivere Unterstützung und bei Bedarf Follow-up-Begleitung vorsehen. Im „peer support" System setzt sich die Kollegenschaft in einem Netzwerk füreinander ein und bietet in Krisensituationen gegenseitig Unterstützung und Ansprache an. Im Gegensatz zur klassischen, professionellen Supervision wird es von vielen klinisch Tätigen getragen und zeichnet sich durch schnelle, ständige und niederschwellige Erreichbarkeit aus. Erste Erfahrungen mit diesen Interventionen sind sehr positiv (Scott 2010). Sie müssen allerdings von der Führung und der Organisation im Rahmen eines Gesamtkonzeptes „interner Umgang mit Zwischenfällen" etabliert und getragen werden. Einrichtungen der Gesundheitsversorgung sollten Anforderungen für den Umgang mit Mitarbeitenden nach einem Zwischenfall in einen Konzept und einen Ablaufplan für Behandlungsfehler und unerwünschte Ereignisse aufnehmen und darin mit anderen Aktivitäten, wie zum Beispiel dem Gespräch mit den betroffenen Patienten, zusammenführen.

9.6.4 Literatur

Joesten L, Cipparrone N, Okuno-Jones S, DuBose ER (2014). Assessing the Perceived Level of Institutional Support for the Second Victim After a Patient Safety Event. J. Pat. Saf. doi: 10.1097/PTS.0000000000000060.

Schwappach D, Boluarte T (2008). The emotional impact of medical error involvement on physicians: A call for leadership and organizational accountability. *Swiss Med. Weekly*. 139(10), 9–15.

Schwappach D, Hochreutener M-A, von Laue N, Frank O (2010). Täter als Opfer. Konstruktiver Umgang mit Fehlern in Gesundheitsorganisationen Empfehlungen für Kader, Kollegen und Betroffene. Schriftenreihe Patientensicherheit Schweiz, Band 3. Zürich: Stiftung für Patientensicherheit.

Scott SD, Hirschinger LE, Cox KR, McCoig M, Brandt J, Hall LW (2009). The natural history of recovery for the healthcare provider „second victim" after adverse patient events. *Qual. Saf. Health* Care. 18(5), 325–330.

Scott SD, Hirschinger LE, Cox KR, McCoig M, Hahn-Cover K, Epperly KM, Phillips EC, Hall LW (2010). Caring for Our Own: Deploying a Systemwide Second Victim Rapid Response Team. *Jt. Comm. J. Quality Safety*. 36(5), 233–240.

Seys D, Wu AW, Gerven EV, Vleugels A, Euwema M, Panella M, Scott SD, Conway J, Sermeus W, Vanhaecht K (2013). Health Care Professionals as Second Victims after Adverse Events: A Systematic Review. *Eval.& the Health Prof.* 36(2), 135–162.

Shanafelt TD, Balch CM, Bechamps G, Russell T, Dyrbye L, Satele D, Collicott P, Novotny PJ, Sloan J, Freischlag J (2010). Burnout and Medical Errors Among American Surgeons. *Ann. Surg.* 251(6), 995–1000.

Sirriyeh R, Lawton R, Gardner P, Armitage G (2010). Coping with medical error: a systematic review of papers to assess the effects of involvement in medical errors on healthcare professionals' psychological well-being. *Qual. Saf. Health Care*. 19(6), 1–8.

Ullström S, Andreen Sachs M, Hansson J, Øvretveit J, Brommels M (2014). Suffering in silence: a qualitative study of second victims of adverse events. *BMJ Qual, Safety*. 23(4), 325–331.

Waterman AD, Garbutt J, Hazel E, Dunagan WC, Levinson W, Fraser VJ, Gallagher TH (2007). The emotional impact of medical errors on practicing physicians in the United States and Canada. *Jt. Comm. J.Qual. Saf.* 33(8), 467–476.

West CP, Huschka MM, Novotny PJ, Sloan JA, Kolars JC, Habermann TM, Shanafelt TD (2006). Association of perceived medical errors with resident distress and empathy: a prospective longitudinal study. *JAMA*. 296(9), 1071–1078.

West CP, Tan AD, Habermann TM, Sloan JA, Shanafelt TD (2009). Association of Resident Fatigue and Distress With Perceived Medical Errors. *JAMA*. 302(12), 1294–1300.

Wu AW (2000). Medical error: the second victim. *BMJ* 320(7237), 726–727.

Sunya-Lee Antoine und Peggy Prengel

9.7 Shared Decision Making: Zwischen Forschung und Praxis

9.7.1 Konzept und Relevanz

Patientenzentrierung und -beteiligung stellen inzwischen den Kernpunkt des wissenschaftlichen und gesundheitspolitischen Interesses dar – national und international (Coulter, Parsons und Askham 2008). Denn Patienten sind nicht mehr passive Leistungsempfänger, sondern sie werden vielmehr als aktive Koproduzenten der Leistungserbringung verstanden.

Das am weitesten entwickelte und am besten operationalisierte Konzept für die Beteiligung von Patienten ist *Shared Decision Making*, SDM (*dt.* Partizipative Entscheidungsfindung, PEF) (Grande et al. 2014; Barry und Edgman-Levitan 2012; Oshima, Lee und Emanuel 2013). SDM wird definiert als die Interaktion zwischen Arzt und Patienten, in der gemeinsam über eine angemessene medizinische Behandlung entschieden wird (Charles, Gafni und Whelan 1997). Dabei werden der aktuelle Stand der Forschung im Sinne der evidenzbasierten Medizin, aber auch die persönlichen Vorstellungen, Bedenken, Erwartungen, Präferenzen und Lebensumstände des Patienten berücksichtigt. Vor allem ist dies wichtig, wenn verschiedene Behandlungsoptionen mit entsprechenden unterschiedlichen Folgen vorliegen. Das häufigste zitierte Konzept von SDM stammt von Charles et al. und beinhaltet vier wesentliche Bedingungen (Rockenbauch und Schildmann 2011; Charles, Gafni und Whelan 1997) (Abb. 9.1):

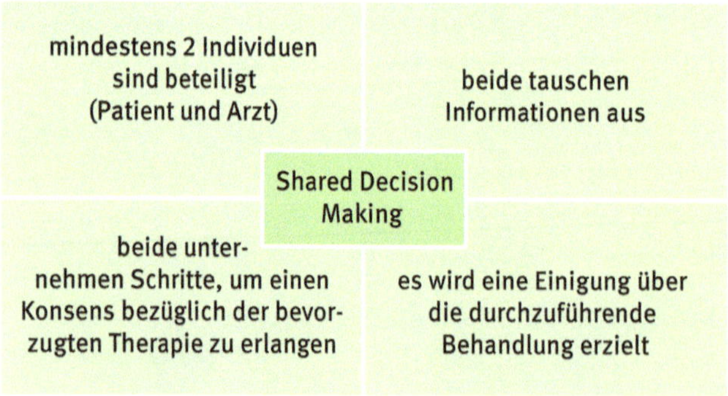

Abb. 9.1: Konzept von SDM nach C. Charles (Rockenbauch und Schildmann 2011).

SDM ist im angelsächsischen Sprachraum bereits seit Anfang der 1990er Jahre entwickelt, eingeführt und empirisch untersucht worden. Seitdem konnte die Fachwelt im Gesundheitswesen einen signifikanten und exponentiellen Anstieg an Forschungsarbeiten und Publikationen zu SDM, insbesondere in hochrangigen medizinischen Fachzeitschriften, erleben (Rockenbauch und Schildmann 2011; Blanc et al. 2014). Während im Jahr 2000 95 Publikationen mit Bezug zu SDM veröffentlicht wurden, waren es 581 in 2013 (Légaré und Thompson-Leduc 2014). Dadurch ist nicht nur der Bekanntheitsgrad des Konzeptes SDM deutlich gestiegen, es konnte in vielen wissenschaftlichen Studien, insbesondere in randomisiert kontrollierten Studien, gezeigt werden, dass SDM einen positiven Einfluss auf Wissen, Verständnis, Entscheidungsqualität, Zufriedenheit und Behandlungsergebnisse ausübt (Elwyn et al. 2013; Stacey et al. 2014; Scheibler, Janssen und Pfaff 2002). Zahlreiche Untersuchungen verdeutlichen auch, dass eine große Anzahl der Patienten an Gesundheitsentscheidungen beteiligt sein möchten (Scheibler, Janssen und Pfaff 2002; Kiesler, und Auerbach 2006; Chewning et al. 2012), aber dies in der Regel nicht sind bzw. nicht sein können (Scheibler, Janssen und Pfaff 2002; Kiesler, und Auerbach 2006; Joseph-Williams, Elwyn und Edwards 2014). Patienten haben ein wachsendes Bedürfnis nach mehr Informationen bis hin zu mehr Beteiligung bei Gesundheitsentscheidungen (Grande et al. 2014; Grimshaw et al. 2002).

9.7.2 Ansätze zur Umsetzung von Shared Decision Making

Inzwischen wird SDM als Good-Practice-Ansatz für die Entscheidungsfindung in der Gesundheitsversorgung propagiert und kann auf jeder gesellschaftlichen Ebene stattfinden (Blanc et al. 2014; Härter 2004). Politische Entwicklungen zeigen auch, dass SDM zunehmend gefördert und unterstützt wird (Elwyn et al. 2013). Beispielsweise wird im verabschiedeten amerikanischen Patient Protection and Affordable Care Act aus 2010 explizit die Förderung von SDM erwähnt (Senate and House of Representatives 2010). Kanadische Initiativen umfassen 14 staatliche Pläne auf verschiedenen Verwaltungsebenen zur Förderung und Umsetzung von SDM (Légaré et al. 2011). In Australien wird SDM beispielsweise durch Leitlinien und Strategiepapiere unterstützt (McCaffery et al. 2007). In den Gesundheitsreformgesetzen des Vereinigten Königreiches und der Niederlande werden gleichfalls die stärkere Patientenbeteiligung und -orientierung bei Gesundheitsentscheidungen gefordert (Coulter et al. 2011; van der Weijden et al. 2011). Weitere Länder weltweit haben die Bedeutung und den Nutzen von SDM ebenso erkannt und entsprechende politische Handlungen eingeleitet (Härter, van der Weijden und Elwyn 2011).

In Deutschland hat SDM mit dem Förderschwerpunkt „Der Patient als Partner im medizinischen Entscheidungsprozess“ des Bundesministeriums für Gesundheit und Soziales (BMGS; heute: Bundesministerium für Gesundheit (BMG)) im letzten Jahrzehnt an Bedeutung gewonnen (Rockenbauch und Schildmann 2011). Zudem wurde im Februar 2013 ein rechtlicher Rahmen geschaffen, um SDM zu fördern. So wurde in Deutschland das Patientenrechtegesetz eingeführt, das die Patienten in der Gesundheitsversorgung gegenüber dem Arzt stärken soll und die Patientenbeteiligung fordert (Bürgerliches Gesetzbuch in der Fassung der Bekanntmachung vom 2. Januar 2002 (BGBl. I, S. 42, 2909, 2003 I S. 738), zuletzt geändert durch Artikel 3 des Gesetzes vom 20. Februar 2013 (BGBl. I S. 273)). Darüber hinaus werden

Patienteninteressen durch Patienten- und Selbsthilfeorganisationen im Gemeinsamen Bundesausschuss (G-BA) vertreten. Zudem setzt sich seit 2004 der Patientenbeauftragte der Bundesregierung für die Rechte von Patienten ein. In einigen Bundesländern werden ebenfalls Patientenbeauftragte eingesetzt, wie z. B. in Berlin, Nordrhein-Westfalen und Bayern. Nationale Institutionen wie z. B. das Institut für Qualität und Wirtschaftlichkeit im Gesundheitswesen (IQWiG), die unabhängige Patientenberatung (UPD), Krankenkassen, Selbsthilfeorganisationen, das Ärztliche Zentrum für Qualität in der Medizin (ÄZQ), das Deutsche Netzwerk Evidenzbasierte Medizin (DNEbM) sowie Patientenuniversitäten informieren, beraten und unterstützen Patienten bei gesundheitsrelevanten Entscheidungen. Konkret findet SDM im Arzt-Patienten-Gespräch seine Anwendung. Folgende Handlungsschritte wurden im Rahmen des BMGS-Förderschwerpunktes „Der Patient als Partner“ festgehalten (Giersdorf et al. 2004), siehe Abb. 9.2.

Diese Handlungsschritte müssen nicht streng in dieser Reihenfolge eingehalten werden, sondern sie dienen eher zur Orientierung und Planung der Arzt-Patienten-

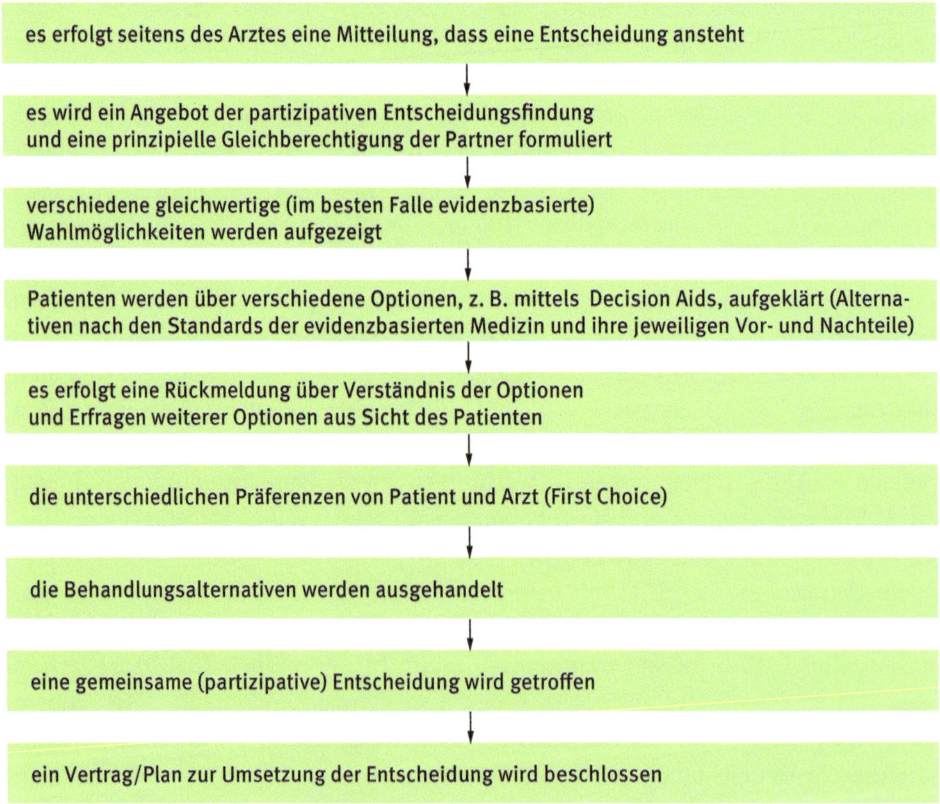
es erfolgt seitens des Arztes eine Mitteilung, dass eine Entscheidung ansteht
es wird ein Angebot der partizipativen Entscheidungsfindung und eine prinzipielle Gleichberechtigung der Partner formuliert
verschiedene gleichwertige (im besten Falle evidenzbasierte) Wahlmöglichkeiten werden aufgezeigt
Patienten werden über verschiedene Optionen, z. B. mittels Decision Aids, aufgeklärt (Alternativen nach den Standards der evidenzbasierten Medizin und ihre jeweiligen Vor- und Nachteile)
es erfolgt eine Rückmeldung über Verständnis der Optionen und Erfragen weiterer Optionen aus Sicht des Patienten
die unterschiedlichen Präferenzen von Patient und Arzt (First Choice)
die Behandlungsalternativen werden ausgehandelt
eine gemeinsame (partizipative) Entscheidung wird getroffen
ein Vertrag/Plan zur Umsetzung der Entscheidung wird beschlossen

Abb. 9.2: SDM-Handlungsschritte aus dem BMGS-Förderschwerpunkt „Der Patient als Partner“ (Giersdorf et al. 2004).

Interaktion. Individuelle Patientenwünsche bzw. -präferenzen hinsichtlich der Beteiligung an Entscheidungen sind immer zu berücksichtigen. Für die praktische Umsetzung dieser Handlungsschritte wurden drei Strategien formuliert (Härter, Loh und Spies 2005). Beispielsweise können Aus-, Fort- und Weiterbildungsmaßnahmen die kommunikativen Fähigkeiten von medizinischen Fachkräften stärken. Weiterhin können Patienten und Multiplikatoren geschult werden, um Handlungskompetenzen sowie ihre Beteiligung bei gesundheitsbezogenen Entscheidungen zu fördern. Die Entwicklung und der Einsatz von Entscheidungshilfen (engl. *decision aids*) als weitere Strategie bieten evidenzbasierte und laienfreundliche Informationen zu unterschiedlichen Behandlungsoptionen inklusive der Vor- und Nachteile. Verschiedene Medienformate, wie z. B. Informationsbroschüren, audiovisuelle Medien oder interaktive Webseiten, kommen dabei zum Einsatz (Frosch et al. 2010). Entscheidungshilfen ergänzen das Arzt-Patienten-Gespräch und unterstützen die Entscheidungsfindung, ersetzen diese aber nicht.

9.7.3 Shared Decision Making im Versorgungsalltag

SDM gewinnt zunehmend an Bedeutung und Anerkennung in der Gesundheitspolitik und -versorgung und trifft auf breite Zustimmung; die Kernkonzepte, Prinzipien und Elemente des SDM-Ansatzes sind bisher gut beschrieben (Edwards und Elwyn 2009; Gravel, Légaré und Graham 2006; Elwyn et al. 2012). Wir wissen auch nach zwei Jahrzehnten Forschung, dass SDM zur Wissenssteigerung, Verminderung von Entscheidungskonflikten und Steigerung des Vertrauens in Entscheidungen, Verbesserung der Patientenbeteiligung, zu realistischen Erwartungen an verschiedene Behandlungsalternativen und zur Klärung von Präferenzen sowie zur Abnahme an Über-/Unterversorgung beiträgt (Politi et al. 2013; Stacey et al. 2014; Elwyn et al. 2013). Trotz dieser vielen positiven Entwicklungen, wie der Unterstützung durch die Politik und vorliegenden Evidenz aus über 80 randomisiert kontrollierten Studien, ist die konkrete und flächendeckende Umsetzung von SDM noch nicht gängige Praxis bzw. geht langsam voran (Politi et al. 2013; Edwards und Elwyn 2009; Gravel et al. 2006; Elwyn et al. 2013; Grande et al. 2014; Légaré et al. 2008; Elwyn et al. 2013b; Légaré et al. 2013).

Bestehende Barrieren blockieren eine vollständige und erfolgreiche Praktizierung von SDM (Grande et al. 2014; Blanc et al. 2014; Légaré et al. 2008; Elwyn et al. 2008; Elwyn et al. 2013b; Légaré et al. 2013). Zu diesen zählen oft Zeitzwänge, mangelnde Anwendbarkeit sowie Nützlichkeit des Ansatzes aufgrund von Patienteneigenschaften und der klinischen Situation aus der Sicht des Leistungserbringers. Fehlende Anreize und intraorganisatorische Schwierigkeiten behindern zudem die Durchführung von SDM (Légaré et al. 2008; Gravel et al. 2006; Elwyn et al. 2013; Elwyn et al. 2008; Grande et al. 2014). Entgegen der verbreiteten Annahme, dass bestimmte Patientengruppen einen geringen Wunsch nach SDM bzw. nach der Teilhabe an Gesundheitsentscheidungen haben oder dass SDM für bestimmte Patientengruppen begrenzt möglich ist, konnte festgestellt werden, dass Faktoren wie geringe Gesundheitskompetenz und Bildung sowie hohes Alter keine Prädiktoren ergeben (Politi et al. 20013). Aus der Sicht der Patienten beziehen sich empfundene Barrieren zur Teilhabe an Gesundheitsentscheidungen auf die begrenzte Zeit im Arzt-Patienten-Gespräch, mangelnde Versorgungskontinuität, Gegebenheiten des Versorgungssettings (z. B. Lärm, Privatsphäre, Versicherungsstatus, Vergütung des Arztes) sowie darauf, wie die Arzt-Patienten-Interaktion abläuft, auf das Patientenwissen und das (Macht-)Ungleichgewicht zwischen Arzt und Patienten (Joseph-Williams, Elwyn und Edwards 2014).

Zweifellos ist der Transfer von SDM-Theorien in die Praxis eine Herausforderung (Elwyn et al. 2013; Légaré et al. 2010; Gravel, Légaré und Graham 2006). Die erfolgreiche Umsetzung von SDM hängt von einer guten Beziehung zwischen Arzt und Patienten ab, bei der Informationen geteilt und Patienten darin unterstützt werden, ihre Präferenzen und Ansichten während des Entscheidungsprozesses zu reflektieren und auszudrücken (Elwyn et al. 2012). Hierbei ist SDM nicht als „Schritt" zu verstehen, den man im Arzt-Patienten-Gespräch ergänzen kann, sondern SDM ist vielmehr als Prozess zu betrachten (Hoffmann et al. 2014).

Es gibt einige Beispiele für Bemühungen, SDM im Versorgungsalltag zu integrieren. Dennoch sind diese Bemühungen noch nicht in Peer-review-Zeitschriften publiziert (Elwyn et al. 2013). Bemerkenswerte Beispiele für die praktische Umsetzung von SDM sind das amerikanische *Dartmouth-Hitchcock Medical Center/Center for Shared Decision Making* (Collins et al. 2009), das britische MAGIC-Programm (*Making Good decisions in Collaboration*) (King et al. 2013) sowie die deutsche Website „gesundheitsinformation.de", die Bürger und Patienten mit evidenzbasierten Informationen und Entscheidungshilfen und Ärzte mit Kompetenzschulungen versorgen (Elwyn et al. 2013; Grande et al. 2014; Bastian, Bühler und Sawicki 2009). Jedoch sind das nur einzelne Beispiele (Elwyn et al. 2013) und es ist zu betonen, dass die alleinige Bereitstellung von entscheidungsunterstützenden Maßnahmen, wie Entscheidungshilfen, nicht mit dem komplexen SDM-Prozess gleichzusetzen ist (Grande et al. 2014). Obwohl viele Aktivitäten hinsichtlich der Entwicklung und Evaluation von SDM-Instrumenten im akademischen Setting nachgewiesen sind, gibt es keine Evidenz zur nachhaltigen und breiten Implementierung (Elwyn et al. 2013; Stacey et al. 2014). So scheitern bisher auch Versuche, Empfehlungen zur Implementierung von SDM im Versorgungsalltag zu formulieren, da existierende Studien keine Schlussfolgerungen für Empfehlungen hergeben.

Ein Blick in die Public-Health-Forschung zeigt, dass Public-Health-Maßnahmen dann am wirksamsten sind, wenn sie gemeinsam mit der Gemeinde entwickelt und implementiert werden (Grande et al. 2014; Faridi et al. 2007). Dieser gemeindebasierte partizipative Forschungsansatz lässt sich ebenfalls auf SDM übertragen, in dem alle relevanten Akteure (Patienten, Ärzte und andere relevante Fachkräfte) einbezogen werden, gleichwertig und gemeinsam an der Planung, Gestaltung und Umsetzung von SDM beteiligt sind und mitwirken sowie die gemeinsame Verantwortung übernehmen (Grande et al. 2014). So könnte ein solcher Ansatz möglicherweise dazu beitragen, dass der SDM-Prozess als nützlich und lohnend wahrgenommen wird. Folglich würden SDM-Maßnahmen prioritär werden, weiter geplant und fortgesetzt werden, im Sinne der Nachhaltigkeit (Grande et al. 2014).

9.7.4 Ausblick

SDM ist keine Modeerscheinung, sondern ein realisierbarer, adäquater und notwendiger Ansatz in der Gesundheitsversorgung des 21. Jahrhunderts, und wird zunehmend eine Rolle in der Gestaltung unserer Gesundheitsversorgung spielen (Légaré et al. 2014; Härter et al. 2011). Bei SDM handelt es sich aber um einen komplexen und herausfordernden Prozess und er erfordert ein Umdenken bei Ärzten und Patienten sowie vielschichtige Ansätze, um in der Praxis Eingang zu finden (Stiggelbout et al. 2012).

Allein schon aus Gründen der Chancengleichheit sollte jedem Patienten die Möglichkeit gewährt werden, sich an gesundheitsrelevanten Entscheidungen zu beteiligen (Légaré et al. 2014). Die aktive Beteiligung beispielsweise vulnerabler Patientengruppen gestaltet sich allerdings als schwieriger, so dass SDM-Maßnahmen an individuelle Gesundheitskompetenzen und Interessen angepasst sein sollten (Hoffmann et al. 2014; McCaffery, Smith und Wolf 2009). Außerdem müssen SDM-Maßnahmen für Patientengruppen aus unterschiedlichen kulturellen Kontexten weiter untersucht werden (Scheibler, Janssen und Pfaff 2002). SDM umfasst bestimmte Verhaltensweisen bzw. -änderungen, die gelehrt und gelernt werden können, und nicht nur das Aushändigen von Informationen. Mehr Schulungs- bzw. Trainingsprogramme für Ärzte könnte SDM fördern (Elwyn et al. 2013; Légaré et al. 2010; Hoffmann et al. 2014). Allerdings sollten Maßnahmen auch gefördert werden, die sowohl Ärzte als auch Patienten adressieren (Légaré und Thompson-Leduc 2014). Ärzte müssen weiterhin zu SDM motiviert werden, dazu zählt auch, dass positive Effekte von SDM auf klinische Parameter und Patientenoutcomes gezeigt werden (Légaré et al. 2008; Gravel, Légaré und Graham 2006).

Das häufig aufgeführte Argument, dass SDM zu zeitintensiv ist (Légaré et al. 2008), lässt sich nicht mit Evidenz belegen. SDM kann unterschiedliche Auswirkungen auf die Dauer des Arzt-Patienten-Gespräches haben. Daher sollte der Faktor Zeit bei der Entwicklung und Umsetzung von SDM-Maßnahmen berücksichtigt werden (Légaré et al. 2014). Der SDM-Prozess könnte auch auf verschiedene medizinische Fachkräfte verteilt werden, z. B. indem Pflegekräfte als Mediatoren agieren (Joseph-Williams, Elwyn und Edwards 2014). Denn bisher beschränkt sich das SDM-Modell größtenteils auf die Arzt-Patienten-Dyade, obwohl die Gesundheitsversorgung zunehmend durch interprofessionelle Fachkräfte geplant und durchgeführt wird (Légaré et al. 2014). Beispielsweise hat sich in einer cluster-randomisiert kontrollierten Studie ein interprofessionelles SDM-Trainingsprogramm „Fit für SDM“ in der medizinischen Rehabilitation als effektive Implementierungsstrategie bewiesen (Körner et al. 2012). Solche Ansätze sind vielversprechend, müssen aber auch noch weiter untersucht werden (Koerner et al. 2013). Eine wichtige Frage, die sich insbesondere Entscheidungsträger stellen, betrifft die Kosten von SDM. Hierzu fehlen noch robuste Daten über mögliche erhöhte Ausgaben für SDM oder Ersparnisse im Gesundheitssystem (Walsh et al. 2014). So wird die praktische Umsetzung von SDM im Versorgungsalltag eine Herausforderung bleiben, für die die Generierung zuverlässiger Evidenz von besonderer Bedeutung ist, um die bestehenden Herausforderungen verstehen und lösen zu können.

9.7.5 Literatur

Barry MJ, Edgman-Levitan S (2012). Shared decision making – the pinnacle of patient-centered care. *New England Journal of Medicine* 366(9), 780–781.

Bastian H, Bühler D, Sawicki P T (2009). Für Bürger und Patienten – Die evidenzbasierten Gesundheitsinformationen des IQWiG. In Zielgruppengerechte Gesundheitskommunikation. VS Verlag für Sozialwissenschaften, 183–197.

Blanc X, Collet TH, Auer R, Fischer R, Locatelli I, Iriarte P, Cornuz J (2014). Publication trends of shared decision making in 15 high impact medical journals: a full-text review with bibliometric analysis. *BMC medical informatics and decision making* 14(1), 71.

Charles C, Gafni A, Whelan T (1997). Shared decision-making in the medical encounter: what does it mean? (or it takes at least two to tango). *Social Science & Medicine* 44(5), 681–692.

Chewning B, Bylund CL, Shah B, Arora NK, Gueguen JA, Makoul G (2012). Patient preferences for shared decisions: a systematic review. *Patient education and counseling* 86(1), 9–18.

Collins ED, Moore CP, Clay KF, Kearing SA, O'Connor AM, Llewellyn-Thomas HA, Sepucha KR (2009). Can women with early-stage breast cancer make an informed decision for mastectomy? *Journal of Clinical Oncology* 27(4), 519–525.

Coulter A, Parsons S, Askham J (2008). Welche Stellung haben Patienten im Entscheidungsprozess in eigener Sache? Grundsatzpapier WHO, Tallinn (Estland), 7.

Coulter A, Edwards A, Elwyn G, Thomson R (2011). Implementing shared decision making in the UK. *Zeitschrift für Evidenz, Fortbildung und Qualität im Gesundheitswesen* 105(4), 300–304.

Edwards A, Elwyn G (Eds.). (2009). Shared decision-making in health care: Achieving evidence-based patient choice. Oxford University Press.

Elwyn G, Frosch D, Thomson R, Joseph-Williams N, Lloyd, A, Kinnersley P, Barry M (2012). Shared decision making: a model for clinical practice. *Journal of general internal medicine* 27(10), 1361–1367.

Elwyn G, Grande SW, Gittell JH, Vidal DC, Godfrey MM (2013b). Are we there yet? Case studies of implementing decision support for patients. Hanover: Trustees of Dartmouth College, 35.

Elwyn G, Légaré F, van der Weijden T, Edwards A, May C (2008). Arduous implementation: does the Normalisation Process Model explain why it's so difficult to embed decision support technologies for patients in routine clinical practice. *Implementation Science* 3(1), 57.

Elwyn G, Scholl I, Tietbohl C, Mann M, Edwards AG, Clay C, Frosch DL (2013). „Many miles to go…": a systematic review of the implementation of patient decision support interventions into routine clinical practice. *BMC medical informatics and decision making* 13(2), 14.

Faridi Z, Grunbaum JA, Gray BS, Franks A, Simoes E (2007). Community-based participatory research: necessary next steps. *Preventing chronic disease* 4(3).

Frosch DL, Härter M, Simon D, Mulley AG Jr. (2010). Variation und Verteilungsgerechtigkeit: Patientenpräferenzen berücksichtigen. *Deutsches Ärzteblatt* 107(43), A 2100–2104.

Grande SW, Durand MA, Fisher ES, Elwyn G (2014). Physicians as Part of the Solution? Community-Based Participatory Research as a Way to Get Shared Decision Making into Practice. *Journal of general internal medicine* 29(1), 219–222.

Giersdorf N et al. (2004). Entwicklung eines Fragebogens zur Partizipativen Entscheidungsfindung. Bundesgesundheitsblatt, Gesundheitsforschung, *Gesundheitsschutz* 47, 969–976.
Gravel K, Légaré F, Graham ID (2006). Barriers and facilitators to implementing shared decision-making in clinical practice: a systematic review of health professionals' perceptions. *Implementation Science* 1(1), 16.
Grimshaw JM, Eccles MP, Walker AE, Thomas RE (2002). Changing physicians' behavior: what works and thoughts on getting more things to work. *Journal of Continuing Education in the Health Professions* 22(4), 237–243.
Härter M (2004). Editorial – Partizipative Entscheidungsfindung (Shared Decision Making) – ein von Patienten, Ärzten und der Gesundheitspolitik geforderter Ansatz setzt sich durch. *Zeitschrift für Evidenz, Fortbildung und Qualität im Gesundheitswesen* 98, 89–92.
Härter M, Loh A, Spies C (Hrsg.). (2005). Gemeinsam entscheiden – erfolgreich behandeln. Köln: Deutscher Ärzte-Verlag.
Härter M, van der Weijden T, Elwyn G (2011). Policy and practice developments in the implementation of shared decision making: an international perspective. *Zeitschrift für Evidenz, Fortbildung und Qualität im Gesundheitswesen* 105(4), 229.
Hoffmann TC, Légaré F, Simmons MB, McNamara K, McCaffery K, Trevena LJ, Del Mar CB (2014). Shared decision making: what do clinicians need to know and why should they bother? *The Medical Journal of Australia* 201(1), 35–39.
Joseph-Williams N, Elwyn G, Edwards A (2014). Knowledge is not power for patients: A systematic review and thematic synthesis of patient-reported barriers and facilitators to shared decision making. *Patient education and counseling* 94(3), 291–309.
Kiesler DJ, Auerbach SM (2006). Optimal matches of patient preferences for information, decision-making and interpersonal behavior: evidence, models and interventions. *Patient education and counseling* 61(3), 319–341.
King E, Taylor J, Williams R, Vanson T (2013). The MAGIC programme evaluation. London: The Health Foundation [cited 2015 January 15]. Available from: http://www.health.org.uk/sites/default/files/TheMagicProgrammeEvaluation.pdf.
Körner M, Ehrhardt H, Steger AK, Bengel J (2012). Interprofessional SDM train-the-trainer program „Fit for SDM": provider satisfaction and impact on participation. *Patient education and counseling* 89(1), 122–128.
Koerner M Steger A-K, Ehrhardt H, Bengel J (2013). Patient-Centred Health Care [internet]. Basingstoke: Palgrave Macmillan. An Expanded Shared Decision-Making Model for Interprofessional Settings [cited 2015 January 15]. Available from: http://www.palgraveconnect.com/pc/doifinder/10.1057/9781137308931.0020.
Légaré F, Stacey D, Forest PG, Coutu MF (2011). Moving SDM forward in Canada: milestones, public involvement, and barriers that remain. *Zeitschrift für Evidenz, Fortbildung und Qualität im Gesundheitswesen* 105(4), 245–253.
Légaré F, Thompson-Leduc P (2014). Twelve myths about shared decision making. *Patient education and counseling* 96(3), 281–286.
Légaré F, Ratté S, Gravel K, Graham ID (2008). Barriers and facilitators to implementing shared decision-making in clinical practice: update of a systematic review of health professionals' perceptions. *Patient education and counseling* 73(3), 526–535.
Légaré F, Witteman HO (2013). Shared decision making: examining key elements and barriers to adoption into routine clinical practice. *Health Affairs* 32(2), 276–284.
Légaré F, Ratté S, Stacey D, Kryworuchko J, Gravel K, Graham ID, Turcotte S (2010). Interventions for improving the adoption of shared decision making by healthcare professionals. *Cochrane Database of Systematic Reviews* 5.

McCaffery KJ, Shepherd HL, Trevena L, Juraskova I, Barratt A, Butow PN, Tattersall MH (2007). Shared decision-making in Australia. *Zeitschrift für ärztliche Fortbildung und Qualität im Gesundheitswesen-German Journal for Quality in Health Care* 101(4), 205–211.
McCaffery KJ, Smith SK, Wolf M (2010). The challenge of shared decision making among patients with lower literacy: a framework for research and development. *Medical Decision Making* 30(1), 35–44.
Oshima Lee E, Emanuel EJ (2013). Shared decision making to improve care and reduce costs. *New England Journal of Medicine* 368(1), 6–8.
Politi MC, Dizon DS, Frosch DL, Kuzemchak MD, Stiggelbout AM (2013). Importance of clarifying patients' desired role in shared decision making to match their level of engagement with their preferences. *British Medical Journal* 347.
Rockenbauch K, Schildmann J (2011). Partizipative Entscheidungsfindung (PEF): eine systematische Übersichtsarbeit zu Begriffsverwendung und Konzeptionen. *Das Gesundheitswesen* 73(07), 399–408.
Scheibler F, Janssen C, Pfaf, H (2003). [Shared decision making: an overview of international research literature]. *Sozial-und Präventivmedizin* 48(1), 11–23.
Senate and House of Representatives (2010). Patient protection and affordable care act. Washington. [cited 2015 January 15]. Available from: http://www.gpo.gov/fdsys/granule/PLAW-111publ148/PLAW-111publ148/content-detail.html.
Stacey D, Légaré F, Col NF, Bennett CL, Barry MJ, Eden KB, Wu JH (2014). Decision aids for people facing health treatment or screening decisions. *Cochrane Database of Systematic Reviews* 1.
van der Weijden T, van Veenendaal H, Drenthen T, Versluijs M, Stalmeier P, Loon MKV, Timmermans D (2011). Shared decision making in the Netherlands, is the time ripe for nationwide, structural implementation? *Zeitschrift für Evidenz, Fortbildung und Qualität im Gesundheitswesen* 105(4), 283–288.
Stiggelbout AM. Van der Weijden T, De Wit MPT, Frosch D, Légaré F, Montori VM, Elwyn G (2012). Shared decision making: really putting patients at the centre of healthcare. *British Medical Journal* 344.
Walsh T, Barr P J, Thompson R, Ozanne E, O'Neill C, Elwyn G (2014). Undetermined impact of patient decision support interventions on healthcare costs and savings: systematic review. *British Medical Journal* 348.

Miriam Stüldt-Borsetzky und Eva Hampel

9.8 Kommunikation und Prozedere im Schadenfall

9.8.1 Einführung

Gute Kommunikation zwischen allen Beteiligten einer medizinischen Behandlung ist ein zentraler Faktor für Patientensicherheit. Informationsdefiziten kann so vorgebeugt und Missverständnisse können vermieden werden. Aber es kommt trotzdem täglich zu kleineren oder auch größeren Fehlern, die den Patienten gefährden oder auch nachhaltig schädigen – physisch, emotional und finanziell.

Eine Klinik, die sich mit dieser Tatsache und den daraus resultierenden Konflikten auseinandergesetzt und ein aktives klinisches Risikomanagement[4] etabliert hat,

4 Siehe auch Kapitel 1.3 in diesem Buch.

kann in solchen Fällen gut reagieren und wenigstens die Folgeschäden für Patient und beteiligte Mitarbeiter sowie die Reputation der Klinik in Grenzen halten. Die jetzt nötige Brücke lagert auf den Pfeilern Offenlegung und aufrichtige faire Kommunikation.

9.8.2 Erste Maßnahmen

Ist ein Behandlungsfehler[5] eingetreten, gilt es zunächst, alles akut Notwendige zu seiner Behebung, zumindest Linderung etc., zu unternehmen. Außerdem sind in der Krankenakte der Schaden und alle dafür relevanten Ereignisse korrekt mit Orts- und Zeitangaben und involvierten Personen zu dokumentieren. Beweismittel sind ggf. sicherzustellen. Im Krankenhaus ist formalrechtlich der Träger (ggf. der liquidationsberechtigte Chefarzt) der Behandelnde und daher im Schadenfall zwingend zu involvieren.

Zeitnah ist das Gespräch mit dem Patienten und/oder seinen Angehörigen zu suchen. Beteiligte Mitarbeiter müssen zum einen zur Aufklärung beitragen, also Rechenschaft als Handelnde oder als Zeugen ablegen (z. B. Gedächtnisprotokoll); zugleich sind sie jedoch auch emotional Betroffene, die Unterstützung brauchen[6]. Die genannten Aspekte zusammen genommen, fällt im Schadenfall – zusätzlich zum weiter laufenden Klinikalltag – für die beteiligten Mitarbeiter nicht nur sehr viel, sondern auch aus ihrer Sicht ziemlich unangenehme Arbeit an. Die Wenigsten wurden auf solche Aufgaben in ihrer Aus- und Fortbildung vorbereitet.

Darum ist es umso wichtiger, dass die Klinik einen abgestuften Einsatzplan für solche Notfälle zur Verfügung hat. Ein klinisches Risikomanagement hat die Informationswege und Prozeduren festgelegt und geschulte Mitarbeiter, die in diesen Situationen sachliche und menschliche Unterstützung geben. Es ist klar geregelt, wie beispielsweise das Patienten- bzw. Angehörigengespräch zur Erläuterung des Behandlungsfehlers vorbereitet wird und wer diese Gespräche mit dem Patienten und involvierten Mitarbeitern letztlich führt.

Im ersten Gespräch mit dem Patienten und/oder seinen Angehörigen müssen nicht schon alle Ursachen und Folgen genau geklärt sein; wichtig sind eine zeitnahe empathische Reaktion, die Bestätigung, dass etwas falsch gelaufen ist, das Bedauern darüber und ggf. eine Entschuldigung. Patienten und/oder Angehörige müssen

---

5 Oft ist dieser hier im Mittelpunkt stehende „Behandlungsfehler" (also eine nicht den aktuellen Grundsätzen und Regeln der Medizin entsprechende fachgerechte, sorgfältige und zeitgerechte Behandlung) das Resultat von Versagen und Fehlentscheidungen an verschiedenen Stellen und auf unterschiedlichen Ebenen der Klinik (z. B. Fehler in der Aufklärung, Diagnosestellung und Diagnostik, fehlerhafte Befundübermittlung, Übergabefehler, Überwachungsverschulden, technisches Versagen, Organisationsfehler etc.).

6 Siehe auch Kapitel 9.6 in diesem Buch.

überzeugend und ausreichend informiert werden und dürfen mit ihren Ängsten und Fragen nicht allein gelassen werden. Eine klare aktive Kommunikation beugt einem ansonsten sehr berechtigten Argwohn vor. Patienten sind leider zu häufig mit dem Ausmaß und der Art der Information unzufrieden, vor allem, wenn es zu einem Behandlungsfehler gekommen ist (Kilian 2000). Eine Klinik mit einer Organisations- und Fehlerkultur hat gelernt hinzuschauen, zu analysieren und Konsequenzen zu ziehen. So kann sie die Folgen eines Schadenfalls bei Patienten und Mitarbeitern gering halten und weiteren Schwierigkeiten gezielt vorbeugen. Der Umgang mit Mitarbeitern nach einem Schadenfall soll zugleich sorgfältig sachbezogen und empathisch sein. Das Ereignis (was ist passiert, wie ist es dazu gekommen und welche Konsequenzen hat das für den Patienten?) ist aufzuklären. Schuldhafte Regelverstöße sind zu identifizieren; ggf. sind sie intern disziplinarisch zu ahnden oder bei strafrechtlicher Relevanz auch zur Anzeige bei der zuständigen Staatsanwaltschaft zu bringen.

9.8.3 Anerkenntnis

Das Gespräch mit dem Patienten wegen eines Behandlungsfehlers wird oft sehr defensiv, extrem vorsichtig und häufig erst sehr spät und mitunter in unpassender Atmosphäre geführt. Die Situation, einen eigenen Fehler anerkennen und aussprechen zu müssen, wird als äußerst unangenehm empfunden. Man fürchtet um die eigene Reputation beim Patienten, den Verlust seines Vertrauens. Die Worte werden sorgfältig abgewogen – aus Sorge, dass ein Anerkenntnis gegen die im Versicherungsvertrag vereinbarten Obliegenheiten verstoßen könnte. Patienten und Angehörige sind durch ein solches „Herumgeeiere“ zusätzlich verunsichert und oft auch verärgert. Zum 01.01.2008 wurde die Rechtslage dahingehend geändert, dass in den Betriebshaftpflichtbedingungen keine Vereinbarungen getroffen werden dürfen, nach denen im Falle eines Anerkenntnisses seitens der Klinik ein Haftpflichtversicherer von der Leistung frei ist.

Dennoch ist Vorsicht geboten. Der Arzt verliert zwar durch ein Anerkenntnis nicht mehr den Deckungsschutz der Haftpflichtversicherung. Eine Zahlung durch den Versicherer für einen durch den Arzt anerkannten Anspruch wird aber nur dann erfolgen, wenn eine Zahlungsverpflichtung auch ohne das Anerkenntnis bestanden hätte, also ein auf einen schuldhaften Behandlungsfehler beruhender Schaden nachweislich eingetreten ist. Fehlt es daran, wird der Arzt möglicherweise aufgrund des Anerkenntnisses zahlen müssen, ohne dass der Versicherer dafür eintritt. Es ist also wichtig, dass in einem solchen Gespräch nicht Leistungs- bzw. Kompensationszusagen vorweggenommen werden, die in der späteren beweisbasierten Untersuchung nicht objektiviert werden können. „Mit Blick auf versicherungsrechtliche Belange sollte eine entsprechende, wertende Einschätzung (Eingestehen wie Ableugnen eines haftungsrelevanten Behandlungsfehlers) vor näherer Abklärung und Überprüfung der Vorgänge weiterhin vermieden werden“ (Wenzel und Steinmeister 2015).

Anerkenntnis und Entschuldigung von Angesicht zu Angesicht haben einen eigenständigen (intrinsischen) Wert. Sie sollten – v. a. bei schwerwiegenden Folgen – durch eine schriftliche Entschuldigung der Klinikleitung ergänzt werden. Dem Patienten bzw. seinen Angehörigen soll ein fester Ansprechpartner zur Verfügung stehen, ggf. natürlich auch ein Dolmetscher. Das weitere Vorgehen ist zu erläutern; auch ist u. U. zu klären, ob der Patient eventuell ein anderes Behandler-Team wünscht. Ehrliche, authentisch geführte Gespräche mit dem Geschädigten bzw. seinen Angehörigen über das Geschehen (aus Sicht der Behandler wie auch aus Sicht des Patienten und seine Fragen dazu) können oft schon ausreichen. Häufig werden dann gerichtliche Klagen und außergerichtliche Kompensationsleistungen nicht mehr in Betracht gezogen. Den Betroffenen ist es meist sehr wichtig, zu erfahren, was wie falsch gelaufen ist und was die Klinik unternimmt, damit sich der Fehler nicht wiederholt. Sie empfinden es als tröstlich, zu wissen, dass der erlittene Schaden wenigstens andere vor ähnlichem Leid bewahrt.

Das Aktionsbündnis Patientensicherheit (APS) hat 2012 eine ausführliche Handreichung „Reden ist Gold. Kommunikation nach einem Zwischenfall" herausgebracht. Neben vielen Erklärungen sind hier auch hilfreiche Formulierungen für das Patientengespräch zu finden. Die Broschüre endet mit einer Checkliste mit allen notwendigen Maßnahmen, die in Folge eines Behandlungsfehlers zu berücksichtigen sind. Die Schweizer Stiftung für Patientensicherheit hat 2006 eine ausführliche Broschüre „Wenn etwas schief geht – Kommunizieren und Handeln nach einem Zwischenfall" und 2007 kurze, sehr anschaulich gestaltete Empfehlungen zur „Kommunikation mit Patienten und Angehörigen nach einem Zwischenfall" entwickelt. Die genannten Schriften sind für den Alltagsgebrauch aller Klinik-Mitarbeiter sehr zu empfehlen; sie thematisieren Ängste und Vorbehalte und geben zugleich verständliche Anleitungen zur praktischen Umsetzung.

9.8.4 Offenbarungspflichten

„Laut § 630c Absatz 2 BGB gilt es, zwei Offenbarungstatbestände zu unterscheiden. Zum einen sind auf ausdrückliche Nachfrage des Patienten Unregelmäßigkeiten im Behandlungsverlauf, unerwünschte Zwischenfälle und Misserfolge einzelner ärztlicher Maßnahmen immer und unabhängig von den Gründen für diese Ereignisse, von eventuell (mit-)verursachendem eigenem oder fremdem Verhalten oder von ihren gesundheitlichen Auswirkungen zu offenbaren. [...] Zum anderen sind drohende Gesundheitsgefahren, reaktionspflichtige Fehlverläufe oder negative Zwischenfälle immer, auch ohne Nachfrage des Patienten, zu offenbaren. Die Offenbarungspflicht gilt auch, wenn sich aus mitteilungspflichtigen Tatsachen im Ergebnis Behandlungsfehler ableiten lassen und sie für den informierenden Kollegen eine entsprechende Haftung auslösen können" (Wenzel und Steinmeister 2015).

9.8.5 Einsichtnahme in die Patientenakte

Laut § 630g Abs. 1 BGB ist dem Patienten bzw. einem von ihm entsprechend autorisierten Vertreter auf Verlangen unverzüglich Einsicht in die vollständige Patientenakte zu gewähren. Die Einsicht ist grundsätzlich dort vorzunehmen, wo sich die einzusehenden Unterlagen befinden, also beim Arzt bzw. im Krankenhaus. Gegen Kostenerstattung müssen Kopien (ggf. Duplikate, z. B. von Röntgenbildern) der Patientenakte herausgegeben werden. Die Originalunterlagen sollten beim Behandler verbleiben. Um den Eindruck einer schuldhaften Verzögerung zu vermeiden, sollte dem Antragsteller zeitnah mitgeteilt werden, dass man seiner Bitte um Einsicht nachkommen will und zu welchem Datum er die Unterlagen erwarten kann.

Grundsätzlich muss die Krankenakte „lesbar" sein. Damit ist nicht gemeint, dass der Inhalt für den Laien verständlich sein muss. Bei der Beurteilung der Lesbarkeit muss der hauptsächliche Verwendungszweck der Patientenakte herangezogen werden: Sie dient der Information aller an dem Behandlungsgeschehen Beteiligter. Sind dort also z. B. Abkürzungen enthalten, die für Fachkundige deutlich verständlich sind, so ist von einer lesbaren Akte auszugehen. Versteht dagegen auch der Fachkundige die Einträge nicht, so sollte eine Leseabschrift gefertigt werden.

Die gesetzliche Regelung trifft leider keine Aussage dazu, wann eine über eine reine Einsichtnahme hinausgehende Auskunft der behandelnden Seite – zu der gerade keine Verpflichtung besteht – verlangt werden kann. Fest steht aber, dass alle an der Behandlung beteiligten Personen benannt werden müssen. Die Rechtsprechung geht nämlich von dem Grundsatz aus, dass es bei Wahrung des Persönlichkeitsrechts des Patienten zu keiner Anonymisierung im Arzt-Patienten-Verhältnis kommen darf. § 630g verlangt die Vorlage einer Patientenakte; also alles, was einmal Bestandteil der Akte geworden ist, muss dem Patienten auch zugängig gemacht werden. Dies gilt auch für subjektive Wahrnehmungen und persönliche Eindrücke. Die Krankenakte ist aus Gründen des Persönlichkeits- und des Datenschutzes ein sensibles Gut; darum gilt es, einige Besonderheiten im Umgang mit ihr zu beachten.

9.8.6 Verweigerung der Einsichtnahme

In besonderen Fällen können therapeutische Gründe und sonstige erhebliche Rechte Dritter dem Einsichtsrecht entgegenstehen. Der therapeutische Vorbehalt dient dem Schutz des Patienten, es soll eine gesundheitliche Gefährdung vermieden werden (z. B. wenn es bei Offenlegung aller Informationen zu einer möglichen Selbstgefährdung des Patienten kommen könnte). Bei psychischen Erkrankungen gibt es daher die Notwendigkeit einer besonderen Abwägung der Interessenlagen. Es geht dabei darum, herauszufinden, ob eine Einsicht in die Akte negative Folgen auf den Therapieerfolg haben kann, so dass das Informationsinteresse des Patienten immer dahinter zurückstehen muss.

Bei der Frage, ob „sonstige erhebliche Rechte Dritter“ tangiert werden, ist festzustellen, ob die Einsicht des Patienten in die Akte Rechte Dritter berührt. Dies ist z. B. dann der Fall, wenn die Akte Feststellungen über andere Personen beinhaltet, so etwa über die Eltern eines minderjährigen Patienten. Zu beachten ist, dass der Gesetzgeber mit diesen lediglich zwei Ausnahmen strenge Anforderungen an die Versagung der Herausgabe gesetzt hat. Es ist daher im Falle einer Einsichtsverweigerung darauf zu achten, dass diese frei von sachfremden Erwägungen ist und gut begründet wird.

9.8.7 Einsichtnahme durch Erben/Angehörige

Im Fall eines verstorbenen Patienten können die Erben Einsicht in die Patientenakte verlangen. § 630g Abs. 3 BGB beschränkt dieses Recht, sofern der Einsichtnahme der ausdrückliche oder mutmaßliche Wille des verstorbenen Patienten entgegensteht.

Der Behandler muss also prüfen, ob Anhaltspunkte für einen entgegenstehenden Willen des Verstorbenen bestehen, dafür räumt ihm die Rechtsprechung einen gewissen Entscheidungsspielraum ein (so etwa eine Entscheidung des OLG München in MedR 2009, 49). In der Regel wird aber wohl ein Einsichtsrecht bei der Geltendmachung von Vermögensinteressen (z. B. Fragen, die die Testierfähigkeit des Verstorbenen oder die Haftung betreffen) anzunehmen sein.

Von den Erben zu unterscheiden sind die Rechte von Verwandten, die keine Erben sind. Diese haben nur dann Einsichtsrecht in die Patientenakte, wenn sie immaterielle Interessen verfolgen. Hierbei kann es sich z. B. um ein Strafverfolgungsinteresse handeln.

9.8.8 Schweigepflichtentbindungserklärung

Die Herausgabe an Dritte, z. B. den Rechtsanwalt, ist nur mit Zustimmung des Patienten zulässig. Daher muss, bevor die Patientenakte an den Dritten herausgegeben wird, geprüft werden, ob eine eigenhändig unterzeichnete Schweigepflichtentbindungserklärung des Patienten vorliegt. Ein Bevollmächtigter hat sich zusätzlich stets durch eine Vollmacht zu legitimieren.

9.8.9 Anspruchsstellungen in Folge eines Schadenfalls

In der Regel wendet sich der – möglicherweise anwaltlich vertretene – Patient zunächst an das Krankenhaus oder den behandelnden Arzt. In einigen Fällen werden sofort konkrete Ansprüche und Behandlungsfehlervorwürfe geltend gemacht, in anderen Fällen wird zunächst pauschal der Verdacht eines Behandlungsfehlers geäußert und gleichzeitig die Krankenakte angefordert.

Auch die Sozialversicherungsträger, z. B. die Krankenkasse oder die Berufsgenossenschaft, können zwecks Überprüfung des ärztlichen Handelns oder zur Geltendmachung von Ansprüchen an die behandelnde Klinik herantreten. Eine zeitnahe Abstimmung mit dem betreuenden Makler bzw. dem Haftpflichtversicherer ist angezeigt.

9.8.10 Öffentliches Interesse

Schwerwiegende Behandlungszwischenfälle werden auch von den Medien aufgenommen. Die Leitlinie eines strukturierten klinischen Risikomanagements muss ebenfalls den Umgang mit der Öffentlichkeit erklären. Es empfiehlt sich, aktiv und sachorientiert zu kommunizieren und den Medien einen Ansprechpartner zu vermitteln.

9.8.11 Literatur

Aktionsbündnis Patientensicherheit APS (2012). Reden ist Gold. Kommunikation nach einem Zwischenfall. http://www.aps-ev.de/fileadmin/fuerRedakteur/PDFs/Broschueren/APS_Reden_ist_Gold_2012-1.pdf. [13.04.2015].

BR-Drucksache 7/13 vom 11.01.2013: Gesetz zur Verbesserung der Rechte von Patientinnen und Patienten. http://www.bundesrat.de/bv.html?id=0007-13. [13.04.2015].

Kilian M (2000). Alternative Konfliktlösung in Arzthaftungsstreitigkeiten. *VersR*:942–947.

OLG München. Urteil vom 09.10.2008. AZ 1 U 2500/08. Herausgabe von Krankenunterlagen Verstorbener. http://openjur.de/u/250215.html. [13.04.2015].

Schweizer Stiftung für Patientensicherheit (2006). Wenn etwas schief geht – Kommunizieren und Handeln nach einem Zwischenfall. Schriftenreihe Nr. 1 Patientensicherheit Schweiz.

Schweizer Stiftung für Patientensicherheit (2007). Merkblatt: Kommunikation mit Patienten und Angehörigen nach einem Zwischenfall. http://www.patientensicherheit.ch/dms/de/themen/3135_kommunikation_flyer_d/x3135_kommunikation_flyer_d.pdf. [13.04.2015].

Wenzel F, Steinmeister M (2015). Das neue Patientenrechtegesetz. Veränderungen in der Arzthaftung? *Bundesgesundheitsbl* 58, 23–31.

10 Infektionsprävention und Infektionskontrolle

Nicole Bruelheide

10.1 Hygienemanagement, Infektionsprävention und Patientensicherheit aus juristischer Sicht

Die rechtlichen Grundlagen für den Bereich der Infektionsprävention und -kontrolle sind vielfältig. Die wesentlichen Regelungen hierzu finden sich

- in dem seit 01.01.2001 bestehenden und zuletzt am 04.08.2011 geänderten **Infektionsschutzgesetz (IfSG),**
- in den **Krankenhaushygieneverordnungen** der Bundesländer und
- in den **Empfehlungen der Kommission für Krankenhaushygiene und Infektionsprävention (KRINKO)** beim Robert Koch-Institut.

In Bezug auf haftungsrechtliche Fragen bei Hygienemängeln und daraus möglicherweise resultierenden Ansprüchen finden die allgemeinen Rechtsgrundsätze Anwendung, die in der Rechtsprechung zu Arzthaftpflichtprozessen entwickelt wurden und durch das Patientenrechtegesetz Eingang in das Gesetz (§ 630a–h BGB) gefunden haben.

10.1.1 Regelungen der Infektionsprävention und -kontrolle

Mit der am 04.08.2011 in Kraft getretenen Änderung des Infektionsschutzgesetzes (IfSG) wurden die Voraussetzungen für eine Verbesserung der Hygienequalität in Krankenhäusern und bei medizinischen Behandlungen geschaffen. Die Infektionsrate soll damit deutlich reduziert werden.

Die Neuregelungen im Rahmen des IfSG enthalten im Wesentlichen Folgendes:

- Verpflichtung der Bundesländer, Verordnungen zur Infektionshygiene und zur Prävention von resistenten Krankheitserregern in medizinischen Einrichtungen (Krankenhäusern und anderen medizinischen Einrichtungen) zu erlassen.
- Einrichtung der „Kommission Antiinfektiva, Resistenz und Therapie“ (Kommission ART) am Robert Koch-Institut. Durch diese seit Januar 2013 bestehende Kommission werden Ärztinnen und Ärzten Empfehlungen mit allgemeinen Grundsätzen für Diagnostik- und Antibiotika-Therapie unter Berücksichtigung der Infektionen mit resistenten Krankheitserregern erstellt.
- Empfehlungen der „Kommission für Krankenhaushygiene und Infektionsprävention“ (KRINKO) beim Robert Koch-Institut zur Infektionsvermeidung erhalten rechtsverbindlichen Charakter.

Die zentrale Änderung des IfSG erfolgt im dortigen § 23. Hier sind die Regelungen zur infektionshygienischen Überwachung durch das Gesundheitsamt enthalten. Zudem finden sich hier Maßnahmen zur Verhütung und Bekämpfung nosokomialer Infektionen. Die Umsetzung der o. g. Neuregelungen ist in Bezug auf die Verpflichtung der Bundesländer zum Erlass von Verordnungen zur Infektionshygiene und zur Prävention von resistenten Krankheitserregern in medizinischen Einrichtungen noch nicht vollständig in allen Bundesländern erfolgt.

10.1.2 Rechtsprechung zur Haftung bei Hygienemängeln

Die Rechtsprechung, die im Zusammenhang mit Infektionen in Krankenhäusern und anderen medizinischen Einrichtungen steht, orientiert sich zumeist an den allgemeinen Grundsätzen, wonach der anspruchsstellende Patient die anspruchsbegründeten Tatsachen zu beweisen hat.

Die wesentlichen Grundsätze des Arzthaftungsprozesses – die selbstverständlich auch auf behauptete Mängel im Hygienemanagement anwendbar sind – sind folgende:

- Der Patient trägt im Arzthaftungsprozess die Beweislast für den behaupteten Behandlungsfehler und den Ursachenzusammenhang zwischen Behandlungsfehler und behauptetem Gesundheitsschaden.
- Für die Rechtsfigur des „voll beherrschbaren Risiko“ besteht nur dann Raum, wenn festgestellt werden kann, dass die Schädigung des Patienten weder aus einer diesem selbst zuzurechnenden Sphäre stammt noch aus dem Kernbereich des ärztlichen Handelns. Nur wenn nachgewiesen ist, dass das beim Patienten verwirklichte Risiko aus einem Bereich kommt, dessen Gefahren ärztlicherseits durch sachgerechte Organisation und Koordinierung des Behandlungsgeschehens objektiv voll ausgeschlossen werden können und müssen, tritt die Beweislastumkehr ein. Dies hat zur Folge, dass die Behandlungsseite die Darlegungs- und Beweislast für die Verschuldensfreiheit trifft.

Die grundsätzlich beim Patienten liegende Beweislast wird demnach nur unter bestimmten Voraussetzungen zu Lasten der behandelnden Seite umgekehrt.

Von wesentlicher Bedeutung für den Bereich des Hygienemanagements und der Infektionsprävention ist der Fall des bereits erwähnten sog. voll beherrschbaren Risikos, der in § 630h I BGB gesetzlich normiert ist. § 630h BGB wurde durch das Patientenrechtegesetz eingefügt, manifestiert jedoch nur die zuvor von der Rechtsprechung aufgestellten Grundsätze.

Demnach wird ein Fehler des Behandelnden vermutet, wenn sich ein allgemeines Behandlungsrisiko verwirklicht hat, das für den Behandelnden voll beherrschbar war und das zur Verletzung des Lebens, des Körpers oder der Gesundheit des Patienten geführt hat.

Bezogen auf den Bereich von behaupteten Hygienemängeln bedeutet dies, dass die bloße Besiedelung mit einem MRSA-Keim nicht automatisch darauf zurückzuführen ist, dass ein Hygienefehler und damit ein Behandlungsfehler vorliegt. Der Patient muss beweisen, dass er sich die Infektion mit MRSA überhaupt in der von ihm in Anspruch genommenen medizinischen Einrichtung oder in dem von ihm an Anspruch genommenen Krankenhaus zugezogen hat.

Der fachärztliche Standard in Deutschland sieht nicht vor, dass jeder Patient, der in ein Krankenhaus aufgenommen wird, auf MRSA getestet wird. Dies ergibt sich auch aus der Empfehlung der Kommission für Krankenhaushygiene und Infektionsprävention am RKI. Diese hält eine routinemäßige Untersuchung von Patienten oder vom medizinischen Personal auf MRSA (Screening) für nicht notwendig.

Ein Screening bei Patienten wird nur unter folgenden Voraussetzungen empfohlen:

- bei Wiederaufnahme mit bekannter MRSA-Anamnese,
- bei Aufnahme und Verlegung aus Einrichtungen mit bekannten endemischen bzw. vermutlichem MRSA-Vorkommen,
- bei gehäuftem Nachweis von MRSA bei mehreren Patienten (mehr als 2), die in einem räumlichen und zeitlichen Zusammenhang stehen, soll eine Genotypisierung vorgenommen werden. Erst bei klonaler Identität sollte ein Screening bei allen Patienten erfolgen.

Das OLG München hat in einem Urteil vom 06.06.2013 klar festgestellt, dass selbst, wenn sich der Patient im Krankenhaus durch einen Mitpatienten infiziert hätte, aus diesem Umstand nicht automatisch die Haftung des Krankenhauses folge. Denn anders als das Krankenhauspersonal sowie die verwendeten Gerätschaften, die integraler Bestandteil des Klinikbetriebes sind, können die Mitpatienten nicht dem voll beherrschbaren Risiko des Krankenhauses zugerechnet werden.

Es entspricht zudem der gängigen Rechtsprechung, dass die Infektion eines Patienten mit einem multiresistenten Erreger weder *per se* eine Haftung des Krankenhauses begründet noch ein Indiz für eine mangelhafte Behandlung darstellt.

Damit trägt die Rechtsprechung dem Umstand Rechnung, dass die Wege, auf denen sich Keime verbreiten können, weder vollständig kontrollierbar sind noch die Übertragung durch angemessene Vorsorgemaßnahmen ausgeschlossen werden kann. Außerdem handelt es sich bei großen Teilen eines Krankenhauses auch um öffentlich zugängliche Bereiche.

Fazit: Eine MRSA-Infektion in einem Krankenhaus oder einer anderen medizinischen Einrichtung begründet nicht *per se* die Annahme einer Haftung des Krankenhauses bzw. der medizinischen Einrichtung oder die Annahme eines Behandlungsfehlers. Eine solche Infektion fällt auch nicht *per se* in den Bereich des voll beherrschbaren Risikos, da insbesondere Mitpatienten nicht beherrschbar und die Wege der Infektionen vielfältig sind.

Neben § 630h I BGB kommt im Bereich der Haftung für Hygienemängel auch § 630h V BGB größere Bedeutung zu.

Danach wird für Fälle eines groben Behandlungsfehlers, der grundsätzlich geeignet ist, eine Verletzung des Lebens, des Körpers oder der Gesundheit der tatsächlich eingetretenen Art herbeizuführen, vermutet, dass der Behandlungsfehler für diese Verletzung ursächlich war.

Werden z. B. geltende Hygienestandards missachtet, wie etwa die Händedesinfektion, so wird dies von der Rechtsprechung in den meisten Fällen als „grober Behandlungsfehler" gewertet, mit der Folge des § 630h V BGB. Es wird gesetzlich vermutet, dass die fehlende Händedesinfektion ursächlich für den beim Patienten eingetretenen Schaden (Infektion) ist. Für den Patienten treten in diesen Fällen Beweiserleichterungen ein.

10.1.3 Anforderungen nach den Empfehlungen des RKI und des IfSG

Der in das IfSG neu aufgenommene § 23 III S. 1 legt fest, dass die Leiter der dort benannten Einrichtungen sicherzustellen haben, dass die nach dem Stand der medizinischen Wissenschaft erforderlichen Maßnahmen getroffen werden, um nosokomiale Infektionen zu verhüten und die Weiterverbreitung von Krankheitserregern, insbesondere solcher mit Resistenzen, zu vermeiden.

Im neu eingefügten § 23 V IfSG wird geregelt, dass die Leiter der dort benannten Einrichtungen sicherzustellen haben, dass innerbetriebliche Verfahrensweisen zur Infektionshygiene in Hygieneplänen festgelegt sind.

Regelungen zur Infektionsprävention und Hygiene sind naturgemäß nicht auf eine Station oder einen Fachbereich beschränkt. Solche haben immer interdisziplinären Charakter, so dass sog. Hygienekommissionen entstanden sind, deren Mitglieder aus allen Bereichen einer medizinischen Einrichtung kommen. Die Umsetzung und Einhaltung der in einer solchen Kommission getroffenen Regelungen und der von der KRINKO vorgegebenen Empfehlungen erfordern zudem eine Fachkraft, die sog. Hygienefachkraft.

Die Frage danach, ob und wenn ja wie viele Hygienefachkräfte in einer Einrichtung beschäftigt sein sollten, lässt sich nicht pauschal beantworten. Die KRINKO hat hierzu auf verschiedene internationale Studien verwiesen, die zu durchaus unterschiedlichen Zahlen gelangt sind.

Die KRINKO empfiehlt daher, den Bedarf an Hygienefachkräften auf der Basis einer Risikobewertung für jede medizinische Einrichtung individuell zu ermitteln, und schlägt hierzu in ihren Empfehlungen ein Berechnungsverfahren vor. In dieses fließen Faktoren wie beispielsweise Art der Station, Risikofaktoren dieser Stationen und Bettenanzahl ein.

Die Frage danach, wann der in § 23 III S. 1 IfSG geforderte Stand der medizinischen Wissenschaft eingehalten ist, wird in § 23 III S. 2 IfSG mit einer Vermutung beantwortet. Danach wird die Einhaltung des Standes der medizinischen Wissenschaft auf dem Gebiet der Hygiene vermutet, wenn jeweils die veröffentlichten Empfehlungen der KRINKO oder der Kommission ART beachtet worden sind.

10.1.4 Exkurs: Herausgabe von Hygieneplänen

Auch wenn dies von den Patienten und deren Anwälten zuweilen anders gesehen wird, haben diese keinen Anspruch auf Einsichtnahme in die Hygienepläne. Hierzu hat das OLG Hamm mit seiner Entscheidung vom 05.04.2011, Az. 26 U 192/10 bereits festgestellt, dass ein Anspruch auf Herausgabe dieser Unterlagen nicht besteht.

Das OLG Hamm hat zutreffend festgestellt, dass es Zweck des IfSG ist, übergeordnete Interessen zu schützen, die zwar auch dem einzelnen Patienten zugutekommen, aber nicht zu seinem persönlichen Schutz geschaffen wurden. Dies ergibt sich schließlich auch aus § 1 InfSG, in dem der Zweck des Gesetzes klar definiert ist, nämlich die allgemeine Verhinderung und Weiterverbreitung von übertragbaren Krankheiten und Infektionen beim Menschen sowie die dazu erforderliche Zusammenarbeit von Behörden, Krankenhäusern und Ärzten.

Die Regelung des § 23 IfSG sieht somit auch nur vor, dass das Gesundheitsamt ein entsprechendes Einsichtsrecht hat. Dem Patienten wird hier ausdrücklich kein Einsichtsrecht gegeben. Auch § 36 IfSG gibt nur den mit der Überwachung der Infektionshygiene beauftragten Personen ein Einsichtsrecht, nicht aber dem Patienten.

Schließlich ergibt sich aus den Neuregelungen des Patientenrechtegesetzes ebenfalls keine andere Beurteilung.

Bereits vor Einführung des Patientenrechtegesetzes hat der BGH in ständiger Rechtsprechung den Anspruch des Patienten auf Einsicht in seine Behandlungsunterlagen auf Aufzeichnungen über naturwissenschaftlich objektivierbare Befunde und Behandlungsfakten beschränkt.

§ 630g BGB gibt dem Patienten ein Einsichtsrecht in die Patientenakte. Hiervon sind die Hygienepläne und ähnliche Unterlagen, die nicht Gegenstand der Patientenakte werden, nicht umfasst.

Bernd Gruber

10.2 Hygienemaßnahmen im Gesundheitswesen

Die Hygienemaßnahmen im Gesundheitswesen beziehen sich auf vier verschiedene Aspekte:

1. Hygiene arbeitet präventiv: Hygiene möchte bereits die Entstehung von Hygieneproblemen bekämpfen und nicht erst im Nachhinein reagieren.
2. Hygiene schützt den Patienten: Hygiene möchte vermeidbare Infektionsgefahren von Patienten fernhalten. Sie ist sich jedoch bewusst, dass nicht alles vermeidbar ist.
3. Hygiene schützt das Personal: Hygiene möchte die Mitarbeiter vor Infektionsrisiken soweit wie möglich schützen, wobei jeder für sich selbst verantwortlich ist.
4. Hygiene schützt die Einrichtung: Hygiene möchte unnötige Schließungen von Stationen und Abteilungen vermeiden. Sie möchte stattdessen, dass sich die Patienten in unserem Gesundheitswesen sicher fühlen und Hygiene positiv erleben.

Aus den oben dargestellten Aspekten ergeben sich die Maßnahmen auf Grundlage eines Hygienemanagements, welches sowohl die rechtliche als auch die leitliniengerechte Versorgung beachtet.

Um ein Hygienemanagement aufzubauen, wird ein Hygieneteam benötigt. Es sind entsprechend der Empfehlung der Kommission für Krankenhaushygiene und Infektionsprävention (KRINKO) – „Personelle und organisatorische Voraussetzungen zur Prävention nosokomialer Infektionen“ – Mitarbeiter für die Hygienetätigkeit zu berufen bzw. zu benennen (Gruber 2014a; Empfehlung der Kommission 2009). Zusätzlich sind die Hygieneverordnungen der Länder in die Entscheidungen mit einzubeziehen. Nur fach- und sachkundiges Personal kann über sinnhafte Maßnahmen in der Hygiene entscheiden.

Eine gute Prävention kann jedoch nur dann durchgeführt werden, wenn Zusammenhänge bekannt, Hygienemaßnahmen etabliert und klar formuliert sind. Als Beispiel kann hier die Händedesinfektion genannt werden (Arbeitskreis Krankenhaus und Praxishygiene der AWMF, Seite 492/494/495, 2008; Mitteilung der Kommission 2000). Sie ist eine der wichtigsten Maßnahmen und kann einen Großteil der Übertragungen verhindern.

Der Personalschutz basiert auf der Biostoffverordnung (2013). Der Arbeitgeber hat die Pflicht, eine Risikobewertung der Einrichtung durch eine Fachkraft für Arbeitssicherheit durchführen zu lassen. Zur Präzisierung sind die Technischen Regeln Biologischer Arbeitsstoffe (TRBA) 250/500 hinzuzuziehen (TRBA 250; TRBA 500). Aufgrund dieser durchgeführten Risikoeinschätzung wird festgelegt, in welchem Maße Schutzmaßnahmen für die Mitarbeiter festzuschreiben sind. Hier ist das Tragen von Handschuhen zu sehen (TRBA 250). Bei Kontakt mit erregerhaltigem Material (Blut, Sekrete, Exkrete) ist das Tragen von Handschuhen vorzuschreiben. Zusätzlich schützen sie vor chemischen Belastungen (Flächendesinfektion). Kann es zu aerogenen Übertragungen durch Tätigkeiten kommen (z. B. respiratorische Absaugvorgänge), ist entsprechend der Erregerklassifizierung ein Mund-Nasen-Schutz (MNS) oder eine feinfiltrierende Halbmaske (FFP) zu tragen (TRBA 250). Der Arbeitgeber hat weiterhin festzulegen, bei welchen Tätigkeiten welche Schutzkleidung über der Dienst- oder Arbeitskleidung zu tragen ist. Dieses kann eine einfache Schutzschürze oder ein feuchtigkeitsdichter langärmeliger Schutzkittel sein (Dresscode Pflege 2007).

Die Einrichtung tut gut daran, Hygienerisiken positiv zu beeinflussen. Wie die Hygieneskandale der Vergangenheit zeigen, kommt es nicht nur zu einem materiellen Schaden in Euro durch gesperrte Betten, sondern auch zu einem großen Imageverlust (Gruber 2012; Gruber 2014b).

Um diesen Grundlagen gerecht zu werden, ist die Detektion von Patienten mit Multiresitenten Erregern (MRE) eine Stufe des Risikomanagements (Bekanntmachung 2013). Im Gesundheitswesen müssen je nach Einrichtung Assessments genutzt werden, die das Risiko der Patienten abbilden (Gruber 2013; Gruber 2014b; Mitteilung 2001; Pittet et al. 2000). Die MRSA-Netzwerke in Deutschland nehmen deutlich zu und haben zum Teil für ihre Region Screeningbögen entwickelt. Aufgrund der Risikofaktoren wird dann entschieden, ob und wenn ja welche Abstriche und eventuellen Isolierungsmaßnahmen durchzuführen sind (Empfehlung 2014).

Im Gesundheitswesen grenzen sich unterschiedliche hygienische Arbeitsfelder ab:
1. stationärer Bereich in Krankenhäusern,
2. Rehabilitationsbereich,
3. Heimbereich,
4. ambulanter Bereich (inklusiver häusliche Intensivbehandlung).

10.2.1 Grundlagen

Basishygienemaßnahmen

Die Basishygienemaßnahmen sind in allen Arbeitsfeldern einzuhalten. Die Definition erfährt in Deutschland zurzeit unterschiedliche Aussagen und Ausprägungen. Synonyme wie Standardhygienemaßnahmen oder Hygienegrundlagen stellen den Anwender vor nicht unerhebliche Probleme.

Basishygienemaßnahmen sind allgemeine Maßnahmen zur Vermeidung der Übertragung von Krankheitserregern, die von allen Beschäftigten im täglichen Umgang mit Patienten und pflegebedürftigen Personen zu beachten und anzuwenden sind:

- Maßnahmen sollen einfach, verständlich und von jeder Person anwendbar sein.
- Maßnahmen sind auf das Sinnvolle und Nötige zu beschränken.
- Maßnahmen sollen mit möglichst geringem Kostenaufwand umsetzbar sein.

Die Händedesinfektion ist ein gutes Beispiel mit einer hohen Effizienz, wie bereits Pittet et al. im Jahr 2000 beschrieben haben (Pittet et al. 2000). Die „Aktion saubere Hände“ hat hier die WHO-Empfehlung für Deutschland auf- und ausgebaut.

1. Die Händedesinfektion kann jeder Mitarbeiter anwenden.
2. Es ist ein geringer Schulungsaufwand notwendig.
3. Die Kosten für die Spender und das Desinfektionsmittel werden durch die Vermeidung nosokomialer Infektionen neutralisiert bis hin zum Gewinn. Bei bestimmten Infektionen, Erregerbesiedelungen oder Tätigkeiten werden die Maßnahmen der Basishygiene durch übertragungsspezifische Maßnahmen ergänzt.

Im Rahmen der Gefährdungsbeurteilung nach der Biostoffverordnung hat der Arbeitgeber grundsätzlich die Aufgabe, die Mitarbeiter vor Schäden durch biologische (Erreger), chemische (Desinfektionsmittel) und toxische (Medikamente) Einflüsse zu schützen. Hierbei ist vor allem die Technische Regel Biologischer Arbeitsstoffe (TRBA) 250 in der aktuellen Fassung zu beachten.

10.2.2 Spezielle Hygienemaßnahmen

Bei den speziellen Hygienemaßnahmen ist zu unterscheiden, ob es sich um tätigkeits- oder erregerbezogene Maßnahmen handelt.

Für tätigkeitsbezogene Maßnahmen sind Arbeitsabläufe zu definieren und die Hygienemaßnahmen zu implementieren. Diese Maßnahmen sollten immer mit den Anwendern zusammen erstellt werden. Als Beispiel kann hier die Anlage eines zentralvenösen Katheters genannt werden (Arbeitskreis 2010).

Die in Tab. 10.1 aufgeführten Maßnahmen sind in einem Hygienestandard festzuschreiben. Als weitere Standards sollten z. B. vorliegen:
- Prophylaxe der beatmungsassoziierten Pneumonie,
- Prophylaxe der katheterassoziierten Harnwegsinfektion
- und vor allem der Vermeidung postoperativer Wundinfektion.

Einschlägige Literatur findet sich sowohl in den KRINKO-Empfehlungen als auch in den Empfehlungen des Arbeitskreises Krankenhaus- und Praxishygiene der AWMF.

Die erregerbezogenen Maßnahmen begründen sich in der Art der Erregerklasse nach der Einstufung durch den Ausschuss Biologischer Arbeitsstoffe (ABAS). Es werden Erreger unterschieden in Form der Gefährlichkeit der Erkrankung, der medikamentösen Prophylaxe und der Therapierbarkeit:
- Erreger, die keine besonderen weiteren Maßnahmen erfordern, z. B. Escherichia coli,
- Erreger, die weitere Maßnahmen erfordern, z. B. Noroviren,
- Erreger, die hohe Maßnahmen erfordern, z. B. Coronaviren (MERS),
- Erreger, die höchste Maßnahmen erfordern, z. B. Ebolaviren.

Tab. 10.1: Beispiel: Anlage eines zentralvenösen Katheters.

Vorbereitung	Ärztlicher Dienst/ÄD Pflegedienst/PD	Indikationsstellung und tägliche Überprüfung der Indikation Absprache mit Ärztlichem Dienst Katheterart Punktionsort Uhrzeit der Anlage
	PD	Vorbereitung des Materials, inklusive der Desinfektion einer Ablagefläche
	PD	Vorbereitung Patient Lagerung Saugfähige Unterlage (zum Bettschutz) Eventuell Entfernung von Körperhaaren (mittels Clipper)
Durchführung	ÄD	Hautdesinfektion (Einwirkzeit nach Herstellerangaben) Applikation eines Lokalanästhetikums
	ÄD	Anlage Mund-Nasen-Schutz und Kopfhaube Mindestens hygienische Händedesinfektion Anziehen steriler Kittel und steriler Handschuhe
	PD	Anlagen Mund-Nasen-Schutz und unsterile Handschuhe
	PD	Steriles Anreichen des Materials
	ÄD	Durchführung der Punktion, evtl. Lagenkontrolle mittels EKG-Ableitung
	PD	Kontrolle der Vitalfunktionen des Patienten
	ÄD/PD	Kontrolle der Infusion und Fixierung des Katheters und Anlage eines Verbandes
	PD	Lagerung des Patienten
	ÄD/PD	Entsorgung des Materials
Dokumentation	ÄD	Dokumentation: Punktionsort, Punktionsart, Medikamentenapplikation, Komplikation, Lagekontrolle,
Durchführung	PD	Verbandwechsel mit Dokumentation

Diese Maßnahmen werden durch das Hygieneteam entsprechend den nationalen und internationalen Empfehlungen festgelegt und sind bei allen Tätigkeiten von allen Beteiligten einzuhalten.

10.2.3 Stationärer Bereich

Die meisten Empfehlungen sowohl der KRINKO als auch des Arbeitskreises Krankenhaus- und Praxishygiene der AWMF beziehen sich auf stationäre Einrichtungen.

Die Hygienemaßnahmen richten sich auf den Schutz des jeweiligen Patienten vor Schäden, aber auch auf Hygienemaßnahmen zur Weiterverbreitung von Erregern auf andere Patienten. Hier werden vor allem die Übertragungswege benannt. Die Übertragungen sind die häufigsten Ursachen der sogenannten vermeidbaren nosokomialen Infektionen im Krankenhaus. Nosokomial bedeutet, im Krankenhaus erworben. Eine postoperative Wundinfektion zählt bis zu dreißig Tagen nach der OP als nosokomial (bei Implantaten 365 Tage).

Die Händedesinfektion und die Schutzkleidung verhindern die Übertragung durch Mitarbeiter.

Die Flächendesinfektion (Arbeitskreis 2010) verhindert die Übertragung durch unbelebte Umgebung wie z. B. Nachttisch, Bettgestell, Badezimmer etc. Zusätzlich werden Gegenstände, die an anderen Patienten weiter eingesetzt werden, z. B. Blutdruckmanschetten oder Stethoskope, benannt.

Des Weiteren ist hier die gesamte Aufbereitung von Medizinprodukten zu regeln, z. B. die Aufbereitung von Endoskopen.

Rehabilitationsbereich

In der Rehabilitation soll die Übertragung von Erregern vermieden werden. Zurzeit wird in Deutschland viel diskutiert, ob und inwieweit Patienten mit MRE überhaupt einen Rehabilitationsplatz bekommen. Jeder Patient hat ein Anrecht auf eine Rehabilitationsmaßnahme. Die Gründe der Ablehnung eines Patienten sind mannigfaltig. Grundsätzlich muss sich jedoch jede Rehabilitationseinrichtung mit diesem Thema auseinandersetzen (Gruber 2015).

Auch in diesen Einrichtungen sind Hygienemitarbeiter vorzuhalten (Empfehlung 2009). Innerhalb der Risikobewertung ist die Art der Einrichtung wesentlicher Faktor. Eine Einrichtung zur Mutter-Kind-Kur hat deutlich geringe Hygienemaßnahmen festzulegen als eine neurologische Frührehabilitation. Bei der letztgenannten Form sind die gleichen Hygienemaßnahmen wie in einer stationären Einrichtung innerhalb eines Krankenhauses einzuhalten.

Die oben beschriebenen Grundlagen der Risikobewertung durch den Arbeitgeber finden gleichermaßen Anwendung.

Heimbereich

Die Rechtslage ist in § 11 Abs. 1 Heimgesetz insofern definiert, dass ein ausreichender Schutz vor Infektionen zu gewährleisten und sicherzustellen ist und dass von den Beschäftigten die für ihren Aufgabenbereich einschlägigen Anforderungen der Hygiene eingehalten werden. Auch in diesem Bereich ist Hygienefachpersonal vorzuhalten, um zielführende Hygienemaßnahmen zu etablieren.

Im Heimbereich sind also verschiedene Facetten der Maßnahmen zu bewerten (Empfehlung 2005). Es sind die Kriterien anhand des Bewohnerspektrums im Hygienemanagement zu berücksichtigen. Befinden sich innerhalb der Einrichtungen Patienten mit Devices (z. B. Harndrainage, enterale Ernährung über Sonde), dann sind Patententräger mit MRE besonders im Rahmen der Unterbringung zu bewerten.

Jedoch ist hierbei zu beachten, dass die Bewohner einer Einrichtung über unterschiedliche kognitive Leistungen verfügen. Infektionsausbrüche, z. B. von Noroviren, können nicht grundsätzlich der Einrichtung zugeschrieben werden. Es sind aber im Rahmen der retrospektiven Analyse des Ausbruchsgeschehens Maßnahmen zu entwickeln, die eine gleiche Situation verhindern.

Ambulanter Bereich

Im ambulanten Bereich werden einzelne Maßnahmen am Patienten durchgeführt. Das kann die Grund- und Behandlungspflege oder nur unterstützende Maßnahmen im Rahmen einer Kontrolle der Medikamenteneinnahme umfassen. Jedoch verbreitet sich immer weiter die ambulante Intensivpflege inklusive Beatmung. Leider ist der Erregerstatus häufig nicht bekannt oder wird von Seiten der Hausärzte nicht weiter kontrolliert (AG Praxishygiene 2013). Hier hat der Gesetzgeber zumindest durch den Beschluss des Gemeinsamen Bundesausschusses zur MRSA Eradikationstherapie erste Ansätze erfasst (Beschluss des Gemeinsamen Bundesausschusses 2014). In diesem Zusammenhang können Abstrichkontrollen durch den Hausarzt refinanziert werden.

Die Basishygienemaßnahmen sind auch hier bei allen Tätigkeiten einzuhalten. Es werden im Rahmen einer Schicht verschiedene Patienten versorgt, hier muss die Übertragung von Erregern von Patient zu Patient sowohl durch das Personal, aber auch durch Material bewertet werden. Der Arbeitgeber hat Handlungsanweisungen entsprechend der TRBA 250 zu erstellen.

Bei der häuslichen Intensivbehandlung geht es vor allem um den Schutz des Patienten vor Infektionen, aber auch um den Schutz der Mitarbeiter vor Kolonisationen von Seiten des Patienten durch MRE. Das Einhalten der Schutzmaßnahmen im häuslichen Umfeld stellt nicht unerhebliche Probleme dar. Es gibt häufig keine Möglichkeit, Schutzkleidung in einem separaten Raum anzuziehen bzw. während einer Schicht eine Pause mit Nahrungsaufnahme und Toilettenbenutzung ohne Kontamination durch das Umfeld zu bekommen. Hier ist im Rahmen der Bewertung sehr darauf zu achten, wann welche Gefahr für einen Mitarbeiter entstehen kann. Die Hygieneexpertise ist bei dieser Behandlungsform enorm wichtig.

Hygienemaßnahmen im Gesundheitswesen sind immer transparent und für den Anwender nachvollziehbar zu erstellen. Wenn im Einzelfall von Standards abgewichen wird, ist dieses zu begründen und zu dokumentieren.

Ein gutes Hygienemanagement ist für die Patientensicherheit von sehr großer Relezanz. Es können nicht alle Infektionen vermieden werden, jedoch muss allen Akteuren im Gesundheitswesen klar sein, dass vermeidbare Schäden von jedem Patienten fernzuhalten sind. Dass hierzu immer erst eine Vorleistung erbracht werden muss, ist unumgänglich. Das Hygienemanagement schützt aber auch die eigenen Mitarbeiter innerhalb der Einrichtungen. Somit werden zwei wesentliche Faktoren erfüllt, die eine Patienten- und Mitarbeiterzufriedenheit auslösen.

10.2.4 Literatur

AG Praxishygiene der Deutschen Gesellschaft für Krankenhaushygiene DGKH (2013). Leitfaden zu Organisation und Hygienemanagement in der Arztpraxis (Struktur- und Prozessqualität); *Hyg Med* 38(3), 87–107.

Arbeitskreis „Krankenhaus-, Praxishygiene" der AWMF (2008). Händedesinfektion und Händehygiene; *HygMed* 33(7/8), 300–313.

Arbeitskreis „Krankenhaus-, Praxishygiene" der AWMF (2010). Hygienische Anforderungen an Hausreinigung und Flächendesinfektion; *HygMed* 35(7/8), 261ff.

Bekanntmachung des Robert Koch-Instituts (2013). Surveillance nosokomialer Infektionen sowie die Erfassung von Krankheitserregern mit speziellen Resistenzen und Multiresistenzen; Bundesgesundheitsbl 56: 580–583 DOI:10.1007/s00103-013-1705-6 ©Springer-Verlag Berlin Heidelberg 2013.

Beschluss des Gemeinsamen Bundesausschusses über eine Änderung der Anlage der Häusliche Krankenpflege-Richtlinie (2014). MRSA-Eradikationstherapie; BAnz AT 30.04.2014 B5.

Biostoffverordnung vom 15. Juli 2013 (BGBl. I S. 2514).

Dresscode Pflege; Erstveröffentlichung 09/2007, Stand 03/2013 ©2013 Berufsgenossenschaft für Gesundheitsdienst und Wohlfahrtspflege (BGW).

Empfehlung der Kommission für Krankenhaushygiene und Infektionsprävention beim Robert Koch-Institut (RKI) (2005). Infektionsprävention in Heimen; Bundesgesundheitsbl – Gesundheitsforsch -Gesundheitsschutz 48: 1061–1080 DOI:10.1007/s00103-005-1126-2 ©Springer Medizin Verlag 2005.

Empfehlung der Kommission für Krankenhaushygiene und Infektionsprävention beim Robert Koch-Institut (RKI) (2011). Anforderungen an die Hygiene bei Punktionen und Injektionen; Bundesgesundheitsbl 54: 1135–1144 DOI:10.1007/s00103-011-1352-8 Springer-Verlag 2011.

Empfehlung der Kommission für Krankenhaushygiene und Infektionsprävention (KRINKO) beim Robert Koch-Institut (2014). Empfehlungen zur Prävention und Kontrolle von Methicillinresistenten Staphylococcus aureus-Stämmen (MRSA) in medizinischen und pflegerischen Einrichtungen; Bundesgesundheitsbl 57: 696–732 DOI:10.1007/s00103-014-1980-x ©Springer-Verlag Berlin Heidelberg 2014.

Empfehlung der Kommission für Krankenhaushygiene und Infektionsprävention (2009). Personelle und organisatorische Voraussetzungen zur Prävention nosokomialer Infektionen; Bundesgesundheitsbl 52: 951–962 DOI:10.1007/s00103-009-0929-y Online publiziert: 20. August 2009, Springer-Verlag.

Gruber B (2012) Hygiene: Nur eine pflegerische Herausforderung? *Heilberufe/Das Pflegemagazin* 64(12), 66–67.

Gruber B (2013) MRGN im Krankenhaus: Patienten Risikobasiert screenen. *Heilberufe/Das Pflegemagazin* 65(12), 57–59.

Gruber B (2014a) Hygienebeauftragte in der Pflege Fördern und akzeptieren. *Heilberufe/Das Pflegemagazin* 66(2), 66.

Gruber B (2014b) Personal- und Patientenschutz Hygiene ist beherrschbar *Heilberufe/Das Pflegemagazin* 66(5), 2.

Gruber B (2015) Gefahrlose Übernahme. f&w Nr 3: 182–184.

Mitteilung der Kommission für Krankenhaushygiene und Infektionsprävention am Robert Koch-Institut (2000). Händehygiene; Bundesgesundheitsbl –Gesundheitsforsch – Gesundheitsschutz 43: 230–233 ©Springer-Verlag 2000

Mitteilung der Kommission für Krankenhaushygiene und Infektionsprävention zur Surveillance (Erfassung und Bewertung) von nosokomialen Infektionen (Umsetzung von § 23 IfSG) (2001).

Bundesgesundheitsbl -Gesundheitsforsch – Gesundheitsschutz 44: 523–536 ©Springer-Verlag 2001.
Pittet et al. (2000). *Lancet* 356, 1307–1312.
Robert Koch-Institut, Berlin (2011). Definition nosokomialer Infektionen (CDC-Definitionen), 7. Auflage, Berlin 2011.
TRBA 250 Biologische Arbeitsstoffe im Gesundheitswesen und in der Wohlfahrtspflege; Ausgabe März 2014GMBl 2014, Nr. 10/11 vom 27.03.2014.
TRBA 500 Ausgabe: April 2012.

11 Arzneimitteltherapiesicherheit

Liat Fishman

11.1 Arzneimitteltherapiesicherheit

Die moderne Arzneimitteltherapie kann als eine der bedeutendsten Fortschritte der heutigen gesundheitlichen Versorgung betrachtet werden. Über die Jahre sind die Möglichkeiten der Behandlung von akuten und chronischen Erkrankungen immer ausgefeilter und effektiver geworden, die Anzahl und Vielfalt der verfügbaren Medikamente haben enorm zugenommen. Vor dem Hintergrund der demografischen Entwicklung verwenden immer mehr Menschen mit multiplen Komorbiditäten viele Medikamente. Dadurch steigt das Risiko von Wechselwirkungen, Nebenwirkungen und Verabreichungsfehlern.

Aufgrund dieser Entwicklung ist der Prozess der Verschreibung und Anwendung von Arzneimitteln insgesamt erheblich komplexer geworden. Kommunikationsprobleme zwischen den am Medikationsprozess beteiligten Leistungserbringern können zudem die Versorgungskontinuität gefährden und stellen weitere Risiken dar.

Unter der Arzneimitteltherapiesicherheit (AMTS) versteht man die Gesamtheit der Maßnahmen zur Gewährleistung eines optimalen Medikationsprozesses mit dem Ziel, Medikationsfehler und damit vermeidbare Risiken für Patienten bei der Arzneimitteltherapie zu verringern (Aly 2014). Das vorliegende Unterkapitel gibt eine Einführung in die Thematik. Grundlegende Begrifflichkeiten der AMTS und Fehlermöglichkeiten im Medikationsprozess werden vorgestellt. Auf Interventionen zur Verbesserung der AMTS wird im nachfolgenden Unterkapitel 11.2 eingegangen.

11.1.1 Epidemiologie von arzneimittelbezogenen Problemen

Die internationale Literatur zeigt auf, dass Medikationsfehler und arzneimittelbezogene Probleme häufig auftreten und eine erhebliche Belastung für Patienten und Gesundheitssysteme darstellen:

- Untersuchungen aus Finnland, der Schweiz und Schweden haben ergeben, dass etwa 3 bis 5 % aller Todesfälle in der Bevölkerung auf unerwünschte Arzneimittelereignisse (UAE) zurückzuführen sind (Fattinger 2000; Hardmeier 2004; Juntti-Patinen 2002; Wester 2008). In Schweden wurden 14 % der Todesfälle als vermeidbar eingestuft (Jönsson 2010). Für die Schweiz bedeutet das, dass etwa 200 Todesfälle jährlich im Zusammenhang mit Medikamenten vermeidbar wären[1]. Dies entspricht in etwa der jährlichen Anzahl von Verkehrstoten in der Schweiz.

---

1 Berechnung durchgeführt von Prof. K. Fattinger, Spitäler Schaffhausen.

- Arzneimittel-bezogene Probleme machen einen erheblichen Teil der unerwünschten Ereignisse im Spital aus, in Studien verschiedener Länder wird der Anteil auf 10 bis 30 % geschätzt (Aranaz-Andres 2008; de Vries 2008; Soop 2009).
- Gemäß Studien aus Deutschland und der Schweiz sind etwa 5 % bzw. 8 % aller Patienten während ihres Krankenhausaufenthaltes von einem UAE betroffen (Fattinger 2000; Hardmeier 2004; Stausberg 2011). Ähnliche oder noch höhere Raten wurden in Untersuchungen anderer Länder ermittelt (Davies 2009; Jha 2013; Lazarou 1998). Studien, unter anderem auch aus Deutschland und der Schweiz, legen zudem den Schluss nahe, dass ca. 4 bis 7 % aller Krankenhausaufnahmen als Folge unerwünschter Arzneimittelereignisse erfolgen (Budnitz 2006; Dormann 2003; Hardmeier 2004; Lepori 1999; Pirmohamed 2004; Stausberg 2011; Wasserfallen 2001).
- Bis zur Hälfte der UAE könnten auf Medikationsfehler zurückzuführen sein, wären also insoweit grundsätzlich vermeidbar (Dormann 2003; Hakkarainen 2014; Hardmeier 2004; Klopotowska 2013; von Laue 2003; Wasserfallen 2001).
- Auch aus Patientensicht sind Medikationsfehler häufig: In einer internationalen Bevölkerungsbefragung gaben 5,3 % der befragten Schweizer und 2,2 % der befragten Deutschen an, dass sie innerhalb der letzten zwei Jahre von einer Gesundheitsfachperson mindestens einmal das falsche Medikament oder eine falsche Dosis erhalten hatten (Schwappach 2012).
- Beträchtlich sind ebenso die finanziellen Auswirkungen: Schneeweiss et al. schätzten die jährlich direkt verursachten Kosten für UAE-bedingte Krankenhausaufnahmen in Deutschland auf etwa 400 Mio EUR; auf der Basis dieser Studie berechneten Stark et al. die jährlichen Gesamtkosten, die dem deutschen Gesundheitssystem aufgrund von UAE entstehen, auf 816 Mio EUR (Schneeweiss 2002; Stark 2011). Für die Schweiz haben Lepori et al. hochgerechnet, dass sich die jährlichen Kosten für Krankenhausbehandlungen, die durch eine unkorrekte bzw. unnötige medikamentöse Therapie verursacht werden, auf 70–100 Mio. CHF belaufen (Lepori 1999).

11.1.2 Begrifflichkeiten der AMTS

In der Literatur werden die zentralen Begrifflichkeiten der AMTS häufig uneinheitlich definiert und verwendet (Pintor-Mármol 2012). Diese Heterogenität erschwert den Vergleich sowie die Reproduzierbarkeit von Studienergebnissen und die genaue Kenntnis der Problematik. Die Koordinierungsgruppe zur Umsetzung und Fortschreibung des Aktionsplans des Bundesministeriums für Gesundheit zur Verbesserung der AMTS in Deutschland hat daher, basierend auf der internationalen Literatur, in einem strukturierten Prozess Definitionen konsentieren lassen[2]. Die Definitionen bilden ein Gefüge und nehmen teilweise aufeinander Bezug. Eine Weiterentwicklung der Terminologie ist möglich, insbesondere läuft eine noch nicht abgeschlossene internationale Diskussion zur Definition von Medikationsfehlern.

Folgende Definitionen schlägt die Koordinierungsgruppe für zentrale Begriffe der AMTS vor (Aly 2014):

Medikationsfehler
Ein Medikationsfehler ist ein Abweichen von dem für den Patienten optimalen Medikationsprozess, das zu einer grundsätzlich vermeidbaren Schädigung des Patienten führt oder führen könnte.

Medikationsfehler können jeden Schritt des Medikationsprozesses betreffen und von jedem am Medikationsprozess Beteiligten, insbesondere von Ärzten, Apothekern oder anderen Angehörigen eines Gesundheitsberufes sowie von Patienten, deren Angehörigen oder Dritten verursacht werden.

Arzneimittelbezogene Probleme (engl. *drug-related problems* DRP)
Arzneimittelbezogene Probleme sind Ereignisse oder Umstände bei der Arzneimitteltherapie, die tatsächlich oder potenziell das Erreichen angestrebter Therapieziele verhindern. Arzneimittelbezogene Probleme beinhalten unter anderem die Kategorien *Medikationsfehler, unerwünschtes Arzneimittelereignis* und *unerwünschte Arzneimittelwirkung*.

Unerwünschtes Arzneimittelereignis (UAE; engl. *adverse drug event* ADE)
Ein UAE ist ein schädliches Ereignis, das in einem zeitlichen Zusammenhang mit einer Arzneimittelanwendung auftritt.

Unerwünschte Arzneimittelwirkung (UAW; engl. *adverse drug reaction* ADR)
Eine UAW ist bei Arzneimitteln, die zur Anwendung beim Menschen bestimmt sind, eine schädliche und unbeabsichtigte Reaktion auf das Arzneimittel. Dabei ist zwischen UAW
- bei bestimmungsgemäßen Gebrauch,
- infolge eines Medikationsfehlers und
- infolge von Missbrauch oder beruflicher Exposition

zu unterscheiden.
Der Begriff UAW ist synonym mit dem Begriff **Nebenwirkung** zu gebrauchen.

Die Abb. 11.1 veranschaulicht den Zusammenhang zwischen Medikationsfehlern und UAE. Ein Medikationsfehler kann, muss aber nicht, ein UAE zur Folge haben. Umgekehrt können UAE auftreten, die nicht das Ergebnis eines Fehlers sind: Manche UAE kommen bei bestimmungsgemäßen Gebrauch eines Arzneimittels vor; diese Ereignisse stehen häufig in direktem Zusammenhang mit den Eigenschaften des Arzneimittels, zum Beispiel mit seiner pharmakologischen Wirkung (Jaehde 2013). Diese

2 Informationen zum Aktionsplan AMTS finden sich unter: http://www.akdae.de/AMTS/Aktionsplan/

Systematik liegt auch den drei zentralen Begriffen der Patientensicherheit zugrunde – dem unerwünschten Ereignis, dem medizinischen Fehler, und dem vermeidbaren unerwünschten Ereignis (Schwappach 2014).

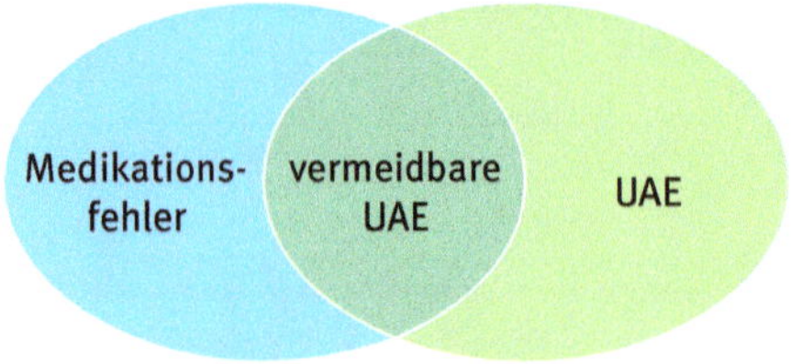

Abb. 11.1: Zusammenhang zwischen Medikationsfehlern und UAE (mod. nach Schwappach 2015).

11.1.3 Risiken im Medikationsprozess

Der Medikationsprozess – ob im ambulanten oder stationären Bereich – kann grob in vier Phasen eingeteilt werden: 1) Verordnung, 2) Verteilung/Abgabe, 3) Anwendung (Applikation/Einnahme), 4) Monitoring (WHO 2012). Die vier Phasen beinhalten wiederum einzelne Schritte bzw. Komponenten (Tabelle 11.1).

Medikationsfehler können an allen Schritten und Schnittstellen des Medikationsprozesses auftreten. Jeder Schritt im vielschichtigen und von verschiedenen Fachpersonen geprägten Prozess birgt eigene Gefahren. Tabelle 11.1 listet Beispiele für Fehlermöglichkeiten im Medikationsprozess auf.

6-R-Regel der sicheren Arzneimittelapplikation
Ziel ist, dem **richtigen Patienten** das **richtige Medikament** zum **richtigen Zeitpunkt** in der **richtigen Dosierung** und **richtigen Form** zu verabreichen. Voraussetzung dazu ist die **richtige Dokumentation** der ärztlichen Anordnung.

Untersuchungen aus den USA, welche im stationären Setting und in Krebsambulanzen durchgeführt wurden, haben ergeben, dass besonders viele Medikationsfehler in den Phasen der Verordnung und Applikation auftreten (Bates 1995; Walsh 2009). Kommunikations- und Koordinationsprobleme sowohl innerhalb Behandlungsteams als auch an Behandlungsschnittstellen begünstigen viele der genannten potenziellen Fehler. Anstrengungen für eine Verbesserung der AMTS müssen daher zwingend auch hier ansetzen, im Sinne einer Förderung der interdisziplinären und sektorenübergreifenden Zusammenarbeit. Wichtig ist zudem eine gelungene Kommunikation mit den Patienten. Diese werden im Rahmen ihres Medikationsprozesses nur zeitweise von Gesundheitsfachpersonen betreut und müssen daher aktiv Verantwortung für ihre Therapie übernehmen. Ziel muss es daher sein, die Kompetenz von Patienten in Bezug auf ihre Arzneimitteltherapie zu stärken und sie zum Selbstmanagement zu befähigen, indem sie umfassend und verständlich über ihre Therapie informiert werden (Jaehde 2013).

Tab. 11.1: Fehlermöglichkeiten im Medikationsprozess (modifiziert nach Jaehde 2013).

Phase Medikationsprozess	Beispiele für Medikationsfehler
1. Verordnung – Diagnose/Indikationsstellung/ Arzneimittelanamnese – Wahl des adäquaten Medikaments/Festlegung der Dosierung/schriftliche Verordnung – Patienteninformation	– Fehldiagnose – Nicht-Beachten von Leitlinien oder patientenindividueller Situation – Nicht-Beachten von Kontraindikationen – Unvollständige, ungenaue Arzneimittelanamnese – Nicht-Beachten von Interaktionen mit bestehender Medikation – Mangelnde Berücksichtigung von Allergien – Mangelnde Prüfung von Laborparametern vor Beginn einer Therapie – Verordnung einer ungeeigneten Dosierung – Verordnung eines falschen Arzneimittels – Weiterverordnung eines akut anzuwenden, nicht mehr indizierten Arzneimittels – Verordnung der vorherigen Medikation ohne erneute Überprüfung – Nicht-Verordnung eines notwendigen Arzneimittels oder einer notwendigen Begleittherapie – Unvollständige, fehlerhafte oder unverständliche Information des Patienten
2. Verteilung/Abgabe – Übertragung/Dokumentation der ärztlichen Verordnung in den Medikationsplan (stationär) – Überbringung des Rezepts (ambulant) – Selbstmedikation (ambulant) – Medikationsüberprüfung in der Apotheke – Patientenbezogene Zusammenstellung/Abgabe der Medikamente – Patienteninformation	– Eingabe-/Übertragungsfehler – Nicht-Einlösen des Rezepts – Empfehlung eines ungeeigneten Arzneimittels – Nicht-Erkennen von Kontraindikationen, Interaktionen oder ungeeigneten Dosierungen – Abgabe eines falschen Arzneimittels, einer falschen Darreichungsform etc. – Abgabe an den falschen Patienten – Keine Abgabe eines verordneten Arzneimittels (stationär) – Unvollständige, fehlerhafte oder unverständliche Information des Patienten
3. Anwendung (Applikation/Einnahme)	– Keine oder unregelmäßige Einnahme durch den Patienten – Unter-/Überdosierung (z. B. durch Rechenfehler) – Nicht-Einhalten zeitlicher Abstände zum Essen – Falsche Aufbewahrung des Medikaments
4. Monitoring	– Keine/zu seltene Kontrollen des Therapieerfolgs (ärztlich nicht veranlasst oder vom Patienten nicht wahrgenommen) – Keine Abfrage von Symptomen – Keine Nachfrage nach korrekter Anwendung

11.1.4 Literatur

Aly AF (2014). Arzneimitteltherapie: Ein „Was ist Was" der Sicherheit. Dtsch Arztebl 111: A-1892/B-1618/C-1550.

Aranaz-Andres JM, Aibar-Remon C, Vitaller-Murillo J, Ruiz-Lopez P, Limon-Ramirez R, Terol-Garcia E, et al. (2008). Incidence of adverse events related to health care in Spain: results of the Spanish National Study of Adverse Events. *J Epidemiol Community Health* 62, 1022–1029.

Bates DW, Cullen DJ, Laird N, Petersen LA, Small SD, Servi D, et al. (1995). Incidence of adverse drug events and Potenzial adverse drug events. Implications for prevention. ADE Prevention Study Group. *JAMA* 274, 29–34.

Budnitz DS, Pollock DA, Weidenbach KN, Mendelsohn AB, Schroeder TJ, Annest JL (2006). National surveillance of emergency department visits for outpatient adverse drug events. *JAMA* 296, 1858–1866.

Davies EC, Green CF, Taylor S, Williamson PR, Mottram DR, Pirmohamed M (2009). Adverse drug reactions in hospital in-patients: a prospective analysis of 3695 patient-episodes. *PLoS ONE* 4, e4439.

de Vries EN, Ramrattan MA, Smorenburg SM, Gouma DJ, Boermeester MA (2008). The incidence and nature of in-hospital adverse events: a systematic review. *Qual Saf Health Care* 17, 216–223.

Dormann H, Criegee-Rieck M, Neubert A, Egger T, Geise A, Krebs S, et al. (2003) Lack of awareness of community-acquired adverse drug reactions upon hospital admission: dimensions and consequences of a dilemma. *Drug Saf* 26, 353–362.

Fattinger K, Roos M, Vergeres P, Holenstein C, Kind B, Masche U, et al. (2000). Epidemiology of drug exposure and adverse drug reactions in two swiss departments of internal medicine. *Br J Clin Pharmacol* 49, 158–167.

Hakkarainen KM, Gyllensten H, Jönsson AK, Andersson Sundell K, Petzold M, Hägg S (2014). Prevalence, nature and Potenzial preventability of adverse drug events – a population-based medical record study of 4970 adults. *Br J Clin Pharmacol* 78, 170–183.

Hardmeier B, Braunschweig S, Cavallaro M, Roos M, Pauli-Magnus C, Giger M, et al. (2004). Adverse drug events caused by medication errors in medical inpatients. *Swiss Med Wkly* 134, 664–670.

Jaehde U, Kloft C, Kulick M (2013). Arzneimitteltherapiesicherheit – Herausforderung und Zukunftssicherung. Pharmazeutische Zeitung online 18.

Jha AK, Larizgoitia I, Audera-Lopez C, Prasopa-Plaizier N, Waters H, Bates DW (2013). The global burden of unsafe medical care: analytic modelling of observational studies. *BMJ Qual Saf* 22, 809–815.

Jönsson AK, Hakkarainen KM, Spigset O, Druid H, Hiselius A, Hägg S (2010). Preventable drug related mortality in a Swedish population. *Pharmacoepidemiol Drug Saf* 19, 211–215.

Juntti-Patinen L, Neuvonen PJ (2002). Drug-related deaths in a university central hospital. *Eur J Clin Pharmacol* 58, 479–482.

Klopotowska JE, Wierenga PC, Smorenburg SM, Stuijt CC, Arisz L, Kuks PF, et al. (2013). Recognition of adverse drug events in older hospitalized medical patients. *Eur J Clin Pharmacol* 69, 75–85.

Lazarou J, Pomeranz BH, Corey PN (1998). Incidence of adverse drug reactions in hospitalized patients: a meta-analysis of prospective studies. *JAMA* 279, 1200–1205.

Lepori V, Perren AF, Marone C (1999). Unerwünschte internmedizinische Arzneimittelwirkungen bei Spitaleintritt (Adverse internal medicine drug effects at hospital admission). *Schweizerische Medizinische Wochenschrift* 129, 915–922.

Pintor-Mármol A, Baena MI, Fajardo PC, Sabater-Hernández D, Sáez-Benito L, García-Cárdenas MV, et al. (2012). Terms used in patient safety related to medication: a literature review. *Pharmacoepidemiol Drug Saf* 21, 799–809.

Pirmohamed M, James S, Meakin S, Green C, Scott AK, Walley TJ, et al. (2004). Adverse drug reactions as cause of admission to hospital: prospective analysis of 18.820 patients. *BMJ* 329, 15–19.

Schneeweiss S, Hasford J, Göttler M, Hoffmann A, Riethling AK, Avorn J (2002). Admissions caused by adverse drug events to internal medicine and emergency departments in hospitals: a longitudinal population-based study. *Eur J Clin Pharmacol* 58, 285–291.

Schwappach DL (2014). Patientensicherheit. In Egger M, Razum O, eds. Public Health – Sozial- und Präventivmedizin Kompakt, 2nd ed. Berlin/Boston: De Gruyter, 123–125.

Schwappach DL (2015). Patient Safety: What is it all about? In Widmer MK, Malik J, eds. Patient Safety in Dialysis Access. Contrib Nephrol. Basel: Karger, 1–12.

Schwappach DL (2012). Risk factors for patient-reported medical errors in eleven countries. *Health Expect* 17, 321–331.

Soop M, Fryksmark U, Koster M, Haglund B (2009). The incidence of adverse events in Swedish hospitals: a retrospective medical record review study. *Int J Qual Health Care* 21, 285–291.

Stark RG, John J, Leidl R (2011). Health care use and costs of adverse drug events emerging from outpatient treatment in Germany: a modelling approach. *BMC Health Serv Res* 11, 9.

Stausberg J, Hasford J (2011). Drug-related admissions and hospital-acquired adverse drug events in Germany: a longitudinal analysis from 2003 to 2007 of ICD-10-coded routine data. *BMC Health Serv Res* 11, 134.

von Laue NC, Schwappach DL, Koeck CM (2003). The epidemiology of preventable adverse drug events: a review of the literature. *Wien Klin Wochenschr* 115, 407–415.

Walsh KE, Dodd KS, Seetharaman K, Roblin DW, Herrinton LJ, Von Worley A, et al. (2009). Medication errors among adults and children with cancer in the outpatient setting. *J Clin Oncol* 27, 891–896.

Wasserfallen J, Livio F, Buclin T, Tillet L, Yersin B, Biollaz J (2001). Rate, type, and cost of adverse drug reactions in emergency department admissions. *Eur J Intern Med* 12, 442–447.

Wester K, Jönsson AK, Spigset O, Druid H, Hägg S (2008). Incidence of fatal adverse drug reactions: a population based study. *Br J Clin Pharmacol* 65, 573–579.

World Health Organization (WHO) (2012). Patient Safety Curriculum Guide. Handouts: Patient safety topics. Improving medication safety. 2012. Available from: URL: http://www.who.int/patientsafety/education/curriculum/course11_handout.pdf (letzter Zugriff 11.01.2015).

Weiterführende Literatur

Aspden P, Wolcott JA, Bootman JL, Cronenwett LR (Eds.) (2007). Committee on Identifying and Preventing Medication Errors, Institute of Medicine of the National Academies. Preventing Medication Errors: Quality Chasm Series. Washington, DC: The National Academies Press.

Cohen MR (Ed.) (2007). Medication Errors, 2nd ed. Washington, DC: American Pharmacists Association.

Petra A. Thürmann

11.2 Vermeidungsstrategien von Fehlern bei der Arzneimitteltherapie

11.2.1 Medikationsfehler – Ursachen und Folgen

Arzneimittel assoziierte unerwünschte Ereignisse, oftmals auch als Nebenwirkungen bezeichnet, beeinträchtigen den Erfolg der Therapie im ambulanten und stationären Bereich (Kohn et al. 1999). Dies war im Jahr 2008 der Anlass für das Bundesministerium für Gesundheit, den ersten Aktionsplan zur Arzneimitteltherapiesicherheit zu veröffentlichen, mittlerweile wird der dritte Aktionsplan 2013–2015 umgesetzt (Bundesministerium für Gesundheit 2008). Internationale Schätzungen gehen davon aus, dass 21 % der Nebenwirkungen im ambulanten (Thomsen et al. 2007) und 45 % der Nebenwirkungen im stationären Sektor (Hakkarainen et al. 2012) vermeidbar sind und somit per definitionem auf Fehlern beruhen. Das Setting Krankenhaus spielt eine besondere Rolle, da stationäre Patienten kränker sind, mehr und wechselnde Arzneimittel erhalten, spezielle risikobehaftete Medikamente nur im Krankenhaus verwendet werden und last but not least der gesamte Behandlungsprozess komplexer ist und somit zusätzliche Fehlerquellen eröffnet (Liekweg und Stahl 2011).

Betrachtet man den Medikationsprozess von der Verordnung bis hin zur Anwendung eines Arzneimittels, so ergeben sich vielfältige potenzielle Fehlerquellen. Man kann diese Fehlerquellen unter verschiedenen Gesichtspunkten betrachten: nach dem Schritt in der Prozesskette, nach dem Verursacher des Fehlers, ob es sich um mangelndes Wissen oder ein Versehen handelt, inwieweit Umgebungsfaktoren eine Rolle spielen oder Lücken im Prozess vorhanden sind. Dementsprechend gestalten sich auch die Lösungsansätze zur Vermeidung von Fehlern.

11.2.2 Verordnungsfehler basierend auf Wissens- und Informationsmängeln

Entscheidend für die Entwicklung von Lösungsansätzen ist die Frage nach der Häufigkeit, klinischen Bedeutung und Beeinflussbarkeit von Fehlern im Medikationsprozess. Ein erheblicher und klinisch relevanter Teil der Fehler tritt bereits bei der Verordnung auf. Ursache hierbei ist oftmals mangelndes Wissen, einerseits um den Arzneistoff, seine Kontraindikationen, Wechselwirkungen oder korrekte Dosierungen, andererseits aber auch um Patienten-bezogene Faktoren, wie z. B. Laborwerte oder Begleiterkrankungen (Leape et al., 1995, Tully et al. 2009, van Doormal et al. 2009). Lösungsansätze bieten hier – wie auch für viele andere Probleme – zum einen die Verordnungsüberprüfung beispielsweise durch Apotheker oder zum anderen die elektronische Verordnungsunterstützung (Kohn et al. 1999). Fehler, beispielsweise in der Adhärenz und Anwendung könnten auch durch Angehörige und Pflegekräfte bzw. Patientenschulungen beeinflusst werden.

Die Rolle von Apothekern zur Reduktion von Medikationsfehlern im stationären Bereich

Im stationären Bereich gibt es zahlreiche Untersuchungen, die belegen, dass die Teilnahme von Apothekern an Visiten oder die regelmäßige Überprüfung der Medikation durch Pharmazeuten zu einer Reduktion von Kosten, Medikationsfehlern und in einzelnen Fällen auch UAE führt (Graabaek und Kjeldsen 2013, Kaboli et al. 2006, Leape et al. 1999). Sanghera und Kollegen (Sanghera et al. 2006) beschreiben in ihrem Übersichtsartikel den Einfluss der pharmazeutischen Begleitung auf pädiatrischen Stationen, insbesondere auch im Bereich der pädiatrischen Neugeborenen- und Intensivmedizin. Die Analyse der Autoren zeigt, dass eine solche intensive Überwachung pädiatrischer Verordnungen viele relevante Fehler zutage fördert und zu korrigieren vermag.

Je nachdem, wie intensiv eine pharmazeutische Intervention gestaltet ist und man Zielgrößen definiert, variieren die Ergebnisse. Eine nicht unerhebliche Determinante scheint die Akzeptanz der Vorschläge seitens der Ärzteschaft zu sein, die bei der in z. B. den USA und UK deutlichen Präsenz von Apothekern auf Station größer sein dürfte als in Deutschland, wo dieses Modell noch die Ausnahme darstellt.

Die Analyse der ADKA-Datenbank DokuPik, welche Medikationsfehler im Krankenhaus enthält und von den entsprechenden Krankenhausapothekern gemeldet werden, liefert wertvolle Hinweise für den sinnvollen Einsatz pharmazeutischen Know-hows (Aman und Kantelhardt 2012). Für einige Risikowirkstoffe wurden besonders häufige Interaktionen und Dosierungsfehler identifiziert, die nach Meinung der Autoren am besten durch eine elektronische Verordnungsunterstützung behoben werden könnten.

Eine tragende Rolle kann dem Apotheker bei der Arzneimittelanamnese, sowohl bei der Aufnahme als auch und bei der Überleitung in den ambulanten Sektor, zukommen. In einem systematischen Review (Tam et al. 2005) wurde aufgezeigt, dass es bei stationärer Aufnahme bei 20 % bis 75 % aller Patienten zu ungewollten Abweichungen der Medikation kommt, wobei 39 % dieser Abweichungen das Potenzial für eine erhebliche Patientenschädigung haben. Pippins et al. (Pippins et al. 2008) überprüften die Routinemedikationsanamnese bei Aufnahme und Entlassung zusätzlich durch einen Apotheker bei 180 Patienten. Von 2.066 Medikationsänderungen waren 45 % nicht intendiert, 27 % davon mit erheblichem Schadenspotenzial. Von den Diskrepanzen mit Schädigungspotenzial traten 76 % bei der Entlassung auf. Apotheker sind in der Regel in der Lage, ein vollständigere und korrektere Arzneimittelanamnese zu erheben als Ärzte und Pflegekräfte (Kaboli et al. 2006, Tam et al. 2005). Der Nutzen eines pharmazeutischen Medikationsmanagements (sogenannte *medication reconsiliation*) im Hinblick auf Patienten relevante Outcomes wie Rehospitalisierunen und unerwünschte Arzneimittel-bezogene Ereignisse ist bei Hochrisiko-Patienten (z. B. Polypharmazie) bei der Überleitung in den stationären Bereich belegt (Kwan et al. 2013). Da in Deutschland deutlich weniger Krankenhausapotheker zur Verfügung stehen als beispielsweise in den USA oder auch einigen anderen europäischen Ländern, wird die

Umsetzung solcher Strategien u. a. durch Personalressourcen limitiert sein (Liekweg und Stahl 2011).

Einsatz von Apothekern zur Reduktion von Medikationsfehlern im ambulanten Bereich

Auch im ambulanten Bereich wurden zahlreiche Lösungsansätze erprobt, welche u. a. den Apotheker im Sinne einer Verordnungsüberprüfung zur Erhöhung der AMTS involvieren. Holland et al. (Holland et al. 2008) untersuchten insgesamt 32 Interventionsstudien, bei welchen Apotheker ein Medication Review durchführten, entweder im ambulanten Bereich oder bei Entlassung aus dem Krankenhaus. Insgesamt verbesserten sich zahlreiche Surrogatparameter wie Patientenwissen, Adhärenz, Interaktionen und andere Medikationsprobleme signifikant und in manchen Studien wurde eine Reduktion von Arzneimittelkosten erzielt. Patienten relevante Outcomes wie Lebensqualität wurden leider selten erfasst und die Anzahl der Hospialisierungen sowie Mortalität – bedingt durch unerwünschte Arzneimittelereignisse – nicht beeinflusst.

Gerade für ältere, multimorbide und einer Polypharmazie exponierte Patienten wurden zahlreiche Ansätze untersucht, die Expertise von Apothekern zur Vermeidung unnötiger Polypharmazie, Medikamentenwechselwirkungen und letztendlich Verminderungen von Fehlern einzubinden. Dies geschieht in der Regel in multiprofessionellen Ansätzen, involviert Patienten bzw. Angehörige, Apotheker und Ärzte, welchen z. T. spezielle pharmakotherapeutische Fortbildungen angeboten werden (Patterson et al. 2012). So wurde beispielsweise im AGnES-Projekt neben einer Schwester, welche Hausbesuche vornahm und telemetrisch Daten an den Hausarzt übermittelte, auch der Apotheker zum Medikationscheck einbezogen (van den Berg et al. 2009). In AGnES konnten Erfahrungen über die Kommunikation zwischen verordnenden Ärzten und Apothekern gewonnen und Ansätze für eine Kooperation beschrieben werden, die in Deutschland nicht überall üblich ist, aber gerade für besonders vulnerable Patienten wie z. B. solche mit Demenz erfolgversprechend sind (Fiß et al. 2013). Verschiedene Projekte befassen sich bundesweit mit der Einbeziehung von Apothekern in den Medikationsprozess, u. a. beispielsweise ARMIN in Sachsen und Thüringen (http://www.arzneimittelinitiative.de/grundlagen/).

Die Herstellung von Wochenblistern für multimorbide Patienten in der Häuslichkeit und v. a. in Altenheimen wird mittlerweile von vielen Apotheken und Dienstleistern angeboten. Obwohl man davon ausgeht, dass damit einige Medikationsfehler beseitigt werden können, v. a. wenn vor der Verblisterung ein Medikationscheck erfolgt, gibt es noch keine überzeugende Evidenz für die Vermeidung von UAEs durch Verblisterung.

Der Medikationsplan als Kommunikationstool

Wie bereits oben beschrieben, geschehen zahlreiche Medikationsfehler infolge von Kommunikationsbrüchen zwischen verschiedenen Verordnern im ambulanten Bereich oder besonders beim Sektorenübergang. Eine Abhilfe hierbei kann ein Medikationsplan schaffen, welcher dem Patienten als Erinnerungsstütze dient, bei allen Ärzten vorgelegt werden kann und bei stationärer Aufnahme bzw. nach Entlassung eine sichere Übermittlung der Medikation unterstützt (http://www.akdae.de/AMTS/Medikationsplan/index.html). Neben einer Papierversion ist die elektronische Übermittlung ein wesentlicher Bestandteil dieses Instruments, welches derzeit in Modellprojekten überprüft wird. Auch wenn es bisher im deutschen Gesundheitswesen an Erfahrung und Evidenz für den Nutzen fehlt, gibt es konkrete Forderungen nach einem Medikationsplan (http://www.bmg.bund.de/ministerium/meldungen/2015/e-health-bundestag.html), d. h. jeder Bürger, der mindestens 3 verordnete Medikamente einnimmt, soll in Deutschland ab 2016 einen Medikationsplan (in Papierform) erhalten, die elektronische Version ist ebenfalls vorgesehen.

11.2.3 Einsatz elektronischer Verordnungsunterstützung zur Reduktion von Medikationsfehlern

Die aufgeführten relevanten Fehler verdeutlichen die Rolle der Informationstechnologie im Sinne der Bereitstellung von Informationen zum Zeitpunkt der Verordnung. Aber auch beim Dispensieren und Verabreichen ist elektronische Hilfe möglich, beispielsweise durch den Einsatz von Barcodes, RFIDS, automatischer Erstellung personenbezogener Medikationsblister oder Tagesdosen, intelligenten Infusionspumpen und Apps oder SMS zur Erinnerung der Patienten (Ammenwerth et al. 2014).

Besonders im stationären Bereich wurde der Einfluss einer elektronischen Verordnungsunterstützung (Computer-assisted Physician Order Entry, CPOE) mit einem Clinical Decision Support System (CSDS) im Hinblick auf Reduktion von Medikationsfehlern untersucht. Bereits 1998 belegten Bates und Mitarbeiter mit einer selbst entwickelten Software (Bates et al. 1998) eine signifikante Verminderung von Medikationsfehlern um 55 %. Auf des Basis bis dato veröffentlichter Studien kam ein DIMDI Health Technology Report (Stürzlinger et al. 2009) zu dem Schluss, dass die Implementierung von CPOE/CDSS eine Reduktion von Medikationsfehlern bewirken kann, wobei es noch unklar ist, ob dadurch auch für den Patienten spürbare Nebenwirkungen vermindert werden. Diese Systeme bieten in der Regel einen Arzneimittelinteraktions-Check, Dosierungsprüfung in Bezug auf Alter und Nierenfunktion, ggf. Abgleich mit Leitlinien und anderen patientenindividuellen Parametern. Einige Systeme bieten beispielsweise automatische Signale und Vorschläge bei Arzneistoffen mit einem engen therapeutischen Bereich und der Notwendigkeit der häufigen Dosisanpassung (z. B. orale Antikoagulanzien, Insulin, Gentamicin, Immunsuppressiva). Die Nutzung dieser Möglichkeiten führt signifikant häufiger zu einer optimalen Dosierung mit Blutspiegeln im gewünschten Bereich (Gillaizeau et al. 2013). Die mangelnde Qualität der Studien zu dieser Fragestellung wurde auch von der US-amerikanischen *Agency for Healthcare Research and Quality* kritisiert und wird in einem aktuellen Memorandum für Deutschland konstatiert (McKibbon et al. 2011, Ammenwerth et al. 2014). Nichtsdestotrotz wird mit dem Vorantreiben des eHealth-Gesetzes in Deutschland auch die Grundlage für eine elektronisch gestützte AMTS-Prüfung geschaffen, wobei noch zahlreiche detaillierte Anforderungen erfüllt werden müssen (Ammenwert et al. 2014). Ein wesentliches Element stellt der Medikationsplan dar, der dann elektronisch zur Verfügung stünde und in Praxis- und Krankenhausinformationssysteme und in der Apotheke eingelesen werden kann.

Die Implementation der IT in den Medikationsprozess birgt jedoch auch Gefahren in sich. Zu häufige Warnungen bei Wechselwirkungen und Allergien führen zu einer „alert fatigue“, weitere Warnhinweise des Systems werden dann übergangen. Neue Fehler entstehen bei der Nutzung der Software, bei der Eingabe falscher Werte, oder bei bewusster Ablehnung von Vorschlägen des CDSS (Carling et al. 2013). Daher müssen Prozesse und Inhalte rund um die Medikation vor der Implementation eines CPOE/CDSS geklärt sein, die Beteiligten umfangreich informiert und geschult werden und während des Roll-out müssen ausreichend Ressourcen eingeplant werden (Simon et al. 2013).

11.2.4 Hilfen zur Vermeidung von Medikationsfehlern durch Patienten

Relativ wenig ist bekannt über die Häufigkeit und Relevanz von Medikationsfehlern durch Patienten. Zwischen 12 % und bis zu 75 % der Erwachsenen begehen Fehler bei der häuslichen Anwendung verordneter Medikation Die Fehlerrate wird umso größer, je älter die Patienten sind, je umfangreicher die Multimedikation und es besteht ein Zusammenhang mit der kognitiven Funktion (Mira et al. 2015). Ein großer Teil der Medikationsfehler durch Patienten fällt unter den Begriff Non-Adhärenz, welcher das weite Feld vom absichtlichen völligen Auslassen der Medikation bis hin zum Verwechseln und gelegentlichen Vergessen umfasst (Haynes et al. 2008). Hinzu kommen auch Anwendungsfehler gerade bei subkutanen Injektionen, Inhalationen oder auch beim Teilen von Tabletten. Nicht zu unterschätzen ist die in bis zu 80 % der Fälle auftretende inkorrekte Dosierung von Medikamenten, die Eltern ihren Kindern zu Hause verabreichen (Mira et al. 2015). Last but not least das muss das weite Feld der Selbstmedikation berücksichtigt werden, zum einen die Anwendung frei erhältlicher Medikamente und zum anderen die Anwendung vorhandener Restmedikation von früheren Verschreibungen oder verordnete Medikation der Nachbarin oder des Lebenspartners.

Im Rahmen eines systematischen Review wurden folgende Ursachen für patientenseitige Fehler als häufig und relevant erkannt: Bildung und hierbei „Health Literacy“, Komplexität der Medikation, Kognitive Funktion sowie Kommunikation und Aufklärung über die Medikation (Gellad et al. 2011).

Als einer der Lösungsansätze dient der bereits oben erwähnte Medikationsplan, der beim häuslichen Stellen und Einnehmen der Medikation besonders bei Patienten mit Polypharmazie eine Gedankenstütze bieten kann. Darüber hinaus kann dieser beim Erwerb von OTC (*over-the-counter*)-Medikation dem Apotheker vorgelegt werden und eventuelle Wechselwirkungen prüfen. Dosetten können vom Patienten selbst (oder Angehörigen) oder auch von Apotheken für eine Woche auf Vorrat befüllt werden, der Patient muss dann nur noch daran denken, zur vorgegebenen Uhrzeit die richtige Ration einzunehmen. Zur Einnahmeerinnerung gibt es mittlerweile verschiedene Apps, die mit und ohne Dosetten oder Wochenblisterpackung ihren Zweck erfüllen. Insgesamt wächst die Evidenz für den Nutzen von Apps oder SMS zur Verbesserung der Adhärenz (Vervloet et al. 2012). Maßnahmen zur Steigerung der Adhärenz (und damit Fehlervermeidung) sind jedoch meist nur erfolgreich, wenn sie verschiedene Strategien verfolgen, und insbesondere Patienten-orientierte kommunikative Elemente im Sinne eines „shared decision making" enthalten (Haynes et al. 2008; Laufs et al. 2011; Mathes und Albus 2014).

11.2.5 Literatur

Aktionsplan des Bundesministeriums für Gesundheit zur Verbesserung der Arzneimitteltherapiesicherheit (AMTS) in Deutschland http://www.akdae.de/AMTS/. Letzter Zugriff: 25.01.2015.

Amann S, Kantelhardt P (2012). Bericht aus der Praxis: Medikationsfehlererfassung und Medication Reconciliation aus Sicht der Krankenhausapotheker. *Z Evid. Fortbild. Qual. Gesundh. wesen (ZEFQ)* 106, 717–722.

Ammenwerth E, Aly A-F, Bürkle T, Christ P, Dormann H, Friesdorf W et al. (2014). Memorandum on the use of information technology to improve medication safety. *Methods Inf. Med.* 53, 336–343.

Bates DW, Leape LL, Cullen DJ, Laird N, Petersen LA, Teich JM et al. (1998). Effect of computerized physician order entry and a team intervention on prevention of serious medication errors. *JAMA* 280, 1311–1316.

Fiß T, Thyrian JR, Wucherer D, Aßmann G, Kilimann I, Teipel SJ, Hoffmann W (2013). Medication management for people with dementia in primary care: description of implementation in the DelpHi study. *BMC Geriatr.* (13) 121. doi:10.1186/1471-2318-13-121.

Gellad WF, Grenard JL, Marcum ZA (2011). A Systematic Review of Barriers to Medication Adherence in the Elderly: Looking Beyond Cost and Regimen Complexity. *AmJ Geriatr Pharmacother.* 9, 11–23.

Gillaizeau F, Chan E, Trinquart L, Colombet I, Walton RT, Rège-Walther M et al. (2013). Computerized advice on drug dosage to improve prescribing practice. Cochrane Database of Systematic Reviews, Issue 11. Art. No.: CD002894.

Graabaek T, Kjeldsen LJ (2013). Medication reviews by clinical pharmacists at hospitals lead to improved patient outcomes: a systematic review. *Basic Clin. Pharmacol. Toxicol.* 112(6), 359–373.

Hakkarainen KM, Hedna K, Petzold M, Hagg S (2012). Percentage of Patients with Preventable Adverse Drug Reactions and Preventability of Adverse Drug Reactions – A Meta-Analysis. PLoS ONE 7(3). e33236. doi:10.1371/journal.pone.0033236.

Holland R, Desborough J, Goodyer L, Hall S, Wright D, Loke YK (2008). Does pharmacist-led medication review help to reduce hospital admissions and deaths in older people? A systematic review and meta-analysis. *Br J Clin Pharmacol.* 65(3), 303–16.
Kaboli PJ, Hoth AB, McClimon BJ, Schnipper JL (2006). 12. Clinical pharmacists and inpatient medical care: a systematic review. *Arch Intern Med.* 166, 955–964.
Kohn LT, Corrigan JM, Donaldson MS (Eds.) (1999). To err is human. Building a safer health system. Washington, Institute of Medicine: National Academy Press.
Kwan JL, Lo L, Sampson M, Shojania KG (2013). Medication reconciliation during transitions of care as a patient safety strategy: a systematic review. Ann Intern Med. 158, 397–403
Laufs U, Böhm M, Kroemer HK, Schüssel K, Griese N, Schulz M (2011). Strategien zur Verbesserung der Einnahmetreue von Medikamenten. *Deutsche Medizinische Wochenschrift* 136(31/32), 1616–1621.
Leape LL, Bates DW, Cullen DC, Cooper J, Demonaco HJ et al. (1995). System analysis of adverse drug events. *JAMA* 274, 35–43.
Leape LL, Cullen DJ, Clapp MD, Burdick E, Demonaco HJ et al. (1999). Pharmacist participation on physician rounds and adverse drug events in the intensive care unit. *JAMA* 282, 267–70.
Liekweg A, Stahl V (2011). Arzneimitteltherapiesicherheit im Krankenhaus. Diskussion multidisziplinärer Strategien für ein effektives Risikomanagement. In Von Eiff W (Hrsg). Patientenorientierte Arzneimittelversorgung: Sicherheit und Wirtschaftlichkeit des Arzneimittelmanagements. Kma Medien in Georg Thieme Verlag KG, Stuttgart, 85–105.
Matthes J, Albus C (2014). Improving adherence with medication – a selective literature review based on the example of hypertension treatment. *Dtsch Arztebl Int.* 111(4), 41–74.
McKibbon KA, Lokker C, Handler SM, Dolovich LR, Holbrook AM et al. (2011). Enabling Medication Management Through Health Information Technology. Evidence Report/Technology Assessment No. 201. AHRQ Publication No. 11-E008-EF. Rockville MD: Agency for Healthcare Research and Quality.
Nieuwlaat R, Wilczynski N, Navarro T, Hobson N, Jeffery R, Keepanasseril A, et al. (2014). Interventions for enhancing medication adherence. Cochrane Database Syst. Rev. 11 Nov 20: CD000011.
Mira JJ, Lorenzo S, Guilabert M, Navarro I, Pérez-Jover V (2015). Patient medication error on self-administering medication at home. A review study. *Exp Opin Drug Saf.* 14, 815–38.
Nkansah N, Mostovetsky O, Yu C, Chheng T, Beney J, Bond CM, Bero L (2010). Effect of outpatient pharmacists' non-dispensing roles on patient outcomes and prescribing patterns. Cochrane Database Systematic Reviews, Issue 7, Art. No.: CD000336.
Patterson SM, Hughes C, Kerse N, Cardwell CR, Bradley MC (2012). Interventions to improve the appropriate use of polypharmacy for older people. Cochrane Database Systematic Reviews, Issue 5, Art. No.: CD008165.
Pippins JR, Gandhi TK, Hamann C, Ndumele CD, Labonville SA et al. (2008). Classifying and Predicting Errors of Inpatient Medication Reconciliation. *J Gen Intern Med.* 23, 1414–1422.
Sanghera N, Chan PY, Khaki ZF, Planner C, Lee KKC, Cranswick NE, Wong ICK. (2006). Interventions of hospital pharmacists in improving drug therapy in children. A systematic literature review. *Drug Safety* 29(11), 1031–1047.
Simon SR, Keohane CA, Amato M, Coffey M, Cadet B et al. (2013). Lessons learned from implementation of computerized provider order entry in 5 community hospitals: a qualitative study. *BMC Med Inform Decis Mak.* 13(67) doi:10.1186/1472-6947-13-67.
Stürzlinger H, Hiebinger C, Pertl D, Traurig P (2009). Computerized Physician Order Entry – effectiveness and efficiency of electronic medication ordering with decision support systems. GMS Health Technol Assess. 5 Doc07. doi:10.3205/hta000069.

Tam VC, Knowles SR, Cornish PL, Fine N, Marchesano R, Etchells E (2005). Frequency, type and clinical importance of medication history errors at admission to hospital: a systematic review. *CMAJ*. 173(5), 510–515.

Thomsen LA, Winterstein AG, Søndergaard B, Haugbølle LS, Melander A (2007). Systematic review of the incidence and characteristics of preventable adverse drug events in ambulatory care. *Ann Pharmacother*. 41(9), 1411–1426.

Tully MP, Ashcroft DM, Dornan T, Lewis PJ, Taylor D, Wass V (2009). The Causes of and Factors Associated with Prescribing Errors in Hospital Inpatients. A Systematic Review. *Drug Saf*. 32, 819–836.

Van den Berg N, Fiss T, Meinke C, Heymann R, Scriba S, Hoffmann W (2009). GP-support by means of AGnES-practice assistants and the use of telecare devices in a sparsely populated region in Northern Germany – proof of concept. *BMC Fam Pract*. 10(44), doi:10.1186/1471-2296-10-44.

Vervloet M, Linn AJ, van Weert JC, de Bakker DH, Bouvy ML, van Dijk L (2012). The effectiveness of interventions using electronic reminders to improve adherence to chronic medication: a systematic review of the literature. *Journal of the American Medical Informatics Association* 19, 696–704.

12 Patientensicherheit im nichtklinischen Bereich

Alexander Cadenbach

12.1 Patientensicherheit bei sektoralen Patientenwechsel

12.1.1 Definition und Problemstellung

Sektoraler Patientenwechsel beschreibt den Übergang von Patienten von der ärztlichen oder pflegerischen Betreuung aus dem ambulanten Bereich (z. B. Arztpraxis) in den stationären (z. B. Klinik) und umgekehrt: die Entlassung von Patienten aus der Klinik. Eine Sonderstellung nimmt die sektorenübergreifende Behandlung von Patienten durch einen niedergelassenen Arzt ein, welcher Patienten ambulant vorbereitet und dann im Umfeld eines stationären Aufenthaltes im Krankenhaus behandelt. Aus verschiedenen Gründen, die in den folgenden Kapiteln analysiert werden, geht vom sektoralen Patientenwechsel eine systematische Gefahr aus, die durch prospektive Planung dieser Schnittstelle minimiert werden kann.

12.1.2 Potenzielle Gefahren bei sektoralem Patientenwechsel

Kasuistik 1: Krankenhauseinweisung

i

Der Hausarzt wird telefonisch zu einem Hausbesuch gerufen, da ein Patient wegen Luftnot und körperlicher Schwäche nicht in die Praxis kommen kann. Die Beschwerden bestehen seit den frühen Nachmittagsstunden. Der Patient wird u. a. wegen Diabetes, Bluthochdruck und Herzrhythmusstörungen seit einigen Jahren in der Praxis betreut. Der Anruf wird durch eine medizinische Fachangestellte (MFA – Arzthelferin) entgegen genommen. Der Patient von ihr dahingehend informiert, dass der Arzt im weiteren Laufe des Tages kommt. Da die Praxis zum Zeitpunkt der Alarmierung gegen 17:00 Uhr noch voller wartender Patienten ist, kann der Arzt dem Hausbesuch erst gegen 22:00 Uhr nachkommen. Dort findet er den Patienten mit Ruheluftnot in sitzender Position vor. Nach körperlicher Untersuchung steht die Diagnose einer Herzinsuffizienz, und er stellt eine Krankenhauseinweisung aus. Die Einweisung wird der Ehefrau übergeben mit der Maßgabe, das nahegelegene Krankenhaus möglichst rasch aufzusuchen. Das Krankenhaus wird mit Zeitverzögerung erreicht, da der Patient die Treppen aus der Wohnung kaum heruntergehen kann. Den Weg vom Parkhaus in die zentrale Notaufnahme (ZNA) kann er nicht mehr bewältigen. Die Ehefrau lässt den Patienten daher im PKW zurück, um einen Rollstuhl zu holen. Die ZNA ist wegen eines plötzlichen Wintereinbruches mit vielen Sturzverletzungen trotz der späten Stunde sehr stark frequentiert. Der diensthabende Assistenzarzt ist zudem mit der Betreuung stationärer Patienten beschäftigt, so dass es über eine Stunde dauert, bis der Patient vom Arzt gesehen wird. Der Arzt erkennt sofort die ernste Lage und verlegt den Patienten auf die Intensivstation, wo er in den Morgenstunden um 2 Uhr versorgt wird. Dort stellt sich als Ursache der Herzinsuffizienz ein Herzinfarkt heraus. Konsekutiv erfolgt um 3 Uhr eine Akutverlegung in ein anderes Krankenhaus mit Herzkatheter Labor, wo um 3:45 Uhr die Koronarintervention erfolgt. Da der Patient seine Medikamente aufgrund der Eile in der Wohnung vergessen hatte, bleibt bis zum nächsten Tag die Dauermedikation einschließlich der bestehenden blutverdünnenden Therapie unklar.

Das Beispiel belegt eindrücklich, wie es durch Schnittstellenfehler mehrfach zu einer vitalen Gefährdung sowie zu einer gravierenden Verzögerung der adäquaten Patientenversorgung kommt: bereits beim Anruf in der Praxis wird die Lage durch die MFA nicht richtig eingeschätzt und der Arzt nicht unmittelbar mit der Fragestellung konfrontiert. Aus organisatorischen Gründen vergehen dann fünf Stunden, bis der Patient erstmalig von einem Arzt gesehen wird. Da es sich um eine akute und potentiell lebensbedrohliche Erkrankung handelt, ist die Entscheidung für eine umgehende stationäre Behandlung richtig. Allerdings wird zu diesem Zeitpunkt weder die Schnittstelle gesichert, noch ein adäquater Transport organisiert. In der Klinik kommt es aus organisatorischen Gründen erneut zu einer Therapieverzögerung, die durch einen adäquaten Transport mit vorheriger Schnittstellensicherung hätte vermieden werden können: die Alarmierung der Rettungsleitstelle bereits bei der ersten telefonischen Kontaktaufnahme mit Einsatz eines Notarztes und umgehenden Transport auf die Intensivstation/„chest pain unit" einer Klinik mit invasiver kardiologischer Akutversorgung. Zeitgleich hätte die vorherige telefonische Ankündigung der Notfalleinweisung beim diensthabenden ärztlichen Kollegen mit kurzer Vorabinformation der Vorerkrankungen und der Medikation erfolgen müssen.

Tab. 12.1: Patientenrisiken bei Sektorenwechsel: Krankenhauseinweisung.

Risiko	Ursache
Fehleinschätzung der Risikosituation	Mangelnde Patientenaufklärung über die eigene Erkrankung, mögliche Komplikation sowie Reaktionsweise bei akuten Ereignissen, Fehleinschätzung bei erster Kontaktaufnahme über Praxispersonal (MFA)
Zeitverlust vor Akutbehandlung	Fehlende Ankündigung einer Akuteinweisung; falsche Wahl des Transportmodus
Informationsverlust bei Klinikeinweisung	Fehlende Unterlagen über Medikation und Vorerkrankungen
Zeitverlust nach Eintreffen in der Klinik	Ungezielte Einweisung ohne vorherige Klärung der Behandlungskompetenz der aufnehmenden Klinik, Fehlmanagement in ZNA; mangelnde personelle Ausstattung und/oder Ausbildung

Kasuistik 2: Krankenhausentlassung

Der gleiche Patient drängt nach rascher Genesung auf Entlassung, die für einen Freitagvormittag vorgesehen ist. Da das Bett gebraucht wird, räumt er bereits um 9:00 Uhr das Zimmer und wartet in der Cafeteria auf den Entlassungsbrief. Bei der morgendlichen Visite ist er daher nicht anwesend. Da der Stationsarzt Nachtdienst hatte, wird das weitere Management nach der Visite auf einen „Springer" übertragen, und die Entlassung verzögert sich weiter. Erst um 14:00 Uhr erhält der Patient die Entlassungspapiere, mit denen er zum Hausarzt gehen soll, um sich die weiterführende Medikation verschreiben zu lassen. Die Medikation ist komplex und kritisch, da anlässlich des Herzkatheters ein Koronar-Stent implantiert wurde und er überdies eine chronische Blutverdünnung aufgrund der Herzrhythmusstörung erhält. Daheim angekommen gelingt die telefonische Kontaktaufnahme mit der Praxis des Hausarztes nicht, da die Praxis Freitagnachmittag geschlossen ist. Verwiesen wird auf den ärztlichen Notdienst. Da es bereits spät ist, sucht der Patient den ärztlichen Notdienst am kommenden Samstagvormittag auf. Die Notdienstambulanz ist überlaufen, nach zwei Stunden Wartezeit erhält er das Rezept und verzichtet aufgrund der fortgeschrittenen Zeit auf die ärztliche Konsultation. Um 16:00 Uhr des Tages nach der Entlassung hält er erstmals die empfohlene Medikation in Händen, über Einnahmemodus ist er allerdings nicht informiert.

Dieses Beispiel zeigt eine typische Entlassungssituation vor dem Wochenende. Durch die Verquickung von organisatorischem Missmanagement sowie fehlender Schnittstellensicherung kommt es erneut zu einer kritischen Situation in Bezug auf Patientensicherheit. Das Entlassungsgespräch mit dem Arzt auf der morgendlichen Visite unterbleibt. Der Patient ist passager nicht auffindbar, da es ohne Bett keinen Aufenthaltsort auf der Station gibt. Der Arzt muss nach dem Nachtdienst die Station verlassen. Der Überblick durch den „Springer“ reicht nicht aus, um das unversorgte Wochenende für den Patienten nach Entlassung zu sichern. Nach Verlassen des Krankenhaussektors fällt der Patient in die Zuständigkeit des Hausarztes bzw. der ambulanten kassenärztlichen Versorgung, die im Notdienst für das komplexe Therapiemanagement nach Herzkatheter-Intervention nicht ausreichend positioniert ist.

Tab. 12.2: Patientenrisiken bei Sektorenwechsel: Krankenhausentlassung.

Risiko	Ursache
Schaden durch Fehlverhalten des Patienten nach stationärer Behandlung	Mangelnde Patientenaufklärung über die Erkrankung, die erfolgte Intervention sowie mögliche Komplikation und die Reaktionsweise bei Auftreten von Spätkomplikationen
Behandlungslücke bei Sektorenwechsel	Fehlende direkte Kontaktaufnahme mit dem Haus- oder Facharzt; fehlende Klärung des Ablaufes der kommenden Stunden/Tage
Informationsverlust bei Klinikentlassung	Fehlende Unterlagen über die stationäre Intervention, Verlauf, Komplikation sowie weiterführende Medikation; fehlende inhaltliche Einbindung des Patienten

12.1.3 Schnittstellensicherung bei sektoralem Patientenwechsel

Die beiden oben aufgeführten Beispiele belegen in typischen Situationen, dass der Sektorenwechsel eine kritische Phase in Hinblick auf die Patientensicherheit darstellt, und der Ablauf daher durch ein standardisiertes Risikomanagement festgelegt werden muss. Dabei sind es die Schnittstellen, von denen ein besonderes Risiko ausgeht.

Die erste Maßnahme zur Risikominimierung ist eine gezielte Einbindung des Patienten. Die fundierte Kenntnis über seine Erkrankung, die Therapie, mögliche Komplikationen und die Maßnahmen bei Kompilationen vermindern das Risiko von Fehlverläufen beim Sektorenübergang.

Eine eingehende Aufklärung des Patienten ist daher der Grundpfeiler eines Risikomanagements. Aus Patientensicht und aus ärztlicher Sicht ist es von Bedeutung, eine solche Aufklärung detailliert zu dokumentieren.

Die zweite grundsätzliche Maßnahme zur Risikominderung ist die sektorenübergreifende Behandlung. Während bei der klassischen Einweisung von Patienten in den stationären Sektor bzw. bei deren Entlassung in den ambulanten Bereich jeweils die Therapieverantwortung wechselt, bleibt diese bei sektorenübergreifender Behandlung in einer Hand. Diese umfasst z. B. die stationäre Behandlung einschließlich operativer Maßnahmen im Belegbettensystem oder eine ambulante Erbringung von Interventionen/Operationen unter Inanspruchnahme apparativer Logistik des Krankenhauses durch einen niedergelassenen Arzt in eigener Verantwortung. Alternativ kann der ambulant tätige Arzt als Konsiliarius vom Krankenhaus für die Behandlung von Kranken-

Tab. 12.3: Maßnahmen zur Minimierung von Patientenrisiken bei Sektorenwechsel.

Risiko	Maßnahme
Fehleinschätzung der Risikosituation	Standardisiertes Triage-System am Telefon durch MFA, bei Unsicherheit: frühe Information des Arztes, intensive Patientenaufklärung über die eigene Erkrankung, bei akuten Symptomen Alarmierung der Notfallnummer
Zeitverlust vor Akutbehandlung	Einbindung professioneller Transportmedien
Informationsverlust	Ausstattung des Patienten mit vollständigem Krankenbericht einschließlich aktueller Medikation, elektronische Patientenkarte
Zeitverlust in zentraler Notaufnahme	direkte Kontaktaufnahme mit dem diensthabenden Klinikarzt, Triage-System zur Evaluation der Dringlichkeit durch erfahrenes Personal bei Primärkontakt, Facharztqualifikation des Klinikarztes in der ZNA, Vermeidung weitere Zuständigkeiten des Klinikarztes (parallele Stationsversorgung)
Schaden durch Fehlverhalten des Patienten nach stationärer Behandlung	Patientenaufklärung über Erkrankung, die erfolgte Intervention sowie mögliche Komplikation, Ablauf der folgenden Stunden/Tage sichern, Kontaktaufnahme mit weiter behandelndem Arzt, vollständiger Bericht bei Entlassung, sektorenübergreifende Behandlung des Patienten

hauspatienten oder eigene Patienten im Krankenhaus in Anspruch genommen werden. Eine Ausweitung einer sektorenübergreifenden Patientenbetreuung würde zu einer durchgreifenden Verminderung von Patientenrisiken durch Schnittstellenfehler führen. Hier gilt es, für die Zukunft die geeigneten politischen Weichen zu stellen.

Die dritte grundlegende Maßnahme zu Verminderung von sektorenübergreifenden Risiken ist die umfassende Verfügbarkeit von Patientendaten, wie sie beispielsweise in einer elektronischen Patientenkarte gespeichert werden können. Bis dieses System ausreichend etabliert ist, sollte der aufgeklärte Patient einen Krankenbericht/Facharztbericht von seiner letzten Behandlung mit vollständigem Diagnosekopf und aktueller Medikation immer bei sich führen.

Sämtliche Maßnahmen sollten standardisiert als Teil eines praxisinternen Qualitätsmanagements erfolgen. Die Etablierung eines solchen Qualitätsmanagements in der ambulanten Praxis wird geregelt durch die Richtlinie des gemeinsamen Bundesausschusses: Qualitätsmanagement-Richtlinie vertragsärztliche Versorgung – ÄQM-RL – erstmalig in der Fassung vom 18. Oktober 2005 und der letzten Änderung vom 23. Januar 2014[1]. Diese sollte individuell für die jeweilige Praxissituation ausgestaltet und in einem Qualitätsmanagement Handbuch für jedes Teammitglied jederzeit nachvollzogen werden können

Alexander Cadenbach

12.2 Ambulante Medizin

Die ambulante Versorgung unterscheidet sich im europäischen Vergleich erheblich. Während beispielweise in den Niederlanden der ambulante Sektor ausschließlich über Hausärzte betrieben wird, erfolgt die ambulante Versorgung in Deutschland sowohl hausärztlich als auch fachärztlich. Für beide Modelle ergeben sich Schnittstellenprobleme und Wartezeiten für Patienten. Ein Patientensicherheitsmanagement ist für den klinischen Sektor bereits flächendeckend etabliert. Im ambulanten Sektor obliegt das konkrete Risikomanagement des Patienten dem Engagement des jeweiligen Praxisbetreibers. Ein Patientensicherheitsmanagement wurde im April 2014 in einer der Neuauflage der Qualitätsmanagement-Richtlinie vom gemeinsamen Bundesausschluss erstmals formal mit aufgenommen[1]. In Deutschland ist damit die Etablierung eines Patientensicherheitsmanagements als Teil des Qualitätsmanagements in der ambulanten Versorgung gesetzlich vorgegeben. Das Patientensicherheitsmana-

1 Richtlinie des Gemeinsamen Bundesausschusses über grundsätzliche Anforderungen an ein einrichtungsinternes Qualitätsmanagement für die an der vertragsärztlichen Versorgung teilnehmenden Ärzte, Psychotherapeuten und medizinischen Versorgungszentren (Qualitätsmanagement-Richtlinie vertragsärztliche Versorgung – ÄQM-RL) Bundesanzeiger BAnz AT 16.04.2014 B3 in Kraft getreten am 17. April 2014.

gement in der Ambulanten Versorgung befindet sich in seiner konkreten Umsetzung jedoch noch überwiegend im Entwicklungsstadium[2].

Risiken für Patienten, die ärztliche Hilfe suchen ergeben sich aus der Wartezeit für einen Primärkontakt und Behandlungstermin, die Behandlungsqualität sowie die Komplikation der Behandlung. Dabei wird der gesamte Komplex des ambulanten Operierens durch gesetzliche Vorgaben (Vereinbarung von Qualitätssicherungsmaßnahmen zum ambulanten Operieren, § 135 Abs. 2 SGB V) geregelt. Die bildgebende Diagnostik unterliegt in den unterschiedlichen Disziplinen einer gesetzlichen Qualitätsbeurteilungs-Richtlinie. Demgegenüber obliegt das Risikomanagement für Behandlungspfade und die Pharmakotherapie dem Primärarzt bzw. dem weiterbehandelndem Facharzt. In der Qualitätsmanagement-Richtlinie sieht der gemeinsame Bundesausschluss folgende theoretische Maßnahmen zur Organisation im Bereich der ambulanten Patientenversorgung vor:
- Ausrichtung der Versorgung an fachlichen Standards und Leitlinien entsprechend dem jeweiligen Stand der wissenschaftlichen Erkenntnisse
- Patientenorientierung, Patientensicherheit, Patientenmitwirkung, Patienteninformation und -beratung
- Strukturierung von Behandlungsabläufen

Diese Punkte inhaltlich und individuell zu gestalten sowie an die Praxisgegebenheiten anzupassen, obliegt dem jeweiligen Praxisbetreiber. Als Instrumente werden u. a. folgende Maßnahmen vorgegeben:
1. Festlegung von konkreten Qualitätszielen und systematische Überprüfung der Zielerreichung sowie erforderlichenfalls Anpassung der Maßnahmen (PDCA-Zyklus),
2. Regelmäßige, strukturierte Teambesprechungen,
3. Prozess- und Ablaufbeschreibungen, Durchführungsanleitungen,
4. Patientenbefragungen und Beschwerdemanagement,
5. Organigramm und Checklisten,
6. Risiko- und Fehlermanagement,
7. Notfallmanagement,
8. Dokumentation der Behandlungsverläufe und der Beratung.

Diese Richtlinie ist innerhalb von vier Jahren nach Inkrafttreten umzusetzen. Die Umsetzung wird anschließend jährlich bei 2.5 % der Arztpraxen durch Vertreter der Qualitätsmanagement Kommission der kassenärztlichen Vereinigung kontrolliert.

2 Aus Fehlern lernen, 1. ZQ-Forum Patienten Sicherheit in der Arztpraxis. Niedersächsisches Ärzteblatt 11/2014.

12.2.1 Primärkontakt und Behandlungstermin

Bei der hausärztlichen Versorgung erfolgt der Primärkontakt in der Regel durch den unangekündigten Besuch des Patienten in der Praxis. Das bedeutet, dass der anwesende Patient unmittelbar in der Praxis zuerst durch die MFA und dann durch den Arzt gesehen wird. Eine mögliche Risikokonstellation wird dadurch rasch offenbar und kann behandelt werden. Ein anderes Bild ergibt sich, wenn der Patient telefonisch einen Termin anfragt oder für eine fachärztliche Untersuchung überwiesen wird. Für eine strukturierte fachärztliche Diagnostik ist eine Terminvergabe notwendig. Hier erfolgt die Kontaktaufnahme nach Überweisung oder spontan durch den Patienten telefonisch. An dieser Schnittstelle ergeben sich potenzielle Risiken durch eine Fehleinschätzung der Dringlichkeit der Behandlung. Die persönliche Kommunikation zwischen Haus- und Facharzt spielt hier in der Beurteilung der Dringlichkeit eine ganz zentrale Rolle. Überdies muss das Personal (MFA) für die Einschätzung der Dringlichkeit geschult sein. Dafür bieten sich Checklisten mit Risikoindikatoren an, welche die Möglichkeit einer strukturierten Risikostratifikation bieten. Ähnlich dem Triage-System in den ZNAs kann dann die Risikosituation bereits am Telefon eingeschätzt werden[3]. Solche Checklisten müssen individuell an die jeweilige Praxissituation (Hausarzt, Facharzt verschiedener Disziplinen) angepasst sein. Auch an dieser Stelle spielt die Aufklärung des Patienten über seine Erkrankung eine kritische Rolle, da dieser seine Fragestellung im telefonischen Primärkontakt schildern muss.

Kasuistik 1: Ein Hausarzt diagnostiziert bei einer 75 Patientin ein paroxysmales Vorhofflimmern als Ursache eines sporadischen Herzstolperns ohne weitere Beschwerden. Er therapiert die Patientin adäquat mit einer Blutverdünnung und überweist sie ohne persönliche Kontaktaufnahme zum Kardiologen. Auf der Überweisung steht „Paroxysmales Vorhofflimmern, Umfeld Diagnostik und Strategieplanung erbeten". Der Inhalt ist für die Patientin nicht verständlich. Nach telefonischer Kontaktaufnahme mit der Facharztpraxis liest die Patienten die Fragestellung vor und bekommt einen Termin in 14 Tagen. Sie reagiert daraufhin mit der Aussage: „bis dahin bin ich längst tot".

Kasuistik 2: Ein Patient stellt sich morgens beim Hausarzt vor, nachdem es nachts zu einer Episode von Oberbauchschmerzen mit Ausstrahlung hinter das Brustbein bis in den Unterkiefer gekommen ist. Die Beschwerden hielten eine Stunde lang an und gingen mit einem Schweißausbruch und Übelkeit einher. Es besteht ein umfangreiches kardiovaskuläres Risikoprofil. Das Ruhe-EKG ist bei dem jetzt völlig beschwerdefreien Patienten unauffällig. Dieser will daraufhin seinen Arbeitsplatz aufsuchen. Der Hausarzt ruft den Facharzt persönlich an, und der Patient wird 30 Minuten später in der Facharztpraxis weitergehend Untersucht.

3 Triage in der Notaufnahme: Moderne, evidenzbasierte Ersteinschätzung der Behandlungsdringlichkeit. Dtsch Arztebl Int 2010; 107(50), 892–898.

Die beiden Beispiele zeigen eindrücklich die Diskrepanz zwischen der subjektiv wahrgenommenen Dringlichkeit einer weiterführenden Diagnostik und dem tatsächlichen Bedarf. Die unmittelbare telefonische Kontaktaufnahme im zweiten Beispiel signalisiert dem weiterbehandelnden Arzt eine Hochrisikosituation, die pragmatische Überweisung ohne Kontaktaufnahme signalisiert ein geringes Risiko. Wegweisend sind hier die Filterfunktion und das persönliche Engagement des Primärarztes. Das beinhaltet auch die Aufklärung des Patienten über die Erkrankung und potenzielle Gefahren.

Die Voraussetzung für ein effektive Risikominimierung im ambulanten Sektor ist neben einem strukturierten Qualitätsmanagement die persönliche Vernetzung der Ärzte im Versorgungsbereich sowie die organisatorische Bereitschaft des weiterbehandelnden Arztes, Notfalltermine vorzuhalten.

12.2.2 Qualität, Risiken und Nebenwirkung der Behandlung

Die Qualität (Strukturqualität, Prozessqualität und Ergebnisqualität) der ambulanten Behandlung ergibt sich primär aus der Qualifikation des Arztes, seiner Praxisorganisation und den Gerätschaften. Durch die Etablierung eines Qualitätsmanagements werden diese Strukturen für alle Beteiligten transparent. Für den Patienten ist die Qualität im Regelfall schwer beurteilbar. Diverse Systeme zur Beurteilung eines Arztes (z. B. Noten im Internet) können allenfalls einen freundlichen oder unfreundlichen Umgang mit Patienten kommunizieren, die nur ein Teil der Behandlungsqualität darstellt. Auch Zertifikate, Zeugnisse und die Anzahl von Publikationen können allenfalls wegweisend sein, messen die Behandlungsqualität jedoch nicht verlässlich. Einen Maßstab für die Behandlungsqualität geben die Leitlinien der jeweiligen Fachgesellschaften für einen Behandlungspfad im speziellen Krankheitsfall. Diese Leitlinien sind jedem zugänglich und sollten Teil des Qualitätsmanagements sein. Abweichungen davon bedürfen einer individuellen Begründung. Die Behandlungsqualität wird jedoch auch maßgeblich durch die politischen Vorgaben im jeweiligen Gesundheitssystem beeinflusst.

In Deutschland entsteht durch gesetzlich verordnete finanzielle Drohgebärden der zuständigen Verwaltungsbehörde eine Klima der Verunsicherung, das die behandelnden Ärzte zu einer überschießenden Rationierung der Therapie verleitet. Andererseits führen finanzielle Fehlanreize dazu, dass Diagnostik vorenthalten wird: schöpft ein Kassenarzt in Deutschland das ihm für seine Patienten zugestandene Laborbudget nicht aus, so wird ihm die entstandene Differenz ausgezahlt[4]. In Großbri-

4 Anpassung der Vorgaben der Kassenärztlichen Bundesvereinigung gemäß § 87b Abs. 4 SGB V (Artikel 1, Nr. 24 GKV-VStG) mit Wirkung ab 1. Oktober 2013.

tannien wird dagegen ein Behandlungsfall nicht entlohnt, wenn die für den Behandlungsfall leitliniengerechte Medikation vom Patienten nicht in der Apotheke eingelöst wurde[5,6]. In Deutschland wird bei Überschreitung des individuellen Medikamenten-Budgets die entstehende Differenz dem verordnenden Arzt in Rechnung gestellt. Da die Summen existenzbedrohend werden können, betreibt der Arzt eine vorsorgliche Rationierung der Verordnung. Konsekutiv ist beispielsweise die prognostisch kritische Therapie mit Cholesterinsenkern bei koronarer Herzerkrankung aufgrund des an Qualitätskriterien und leitliniengerechter Verordnung gekoppelten Entlohnungssystems in Großbritannien in weit höherem Masse verwirklicht, als in Deutschland[7]. Somit determiniert auch die jeweilige Gesundheitspolitik die Versorgungsqualität durch den behandelnden Arzt direkt und beeinflusst damit die Risikosituation des Patienten.

Kasuistik 1: Zur Eindämmung von Arzneikosten wird in einer Vereinbarung zwischen dem Spitzenverband der Krankenkassen und der Kassenärztliche Bundesvereinigung eine Liste von sogenannten Leitsubstanzen vorgegeben. Bei Nichterfüllung einer bestimmten Quote in der Verordnung der Leitsubstanzen der betreffenden Substanzklasse droht dem Arzt unter bestimmten Umständen ein Regress. Dabei wurde in der Anfangsphase der Verordnung bei Patienten mit Herzinsuffizienz von vielen Hausärzten auf das Diuretikum Furosemid als Leitsubstanz umgestellt. Aufgrund der unvorhersehbaren Resorptionsrate von Furosemid sowie unklarer Referenzdosierungen gegenüber der Vormedikation kam es zu mehreren Fällen einer kardialen Dekompensation. Mittlerweile wurde das Diuretikum Torasemid mit in die Gruppe der Leitsubstanzen aufgenommen[8].

Patientenrisiken entstehen, wenn solche Verordnungen nicht mit ausreichender medizinischer Kompetenz entwickelt werden. Die Therapieverantwortung – und damit die Haftung trägt letztendlich der verordnende Arzt.

Eine weitere Quelle potenzieller Risiken sind Nebenwirkungen und Interaktionen insbesondere angesichts immer neuer Medikamente und der Polypharmazie. Hier ist die exakte Kenntnis der Wirkungen, Nebenwirkungen und Interaktionen von Bedeutung. Determinanten des Risikos ist der Fortbildungsgrad des verordnenden Arztes, eine vollständige Dokumentation der Medikation einschließlich sogenannter Naturheilmittel sowie Verordnungen aus unterschiedlichen Fachbereichen auf einem Dokument. Hilfe bieten Vergleichsprogramme der Praxis- und Apothekensoftware,

5 Pay for Performance: Wege zur qualitätsorientierten Vergütung Dtsch Arztebl 2009; 106(44), Burgdorf, Kleudgen, Diel

6 Hausärzte in Großbritannien: Qualität wird extra vergütet Dtsch Arztebl 2007; 104(38), Weber, Ingbert

7 EUROASPIRE III: a survey on the lifestyle, risk factors and use of cardioprotective drug therapies in coronary patients from 22 European countries, Kornelia Kotseva et al. on behalf of the EUROASPIRE Study Group, Journal of Cardiovascular Prevention and Rehabilitation 2009.

8 Rahmenvorgaben nach § 84 Abs. 7 SGB V –Arzneimittel – für das Jahr 2015 vom 26. September 2014 vereinbart zwischen dem Spitzenverband Bund der Krankenkassen (GKV-Spitzenverband) und der Kassenärztliche Bundesvereinigung.

die auf potenzielle Interaktionen aufmerksam machen. Aber auch veränderte Rahmenbedingungen des Patienten bergen Risiken (z. B. Exsikkose, Infektionskrankheit, schwere Allgemeinerkrankung mit Gewichtsabnahme). Eine weitere Gefahr geht von einer unkontrollierten Weiterverordnung aus („Nachfolge-Rezepte"), da einige Therapien und Pharmaka Kombinationen im Falle sich verändernder Rahmenbedingungen (Niereninsuffizienz, Leberinsuffizienz) zu vital bedrohlichen Situationen führen können. Auch regelmäßige Vorsorge- oder Nachsorgeuntersuchungen sowie Impfungen bedürfen einer automatisierten Systematik. Hier gilt es, ein Kontroll- und Wiedereinbestellsystems im Rahmen des für die Praxis individuellen Qualitätsmanagements zu etablieren, um die Patientensicherheit zu gewährleisten.

i **Kasuistik 2:** Eine 82-jährige Patientin mit Herzinsuffizienz unter einer Medikation mit Betablocker, ACE-Hemmer und Diuretikum stürzt und zieht sich eine stabile Wirbelköperfraktur zu. Vom Orthopäden wird ohne Kenntnis des Hausarztes ein Antiphlogistikum zur Therapie der Schmerzen verordnet. Mit der kardialen Medikation kennt sich der Orthopäde nicht aus. Die Interaktion mit dem ACE-Hemmer führt zu einem akuten Nierenversagen.

i **Kasusitik 3:** Ein 75-jähriger Patient mit COPD und permanentem Vorhofflimmern wird mit Vit-K-Antagonisten antikoaguliert. Wegen einer Lungenentzündung bekommt er ein Antibiotikum. Aufgrund einer Wirkungsverstärkung des Blutverdünners kommt es zu einer Hirnblutung.

Tab. 12.4: Maßnahmen zur Minimierung von Patientenrisiken im ambulanten Sektor.

Risiko	**Maßnahme**
Fehleinschätzung der Risikosituation bei Primärkontakt und Terminanfrage	Patientenaufklärung über die Erkrankung, persönliche Kontaktaufnahme mit dem weiter behandelnden Arzt im Notfall, standardisiertes Triage-System am Telefon durch MFA, systematisiertes Vorhalten von Notfallterminen in der Facharztpraxis
Behandlungsqualität	Therapie anhand Behandlungsleitlinien, kontinuierliche Fortbildung von Arzt und Praxisteam, kritische Überprüfung von gesundheitspolitischen Fehlanreizen
Nebenwirkungen und Interaktionen der Therapie	kontinuierliche Fortbildung des verordnenden Arztes, allgemeinverständliche Patienteninformationen, Ausstattung des Patienten mit vollständiger Diagnose- und Verordnungsübersicht, elektronische Datenbanken für einen automatisierten Medikamentenabgleich, systematisiertes Wiedereinbestellsystem,

Andreas Büscher

12.3 (Patienten)-Sicherheit im Langzeitpflegebereich

Ausgelöst durch eine Dissertation zu den Schutzpflichten des Staates gegenüber pflegebedürftigen Menschen (Moritz 2013) gab es im Jahr 2014 Bestrebungen, eine Verfassungsbeschwerde anzustrengen, um die Missstände in stationären Pflegeeinrichtungen zu beheben. In diesen Bestrebungen wird davon ausgegangen, dass die Lebensbedingungen vieler Menschen in Pflegeheimen lebensunwert und viele Bewohner Opfer regelmäßiger Gewaltanwendung sind. Angesichts einer solch dramatischen Entwicklung scheint es mit der Sicherheit der Bewohner von Pflegeeinrichtungen im Bereich der Langzeitpflege nicht allzu weit her zu sein. Dabei ist gerade der Langzeitpflegebereich seit langem Gegenstand umfangreicher, gesetzgeberischer Bemühungen zur Verbesserung der Versorgungsqualität. Im folgenden Beitrag werden einige der für die Sicherheit der Bewohner von Pflegeeinrichtungen und zu Hause lebender pflegebedürftiger Menschen relevanten Themenbereiche beschrieben und die Anstrengungen zur Entwicklung und Sicherung von Qualität und Sicherheit in der Versorgung kurz aufgezeigt.

Der Begriff der Patientensicherheit ist im Langzeitpflegebereich ungebräuchlich. Dies hängt vor allem damit zusammen, dass die Nutzer der Pflegeleistungen nicht als Patienten, sondern als Bewohner, Kunden, Klienten oder als Pflegebedürftige bezeichnet werden. Diese veränderte Begrifflichkeit ist nicht nur semantischer Natur, sondern drückt ein Grundverständnis der Pflegeversicherung aus, nach der die Selbstbestimmung und Autonomie auch bei bestehender Pflegebedürftigkeit das Verhältnis zwischen den Nutzern und den professionellen Dienstleistern bestimmen sollen. Zudem werden Fragen der Sicherheit pflegebedürftiger Menschen, ähnlich wie in der Pflege insgesamt, vor allem im Zusammenhang mit Fragen der Entwicklung und Sicherung von Qualität diskutiert.

12.3.1 Sicherheitsrelevante Bereiche der Versorgung pflegebedürftiger Menschen

Als pflegebedürftig gelten in Deutschland seit Einführung der Pflegeversicherung nach § 14 SGB XI Personen, die aufgrund einer körperlichen, geistigen oder seelischen Krankheit oder Behinderung für mindestens sechs Monate der Hilfe bei Alltagsverrichtungen bedürfen. Nach den Vorstellungen der Bundesregierung soll dieses Verständnis von Pflegebedürftigkeit in Zukunft erweitert werden. Vorgesehen ist, Pflegebedürftigkeit in Zukunft als Beeinträchtigung der Selbständigkeit in den Bereichen Mobilität, kognitive und kommunikative Fähigkeiten, Verhaltensauffälligkeiten und psychische Problemlagen, Selbstversorgung, krankheitsbedingte Belastungen und Anforderungen sowie Alltagsgestaltung und soziale Kontakte zu definieren.

Die Langzeitpflege ist entsprechend diesem Verständnis dadurch charakterisiert, dass die Menschen, die innerhalb von stationären Einrichtungen und zu Hause durch

Angehörige und/oder ambulante Pflegedienste versorgt werden, über eine bereits eingeschränkte Gesundheit verfügen und in hohem Maße von personeller Hilfe abhängig sind. Diese Ausgangssituation bringt ein hohes Gefährdungspotenzial gegenüber zentralen Risiken in der pflegerischen Versorgung mit sich und stellt für pflegebedürftige Menschen ein erhebliches Sicherheitsrisiko dar. Als wesentliche Risiken können die Entstehung eines Dekubitus, das Risiko der Mangelernährung, das Risiko eines Sturzes sowie der Umgang mit freiheitsentziehenden Maßnahmen angesehen werden. Darüber hinaus werfen der Umgang mit Medikamenten sowie die Entstehung von Kontrakturen Fragen zur Sicherheit pflegebedürftiger Menschen auf.

Es gibt insgesamt nur wenige verlässliche Zahlen zur Prävalenz und Inzidenz der genannten Risiken. Der vierte Qualitätsbericht des Medizinischen Dienstes des Spitzenverbandes Bund der Krankenkassen (MDS 2015), in dem die Ergebnisse der Qualitätsprüfungen der ambulanten Pflegedienste und stationären Pflegeeinrichtungen aus dem Jahr 2013 zusammengefasst wurden, bietet jedoch einige Anhaltspunkte. Danach konnte bei 13,8 % der Bewohner stationärer Pflegeeinrichtungen ein nicht sachgerechter Umgang mit Medikamenten festgestellt werden. Die Häufigkeit eines Dekubitus wurde mit 3,8 % der in die Prüfungen einbezogenen Bewohner angegeben, bei etwas mehr als 43 % der Bewohner wurde ein entsprechendes Risiko festgestellt und es wurden entsprechende Maßnahmen eingeleitet.

Bei 7,6 % der Bewohner wurde eine relevante Gewichtsabnahme registriert. Zwar ist der Anteil damit gegenüber dem letzten Qualitätsbericht, in dem 9,1 % der Bewohner in relevantem Ausmaß an Gewicht verloren hatten, geringer, verweist jedoch auf das nach wie vor bestehende Risiko einer Mangelernährung. Auch hinsichtlich des Vorkommens freiheitsentziehender Maßnahmen konnten Fortschritte erzielt werden. So wurden diese 2013 noch bei 12,5 % der Bewohner gegenüber 20 % im vorherigen Qualitätsbericht angewandt. Köpke et al. (2009) kommen auf Basis eigener Erhebungen mit 26,2 % zu einer deutlich höheren Prävalenz von freiheitsentziehenden Maßnahmen in stationären Pflegeeinrichtungen. Zum Vorkommen von Stürzen und Kontrakturen liegen keine übergreifenden verlässlichen Zahlen Daten vor.

Angaben zur Prävalenz ausgewählter Pflegeprobleme finden sich auch in Untersuchungen des Instituts für Gesundheits- und Pflegewissenschaft der Charité Universitätsmedizin Berlin (Dassen 2012), welches seit 2001 jährliche Prävalenzerhebungen durchführt. Darin wird die Prävalenz von Dekubitus in Pflegeheimen im Jahr 2012 mit 3,9 % und ein vorliegendes Risiko bei 38,5 % der Bewohner angegeben, diese Werte liegen nah an denen des MDS. Gestürzt waren 5,5 % der in die Untersuchung einbezogenen Bewohner. Hinsichtlich der Ernährung wiesen knapp 43 % der Bewohner eine weitgehende oder vollständige Abhängigkeit beim Essen und Trinken auf.

Für die ambulante Langzeitpflege liegen ebenfalls Anhaltspunkte durch den Qualitätsbericht des MDS (2015) vor. Danach zeigen sich Probleme im Umgang mit Medikamenten bei etwa 14 % der Patienten. Ein Dekubitus oder eine chronische Wunde lag bei 5,5 % vor, während bei knapp 33 % ein entsprechendes Risiko angegeben wurde. Eine Beratung zu Ernährungsfragen wurde bei 32 % der Patienten für notwendig erachtet. Weitere Hinweise auf die Situation in der ambulanten Langzeitpflege ergeben sich dadurch, dass bei etwa 15 % der Patienten die Gabe von Schmerzmedikamenten erforderlich war, bei knapp 80 % Leistungen zur Förderung der Mobilität vereinbart waren und bei etwa 44 % Leistungen im Zusammenhang mit Ausscheidungen erbracht wurden.

Diese Zahlen verdeutlichen, dass zwar von einer systematischen Vernachlässigung pflegebedürftiger Menschen nicht gesprochen werden kann, ein Risiko für die genannten Versorgungsprobleme jedoch bei einer erheblichen Zahl der in Pflegeheimen und zu Hause versorgten Menschen vorhanden ist.

Für die Gestaltung der pflegerischen Versorgung ergibt sich daraus die Notwendigkeit, diesen sicherheitsrelevanten Bereichen besondere Aufmerksamkeit zukommen zu lassen. Die Grundlage pflegerischen Handelns stellt der Pflegeprozess mit seinen Schritten: Einschätzung – Planung – Durchführung – Evaluation dar. Zur Gewährleistung der Sicherheit pflegebedürftiger Menschen ist es daher vor allem entscheidend, vorliegende Risiken im Rahmen der Ersteinschätzung zu Beginn der Pflegesituation zu identifizieren und einen Zeitraum zu definieren, in dem die Einschätzung erneut erfolgen soll. Hinweise dazu finden sich in Expertenstandards für die Pflege (DNQP 2010a, 2010b, 2013) und anderen Instrumenten.

Für die Einschätzung eines Dekubitusrisikos ist es erforderlich, auf Einschränkungen der individuellen Aktivität oder der Mobilität zu achten und extrinsisch bedingte Expositionen gegenüber Druck und/oder Scherkräften zu vermeiden. Zudem ist eine Hautinspektion erforderlich, um festzustellen, ob bereits Hautschädigungen vorliegen (DNQP 2010b). Da ein Großteil der Pflegebedürftigen Beeinträchtigungen der Mobilität aufweist, sind die hohen Prozentsätze identifizierter Dekubitusrisiken gut nachvollziehbar.

Das Vorliegen eines Sturzrisikos wird anhand von personen-, medikamenten- und umgebungsbezogenen Faktoren eingeschätzt (DNQP 2013). Die personenbezogenen Faktoren können in individuellen Beeinträchtigungen in der Mobilität oder der kognitiven Fähigkeiten begründet liegen. Hinsichtlich medikamentenbezogener Faktoren ist zu prüfen, ob Medikamente eingenommen werden, die sich auf die Gangsicherheit oder die Mobilität auswirken und entsprechend mit einem Sturzrisiko einhergehen können. Als umgebungsbezogene Faktoren kommen Hindernisse und Stolperfallen im Wohnumfeld in Betracht. Für die Einschätzung von Sturzrisiken ist zudem die Erfassung und Analyse von Stürzen ein wichtiges Instrument. Mehr und mehr Einrichtungen führen Sturzprotokolle, um darin Zeitpunkte, Orte, Arten, Einflussfaktoren und Konsequenzen von Sturzereignissen festzuhalten. Ebenso bedeutsam wie die Erfassung von Stürzen ist jedoch auch die Analyse. Sie ermöglicht ein genaueres Bild über das Sturzvorkommen und gibt Hinweise auf mögliche Probleme in der Einschätzung des Sturzrisikos. Zudem können durch die Analyse bislang nur unzureichend berücksichtigte Risiken in der Umgebung des pflegebedürftigen Menschen identifiziert sowie Erkenntnisse zur Wirksamkeit und Angemessenheit von Maßnahmen zur Vermeidung von Stürzen gewonnen werden.

Die Einschätzung von Anzeichen für Mangelernährung bezieht ebenfalls mehrere Aspekte mit ein (DNQP 2010a) und umfasst allgemeine Risiken, zu denen krankheits-, therapie- und altersbedingte Einschränkungen zu zählen sind, psycho-soziale Einschränkungen sowie umgebungsbedingte Einschränkungen. Anzeichen für Mangelernährung können sich zudem im ambulanten Bereich anders als im stationären Bereich zeigen. Im ambulanten Bereich spielt die Frage der Beschaffung und Zubereitung von Lebensmitteln eine entscheidende Rolle. In stationären Pflegeeinrichtungen kommt Umgebungsfaktoren wie Mitbewohnern oder dem individuellen Schamgefühl eine höhere Bedeutung zu. Auch das Speisenangebot kann Ursache für Ernährungsprobleme sein. Hinweise auf das Vorliegen von Mangelernährung geben grobe Anzeichen für Nahrungs- und Flüssigkeitsmangel, ein unbeabsichtigter Gewichtsverlust, geringe Essmengen/Trinkmengen sowie ein erhöhter Energie-, Nährstoff- und Flüssigkeitsbedarf.

Abhängig von der umfassenden und fundierten Einschätzung möglicher vorliegender Risiken bedarf es der Planung, Vereinbarung und Durchführung angemessener Maßnahmen, mit denen verhindert werden soll, dass aus einem vorliegenden Risiko ein manifestes Pflegeproblem mit erheblichen Auswirkungen auf die individuelle Lebensqualität wird.

Für die Dekubitusprophylaxe bekommen Maßnahmen der Bewegungsförderung eine besondere Bedeutung. Diese sollten in einem individuell anzufertigenden Bewegungsplan niedergelegt sein und Maßnahmen zur Förderung der Eigenbewegung ebenso enthalten wie Mikrobewegungen (DNQP 2010b). Darüber hinaus ist auf haut- und gewebeschonende Bewegungs-, Lagerungs- und Transfertechniken zu achten. Je stärker die individuelle Bewegungsfähigkeit beeinträchtigt ist, umso größer ist die Bedeutung druckentlastender oder –verteilender Hilfsmittel.

Als Maßnahmen zur Vermeidung von Stürzen kommen Einzelinterventionen und multimodale Interventionsprogramme in Betracht. Bei letzteren handelt es sich um unterschiedliche Kombinationen von Einzelmaßnahmen wie körperliches Training, Wohnraumanpassung, Hilfestellungen bei beeinträchtigter Sehfunktion, Anpassung der Medikation oder Einsatz von Hilfsmitteln (DNQP 2013).

Maßnahmen zur Vermeidung von Mangelernährung ergeben sich oftmals recht eindeutig aus der umfassenden Einschätzung. Zu ihrer Umsetzung ist es erforderlich, innerhalb der Einrichtung durch Verfahrensregeln oder ähnliche Instrumente festzulegen, wie und von wem die einzelnen Maßnahmen koordiniert werden. Maßnahmen können auch strukturelle Veränderungen in Einrichtungen wie z. B. die Veränderung eines Verpflegungskonzepts oder die Umgebungsgestaltung umfassen (DNQP 2010a).

Zu allen Risikobereichen kommt der Information, Beratung und Anleitung der pflegebedürftigen Menschen und ihrer Angehörigen eine sehr hohe Bedeutung zu. Dies gilt vor allem für den ambulanten Bereich, in dem die Einflussmöglichkeiten professioneller Pflegedienste aufgrund ihrer vielfach nur sehr begrenzten Anwesenheit deutlich eingeschränkt sind. Gerade dort hat die Stärkung der Handlungs- und Entscheidungskompetenz pflegender Angehöriger hohe Priorität.

Etwas anders gestaltet sich die Situation um Umgang mit freiheitseinschränkenden Maßnahmen (FEM). In der bereits erwähnten Erhebung aus Hamburg (Köpke et al. 2009) konnte neben der Prävalenz vor allem aufgezeigt werden, dass es erhebliche Unterschiede zwischen den an der Untersuchung beteiligten Einrichtungen gab. So schwankte der Anteil der Bewohner mit einer FEM an einem Erhebungsstichtag zwischen 4 und 59 %. Diese starken Unterschiede weisen darauf hin, dass Faktoren wie die Haltung, Einstellung und das Erleben der Pflegekräfte einen hohen Einfluss haben und dass es vor allem einer Auseinandersetzung innerhalb der Einrichtungen zum Thema bedarf.

Für den Einsatz von FEM wurden patienten- und personalorientierte Gründe angegeben. Entsprechend richten sich auch mögliche Maßnahmen an diesen Gründen aus. Als Maßnahmen werden in der Leitlinie zum Umgang mit freiheitseinschränkenden Maßnahmen Schulungsprogramme, die spezifische Betreuung von Menschen mit Demenz, personenzentrierte Pflege, Umgebungsgestaltung, spezifische Beschäftigungsprogramme sowie aktive und passive Musikinterventionen empfohlen. Die Autoren weisen jedoch darauf hin, dass für diese Maßnahmen nur eine geringe wissenschaftliche Evidenz vorliegt.

Diese geringe Evidenz zeigt sich auch für Maßnahmen zur Vermeidung von oder zum Umgang mit anderen Risiken. Es besteht entsprechend ein erheblicher weiterer Forschungsbedarf. Zum anderen verweist die nur geringe Evidenz jedoch auch darauf, dass es sich beim Umgang mit den genannten Risiken um komplexe Versorgungsfragen handelt, die immer die fachkundige Einschätzung eines Einzelfalls und die auf einen Einzelfall abgestimmte Planung und Durchführung von Maßnahmen erfordern.

12.3.2 Entwicklung der Regelungen zur Qualität im Rahmen der Pflegeversicherung

Die zusammenfassenden Ausführungen zu bestehenden Risiken in der Langzeitpflege und den Möglichkeiten ihrer Vermeidung haben verdeutlicht, dass sich in den stationären Pflegeeinrichtungen und ambulanten Pflegediensten große fachliche Herausforderungen stellen, die innerhalb des internen Qualitäts- oder Risikomanagements angegangen werden sollten. Faktisch ist jedoch die Auseinandersetzung um die Qualität im Bereich der Langzeitpflege nicht vorrangig fachlich-inhaltlich geprägt, sondern steht im Zusammenhang mit der Entwicklung rechtlicher Fragen zur Qualitätsentwicklung. Dies hängt zum damit zusammen, dass es zum Zeitpunkt der Einführung der Pflegeversicherung noch keine etablierte wissenschaftliche Auseinandersetzung mit der Langzeitpflege gab, deren Erkenntnisse die Regelungen zur Qualität innerhalb der Pflegeversichersicherung hätten leiten können. Viel entscheidender war jedoch der Umstand, dass die Einführung der Pflegeversicherung zwei Herausforderungen mit sich brachte, für die es bis zum damaligen Zeitpunkt keine Vorbilder gab. So war es erstmals erforderlich, unabhängig von der Medizin Regelungen zur Qualität der Pflege zu treffen und entsprechende Definitionen zu entwickeln. Pflege galt nunmehr als eigenständiger Bereich des Sozialversicherungssystems, zwar eng begrenzt durch einen somatisch bestimmten Begriff der Pflegebedürftigkeit, aber dennoch unabhängig von ärztlicher Einflussnahme und Definitionsmacht.

Zudem wurde mit der Pflegeversicherung ein Pflege-Markt geschaffen. Erklärtes Ziel der Bundesregierung war es, eine tragfähige Pflegeinfrastruktur zu etablieren, mit Hilfe derer die pflegerische Versorgung der Bevölkerung flächendeckend sichergestellt werden sollte. Dazu wurden Möglichkeiten geschaffen, zum Betrieb von ambulanten Pflegediensten und stationären Pflegeeinrichtungen Versorgungsverträge mit den Pflegekassen abzuschließen. Anders als in der Krankenhausplanung oder auch im Bereich der primärärztlichen Versorgung wurde auf eine spezifische Bedarfsplanung verzichtet und auf die Regulierung durch den Markt vertraut. Seit Einführung der Pflegeversicherung hat sich die Zahl an stationären Pflegeheimen und ambulanten Pflegediensten etwa verdreifacht (Deutscher Bundestag 1997, Statistisches Bundesamt 2013). Angesichts dieser Vielzahl an Neugründungen waren Bestrebungen zur Sicherung der Pflegequalität seit Anbeginn der Pflegeversicherung von hoher Wichtigkeit. Sie wurden immer auch verstanden als Schutz der Pflegebedürftigen und ihrer Angehörigen vor unsachgemäßer Pflege und dadurch verursachter Schädigungen.

Die konkrete Ausgestaltung von Vorschriften zur Qualitätssicherung in der Langzeitpflege wurde an die Selbstverwaltung aus Kostenträgern und Leistungserbringern delegiert, die nach § 80 SGB XI Maßstäbe und Grundsätze zur Sicherung und Weiterentwicklung der Pflegequalität vereinbarten (Igl 2007). Anders als im Krankenhausbereich sind in der Langzeitpflege externe Maßnahmen zur Qualitätssicherung in Form von Qualitätsprüfungen fester Bestandteil des Versorgungsgeschehens. Entsprechend wurden der Medizinische Dienst des Spitzenverbandes Bund der Krankenkassen (MDS) und die Medizinischen Dienste der Krankenversicherung auf Länderebene (MDK) wichtige Institutionen auf dem Gebiet der Qualität in der Langzeitpflege, da ihnen die Verantwortung für die externe Qualitätssicherung durch die Durchführung von Qualitätsprüfungen zugeschrieben wurde.

12.3.3 Qualitätsprüfungen und Pflegenoten

Zu erheblichen Neuerungen kam es auf gesetzlicher Ebene durch das Pflege-Weiterentwicklungsgesetz (PfWG), das zum 01.01.2008 in Kraft trat. Es enthält eine Reihe von Maßnahmen im Hinblick auf Qualität und Sicherheit der Versorgung mit nachhaltigen Auswirkungen. Ihren Ursprung fanden viele der Maßnahmen im 2. Bericht des MDS über die Qualitätsprüfungen (MDS 2007), der zwar einerseits Verbesserungen gegenüber den Prüfergebnissen aus dem ersten MDS-Bericht von 2004 aufzeigte, jedoch weiterhin Probleme konstatierte, vor allem in den Bereichen Dekubitusprophylaxe, Nahrungs- und Flüssigkeitsaufnahme, Inkontinenzversorgung und psychogeriatrische Versorgung. Die Ergebnisse des Berichts wurden sehr kontrovers diskutiert und in einigen Medien zur Grundlage skandalisierender Berichterstattung. Der Gesetzgeber sah sich durch die Berichte von inakzeptablen Zuständen in der pflegerischen Versorgung genötigt, die Verantwortung für die Qualität wieder stärker zum Gegenstand der öffentlichen Steuerung zu machen und sie nicht den Leistungserbringern zu überlassen. Dazu wurden drei Maßnahmen ergriffen:

1. die Qualitätsprüfungen durch die MDK sollten fortan regelmäßig einmal jährlich (und nicht wie vorher anlassbezogen) erfolgen,
2. die Ergebnisse der Qualitätsprüfungen sollten in einer für die potenziellen Nutzer verständlichen Form aufbereitet und veröffentlicht werden – zu diesem Zweck wurden die Pflege-Transparenzvereinbarungen (PTV) abgeschlossen,
3. die Anwendung von Expertenstandards sollte nunmehr gesetzlich verpflichtend erfolgen.

Durch die beiden ersten Maßnahmen wurde die Rolle der MDK nochmals gestärkt, für die dazu jedoch erheblich größere Ressourcen erforderlich wurden, um den Anforderungen einer jährlichen Kontrolle von etwa 25.000 Pflegeeinrichtungen und -diensten gerecht werden zu können. Zudem erhielten die Qualitätsprüfungen durch die Pflicht zur Veröffentlichung eine höhere Bedeutung. Die Form der Veröffentlichung wurde in den PTVen ambulant und stationär festgelegt. Für die stationäre Versorgung wurden 83 Kriterien zu den Bereichen „Pflege und medizinische Versorgung", „Umgang mit demenzkranken Bewohnern", „Soziale Betreuung und Alltagsgestaltung" sowie „Wohnen, Verpflegungen, Hauswirtschaft und Hygiene" festgelegt, anhand derer eine Note zur Qualität der Pflege in einem Pflegeheim errechnet wird. Für den ambulanten Bereich bilden 49 Kriterien zu den Bereichen „Pflegerische Leistungen", „ärztlich verordnete pflegerische Leistungen" sowie „Dienstleistung und Organisation" die Grundlage der Notengebung. Die zu Beginn dieses Beitrags angesprochenen sicherheitsrelevanten Themenbereiche sind in diesen Kriterien zwar enthalten, werden jedoch eher statisch und nicht in ihrer Komplexität und Dynamik bzw. ihren Herausforderungen für das interne Qualitätsmanagement betrachtet.

Die PTVen waren seither Gegenstand intensiver Diskussionen (Wingenfeld 2010, Hasseler/Wolf-Ostermann 2010, Weidner et al. 2011, Theuerkauf 2011). Dabei bestand Konsens zur grundsätzlichen Legitimität externer Qualitätsprüfungen und ihrer Veröffentlichung, um den Nutzern eine Entscheidungsgrundlage an die Hand zu geben und unterschiedliche Qualitätsbeurteilungen in Einrichtungen publik zu machen. Unterhalb dieser konsensfähigen Einschätzung beginnen jedoch bereits die Kontroversen darüber,

1. welche Kriterien zur Beurteilung von Pflegequalität, vor allem der Lebens- und Ergebnisqualität herangezogen werden sollen,
2. welche Kriterien geeignet sind, die Pflegequalität für die interessierte Öffentlichkeit verständlich auszudrücken,
3. nach welchem Verfahren diese Kriterien sinnvollerweise zusammengeführt werden und

4. ob und in welchem Ausmaß sich durch die Veröffentlichung von Qualitätsergebnissen tatsächlich Pflegequalität erzeugen lässt.

Bemerkenswert ist zudem, dass sich die Noten für die Qualität in der ambulanten und stationären Langzeitpflege (für die die Kriterien zum 01.01.2014 modifiziert wurden) mittlerweile auf einem sehr guten Niveau eingependelt haben. Sie liegen für die stationäre Pflege im Bundesdurchschnitt bei der Note 1,3 und für die ambulante Pflege bei 1,2 (DCS 2014).

Ein solcher Notendurchschnitt zeichnet ein vollkommen anderes Bild von der Qualität und Sicherheit der Versorgung im Langzeitpflegebereich als es die zu Beginn dieses Beitrags geschilderte Diskussion um die Verfassungsbeschwerde vermuten lässt. Diese sehr gegensätzlichen Einschätzungen zur Versorgungsqualität zeigen, dass es bislang nicht gelungen ist, eine Balance zwischen Eigenverantwortung der Leistungserbringer, externer Kontrolle durch Qualitätsprüfungen und staatlichen Steuerungsmöglichkeiten herzustellen, über die in verlässlichem Maße Qualität und Sicherheit pflegebedürftiger Menschen gewährleistet werden können. Auch der Ansatz, über eine Form des „Public reporting" in Form von Transparenzberichten, eine qualitätssteuernde Wirkung zu entfalten, muss als problematisch betrachtet werden, da es an den methodischen Grundlagen dieser Berichterstattung aus wissenschaftlicher und juristischer Sicht erhebliche Zweifel gibt.

Als zunehmend problematisch stellt sich heraus, dass es zu vielen qualitäts- und sicherheitsrelevanten Aspekten der Versorgung keine verlässlichen Zahlen zum tatsächlichen Leistungsgeschehen gibt. Zwar bieten die Qualitätsberichte des MDS eine gute Grundlage, sie basieren jedoch zu großen Teilen auf Eintragungen in Pflegedokumentationen, die für die Beurteilung von Qualität zwar relevant, jedoch nicht unmittelbar ein Nachweis von tatsächlichen Versorgungsmängeln sind (Wingenfeld 2014). Es ist daher nicht verwunderlich, dass über die Nutzung von Ergebnisindikatoren zur Darstellung von Versorgungsqualität nachgedacht wird. Vorarbeiten dazu liegen vor (BMFSFJ/BMG 2011) und die Entwicklung in diese Richtung wurde auch durch den Gesetzgeber im Pflegeneuausrichtungsgesetz (PNG) eingeschlagen. An dieser Stelle treffen sich auch der sozialpolitische und fachwissenschaftliche Diskurs, in dem auf Basis der Expertenstandards ebenfalls die Entwicklung von Indikatoren diskutiert wird (Büscher, Kabore 2014).

Abschließend muss konstatiert werden, dass die vielfältigen gesetzlichen Vorgaben zur Qualitätsentwicklung im Langzeitpflegebereich verschiedene Impulse gesetzt haben, durch die das Thema Qualität in hoher Intensität diskutiert wird. Die notwendige Betonung und Stärkung des internen Qualitätsmanagements ist gegenüber den Maßnahmen der externen Qualitätssicherung etwas in den Hintergrund geraten. Durch die zum Teil widersprüchlichen Ansatzpunkte ist es für die Leistungserbringer nicht einfach, interne Systeme zur Qualitätsentwicklung aufzubauen. Sie befinden sich in einer eher reaktiven Rolle. Nicht vergessen werden darf zudem, dass der Teilkaskocharakter der Pflegeversicherung hinsichtlich der verfügbaren Ressourcen deutliche Grenzen setzt und Prioritätensetzungen erforderlich macht, über die bislang jedoch noch kein Konsens besteht.

12.3.4 Literatur

BMG/BMFSFJ (2011). Hg. Entwicklung und Erprobung von Instrumenten zur Beurteilung der Ergebnisqualität in der stationären Altenhilfe. Abschlussbericht. Bielefeld/Köln: Institut für Pflegewissenschaft an der Universität Bielefeld/Institut für Sozialforschung und Gesellschaftspolitik.

Burgdorf F, Kleudgen S, Diel F (2009). Pay for Performance: Wege zur Qualitätsorientierten Vergütung. *Deutsches Ärzteblatt* 106(44), A-2190/B-1877/C-1837.

Büscher A, Kabore A (2014). Entwicklung von Qualitätsindikatoren auf der Basis von Expertenstandards. In Schiemann D, Moers M, Büscher A, Hg. Qualitätsentwicklung in der Pflege. Konzepte, Methoden und Instrumente. Stuttgart: Kohlhammer 191–201.

Dassen T (2012). Hg. Pflegeprobleme in Deutschland. Ergebnisse von 12 Jahren Forschung in Pflegeheimen und Kliniken 2001–2012. Berlin: Charité Universitätsmedizin. Verfügbar unter: http://igpw.charite.de/pflegewissenschaft/forschungsschwerpunkte/pflegeprobleme_in_deutschland/ (abgerufen am 19.03.2015).

Daten-Clearingstelle Pflege. Newsletter der DCS-Pflege. Monat Dezember 2014. Verfügbar unter: http://www.vdek.com/vertragspartner/Pflegeversicherung/Newsletter_Pflegenoten/_jcr_content/par/download_64/file.res/DCSMonatlicheStatistik_2014-12-01.pdf (letzter Zugriff: 15.12.2014).

Deutscher Bundestag. Erster Bericht über die Entwicklung der Pflegeversicherung, Unterrichtung durch die Bundesregierung. Berlin: Deutscher Bundestag BT-Drucksache 13/9528 vom 19.12.1997.

Deutsches Netzwerk für Qualitätsentwicklung in der Pflege (DNQP) (2010a). Hg. Expertenstandard Ernährungsmanagement zur Sicherstellung und Förderung der oralen Ernährung in der Pflege. Entwicklung – Konsentierung – Implementierung. Osnabrück: DNQP.

DNQP (2010b). Hg. Expertenstandard Dekubitusprophylaxe in der Pflege. 1. Aktualisierung 2010 einschließlich Kommentierung und Literaturstudie. Osnabrück: DNQP.

DNQP (2013). Hg. Expertenstandard Sturzprophylaxe in der Pflege. 1. Aktualisierung 2013 einschließlich Kommentierung und Literaturstudie. Osnabrück: DNQP.

Hasseler M, Wolf-Ostermann K (2010). Wissenschaftliche Evaluation zur Beurteilung der Pflege-Transparenzvereinbarungen für den ambulanten (PTVA) und stationären (PTVS) Bereich. Abrufbar unter: http: //www.pflegenoten.de/upload/Pflegenoten_Endbericht_Beirat_u__WB_2010_07_21_6961.pdf (letzter Zugriff: 15.12.2014).

Igl G (2007). Qualitätsanforderungen in der Langzeitpflege: Wie hat eine rechtliche Rahmenordnung auszusehen. Eine historische, rechtliche und rechtspolitische Analyse. *Die Sozialgerichtsbarkeit* 7, 381–394.

Koch C (2014). Aus Fehlern lernen, 1. ZQ-Forum Patienten Sicherheit in der Arztpraxis. *Niedersächsisches Ärzteblatt* 11.

Köpke S, Gerlach A, Möhler R, Haut A, Meyer G (2009). Leitlinie FEM – Evidenzbasierte Praxisleitlinie. Vermeidung von freiheitseinschränkenden Maßnahmen in der beruflichen Altenpflege. Universität Hamburg, Universität Witten/Herdeck. Verfügbar unter: http://www.leitlinie-fem.de/download/LeitlinieFEM.pdf (abgerufen am: 19.03.2015).

Kotseva K, Wood D, De Backer G, De Bacquer D, Pyörälä K, Keil U; EUROASPIRE Study Group (2009). EUROASPIRE III: a survey on the lifestyle, risk factors and use of cardioprotective drug therapies in coronary patients from 22 European countries. *Eur J Cardiovasc Prev Rehabil.* 16(2), 121–37.

Medizinischer Dienst des Spitzenverbandes Bund der Krankenkassen – MDS. Qualität in der ambulanten und stationären Pflege. 2. Bericht des MDS nach § 118 Abs. 4 SGB XI. Essen: MDS, 2007.

MDS. Qualität in der ambulanten und stationären Pflege. 4. Pflegequalitätsbericht des MDS nach § 114a Abs. 6 SGB XI. Essen: MDS, 2015.

Moritz S (2013). Staatliche Schutzpflichten gegenüber pflegebedürftigen Menschen. Baden-Baden: Nomos.

Statistisches Bundesamt (2013). Pflegestatistik 2011. Pflege im Rahmen der Pflegeversicherung. Deutschlandergebnisse. Wiesbaden: Statistisches Bundesamt.

Theuerkauf K (2011). Eine Note für die „Pflege-Noten" – Ein Zwischenzeugnis für die Transparenzberichterstattung. *MedR* 29, 265–270.

Weber I (2007). Hausärzte in Großbritannien: Qualität wird extra vergütet. *Deutsches Ärzteblatt* 104(38), A-2607/B-2303/C-2235.

Weidner F, Laag U, Brühl A (2011). Evaluation der Umsetzung der Pflege-Transparenzvereinbarung ambulant (PTVA) durch den MDK in Rheinland-Pfalz. Köln/Vallendar: dip/PTHV.

Wingenfeld K (2010). Expertise zu den Ergebnissen der quantitativen und qualitativen Auswertungen der Auswertungen im Rahmen der Evaluation der Transparenzvereinbarung für die ambulante und stationäre Pflege. Bielefeld: Institut für Pflegewissenschaft an der Universität Bielefeld IPW.

Wingenfeld K (2014). Ist die Qualität der Heimversorgung wirklich so schlecht? *Nachrichtendienst des Deutschen Vereins für öffentliche und private Fürsorge* 94(9), 200–203.

Ralf Suhr

12.4 Die Rolle der ambulanten Pflege

12.4.1 Vorrangstellung ambulanter Versorgung

In Deutschland sind derzeit ca. 2,5 Millionen Menschen pflegebedürftig. Bis zum Jahr 2030 soll deren Zahl auf rund 3,4 Millionen steigen (Statistisches Bundesamt 2010). Mehr als zwei Drittel der Pflegebedürftigen werden aktuell im eigenen Zuhause versorgt. Dies entspricht ganz überwiegend den Wünschen und Vorstellungen der Betroffenen (Institut für Demoskopie 2013). Auch hat der Gesetzgeber in § 3 SGB XI den Vorrang der ambulanten Versorgung gegenüber der stationären festgelegt. Zwei Drittel der Zuhause Gepflegten werden familial, d. h. von Angehörigen oder Freunden ohne Unterstützung professioneller Dienste versorgt. Auch zukünftig wird der familialen Pflege ein hoher Stellenwert zukommen. Zugleich steigt die Nachfrage nach ambulanter Pflege durch professionelle Dienste zur Unterstützung und Ergänzung häuslicher Pflegearrangements. Aktuell sind insgesamt 12.300 ambulante Pflegedienste mit 291.000 Beschäftigten tätig. Diese bieten vorrangig Leistungen der Pflegeversicherung nach SGB XI sowie häusliche Krankenpflege nach SGB V an (Kuhlmey et al. 2013, Statistisches Bundesamt 2013).

12.4.2 Aufgaben ambulanter Pflegedienste

Beratung und Schulung zur Qualitätssicherung der familialen Pflege

Pflegebedürftige, die Pflegegeld beziehen und keine Leistungen durch einen ambulanten Pflegedienst erhalten, müssen regelmäßig pflegefachliche Beratung im eigenen Zuhause in Anspruch nehmen (§ 37 Abs. 3 SGB XI). Zudem können sich Pflegebedürftige, bei denen wegen erheblicher Einschränkung der Alltagskompetenz z. B. aufgrund einer Demenzerkrankung ein erheblicher Bedarf an allgemeiner Beaufsichtigung und Betreuung festgestellt ist, regelmäßig pflegefachlich beraten lassen (§ 45a SGB XI). Diese Beratungsbesuche werden u. a. von ambulanten Diensten erbracht. Darüber hinaus ist es deren Aufgabe, im Auftrag der Pflegekassen pflegefachliche Schulungen anzubieten (§ 45 SGB XI). Beratung und Schulung dienen der Unterstützung sowie der Qualitätssicherung familialer Pflege.

Häusliche Pflegehilfe

Bei rund einem Drittel der Zuhause Versorgten erbringen ambulante Dienste häusliche Pflegehilfe (§ 36 SGB XI). Dabei unterstützen sie Pflegebedürftige bei wiederkehrenden Alltagsaufgaben im Bereich der Körperpflege, der Ernährung sowie der Mobilität. Zudem können sie an der hauswirtschaftlichen Versorgung beteiligt sein. Neben der direkten pflegerischen Intervention gehören Beratung, pflegefachliche Anleitung und Koordinierung zu den Aufgaben ambulanter Pflegedienste (Büscher und Horn 2010). Dadurch kommt ihnen eine zentrale Funktion in der Sicherung der häuslichen Pflegequalität zu. Allerdings sind die Versorgungsergebnisse nur zum Teil professionell-fachlich bedingt: Betreuung und Pflege finden in der Privatsphäre statt. Kompetenzen und Ressourcen Pflegebedürftiger, pflegender Angehöriger sowie anderer an der Versorgung Beteiligter beeinflussen diese. Ambulante Pflegedienste sind nicht in der Position, die komplexen häuslichen Pflegearrangements vollständig zu kontrollieren (Hirdes et al. 2004, Rüesch et al. 2009).

Häusliche Krankenpflege

Über die Leistungen des SGB XI hinaus bieten ambulante Pflegedienste häusliche Krankenpflege an (§ 37 SGB V). Sie umfasst definierte, pflegeseitig delegierbare Maßnahmen ärztlicher Behandlung zur Heilung von Krankheit, zur Verhinderung der Krankheitsprogression oder zur Symptomlinderung (Behandlungspflege), die pflegerische Unterstützung bei Alltagsverrichtungen (Grundpflege) sowie die hauswirtschaftliche Versorgung. Häusliche Krankenpflege wird durch einen Vertragsarzt verordnet. Sie ist indiziert, wenn eine Krankenhausbehandlung geboten, aber nicht durchführbar ist, oder wenn sie dadurch vermieden oder verkürzt werden kann (GBA 2014).

12.4.3 Gesetzliche Regelungen zu Qualität und Sicherheit in der ambulanten Pflege

Fragen der Patientensicherheit sind – vergleichbar anderen Pflegebereichen – in der ambulanten Pflege integraler Bestandteil des Diskurses zur Pflegequalität und der Regelungen zur Qualitätssicherung.

Zulassungsvoraussetzungen von ambulanten Pflegediensten

Ambulante Pflegedienste sind wirtschaftlich selbstständige Einrichtungen, deren Betrieb durch gesetzliche Vorgaben reguliert ist. Diese stellen nicht zu unterschreitende Minimalstandards für Qualität und Sicherheit dar. Ambulante Pflegedienste versorgen Pflegebedürftige in deren häuslichem Umfeld unter ständiger Verantwortung einer ausgebildeten Pflegefachkraft (§ SGB XI). Sie werden auf Grundlage eines Versorgungsvertrags durch die Landesverbände der Pflegekassen zugelassen (§ 72 SGB XI).

Verbindliche Maßstäbe zur Qualitätssicherung

Grundsätzlich ist der Träger einer ambulanten Pflegeeinrichtung verantwortlich für die pflegerische Qualität seiner Leistungen sowie die Maßnahmen zum Schutz von Pflegebedürftigen. Hierzu werden ihm verbindliche Maßstäbe vorgegeben (§ 113 SGB XI). Zugelassene Pflegeeinrichtungen sind verpflichtet, einrichtungsinterne Qualitätssicherungsmaßnahmen sowie ein Qualitätsmanagement zu implementieren, Expertenstandards nach § 113a SGB XI anzuwenden sowie bei externen Qualitätsprüfungen (§ 114 SGB XI) mitzuwirken. Jeder ambulante Dienst wird regelhaft einmal jährlich überprüft. Hierbei sollen Mängel festgestellt sowie Schritte zu deren Beseitigung festgelegt werden. Bei schwerwiegenden Mängeln kann einem ambulanten Pflegedienst die Betreuung eines Pflegebedürftigen untersagt werden. Erbringen Pflegedienste ihre Leistungen auf Grundlage des SGB XII (Hilfe zur Pflege, Sozialhilfe), können zur Qualitätssicherung auch Prüfungen vom Sozialleistungsträger selbst durchgeführt werden. Deren Kriterien sind nicht im Einzelnen festgelegt.

Ordnungsrechtliche Vorgaben

Die Ordnungsbehörden der Länder können Pflegedienste anlassbezogen auf die Einhaltung geltender Landesgesetze zur Pflege- und Betreuungsqualität überprüfen. Dies betrifft in erster Linie die von den Diensten erbrachten Leistungen in alternativen Wohnformen. Gesundheitsämter können Dienste infektionshygienisch daraufhin kontrollieren, ob Leistungen nach allgemein anerkannten medizinisch-pflegerischen Erkenntnissen erbracht werden und Hygienepläne sowie innerbetriebliche Verfahrensanweisungen zur Infektionshygiene vorliegen. Zudem prüfen die örtlich zuständigen Eichbehörden die Gerätesicherheit von Medizinprodukten. Ambulante Pflegedienste müssen eingesetzte Geräte entsprechend den Angaben des Herstellers regelmäßig auf Messgenauigkeit und Funktionsfähigkeit hin überprüfen lassen.

12.4.4 Qualität und Sicherheit in der ambulanten Pflege – Ausgewählte Befunde und Handlungsfelder

Beurteilung der Pflegequalität

Das Verfahren der Qualitätsprüfung gemäß § 114 SGB XI und die Methode der Berichterstattung auf Grundlage der Pflegetransparenzvereinbarung (§ 115 Abs. 1a SGB XI) sind wissenschaftlich umstritten: Eine Einschätzung der Pflegequalität wird als nur eingeschränkt möglich angesehen (Hasseler und Wolf-Ostermann 2010). Zur Messung, Beurteilung und Weiterentwicklung der Qualität professioneller Dienste bedarf es einer fundierten Datenbasis. Es müssen wissenschaftlich begründete Qualitätsindikatoren entwickelt werden, die der Rolle professioneller Pflege im komplexen häuslichen Versorgungsgeschehen besser gerecht werden als die aktuellen, auf strukturelle und prozessuale Teilaspekte verengten Qualitätsprüfungskriterien. Die Indikatoren sollten Informationen für das einrichtungsinterne Qualitätsmanagement sowie Daten für die externe Qualitätssicherung bereitstellen. Sie müssen eingebettet sein in ein umfassendes Qualitätskonzept, welches auch ein – bislang fehlendes – eigenes Qualitätsverständnis für die ambulante Pflege definiert. Zudem sollte es der Position der Pflege im deutschen Gesundheitswesen sowie deren strukturellen und finanziellen Rahmenbedingungen Rechnung tragen (Hasseler et al. 2013, Büscher und Klie 2013, 2014).

Qualitätsmanagement

Zu Verbreitung, Instrumenten und Wirkung des einrichtungsinternen Qualitätsmanagements ambulanter Pflegedienste liegen wenige Untersuchungen vor. In einer Studie des Zentrums für Qualität in der Pflege (ZQP) zeigte sich – entsprechend den gesetzlichen Anforderungen – ein hoher Verbreitungsgrad: Mehr als drei Viertel der befragten ambulanten Dienste gaben an, sich an einem internen Qualitätsmanagementsystem zu orientieren. Über 80 % verfügten über einen Qualitätsmanagementbeauftragten. Pflege- bzw. Praxisstandards nannten nahezu alle Pflegedienste (95 %) als routinemäßiges Qualitätsmanagementinstrument. Häufig verbreitet waren zudem Prozessregelungen für Arbeitsabläufe (81 %) und Qualitätszirkel (74 %). 90 % berichteten, Beschwerdemanagementsysteme zu benutzen (Hauer et al. 2011).

Umsetzung von Expertenstandards

Die Einführung und kontinuierliche Umsetzung von Expertenstandards sind für ambulante Pflegedienste verpflichtend. Bisher wurden noch keine Expertenstandards auf Grundlage der in § 113a SGB XI niedergelegten gesetzlichen Regelungen veröffentlicht. Bis zu deren Einführung sind die Expertenstandards des Deutschen Netzwerks für Qualitätsentwicklung in der Pflege (DNQP) relevant zur Beurteilung des Stands des pflegefachlichen Wissens. Ein großer Teil der ambulanten Dienste setzt bereits heute die DNQP-Expertenstandards um. Vor allem die Expertenstandards für Sturz- und Dekubitusprophylaxe werden von nahezu allen ambulanten Pflegediensten angewendet (TNS Infratest 2011).

Hygienemanagement

Das Hygienemanagement hat angesichts zunehmender medizinisch-pflegerischer Leistungen und des Anstiegs potenziell infektionskritischer Pflegesituationen im häuslichen Umfeld für die dortige Versorgung große Bedeutung (Schneekloth 2006). Dennoch ist das Thema der Infektionshygiene bei ambulanten Pflegediensten vergleichsweise gering beachtet. Die Ergebnisse der externen Qualitätsprüfungen zeigen hier deutliche Verbesserungspotenziale auf (MDS 2012). Auch in den wenigen wissenschaftlichen Studien, die bisher zum Thema durchgeführt wurden, bildeten sich Mängel der hygienebezogenen Struktur- und Prozessqualität ab. Vor allem bei kleineren ambulanten Diensten wurden relevante Strukturqualitätsprobleme bei gleichzeitig hoher Risikolast sichtbar (Spegel et al. 2013).

Medikamentenmanagement

Arzneimittelassoziierte Probleme sind internationalen Studien zufolge in der häuslichen Versorgung weit verbreitet. Sie stellen – nach Stürzen und sonstigen Verletzungen – die dritthäufigste Ursache für Notfalleinweisungen oder Krankenhausaufenthalte dar (Landrigan et al. 2010, Doran et al. 2013). Fehler können bei jedem Schritt des Medikationsprozesses auftreten, am häufigsten beim Richten der Medikamente (Meyer-Massetti et al. 2012). Im Rahmen der häuslichen Pflegehilfe sind ambulante Pflegedienste zwar allenfalls mittelbar in das Medikamentenmanagement eingebunden. Bei der häuslichen Krankenpflege jedoch stellen sie die Medikamente bereit, verabreichen sie und kontrollieren deren Einnahme. Für den Krankenhausbereich wurden erste Instrumente zur Medikationssicherheit erarbeitet (APS 2006). Für den Bereich der ambulanten Langzeitpflege liegen nahezu keine wissenschaftlichen Erkenntnisse zum Medikamentenmanagement in Diensten oder zu arzneimittelassoziierten Problemen vor.

Fehlermanagement

Der Identifizierung und dem konstruktiven Umgang mit Fehlern kommt für eine sichere Pflege eine hohe Bedeutung zu. Über Vorkommen und Verfahren zur Fehlervermeidung in der ambulanten Pflege liegen wenig Daten vor und ein systematischer Umgang mit Fehlern scheint kaum etabliert: In einer ZQP-Studie gab lediglich ein Siebtel der befragten ambulanten Dienste an, ein Fehlermanagementsystem anzuwenden (Hauer et al. 2011).

Systematische Forschung

Der Kenntnisstand zu substanziellen Fragen der Qualität und Sicherheit in der ambulanten Pflege ist äußerst lückenhaft. Angesichts der – auch politisch postulierten – Vorrangstellung dieses Versorgungsbereichs bedarf es dringend systematischer Forschung. Nur auf Grundlage verlässlicher Erkenntnisse können die Qualität ambulanter Dienste und die Sicherheit Pflegebedürftiger in der häuslichen Versorgung valide eingeschätzt und gegebenenfalls notwendige Maßnahmen initiiert werden. Hierbei müssen außerdem weniger beachtete Aspekte berücksichtigt werden – neben den aufgeführten Handlungsfeldern beispielsweise auch tabuisierte Bereiche wie der Schutz Pflegebedürftiger in der häuslichen Versorgung vor Gewalt.

12.4.5 Literatur

Aktionsbündnis Patientensicherheit (2006). Checkliste Arzneitherapiesicherheit im Krankenhaus. Verfügbar unter: http://www.aps-ev.de/fileadmin/fuerRedakteur/PDFs/AGs/07-09-17_MF_Checkliste.pdf. Letzter Zugriff: 03.12.2014.

Büscher A, Horn A (2010). Bestandsaufnahme zur Situation in der ambulanten Pflege. P 10–145. Ergebnisse einer Expertenbefragung. Bielefeld: Institut für Pflegewissenschaft.

Büscher A, Klie T (2013). Perspektivenwerkstatt: Qualitätsentwicklung und Lebensweltorientierung in der häuslichen Pflege. Berlin: Zentrum für Qualität in der Pflege (Hrsg.). Verfügbar unter: http://www.zqp.de/upload/content.000/id00327/attachment01.pdf. Letzter Zugriff: 23.11.2014.

Büscher A, Klie T (2014). Qualität in der häuslichen Pflege. Ansätze zu einer lebensweltorientierten Weiterentwicklung. NDV 452–455.

Doran DM, Hirdes JP, Blais R, et al. (2013). Adverse events among Ontario home care clients associated with emergency room visit or hospitalization: a retrospective cohort study. BMC Health Services Research 13 (227), doi:10.1186/1472-6963-13-227.

Gemeinsamer Bundesausschuss (2014). Richtlinie des Gemeinsamen Bundesausschusses über die Verordnung von häuslicher Krankenpflege. Häusliche Krankenpflege-Richtlinie (Bundesanzeiger). Verfügbar unter http://www.g-ba.de/downloads/62-492-924/HKP-RL_2014-07-17.pdf. Letzter Zugriff: 29.11.2014.

Hasseler M, Wolf-Ostermann K (2010). Wissenschaftliche Evaluation zur Beurteilung der Pflege-Transparenzvereinbarungen inklusive Empfehlungen des Beirates zur Evaluation der Pflege-Transparenzvereinbarungen, Berlin.

Hasseler M, Görres S, Fünfstück M (2013). Indikatoren zur Messung von Struktur-, Prozess- und Ergebnisqualität sowie Lebensqualität in der ambulanten pflegerischen Versorgung. Berlin: GKV-Spitzenverband.

Hauer J, Schmidt E, Farin-Glattacker E, Jäckel WH (2011). Erstellung einer Übersicht und Bewertung von Qualitätssiegeln und Zertifikaten in der deutschen Langzeitpflege. Berlin: Zentrum für Qualität in der Pflege (Hrsg.). Verfügbar unter http://zqp.de/upload/content.000/id00016/attachment01.pdf. Letzter Zugriff: 24.11.2014.
Hirdes JP, Fries BE, Morris JN, Ikegami N, Zimmerman D, Dalby DM et al. (2004). Home Care Quality Indicators (HCQIs) Based on the MDS-HC. *The Gerontologist* 44(5), 665–679.
Institut für Demoskopie Allensbach (2013). Generali Alterstudie. Wie ältere Menschen leben, denken und sich engagieren. Frankfurt a. M., Fischer Verlag.
Kuhlmey A, Suhr R, Blüher S, Dräger D (2013). Das Risiko der Pflegebedürftigkeit. Pflegeerfahrungen und Vorsorgeverhalten bei Frauen und Männern zwischen dem 18. und 79. Lebensjahr. In Gesundheitsmonitor 2013. Gütersloh: Bertelsmann Stiftung 11–38.
Landrigan CP, Parry GJ, Bones CB, Hackbarth AD, Goldmann DA, Sharek PJ (2010). Temporal trends in rates of patient harm resulting from medical care. *N Engl J Med* 363, 2124–2134.
Medizinischer Dienst des Spitzenverbandes Bund der Krankenkassen e. V. (MDS). 3. Bericht des MDS nach § 114a Abs. 6 SGB XI. Essen, 2012.
Meyer-Massetti C, Kaiser E, Hedinger-Grogg B, Luterbacher S, Hersberger K (2012). Medikationssicherheit im Home-Care-Bereich: Identifikation von kritischen Prozessschritten. *Pflege* 25(4), 261–269.
Rüesch P, Schaffert R, Burla L, Mylaeus M (2009). Ist die Pflegequalität messbar? Wissenschaftlich zuverlässige und praxistaugliche Qualitätsindikatoren der ambulanten Pflege. *Care Management* 2(6), 33–38.
Schneekloth U (2006). Entwicklungstrends und Perspektiven in der häuslichen Pflege – Zentrale Ergebnisse der Studie Möglichkeiten und Grenzen selbständiger Lebensführung (MuG III). *Z Gerontol Geriat* 39(6), 405–412.
Spegel H, Höller C, Randzio O, Liebl B, Herr C (2013). Infektionshygiene in der ambulanten Pflege – eine Untersuchung zur Strukturqualität. *Gesundheitswesen* 75(02), 111–118. doi:10.1055/s-0032-1309018.
Statistisches Bundesamt (2010). Demografischer Wandel in Deutschland. Auswertungen auf Krankenhausbehandlungen und Pflegebedürftige im Bund und in den Ländern. Heft 2. Wiesbaden.
Statistisches Bundesamt (2013). Pflegestatistik 2011. Pflege im Rahmen der Pflegeversicherung. Deutschlandergebnisse. Wiesbaden.
TNS Infratest Sozialforschung (2011). Abschlussbericht zur Studie „Wirkungen des Pflege-Weiterentwicklungsgesetzes“. Bericht zu den Repräsentativerhebungen im Auftrag des Bundesministeriums für Gesundheit. München.

13 Die Kultur der Patientensicherheit

Antje Hammer und Tanja Manser

13.1 Sicherheitskultur

13.1.1 Sicherheitskultur

Bereits im Jahr 2000 betonte das Institute of Medicine (IOM) in seinem Bericht „To Err is Human“ die Notwendigkeit der Etablierung einer Sicherheitskultur zur Verbesserung der Patientensicherheit. Schon damals forderte das IOM, dass Organisationen im Gesundheitswesen eine Kultur der Sicherheit entwickeln müssen, in der sich organisationale Prozesse und Arbeitsbedingungen auf eine kontinuierliche Verbesserung der Zuverlässigkeit und Sicherheit in der Patientenversorgung fokussieren (Kohn 2000). Mit der Veröffentlichung des Krankenhausreports 2014 (Klauber et al. 2014) wurde in Deutschland erneut eine Debatte bezüglich der Patientensicherheit in Krankenhäusern ausgelöst. Dabei wurden unter anderem eine stärkere Sensibilisierung für das Thema Fehler- beziehungsweise Sicherheitskultur sowie die Etablierung notwendiger Strategien zur Verbesserung der Patientensicherheit gefordert, um beispielsweise vermeidbare unerwünschte Ereignisse am Patienten zu reduzieren.

In den letzten 15 Jahren ist international vielfältig zum Thema Sicherheitskultur und Patientensicherheit im stationären, zunehmend auch im ambulanten Sektor geforscht worden. Und fast genauso vielfältig sind die Ansätze und Definitionen rund um das Thema. Dieser Beitrag setzt sich daher zunächst mit der Frage auseinander, was genau unter Sicherheitskultur beziehungsweise Sicherheitsklima zu verstehen ist. Darüber hinaus werden zwei Dimensionen der Sicherheitskultur – das Organisationale Lernen sowie Führung und Management – vorgestellt. Außerdem wird deren Bedeutung im Zusammenhang mit Sicherheitskultur und Patientensicherheit in Gesundheitsorganisationen betrachtet. Da überwiegend große Gesundheitsorganisationen wie etwa Krankenhäuser Gegenstand der internationalen Sicherheitskulturforschung sind, werden auch in diesem Beitrag exemplarisch Beispiele aus dem Krankenhaus herangezogen.

Sicherheitskultur und Sicherheitsklima

Der Begriff der Sicherheitskultur stammt aus der Kernkraftindustrie, wo er Mitte der 1980er nach den Vorfällen in Tschernobyl von der International Atomic Energy Agency (IAEA 1986) etabliert wurde. Bis heute gibt es keinen einheitlichen Konsens über das Konzept hinter dem Begriff der Sicherheitskultur (Cooper 2000; Fernández-Muñiz et al. 2007; Guldenmund 2000; Hammer 2012; Gershon et al. 2007; Parker et al. 2006; Zhang et al. 2002). Vielmehr besteht ein anhaltender Diskurs über die Definition der Sicherheitskultur sowie über seine Abgrenzung vom Konzept des Sicherheitsklimas

(Alhemood et al. 2004; Choudhry et al. 2007; Flin et al. 2006; Hale 2000; Stricoff 2005; Wiegmann et al. 2002; Zhang et al. 2002). Die im Bereich der Versorgungsforschung angewandten Definitionen wurden überwiegend aus dem industriellen Sektor übertragen. Die wesentlichen Aspekte der Definitionen zur Sicherheitskultur und zum Sicherheitsklima lassen sich dabei wie nachfolgend dargestellt zusammenfassen.

In Anlehnung an Guldenmund (2000) ist Sicherheitskultur ein relativ stabiles, multidimensionales, hypothetisches Konstrukt, das auf geteilten Werten und Normen basiert. Diese Werte und Normen wirken sich auf die Einstellungen, die Wahrnehmungen, Erwartungen und Handlungen der Organisationsmitglieder aus. Mit Bezug auf Versorgungsorganisationen im Gesundheitssystem wird nach Pfaff et al. (2009, S. 494) Sicherheitskultur definiert als der „gemeinsame Wissens-, Werte- und Symbolvorrat, der die Kapazität der Organisation erhöht, die Patientensicherheit zu verbessern".

Von dem Begriff Sicherheitskultur lässt sich der Begriff des Sicherheitsklimas abgrenzen, wobei Sicherheitskultur das übergeordnete Konzept hinter dem Sicherheitsklima beschreibt. Das Sicherheitsklima wiederum stellt die Summe der Einstellungen dar, die auf gemeinsamen Annahmen und Überzeugungen basieren (Hammer 2012). Das Sicherheitsklima beschreibt ein psychologisches Phänomen, das als Wahrnehmung der Mitarbeiter bezüglich sicherheitsrelevanter Aspekte in ihrer Arbeitsumgebung zu einem bestimmten Zeitpunkt definiert wird (Gershon et al. 2007; Seo et al. 2004; Zohar 1980; Zhang et al. 2002). Diese Wahrnehmungen liefern den Bezugsrahmen, an dem sich die Mitarbeiter bei der Erfüllung ihrer Aufgaben und im Umgang mit Sicherheitsfragen orientieren (Schneider 1975).

Während die Sicherheitskultur relativ dauerhaft, stabil und träge in Bezug auf Veränderungen ist (Hammer 2012; Zhang et al. 2002), ist das Sicherheitsklima ein vergleichsweise instabiles zeitliches Phänomen, das dem Wandel unterliegt. Es ist sozusagen eine „Momentaufnahme" der Sicherheitskultur (Cox, Flin 1998; Flin et al. 2000; Naevestad 2009). Entsprechend wird das Sicherheitsklima häufig als quantifizierbarer Surrogatparameter der Sicherheitskultur herangezogen, der mit Hilfe von quantitativen Erhebungsmethoden – meist durch Befragungen – gemessen wird (Cooper 2000; Gershon et al. 2004; Gershon et al. 2007; Guldenmund 2000). Auf Basis theoretischer und empirischer Arbeiten zur Sicherheitskultur und zum Sicherheitsklima lassen sich verschiedene Dimensionen zur quantitativen Messung von Sicherheitskultur aus der Industrie und dem Gesundheitswesen ableiten (Hammer 2012). Eine Übersicht der am häufigsten verwendeten Dimensionen befindet sich in Tabelle 13.1.

Zwei Aspekte die dabei wesentlich im Zusammenhang mit Sicherheitskultur stehen sind das Organisationale Lernen sowie die Einstellungen, Wahrnehmungen, Erwartungen und Handlungen des Krankenhausmanagements, wobei beim zweiten Aspekt oftmals zusätzlich eine Unterscheidung für direkte Vorgesetzte (Supervisor Commitment; z. B. Stationsleitung) und indirekte Vorgesetzte (Führung und Management; z. B. Krankenhausleitung) vorgenommen wird. Beide Aspekte sowie deren Wechselwirkung mit Sicherheitskultur sollen im Folgenden näher betrachtet werden.

Tab. 13.1: Dimensionen zur quantitativen Erfassung von Sicherheitskultur (nach Hammer 2012).

Dimensionen
Allgemeine Risiko-/Sicherheitswahrnehmung
Einstellungen, Wahrnehmungen, Erwartungen und Handlungen von Führung und Management
Einstellungen, Wahrnehmungen, Erwartungen und Handlungen von direkten Vorgesetzten (Supervisor Commitment)
Einstellungen, Wahrnehmungen, Erwartungen und Handlungen der Angestellten
Offene Kommunikation
Teamwork
Fehlermeldung
Analyse von unerwünschten Ereignissen
Rückmeldung an Mitarbeiter (Feedback)
Sanktionsfreier Umgang mit Fehlern
Personelle Ausstattung
Ressourcen/Ausstattung
Übergabe und Verlegung
Organisationales Lernen
Bildung, Weiterbildung und Informationsweitergabe

Die Fähigkeit zu lernen

Große Organisationen im Gesundheitswesen – wie etwa Krankenhäuser – sind komplexe Systeme, die sich durch eine stetige Dynamik in Prozessen und Strukturen, starke historisch gewachsene Hierarchien von Befugnissen und Verantwortlichkeiten sowie eine Vielzahl von Professionen auszeichnen, die an der Versorgung von Patienten beteiligt sind (Antonsen 2009; Morello et al. 2013; Singer et al. 2009). Kontinuierliche technische Erneuerungen, Fortschritte in der Medizin, Veränderungen lokaler Rahmenbedingungen oder gesetzlicher Anforderungen stellen Gesundheitsorganisationen fortwährend vor neue Herausforderung, um eine sichere Versorgung von Patienten zu gewährleisten. Der Prozess des Organisationalen Lernens ist ein entscheidendes Werkzeug von Organisationen, Wissen und Fertigkeiten zu akkumulieren, kontinuierlich zu adaptieren und damit eine hohe Versorgungsqualität sicherzustellen.

Organisationales Lernen beschreibt einen zyklischen Prozess von Aktion und Reflexion zur Optimierung wirksamer organisatorischer Maßnahmen und Optimierung von Arbeitsabläufen auf der Basis von bereits vorhandenem Wissen und Verständnis (Carroll und Edmondson 2002). Es integriert die Wissensbildung und Wissensverbreitung mit Hilfe verschiedener Lernmechanismen. Dies können unter anderem interne oder externe Audits, Benchmark-Workshops, Fallkonferenzen, Peer-Review Verfahren oder die Nutzung von Berichtssystemen sein. Von Bedeutung hierbei ist, dass die Prozesse des Organisationalen Lernens nicht nur einzelne Bereiche, sondern möglichst die gesamte Organisation betreffen. So können beispielsweise Berichtssysteme (z. B. Critical Incident Reporting Systeme; CIRS) im Krankenhaus, wenn sie entsprechend systematisch und organisationsweit eingesetzt werden, effektive Instrumente im Rahmen des Fehler- und Risikomanagements sein. Basierend auf den Phasen des zyklischen Prozesses von Berichten, Analysieren, Lösungen entwickeln, Lösungen umsetzten und Umsetzungen evaluieren, die idealerweise an verschiedenen Prozessschritten mit einem Feedback an die Nutzer des Systems verknüpft sind (Hoffmann und Jonitz 2014), ist ein solches Berichtssystem essenziell, um Schwächen in der Organisation zu erkennen, zu analysieren und Maßnahmen einzuleiten, die helfen zukünftig Fehler zu vermeiden (Wiegmann et al. 2002).

Weiter zeichnen sich lernende Organisationen dadurch aus, dass sie das akkumulierte Wissen institutionalisieren (z. B. durch Verschriftlichung in Form von Standards und Richtlinien) und durch standardisierte Informationsweitergaben an möglichst alle Organisationsmitglieder verbreiten. Durch die Verbreitung und Umsetzung des akkumulierten Wissens werden Werte und Normen neu geschaffen oder neu definiert und gehen dann langfristig in allgemeine Betriebspraktiken der Organisation über (Garvin 2000). Sicherheitskultur und Organisationales Lernen bedingen sich folglich gegenseitig: Je größer und homogener die Basis an gemeinsamem Wissen, gemeinsamen Werten und Normen bereits ist, desto größer ist der kollektive Lerneffekt. Umgekehrt ist die kontinuierliche Adaption und Verbreitung von Wissen relevant für die Schaffung und Entwicklung von Werten und Normen innerhalb der Organisation.

Eine Frage der Führung

Entscheidend für den Erfolg von Strategien zur Verbesserung der Patientensicherheit ist, dass Maßnahmen nicht auf einzelne spezifische Bereiche lokal beschränkt bleiben, sondern in der gesamten Organisation, also hierarchie- und professionsübergreifend umgesetzt werden. Führungskräfte aller Hierarchieebenen spielen dabei eine zentrale Rolle. Die Aktivitäten des Krankenhausmanagements sind bedeutend für die Festlegung und Verbreitung von Organisationszielen sowie bei der Umsetzung von Strategien und Maßnahmen zur Verwirklichung dieser Organisationsziele. Im oben genannten Beispiel zum Berichtssystem ist das Krankenhausmanagement zunächst verantwortlich für die Bereitstellung des Fehlermeldesystems sowie für die Schaffung notwendiger Strukturen (Personal und Technik) und Prozesse (Einführung von Richtlinien und Verfahren zur Fehlermeldung, Fehleranalyse und Rückmeldung), die die Funktion eines solchen Meldesystems gewährleisten. Viel wichtiger jedoch sind die Einstellungen, Wahrnehmungen, Erwartungen und Handlungen von Vorgesetzten aller Hierarchieebenen. Diese werden von den Mitarbeitern wahrgenommen und adaptiert und spiegeln sich schließlich wider in deren Werten, Überzeugungen, Einstellungen und Wahrnehmungen bezüglich der Sicherheit (Zohar 1980).

Vorgesetzte, die sich gegenüber ihren Mitarbeitern vorbildlich verhalten und die sich an bestehenden Werten orientieren, tragen maßgeblich zum Aufbau einer gemeinsamen Werte- und Vertrauensbasis bei. Führungskräfte erfüllen damit eine entscheidende Vorbildfunktion. Ihre Handlungsweisen stärken oder schwächen das Fundament von Werten und Überzeugungen innerhalb der Organisation und damit die Schaffung einer Kultur, in der die Sicherheit des Patienten eine wichtige Rolle spielt (Hammer 2012). So können Führungskräfte die Zusammenarbeit zwischen Mitarbeitern, ihren sozialen Zusammenhalt und die Kommunikation unter den Kollegen (innerhalb und zwischen den unterschiedlichen Disziplinen und Professionen) unterstützen, indem sie einen entsprechend offenen Umgang mit Kollegen selbst vorleben. Mit Blick auf das Organisationale Lernen ist die Unterstützung seitens der Führungskräfte entscheidend für die praktische Umsetzung von Lernmechanismen (Carroll und Edmondson 2002). Dies kann durch das Schaffen von Anreizen (z. B. Anerkennung und Wertschätzung durch Bekanntmachung von Positivbeispielen) zusätzlich unterstützt werden.

Führungskräfte (aller Hierarchiestufen) müssen sich ihrer Rolle und der Verantwortung in Bezug auf Patientensicherheit bewusst sein und ihre Aktivitäten auf die Verbesserung der Patientensicherheit ausrichten. Die Herausforderung für Führung und Management liegt insbesondere darin, den Mitgliedern der Organisation nicht einfach nur zu sagen, wie sie ihre Arbeit richtig machen, sondern die notwendigen Strukturen zu schaffen und Prozesse einzuleiten, die ihnen eine sichere Versorgung der Patienten ermöglichen (Carroll und Edmondson 2002). Dazu müssen Qualität allgemein und Patientensicherheit ganz konkret zu einem Thema bei Besprechungen in Führungsgremien gemacht werden (Botje et al. 2013; Groene et al. 2014; Parand et al. 2014). Nur so können Indikatoren wie beispielsweise Ergebnisse aus Patienten- und Mitarbeiterbefragungen, Qualitätsberichte oder Ergebnisse der oben genannten Lernmechanismen (Audits, Benchmark, Fallkonferenzen, Peer-Review Verfahren oder CIRS-Meldungen) als Diskussionsgrundlage für Entscheidungen genutzt werden. Dies wiederrum impliziert konkrete Aktivitäten wie beispielsweise ein proaktives Monitoring von Leistungs-, Qualitäts- und Sicherheitsindikatoren sowie aktueller CIRS-Meldungen seitens des Krankenhausvorstandes oder ein aktives Einfordern von relevanten Informationen und Indikatoren von den Abteilungen und Stationen. Es impliziert aber auch ein aktives Melden von relevanten Informationen an den Krankenhausvorstand seitens der Abteilungen (Groene et al. 2014). Dies kann durch einen regelmäßigen Austausch von qualitäts- und patientensicherheitsrelevanten Informationen – etwa in Form mündlicher oder schriftlicher Berichte – zwischen den Mitgliedern des Krankenhausvorstandes und den leitenden Funktionen in den Abteilungen zusätzlich unterstützt werden.

Zusammenfassung

Sicherheitskultur ist ein entscheidendes Merkmal von Organisation, um die Sicherheit innerhalb der Organisation zu erhöhen. Ein Fundament gemeinsamen Wissens sowie geteilter Werte und Normen ist maßgeblich zur Erreichung des Ziels Patientensicherheit. Prozesse wie das Organisationale Lernen können durch das Zusammenspiel von Aktion und Reflexion dazu beitragen, Wissen zu generieren und zu verbreiten und damit Arbeitsabläufe optimaler zu gestalten. Kontinuierliche organisationale

Lernprozesse bilden gleichzeitig eine Grundlage für die Etablierung und Anpassung sicherheitsrelevanter Werte und Normen, die in ihrer Gesamtheit die Sicherheitskultur von Gesundheitsorganisationen definieren.

Führungskräfte nehmen eine entscheidende Rolle ein, wenn es darum geht, das Fundament an Werten und Normen innerhalb der Organisation zu stärken oder zu schwächen. Indem Führungskräfte Organisationziele setzen, selbst Vorbilder sind und Anreize zur Umsetzung der Organisationsziele schaffen, tragen sie maßgeblich dazu bei, Sicherheit zu einem Kernthema der Organisation zu machen und eine Kultur zu schaffen, in der Patientensicherheit im Mittelpunkt der Organisation steht.

13.1.2 Literatur

Alhemood AM, Genaidy AM, Shell R, Gunn M, Shoaf C (2004). Towards a model of safety climate measurement. *International journal of occupational safety and ergonomics: JOSE* 10(4), 303–318.

Botje D, Klazinga NS, Wagner C (2013). To what degree is the governance of Dutch hospitals orientated towards quality in care? Does this really affect performance? doi:10.1016/j.healthpol.2013.07.015.

Carroll JS, Edmondson AC (2002). Leading organisational learning in health care. *Quality, safety in health care* 11(1), 51–56.

Choudhry RM, Fang D, Mohamed S (2007). Developing a model of construction safety culture. *J Manage Eng* 23(4), 207–212. doi:10.1061/(ASCE)0742-597X(2007)23:4(207).

Cooper MD (2000). Towards a model of safety culture. *Saf Sci* 36, 111–136.

Cox S, Flin R (1998). Safety culture: philosopher's stone or man of straw? *Work and Stress* 12(3), 189–201.

Fernández-Muñiz B, Montes-Oeón J, Vázques-Ordás C (2007). Safety culture: Analysis of the causal relationships between its key dimensions. *Journal of Safety Research* 28, 627–641.

Flin R, Burns C, Mearns K, Yule S, Robertson EM (2006). Measuring safety climate in health care. *Qual Saf Health Care* 15(2), 109–115. doi:10.1136/qshc.2005.014761.

Flin R, O'Connor P, Bryden R (2000). Measuring safety climate: Identifying the common features. *Saf Sci* 34(1–3), 177–192.

Garvin DA (2000). Learning in action: a guide to putting the learning organization to work. Boston, MA: Harvard Business School Press. Boston: Harvard Business School Press.

Gershon RRM, Stone PW, Bakken S, Larson E (2004). Measurement of organizational culture and climate in healthcare. *The Journal of nursing administration* 34(1), 33–40.

Gershon RRM, Stone PW, Zeltser M, Faucett J, MacDavitt K, Chou S-S (2007). Organizational climate and nurse health outcomes in the United States: a systematic review. *Industrial health* 45(5), 622–636.

Groene O, Kringos D, Sunol R (2014). On behalf of the DUQue Project Consortium. Seven ways to improve quality and safety in hospitals. An evidence based guide. www.duque.eu.

Guldenmund FW (2000). The nature of safety culture: a review of theory and research. *Saf Sci* 34 (1–3), 215–257, http://www.sciencedirect.com/science/article/B6VF9-40BGF24-D/2/fa1a6f4ab9b66bca47b05e0d27c13147.

Hale A (2000). Culture's confusions. *Saf Sci* 34, 1–14.

Hammer A (2012). Zur Messung von Sicherheitskultur in deutschen Krankenhäusern. Köln: Universität zu Köln.

Hoffmann B, Jonitz G (2014). Sicherheitskultur und Berichts- und Lernsysteme. In J Klauber, M Geraedts, J Friedrich, J Wasem (Eds.). Krankenhaus-Report. Schwerpunkt: Patientensicherheit. Stuttgart: Schattauer 49–68.

International Atomic Energy Agency (IAEA) (1986). Summary report on the post-accident review meeting on the Chernobyl accident. Vienna: International Safety Advisory Group (Safety Series, 75-INSAG-4).

Klauber J, Geraedts M, Friedrich J, Wasem J (2014). Krankenhaus-Report. Schwerpunkt: Patientensicherheit. Mit Online-Zugang zum Internetportal: www.krankenhaus-report-online.de. 1. Aufl. s.l: Schattauer GmbH Verlag für Medizin und Naturwissenschaften. http://ebooks.ciando.com/book/index.cfm/bok_id/1242592.

Kohn L (2000). To err is human. Building a safer health system. Washington, DC: National Academy Press.

Naevestad T-O (2009). Mapping research on culture and safety in high-risk organizations: arguments for a sociotechnical understanding of safety culture. *Journal of Contingencies and Crisis Management* 7(2), 126–136.

Parand A, Dopson S, Renz A, Vincent C (2014). The role of hospital managers in quality and patient safety: a systematic review. *BMJ open* 4 (9) e005055, doi:10.1136/bmjopen-2014-005055.

Parker D, Lawrie M, Hudson P (2006). A framework for understanding the development of organisational safety culture. *Saf Sci* 44, 551–562.

Pfaff H, Hammer A, Ernstmann N, Kowalski C, Ommen O (2009). Sicherheitskultur: Definition, Modelle und Gestaltung. *Z ärztl Fortbild Qual Gesundh wes* 103(8), 493–497.

Schneider B (1975). Organizational climates: an essay. *Personnel Psychology* 28, 447–479.

Seo D-C, Torabi MR, Blair EH, Ellis NT (2004). A cross-validation of safety climate scale using confirmatory factor analytic approach. *Journal of Safety Research* 35(4), 427–445.

Stricoff RS (2005). Understanding safety's role in culture and climate. *Occupational Hazards* 67(12), 25–27.

Wiegmann DA, Zhang H, Thaden TL von, Sharma G, Mitchell AA (2002). A synthesis of safety culture and safety climate research. Savoy: Aviation Research Lab Institute of Aviation.

Zhang H, Wiegmann DA, Thaden TL von, Sharma G, Mitchell AA (2002). Safety culuture. A concept in chaos? Santa Monica: Human Factors and Ergonomics Society.

Zohar D (1980). Safety climate in industrial organizations: theoretical and applied implications. *J Appl Psychol* 65(1), 96–102.

Heidemarie Haeske-Seeberg

13.2 Patientensicherheit als Unternehmensziel

13.2.1 Einleitung

Wie bei jedem anderen Management-Thema ist es auch bei der Umsetzung von Patientensicherheit: nur, wenn die Stärkung der Patientensicherheit ein erklärtes Unternehmensziel ist, wird es in einer Organisation wirksam werden. Aber was bedeutet das ganz konkret? Die strategische Ebene (Verwaltungsrat, Vorstand) muss in geeignetem Rahmen Patientensicherheit als ein wichtiges Unternehmensziel benennen. Dies sollte explizit in dem Unternehmensleitbild fixiert werden und somit die Grundlage für die operative Umsetzung darstellen. Das Thema kann zusätzlich auf einer

Betriebsversammlung oder anlässlich einer Strategietagung dargelegt werden. Aber auch schriftliche Bekenntnisse in einer Mitarbeiterzeitung sind geeignet. Die Umsetzung erfolgt dann in einer Kaskade, die im Folgenden erläutert wird (Abb. 13.1).

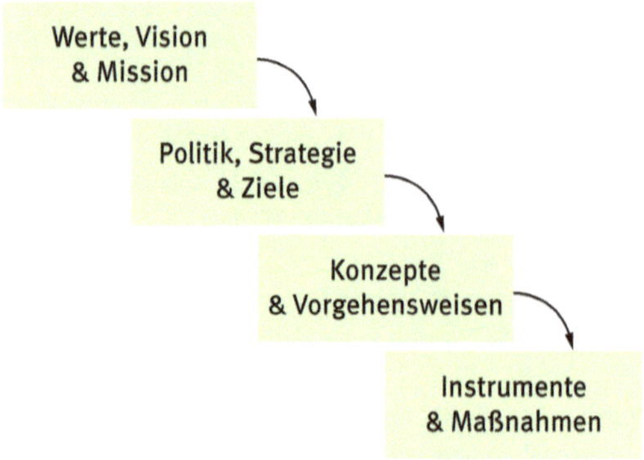
Werte, Vision
& Mission
Politik, Strategie
& Ziele
Konzepte
& Vorgehensweisen
Instrumente
& Maßnahmen

Abb. 13.1: Umsetzungskaskade für ein klinisches Risikomanagementsystem.

13.2.2 Werte, Vision und Mission

In einem Krankenhaus ist das Thema Patientensicherheit bereits traditionell verankert. Soll Patientensicherheit als Unternehmensziel Bedeutung gewinnen, ist jedoch eine systematische und strukturierte Umsetzung notwendig. Diese sollte jedoch an die traditionell verankerten Vorstellungen und Vorgehensweisen anknüpfen.

Zunächst muss es einen expliziten Beschluss geben, dass Patientensicherheit in einem Unternehmen ein Unternehmenswert ist. Dieser Beschluss ist nur wirksam, wenn er durch die oberste Strategieebene gefasst wird. Im Zusammenhang mit den Bekenntnissen zur Stärkung der Patientensicherheit kann dieser Beschluss den Mitarbeitern gegenüber verdeutlicht werden. Da sich aus diesem Beschluss ein umfangreiches Arbeitspaket ergibt, ist es notwendig, ihn in der gesamten Einrichtung zu kommunizieren. Neben der mündlichen Kommunikation können verschiedene Möglichkeiten der schriftlichen Information erfolgen. Auf diese Weise sollte der Einrichtung die Bedeutung der Patientensicherheit vermittelt werden.

Nur in Abständen wird das Leitbild eines Krankenhauses verändert. Sinnvollerweise sollte sich jedoch eine Formulierung im Leitbild einer Organisation finden. Dabei kann ein ins Leitbild eingebetteter Hinweis, dass Sicherheit einen Teil der Patientenorientierung darstellt ausreichend sein.

13.2.3 Politik, Strategie und Ziele

Damit es zur Umsetzung kommt, ist eine Formulierung im Leitbild allein ist jedoch keineswegs ausreichend. Daraus muss eine Patientensicherheitspolitik entwickelt werden, die mit Hilfe einer Strategie operationalisiert werden kann. Im Rahmen der hippokratischen Tradition stellt „primum nihil nocere – zuerst einmal nicht schaden“ einen alten Grundsatz ärztlichen Handelns dar. Um die Mitarbeiter für das Thema Patientensicherheit zu gewinnen, kann es sinnvoll sein, in der Sicherheitspolitik an diese Tradition anzuknüpfen.

Da Patientensicherheit als Teil des klinischen Risikomanagements als Teilbereich des Qualitätsmanagements betrachtet werden kann, wird nicht immer eine separate Patientensicherheitspolitik benötigt. Gibt es im Krankenhaus einen definierten Qualitätsbegriff, so kann z. B. Patientensicherheit als Teil des Qualitätsfokus explizit als eine Dimension der Qualitätswahrnehmung der Patienten ergänzt werden (Abb. 13.2). Wenngleich es zahlreiche Schnittstellen zwischen QM und RM gibt, kann es je nach Betrieb aber auch sinnvoll sein, beide Bereiche getrennt zu führen, wobei dann aber einer optimale Verknüpfung zwischen beiden Bereichen Sorge getragen werden muss (Wachter 2010).

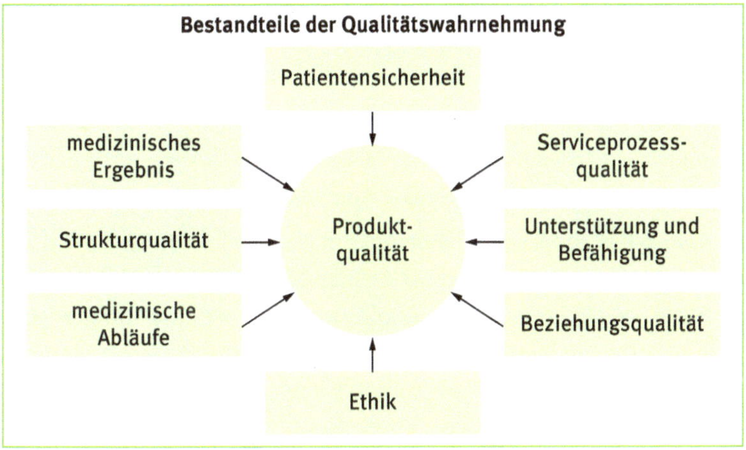

Abb. 13.2: Dimensionen des Qualitätsbegriffes am Beispiel der Sana Kliniken AG.

Wird das RM in den Qualitätsbegriff eingebettet, ist es möglich, auch die Umsetzung ins Unternehmen in die Qualitätspolitik und -strategie bzw. in das gesamte Qualitätsmanagementsystem zu vollziehen. Auf der Ebene der Umsetzung in eine Strategie ist es sinnvoll, die Themenbereiche zu beschreiben, die im Rahmen der Umsetzung Beachtung finden sollen. Diese könnten z. B. sein:
- Aufklärung von Patienten,
- Sicherheit bei Arzneimitteln,
- Sturzprävention,
- Dekubitusprävention,
- Hygiene,
- medizinisches Notfallmanagement,

- Sicherheit im Operationssaal,
- Beschwerdemanagement und Umgang mit Beinahe-Fehlern,
- M&M-Konferenzen/Komplikationskonferenzen.

Eine andere Möglichkeit ist es, im Rahmen der Strategie die Instrumente zu definieren, die im Rahmen des klinischen Risikomanagements der Patientensicherheit dienen sollen (Abb. 13.3).

internes Kontrollsystem, Compliancemanagement, interne Revision, betriebsw. RM	QM-System							
	klinisches RM-System							
	1	2	3	4	5	6	7	8
	Risiko-audits	QuIS	ärztl. Peer Reviews	Fall-analysen	Jahres-schaden-gespräch	CIRS	Hygiene	externe Audits
	Qualitätsplanung							

Abb. 13.3: Darstellung der Elemente des klinischen Risikomanagements am Beispiel der Sana Kliniken AG.

Dabei flankieren die weiteren vorhandenen Systeme und Instrumente in einem Unternehmen die Patientensicherheit. So stellen das betriebswirtschaftliche Risikomanagement und eine Compliance-Organisation wertvolle Instrumente zum Umgang mit Risiken dar, während ein internes Kontrollsystem und die interne Revision die Umsetzung von Präventionsmaßnahmen fördern. Innerhalb der Qualitätsplanung kann auch die Bewertung und Planung notwendiger Präventionsmaßnahmen erfolgen.

Um die Wirksamkeit der Patientensicherheitsstrategie beurteilen zu können, sollten Ziele abgeleitet werden. Für eine Organisation besonders sichtbar ist es, die Ziele an die Erreichung von Zertifikaten und anderen Formen der externen Anerkennung bzw. Erfüllung anerkannter Anforderungskataloge zu knüpfen. So könnte ein Ziel die Erlangung eines Zertifikates für klinisches Risikomanagement sein. Ein weiteres Ziel könnte der Erwerb eines Zertifikates der „Aktion saubere Hände" darstellen. Natürlich muss aber wie bei allen Zertifikaten betont werden, dass auch hier der Weg das Ziel ist.

Die Sana Kliniken AG als Mitglied bei Qualitätskliniken.de hat als eines der Ziele im Rahmen der Patientensicherheitsstrategie die Erreichung von mindestens 85 % der möglichen Punkte formuliert. Dazu sind

- in ca. 30 wesentlichen Themenbereichen des klinischen Risikomanagements Anforderungen zu erfüllen,
- diese schriftlich zu dokumentieren und wirksam in Kraft zu setzen, sowie dies
- durch interne und externe Audits nachzuweisen.

Sind Politik, Strategie und Ziele formuliert, sind nun Konzepte zu entwickeln und konkrete Vorgehensweisen zu beschrieben, die in einer nächsten Phase mit Instrumenten und Maßnahmen zu einer konkreten Umsetzung führen.

13.2.4 Konzepte und Vorgehensweisen

Die Konzepte und Vorgehensweisen sollten soweit möglich nicht isoliert entwickelt werden, sondern können als integrale Bestandteile des Qualitätsmanagements formuliert werden. So sollten die Präventionsmaßnahmen, die zur Risikominimierung einzelner medizinscher Vorgehensweisen dienen, direkt die die Verfahrensanweisungen der entsprechenden Prozesse integriert werden. So könnten die einzelnen Bestandteile der OP-vorbereitenden Maßnahmen zur Prävention von Patienten- oder Seitenverwechslung in die Prozessbeschreibungen der Visite, des Patiententransportes und der OP-Einschleusung oder in den Verfahrensanweisungen zur OP-Vorbereitung integriert werden.

Lediglich die Instrumente, die als Teil des kontinuierlichen Verbesserungsprozesses im Rahmen des klinischen Risikomanagements eingeführt werden (wie z. B. CIRS oder Fallanalysen), können in einer separaten Verfahrensanweisung dargestellt werden. Im Rahmen des Qualitätsmanagements ist dies als Planungsphase des PDCA-Zyklus zu verstehen.

13.2.5 Instrumente und Maßnahmen

Wie bei jedem Managementsystem entsteht Wirksamkeit erst, wenn die zuvor unternehmenspolitisch und strategisch geplanten, konzeptionell ausgearbeiteten Vorgehensweisen und daraus abgeleiteten Instrumente und Maßnahmen eine konkrete Umsetzung erfahren. Dies auch, da erst dadurch entsprechende Ressourcen (Finanzen, Personal, u. a.) zur Verfügung gestellt werden können. Nicht anders wie beim Qualitätsmanagement ist der Erfolg eine Frage von Information, Kommunikation, Schulung und Training als Voraussetzung der tatsächlichen Umsetzung in tägliches Handeln. Diese Do-Phase muss gefolgt werden von Umsetzungsmessung und -kontrolle als Check. Geschlossen wird der PDCA-Zyklus durch die permanente Weiterentwicklung auf allen Ebenen der beschriebenen Umsetzungskaskade.

Im Sinne dieses PDAC-Zyklus ist es auch notwendig, dass regelmäßig und in geeigneter Form die strategischen Gremien seitens der Geschäftsleitung über den Stand zum Thema Patientensicherheit informiert werden.

13.2.6 Zusammenfassung

Um das Thema Patientensicherheit und klinisches Risikomanagement in einer Gesundheitseinrichtung einführen und erfolgreich umsetzen zu können, bedarf es einer strategischen Grundsatzerklärung, welcher der operativen Umsetzung als Grundlage dient. Neben dem damit verbundenen Bekenntnis zum Thema Patientensicherheit wird damit gleichzeitig den Mitarbeitenden die Bedeutung dieses Themas vor Augen geführt und ist ein wichtiger Schritt in Richtung Sicherheitskultur. Neben dem reinen Bekenntnis ist damit auch eine Kontrollfunktion der strategischen Gremien verbunden, welche in geeigneten aber regelmäßigen Abständen ausgeübt werden muss.

13.2.7 Literatur

Wachter R (2010). Sicherheit versus Qualität. In Koppenberg J, Gausmann P, Henninger M (Hrsg.). Fokus Patientensicherheit. abw-Wissenschaftsverlag Berlin.

Joachim Koppenberg

13.3 Verantwortlichkeitsprinzipien auf operativer Ebene

i **Klinisches Beispiel:** Im Rahmen einer anonymen CIRS-Meldung wird ein potentiell gefährlicher Zwischenfall berichtet. Mangels zu weniger PCA-Pumpen (spezielle Schmerzpumpen für rückenmarksnahe Schmerztherapieverfahren) wurde an einen liegenden Periduralkatheter eine einfache Spritzenpumpe installiert. Dabei kam es zu einer unbeabsichtigten Fehleinstellung (10-fache Überdosierung), welche an einer dafür zugelassenen PCA-Pumpe technisch gar nicht möglich wäre. Die Fehlprogrammierung wird wenige Minuten später erkannt, so dass der Fehler korrigiert werden kann, ohne dass der Patient geschädigt wurde. Die Mitarbeiterin, der die Fehlprogrammierung unterlaufen war, setzt daraufhin eine CIRS –Meldung ab.

Die Meldung wird zwei Wochen später an der CIRS-Konferenz besprochen und die CIRS-Gruppe kommt nach Rücksprache mit den Zuständigen zum Schluss, dass mindestens zwei neuen PCA-Pumpen angeschafft werden müssten um eine Wiederholung auszuschließen. Diese Empfehlung wird der Geschäftsleitung zugestellt.

Der weitere Prozess in der Geschäftsleitung ist jedoch nicht näher definiert, da ja für das Thema Patientensicherheit explizit die CIRS-Gruppe ins Leben gerufen wurde und diese somit für das Risikomanagement zuständig sei. So findet die Empfehlung keine weitere Beachtung bis es ca. ein Jahr später zu einem echten Zwischenfall mit Haftpflichtfolge aufgrund der gleichen Problematik kommt. Die Geschäftsleitung zeigt sich schockiert, dass es in ihrem Haus zu so einem solch schwerwiegenden Zwischenfall kommen konnte und kündigt medial wirksam an, die Schuldigen zu finden und diese zur Rechenschaft zu ziehen.

Dieses Beispiel zeigt mehr als deutlich, welch fundamentale Rolle die Geschäftsleitung bzw. der Vorstand für die Patientensicherheit und das klinisches Risikomanagement haben. Einerseits muss das Thema auf operativer Leitungsebene gut verstanden und auch gelebt werden, damit es in dem Betrieb und bei den Mitarbeitenden die volle Wirkung entfalten kann. Andererseits kann eine CIRS-Gruppe nur im Sinn einer Beratung Empfehlungen abgeben, die Verantwortung für die Umsetzung oder Nicht-Umsetzung muss immer bewusst auf der operativen Führungsebene liegen, da diese u. U. auch finanzielle Folgen hat (hier: Kauf weiterer PCA-Pumpen).

13.3.1 Einleitung

In den letzten Jahren hat sich in den meisten Gesundheitseinrichtungen auch auf der operativen Ebene (Geschäftsleitungen, Vorstand) die Erkenntnis durchgesetzt, dass es neben einem gut funktionierenden Qualitätsmanagementsystem auch zwingend ein Risikomanagement braucht. Zudem wurden auch entsprechende gesetzliche, zurzeit verpflichtende Grundlagen für eine Risikostratifizierung geschaffen so z. B. in Deutschland hat gemäß, 91 Abs. 2. AktG der Vorstand „geeignete Maßnahmen zu treffen, insbesondere ein Überwachungssystem einzurichten, damit den Fortbestand der Gesellschaft gefährdende Entwicklungen früh erkannt werden." (Decher 2012). Zudem erfüllte der Gemeinsame Bundesausschuss (G-BA) einen Auftrag aus dem im Februar 2013 in Kraft getretenen Patientenrechtegesetzes und formulierte 2014 konkrete Anforderungen an ein klinisches Risikomanagement in Krankenhäusern, wobei sogar festgelegt wird, dass dadurch entstehende Kosten zum Teil mittels zu vereinbaren Zuschläge refinanziert sind (Gausmann 2014). Auch in der Schweiz sind die Gesundheitsbetriebe im Rahmen des Obligationenrechts zu einem regelmäßigen sog. IKS-Bericht (Internes Kontrollsystem) verpflichtet. Jedoch wird der Begriff Risikomanagement nicht automatisch mit dem klinischen Risikomanagement gleichgesetzt, denn häufig geht es auf Geschäftsleitungseben heute noch zunächst um rein finanzielle Risiken (z. B. Cashmanagement, Kreditwürdigkeit, Brandschutz, Arbeitssicherheit). Natürlich können aber auch Patientenschäden zu finanziellen Risiken führen, jedoch sind diese erst in den letzten Jahren aufgrund steigender Haftpflichtprämien finanziell relevant geworden und für manche Krankenhäuser sogar existentiell. So kamen Häuser mit hohen Schadenvolumina teilweise in die missliche Situation, dass sie keinen Haftpflichtversicherer mehr fanden, der sie ausreichend versichern wollte. Mit wenigen rühmlichen Ausnahmen erreicht das Thema klinisches Risikomanagement und Patientensicherheit so den Weg in die Vorstandsetagen.

Im Idealfall würden die Krankenhäuser ein einheitliches und integratives Risikomanagement betreiben – also sowohl klinisch als auch ökonomisch (Herold 2012). Inwieweit sich die Themen Qualitätsmanagement, klinisches und betriebswirtschaftliches Risikomanagement sowie Compliance Management in einem Konzept darstellen lassen, ist noch nicht endgültig entschieden (Deffland 2015). Es ist heute aber unbestritten, dass ein funktionierendes klinisches Risikomanagement längst kein *nice to have* darstellt, sondern ein unbedingtes *must have* (Koppenberg 2012). Dazu braucht es die uneingeschränkte Unterstützung der strategischen und operativen Führungsebenen. Neben der eigentlichen im Vordergrund stehenden Ideen der Patientensicherheit hat das klinische Risikomanagement eine weitaus größere Bedeutung für ein Gesundheitsunternehmen: Erhöhung der Behandlungssicherheit für die Mitarbeitenden, Steuerung der Versicherung- und Haftpflichtsituation, Reduktion der Kostenseite (Re-Operationen oder Antibiotikatherapie in Folge von Fehlern ziehen meist höhere Kosten nach sich) und nicht zuletzt das Image der Gesundheitseinrichtung.

Dieser Artikel soll einerseits die Bedeutung und Wichtigkeit der Verantwortung der operativen Geschäftsleitung für ein funktionierendes klinisches Risikomanagement und andererseits konkrete Umsetzungsmöglichkeiten aufzeigen. Zuletzt soll aber auch auf die Grenzen der Möglichkeiten hingewiesen werden, welche wiederum durch die individuelle Verantwortung der Mitarbeitenden entstehen.

13.3.2 Die Verantwortung des Systems

Erfreulicherweise finden sich wohl in keinem anderen Arbeitsgebiet so viele intrinsisch hochmotivierte Mitarbeitende als im Bereich der Gesundheitsversorgung. Zumindest darf man davon ausgehen, dass keine Pflegefachkraft, kein Therapeut und kein Arzt ein langes und anstrengendes Ausbildungscurriculum über sich hat ergehen lassen, um letztlich Patienten aktiv zu schädigen (Wachter 2012). Tatsächlich besteht heute darüber Konsens, dass es sich bei dem Großteil der medizinischen Fehler nicht um Fehlverhalten einzelner Mitarbeiter handelt, welche nur identifiziert und belehrt werden und nachdem sie sich geschämt haben, nur noch besser anstrengen müssen (*Naming-blaming-shaming*-Konzept). In Wahrheit handelt es sich meist um bestens ausgebildete, hoch motivierte und verantwortungsbewusste Mitarbeitende, welche in einem systematisch gefahrengeneigtem Umfeld arbeiten und es nur ein Frage der Zeit ist, bis auch sie durch die chaotischen Rahmenbedingungen zu einem sogenannten „zweiten Opfer" werden (*second victim*, siehe Kapitel 9.6). Das heißt, letztlich muss das Gesundheitssystem analog anderer Hochsicherheitsbereichen wie der Atomindustrie oder der Luftfahrt so angelegt sein, dass dem Mitarbeitenden grundsätzlich und bei regelkonformen Verhalten eigentlich gar kein Fehler passieren kann. Wer würde schon gerne in der Nähe eines Atomkraftwerks wohnen, wenn die Sicherheit des Werks einzig und allein von der Tagesform der dortigen Ingenieure abhängig wäre? Hier hat das Gesundheitswesen noch einen weiten Weg von der „Fehlerkultur" hin zur systematischen *Sicherheitskultur* vor sich. Letztlich muss sich die bisherige Grundeinstellung in der Medizin von „Wenn etwas nicht sicher falsch ist, dann ist es richtig" zu einer Mentalität des „Wenn etwas nicht sicher richtig ist, dann ist es falsch" bewegen.

Der Systemansatz in der Patientensicherheit besagt, dass ein Großteil der Fehler mit Patientenschäden nicht durch schlechte Mitarbeitende erfolgt, sondern durch motivierte und gute Mitarbeitende in einem schlechten System. Daher muss es zu einem Wandel weg von der *naming, blaming, shaming*-Kultur hin zu einer systematischen Sicherheitskultur kommen. Dieser Wandel muss von der operativen Leitung eingeleitet, mitgetragen und umgesetzt werden. Zuletzt trägt jedoch auch im Sinne der *Just-culture*-Kultur der einzelne Mitarbeiter eine Mitverantwortung.

13.3.3 Die Verantwortung der operativen Ebene

Da die meisten Gesundheitseinrichtungen, selbst wenn sie in Ketten oder Verbünden organisiert sind, meist noch eine relativ übersichtliche Betriebsgröße haben, kommt der Geschäftsleitung und dem Vorstand dieser Betriebe eine herausragende Rolle bei der Einführung und Umsetzung des klinischen Risikomanagements zu. Einerseits ist es sicher wertvoll, wenn ein Gesundheitsbetrieb auf strategischer Ebene, z. B. im Leitbild eine explizite Grundsatzerklärung zur Patientensicherheit festgeschrieben hat, jedoch muss diese auf operative Ebene mit Leben gefüllt werden. Jedoch kann eine Geschäftsleitung die Patientensicherheit auch jederzeit ohne eine solche strategische Grundsatzerklärung im Betrieb einführen und umsetzen. Steht die operative Ebene jedoch nicht aktiv hinter dem Thema, so ist eine Umsetzung durch einzelne Bereichsleiter oder Chefärzte kaum bzw. nur sehr schwierig möglich bzw. können die Instrumente nie die volle Wirkung entfalten (siehe Eingangsbeispiel). Somit steht und fällt – analog der Einführung eines QM-Systems – die Umsetzung und der Erfolg eines klinischen Risikomanagements mit der Bereitschaft der Geschäftsleitung, das Thema Patientensicherheit aktiv in ihrem Betrieb einzuführen und umzusetzen (Koppenberg 2012).

Verfolgt man den eingangs erwähnten und akzeptierten systemischen Ansatz in der Patientensicherheit („gute Mitarbeiter in einem schlechten System"), so hat nur die Geschäftsleitung die Möglichkeiten und die Handhabe das System für die Mitarbeitenden und Patienten sicherer zu machen. Natürlich müssen dafür neben definierten Zielen auch Verantwortlichkeiten festgelegt und personelle und finanzielle Ressourcen zur Verfügung gestellt werden. Zudem muss im Betrieb ein Klima des Vertrauens zum Thema Patientensicherheit aufgebaut werden, so dass die Mitarbeitenden auch im Alltag spüren, dass der Geschäftsleitung das Thema tatsächlich wichtig ist und nicht nur ein Feigenblatt darstellt, da Patientensicherheit aktuell „en vogue" ist (siehe Kapitel „Sicherheitskultur").

So muss Patientensicherheit ein fixes Traktandum an den Geschäftsleitungssitzungen sein, wo z. B. die Instrumente des klinischen Risikomanagements festgelegt und später auch evaluiert werden oder aber u. a. die Empfehlungen der CIRS-Arbeitsgruppe (Stabstelle) besprochen und letztlich beschlossen werden und somit offiziellen und bindenden Charakter erhalten (siehe Beispiel).

Tatsächlich geht es hier auch betriebliche Führungsstile und -kulturen, die in den sogenannten *High-reliability-organizations*-Betrieben längst Alltag sind (siehe Kapitel 3.1) – hier hat die Gesundheitsbranche noch viel Optimierungspotenzial!

Allerdings hat der Systemansatz auch seine Grenzen – diese sollen im folgenden Abschnitt beleuchtet werden.

13.3.4 Die Verantwortung jedes einzelnen Mitarbeiters – Grenzen des Systemansatzes

Gemäß den bisherigen Ausführungen müsste man in der idealen Welt nur den Systemansatz konsequent umsetzen und es dürfte es keine Fehler mehr geben, da „gute Mitarbeiter in einem sicheren System" keine Fehler mehr machen dürften. Natürlich ist das zu kurz gedacht – den einerseits gibt es auch einige wenige „schlechte Mitarbeiter" welche definitiv gefährlich für Patienten sind. Diese müssen identifiziert, auf ihre Defizite hingewiesen und ggf. nachgeschult und begleitet werden. Sollte es zu keiner Besserung kommen, so müssen solche Mitarbeiter auch konsequent im Sinne der Patientensicherheit aus der Patientenversorgung entfernt werden, denn der Systemansatz darf nicht als Schutzschild für gefährliche Mitarbeiter missbraucht werden. Diese konsequente Fortführung des „no blame" Konzepts wird auch als *Just-culture*-Konzept bezeichnet, wo ein Mitarbeiter nur bei bewussten Entscheidungen, die zu klaren Risiken für den Patienten führen oder grob fahrlässig Handlungen, persönlich zur Verantwortung gezogen wird (Wachter 2012, Schwappach 2014). Des Weiteren ist zu bedenken, dass durch die Zunahmen von Sicherheitsmaßnahmen teilweise auch der Aufwand für die Mitarbeitenden steigt (z. B. Checklisten ausfüllen). Dies führt nicht selten bei Nicht-beobachtung zu sog. Umgehungsstrategien (*workarounds*), was wiederum die Patientensicherheit beeinträchtigt. Kurzum kann festgehalten werden, dass der Mitarbeitende im Rahmen des *just culture*-Konzepts den Schutzschild des Systemansatzes nur für sich in Anspruch nehmen kann, wenn er die sicherheitsrelevanten Regeln und Weisungen befolgt. Daher ist es wichtig, dass seitens der Geschäftsleitung die RM-Maßnahmen und deren Sinn und Zweck gut kommuniziert und eingeführt werden, so dass auch die Mitarbeitenden von der Sinnhaftigkeit der Maßnahmen überzeugt sind.

13.3.5 Zusammenfassung

Die operative Leitung eines Gesundheitsbetriebs hat die Schlüsselstellung für eine erfolgreiche Einführung eines klinischen Risikomanagements und kann diese Verantwortung nur bedingt delegieren. Während einerseits alles dran gesetzt werden muss, systematische und systemische Fehlerquellen zu eliminieren um das System für die Mitarbeitenden und Patienten so sicher wie möglich zu machen, müssen auch einzelne gefährliche Mitarbeitende identifiziert und notfalls auch aus der Patientenversorgung entfernt werden (*Just-culture*-Konzept). Von größter Bedeutung ist die spürbare Identifizierung der Geschäftsleitung mit dem Thema, so dass sich auch eine Sicherheitskultur entwickeln kann. Patientensicherheitsmanagement ist längst kein *nice to have* mehr, sondern ganz klar ein *must have* für alle Gesundheitseinrichtungen.

13.3.6 Literatur

Decher J (2012). „Chefaufgabe“ aus Verantwortung: Ganzheitliches Risiko- und Notfallmanagement. *KU Gesundheitsmagazin* 5, 20–22.
Deffland M, Löber N (2015). Organisation eines ganzheitlichen Risikomanagements. *KU Gesundheitsmagazin* 3, 54–58.
Gausmann P (2014). Patientensicherheit als gesetzlicher Auftrag 2014. *Der Krankenhaus-Justitiar* 2, 8–9.
Herold A (2012). Risikomanagement als Führungsaufgabe. Safety Clip, *Themenheft* 1(5), 24–26.
Koppenberg J, Moecke HP (2012). Strukturiertes klinisches Risikomanagement in einer Akutklinik. *Notfall und Rettungsmedizin* 15, 16–24.
Schwappach D (2014). „No Blame“-Kultur und individuelle Verantwortung. *Schweizerische Ärztezeitung* 95, 12.
Wachter RM (2012). Understanding Patient Safety. 2nd Edition. McGrawHill.

Mira Prehn

13.4 Funktion und Rolle eines Risikomanagers

Nach dem Gedicht „Die blinden Männer von Hindustan“ von John Godfrey Saxe.
Es waren einmal sechs Blinde. Sie stammten aus dem Hindustan. Es waren gescheite und wissensdurstige Menschen. Sie wollten endlich einmal einen Elefanten kennen lernen und so ihr Wissen vervollständigen.

Der Erste ging zu dem Elefanten. Er streichelte dessen breite und starke Flanke und rief aus: „Gott segne mich, ein Elefant ist wie eine Mauer!“ Der Zweite betastete den Stoßzahn und rief aus: „Rund, glatt und spitz? Meiner Ansicht nach gleicht dieser Elefant eher einer großen Lanz!“ Der Dritte tastete nach dem Tier, bekam den geschwungenen Rüssel zu fassen und sagte unverzüglich: „Mir kommt der Elefant eher vor wie eine Schlange!“ Der Vierte streckte ungeduldig die Hand aus, betastete ein Bein des Tieres und war alsbald überzeugt: „Ein Elefant gleicht einem Baum!“ Der Fünfte bekam zufällig das Ohr zu fassen und sprach: „Selbst der Blindeste aller Blinden muss doch merken, dass dieser wunderbare Elefant wie eine Art Fächer ist!“ Der Sechste tastete nach dem Tier, griff nach seinem Schwanz, der die Luft wedelte, und er kam ihn ganz vertraut vor: „Ich sehe schon“, sagte er, „der Elefant ist wie ein dicker Strick!“

Daraufhin verwickelten sich die sechs Blinden in lange und leidenschaftliche Diskussionen. Jeder versteifte sich auf das, was er vom Elefant gespürt hatte, und obwohl jeder einen Teil der Wahrheit erfasst hatte, blieben sie doch allesamt im Irrtum gefangen!

Ähnlich ist es auch im Bereich des Risikomanagements, vor allem wenn es darum geht, Risiken einzuschätzen und zu bewerten.

Ein Risiko ist ein Ereignis mit möglicher negativer Auswirkung. In allen Arbeitsbereichen können Risiken entstehen oder bereits vorhanden sein. Das Risikomanagement ist ein strukturierter Prozess, der die Risiken identifiziert, bewertet und Maßnahmen initiiert, um die erkannten Risiken zu managen. Im besten Fall fungiert erfolgreiches Risikomanagement als Früherkennungs- und Warnsystem. Für die Umsetzung und

Steuerung des Risikomanagementprozesses sollten vor Ort verbindliche Vorgaben gelten, nach denen sich alle beteiligten Mitarbeiter richten müssen.

Das Risikomanagementsystem (RMS) in einer Organisation zu implementieren, nimmt prozessverantwortlich der Risikomanager wahr. Ziel und Ansporn ist es, mit seiner Hilfe und Unterstützung
- Risiken systematisch zu erfassen, zu kontrollieren und zu begrenzen,
- potenzielle Gefahren zu erkennen und dadurch
- vermeidbare Schäden von Kunden und Mitarbeitern abzuwehren.
- Risikokosten (bestehend aus Versicherungsprämien, den Kosten der Schadensverhütung und der Verwaltung) zu minimieren und somit
- die Unternehmensexistenz und den künftigen Unternehmenserfolg zu sichern.

Die Arbeit des Risikomanagers ist geprägt von der engen Zusammenarbeit mit den jeweiligen Beauftragten anderer Managementsysteme (wie z. B. Umwelt-, IT-, Sicherheitsmanagement), insbesondere mit der des Qualitätsmanagementbeauftragten. So können unnötige Doppelstrukturen vermieden und Schnittstellenthematiken leichter und vor allem schneller bearbeitet werden. In kleineren Organisationen werden die beiden Funktionen auch häufig von derselben Person prozessverantwortlich wahrgenommen.

Eines der zentralen Elemente des Risikomanagementsystems ist das Critical Incident Reporting System (CIRS-System). Dieses Frühwarnsystem zur Schadensvermeidung, unterstützt die Bedeutung des Risikomanagements als Früherkennungs- und Warnsystem.

„Hätte ich das mal vorher gewusst!" Wer hat diesen Satz nicht öfter schon mal gedacht? Wo Menschen arbeiten, können Fehler vorkommen. Sie können immer und überall passieren. Mit einem funktionierenden CIRS-System hat man die Chance, von Beinahe-Fehlern bzw. kritischen Ereignissen anderer zu profitieren.

Deshalb gilt der Anspruch: Je mehr kritische Zwischenfälle erfasst werden, desto größer ist die Chance, Schwachstellen im System zu erkennen, diese durch geeignete Maßnahmen zu beseitigen und tatsächliche Schäden zu verhindern. Meldungen von potenziellen Risiken stellen einen großen Wissensschatz dar, der zur Vermeidung von zukünftigen Schäden analysiert werden kann.

Der Risikomanager betreut das CIRS-System und gewinnt hierüber wichtige Erkenntnisse zu den Risikopotenzialen in den verschiedenen Arbeitsbereichen.

13.4.1 Rahmenbedingungen

Die Führungen sagen „Ja" zum Risikomanagement

Ein offener und transparenter Umgang mit Risiken und kritischen Ereignissen ist die Voraussetzung für ein erfolgreiches Risikomanagement. Eine Sicherheitskultur, die die Enttabuisierung von Fehlern, das Bewusstsein für Risiken, das Sichtbarmachen von Ereignissen sowie das Sammeln und Benennen von systemorientierten Lösungsmöglichkeiten beinhaltet, muss als Basis vorhanden sein und gelebt werden. Andernfalls wären der offene und transparente Umgang und damit eine objektive Bewertung von möglichen Risiken nicht möglich.

Deshalb ist es selbstverständlich, dass Risikomanagement Führungsaufgabe ist. Die oberste Leitung der Organisation verpflichtet sich dazu, Beiträge zur Entwicklung, Verwirklichung, Förderung und der ständigen Verbesserung des Risikomanagementsystems (RMS) zu leisten. Dazu gehört eine lückenlose Kommunikationskette sowohl Top down als auch Bottom up.

Lückenlose Kommunikation durch Integrative Managementstrukturen am Beispiel AGAPLESION

AGAPLESION entwickelte intern eine Integrative Managementstruktur, die sowohl die Kommunikation Top down sowie Bottom up sicherstellt und umsetzt (s. Abb. 13.4). Ziel der Integrativen Managementstruktur ist es, die Konzernzentrale mit den Organisationen und die Organisationen untereinander zu vernetzen. Dies wird u. a. durch verschiedene Gremien erreicht. Treffen von Fachexperten in einzelnen AGAPLESION Arbeitsbereichen (AAB) helfen dabei, Informationen aus den Organisationen und der Zentrale gemeinsam zu diskutieren und abzustimmen. Diese eindeutigen Abläufe und

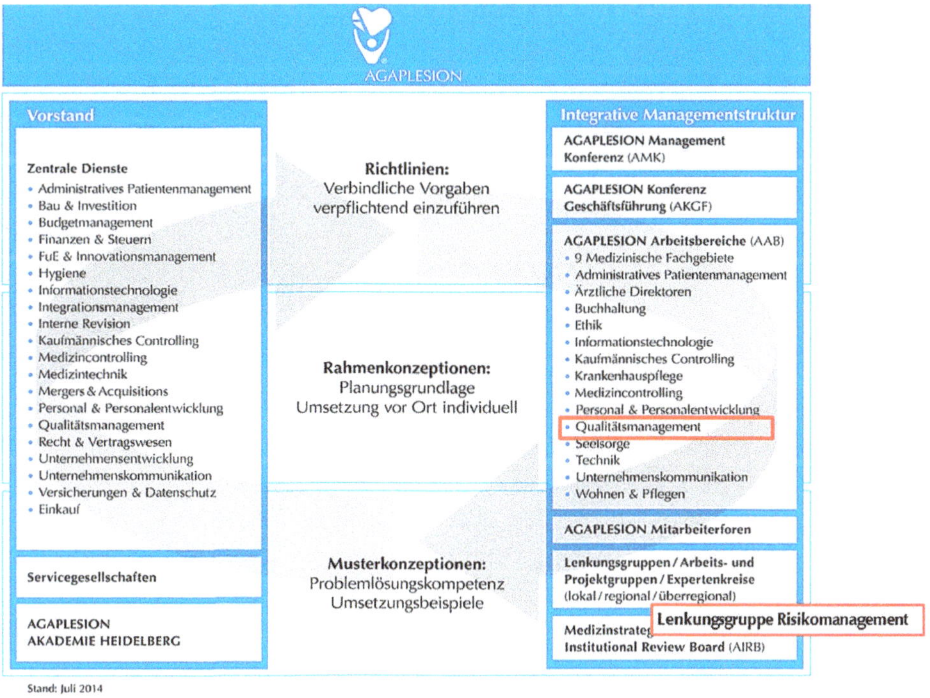

Abb. 13.4: Integrative Managementstruktur AGAPLESION.

die Netzwerkorganisation im Konzern sind wichtige Erfolgsfaktoren, um u. a. den Bereich des Risikomanagements in den Organisationen erfolgreich umzusetzen und mit Leben zu füllen.

Das Thema Risikomanagement und CIRS ist dabei z. B. fester Bestandteil sowohl des AAB Qualitätsmanagement als auch der Lenkungsgruppe Risikomanagement.

Die Entscheidung, ein Risikomanagementsystem einzuführen und umzusetzen, beinhaltet gleichzeitig auch die Bereitschaft entsprechende Ressourcen (sowohl zeitliche als auch personelle) zur Verfügung zu stellen.

In der Organisation ist jeweils ein Risikomanager (RMB) durch die oberste Leitung zu benennen. Dieser RMB ist für den Prozess des Risikomanagements verantwortlich und unterstützt die oberste Leitung in ihrer Durchführungsverantwortlichkeit für das Risikomanagementsystem. Klare Aufgabenbeschreibungen regeln den Funktions- und Aufgabenbereich des RMB in den Organisationen. Der Stellenumfang richtet sich dabei jeweils nach der Größe der Organisation.

Um eine problem- und hürdenlose Kommunikation sicherzustellen, ist der Risikomanager der Organisation der obersten Leitung als Stabsstelle zuzuordnen (vgl. Kahla-Witzsch und Platzer 2007, S. 58ff.).

In regelmäßigen Treffen sollte sich der Risikomanager mit den Beauftragten der anderen Managementsysteme (z. B. dem Qualitätsmanagement) austauschen, um aktuelle Ereignisse und Projekte aus den verschiedenen Bereichen abzustimmen. Auch die Suche nach weiteren Verbesserungspotenzialen für bereits implementierte Instrumente sollte immer auf der Tagesordnung dieser Treffen stehen.

Unterstützt werden kann der Risikomanager durch ein Risikomanagement-Lenkungsteam (vgl. Kahla-Witzsch und Platzer, S. 58ff.). Die Mitglieder dieses Teams können dem Risikomanager helfen, Themen und Aufgaben im Bereich des Risikomanagements schneller und umfassender zu bearbeiten. Sie sind aber auch Multiplikatoren, die helfen, das Thema Risikomanagement in der Organisation mit einem hohen Durchdringungsgrad umzusetzen und zu leben. Wertvoll ist es, wenn Mitglieder aller Hierarchie-Ebenen (auch der Leitungsebene) in diesem Team vertreten sind.

13.4.2 Aufgaben des Risikomanagers einer Organisation

Durchführungsverantwortlich für das Risikomanagement einer Organisation ist die jeweilige oberste Leitung. Sie hat dafür Sorge zu tragen, dass das Risikomanagementsystem in der Organisation konkretisiert und umgesetzt wird. Der RMB unterstützt die oberste Leitung bei dessen Umsetzung und koordiniert u. a. das CIRS-Meldesystem.

Der Risikomanager der Organisation begleitet und unterstützt den gesamten Prozess des Risikomanagements. Von der Risikoidentifikation und -erfassung, über die Risikoanalyse und -bewertung, hin zur Risikobewältigung und -steuerung (s. Abb. 13.5).

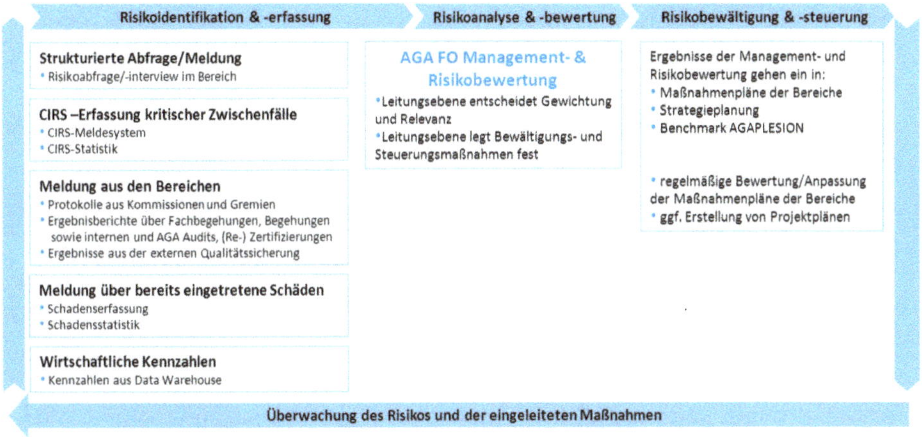

Risikoidentifikation & -erfassung
Risikoanalyse & -bewertung
Risikobewältigung & -steuerung
Strukturierte Abfrage/Meldung
• Risikoabfrage/-interview im Bereich
CIRS –Erfassung kritischer Zwischenfälle
• CIRS-Meldesystem
• CIRS-Statistik
Meldung aus den Bereichen
• Protokolle aus Kommissionen und Gremien
• Ergebnisberichte über Fachbegehungen, Begehungen sowie internen und AGA Audits, (Re-) Zertifizierungen
• Ergebnisse aus der externen Qualitätssicherung
Meldung über bereits eingetretene Schäden
• Schadenserfassung
• Schadensstatistik
Wirtschaftliche Kennzahlen
• Kennzahlen aus Data Warehouse
AGA FO Management- & Risikobewertung
• Leitungsebene entscheidet Gewichtung und Relevanz
• Leitungsebene legt Bewältigungs- und Steuerungsmaßnahmen fest
Ergebnisse der Management- und Risikobewertung gehen ein in:
• Maßnahmenpläne der Bereiche
• Strategieplanung
• Benchmark AGAPLESION
• regelmäßige Bewertung/Anpassung der Maßnahmenpläne der Bereiche
• ggf. Erstellung von Projektplänen
Überwachung des Risikos und der eingeleiteten Maßnahmen

Abb. 13.5: Beispiel: Schematische Darstellung des Risikomanagementprozesses in AGAPLESION gAG.

Der Risikomanager

- unterstützt die oberste Leitung bei der Umsetzung des Risikomanagements. Dazu erarbeitet er Vorschläge für Methoden der Risikobeurteilung, stimmt diese mit der Leitung ab und setzt sie anschließend in der Praxis um.
- koordiniert das CIRS Meldesystem
  - stimmt mit der oberste Leitung die CIRS-Verantwortlichen ab,
  - ist die Empfangs- und Koordinierungsstelle für die eingehenden CIRS-Meldungen. Er anonymisiert die Meldungen vollständig, selektiert und priorisiert diese und leitet sie an die relevanten CIRS-Verantwortlichen weiter,
  - veröffentlicht nach Genehmigung durch die oberste Leitung die eingegangenen, anonymisierten CIRS-Meldungen inkl. des jeweiligen Bearbeitungsstandes,
  - erhält die Protokolle aus den CIRS-Basisteam-Sitzungen und prüft die Verbesserungsmaßnahmen auf Relevanz für weitere Bereiche. Entsprechend werden diese Verbesserungsmaßnahmen an Gremien und Führungskräfte weitergeleitet,
  - ist Ansprechpartner für CIRS-Verantwortliche und CIRS-Basisteams,
  - lädt gemeinsam mit dem Qualitätsmanagementbeauftragten (QMB) die CIRS-Verantwortlichen zu einem CIRS-Erfahrungsaustausch ein. Themen sind konkrete Fallbeispiele aus dem CIRS sowie die Organisation des CIRS.
  - koordiniert die Erstellung der Statistiken zu den Ergebnissen des CIRS inkl. der Maßnahmen und leitet diese weiter an den QMB und die oberste Leitung
- unterstützt den QMB bei der Erstellung der Management- und Risikobewertung. Er führt in diesem Zusammenhang Gespräche/Interviews, um mit Hilfe der Prozessverantwortlichen die jeweiligen Risikobereiche zu identifizieren und zu analysieren,

- unterstützt die jeweiligen Prozessverantwortlichen bei der Bewertung der Risiken, in dem er verschiedene Methoden und Analyse-Tools schult und zur Verfügung stellt (z. B. SWOT-Analyse, Risikoidentifikationsmatrix) (vgl. RiskNet)
- ist auch für die Durchführung von Risiko-Audits verantwortlich. Um zeitliche Ressourcen zu schonen und übergreifende Zusammenhänge leichter zu analysieren können diese häufig in Kombination mit Qualitätsmanagement-Audits durchgeführt werden.
- unterstützt die Prozessverantwortlichen dabei, dass Maßnahmen der Risikobewertung und der Audits nachverfolgt werden,
- stellt sicher, dass Elemente des Notfall- und Krisenmanagements eingeführt und erprobt sind,
- organisiert und leitet Schulungen und Informationsveranstaltungen zum Themenbereich Risikomanagement und Fehlerkultur.

13.4.3 Qualifikation eines Risikomanagers

Um seiner Aufgabe und Funktion gerecht werden zu können, sollte der Risikomanager Erfahrung im Projekt- und Qualitätsmanagementbereich mitbringen und Moderationserfahrung haben (vgl. ONR). An persönlichen Voraussetzungen sollte er darüber hinaus die Kompetenz, Bereitschaft und das Interesse haben, Optimierungsprozesse einzuleiten und wirksam umzusetzen. Auch der konstruktive und sensible Umgang mit CIRS-Meldungen muss von ihm verantwortungsvoll gelebt werden.

Vorab sollte der Risikomanager der Organisationen Schulungen besuchen, die ihn dazu qualifizieren das Risikomanagementsystem in der Organisation einzuführen und aufrechtzuerhalten. Wichtige Inhalte dieser Schulungen sollten sein:

- die Begriffe und Grundlagen des Risikomanagements,
- die Koppelung zum Qualitätsmanagementsystem,
- das Risikomanagementsystem und den Risikomanagementprozess,
- Methoden zur Risikobeurteilung,
- sowie Strukturen zur Erarbeitung und Umsetzung verschiedener Konzepte im Bereich des Risiko-, Notfall- und Krisenmanagements.

Bereits heute gibt es dazu auf dem Markt verschiedene Fort- und Weiterbildungsangebote im Bereich des Risikomanagements des Gesundheitswesens, die sich an der ONR 49000ff. orientieren (z. B. der Risk-Manager TÜV (4-tägige Ausbildung) oder Schulungen im Rahmen der DKI Fortbildungsreihe, etc.). Durch das Patientenrechtegesetz und den Beschluss des Gemeinsamen Bundesausschusses (G-BA) (vgl. G-BA, BMG), die im Bereich des Sicherheits- und Risikomanagements hohe Vorgaben machen, wird das Angebot hierzu sicherlich noch weiter wachsen. Auch Studienangebote im Bereich des Risikomanagements des Gesundheitswesens tauchen vermehrt auf dem Markt auf.

Organisationsintern führt der RMB ggf. mit dem QMB Informationsveranstaltungen (z. B. Einführungsveranstaltungen, MA-Foren) und Schulungen zum Thema Risikomanagement und CIRS für alle Mitarbeiter durch.

13.4.4 Literatur

BMG. Bundesministerium für Gesundheit: Patientenrechte, http://www.bmg.bund.de/themen/praevention/patientenrechte/patientenrechte.html. Letzter Zugriff: 02.02.2015.
G-BA. Gemeinsamer Bundesausschuss: Risikomanagement- und Fehlermeldesysteme zur Verbesserung der Patientensicherheit in Klinik und Praxis, https://www.g-ba.de/institution/presse/pressemitteilungen/516/. Letzter Zugriff: 02.02.2015.
Kahla-Witzsch HA, Platzer O (2007). Risikomanagement für die Pflege, Kohlhammer GmbH, Stuttgart.
ONR. Österreichisches Normungsinstitut: ONR 49003 Risikomanagement für Organisationen – Anforderungen an die Qualifikation des Risikomanagers und Systeme, 2014, Wien.
RiskNET GmbH. Methoden des Risk Managements, https://www.risknet.de/wissen/rm-methoden/uebersicht-methoden/. Letzter Zugriff: 02.02.2015.

Jessica Scharf und Peter Gausmann

13.5 Patientensicherheitsmarketing

13.5.1 Sicherheitsmarketing

Die Etablierung eines umfassenden Patientensicherheitsmanagements in Gesundheitsunternehmen trägt dazu bei, die Qualität und zugleich das Sicherheitsniveau von Diagnostik, Behandlung und Pflege zu potenzieren (die Beiträge aus den vorherigen Kapiteln belegen dies mannigfaltig). Doch während die gelebte Sicherheitskultur in Gesundheitsunternehmen kontinuierlich an Substanz gewinnt, führt ein ebenso ausgeprägtes Sicherheitsbewusstsein auf Seiten der Patienten zu einer konträren Perspektive auf die aktuelle Situation. Trotz umfassender und anhaltender Bemühungen der Gesundheitsunternehmen das Sicherheitsniveau zu steigern, treten Patienten diesen zunehmend mit Skepsis gegenüber. Das Vertrauen der Patienten in eine sichere und gute Behandlung sowie die Akzeptanz der damit konvergierenden Risiken gehen verloren. Die Ängste vor möglichen Risiken und Nebenwirkungen einer Behandlung geraten in den Fokus der Meinungsbildung und bestimmen die Ab- und Zusage für das Gesundheitsunternehmen (vgl. Beck 1986; Luhmann 2003).

Begründet ist die Diskrepanz zwischen subjektiven Risiko- bzw. Sicherheitsempfinden der Patienten und tatsächlichen Sicherheitsniveau in Gesundheitsunternehmen u. a. durch die zunehmende Ökonomisierung und Medialisierung des Gesundheitssektors. Steigender Wettbewerbsdruck sowie Kosten-Nutzen-Relationen zwingen die Gesundheitsunternehmen, ihre Kosten zu reduzieren, um die Existenz am Markt zu sichern. Fallzahlen werden forciert, Liegezeiten verkürzt und Personalkosten reduziert. Durch die mediale Berichterstattung gewinnt diese Situation zusätzlich an Brisanz. Denn die Medien beobachten und beschreiben die Entwicklungen im Gesundheitssektor nach eigener systemspezifischer Logik (vgl. Luhmann 2004). So werden in regelmäßigen Abständen Berichte über Hygieneskandale, Behandlungsfehler und daraus resultierende Todesfälle als Folge zunehmender Ökonomisierung publiziert. Geprägt von Nachrichtenwertfaktoren (Überraschung, Bedeutsamkeit, Negativismus etc.) (vgl. Galtung und Ruge 1965), die im Mediensystem als Garanten hoher Einschaltquoten und verkaufter Auflagen gelten, ist die Medienberichterstattung über Krankenhäuser und Gesundheitseinrichtungen oftmals negativ konnotiert. Angesichts der zu beobachtenden Ökonomisierung stilisieren die Medien Patienten zudem zur Ware. Die Vorstellungen der Patienten über sichere Gesundheitsunternehmen und ihre *Götter in Weiß* verlieren hierdurch an Prominenz. Die Ängste der Patienten vor einer falschen und/oder gesundheitsgefährdenden Behandlung werden geschürt. Deshalb kommen Gesundheitsunternehmen in Anbetracht der hier skizzierten Situation heutzutage nicht umhin, den Patienten zu einer fundierten Risiko- und vor allem Sicherheitswahrnehmung zu verhelfen, ergo dem Patienten das Gefühl von Sicherheit zu vermitteln. Doch wie kann das Vertrauen der Patienten in das Gesundheitsunternehmen gewährleistet werden, um Patienten zu akquirieren, zu binden und schließlich die Existenz am Markt zu sichern?

Eine Versuch, das Vertrauen der Patienten zu erhalten und die Skepsis, gar Ängste gegenüber den Risiken einer Behandlung zu überwinden, etabliert sich in Form eines Sicherheitsmarketing.

13.5.2 Marketing

Der Marketingbegriff beschreibt eine „unternehmerische Denkhaltung" (Bruhn 2010, S. 13), nach der ein Unternehmen alle Aktivitäten auf die Bedürfnisse des Endverbrauchers und deren Befriedigung fokussiert. Dabei dient die konsequente Ausrichtung des Unternehmens an den Kundenbedürfnissen der Verwirklichung der Unternehmensziele (vgl. Bruhn 2010, S. 13). Die moderne Explikation von Marketing verdeutlicht dies. Marketing ist demnach „[...] jegliche Form eines Austausches zwischen zwei Kontrahenten, bei dem beide Parteien durch den Austauschprozess ihre Bedürfnisse zu befriedigen versuchen. Neben der Vermarktung von Produkten und Dienstleistungen werden auch die Austauschprozesse zwischen nicht-kommerziellen Organisationen und Individuen in die Betrachtung einbezogen." (Meffert et al. 2014, S. 10.)[1] Dazu gilt es zunächst den Markt zu beobachten und zu analysieren. Denn eine „markt-

1 In der Fachliteratur treten verschiedene Interpretationen des Marketingbegriffs auf. Die vorliegende Definition konzentriert sich auf die Beschreibungen des Marketingbegriffs des Wirtschaftswissenschaftlers Heribert Meffert. Meffert setzt sich in zahlreichen Abhandlungen ausführlich mit der his-

orientierte Unternehmensführung" (Meffert et al. 2014, S. 14) ist nur dann erfolgreich, wenn sie die tatsächlichen Bedürfnisse des Verbrauchers auch kennt. Ebenso ist es wichtig, die aktuelle Position des Unternehmens (im Vergleich zu anderen) am Markt (Chancen, Risiken, Stärken, Schwächen etc.) zu kennen. Auf Grundlage der Marktanalyse sind in einem nächsten Schritt geeignete Marketingstrategien zu entwickeln. Zur operativen Umsetzung der Strategien bedarf es der Auswahl passender Marketinginstrumente. Darunter sind „alle Aktionen bzw. Handlungsalternativen" (Schweiger und Schrattenecker 2005, S. 73) zu verstehen, die zur Erreichung der Marketingziele, eingebettet in die Unternehmensziele dienen.

Schließlich ist auch die Kontrolle der Zielerreichung entscheidend. Da der Markt dynamisch ist, gilt es im Rahmen des gesamten Marketingmanagements flexibel zu agieren, um auf veränderte Marktverhältnisse und Bedürfnisse des Kunden reagieren zu können.

13.5.3 Marketing in Gesundheitsunternehmen

Patienten erwarten im Behandlungs- und Pflegeprozess – ambulant wie stationär – eine sehr gute, evidenzbasierte und leitlinienkonforme sowie insbesondere sichere Versorgung. Entsprechend treffen sie ihre Wahl für oder gegen ein bestimmtes Gesundheitsunternehmen u. a. angesichts des öffentlich bekannten Sicherheitsniveaus desselbigen. Dieses lässt sich seitens der Gesundheitsunternehmen durch den Aufbau eines positiven Images und dessen Vermittlung in der Öffentlichkeit entwickeln. Ausschlaggebend für die Wahl der Gesundheitseinrichtung des Patienten ist und bleibt natürlich der professionelle und vertrauensgeleitete Rat des behandelnden (Haus-)Arztes. Aber auch dieser beurteilt Einrichtungen im Gesundheitswesen nicht nur anhand medizinischer und pflegerischer Aspekte der Ergebnisqualität, sondern lässt sich durch subjektive Eindrücke leiten.

Public Relations (PR), als eines der wesentlichen Marketinginstrumente, bietet ein adäquates Mittel, um bei Patienten wie Therapeuten ein positives Image zu generieren.

13.5.4 Public Relations

Public Relations[2], synonym als Öffentlichkeitsarbeit bezeichnet, stellt eine Form strategischer Kommunikation von Organisationen dar (vgl. Röttger 2004, S. 28), die für die

torischen Entwicklung des Marketingbegriffs auseinander und entwickelt darauf aufbauend eine allgemeine Definition, die in der Literatur als wiederkehrende Referenz präsent ist und in der Praxis Anwendung findet.

2 Die hier skizzierte Definition von PR stellt ein Konglomerat alltags-, berufs-, und wissenschaftlicher PR-Perspektiven dar.

Erreichung von konkreten Marketing- und kongruent von Unternehmenszielen konstitutiv ist. Die Kommunikation kann sowohl nach innen als auch nach außen erfolgen; wobei an dieser Stelle die externe Kommunikation im Fokus steht. Insofern ist PR als „[…] (Teil des) Kommunikationsmanagements von Organisationen […]" (Bentele et al. 2003, S. 54) zu verstehen, und somit als „management of communication between an organization and its publics" (Grunig und Hunt 1984, S. 6).

Das Bestreben jeglicher PR-Aktivitäten ist, „sowohl organisationsintern als auch -extern wirksame Wahrnehmungsmuster" (Röttger et al. 2014, S. 28) zu prägen und „Deutungsmuster z. B. in Form von Images und Marken" (ebd.) anzubieten. Mithin sind die Aktivitäten auf den Aufbau sowie die Pflege von Vertrauen in und Verständnis für die Organisation ausgerichtet (vgl. Schweiger und Schrattenecker 2005, S. 21). Um diese Ziele zu verwirklichen, muss sich die Organisation zunächst dazu bereit erklären, öffentlich umfassend über angebotene Leistungen sowie Arbeitsprozess und -organisation zu informieren. Die unter PR-Fachleuten bewährte Maxime dazu lautet: „Tue Gutes und rede darüber" (Zedwitz-Arnim 1961, S. 21). Darüber hinaus sind die Informationen für die jeweilige Zielgruppe spezifisch aufzubereiten. Denn nur eine zielgruppenorientierte Präsentation von Informationen ermöglicht es, öffentliche Aufmerksamkeit zu fokussieren (vgl. Merten 2013, S. 25f.). Des Weiteren sind die Chancen der Wahrnehmung und zusätzlichen Verbreitung der Informationen durch das Mediensystem (vgl. Bentele 2003, S. 56) deutlich höher einzustufen, wenn die Informationen die Nachrichtenwertfaktoren erfüllen (vgl. Galtung und Ruge 1965). In diesem Fall nehmen die Medien die Rolle des Multiplikators ein (vgl. Bentele 2003, S. 56 und Merten 2013, S. 24) und tragen dazu bei, die Reichweite der Informationen und folglich den Bekanntheitsgrad des Gesundheitsunternehmens signifikant zu steigern. Gleiches gilt für die Wahl der PR-Instrumente. PR ist mittels verschiedener Instrumente zu realisieren. Dazu zählen u. a. Presseinformationen, Filme oder Imagebroschüren. Welche Instrumente für die PR von Gesundheitsunternehmen im Kontext des Patientensicherheitsmanagements besonders geeignet sind und die öffentliche bzw. mediale Aufmerksamkeit garantieren und zu einem positiven Image beitragen, wird im Folgenden anhand ausgewählter Beispiele dargestellt.

13.5.5 Sicherheitsmarketing im Gesundheitswesen

Für Unternehmen der Gesundheitswirtschaft ist es nicht schwer, die Aufmerksamkeit der Medien zu wecken. Zahlreiche Beispiele der öffentlichen Darstellung von vermuteten oder tatsächlichen Behandlungsfehlern zeigen deutlich, dass die Kombination aus Medizin, Fehler und Patientenschicksal bei Journalisten einen Recherche- und Schreibreflex auslösen. Natürlich ist dies die Aufgabe der Medien. Aber Beispiele wie Mannheim, Bremen, Mainz und viele andere zeigen dem Insider, dass es „Abstufungen eines Qualitätsjournalismus" gibt.

Im Rahmen eines Sicherheitsmarketings geht es immer auch um die retrospektive Bearbeitung, respektive die sachgerechte Reaktion in der Krise. Hiermit beschäftigt sich unter anderem der Beitrag zum Thema „Kommunikation im Schadenfall“ in Kapitel 9.8.

Proaktives und nicht anlassbezogenes Sicherheitsmarketing kümmert sich um die zielgruppenorientierten Darstellung von Maßnahmen und Effekten des Patientensicherheitsmanagements. Es geht um die Herstellung einer Sicherheitstransparenz für den Endverbraucher der Gesundheitsdienstleistung. Dies sind in erster Linie Patienten, aber auch vor- und nachbehandelnde, zuweisende Ärzte, Pflegeeinrichtungen und nicht zuletzt Angehörige. Dementsprechend müssen Maßnahmen des Sicherheitsmarketings zielgruppenorientiert gestaltet werden.

13.5.6 Der Tag der Patientensicherheit

In vielen Gesundheitseinrichtungen ist es eine bewährte Tradition, von Zeit zu Zeit einen „Tag der offenen Tür“ für Patienten, Angehörige und die Öffentlichkeit zu veranstalten. Anlass hierfür ist häufig die Einweihung eines neuen Gebäudetraktes, die Inbetriebnahme einer neuartigen Anlage der Medizintechnik oder der Ausbau des medizinischen Leistungsspektrums. Aber auch das Thema „Patientensicherheit“ eignet sich als Tagesmotto und „Aufmacher“.

Am „Tag der Patientensicherheit“ werden zielgruppenorientiert Maßnahmen der Prävention öffentlich präsentiert. Im Eingangsbereich des Krankenhauses werden OP-Tische aufgebaut und Interessierte können diese Technik in Augenschein nehmen, den druckentlastenden Komfort testen oder sich am Überwachungsmonitor anschließen lassen. Das Team des Hygienemanagements stellt die Verfahren zur Händedesinfektion vor und macht die Verfahren zur Vermeidung nosokomialer Infektionen transparent. Anästhesisten und Intensivpflegepersonal demonstrieren die Rettungskette bei reanimationspflichtigen Notfällen und der Apotheker informiert über die Arzneimitteltherapielogistik. Der potenzielle Fundus darstellbarer Sicherheitselemente ist reichhaltig. Die besondere Herausforderung besteht darin, dass in der Vorbereitung eines solchen „Tages der Patientensicherheit“ die jeweiligen Teams die Brille der Patienten aufsetzen müssen, um ihre spezifischen präventiven Aktivitäten patiententransparent und verstehbar zu machen. Zwischenzeitlich gehen Gesundheitseinrichtungen dazu über, diese Aktionen jährlich durchzuführen.

13.5.7 Broschüren zur Patientensicherheit

Den Impuls der WHO-Initiative „patient for patient safety“ folgend, stellen Einrichtungen der Gesundheitswirtschaft Patienten bei der Aufnahme Informationsschriften zur Patientensicherheit zur Verfügung. Auch hier ist es wichtig, in für den Patienten verständlicher Sprache über Präventionsmaßnahmen aufzuklären und ihn auf Mitwirkungsmöglichkeiten und -pflichten hinzuweisen. Exemplarisch sei die Initiative „Sicher ist sicher“ der Plattform Patientensicherheit in Österreich genannt. In einem zweiseitigen Flyer erhält der Krankenhauspatient Informationen zur Arzneimitteltherapiesicherheit, zum Hygienemanagement und zur Gefahrenvermeidung (Abb. 13.6). Die Vorlage der Plattform kann mit Einrichtungslogo und weiteren spezifischen Informationen an die Gegebenheiten des jeweiligen Krankenhauses angepasst werden (www.plattformpatientensicherheit.at/de/themen_001.htm).

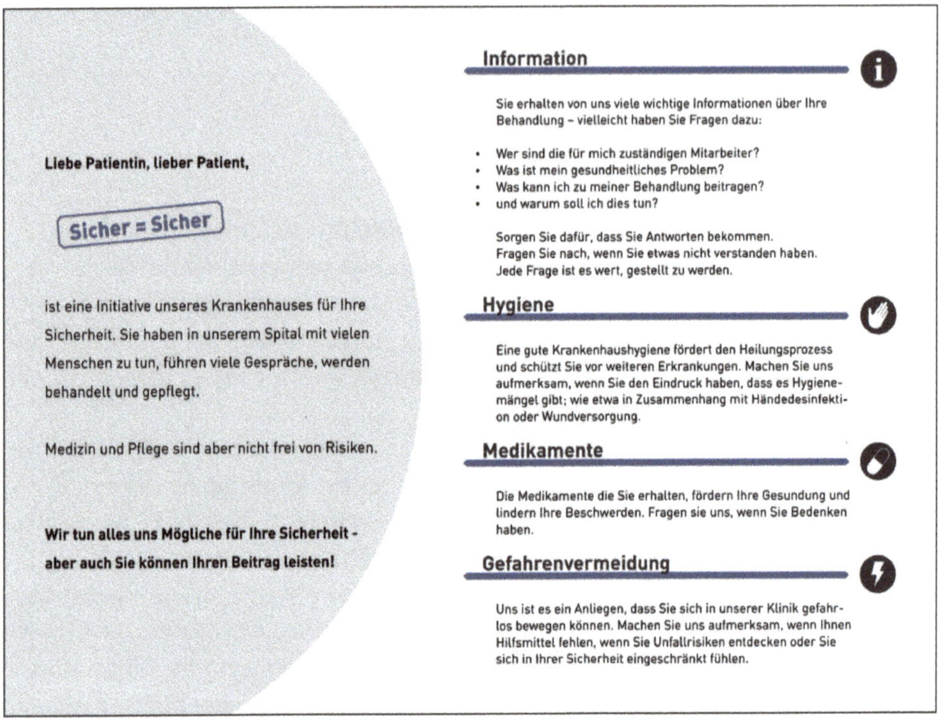

Liebe Patientin, lieber Patient,

Sicher = Sicher

ist eine Initiative unseres Krankenhauses für Ihre Sicherheit. Sie haben in unserem Spital mit vielen Menschen zu tun, führen viele Gespräche, werden behandelt und gepflegt.

Medizin und Pflege sind aber nicht frei von Risiken.

Wir tun alles uns Mögliche für Ihre Sicherheit - aber auch Sie können Ihren Beitrag leisten!

Information

Sie erhalten von uns viele wichtige Informationen über Ihre Behandlung – vielleicht haben Sie Fragen dazu:

- Wer sind die für mich zuständigen Mitarbeiter?
- Was ist mein gesundheitliches Problem?
- Was kann ich zu meiner Behandlung beitragen?
- und warum soll ich dies tun?

Sorgen Sie dafür, dass Sie Antworten bekommen.
Fragen Sie nach, wenn Sie etwas nicht verstanden haben.
Jede Frage ist es wert, gestellt zu werden.

Hygiene

Eine gute Krankenhaushygiene fördert den Heilungsprozess und schützt Sie vor weiteren Erkrankungen. Machen Sie uns aufmerksam, wenn Sie den Eindruck haben, dass es Hygienemängel gibt; wie etwa in Zusammenhang mit Händedesinfektion oder Wundversorgung.

Medikamente

Die Medikamente die Sie erhalten, fördern Ihre Gesundung und lindern Ihre Beschwerden. Fragen sie uns, wenn Sie Bedenken haben.

Gefahrenvermeidung

Uns ist es ein Anliegen, dass Sie sich in unserer Klinik gefahrlos bewegen können. Machen Sie uns aufmerksam, wenn Ihnen Hilfsmittel fehlen, wenn Sie Unfallrisiken entdecken oder Sie sich in Ihrer Sicherheit eingeschränkt fühlen.

Abb. 13.6: Textseite der Broschüre.

Ein gleiches Ziel der Patienteninformation, -aufklärung und Mitwirkungsstimulation verfolgt das Projekt der Stiftung Patientensicherheit in der Schweiz (www.patientensicherheit.ch/de/themen/Einbezug-der-Patienten/PATEM-Patientenempfehlungen.html).

13.5.8 Filme zur Patientensicherheit

Im Zeitalter der medialen Vernetzung und Transparenz in Einrichtungen der Gesundheitswirtschaft eignen sich insbesondere bewegte Bilder für den Transport des Themas „Patientensicherheit“. Auch hier zeigen viele Beispiele die Möglichkeit eines zielgruppenorientierten Informationstransfers auf. In einem drei-, vier- oder fünfminütigen Filmformat, das über die Homepage der Einrichtungen, aber auch über die Endgeräte in den Patientenzimmern und Wartezonen abrufbar ist, wird der jeweiligen Zielgruppe (Patienten und Angehörige) beispielsweise die Zählkontrolle im OP, die Überwachungslogistik im Aufwachraum, aber auch die Durchführung einer Tumorkonferenz visualisiert. Ein Patientensicherheitsfilm bietet die Möglichkeiten beim Patienten Vertrauen aufzubauen und Informationen zu Mitwirkungspflichten nachhaltig zu verankern.

Nicht zu unterschätzen ist die organisationsentwickelnde Wirkung dieser Filmformate. Das, was im Film dem Patienten dargestellt wird, muss sich in der Praxis wiederfinden. Wenn in dem Film sichtbar ist, dass sich die Mitarbeitenden vor jedem Patientenkontakt, bei einem Verbandswechsel oder einer sonstigen Intervention die Hände desinfizieren und dabei einem internationalen Standard folgen, so werden Patienten sehr viel wachsamer Regelverstöße registrieren und reklamieren. Bei der Produktion eines Patientensicherheitsfilmes liegt die erste große Herausforderung darin, ein Drehbuch zu schreiben und dabei zu definieren, welche Maßnahmen zur Förderung der Patientensicherheit zuverlässig, interprofessionell und interdisziplinär umgesetzt werden. Beispiele für Patientensicherheitsfilme finden sich unter folgenden Adressen:

- Evangelische Krankenhausgemeinschaft Herne/Castrop-Rauxel
  http://www.evkhg-herne.de/index.php?id=601
- Asklepios Klinik Barmbek
  https://www.youtube.com/watch?v=THKy6LOx1h8
- Christliches Kinderhospital Osnabrück (CKO)
  https://www.youtube.com/watch?v=KtcEjDnDC8o&list=UUKCPxPOId-ovQK5JnYjngSA

Das Christliche Kinderhospital Osnabrück (CKO) richtete einen Sicherheitsfilm primär auf die Erwartungen der Eltern aus (Abb. 13.7). Hier zeigt sich sehr deutlich die Notwendigkeit, aber auch die Möglichkeit Marketingstrategien zielgruppenorientiert zu konzipieren.

Eine prospektive Medien- und Öffentlichkeitsarbeit findet sich heute in vielen Einrichtungen der Gesundheitswirtschaft. Dabei sind gut gepflegte Verbindungen zur lokalen Presse von besonderer Bedeutung. Die Aufmerksamkeit der Öffentlichkeit nach einem kritischen Ereignis, einem Zwischenfall oder gar einem Behandlungsfehler ist gewiss. Aufwendig und anspruchsvoll ist eine systematische und kontinuierliche Berichterstattung über aktuelle Entwicklungen der Einrichtung, über qualitätsfördernde Projekte, über Auszeichnungen und nicht zuletzt über Maßnahmen des Patientensicherheitsmanagements.

Es gilt auch hier: Tue Gutes im Patientensicherheitsmanagement und rede darüber.

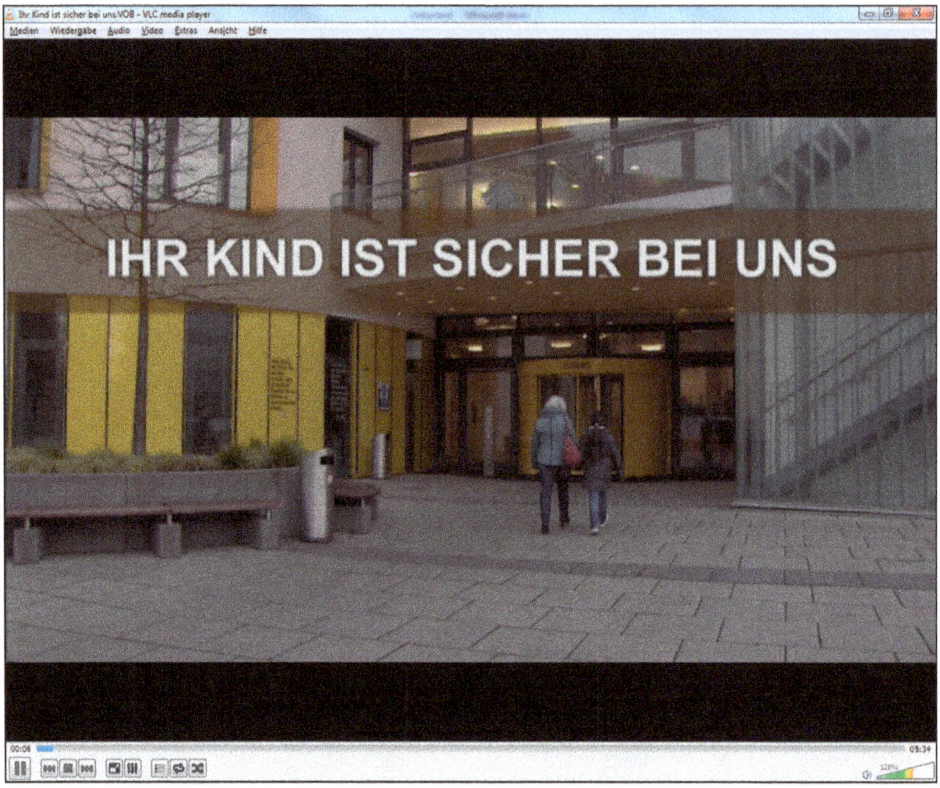

Abb. 13.7: Startseite Film: Ihr Kind ist sicher bei uns (https://www.youtube.com/watch?v=KtcEjDnDC8oHYPERLINK, https://www.youtube.com/watch?v=KtcEjDnDC8o&list=UUKCPxPOld-ovQK5JnYjngSA"&HYPERLINK, https://www.youtube.com/watch?v=KtcEjDnDC8o&list=UUKCPxPOld-ovQK5JnYjngSA"list=UUKCPxPOldovQK5JnYjngSA).

13.5.9 Literatur

Beck U (1986). Risikogesellschaft. Auf dem Weg in eine andere Moderne. 1. Aufl. Frankfurt am Main: Suhrkamp.

Bentele G, Brosius H-B, Jarren O (Hrsg.) (2003). Öffentliche Kommunikation. Handbuch Kommunikations- und Medienwissenschaft. 1. Aufl. Wiesbaden: Westdeutscher Verlag.

Bruhn M (2010). Marketing. Grundlagen für Studium und Praxis. 10. Aufl. Wiesbaden: Gabler Verlag.

Galtung J, Ruge MH (1965). The Structure of Foreign News. The Presentation of the Congo, Cube and Cyprus Crises in Four Norwegian Newspapers. *Journal of Peace Research* 2, S. 64–91.

Grunig, JE, Hunt T (1984). Managing public relations. New York: Holt, Rinehart and Winston.

Luhmann N (2003). Soziologie des Risikos. Berlin/New York: de Gruyter.

Luhmann N (2004). Die Realität der Massenmedien. 3. Aufl. Wiesbaden: VS Verlag für Sozialwissenschaften.

Meffert H, Burmann C, Kirchgeorg M (2014). Marketing: Grundlagen marktorientierter Unternehmensführung. Konzepte – Instrumente – Praxisbeispiele. 12., überrag. u. aktualisierte Aufl. Wiesbaden: Springer Fachmedien Wiesbaden.

Merten K (2013). Konzeption von Kommunikation. Theorie und Praxis des strategischen Kommunikationsmanagements. Wiesbaden: Springer Fachmedien Wiesbaden.
Röttger U, Preusse J, Schmitt J (Hrsg.) (2014). Grundlagen der Public Relations: Eine kommunikationswissenschaftliche Einführung. 2., aktualisierte Aufl. Wiesbaden: VS Verlag für Sozialwissenschaften.
Schmidt M (Hrsg.) (1989). Leben in der Risikogesellschaft. Der Umgang mit modernen Zivilisationsrisiken. Karlsruhe: CF Müller.
Schweiger G, Schrattenecker G (2005). Werbung. Eine Einführung. 6., neu bearbeitete Aufl. Stuttgart: Lucius & Lucius.
Zedwitz-Arnim, Graf G-V (1961). Tu Gutes und rede darüber. Frankfurt a. M.: Ullstein.
Deutsche Public Relations Gesellschaft e. V. (DPRG): www.dprg.de.
Salzburger Landeskliniken Holding: http://salk.at/12823.html.
Krankenhaus Hietzing, Wien: http://www.wienkav.at/kav/khr/ZeigeVeranst.asp?ID=24326.
Stiftung Patientensicherheit Schweiz: http://www.patientensicherheit.ch/de/themen/Einbezug-der-Patienten/PATEM-Patientenempfehlungen.html.
Plattform Patientensicherheit Österreich: http://www.plattformpatientensicherheit.at/de/themen_001.htm.
Evangelische Krankenhausgemeinschaft Herne/Castrop-Rauxel: http://www.evkhg-herne.de/index.php?id=601.
Asklepios Klinik Barmbek: https://www.youtube.com/watch?v=THKy6LOx1h8.
Christliches Kinderhospital Osnabrück (CKO): https://www.youtube.com/watch?v=KtcEjDnDC8o{&}list=UUKCPxPOId-ovQK5JnYjngSA.

Stichwortverzeichnis

www.ingramcontent.com/pod-product-compliance
Lightning Source LLC
Chambersburg PA
CBHW050104220326
41598CB00043B/7375
* 9 7 8 3 1 1 0 5 7 9 9 5 6 *